ICS 11.020

SCM

世界中医药学会联合会
World Federation of Chinese Medicine Societies

SCM 54—2020

中药处方、调剂、给付与煎服要求
第 3 部分：中药给付要求

Requirements for Prescription, Dispensing, Delivery,
Decocting and Taking of Chinese Medicine
Part 3: Requirements for Delivery of Chinese Medicine

U0422741

世界中联国际组织标准
International Standard of WFCMS

2020-7-2发布实施
Issued & implemented on July 2, 2020

中医古籍出版社
Publishing House of Ancient Chinese Medical Books

图书在版编目（CIP）数据

中药处方、调剂、给付与煎服要求 . 第 3 部分 , 中药给付要求 : 汉英对照 / 世界中医药学会联合会著 . -- 北京 : 中医古籍出版社 , 2024.11
ISBN 978-7-5152-2454-1

Ⅰ. ①中… Ⅱ. ①世… Ⅲ. ①中药制剂学—汉、英 Ⅳ. ① R28

中国版本图书馆 CIP 数据核字 (2022) 第 011869 号

中药处方、调剂、给付与煎服要求　第 3 部分 , 中药给付要求
世界中医药学会联合会　著

责任编辑　张　楚
封面设计　艺点锦秀
出版发行　中医古籍出版社
社　　址　北京市东城区东直门内南小街 16 号（100700）
电　　话　010-64089446（总编室）010-64002949（发行部）
网　　址　www.zhongyiguji.com.cn
印　　刷　北京市泰锐印刷有限责任公司
开　　本　880mm×1230mm　1/16
印　　张　45.75
字　　数　2141 千字
版　　次　2024 年 11 月第 1 版　2024 年 11 月第 1 次印刷
书　　号　ISBN 978-7-5152-2454-1
定　　价　168.00 元

目　次
Contents

前　言

请注意本文件的某些内容可能涉及专利。本文件的发布机构不承担识别专利的责任。

本文件《中药处方、调剂、给付与煎服要求》分为 4 个部分：

——第 1 部分：中药处方要求；

——第 2 部分：中药调剂要求；

——第 3 部分：中药给付要求；

——第 4 部分：中药煎服要求。

本文件为第 3 部分：中药给付要求。

主要起草单位：江西中医药大学、纽约中医学院、江西省中医药管理局、深圳市卫生健康发展研究和数据管理中心、深圳市卫生健康委员会、中国人民解放军第五医学中心、深圳市中医院、深圳市罗湖区中医院、深圳市人民医院、澳门科技大学、澳大利亚澳华中医学会、深圳统标科技有限公司、中国食品药品检定研究院中药民族药检定所、江西江中中药饮片有限公司、中国中药控股有限公司、澳洲全国中医药针灸学会联合会、江西省药品检验检测研究院、深圳市标准技术研究院、深圳技术大学、美国杏林健康科技有限公司。

参与起草的单位：北京中医药大学深圳医院（龙岗）、安徽广印堂中药股份有限公司、澳大利亚中医药学会、北京中医药大学、北京中医药大学东方医院、北京中医药大学东直门医院、广州食品药品职业学院、亳州市永刚饮片厂有限公司、汕头市澄海区中医医院、德国汉堡大学汉萨美安中医中心、广州市黄埔区穗东街夏园社区卫生服务站、广州市健桥惠泽有限公司、韩国庆熙大学、加拿大中医药学院、加州中医药大学、美国金禾中医药有限公司、南方医科大学深圳医院、汕头大学医学院第二附属医院、汕头市澄海区人民医院、汕头市澄海区溪南镇卫生院、汕头市中心医院、汕头市中医医院、上海中医药大学、深圳市华辉药业有限公司、深圳市药品检验研究院、深圳市中医药企业标准联盟、深圳市中医药学会、首都医科大学附属北京地坛医院、苏州信亨自动化科技有限公司、香港浸会大学、中国中医科学院中医药信息研究所、中山市中医院、东京都立大学、浙江省立同德医院、深圳市宝安区中医院。

主要起草人：廖利平、陈业孟（美国）、吴培凯、邓雪枝、肖小河、兰青山、马双成、周华、石燕红、易炳学、赵永红、杨具荣、潘玲玲、曾庆明、李顺民、原文鹏、徐子渠、胡世平、朱丽华、程晗、张翼（澳大利亚）、刘希伟、陈明人、左铮云、杨明、李锦轩、林子强（澳大利亚）、姚克勤、谌瑞林、查青林。

参与起草人及审阅专家（按姓氏拼音排序）：蔡本辉、蔡楚喜、蔡沛彪、蔡文伟、蔡晓纯、蔡永江、陈健星、陈洁、陈镍、陈权韩、陈思远、陈玩珊、程仕萍、丛佳林、崔欣羽、丁演龄、杜建强、Thomas Friedemann（德国）、高广印、高新颜、龚千锋、古旭明、关志宇、郭晓秋、何杜朋、何浪、胡小婕、胡新华、华国栋、黄剑帆、黄举凯、黄展辉、简晖、赖满香、李海燕、李静、李锐键、李延华、李咏、梁葆山（美国）、梁晖宙（美国）、林韩、林明欣、林树旭、刘宝河、刘炽京（澳大利亚）、刘荣华、刘勇、路海英、罗光明、吕爱平（中国香港）、穆风杨、彭映梅、史花兰、孙勇、王伽伯、王淑红、王伟群、王越、肖雪青、熊汉鹏、许素文、许晓瑜、许妍、薛春苗、Yang Woongmo（韩国）、杨西晓、杨晓晖、杨银芳、叶年华、余沐珍、余亚薇、袁晓宁（加拿大）、Ron Zaidman（美国）、曾长龙、曾经斌、曾钰皓、章德林、张金莲、张力、张萍、张寿文、章文春、赵恒伯、赵文静、赵振萍（美国）、郑建华、周平生、朱卫丰、邹健生。

本文件的起草程序遵守了世界中医药学会联合会发布的《世界中医药学会联合会国际组织标准管理办法》和 SCM 0001–2009《标准制定和发布工作规范》。

本文件由世界中医药学会联合会发布，版权归世界中医药学会联合会所有。

引　言

中医药是中华民族的文化瑰宝。中医诊疗服务过程，从病人就诊开始，到医生辨证论治，开具正确的中药处方，再到中药的调剂，各个环节中均有相应关键节点：中医师如何在辨证论治的指导下遣方用药；药房和中药处方如何管理；药事人员如何合规地审方，如何正确地调剂，即中药饮片的给付 / 配方；患者如何自行选购合格的中药饮片进行准确配方和合理煎煮；病人又如何正确服用中药。以上的每一个环节和流程，呈现分散状态，没有形成有机结合，影响中药用药安全与有效，损害消费者切身权益，进而降低中医药服务质量和声誉。

因此，有必要将分散的中药服务环节和流程整合成为一个完整的体系，以标准的形式固化下来，构建一个质量可以追溯的中药服务流程，进而达到减少医疗差错，改善医患关系，避免医疗事故，提高医疗服务水平，保障人民用药安全与有效，维护消费者合法权益的目的。

《中药处方、调剂、给付与煎服要求》旨在整合中医药服务流程，建立、健全中医药标准服务体系与认证制度，规范行业行为和药事人员职业操守，营造中药种植、生产、流通、用药的安全与有效，促进中药贸易公平、公正、和谐和科学发展的良好氛围，让世界各国人民共享中医药发展成果，为全人类的健康作出应有的贡献。

本文件为《中药处方、调剂、给付与煎服要求》第 3 部分，中药饮片给付是中药调剂人员按照处方和医嘱的要求，给付每一味中药饮片操作的全过程。它与第 1、2、4 部分形成无缝对接，体现了中药处方“三查七对”的要求，规定了给付饮片的规格、要求，明确了药事服务质量管控的具体要求，以满足临床用药安全与有效。

本文件与 ISO 20334《中药方剂编码系统》、ISO 18668-2《中药编码系统 — 第 2 部分：中药饮片的编码》、ISO 18668-4《中药编码系统 — 第 4 部分：中药配方颗粒的编码》、ISO 20333《中药在供应链管理中的编码与表示》等有关国际标准相衔接，作为饮片给付服务操作流程的指南，便于检索和校对，也为中药电子病历和电子处方提供技术支撑，具有一定的现实指导意义。

中药处方、调剂、给付与煎服要求
第3部分：中药给付要求

1 范围

本文件规定了中药饮片给付的规格和要求以及给付中药饮片的规范。

本文件适用于医疗机构和药品零售企业对中药的给付服务。

2 规范性引用文件

下列文件中的内容通过文中的规范性引用而构成本文件必不可少的条款。其中，注日期的引用文件，仅该日期对应的版本适用于本文件；不注日期的引用文件，其最新版本（包括所有的修改单）适用于本文件。

ISO 18662-1 *Traditional Chinese Medicine — Vocabulary — Part 1：Chinese Materia Medica*

ISO 18662-2 *Traditional Chinese Medicine — Vocabulary — Part 2: Processing of Chinese Materia Medica*

ISO 18668-1:2016 *Coding System for Chinese Medicines — Part 1: Coding Rules for Chinese Medicines*

ISO 18668-2:2017 *Coding System for Chinese Medicines — Part 2: Codes for Decoction Pieces*

ISO 18668-3:2017 *Coding System for Chinese Medicines — Part 3: Codes for Chinese Materia Medica*

ISO 18668-4:2017 *Coding System for Chinese Medicines — Part 4: Codes for Granule Forms of Individual Medicinals for Prescriptions*

ISO 20333:2017 *Coding Rules for Chinese Medicines in Supply Chain Management*

ISO 20334:2018 *Traditional Chinese Medicine — Coding System of Formulae*

3 术语和定义

下列术语和定义适用于本文件。

3.1
中药饮片

在中医理论与中药理论指导下，由中药材炮制而成的处方药。

注：药材经过炮制后可直接用于中医临床或制剂生产使用的处方药品。

［来源：ISO 18668-1，3.2］

3.2
中药饮片给付

中药调配人员遵照医嘱，依据医师处方和传统习惯，在调配中药处方时，给付中药饮片的规格（含有饮片的净制、切制元素，四气五味，归经，有毒无毒）、配伍禁忌（十八反、十九畏，妊娠禁忌）有机的结合，并落实到每一张中药处方的服务流程中。即正确调配中药处方和选择不同饮片规格的全过程。

注：中药饮片给付是将中药饮片的“一名、一物 / 一方、一码”名称，付诸于饮片调剂的全过程，把互联网 + 中医药服务，以及处方应付的中药饮片品种规格和要求落实到中药配方流程的实际操作规程中。

3.3
遣方用药

根据病人实际情况，因人、因时、因地制宜；再根据病机，正确立法，准确选方，恰当用药。

注 1：临床上遣方用药首先要遵循方剂的“依法统方、以方统药”和“君臣佐使”组方原则。

注 2：完整地体现出中医治疗学的理、法、方、药辨证论治规律。

3.4
副作用

在使用某种药物时，按照正常的剂量和频次，患者出现与治疗效果相反或无关的反应。

注：包括药的副作用、毒性反应、过敏反应、停药综合征等反应。

3.5
十八反

两种药物同用，发生剧烈的毒性反应或副作用。

注：甘草反大戟、芫花、甘遂、海藻；乌头（包括川乌、草乌、附子）反贝母（川贝母、浙贝母）、瓜蒌、天花粉、半夏、白蔹、白及；藜芦反人参、西洋参、丹参、沙参（南沙参、北沙参）、苦参、玄参、细辛、芍药（白芍、赤芍）。

3.6
十九畏

两种药物合用会产生剧烈的毒副作用或降低和破坏药效。

注：硫黄畏朴硝，水银畏砒霜，狼毒畏密陀僧，巴豆畏牵牛，丁香畏郁金，牙硝畏三棱，川乌、草乌畏犀角，人参畏五灵脂，肉桂畏赤石脂。

3.7
配伍禁忌

十八反、十九畏和妊娠禁忌。

3.8
四气五味

四气，指寒、热、温、凉；五味，指辛、甘、酸、苦、咸不同的药味。五味具有不同的阴阳属性，辛甘淡属阳，酸苦咸属阴。药物的味不同，作用就不同。

注 1：药性是根据实际疗效反复验证然后归纳起来的，是从性质上对药物多种医疗作用的高度概括。至于药味的确定，是由口尝而得，从而发现各种药物所具不同滋味与医疗作用之间的若干规律性的联系。因此，味的概念，不仅表示味觉感知的真实滋味，同时也反映药物的实际性能。

注 2：寒性的药物可以治疗热性疾病，比如黄连、黄芩、黄柏、大黄等都属于寒性药物；热性药物是治疗寒性疾病的，比如干姜、附子、肉桂、川乌、草乌等；温比热的程度要轻，作用相对缓和，治疗凉性疾病，比如麻黄、桂枝、杏仁、生姜、荆芥、防风、半夏等；凉比寒的程度要轻，治疗温性疾病，比如金银花、连翘、菊花、石膏、桑叶、薄荷、芦根等。五味就是五种味道，但根据五行理论其有特定的作用。酸味属木入肝经，有收敛固涩的作用，比如五味子、酸枣仁、山萸肉、芍药等；苦味属火入心经，有燥湿泻火的作用，如黄连、黄柏、黄芩、大黄、栀子等；甘味属土入脾经，有补益和中的作用，如人参、甘草、大枣、白术、茯苓、黄芪等；辛味属金入肺经，有发散、行气、行血的作用，如麻黄、细辛、桂枝、红花、川芎等；咸味属水入肾经，有软坚泻下的作用，如芒硝、牡蛎、海藻等。

3.9
中药归经

每种药物对脏腑经络都有一定的选择，不同的药物在机体发挥治疗作用的部位不同。药物能治疗某一经或者某几经的疾病，则就归属于这一经或者这几经。

注 1：归经的说法来源于脏腑、经络学说，由所治疗的具体疾病来确立。经络能沟通人表里内外，在生理作用上相互协调，病理基础上也能相互影响。

注 2：表证的发生也能向内影响到脏腑，脏腑内在的病变也能体现于体表。确定病变的脏腑，则可对应选择治疗的中药，归经一致，则治疗效果好。

3.10
升降浮沉

药物作用的趋向。升是上升，降是下降，浮是发散上行，沉是泻利下行。降和沉属阴，升与浮属阳。

注：升浮药上行而向外，有升阳、发表、散寒等作用。凡气温热，味辛甘的药物大多有升浮作用，如麻黄、桂枝、黄芪之类。凡气寒凉，味苦酸的药物，大多有沉降作用，如大黄、芒硝、黄柏之类。花叶及质轻的药物大多升浮，如辛夷、荷叶、升麻等。子、实及质重的药物，大多沉降，如苏子，枳实、寒水石等。

4　中药处方调剂（配方）/ 中药饮片给付要求

4.1　中药处方调剂要求

4.1.1　按照医师处方要求进行调配，并按传统习惯选择正确的中药饮片规格及其要求。

4.1.2　调配含有毒性中药饮片的处方，对处方未注明“生用”的，如有炮制品，应给付炮制品。不应生制不分，以生代制。

4.1.3　处方中如有鲜药，应洗净泥土，去掉非药用部分，切剪成段单包。

4.1.4　处方中有需要特殊处理的药品，如先煎、后下、包煎、冲服、烊化、另煎等应单包成小包并注明用法。

4.1.5　矿物类、动物贝壳类、果实种子类等质地坚硬的药品，应临时捣碎后再分剂量，以利于煎出有效成分。

4.1.6　处方中有需要临时炮制加工的药品应按照相关规范，依法进行炮制。

4.2　中药饮片的规格

中药饮片的规格应符合 ISO 18668-2 相关要求。

4.3　中药饮片的包装要求

中药饮片包装应符合国际标准或各个国家或地区卫生行政部门、行业管理部门的要求。

5　中药给付规范

在临床中，医生开具的处方随症加减，体现了辨证论治的原则性和灵活性。

表 1 列举了 1233 种中药处方配方的规格，它们与 ISO 18668、ISO 20334 等有关国际标准相衔接，形成了中药处方调剂和给付饮片服务操作流程的指南，便于检索和校对。

表 2 列举了中药饮片给付要求。

表 1　中药方剂饮片给付

序号	主分类	次分类	方编码	方名	来源	组成与代码	给付规格与要求
1	解表方	辛温解表	0600110017	麻黄（黄）汤（湯）	《伤（傷）寒论（論）》	麻黄（06141021000104008），桂枝（06154520200103001），燀苦杏仁（06156140600100820），炙甘草（06156310300203354）	燀苦杏仁［燀去皮］；麻黄［段］；桂枝［厚片］；炙甘草［厚片，蜜炙］
2	解表方	辛温解表	0600110024	桂枝汤（湯）	《伤（傷）寒论（論）》	桂枝（06154520200103001），白芍（06153710100202008），炙甘草（06156310300203354），生姜（06193510500403009），大枣（06159640200100000）	白芍［薄片］；桂枝；生姜［厚片］；炙甘草［厚片，蜜炙］；大枣［破开或去核］
3	解表方	辛温解表	0600110031	九味羌活汤（湯）	《此事难（難）知》引张（張）洁（潔）古	羌活（06164310300103004），防风（06164310100503004），麸炒苍术（06174410500303215），细辛（06152010300104005），川芎（06164310500103002），白芷（06164310100203003），地黄（06172410400103009），黄芩（06172210100102605），甘草（06156310300203002）	黄芩［薄片，煮法］；细辛［段］；羌活；防风；川芎；白芷；地黄；甘草［厚片］；麸炒苍术［厚片，麸炒］

续表

序号	主分类	次分类	方编码	方名	来源	组成与代码	给付规格与要求
4	解表方	辛温解表	0600110048	香苏（蘇）散	《太平惠民和剂（劑）局方》	醋香附（06191310500103327），紫苏叶（06172220700107009），炙甘草（06156310300203354），陈皮（06157040400306004）	炙甘草［厚片，蜜炙］；醋香附［厚片或碾碎，醋炙］；陈皮［丝］；紫苏叶［碎品］
5	解表方	辛温解表	0600110055	小青龙（龍）汤（湯）	《伤（傷）寒论（論）》	麻黄（06141021000104008），白芍（06153710100202008），细辛（06152010300104005），干姜（06193510500203005），炙甘草（06156310300203354），桂枝（06154520200103001），姜半夏（06191610600200729），五味子（06154140200200007）	五味子；姜半夏［姜矾制］；白芍［薄片］；麻黄；细辛［段］；桂枝［厚片］；炙甘草［厚片，蜜炙］；干姜［厚片或块］
6	解表方	辛温解表	0600110062	止嗽散	《医（醫）学（學）心悟》	桔梗（06174110100303003），荆芥（06172250500404008），紫菀（06174410300103008），百部（06192810400103001），白前（06171610300104002），炙甘草（06156310300203354），陈皮（06157040400306004）	荆芥；白前［段］；桔梗；百部［厚片］；炙甘草［厚片，蜜炙］；紫菀［厚片或段］；陈皮［丝］
7	解表方	辛温解表	0600110079	正柴胡饮（飲）	《景岳（嶽）全书（書）》	柴胡（06164310101003008），防风（06164310100503004），陈皮（06157040400306004），白芍（06153710100202008），炙甘草（06156310300203354），生姜（06193510500403009）	白芍［薄片］；柴胡；防风；生姜［厚片］；炙甘草［厚片，蜜炙］；陈皮［丝］
8	解表方	辛温解表	0600110086	三拗汤（湯）	《太平惠民和剂（劑）局方》	麻黄（06141021000104008），苦杏仁（06156140600100004），甘草（06156310300203002）	苦杏仁；麻黄［段］；甘草［厚片］
9	解表方	辛温解表	0600110093	大青龙（龍）汤（湯）	《伤（傷）寒论（論）》	麻黄（06141021000104008），桂枝（06154520200103001），炙甘草（06156310300203354），燀苦杏仁（06156140600100820），石膏（06326110100107008），生姜（06193510500403009），大枣（06159640200100000）	燀苦杏仁［燀去皮］；石膏［粗粉］；麻黄［段］；桂枝；生姜［厚片］；炙甘草［厚片，蜜炙］；大枣［破开或去核］
10	解表方	辛温解表	0600110109	桂枝加厚朴（樸）杏子汤（湯）	《伤（傷）寒论（論）》	桂枝（06154520200103001），白芍（06153710100202008），生姜（06193510500403009），大枣（06159640200100000），炙甘草（06156310300203354），姜厚朴（06154120500206343），苦杏仁（06156140600100004）	苦杏仁；白芍［薄片］；桂枝；生姜［厚片］；炙甘草［厚片，蜜炙］；大枣［破开或去核］；姜厚朴［丝，姜汁炙］

续表

序号	主分类	次分类	方编码	方名	来源	组成与代码	给付规格与要求
11	解表方	辛温解表	0600110116	葱（蔥）豉汤（湯）	《肘后（後）备（備）急方》	葱白（06192910701000006），淡豆豉（06156390800300876）	葱白；淡豆豉［发酵］
12	解表方	辛温解表	0600110123	射干（榦）麻黄（黃）汤（湯）	《金匮要略》	射干（06193310500202004），麻黄（06141021000104008），生姜（06193510500403009），细辛（06152010300104005），紫菀（06174410300103008），款冬花（06174430300100005），大枣（06159640200100000），姜半夏（06191610600200729），五味子（06154140200200007）	五味子；姜半夏［姜矾制］；射干［薄片］；麻黄；细辛［段］；生姜［厚片］；紫菀［厚片或段］；大枣［破开或去核］；款冬花［去残梗］
13	解表方	辛温解表	0600110130	荆（荊）防四物汤（湯）	《医（醫）宗金鉴（鑒）》	荆芥（06172250500404008），防风（06164310100503004），当归（06164310100302003），地黄（06172410400103009），白芍（06153710100202008），川芎（06164310500103002）	当归；白芍［薄片］；荆芥［段］；防风；地黄；川芎［厚片］
14	解表方	辛温解表	0600110147	五虎汤（湯）	《证（證）治汇（彙）补（補）》	麻黄（06141021000104008），炒苦杏仁（06156140600100110），石膏（06326110100107008），甘草（06156310300203002），细辛（06152010300104005），桑白皮（06151220600106000），生姜（06193510500403009）	炒苦杏仁；石膏［粗粉］；麻黄；细辛［段］；甘草；生姜［厚片］；桑白皮［丝］
15	解表方	辛温解表	0600110154	华（華）盖（蓋）散	《博济（濟）方》	麻黄（06141021000104008），苦杏仁（06156140600100004），炙甘草（06156310300203354），桑白皮（06151220600106000），茯苓（06400210100403009），炒紫苏子（06172240200200116），陈皮（06157040400306004）	苦杏仁；炒紫苏子［炒黄］；麻黄［段］；炙甘草［厚片，蜜炙］；茯苓［块或厚片］；桑白皮；陈皮［丝］
16	解表方	辛温解表	0600110161	金沸草散	《博济（濟）方》	前胡（06164310100702001），荆芥穗（06172230700100009），姜半夏（06191610600200729），赤芍（06153710100303002），麻黄（06141021000104008），甘草（06156310300203002），旋覆花（06174430100100007）	荆芥穗；姜半夏［姜矾制］；前胡［薄片］；麻黄［段］；赤芍；甘草［厚片］；旋覆花［去梗、叶］

续表

序号	主分类	次分类	方编码	方名	来源	组成与代码	给付规格与要求
17	解表方	辛温解表	0600110178	桂枝麻黄（黄）各半汤（湯）	《伤（傷）寒论（論）》	桂枝（06154520200103001），白芍（06153710100202008），生姜（06193510500403009），炙甘草（06156310300203354），麻黄（06141021000104008），大枣（06159640200100000），苦杏仁（06156140600100004）	苦杏仁；白芍［薄片］；麻黄［段］；桂枝；生姜［厚片］；炙甘草［厚片，蜜炙］；大枣［破开或去核］
18	解表方	辛温解表	0600110185	麻黄（黄）连（連）翘（翹）赤小豆汤（湯）	《伤（傷）寒论（論）》	麻黄（06141021000104008），连翘（06171240200200001），燀苦杏仁（06156140600100820），赤小豆（06156340600100008），大枣（06159640200100000），桑白皮（06151220600106000），生姜（06193510500403009），炙甘草（06156310300203354）	连翘；赤小豆；燀苦杏仁［燀去皮］；麻黄［段］；生姜［厚片］；炙甘草［厚片，蜜炙］；大枣［破开或去核］；桑白皮［丝］
19	解表方	辛温解表	0600110192	越婢汤（湯）	《金匮要略》	麻黄（06141021000104008），石膏（06326110100107008），生姜（06193510500403009），大枣（06159640200100000），炙甘草（06156310300203354）	石膏［粗粉］；麻黄［段］；生姜［厚片］；炙甘草［厚片，蜜炙］；大枣［破开或去核］
20	解表方	辛温解表	0600110208	桂枝加葛根汤（湯）	《伤（傷）寒论（論）》	葛根（06156310100803006），桂枝（06154520200103001），白芍（06153710100202008），生姜（06193510500403009），炙甘草（06156310300203354），大枣（06159640200100000）	白芍［薄片］；葛根；桂枝；生姜［厚片］；炙甘草［厚片，蜜炙］；大枣［破开或去核］
21	解表方	辛温解表	0600110215	桂枝二麻黄（黄）一汤（湯）	《伤（傷）寒论（論）》	桂枝（06154520200103001），白芍（06153710100202008），麻黄（06141021000104008），生姜（06193510500403009），苦杏仁（06156140600100004），炙甘草（06156310300203354），大枣（06159640200100000）	苦杏仁；白芍［薄片］；麻黄［段］；桂枝；生姜［厚片］；炙甘草［厚片，蜜炙］；大枣［破开或去核］
22	解表方	辛温解表	0600110222	桂枝加芍药（藥）汤（湯）	《伤（傷）寒论（論）》	桂枝（06154520200103001），白芍（06153710100202008），炙甘草（06156310300203354），大枣（06159640200100000），生姜（06193510500403009）	白芍［薄片］；桂枝；生姜［厚片］；炙甘草［厚片，蜜炙］；大枣［破开或去核］

续表

序号	主分类	次分类	方编码	方名	来源	组成与代码	给付规格与要求
23	解表方	辛温解表	0600110239	桂枝去芍药（藥）汤（湯）	《伤（傷）寒论（論）》	桂枝（06154520200103001），炙甘草（06156310300203354），生姜（06193510500403009），大枣（06159640200100000）	桂枝；生姜［厚片］；炙甘草［厚片，蜜炙］；大枣［破开或去核］
24	解表方	辛温解表	0600110246	桂枝去芍药（藥）加附子汤（湯）	《伤（傷）寒论（論）》	桂枝（06154520200103001），炙甘草（06156310300203354），生姜（06193510500403009），大枣（06159640200100000），炮附片（06153710400303221）	桂枝；生姜［厚片］；炙甘草［厚片，蜜炙］；炮附片［片，砂烫］；大枣［破开或去核］
25	解表方	辛温解表	0600110253	桂枝去芍药（藥）加麻黄（黃）细（細）辛附子汤（湯）	《金匮要略》	桂枝（06154520200103001），甘草（06156310300203002），生姜（06193510500403009），大枣（06159640200100000），麻黄（06141021000104008），细辛（06152010300104005），炮附片（06153710400303221）	麻黄；细辛［段］；桂枝；甘草；生姜［厚片］；炮附片［片，砂烫］；大枣［破开或去核］
26	解表方	辛温解表	0600110260	小青龙（龍）加石膏汤（湯）	《金匮要略》	麻黄（06141021000104008），白芍（06153710100202008），桂枝（06154520200103001），细辛（06152010300104005），甘草（06156310300203002），干姜（06193510500203005），五味子（06154140200200007），法半夏（06191610600200712），石膏（06326110100107008）	五味子；法半夏［甘草石灰水制］；白芍［薄片］；石膏［粗粉］；麻黄；细辛［段］；桂枝；甘草［厚片］；干姜［厚片或块］
27	解表方	辛温解表	0600110277	麻黄（黃）醇酒汤（湯）	《备（備）急千金要方》	麻黄（06141021000104008），黄酒	黄酒；麻黄［段］
28	解表方	辛温解表	0600110284	麻黄（黃）附子汤（湯）	《金匮要略》	麻黄（06141021000104008），甘草（06156310300203002），炮附片（06153710400303221）	麻黄［段］；甘草［厚片］；炮附片［片，砂烫］
29	解表方	辛温解表	0600110291	瓜蒌桂枝汤（湯）	《金匮要略》	天花粉（06174010100103002），桂枝（06154520200103001），白芍（06153710100202008），甘草（06156310300203002），生姜（06193510500403009），大枣（06159640200100000）	白芍［薄片］；天花粉；桂枝；甘草；生姜［厚片］；大枣［破开或去核］
30	解表方	辛温解表	0600110307	桂枝加黄（黃）芪汤（湯）	《金匮要略》	桂枝（06154520200103001），白芍（06153710100202008），甘草（06156310300203002），生姜（06193510500403009），大枣（06159640200100000），黄芪（06156310100603002）	白芍［薄片］；桂枝；甘草；生姜；黄芪［厚片］；大枣［破开或去核］

续表

序号	主分类	次分类	方编码	方名	来源	组成与代码	给付规格与要求
31	解表方	辛温解表	0600110314	桂枝加附子汤（湯）	《伤（傷）寒论（論）》	桂枝（06154520200103001），白芍（06153710100202008），炙甘草（06156310300203354），生姜（06193510500403009），大枣（06159640200100000），炮附片（06153710400303221）	白芍［薄片］；桂枝；生姜［厚片］；炙甘草［厚片，蜜炙］；炮附片［片，砂烫］；大枣［破开或去核］
32	解表方	辛温解表	0600110321	甘草麻黄（黃）汤（湯）	《金匮要略》	甘草（06156310300203002），麻黄（06141021000104008）	麻黄［段］；甘草［厚片］
33	解表方	辛温解表	0600110338	麻黄（黃）加术（朮）汤（湯）	《金匮要略》	麻黄（06141021000104008），桂枝（06154520200103001），炙甘草（06156310300203354），烊苦杏仁（06156140600100820），白术（06174410500203003）	烊苦杏仁［烊去皮］；麻黄［段］；桂枝；白术［厚片］；炙甘草［厚片，蜜炙］
34	解表方	辛温解表	0600110345	麻黄（黃）杏仁薏苡甘草汤（湯）	《金匮要略》	麻黄（06141021000104008），炙甘草（06156310300203354），薏苡仁（06191240500100005），烊苦杏仁（06156140600100820）	薏苡仁；烊苦杏仁［烊去皮］；麻黄［段］；炙甘草［厚片，蜜炙］
35	解表方	辛温解表	0600110352	行气（氣）香苏（蘇）散	《古今医（醫）鉴（鑒）》引三山陈（陳）氏方	紫苏叶（06172220700107009），柴胡（06164310101003008），陈皮（06157040400306004），醋香附（06191310500103327），乌药（06154510400102003），川芎（06164310500103002），羌活（06164310300103004），枳壳（06157040100202002），苍术（06174410500303000），麻黄（06141021000104008），甘草（06156310300203002）	乌药；枳壳［薄片］；麻黄［段］；柴胡；川芎；羌活；苍术；甘草［厚片］；醋香附［厚片或碾碎，醋炙］；陈皮［丝］；紫苏叶［碎品］
36	解表方	辛温解表	0600110369	神术（朮）散	《太平惠民和剂（劑）局方》	漂苍术（06174410500303901），藁本（06164310300203001），白芷（06164310100203003），羌活（06164310300103004），细辛（06152010300104005），炙甘草（06156310300203354），川芎（06164310500103002）	细辛［段］；藁本；白芷；羌活；川芎［厚片］；漂苍术［厚片，米泔水漂］；炙甘草［厚片，蜜炙］
37	解表剂	辛温解表	0600110376	十神汤（湯）	《太平惠民和剂（劑）局方》	陈皮（06157040400306004），麻黄（06141021000104008），川芎（06164310500103002），炙甘草（06156310300203354），香附（06191310500103006），紫苏叶（06172220700107009），白芷（06164310100203003），升麻（06153710500103004），赤芍（06153710100303002），葛根（06156310100803006），生姜（06193510500403009）	麻黄［段］；川芎；白芷；升麻；赤芍；葛根；生姜［厚片］；炙甘草［厚片，蜜炙］；香附［厚片或碾碎］；陈皮［丝］；紫苏叶［碎品］

续表

序号	主分类	次分类	方编码	方名	来源	组成与代码	给付规格与要求
38	解表方	辛凉解表	0600120016	银（銀）翘（翹）散	《温（溫）病条（條）辨》	金银花（06173630200200008），连翘（06171240200200001），荆芥（06172250500404008），薄荷（06172250500704009），桔梗（06174110100303003），淡豆豉（06156390800300876），牛蒡子（06174440200200002），甘草（06156310300203002），淡竹叶（06191221200104005），芦根（06191210500204003）	金银花；连翘；牛蒡子；淡豆豉［发酵］；薄荷［短段］；荆芥；淡竹叶；芦根［段］；桔梗；甘草［厚片］
39	解表方	辛凉解表	0600120023	桑菊饮（飲）	《温（溫）病条（條）辨》	桑叶（06151220700107006），菊花（06174430100200004），连翘（06171240200200001），薄荷（06172250500704009），桔梗（06174110100303003），芦根（06191210500204003），燀苦杏仁（06156140600100820），甘草（06156310300203002）	菊花；连翘；燀苦杏仁［燀去皮］；桑叶［搓碎］；薄荷［短段］；芦根［段］；桔梗；甘草［厚片］
40	解表方	辛凉解表	0600120030	麻黄（黄）杏仁甘草石膏汤（湯）	《伤（傷）寒论（論）》	麻黄（06141021000104008），燀苦杏仁（06156140600100820），炙甘草（06156310300203354），石膏（06326110100107008）	燀苦杏仁［燀去皮］；石膏［粗粉］；麻黄［段］；炙甘草［厚片，蜜炙］
41	解表方	辛凉解表	0600120047	柴葛解肌汤（湯）	《伤（傷）寒六书（書）》	柴胡（06164310101003008），葛根（06156310100803006），甘草（06156310300203002），黄芩片（06172210100102605），羌活（06164310300103004），白芷（06164310100203003），白芍（06153710100202008），桔梗（06174110100303003），生姜（06193510500403009），大枣（06159640200100000），石膏（06326110100107008）	白芍［薄片］；黄芩片［薄片，煮法］；石膏［粗粉］；柴胡；葛根；甘草；羌活；白芷；桔梗；生姜［厚片］；大枣［破开或去核］
42	解表方	辛凉解表	0600120054	升麻葛根汤（湯）	《太平惠民和剂（劑）局方》	升麻（06153710500103004），白芍（06153710100202008），炙甘草（06156310300203354），葛根（06156310100803006）	白芍［薄片］；升麻；葛根［厚片］；炙甘草［厚片，蜜炙］
43	解表方	辛凉解表	0600120061	越婢加半夏汤（湯）	《金匮要略》	麻黄（06141021000104008），石膏（06326110100107008），生姜（06193510500403009），大枣（06159640200100000），甘草（06156310300203002），姜半夏（06191610600200729）	姜半夏［姜矾制］；石膏［粗粉］；麻黄［段］；生姜；甘草［厚片］；大枣［破开或去核］

续表

序号	主分类	次分类	方编码	方名	来源	组成与代码	给付规格与要求
44	解表方	辛凉解表	0600120078	越婢加术（朮）汤（湯）	《金匮要略》	麻黄（06141021000104008），石膏（06326110100107008），甘草（06156310300203002），大枣（06159640200100000），白术（06174410500203003），生姜（06193510500403009）	石膏［粗粉］；麻黄［段］；甘草；白术；生姜［厚片］；大枣［破开或去核］
45	解表方	辛凉解表	0600120085	宣毒发（發）表汤（湯）	《痘疹仁端录（錄）》	升麻（06153710500103004），葛根（06156310100803006），枳壳（06157040100202002），防风（06164310100503004），荆芥（06172250500404008），薄荷（06172250500704009），木通（06153820100203001），连翘（06171240200200001），牛蒡子（06174440200200002），淡竹叶（06191221200104005），甘草（06156310300203002），前胡（06164310100702001），桔梗（06174110100303003）	连翘；牛蒡子；枳壳；前胡［薄片］；薄荷［短段］；荆芥；淡竹叶［段］；升麻；葛根；防风；甘草；桔梗［厚片］；木通［片］
46	解表方	辛凉解表	0600120092	辛夷清肺饮（飲）	《外科正宗》	辛夷（06154130300100000），黄芩片（06172210100102605），栀子（06173540200107002），麦冬（06192910400300001），百合（06192910700500002），石膏（06326110100107008），知母（06192910500303001），甘草（06156310300203002），枇杷叶（06156120700206004），升麻（06153710500103004）	辛夷；麦冬；百合；黄芩片［薄片，煮法］；石膏［粗粉］；知母；甘草；升麻［厚片］；栀子［碾碎］；枇杷叶［丝］
47	解表方	辛凉解表	0600120108	芎菊上清丸	《全国（國）中药（藥）成药（藥）处（處）方集》	川芎（06164310500103002），菊花（06174430100200004），黄芩片（06172210100102605），白芷（06164310100203003），桔梗（06174110100303003），栀子（06173540200107002），连翘（06171240200200001），防风（06164310100503004），蔓荆子（06172140200100006），荆芥穗（06172230700100009），甘草（06156310300203002），羌活（06164310300103004），薄荷（06172250500704009），藁本（06164310300203001），黄连片（06153710500302001）	菊花；连翘；蔓荆子；荆芥穗；黄连片［薄片］；黄芩片［薄片，煮法］；薄荷［短段］；川芎；白芷；桔梗；防风；甘草；羌活；藁本［厚片］；栀子［碾碎］

续表

序号	主分类	次分类	方编码	方名	来源	组成与代码	给付规格与要求
48	解表方	辛凉解表	0600120122	驱（驅）风（風）散热（熱）饮（飲）子	《审（審）视（視）瑶（瑤）函》	连翘（06171240200200001）， 炒牛蒡子（06174440200200118）， 防风（06164310100503004）， 羌活（06164310300103004）， 薄荷（06172250500704009）， 大黄（06152310300103009）， 赤芍（06153710100303002）， 甘草（06156310300203002）， 川芎（06164310500103002）， 当归尾（06164310100402000）， 栀子（06173540200107002）	连翘；炒牛蒡子［炒黄］；当归尾［薄片］；薄荷［短段］；防风；羌活；赤芍；甘草；川芎［厚片］；大黄［厚片或块］；栀子［碾碎］
49	解表方	辛凉解表	0600120139	解肌透痧汤（湯）	《喉痧症治概要》	连翘（06171240200200001）， 桔梗（06174110100303003）， 前胡（06164310100702001）， 荆芥穗（06172230700100009）， 淡豆豉（06156390800300876）， 炒牛蒡子（06174440200200118）， 竹茹（06191220900104001）， 蝉蜕（06210820100100007）， 射干（06193310500202004）， 甘草（06156310300203002）， 葛根（06156310100803006）， 马勃（06400120100105004）， 炒僵蚕（06210910100100210）， 浮萍（06191750100100003）	连翘；荆芥穗；蝉蜕；浮萍；炒牛蒡子［炒黄］；淡豆豉［发酵］；炒僵蚕［麸炒］；前胡；射干［薄片］；竹茹［段或小团］；桔梗；甘草；葛根［厚片］；马勃［小块］
50	解表方	辛凉解表	0600120146	葛根汤（湯）	《伤（傷）寒论（論）》	葛根（06156310100803006）， 麻黄（06141021000104008）， 桂枝（06154520200103001）， 白芍（06153710100202008）， 炙甘草（06156310300203354）， 生姜（06193510500403009）， 大枣（06159640200100000）	白芍［薄片］；麻黄［段］；葛根；桂枝；生姜［厚片］；炙甘草［厚片，蜜炙］；大枣［破开或去核］
51	解表方	辛凉解表	0600120153	加味桔梗汤（湯）	《医（醫）学（學）心悟》	桔梗（06174110100303003）， 甘草（06156310300203002）， 浙贝母（06192910700603000）， 橘红（06157040400507005）， 金银花（06173630200200008）， 薏苡仁（06191240500100005）， 炒葶苈子（06154940600300112）， 白及（06193910600202005）	金银花；薏苡仁；炒葶苈子［炒黄］；白及［薄片］；桔梗；甘草［厚片］；浙贝母［厚片或碎块］；橘红［碎］
52	解表方	辛凉解表	0600120160	喉科六味汤（湯）	《喉科指掌》	荆芥（06172250500404008）， 防风（06164310100503004）， 炒僵蚕（06210910100100210）， 桔梗（06174110100303003）， 薄荷（06172250500704009）， 甘草（06156310300203002）	炒僵蚕［麸炒］；薄荷［短段］；荆芥［段］；防风；桔梗；甘草［厚片］

续表

序号	主分类	次分类	方编码	方名	来源	组成与代码	给付规格与要求
53	解表方	辛凉解表	0600120177	牛蒡解肌汤（湯）	《疡（瘍）科心得集》	牛蒡子（06174440200200002），薄荷（06172250500704009），荆芥（06172250500404008），连翘（06171240200200001），栀子（06173540200107002），牡丹皮（06153720600102005），干石斛（06193920900104008），玄参（06172410100102005），夏枯草（06172240200300007）	牛蒡子；连翘；夏枯草；牡丹皮；玄参［薄片］；薄荷［短段］；荆芥；干石斛［段］；栀子［碾碎］
54	解表方	辛凉解表	0600120184	清神散	《类（類）编朱氏集验（驗）医（醫）方》	菊花（06174430100200004），炒僵蚕（06210910100100210），荆芥穗（06172230700100009），羌活（06164310300103004），川芎（06164310500103002），木通（06153820100203001），防风（06164310100503004），木香（06174410100303004），甘草（06156310300203002），石菖蒲（06191610500203004）	菊花；荆芥穗；炒僵蚕［麸炒］；羌活；川芎；防风；木香；甘草；石菖蒲［厚片］；木通［片］
55	解表方	辛凉解表	0600120191	文蛤汤（湯）	《金匮要略》	蛤壳（06205220300107000），麻黄（06141021000104008），石膏（06326110100107008），苦杏仁（06156140600100004），甘草（06156310300203002），生姜（06193510500403009），大枣（06159640200100000）	苦杏仁；石膏［粗粉］；麻黄［段］；甘草；生姜［厚片］；蛤壳［碾碎］；大枣［破开或去核］
56	解表方	辛凉解表	0600120207	柴归（歸）饮（飲）	《景岳（嶽）全书（書）》	当归（06164310100302003），白芍（06153710100202008），柴胡（06164310101003008），荆芥穗（06172230700100009），炙甘草（06156310300203354）	荆芥穗；当归；白芍［薄片］；柴胡［厚片］；炙甘草［厚片，蜜炙］
57	解表方	辛凉解表	0600120214	香葛汤（湯）	《世医（醫）得效方》	紫苏叶（06172220700107009），白芍（06153710100202008），香附（06191310500103006），升麻（06153710500103004），葛根（06156310100803006），陈皮（06157040400306004），白芷（06164310100203003），川芎（06164310500103002），漂苍术（06174410500303901），甘草（06156310300203002）	白芍［薄片］；升麻；葛根；白芷；川芎；甘草［厚片］；漂苍术［厚片，米泔水漂］；香附［厚片或碾碎］；陈皮［丝］；紫苏叶［碎品］

续表

序号	主分类	次分类	方编码	方名	来源	组成与代码	给付规格与要求
58	解表方	扶正解表	0600130015	败（敗）毒散	《太平惠民和剂（劑）局方》	柴胡（06164310101003008），前胡（06164310100702001），川芎（06164310500103002），麸炒枳壳（06157040100202217），羌活（06164310300103004），独活（06164310100802008），茯苓（06400210100403009），桔梗（06174110100303003），人参（06164210300102000），甘草（06156310300203002）	前胡；独活；人参［薄片］；麸炒枳壳［薄片，麸炒］；柴胡；川芎；羌活；桔梗；甘草［厚片］；茯苓［块或厚片］
59	解表方	扶正解表	0600130022	参（參）苏（蘇）饮（飲）	《太平惠民和剂（劑）局方》	人参（06164210300102000），紫苏叶（06172220700107009），葛根（06156310100803006），前胡（06164310100702001），桔梗（06174110100303003），姜半夏（06191610600200729），茯苓（06400210100403009），陈皮（06157040400306004），麸炒枳壳（06157040100202217），木香（06174410100303004），炙甘草（06156310300203354）	姜半夏［姜矾制］；人参；前胡［薄片］；麸炒枳壳［薄片，麸炒］；葛根；桔梗；木香［厚片］；炙甘草［厚片，蜜炙］；茯苓［块或厚片］；陈皮［丝］；紫苏叶［碎品］
60	解表方	扶正解表	0600130039	麻黄（黃）细（細）辛附子汤（湯）	《伤（傷）寒论（論）》	麻黄（06141021000104008），炮附片（06153710400303221），细辛（06152010300104005）	麻黄；细辛［段］；炮附片［片，砂烫］
61	解表方	扶正解表	0600130046	加减（減）葳蕤汤（湯）	《重订（訂）通俗伤（傷）寒论（論）》	玉竹（06192910500203004），葱白（06192910701000006），白薇（06171610300204009），淡豆豉（06156390800300876），薄荷（06172250500704009），大枣（06159640200100000），炙甘草（06156310300203354），桔梗（06174110100303003）	葱白；淡豆豉［发酵］；薄荷［短段］；白薇［段］；桔梗［厚片］；炙甘草［厚片，蜜炙］；玉竹［厚片或段］；大枣［破开或去核］
62	解表方	扶正解表	0600130053	仓（倉）廪散	《普济（濟）本事方》	人参（06164210300102000），茯苓（06400210100403009），前胡（06164310100702001），川芎（06164310500103002），麸炒枳壳（06157040100202217），羌活（06164310300103004），独活（06164310100802008），桔梗（06174110100303003），陈仓米（06191240500200002），甘草（06156310300203002），柴胡（06164310101003008），薄荷（06172250500704009），生姜（06193510500403009）	陈仓米；人参；前胡；独活［薄片］；麸炒枳壳［薄片，麸炒］；薄荷［短段］；川芎；羌活；桔梗；甘草；柴胡；生姜［厚片］；茯苓［块或厚片］

续表

序号	主分类	次分类	方编码	方名	来源	组成与代码	给付规格与要求
63	解表方	扶正解表	0600130060	荆防败（敗）毒散	《摄（攝）生众（衆）妙方》	荆芥（06172250500404008），防风（06164310100503004），羌活（06164310300103004），独活（06164310100802008），川芎（06164310500103002），柴胡（06164310101003008），前胡（06164310100702001），桔梗（06174110100303003），枳壳（06157040100202002），茯苓（06400210100403009），甘草（06156310300203002）	独活；前胡；枳壳［薄片］；荆芥［段］；防风；羌活；川芎；柴胡；桔梗；甘草［厚片］；茯苓［块或厚片］
64	解表方	扶正解表	0600130084	再造散	《伤（傷）寒六书（書）》	黄芪（06156310100603002），人参（06164210300102000），桂枝（06154520200103001），甘草（06156310300203002），炮附片（06153710400303221），细辛（06152010300104005），羌活（06164310300103004），防风（06164310100503004），川芎（06164310500103002），煨姜（06193510500403801），大枣（06159640200100000）	人参［薄片］；细辛［段］；黄芪；桂枝；甘草；羌活；防风；川芎［厚片］；煨姜［厚片或块，煨］；炮附片［片，砂烫］；大枣［破开或去核］
65	解表方	表里双解	0600140038	防风（風）通圣（聖）散	《黄（黃）帝素问（問）宣明论（論）方》	防风（06164310100503004），川芎（06164310500103002），当归（06164310100302003），酒白芍（06153710100202312），大黄（06152310300103009），薄荷（06172250500704009），麻黄（06141021000104008），连翘（06171240200200001），芒硝（06326410100100000），石膏（06326110100107008），黄芩片（06172210100102605），桔梗（06174110100303003），白术（06174410500203003），滑石粉（06322110100107859），甘草（06156310300203002），荆芥（06172250500404008），栀子（06173540200107002）	连翘；芒硝；当归［薄片］；酒白芍［薄片，酒炙］；黄芩片［薄片，煮法］；石膏［粗粉］；薄荷［短段］；麻黄；荆芥［段］；滑石粉［粉，水飞］；防风；川芎；桔梗；白术；甘草［厚片］；大黄［厚片或块］；栀子［碾碎］

续表

序号	主分类	次分类	方编码	方名	来源	组成与代码	给付规格与要求
66	解表方	表里双解	0600140045	双（雙）解汤（湯）	《庞（龐）赞（贊）襄中医（醫）眼科经（經）验（驗）》	金银花（06173630200200008），蒲公英（06174450100404004），黄芩片（06172210100102605），天花粉（06174010100103002），蜜桑白皮（06151220600106352），枳壳（06157040100202002），龙胆（06171410300104008），羌活（06164310300103004），防风（06164310100503004），荆芥（06172250500404008），薄荷（06172250500704009），大黄（06152310300103009），滑石粉（06322110100107859），石膏（06326110100107008），甘草（06156310300203002）	金银花；枳壳［薄片］；黄芩片［薄片，煮法］；石膏［粗粉］；薄荷［短段］；蒲公英；龙胆；荆芥［段］；滑石粉［粉，水飞］；天花粉；羌活；防风；甘草［厚片］；大黄［厚片或块］；蜜桑白皮［丝，蜜炙］
67	解表方	表里双解	0600140052	葛根芩连（連）汤（湯）合升阳（陽）除湿（濕）汤（湯）	《伤（傷）寒论（論）》、《兰（蘭）室秘藏》	葛根（06156310100803006），黄芩片（06172210100102605），黄连片（06153710500302001），甘草（06156310300203002），柴胡（06164310101003008），麸炒苍术（06174410500303215），羌活（06164310300103004），防风（06164310100503004），麸炒升麻（06153710500103219），麸炒六神曲（06199990800300217），泽泻（06190810600103001），猪苓（06400210100203005），陈皮（06157040400306004），炒麦芽（06191290800200110）	炒麦芽［炒黄］；麸炒六神曲［麸炒］；黄连片［薄片］；黄芩片［薄片，煮法］；葛根；甘草；柴胡；羌活；防风；泽泻；猪苓［厚片］；麸炒苍术；麸炒升麻［厚片，麸炒］；陈皮［丝］
68	解表方	表里双解	0600140069	桂枝人参（參）汤（湯）	《伤（傷）寒论（論）》	桂枝（06154520200103001），炙甘草（06156310300203354），白术（06174410500203003），人参（06164210300102000），干姜（06193510500203005）	人参［薄片］；桂枝；白术［厚片］；炙甘草［厚片，蜜炙］；干姜［厚片或块］
69	解表方	表里双解	0600140076	表里（裏）双（雙）解汤（湯）	《张（張）皆春眼科证（證）治》	薄荷（06172250500704009），荆芥（06172250500404008），酒大黄（06152310300103313），牡丹皮（06153720600102005），赤芍（06153710100303002），桑白皮（06151220600106000），金银花（06173630200200008），酒黄芩（06172210100102315），石膏（06326110100107008）	金银花；牡丹皮［薄片］；酒黄芩［薄片，酒炙］；石膏［粗粉］；薄荷［短段］；荆芥［段］；赤芍［厚片］；酒大黄［厚片或块，酒炙］；桑白皮［丝］

续表

序号	主分类	次分类	方编码	方名	来源	组成与代码	给付规格与要求
70	解表方	表里双解	0600140090	香苏（蘇）饮（飲）	《医（醫）宗金鉴（鑒）》	广藿香（06172250500104007），紫苏叶（06172220700107009），姜厚朴（06154120500206343），陈皮（06157040400306004），麸炒枳壳（06157040100202217），茯苓（06400210100403009），煨木香（06174410100303806），炙甘草（06156310300203354）	麸炒枳壳［薄片，麸炒］；广藿香［段］；炙甘草［厚片，蜜炙］；煨木香［厚片，煨］；茯苓［块或厚片］；陈皮［丝］；姜厚朴［丝，姜汁炙］；紫苏叶［碎品］
71	解表方	表里双解	0600140106	牛蒡子散	《太平圣（聖）惠方》	牛蒡子（06174440200200002），白矾（06326310100100003），大黄（06152310300103009），当归（06164310100302003），枳壳（06157040100202002），川芎（06164310500103002），炙甘草（06156310300203354）	牛蒡子；白矾；当归；枳壳［薄片］；川芎［厚片］；炙甘草［厚片，蜜炙］；大黄［厚片或块］
72	解表方	扶正解表	0600130091	麻黄（黃）附子甘草汤（湯）	《伤（傷）寒论（論）》	麻黄（06141021000104008），炮附片（06153710400303221），炙甘草（06156310300203354）	麻黄［段］；炙甘草［厚片，蜜炙］；炮附片［片，砂烫］
73	解表方	扶正解表	0600130107	葱（蔥）白七味饮（飲）	《外台秘要》引许（許）仁则（則）方	葱白（06192910701000006），葛根（06156310100803006），淡豆豉（06156390800300876），生姜（06193510500403009），麦冬（06192910400300001），地黄（06172410400103009），甘草（06156310300203002）	葱白；麦冬；淡豆豉［发酵］；葛根；生姜；地黄；甘草［厚片］
74	解表方	扶正解表	0600130114	桂枝新加汤（湯）	《伤（傷）寒论（論）》	桂枝（06154520200103001），白芍（06153710100202008），炙甘草（06156310300203354），人参（06164210300102000），大枣（06159640200100000），生姜（06193510500403009）	白芍；人参［薄片］；桂枝；生姜［厚片］；炙甘草［厚片，蜜炙］；大枣［破开或去核］
75	解表方	扶正解表	0600130121	黄（黃）芪芍药（藥）桂枝苦酒汤（湯）	《金匮要略》	黄芪（06156310100603002），白芍（06153710100202008），桂枝（06154520200103001），醋	醋；白芍［薄片］；黄芪；桂枝［厚片］

续表

序号	主分类	次分类	方编码	方名	来源	组成与代码	给付规格与要求
76	解表方	扶正解表	0600130138	芎苏散	《医（醫）学（學）入门（門）》	川芎（06164310500103002），陈皮（06157040400306004），白芍（06153710100202008），白术（06174410500203003），紫苏叶（06172220700107009），葛根（06156310100803006），黄芩片（06172210100102605），前胡（06164310100702001），麦冬（06192910400300001），甘草（06156310300203002），生姜（06193510500403009），葱白（06192910701000006）	麦冬；葱白；白芍；前胡［薄片］；黄芩片［薄片，煮法］；川芎；白术；葛根；甘草；生姜［厚片］；陈皮［丝］；紫苏叶［碎品］
77	解表方	扶正解表	0600130145	人参羌活散	《太平惠民和剂（劑）局方》	人参（06164210300102000），羌活（06164310300103004），独活（06164310100802008），柴胡（06164310101003008），川芎（06164310500103002），炙甘草（06156310300203354），茯苓（06400210100403009），麸炒枳壳（06157040100202217），前胡（06164310100702001），桔梗（06174110100303003），地骨皮（06172320600100008），天麻（06193910600102008），薄荷（06172250500704009）	人参；独活；前胡；天麻［薄片］；麸炒枳壳［薄片，麸炒］；地骨皮［除去木心］；薄荷［短段］；羌活；柴胡；川芎；桔梗［厚片］；炙甘草［厚片，蜜炙］；茯苓［块或厚片］
78	解表方	表里双解	0600140014	大柴胡汤（湯）	《金匮要略》	柴胡（06164310101003008），黄芩片（06172210100102605），白芍（06153710100202008），姜半夏（06191610600200729），大黄（06152310300103009），麸炒枳实（06157040100102210），生姜（06193510500403009），大枣（06159640200100000）	姜半夏［姜矾制］；白芍［薄片］；黄芩片［薄片，煮法］；麸炒枳实［薄片，麸炒］；柴胡；生姜［厚片］；大黄［厚片或块］；大枣［破开或去核］
79	解表方	表里双解	0600140021	厚朴（樸）七物汤（湯）	《金匮要略》	姜厚朴（06154120500206343），甘草（06156310300203002），大黄（06152310300103009），枳实（06157040100102005），桂枝（06154520200103001），大枣（06159640200100000），生姜（06193510500403009）	枳实［薄片］；甘草；桂枝；生姜［厚片］；大黄［厚片或块］；大枣［破开或去核］；姜厚朴［丝，姜汁炙］

续表

序号	主分类	次分类	方编码	方名	来源	组成与代码	给付规格与要求
80	和解方	调和肝脾	0600320089	清肝引经（經）汤（湯）	《中医（醫）妇（婦）科学（學）》	当归（06164310100302003），白芍（06153710100202008），地黄（06172410400103009），牡丹皮（06153720600102005），黄芩片（06172210100102605），栀子（06173540200107002），川楝子（06157340200100001），牛膝（06152510100204009），茜草（06173510300103006），白茅根（06191210500104006），甘草（06156310300203002）	川楝子；当归；白芍；牡丹皮［薄片］；黄芩片［薄片，煮法］；牛膝；白茅根［段］；地黄；甘草［厚片］；茜草［厚片或段］；栀子［碾碎］
81	和解方	调和肝脾	0600320102	缓（緩）肝理脾汤（湯）	《医（醫）宗金鉴（鑒）》	土炒白术（06174410500203263），陈皮（06157040400306004），炒白扁豆（06156340600400115），炙甘草（06156310300203354），桂枝（06154520200103001），人参（06164210300102000），茯苓（06400210100403009），炒白芍（06153710100202114），炒山药（06193210500103113）	炒白扁豆［炒黄］；人参［薄片］；炒白芍［薄片，炒黄］；桂枝［厚片］；炙甘草［厚片，蜜炙］；炒山药［厚片，清炒］；土炒白术［厚片，土炒］；茯苓［块或厚片］；陈皮［丝］
82	和解方	调和肝脾	0600320096	奔豚汤（湯）	《金匮要略》	炙甘草（06156310300203354），川芎（06164310500103002），当归（06164310100302003），生半夏（06191610600200002），黄芩片（06172210100102605），葛根（06156310100803006），白芍（06153710100202008），生姜（06193510500403009），李根皮（06156120600106008）	生半夏；当归；白芍［薄片］；黄芩片［薄片，煮法］；川芎；葛根；生姜［厚片］；炙甘草［厚片，蜜炙］，李根皮［丝］
83	和解方	调和肝脾	0600320126	人参（參）逍遥（遙）散	《医（醫）学（學）入门（門）》	人参（06164210300102000），当归（06164310100302003），柴胡（06164310101003008），白术（06174410500203003），白芍（06153710100202008），茯苓（06400210100403009）	人参；当归；白芍［薄片］；柴胡；白术［厚片］；茯苓［块或厚片］
84	和解方	调和肠胃	0600330019	半夏泻（瀉）心汤（湯）	《伤（傷）寒论（論）》	法半夏（06191610600200712），黄芩片（06172210100102605），黄连片（06153710500302001），干姜（06193510500203005），人参（06164210300102000），大枣（06159640200100000），炙甘草（06156310300203354）	法半夏［甘草石灰水制］；黄连片；人参［薄片］；黄芩片［薄片，煮法］；炙甘草［厚片，蜜炙］；干姜［厚片或块］；大枣［破开或去核］

续表

序号	主分类	次分类	方编码	方名	来源	组成与代码	给付规格与要求
85	和解方	调和肠胃	0600330026	苏（蘇）叶（葉）黄（黄）连（連）汤（湯）	《温（溫）热（熱）经（經）纬（緯）》	紫苏叶（06172220700107009），黄连片（06153710500302001）	黄连片［薄片］；紫苏叶［碎品］
86	和解方	调和肠胃	0600330033	甘草泻（瀉）心汤（湯）	《伤（傷）寒论（論）》	甘草（06156310300203002），黄芩片（06172210100102605），大枣（06159640200100000），干姜（06193510500203005），姜半夏（06191610600200729），黄连片（06153710500302001），人参（06164210300102000）	姜半夏［姜矾制］；黄连片；人参［薄片］；黄芩片［薄片，煮法］；甘草［厚片］；干姜［厚片或块］；大枣［破开或去核］
87	和解方	调和肠胃	0600330040	柴胡达（達）原饮（飲）	《重订（訂）通俗伤（傷）寒论（論）》	柴胡（06164310101003008），枳壳（06157040100202002），厚朴（06154120500206008），青皮（06157040400406001），炙甘草（06156310300203354），黄芩片（06172210100102605），桔梗（06174110100303003），草果仁（06193540200400114），槟榔（06191440600102002），荷梗（06153220800100004）	荷梗；草果仁［清炒后去壳取仁］；枳壳；槟榔［薄片］；黄芩片［薄片，煮法］；柴胡；桔梗［厚片］；炙甘草［厚片，蜜炙］；青皮［厚片或丝］；厚朴［丝］
88	清热方	清营凉血	0600420123	九味神功散	《证（證）治准绳（繩）》	人参（06164210300102000），黄芪（06156310100603002），甘草（06156310300203002），牛蒡子（06174440200200002），红花（06174430200100006），地黄（06172410400103009），前胡（06164310100702001），紫草（06172010100102007），白芍（06153710100202008）	牛蒡子；红花；人参；前胡；紫草；白芍［薄片］；黄芪；甘草；地黄［厚片］
89	清热方	清热解毒	0600430016	黄（黄）连（連）解毒汤（湯）	《肘后（後）备（備）急方》	黄连片（06153710500302001），黄芩片（06172210100102605），黄柏（06157020500206008），栀子（06173540200107002）	黄连片［薄片］；黄芩片［薄片，煮法］；栀子［碾碎］；黄柏［丝］
90	清热方	清热解毒	0600430023	凉（涼）膈散	《太平惠民和剂（劑）局方》	芒硝（06326410100100000），大黄（06152310300103009），栀子（06173540200107002），连翘（06171240200200001），黄芩片（06172210100102605），薄荷（06172250500704009），炙甘草（06156310300203354），蜂蜜（06210740100200005），淡竹叶（06191221200104005）	芒硝；连翘；蜂蜜；黄芩片［薄片，煮法］；薄荷［短段］；淡竹叶［段］；炙甘草［厚片，蜜炙］；大黄［厚片或块］；栀子［碾碎］

续表

序号	主分类	次分类	方编码	方名	来源	组成与代码	给付规格与要求
91	清热方	清热解毒	0600430030	普济（濟）消毒饮（飲）	《东（東）垣试（試）效方》	酒黄芩（06172210100102315），酒黄连（06153710500302315），陈皮（06157040400306004），玄参（06172410100102005），柴胡（06164310101003008），桔梗（06174110100303003），连翘（06171240200200001），板蓝根（06154910100103001），马勃（06400120100105004），薄荷（06172250500704009），炒牛蒡子（06174440200200118），升麻（06153710500103004），甘草（06156310300203002），僵蚕（06210910100100005）	连翘；僵蚕；炒牛蒡子［炒黄］；玄参［薄片］；酒黄芩；酒黄连［薄片，酒炙］；薄荷［短段］；柴胡；桔梗；板蓝根；升麻；甘草［厚片］；陈皮［丝］；马勃［小块］
92	清热方	清热解毒	0600430047	仙方活命饮（飲）	《女科万（萬）金方》	金银花（06173630200200008），防风（06164310100503004），白芷（06164310100203003），当归尾（06164310100402000），陈皮（06157040400306004），甘草（06156310300203002），赤芍（06153710100303002），浙贝母（06192910700603000），天花粉（06174010100103002），乳香（06157290200200006），没药（06157290200100009），穿山甲（06220420300100004），皂角刺（06156320300103004）	金银花；乳香；没药；穿山甲；当归尾［薄片］；防风；白芷；甘草；赤芍；天花粉；皂角刺［厚片］；浙贝母［厚片或碎块］；陈皮［丝］
93	清热方	清热解毒	0600430054	祛毒散	《洞天奥旨》	夏枯草（06172240200300007），蒲公英（06174450100404004），紫花地丁（06161450100107000），白芷（06164310100203003），甘草（06156310300203002），白矾（06326310100100003）	夏枯草；白矾；蒲公英［段］；白芷；甘草［厚片］；紫花地丁［碎品］
94	清热方	清热解毒	0600430061	石膏汤（湯）	《外台秘要》引《深师（師）方》	黄连片（06153710500302001），黄芩片（06172210100102605），黄柏（06157020500206008），石膏（06326110100107008），麻黄（06141021000104008），淡豆豉（06156390800300876），栀子（06173540200107002）	淡豆豉［发酵］；黄连片［薄片］；黄芩片［薄片，煮法］；石膏［粗粉］；麻黄［段］；栀子［碾碎］；黄柏［丝］
95	清热方	清热解毒	0600430085	马（馬）齿（齒）苋合剂（劑）	《中医（醫）外科学（學）》	马齿苋（06152950500104002），大青叶（06154920700107002），紫草（06172010100102007），败酱草（06173850100104002），燀桃仁（06156140600300824），红花（06174430200100006），赤芍（06153710100303002）	红花；燀桃仁［燀去皮］；紫草［薄片］；马齿苋；败酱草［段］；赤芍［厚片］；大青叶［碎片］

续表

序号	主分类	次分类	方编码	方名	来源	组成与代码	给付规格与要求
96	治风方	平熄内风	0601320163	石决（决）明散	《世医（醫）得效方》	石决明（06206120300207009），决明子（06156340600500006），青葙子（06152540600100006），栀子（06173540200107002），大黄（06152310300103009），赤芍（06153710100303002），麦冬（06192910400300001），木贼（06130550500104002），荆芥（06172250500404008），羌活（06164310300103004）	决明子；青葙子；麦冬；木贼；荆芥［段］；赤芍；羌活［厚片］；大黄［厚片或块］；栀子［碾碎］；石决明［碎粒］
97	治风方	平熄内风	0601320170	风（風）引汤（湯）	《金匮要略》	大黄（06152310300103009），干姜（06193510500203005），龙骨（06338110100105009），桂枝（06154520200103001），甘草（06156310300203002），牡蛎（06205120300107003），南寒水石（06326610100305003），滑石（06322110100107002），赤石脂（06322310100107006），白石脂（06322310100200004），紫石英（06330110100107001），石膏（06326110100107008）	白石脂；石膏［粗粉］；赤石脂［打碎或研细粉］；桂枝；甘草［厚片］；大黄；干姜［厚片或块］；龙骨；南寒水石［块］；牡蛎；紫石英［碎块］；滑石［碎块或细粉］
98	治风方	平熄内风	0601320187	鸡（雞）屎白散	《金匮要略》	鸡屎白	鸡屎白
99	治风方	平熄内风	0601320194	侯氏黑散	《金匮要略》	菊花（06174430100200004），白术（06174410500203003），防风（06164310100503004），桔梗（06174110100303003），黄芩片（06172210100102605），细辛（06152010300104005），茯苓（06400210100403009），牡蛎（06205120300107003），人参（06164210300102000），白矾（06326310100100003），当归（06164310100302003），干姜（06193510500203005），川芎（06164310500103002），桂枝（06154520200103001）	菊花；白矾；人参；当归［薄片］；黄芩片［薄片，煮法］；细辛［段］；白术；防风；桔梗；川芎；桂枝［厚片］；干姜［厚片或块］；茯苓［块或厚片］；牡蛎［碎块］
100	治风方	平熄内风	0601320200	抑肝散	《保婴（嬰）撮要》	柴胡（06164310101003008），甘草（06156310300203002），川芎（06164310500103002），当归（06164310100302003），麸炒白术（06174410500203218），茯苓（06400210100403009），钩藤（06173520200104003）	当归［薄片］；钩藤［段］；柴胡；甘草；川芎［厚片］；麸炒白术［厚片，蜜炙麸皮炒］；茯苓［块或厚片］

续表

序号	主分类	次分类	方编码	方名	来源	组成与代码	给付规格与要求
101	治风方	平熄内风	0601320217	肾沥汤（腎瀝湯）	《备（備）急千金要方》	羊肾，磁石（06314410100107004），玄参（06172410100102005），茯苓（06400210100403009），白芍（06153710100202008），川芎（06164310500103002），肉桂（06154520500100007），当归（06164310100302003），人参（06164210300102000），防风（06164310100503004），甘草（06156310300203002），五味子（06154140200200007），黄芪（06156310100603002），地骨皮（06172320600100008），生姜（06193510500403009）	羊肾；五味子；玄参；白芍；当归；人参［薄片］；地骨皮［除去木心］；川芎；防风；甘草；黄芪；生姜［厚片］；茯苓［块或厚片］；肉桂［去粗皮］；磁石［砸碎］
102	治风方	平熄内风	0601320224	羌活愈风（風）汤（湯）	《素问（問）病机（機）气（氣）宜保命集》	羌活（06164310300103004），炙甘草（06156310300203354），防风（06164310100503004），黄芪（06156310100603002），蔓荆子（06172140200100006），川芎（06164310500103002），独活（06164310100802008），细辛（06152010300104005），枳壳（06157040100202002），麻黄（06141021000104008），地骨皮（06172320600100008），人参（06164210300102000），知母（06192910500303001），菊花（06174130100200001），薄荷（06172250500704009），白芷（06164310100203003），枸杞子（06172340200200007），当归（06164310100302003），杜仲（06155920500106006），秦艽（06171410100103003），柴胡（06164310101003008），姜半夏（06191610600200729），厚朴（06154120500206008），前胡（06164310100702001），熟地黄（06172410400103610），茯苓（06400210100403009），黄芩片（06172210100102605），地黄（06172410400103009），苍术（06174410500303000），石膏（06326110100107008），白芍（06153710100202008），肉桂（06154520500100007）	蔓荆子；菊花；枸杞子；姜半夏［姜矾制］；独活；枳壳；人参；当归；前胡；白芍［薄片］；黄芩片［薄片，煮法］；地骨皮［除去木心］；石膏［粗粉］；薄荷［短段］；细辛；麻黄［段］；羌活；防风；黄芪；川芎；知母；白芷；秦艽；柴胡；地黄；苍术［厚片］；熟地黄［厚片，酒炖或蒸］；炙甘草［厚片，蜜炙］；茯苓［块或厚片］；杜仲［块或丝］；肉桂［去粗皮］；厚朴［丝］

续表

序号	主分类	次分类	方编码	方名	来源	组成与代码	给付规格与要求
103	治燥方	轻宣外燥	0601410017	杏苏（蘇）散	《温（溫）病条（條）辨》	紫苏叶（06172220700107009），法半夏（06191610600200712），茯苓（06400210100403009），前胡（06164310100702001），桔梗（06174110100303003），枳壳（06157040100202002），甘草（06156310300203002），生姜（06193510500403009），大枣（06159640200100000），苦杏仁（06156140600100004），陈皮（06157040400306004）	苦杏仁；法半夏［甘草石灰水制］；前胡；枳壳［薄片］；桔梗；甘草；生姜［厚片］；茯苓［块或厚片］；大枣［破开或去核］；陈皮［丝］；紫苏叶［碎品］
104	治燥方	轻宣外燥	0601410024	桑杏汤（湯）	《温（溫）病条（條）辨》	桑叶（06151220700107006），苦杏仁（06156140600100004），北沙参（06164310100104003），浙贝母（06192910700603000），淡豆豉（06156390800300876），栀子（06173540200107002），梨皮（06156140400100006）	苦杏仁；梨皮；淡豆豉［发酵］；桑叶［搓碎］；北沙参［段］；浙贝母［厚片或碎块］；栀子［碾碎］
105	补益方	补血	0600725013	四物黄（黃）狗丸	《方药（藥）合编（編）》	熟地黄（06172410400103610），当归（06164310100302003），川芎（06164310500103002），白芍（06153710100202008），香附（06191310500103006），黄狗	黄狗；当归；白芍［薄片］；川芎［厚片］；熟地黄［厚片，酒炖或蒸］；香附［厚片或碾碎］
106	补益方	补血	0600725020	附益地（黃）黃丸	《方药（藥）合编（編）》	熟地黄（06172410400103610），香附（06191310500103006），山药（06193210500103007），酒萸肉（06164440400100617），酒益母草（06172250500604316），酒当归（06164310100302317），茯苓（06400210100403009），牡丹皮（06153720600102005），酒丹参（06172210300103310），酒泽泻，制吴茱萸（06157040200300370），肉桂（06154520500100007）	酒泽泻；制吴茱萸［甘草汁炙］；酒萸肉［酒炖或酒蒸］；牡丹皮［薄片］；酒当归［薄片，酒炙］；酒益母草［段，酒炙］；山药［厚片］；酒丹参［厚片，酒炙］；熟地黄［厚片，酒炖或蒸］；香附［厚片或碾碎］；茯苓［块或厚片］；肉桂［去粗皮］

续表

序号	主分类	次分类	方编码	方名	来源	组成与代码	给付规格与要求
107	安神方	滋养安神	0600925017	醒心散	《方药（藥）合编（編）》	人参（06164210300102000），麦冬（06192910400300001），五味子（06154140200200007），远志（06157510100104007），茯神（06400210100505000），地黄（06172410400103009），石菖蒲（06191610500203004）	麦冬；五味子；人参［薄片］；远志［段］；地黄；石菖蒲［厚片］；茯神［块］
108	理气方	降气	0601125010	苏（蘇）子导（導）痰降气（氣）汤（湯）	《方药（藥）合编（編）》	紫苏子（06172240200200000），法半夏（06191610600200712），当归（06164310100302003），生天南星（06191610600100005），陈皮（06157040400306004），前胡（06164310100702001），厚朴（06154120500206008），茯苓（06400210100403009），枳实（06157040100102005），甘草（06156310300203002）	紫苏子；生天南星；法半夏［甘草石灰水制］；当归；前胡；枳实［薄片］；甘草［厚片］；茯苓［块或厚片］；陈皮；厚朴［丝］
109	理血方	止血	0601225017	导（導）赤地榆（榆）汤（湯）	《方药（藥）合编（編）》	地榆（06156110100103003），酒当归（06164310100302317），炒赤芍（06153710100303118），酒黄连（06153710500302315），炒槐花（06156330200100119），阿胶珠（06220340200100945），荆芥穗（06172230700100009），炙甘草（06156310300203354）	荆芥穗；炒槐花［炒黄］；阿胶珠［制胶、蛤粉炒］；酒当归；酒黄连［薄片，酒炙］；地榆［厚片］；炒赤芍［厚片，炒黄］；炙甘草［厚片，蜜炙］
110	祛湿方	燥湿和胃	0601515019	补（補）中治湿（濕）汤（湯）	《方药（藥）合编（編）》	人参（06164210300102000），白术（06174410500203003），苍术（06174410500303000），陈皮（06157040400306004），茯苓（06400210100403009），麦冬（06192910400300001），木通（06153820100203001），当归（06164310100302003），黄芩片（06172210100102605），厚朴（06154120500206008），升麻（06153710500103004）	麦冬；人参；当归［薄片］；黄芩片［薄片，煮法］；白术；苍术；升麻［厚片］；茯苓［块或厚片］；木通［片］；陈皮；厚朴［丝］
111	祛湿方	清热祛湿	0601525018	茵术（朮）汤（湯）	《方药（藥）合编（編）》	茵陈（06174450500707002），苍术（06174410500303000），青皮（06157040400406001），茯苓（06400210100403009），厚朴（06154120500206008），砂仁（06193540200300001），木香（06174410100303004）	砂仁；茵陈［搓碎或切碎］；苍术；木香［厚片］；青皮［厚片或丝］；茯苓［块或厚片］；厚朴［丝］

续表

序号	主分类	次分类	方编码	方名	来源	组成与代码	给付规格与要求
112	祛湿方	利水渗湿	0601535017	四苓五皮散	《方药（藥）合编（編）》	桑白皮（06151220600106000），陈皮（06157040400306004），地骨皮（06172320600100008），茯苓皮（06400210100300001），姜皮（06193520600100005），大腹皮（06191440400204005），苍术（06174410500303000），白术（06174410500203003），泽泻（06190810600103001），猪苓（06400210100203005），青皮（06157040400406001），炒车前子（06173440600100118）	茯苓皮；炒车前子［炒黄］；地骨皮［除去木心］；大腹皮［段］；苍术；白术；泽泻；猪苓［厚片］；青皮［厚片或丝］；桑白皮；陈皮［丝］；姜皮［削取外皮］
113	解表方	表里双解	0600140120	葛根加半夏汤（湯）	《伤（傷）寒论（論）》	葛根（06156310100803006），麻黄（06141021000104008），炙甘草（06156310300203354），白芍（06153710100202008），桂枝（06154520200103001），生姜（06193510500403009），法半夏（06191610600200712），大枣（06159640200100000）	法半夏［甘草石灰水制］；白芍［薄片］；麻黄［段］；葛根；桂枝；生姜［厚片］；炙甘草［厚片，蜜炙］；大枣［破开或去核］
114	解表方	表里双解	0600140137	桂枝二越婢一汤（湯）	《伤（傷）寒论（論）》	桂枝（06154520200103001），白芍（06153710100202008），麻黄（06141021000104008），炙甘草（06156310300203354），生姜（06193510500403009），石膏（06326110100107008），大枣（06159640200100000）	白芍［薄片］；石膏［粗粉］；麻黄［段］；桂枝；生姜［厚片］；炙甘草［厚片，蜜炙］；大枣［破开或去核］
115	解表方	表里双解	0600140144	桂枝加大黄（黃）汤（湯）	《伤（傷）寒论（論）》	桂枝（06154520200103001），白芍（06153710100202008），炙甘草（06156310300203354），大枣（06159640200100000），生姜（06193510500403009），大黄（06152310300103009）	白芍［薄片］；桂枝；生姜［厚片］；炙甘草［厚片，蜜炙］；大黄［厚片或块］；大枣［破开或去核］
116	解表方	表里双解	0600140151	黄（黃）芩加半夏生姜汤（湯）	《伤（傷）寒论（論）》	黄芩片（06172210100102605），炙甘草（06156310300203354），白芍（06153710100202008），法半夏（06191610600200712），生姜（06193510500403009），大枣（06159640200100000）	法半夏［甘草石灰水制］；白芍［薄片］；黄芩片［薄片，煮法］；生姜［厚片］；炙甘草［厚片，蜜炙］；大枣［破开或去核］

续表

序号	主分类	次分类	方编码	方名	来源	组成与代码	给付规格与要求
117	解表方	表里双解	0600140168	麻黄（黄）升麻汤（湯）	《伤（傷）寒论（論）》	麻黄（06141021000104008），炙甘草（06156310300203354），升麻（06153710500103004），当归（06164310100302003），知母（06192910500303001），黄芩片（06172210100102605），玉竹（06192910500203004），白芍（06153710100202008），石膏（06326110100107008），白术（06174410500203003），干姜（06193510500203005），天冬（06192910400202008），桂枝（06154520200103001），茯苓（06400210100403009）	当归；白芍；天冬［薄片］；黄芩片［薄片，煮法］；石膏［粗粉］；麻黄［段］；升麻；知母；白术；桂枝［厚片］；炙甘草［厚片，蜜炙］；玉竹［厚片或段］；干姜［厚片或块］；茯苓［块或厚片］
118	解表方	表里双解	0600140175	文蛤散	《伤（傷）寒论（論）》	蛤壳（06205220300107000）	蛤壳［碾碎］
119	解表方	表里双解	0600140182	竹叶（葉）汤（湯）	《金匮要略》	淡竹叶（06191221200104005），葛根（06156310100803006），防风（06164310100503004），桔梗（06174110100303003），桂枝（06154520200103001），人参（06164210300102000），甘草（06156310300203002），炮附片（06153710400303221），大枣（06159640200100000），生姜（06193510500403009）	人参［薄片］；淡竹叶［段］；葛根；防风；桔梗；桂枝；甘草；生姜［厚片］；炮附片［片，砂烫］；大枣［破开或去核］
120	解表方	表里双解	0600140199	五积（積）散	《仙授理伤（傷）续（續）断（斷）秘方》	苍术（06174410500303000），桔梗（06174110100303003），枳壳（06157040100202002），陈皮（06157040400306004），白芍（06153710100202008），白芷（06164310100203003），川芎（06164310500103002），当归（06164310100302003），炙甘草（06156310300203354），肉桂（06154520500100007），茯苓（06400210100403009），法半夏（06191610600200712），厚朴（06154120500206008），干姜（06193510500203005），麻黄（06141021000104008）	法半夏［甘草石灰水制］；枳壳；白芍；当归［薄片］；麻黄［段］；苍术；桔梗；白芷；川芎［厚片］；炙甘草［厚片，蜜炙］；干姜［厚片或块］；茯苓［块或厚片］；肉桂［去粗皮］；陈皮；厚朴［丝］

续表

序号	主分类	次分类	方编码	方名	来源	组成与代码	给付规格与要求
121	解表方	表里双解	0600140205	麦（麥）汤（湯）散	《幼幼新书（書）》引《家宝（寶）》	地骨皮（06172320600100008），炙甘草（06156310300203354），滑石（06322110100107002），麻黄（06141021000104008），人参（06164210300102000），知母（06192910500303001），羌活（06164310300103004），熟大黄（06152310300103610），葶苈子（06154940600300006），小麦（06191240200200005）	葶苈子；小麦；人参［薄片］；地骨皮［除去木心］；麻黄［段］；知母；羌活［厚片］；炙甘草［厚片，蜜炙］；熟大黄［厚片或块，酒炖或酒蒸］；滑石［碎块或细粉］
122	解表方	表里双解	0600140212	养（養）胃汤（湯）	《易简（簡）方》	厚朴（06154120500206008），苍术（06174410500303000），姜半夏（06191610600200729），茯苓（06400210100403009），人参（06164210300102000），草果仁（06193540200400114），广藿香（06172250500104007），橘红（06157040400507005），甘草（06156310300203002）	姜半夏［姜矾制］；草果仁［清炒后去壳取仁］；人参［薄片］；广藿香［段］；苍术；甘草［厚片］；茯苓［块或厚片］；厚朴［丝］；橘红［碎］
123	泻下方	寒下	0600210014	大承气（氣）汤（湯）	《伤（傷）寒论（論）》	大黄（06152310300103009），厚朴（06154120500206008），枳实（06157040100102005），芒硝（06326410100100000）	芒硝；枳实［薄片］；大黄［厚片或块］；厚朴［丝］
124	泻下方	寒下	0600210021	大黄（黃）牡丹汤（湯）	《金匮要略》	大黄（06152310300103009），牡丹皮（06153720600102005），桃仁（06156140600300008），冬瓜子（06174040600400004），芒硝（06326410100100000）	桃仁；冬瓜子；芒硝；牡丹皮［薄片］；大黄［厚片或块］
125	泻下方	寒下	0600210038	小承气（氣）汤（湯）	《伤（傷）寒论（論）》	大黄（06152310300103009），厚朴（06154120500206008），麸炒枳实（06157040100102210）	麸炒枳实［薄片，麸炒］；大黄［厚片或块］；厚朴［丝］
126	泻下方	寒下	0600210045	大成汤（湯）	《仙授理伤（傷）续（續）断（斷）秘方》	当归（06164310100302003），大黄（06152310300103009），芒硝（06326410100100000），木通（06153820100203001），苏木（06156320400103003），枳壳（06157040100202002），厚朴（06154120500206008），红花（06174430200100006），陈皮（06157040400306004），甘草（06156310300203002）	芒硝；红花；当归；枳壳［薄片］；甘草［厚片］；大黄［厚片或块］；木通［片］；苏木［片或细粉］；厚朴；陈皮［丝］

续表

序号	主分类	次分类	方编码	方名	来源	组成与代码	给付规格与要求
127	泻下方	寒下	0600210052	调（調）胃承气（氣）汤（湯）	《伤（傷）寒论（論）》	大黄（06152310300103009），炙甘草（06156310300203354），芒硝（06326410100100000）	芒硝；炙甘草［厚片，蜜炙］；大黄［厚片或块］
128	泻下方	寒下	0600210069	三化汤（湯）	《素问（問）病机（機）气（氣）宜保命集》	大黄（06152310300103009），厚朴（06154120500206008），枳实（06157040100102005），羌活（06164310300103004）	枳实［薄片］；羌活［厚片］；大黄［厚片或块］；厚朴［丝］
129	泻下方	寒下	0600210076	复方大承气（氣）汤（湯）	《中西医（醫）结（結）合治疗（療）急腹症》	姜厚朴（06154120500206343），炒莱菔子（06154940600200115），麸炒枳壳（06157040100202217），大黄（06152310300103009），赤芍（06153710100303002），芒硝（06326410100100000），焯桃仁（06156140600300824）	芒硝；焯桃仁［焯去皮］；炒莱菔子［炒黄］；麸炒枳壳［薄片，麸炒］；赤芍［厚片］；大黄［厚片或块］；姜厚朴［丝，姜汁炙］
130	泻下方	寒下	0600210083	薏苡附子败（敗）酱（醬）散	《金匮要略》	薏苡仁（06191240500100005），附片（06153710400303009），败酱草（06173850100104002）	薏苡仁；败酱草［段］；附片［片］
131	泻下方	寒下	0600210090	大陷胸汤（湯）	《伤（傷）寒论（論）》	大黄（06152310300103009），芒硝（06326410100100000），生甘遂（06157710400100000）	芒硝；生甘遂；大黄［厚片或块］
132	泻下方	寒下	0600210106	大黄（黄）黄（黄）连（連）泻（瀉）心汤（湯）	《伤（傷）寒论（論）》	大黄（06152310300103009），黄连片（06153710500302001）	黄连片［薄片］；大黄［厚片或块］
133	泻下方	寒下	0600210113	大黄（黄）甘草汤（湯）	《金匮要略》	大黄（06152310300103009），甘草（06156310300203002）	甘草［厚片］；大黄［厚片或块］
134	泻下方	寒下	0600210137	厚朴（樸）大黄（黄）汤（湯）	《金匮要略》	厚朴（06154120500206008），大黄（06152310300103009），枳实（06157040100102005）	枳实［薄片］；大黄［厚片或块］；厚朴［丝］
135	泻下方	寒下	0600210144	肠（腸）痈（癰）汤（湯）	《备（備）急千金要方》	薏苡仁（06191240500100005），冬瓜子（06174040600400004），桃仁（06156140600300008），牡丹皮（06153720600102005）	薏苡仁；冬瓜子；桃仁；牡丹皮［薄片］
136	泻下方	寒下	0600210151	神保丸	《苏（蘇）沈良方》引《灵（靈）苑方》	木香（06174410100303004），胡椒（06150340200100008），生巴豆（06157740200100009），全蝎（06215110100100004）	胡椒；全蝎；木香［厚片］；生巴豆［去皮取净仁］

续表

序号	主分类	次分类	方编码	方名	来源	组成与代码	给付规格与要求
137	泻下方	寒下	0600210168	当归（當歸）承气（氣）汤（湯）	《素问（問）病机（機）气（氣）宜保命集》	当归（06164310100302003），大黄（06152310300103009），甘草（06156310300203002），芒硝（06326410100100000）	芒硝；当归［薄片］；甘草［厚片］；大黄［厚片或块］
138	泻下方	温下	0600220013	大黄（黃）附子汤（湯）	《金匮要略》	大黄（06152310300103009），炮附片（06153710400303221），细辛（06152010300104005）	细辛［段］；大黄［厚片或块］；炮附片［片，砂烫］
139	泻下方	温下	0600220020	温（溫）脾汤（湯）	《备（備）急千金要方》	大黄（06152310300103009），当归（06164310100302003），干姜（06193510500203005），附片（06153710400303009），人参（06164210300102000），芒硝（06326410100100000），甘草（06156310300203002）	芒硝；当归；人参［薄片］；甘草［厚片］；大黄；干姜［厚片或块］；附片［片］
140	泻下方	温下	0600220037	走马（馬）汤（湯）	《外台秘要》引仲景方	燀苦杏仁（06156140600100820），生巴豆（06157740200100009）	燀苦杏仁［燀去皮］；生巴豆［去皮取净仁］
141	泻下方	温下	0600220044	感应（應）丸	《太平惠民和剂（劑）局方》	百草霜（06199990900100007），苦杏仁（06156140600100004），木香（06174410100303004），丁香（06163430300100009），干姜（06193510500203005），肉豆蔻（06154440500100008），巴豆霜（06157740200100832）	百草霜；苦杏仁；丁香；肉豆蔻；巴豆霜［制霜或取仁碾细，加适量淀粉使脂肪油含量符合规定］；木香［厚片］；干姜［厚片或块］
142	泻下方	温下	0600220051	紫丸	《备（備）急千金要方》	赭石（06314110100107003），赤石脂（06322310100107006），生巴豆（06157740200100009），燀苦杏仁（06156140600100820）	燀苦杏仁［燀去皮］；赤石脂［打碎或研细粉］；生巴豆［去皮取净仁］；赭石［砸碎］
143	泻下方	润下	0600230012	麻子仁丸	《伤（傷）寒论（論）》	火麻仁（06151240200300004），白芍（06153710100202008），麸炒枳实（06157040100102210），大黄（06152310300103009），姜厚朴（06154120500206343），燀苦杏仁（06156140600100820）	火麻仁；燀苦杏仁［燀去皮］；白芍［薄片］；麸炒枳实［薄片，麸炒］；大黄［厚片或块］；姜厚朴［丝，姜汁炙］
144	泻下方	润下	0600230029	济（濟）川煎	《景岳（嶽）全书（書）》	当归（06164310100302003），牛膝（06152510100204009），酒苁蓉（06172821100103310），泽泻（06190810600103001），升麻（06153710500103004），枳壳（06157040100202002）	当归；枳壳［薄片］；牛膝［段］；泽泻；升麻［厚片］；酒苁蓉［厚片，酒炙］

续表

序号	主分类	次分类	方编码	方名	来源	组成与代码	给付规格与要求
145	泻下方	润下	0600230036	润（潤）肠（腸）丸	《脾胃论（論）》	大黄（06152310300103009），当归尾（06164310100402000），羌活（06164310300103004），焯桃仁（06156140600300824），火麻仁（06151240200300004）	火麻仁；焯桃仁［焯去皮］；当归尾［薄片］；羌活［厚片］；大黄［厚片或块］
146	泻下方	润下	0600230043	增液承气（氣）汤（湯）	《温（溫）病条（條）辨》	玄参（06172410100102005），麦冬（06192910400300001），地黄（06172410400103009），大黄（06152310300103009），芒硝（06326410100100000）	麦冬；芒硝；玄参［薄片］；地黄［厚片］；大黄［厚片或块］
147	泻下方	润下	0600230050	五仁丸	《杨（楊）氏家藏方》	桃仁（06156140600300008），苦杏仁（06156140600100004），海松子（06140440500200002），柏子仁（06140640500100009），郁李仁（06156140600200001），陈皮（06157040400306004）	桃仁；苦杏仁；海松子；郁李仁；柏子仁［去残留的种皮］；陈皮［丝］
148	泻下方	润下	0600230067	苁（蓯）蓉润（潤）肠（腸）丸	《重订（訂）严（嚴）氏济（濟）生方》	肉苁蓉片（06172821100103006），沉香（06162320400105008），火麻仁（06151240200300004）	火麻仁；肉苁蓉片［厚片］；沉香［小块］
149	泻下方	润下	0600230074	蜜煎导（導）方	《伤（傷）寒论（論）》	蜂蜜（06210740100200005）	蜂蜜
150	泻下方	润下	0600230081	润（潤）肠（腸）汤（湯）	《万（萬）病回春》	当归（06164310100302003），熟地黄（06172410400103610），地黄（06172410400103009），火麻仁（06151240200300004），焯桃仁（06156140600300824），焯苦杏仁（06156140600100820），枳壳（06157040100202002），厚朴（06154120500206008），黄芩片（06172210100102605），大黄（06152310300103009），甘草（06156310300203002）	火麻仁；焯桃仁；焯苦杏仁［焯去皮］；当归；枳壳［薄片］；黄芩片［薄片，煮法］；地黄；甘草［厚片］；熟地黄［厚片，酒炖或蒸］；大黄［厚片或块］；厚朴［丝］
151	泻下方	润下	0600230098	万（萬）亿（億）丸	《古今医（醫）鉴（鑒）》引张（張）三峰方	朱砂粉（06310210100107851），生巴豆（06157740200100009）	朱砂粉［粉，水飞］；生巴豆［去皮取净仁］
152	泻下方	润下	0600230104	胶（膠）蜜汤（湯）	《仁斋（齋）直指方论（論）》	葱白（06192910701000006），阿胶（06220340200100969），蜂蜜（06210740100200005）	葱白；蜂蜜；阿胶［制胶］

续表

序号	主分类	次分类	方编码	方名	来源	组成与代码	给付规格与要求
153	泻下方	润下	0600230111	滋润（潤）汤（湯）	《寿（壽）世保元》	当归（06164310100302003），地黄（06172410400103009），枳壳（06157040100202002），姜厚朴（06154120500206343），槟榔（06191440600102002），大黄（06152310300103009），火麻仁（06151240200300004），苦杏仁（06156140600100004），羌活（06164310300103004），红花（06174430200100006）	火麻仁；苦杏仁；红花；当归；枳壳；槟榔［薄片］；地黄；羌活［厚片］；大黄［厚片或块］；姜厚朴［丝，姜汁炙］
154	泻下方	逐水	0600240011	十枣（棗）汤（湯）	《伤（傷）寒论（論）》	芫花（06162330300100003），生甘遂（06157710400100000），京大戟（06157710100103004），大枣（06159640200100000）	芫花；生甘遂；京大戟［厚片］；大枣［破开或去核］
155	泻下方	逐水	0600240028	疏凿（鑿）饮（飲）子	《重订（訂）严（嚴）氏济（濟）生方》	羌活（06164310300103004），秦艽（06171410100103003），大腹皮（06191440400204005），茯苓皮（06400210100300001），川木通（06153720100103007），泽泻（06190810600103001），生姜（06193510500403009），椒目（06157040600200003），赤小豆（06156340600100008），醋商陆（06152710100103320），槟榔（06191440600102002）	茯苓皮；椒目；赤小豆；槟榔［薄片］；大腹皮［段］；羌活；秦艽；川木通；泽泻；生姜［厚片］；醋商陆［厚片或块，醋炙］
156	泻下方	逐水	0600240035	三物备（備）急丸	《金匮要略》	大黄（06152310300103009），干姜（06193510500203005），生巴豆（06157740200100009）	大黄；干姜［厚片或块］；生巴豆［去皮取净仁］
157	泻下方	逐水	0600240042	己椒苈黄（黃）丸	《金匮要略》	防己（06154010100103008），椒目（06157040600200003），葶苈子（06154940600300006），大黄（06152310300103009）	椒目；葶苈子；防己［厚片］；大黄［厚片或块］
158	泻下方	逐水	0600240059	甘遂半夏汤（湯）	《金匮要略》	生甘遂（06157710400100000），姜半夏（06191610600200729），白芍（06153710100202008），炙甘草（06156310300203354），蜂蜜（06210740100200005）	生甘遂；蜂蜜；姜半夏［姜矾制］；白芍［薄片］；炙甘草［厚片，蜜炙］
159	泻下方	逐水	0600240066	白散	《伤（傷）寒论（論）》	桔梗（06174110100303003），浙贝母（06192910700603000），生巴豆（06157740200100009）	桔梗［厚片］；浙贝母［厚片或碎块］；生巴豆［去皮取净仁］
160	泻下方	逐水	0600240073	控涎丹	《三因极（極）一病证（證）方论（論）》	醋甘遂（06157710400100321），醋京大戟（06157710100103325），炒芥子（06154940600100118）	炒芥子［炒黄］；醋甘遂［醋炙］；醋京大戟［厚片，醋炙］

续表

序号	主分类	次分类	方编码	方名	来源	组成与代码	给付规格与要求
161	泻下方	攻补兼施	0600250010	黄（黄）龙（龍）汤（湯）	《伤（傷）寒六书（書）》	大黄（06152310300103009）， 芒硝（06326410100100000）， 枳实（06157040100102005）， 厚朴（06154120500206008）， 当归（06164310100302003）， 人参（06164210300102000）， 甘草（06156310300203002）， 生姜（06193510500403009）， 大枣（06159640200100000）， 桔梗（06174110100303003）	芒硝；枳实；当归；人参［薄片］；甘草；生姜；桔梗［厚片］；大黄［厚片或块］；大枣［破开或去核］；厚朴［丝］
162	和解方	和解少阳	0600310011	小柴胡汤（湯）	《伤（傷）寒论（論）》	柴胡（06164310101003008）， 黄芩片（06172210100102605）， 人参（06164210300102000）， 炙甘草（06156310300203354）， 法半夏（06191610600200712）， 生姜（06193510500403009）， 大枣（06159640200100000）	法半夏［甘草石灰水制］；人参［薄片］；黄芩片［薄片，煮法］；柴胡；生姜［厚片］；炙甘草［厚片，蜜炙］；大枣［破开或去核］
163	和解方	和解少阳	0600310028	柴胡枳桔汤（湯）	《重订（訂）通俗伤（傷）寒论（論）》	柴胡（06164310101003008）， 枳壳（06157040100202002）， 姜半夏（06191610600200729）， 生姜（06193510500403009）， 黄芩片（06172210100102605）， 桔梗（06174110100303003）， 陈皮（06157040400306004）， 茶叶（06160620700100003）	茶叶；姜半夏［姜矾制］；枳壳［薄片］；黄芩片［薄片，煮法］；柴胡；生姜；桔梗［厚片］；陈皮［丝］
164	和解方	和解少阳	0600310035	蒿芩清胆（膽）汤（湯）	《重订（訂）通俗伤（傷）寒论（論）》	青蒿（06174450500604004）， 竹茹（06191220900104001）， 仙半夏（06191610600200927）， 茯苓（06400210100403009）， 青黛（06199990800100879）， 黄芩片（06172210100102605）， 枳壳（06157040100202002）， 陈皮（06157040400306004）， 滑石（06322110100107002）， 甘草（06156310300203002）	青黛；仙半夏［仙制］；枳壳［薄片］；黄芩片［薄片，煮法］；青蒿［段］；竹茹［段或小团］；甘草［厚片］；茯苓［块或厚片］；陈皮［丝］；滑石［碎块或细粉］
165	和解方	和解少阳	0600310042	达（達）原饮（飲）	《温（溫）疫论（論）》	槟榔（06191440600102002）， 厚朴（06154120500206008）， 草果（06193540200400008）， 知母（06192910500303001）， 白芍（06153710100202008）， 黄芩片（06172210100102605）， 甘草（06156310300203002）	草果；槟榔；白芍［薄片］；黄芩片［薄片，煮法］；知母；甘草［厚片］；厚朴［丝］

续表

序号	主分类	次分类	方编码	方名	来源	组成与代码	给付规格与要求
166	和解方	和解少阳	0600310059	柴胡桂枝干（幹）姜汤（湯）	《伤（傷）寒论（論）》	柴胡（06164310101003008），桂枝（06154520200103001），干姜（06193510500203005），天花粉（06174010100103002），黄芩片（06172210100102605），煅牡蛎（06205120300107515），炙甘草（06156310300203354）	黄芩片［薄片，煮法］；柴胡；桂枝；天花粉［厚片］；炙甘草［厚片，蜜炙］；干姜［厚片或块］；煅牡蛎［碎块，明煅］
167	和解方	和解少阳	0600310066	柴枳半夏汤（湯）	《医（醫）学（學）入门（門）》	柴胡（06164310101003008），黄芩片（06172210100102605），法半夏（06191610600200712），枳壳（06157040100202002），桔梗（06174110100303003），瓜蒌子（06174040600200000），青皮（06157040400406001），苦杏仁（06156140600100004），甘草（06156310300203002）	苦杏仁；法半夏［甘草石灰水制］；枳壳［薄片］；黄芩片［薄片，煮法］；瓜蒌子［除去干瘪种子］；柴胡；桔梗；甘草［厚片］；青皮［厚片或丝］
168	和解方	和解少阳	0600310073	柴胡加芒硝汤（湯）	《伤（傷）寒论（論）》	柴胡（06164310101003008），黄芩片（06172210100102605），人参（06164210300102000），炙甘草（06156310300203354），法半夏（06191610600200712），生姜（06193510500403009），大枣（06159640200100000），芒硝（06326410100100000）	芒硝；法半夏［甘草石灰水制］；人参［薄片］；黄芩片［薄片，煮法］；柴胡；生姜［厚片］；炙甘草［厚片，蜜炙］；大枣［破开或去核］
169	和解方	和解少阳	0600310080	柴胡加龙（龍）骨牡蛎汤（湯）	《伤（傷）寒论（論）》	柴胡（06164310101003008），龙骨（06338110100105009），黄芩片（06172210100102605），生姜（06193510500403009），铅丹（06310110100200005），人参（06164210300102000），桂枝（06154520200103001），茯苓（06400210100403009），法半夏（06191610600200712），大黄（06152310300103009），牡蛎（06205120300107003），大枣（06159640200100000）	铅丹；法半夏［甘草石灰水制］；人参［薄片］；黄芩片［薄片，煮法］；柴胡；生姜；桂枝［厚片］；大黄［厚片或块］；龙骨［块］；茯苓［块或厚片］；大枣［破开或去核］；牡蛎［碎块］
170	和解方	和解少阳	0600310097	柴胡去半夏加瓜蒌根汤（湯）	《外台秘要》	柴胡（06164310101003008），人参（06164210300102000），黄芩片（06172210100102605），甘草（06156310300203002），天花粉（06174010100103002），生姜（06193510500403009），大枣（06159640200100000）	人参［薄片］；黄芩片［薄片，煮法］；柴胡；甘草；天花粉；生姜［厚片］；大枣［破开或去核］

续表

序号	主分类	次分类	方编码	方名	来源	组成与代码	给付规格与要求
171	和解方	和解少阳	0600310103	牡蛎汤（湯）	《外台秘要》引《伤（傷）寒论（論）》	牡蛎（06205120300107003），麻黄（06141021000104008），甘草（06156310300203002），蜀漆（06155621200104001）	麻黄；蜀漆［段］；甘草［厚片］；牡蛎［碎块］
172	和解方	和解少阳	0600310110	蜀漆散	《金匮要略》	蜀漆（06155621200104001），云母石（06322210100100000），龙骨（06338110100105009）	云母石；蜀漆［段］；龙骨［块］
173	和解方	和解少阳	0600310127	柴胡桂枝汤（湯）	《伤（傷）寒论（論）》	柴胡（06164310101003008），桂枝（06154520200103001），黄芩片（06172210100102605），人参（06164210300102000），炙甘草（06156310300203354），法半夏（06191610600200712），白芍（06153710100202008），大枣（06159640200100000），生姜（06193510500403009）	法半夏［甘草石灰水制］；人参；白芍［薄片］；黄芩片［薄片，煮法］；柴胡；桂枝；生姜［厚片］；炙甘草［厚片，蜜炙］；大枣［破开或去核］
174	和解方	和解少阳	0600310134	柴苓汤（湯）	《丹溪心法附余》	柴胡（06164310101003008），法半夏（06191610600200712），黄芩片（06172210100102605），人参（06164210300102000），甘草（06156310300203002），白术（06174410500203003），猪苓（06400210100203005），茯苓（06400210100403009），泽泻（06190810600103001），桂枝（06154520200103001），生姜（06193510500403009）	法半夏［甘草石灰水制］；人参［薄片］；黄芩片［薄片，煮法］；柴胡；甘草；白术；猪苓；泽泻；桂枝；生姜［厚片］；茯苓［块或厚片］
175	和解方	和解少阳	0600310141	柴陈（陳）汤（湯）	《济（濟）阳（陽）纲（綱）目》	柴胡（06164310101003008），黄芩片（06172210100102605），人参（06164210300102000），法半夏（06191610600200712），陈皮（06157040400306004），茯苓（06400210100403009），草果（06193540200400008），甘草（06156310300203002）	草果；法半夏［甘草石灰水制］；人参［薄片］；黄芩片［薄片，煮法］；柴胡；甘草［厚片］；茯苓［块或厚片］；陈皮［丝］
176	和解方	和解少阳	0600310158	柴梗半夏汤（湯）	《医（醫）学（學）入门（門）》	柴胡（06164310101003008），黄芩片（06172210100102605），法半夏（06191610600200712），枳壳（06157040100202002），桔梗（06174110100303003），瓜蒌子（06174040600200000），青皮（06157040400406001），苦杏仁（06156140600100004），甘草（06156310300203002）	苦杏仁；法半夏［甘草石灰水制］；枳壳［薄片］；黄芩片［薄片，煮法］；瓜蒌子［除去干瘪种子］；柴胡；桔梗；甘草［厚片］；青皮［厚片或丝］

续表

序号	主分类	次分类	方编码	方名	来源	组成与代码	给付规格与要求
177	和解方	和解少阳	0600310165	冷附汤（湯）	《世医（醫）得效方》	炮附片（06153710400303221），生姜（06193510500403009）	生姜［厚片］；炮附片［片，砂烫］
178	和解方	和解少阳	0600310172	清脾汤（湯）	《重订（訂）严（嚴）氏济（濟）生方》	青皮（06157040400406001），姜厚朴（06154120500206343），白术（06174410500203003），草果仁（06193540200400114），柴胡（06164310101003008），茯苓（06400210100403009），法半夏（06191610600200712），黄芩片（06172210100102605），炙甘草（06156310300203354）	法半夏［甘草石灰水制］；草果仁［清炒后去壳取仁］；黄芩片［薄片，煮法］；白术；柴胡［厚片］；炙甘草［厚片，蜜炙］；青皮［厚片或丝］；茯苓［块或厚片］；姜厚朴［丝，姜汁炙］
179	和解方	和解少阳	0600310189	参（參）胡芍药（藥）汤（湯）	《医（醫）学（學）入门（門）》	人参（06164210300102000），柴胡（06164310101003008），白芍（06153710100202008），黄芩片（06172210100102605），知母（06192910500303001），麦冬（06192910400300001），地黄（06172410400103009），枳壳（06157040100202002），甘草（06156310300203002）	麦冬；人参；白芍；枳壳［薄片］；黄芩片［薄片，煮法］；柴胡；知母；地黄；甘草［厚片］
180	和解方	和解少阳	0600310196	追疟（瘧）饮（飲）	《景岳（嶽）全书（書）》	制何首乌（06152310400103695），当归（06164310100302003），甘草（06156310300203002），法半夏（06191610600200712），青皮（06157040400406001），陈皮（06157040400306004），柴胡（06164310101003008）	法半夏［甘草石灰水制］；当归［薄片］；甘草；柴胡［厚片］；制何首乌［厚片或块，黑豆汁炖或蒸］；青皮［厚片或丝］；陈皮［丝］
181	和解方	和解少阳	0600310202	升阳（陽）散火汤（湯）	《伤（傷）寒六书（書）》	人参（06164210300102000），当归（06164310100302003），白芍（06153710100202008），黄芩片（06172210100102605），麦冬（06192910400300001），白术（06174410500203003），柴胡（06164310101003008），陈皮（06157040400306004），茯苓（06400210100403009），甘草（06156310300203002）	麦冬；人参；当归；白芍［薄片］；黄芩片［薄片，煮法］；白术；柴胡；甘草［厚片］；茯苓［块或厚片］；陈皮［丝］

续表

序号	主分类	次分类	方编码	方名	来源	组成与代码	给付规格与要求
182	和解方	和解少阳	0600310219	加减清脾汤（湯）	《世医（醫）得效方》	柴胡（06164310101003008），黄芩片（06172210100102605），人参（06164210300102000），甘草（06156310300203002），姜半夏（06191610600200729），生姜（06193510500403009），大枣（06159640200100000），厚朴（06154120500206008），苍术（06174410500303000），茯苓（06400210100403009），草果仁（06193540200400114），广藿香（06172250500104007），陈皮（06157040400306004），桃枝（06156120200104008），柳枝（06150520200103005），地骨皮（06172320600100008），乌梅（06156140200200005）	乌梅；姜半夏［姜矾制］；草果仁［清炒后去壳取仁］；人参［薄片］；黄芩片［薄片，煮法］；地骨皮［除去木心］；广藿香；桃枝［段］；柴胡；甘草；生姜；苍术［厚片］；茯苓［块或厚片］；柳枝［片］；大枣［破开或去核］；厚朴；陈皮［丝］
183	和解方	调和肝脾	0600320010	四逆散	《伤（傷）寒论（論）》	炙甘草（06156310300203354），麸炒枳实（06157040100102210），柴胡（06164310101003008），白芍（06153710100202008）	白芍［薄片］；麸炒枳实［薄片，麸炒］；柴胡［厚片］；炙甘草［厚片，蜜炙］
184	和解方	调和肝脾	0600320027	逍遥（遙）散	《太平惠民和剂（劑）局方》	柴胡（06164310101003008），白术（06174410500203003），白芍（06153710100202008），炙甘草（06156310300203354），当归（06164310100302003），茯苓（06400210100403009），煨姜（06193510500403801），薄荷（06172250500704009）	白芍；当归［薄片］；薄荷［短段］；柴胡；白术［厚片］；炙甘草［厚片，蜜炙］；煨姜［厚片或块，煨］；茯苓［块或厚片］
185	和解方	调和肝脾	0600320034	黑逍遥（遙）散	《医（醫）略六书（書）》	柴胡（06164310101003008），白芍（06153710100202008），当归（06164310100302003），白术（06174410500203003），茯苓（06400210100403009），炙甘草（06156310300203354），地黄（06172410400103009），煨姜（06193510500403801），薄荷（06172250500704009）	白芍；当归［薄片］；薄荷［短段］；柴胡；白术；地黄［厚片］；炙甘草［厚片，蜜炙］；煨姜［厚片或块，煨］；茯苓［块或厚片］

续表

序号	主分类	次分类	方编码	方名	来源	组成与代码	给付规格与要求
186	和解方	调和肝脾	0600320041	开（開）郁种（種）玉汤（湯）	《傅青主女科》	酒当归（06164310100302317），酒白芍（06153710100202312），土炒白术（06174410500203263），茯苓（06400210100403009），酒丹皮（06153720600102319），酒香附（06191310500103310），天花粉（06174010100103002）	酒当归［薄片，酒炙］；酒白芍［薄片，酒炙］；酒丹皮［薄片，酒炙］；天花粉［厚片］；土炒白术［厚片，土炒］；酒香附［厚片或碾碎，酒炙］；茯苓［块或厚片］
187	和解方	调和肝脾	0600320058	痛泻（瀉）要方	《丹溪心法》	麸炒白术（06174410500203218），炒白芍（06153710100202114），陈皮（06157040400306004），防风（06164310100503004）	炒白芍［薄片，炒黄］；防风［厚片］；麸炒白术［厚片，蜜炙麸皮炒］；陈皮［丝］
188	和解方	调和肝脾	0600320065	加味逍遥（遙）散	《内（內）科摘要》	当归（06164310100302003），白芍（06153710100202008），茯苓（06400210100403009），麸炒白术（06174410500203218），柴胡（06164310101003008），牡丹皮（06153720600102005），炒栀子（06173540200107118），炙甘草（06156310300203354）	当归；白芍；牡丹皮［薄片］；柴胡［厚片］；炙甘草［厚片，蜜炙］；麸炒白术［厚片，蜜炙麸皮炒］；茯苓［块或厚片］；炒栀子［碾碎，炒黄］
189	和解方	调和肝脾	0600320072	补（補）肝散	《秘传（傳）眼科龙（龍）木论（論）》	人参（06164210300102000），茯苓（06400210100403009），五味子（06154140200200007），川芎（06164310500103002），藁本（06164310300203001），细辛（06152010300104005），茺蔚子（06172240200100003）	五味子；茺蔚子；人参［薄片］；细辛［段］；川芎；藁本［厚片］；茯苓［块或厚片］
190	和解方	调和肠胃	0600330057	柴胡截疟（瘧）饮（飲）	《医（醫）宗金鉴（鑒）》	柴胡（06164310101003008），槟榔（06191440600102002），焯桃仁（06156140600300824），乌梅（06156140200200005），姜半夏（06191610600200729），人参（06164210300102000），甘草（06156310300203002），黄芩片（06172210100102605），生姜（06193510500403009），大枣（06159640200100000），常山（06155610100102002）	乌梅；焯桃仁［焯去皮］；姜半夏［姜矾制］；槟榔；人参；常山［薄片］；黄芩片［薄片，煮法］；柴胡；甘草；生姜［厚片］；大枣［破开或去核］

续表

序号	主分类	次分类	方编码	方名	来源	组成与代码	给付规格与要求
191	和解方	调和肠胃	0600330064	凉（涼）血清肠（腸）散	《观（觀）聚方要补（補）》引《医（醫）学（學）统（統）旨》	地黄（06172410400103009），当归（06164310100302003），白芍（06153710100202008），防风（06164310100503004），升麻（06153710500103004），荆芥（06172250500404008），炒黄芩（06172210100102117），黄连片（06153710500302001），炙香附，川芎（06164310500103002），甘草（06156310300203002）	炙香附；当归；白芍；黄连片［薄片］；炒黄芩［薄片，炒黄］；荆芥［段］；地黄；防风；升麻；川芎；甘草［厚片］
192	和解方	调和肠胃	0600330071	生姜泻（瀉）心汤（湯）	《伤（傷）寒论（論）》	生姜（06193510500403009），炙甘草（06156310300203354），人参（06164210300102000），干姜（06193510500203005），黄芩片（06172210100102605），法半夏（06191610600200712），黄连片（06153710500302001），大枣（06159640200100000）	法半夏［甘草石灰水制］；人参；黄连片［薄片］；黄芩片［薄片，煮法］；生姜［厚片］；炙甘草［厚片，蜜炙］；干姜［厚片或块］；大枣［破开或去核］
193	和解方	调和肠胃	0600330088	干（幹）姜黄（黄）芩黄（黄）连（連）人参（參）汤（湯）	《伤（傷）寒论（論）》	干姜（06193510500203005），黄芩片（06172210100102605），黄连片（06153710500302001），人参（06164210300102000）	黄连片；人参［薄片］；黄芩片［薄片，煮法］；干姜［厚片或块］
194	和解方	调和肠胃	0600330095	干（幹）姜人参（參）半夏丸	《金匮要略》	干姜（06193510500203005），人参（06164210300102000），法半夏（06191610600200712）	法半夏［甘草石灰水制］；人参［薄片］；干姜［厚片或块］
195	和解方	调和肠胃	0600330118	厚朴（樸）生姜半夏甘草人参（參）汤（湯）	《伤（傷）寒论（論）》	姜厚朴（06154120500206343），生姜（06193510500403009），法半夏（06191610600200712），人参（06164210300102000），炙甘草（06156310300203354）	法半夏［甘草石灰水制］；人参［薄片］；生姜［厚片］；炙甘草［厚片，蜜炙］；姜厚朴［丝，姜汁炙］
196	和解方	调和肠胃	0600330125	外台黄（黄）芩汤（湯）	《外台秘要》引《深师（師）方》	黄芩片（06172210100102605），人参（06164210300102000），干姜（06193510500203005），桂枝（06154520200103001），法半夏（06191610600200712），大枣（06159640200100000）	法半夏［甘草石灰水制］；人参［薄片］；黄芩片［薄片，煮法］；桂枝［厚片］；干姜［厚片或块］；大枣［破开或去核］

续表

序号	主分类	次分类	方编码	方名	来源	组成与代码	给付规格与要求
197	和解方	调和肠胃	0600330132	黄（黄）连（連）汤（湯）	《伤（傷）寒论（論）》	黄连片（06153710500302001），炙甘草（06156310300203354），干姜（06193510500203005），桂枝（06154520200103001），人参（06164210300102000），姜半夏（06191610600200729），大枣（06159640200100000）	姜半夏［姜矾制］；黄连片；人参［薄片］；桂枝［厚片］；炙甘草［厚片，蜜炙］；干姜［厚片或块］；大枣［破开或去核］
198	和解方	调理肠胃	0600330149	露姜养（養）胃汤（湯）	《古今医（醫）鉴（鑒）》	苍术（06174410500303000），姜厚朴（06154120500206343），陈皮（06157040400306004），草果仁（06193540200400114），姜半夏（06191610600200729），人参（06164210300102000），茯苓（06400210100403009），广藿香（06172250500104007），炙甘草（06156310300203354），乌梅（06156140200200005），大枣（06159640200100000）	乌梅；姜半夏［姜矾制］；草果仁［清炒后去壳取仁］；人参［薄片］；广藿香［段］；苍术［厚片］；炙甘草［厚片，蜜炙］；茯苓［块或厚片］；大枣［破开或去核］；陈皮［丝］；姜厚朴［丝，姜汁炙］
199	清热方	清气分热	0600410018	白虎汤（湯）	《伤（傷）寒论（論）》	石膏（06326110100107008），知母（06192910500303001），炙甘草（06156310300203354），粳米（06191240600100004）	粳米；石膏［粗粉］；知母［厚片］；炙甘草［厚片，蜜炙］
200	清热方	清气分热	0600410025	竹叶（葉）石膏汤（湯）	《伤（傷）寒论（論）》	淡竹叶（06191221200104005），石膏（06326110100107008），麦冬（06192910400300001），人参（06164210300102000），法半夏（06191610600200712），粳米（06191240600100004），炙甘草（06156310300203354）	麦冬；粳米；法半夏［甘草石灰水制］；人参［薄片］；石膏［粗粉］；淡竹叶［段］；炙甘草［厚片，蜜炙］
201	清热方	清气分热	0600410032	白虎加桂枝汤（湯）	《金匮要略》	知母（06192910500303001），炙甘草（06156310300203354），石膏（06326110100107008），粳米（06191240600100004），桂枝（06154520200103001）	粳米；石膏［粗粉］；知母；桂枝［厚片］；炙甘草［厚片，蜜炙］
202	清热方	清气分热	0600410049	白虎加人参（參）汤（湯）	《伤（傷）寒论（論）》	知母（06192910500303001），石膏（06326110100107008），炙甘草（06156310300203354），粳米（06191240600100004），人参（06164210300102000）	粳米；人参［薄片］；石膏［粗粉］；知母［厚片］；炙甘草［厚片，蜜炙］

续表

序号	主分类	次分类	方编码	方名	来源	组成与代码	给付规格与要求
203	清热方	清气分热	0600410056	救苦汤（湯）	《兰（蘭）室秘藏》	桔梗（06174110100303003），连翘（06171240200200001），红花（06174430200100006），细辛（06152010300104005），当归（06164310100302003），炙甘草（06156310300203354），龙胆（06171410300104008），苍术（06174410500303000），黄连片（06153710500302001），羌活（06164310300103004），升麻（06153710500103004），柴胡（06164310101003008），防风（06164310100503004），藁本（06164310300203001），知母（06192910500303001），地黄（06172410400103009），黄柏（06157020500206008），黄芩片（06172210100102605），川芎（06164310500103002）	连翘；红花；当归；黄连片［薄片］；黄芩片［薄片，煮法］；细辛；龙胆［段］；桔梗；苍术；羌活；升麻；柴胡；防风；藁本；知母；地黄；川芎［厚片］；炙甘草［厚片，蜜炙］；黄柏［丝］
204	清热方	清气分热	0600410063	栀子胜（勝）奇散	《原机（機）启（啓）微》	蛇蜕（06225120100104008），决明子（06156340600500006），川芎（06164310500103002），荆芥穗（06172230700100009），菊花（06174430100200004），炒蒺藜（06156940200100110），谷精草（06192230100104007），防风（06164310100503004），羌活（06164310300103004），栀子（06173540200107002），密蒙花（06171330300100001），甘草（06156310300203002），蔓荆子（06172140200100006），木贼（06130550500104002），黄芩片（06172210100102605）	决明子；荆芥穗；菊花；密蒙花；蔓荆子；炒蒺藜［炒黄］；黄芩片［薄片，煮法］；蛇蜕；谷精草；木贼［段］；川芎；防风；羌活；甘草［厚片］；栀子［碾碎］
205	清热方	清气分热	0600410070	眼珠灌脓（膿）方	《中医（醫）眼科学（學）讲（講）义（義）》	大黄（06152310300103009），瓜蒌子（06174040600200000），石膏（06326110100107008），玄明粉（06326410100200007），枳实（06157040100102005），栀子（06173540200107002），夏枯草（06172240200300007），金银花（06173630200200008），黄芩片（06172210100102605），天花粉（06174010100103002），淡竹叶（06191221200104005）	玄明粉；夏枯草；金银花；枳实［薄片］；黄芩片［薄片，煮法］；瓜蒌子［除去干瘪种子］；石膏［粗粉］；淡竹叶［段］；天花粉［厚片］；大黄［厚片或块］；栀子［碾碎］

续表

序号	主分类	次分类	方编码	方名	来源	组成与代码	给付规格与要求
206	清热方	清气分热	0600410087	栀子豉汤（湯）	《伤（傷）寒论（論）》	栀子（06173540200107002），淡豆豉（06156390800300876）	淡豆豉［发酵］；栀子［碾碎］
207	清热方	清气分热	0600410094	栀子甘草豉汤（湯）	《伤（傷）寒论（論）》	栀子（06173540200107002），淡豆豉（06156390800300876），炙甘草（06156310300203354）	淡豆豉［发酵］；炙甘草［厚片，蜜炙］；栀子［碾碎］
208	清热方	清气分热	0600410100	栀子干（幹）姜汤（湯）	《伤（傷）寒论（論）》	栀子（06173540200107002），干姜（06193510500203005）	干姜［厚片或块］；栀子［碾碎］
209	清热方	清气分热	0600410117	栀子厚朴（樸）汤（湯）	《伤（傷）寒论（論）》	栀子（06173540200107002），姜厚朴（06154120500206343），麸炒枳实（06157040100102210）	麸炒枳实［薄片，麸炒］；栀子［碾碎］；姜厚朴［丝，姜汁炙］
210	清热方	清气分热	0600410124	栀子生姜豉汤（湯）	《伤（傷）寒论（論）》	栀子（06173540200107002），生姜（06193510500403009），淡豆豉（06156390800300876）	淡豆豉［发酵］；生姜［厚片］；栀子［碾碎］
211	清热方	清气分热	0600410131	枳实（實）栀子豉汤（湯）	《伤（傷）寒论（論）》	枳实（06157040100102005），栀子（06173540200107002），淡豆豉（06156390800300876）	淡豆豉［发酵］；枳实［薄片］；栀子［碾碎］
212	清热方	清营凉血	0600420017	清营（營）汤（湯）	《温（溫）病条（條）辨》	水牛角（06220220200103002），麦冬（06192910400300001），地黄（06172410400103009），玄参（06172410100102005），丹参（06172210300103006），竹心（06191220700200002），黄连片（06153710500302001），金银花（06173630200200008），连翘（06171240200200001）	麦冬；竹心；金银花；连翘；玄参；黄连片［薄片］；地黄；丹参［厚片］；水牛角［片］
213	清热方	清营凉血	0600420024	清宫（宮）汤（湯）	《温（溫）病条（條）辨》	玄参（06172410100102005），莲子心（06153240900100001），竹心（06191220700200002），连翘心（06171240600100000），水牛角（06220220200103002），麦冬（06192910400300001）	莲子心；竹心；连翘心；麦冬；玄参［薄片］；水牛角［片］

续表

序号	主分类	次分类	方编码	方名	来源	组成与代码	给付规格与要求
214	清热方	清营凉血	0600420031	凉（涼）营（營）清气（氣）汤（湯）	《喉痧证（證）治概要》	水牛角（06220220200103002），鲜石斛（06193920900108006），石膏（06326110100107008），地黄（06172410400103009），薄荷（06172250500704009），甘草（06156310300203002），黄连片（06153710500302001），焦栀子（06173540200107125），牡丹皮（06153720600102005），赤芍（06153710100303002），玄参（06172410100102005），连翘（06171240200200001），淡竹叶（06191221200104005），白茅根（06191210500104006），芦根（06191210500204003）	连翘；黄连片；牡丹皮；玄参［薄片］；石膏［粗粉］；薄荷［短段］；淡竹叶；白茅根；芦根［段］；地黄；甘草；赤芍［厚片］；焦栀子［碾碎，炒焦］；水牛角［片］；鲜石斛［鲜用］
215	清热方	清营凉血	0600420048	化斑汤（湯）	《温（溫）病条（條）辨》	石膏（06326110100107008），知母（06192910500303001），甘草（06156310300203002），玄参（06172410100102005），水牛角（06220220200103002），粳米（06191240600100004）	粳米；玄参［薄片］；石膏［粗粉］；知母；甘草［厚片］；水牛角［片］
216	清热方	清营凉血	0600420055	化斑解毒汤（湯）	《外科正宗》	玄参（06172410100102005），知母（06192910500303001），石膏（06326110100107008），人中黄（06156310300203996），黄连片（06153710500302001），升麻（06153710500103004），连翘（06171240200200001），牛蒡子（06174440200200002），甘草（06156310300203002）	连翘；牛蒡子；玄参；黄连片［薄片］；石膏［粗粉］；知母；升麻；甘草［厚片］；人中黄［厚片，特殊加工］
217	清热方	清营凉血	0600420062	清热（熱）地黄（黃）汤（湯）	《幼科直言》	熟地黄（06172410400103610），山茱肉（06164440400100006），山药（06193210500103007），牡丹皮（06153720600102005），茯苓（06400210100403009），泽泻（06190810600103001），柴胡（06164310101003008），薄荷（06172250500704009）	牡丹皮［薄片］；薄荷［短段］；山药；泽泻；柴胡［厚片］；熟地黄［厚片，酒炖或蒸］；茯苓［块或厚片］；山茱肉［去果核］

续表

序号	主分类	次分类	方编码	方名	来源	组成与代码	给付规格与要求
218	清热方	清营凉血	0600420079	清热（熱）调（調）血汤（湯）	《古今医（醫）鉴（鑒）》	当归（06164310100302003），川芎（06164310500103002），白芍（06153710100202008），地黄（06172410400103009），黄连片（06153710500302001），香附（06191310500103006），桃仁（06156140600300008），红花（06174430200100006），延胡索（06154710600103002），牡丹皮（06153720600102005），莪术（06193510500703000）	桃仁；红花；当归；白芍；黄连片；牡丹皮［薄片］；川芎；地黄；延胡索；莪术［厚片］；香附［厚片或碾碎］
219	清热方	清营凉血	0600420086	犀角地黄（黄）汤（湯）	《备（備）急千金要方》	白芍（06153710100202008），地黄（06172410400103009），牡丹皮（06153720600102005），水牛角（06220220200103002）	白芍；牡丹皮［薄片］；地黄［厚片］；水牛角［片］
220	清热方	清营凉血	0600420093	赤小豆当（當）归（歸）散	《金匮要略》	赤小豆（06156340600100008），当归（06164310100302003）	赤小豆；当归［薄片］
221	清热方	清营凉血	0600420109	防己地黄（黄）汤（湯）	《金匮要略》	地黄（06172410400103009），防己（06154010100103008），桂枝（06154520200103001），防风（06164310100503004），甘草（06156310300203002）	地黄；防己；桂枝；防风；甘草［厚片］
222	清热方	清营凉血	0600420116	生料四物汤（湯）	《医（醫）方大成》引汤（湯）氏方	地黄（06172410400103009），赤芍（06153710100303002），川芎（06164310500103002），当归（06164310100302003），防风（06164310100503004），黄芩片（06172210100102605）	当归［薄片］；黄芩片［薄片，煮法］；地黄；赤芍；川芎；防风［厚片］
223	清热方	清热解毒	0600430092	内（內）疏黄（黄）连（連）汤（湯）	《素问（問）病机（機）气（氣）宜保命集》	黄连片（06153710500302001），栀子（06173540200107002），黄芩片（06172210100102605），桔梗（06174110100303003），木香（06174410100303004），槟榔（06191440600102002），连翘（06171240200200001），酒白芍（06153710100202312），薄荷（06172250500704009），甘草（06156310300203002），当归（06164310100302003）	连翘；黄连片；槟榔；当归［薄片］；酒白芍［薄片，酒炙］；黄芩片［薄片，煮法］；薄荷［短段］；桔梗；木香；甘草［厚片］；栀子［碾碎］

续表

序号	主分类	次分类	方编码	方名	来源	组成与代码	给付规格与要求
224	清热方	清热解毒	0600430108	天行赤眼方	《眼科名家姚和清学（學）术（術）经（經）验（驗）集》	羌活（06164310300103004），薄荷（06172250500704009），炒栀子（06173540200107118），赤芍（06153710100303002），连翘（06171240200200001），炒牛蒡子（06174440200200118），当归（06164310100302003），大黄（06152310300103009），黄芩片（06172210100102605），防风（06164310100503004），川芎（06164310500103002），甘草（06156310300203002）	连翘；炒牛蒡子［炒黄］；当归［薄片］；黄芩片［薄片，煮法］；薄荷［短段］；羌活；赤芍；防风；川芎；甘草［厚片］；大黄［厚片或块］；炒栀子［碾碎，炒黄］
225	清热方	清热解毒	0600430115	五味消毒饮（飲）合大黄（黄）牡丹汤（湯）	《医（醫）宗金鉴（鑒）》、《金匮要略》	金银花（06173630200200008），蒲公英（06174450100404004），野菊花（06174430100300001），大黄（06152310300103009），紫花地丁（06161450100107000），天葵子（06153710400200001），牡丹皮（06153720600102005），冬瓜子（06174040600400004），桃仁（06156140600300008），芒硝（06326410100100000）	金银花；野菊花；天葵子；冬瓜子；桃仁；芒硝；牡丹皮［薄片］；蒲公英［段］；大黄［厚片或块］；紫花地丁［碎品］
226	清热方	清热解毒	0600430122	四顺（順）清凉（涼）饮（飲）子	《审（審）视（視）瑶（瑤）函》	当归（06164310100302003），酒龙胆（06171410300104312），黄芩片（06172210100102605），蜜桑白皮（06151220600106352），地黄（06172410400103009），车前子（06173440600100002），赤芍（06153710100303002），枳壳（06157040100202002），炙甘草（06156310300203354），熟大黄（06152310300103610），防风（06164310100503004），川芎（06164310500103002），酒黄连（06153710500302315），木贼（06130550500104002），羌活（06164310300103004），柴胡（06164310101003008）	车前子；当归；枳壳［薄片］；酒黄连［薄片，酒炙］；黄芩片［薄片，煮法］；木贼［段］；酒龙胆［段，酒炙］；地黄；赤芍；防风；川芎；羌活；柴胡［厚片］；炙甘草［厚片，蜜炙］；熟大黄［厚片或块，酒炖或酒蒸］；蜜桑白皮［丝，蜜炙］
227	清热方	清热解毒	0600430139	四妙勇安汤（湯）	《验（驗）方新编》	玄参（06172410100102005），金银花（06173630200200008），当归（06164310100302003），甘草（06156310300203002）	金银花；玄参；当归［薄片］；甘草［厚片］

续表

序号	主分类	次分类	方编码	方名	来源	组成与代码	给付规格与要求
228	清热方	清热解毒	0600430146	青叶（葉）紫草汤（湯）	《中西医（醫）结（結）合临（臨）床外科手册（冊）》	大青叶（06154920700107002），紫草（06172010100102007），仙鹤草（06156150500104002），大黄（06152310300103009），连翘（06171240200200001），黄连片（06153710500302001），牡丹皮（06153720600102005），夏枯草（06172240200300007），蒲公英（06174450100404004）	连翘；夏枯草；紫草；黄连片；牡丹皮［薄片］；仙鹤草；蒲公英［段］；大黄［厚片或块］；大青叶［碎片］
229	清热方	清热解毒	0600430153	透疹凉（涼）解汤（湯）	《中医（醫）儿（兒）科学（學）》	桑叶（06151220700107006），菊花（06174430100200004），薄荷（06172250500704009），连翘（06171240200200001），牛蒡子（06174440200200002），赤芍（06153710100303002），蝉蜕（06210820100100007），紫花地丁（06161450100107000），西红花（06193330600100000），黄连片（06153710500302001）	菊花；连翘；牛蒡子；蝉蜕；西红花；黄连片［薄片］；桑叶［搓碎］；薄荷［短段］；赤芍［厚片］；紫花地丁［碎品］
230	清热方	清热解毒	0600430160	透脓（膿）散	《外科正宗》	黄芪（06156310100603002），醋山甲（06220420300100325），川芎（06164310500103002），当归（06164310100302003），皂角刺（06156320300103004）	醋山甲［砂烫醋淬］；当归［薄片］；黄芪；川芎；皂角刺［厚片］
231	清热方	清热解毒	0600430177	清咽下痰汤（湯）	《中医（醫）儿（兒）科学（學）》	玄参（06172410100102005），桔梗（06174110100303003），牛蒡子（06174440200200002），甘草（06156310300203002），浙贝母（06192910700603000），瓜蒌（06174040200105002），射干（06193310500202004），荆芥（06172250500404008），马兜铃（06152040200107004）	牛蒡子；玄参；射干［薄片］；荆芥［段］；桔梗；甘草［厚片］；浙贝母［厚片或碎块］；瓜蒌［丝或块］；马兜铃［碎片］
232	清热方	清热解毒	0600430184	清咽双（雙）和饮（飲）	《喉症全科紫珍集》	荆芥（06172250500404008），葛根（06156310100803006），金银花（06173630200200008），前胡（06164310100702001），当归（06164310100302003），赤芍（06153710100303002），地黄（06172410400103009），牡丹皮（06153720600102005），川贝母（06192910700200001），桔梗（06174110100303003），玄参（06172410100102005），茯苓（06400210100403009），灯心草（06192720300104001），甘草（06156310300203002）	金银花；川贝母；前胡；当归；牡丹皮；玄参［薄片］；荆芥；灯心草［段］；葛根；赤芍；地黄；桔梗；甘草［厚片］；茯苓［块或厚片］

续表

序号	主分类	次分类	方编码	方名	来源	组成与代码	给付规格与要求
233	清热方	清热解毒	0600430191	清咽利膈汤（湯）	《外科发（發）挥（揮）》	连翘（06171240200200001），炒栀子（06173540200107118），黄芩片（06172210100102605），薄荷（06172250500704009），荆芥（06172250500404008），防风（06164310100503004），牛蒡子（06174440200200002），芒硝（06326410100100000），甘草（06156310300203002），金银花（06173630200200008），玄参（06172410100102005），大黄（06152310300103009），桔梗（06174110100303003），黄连片（06153710500302001）	连翘；牛蒡子；芒硝；金银花；玄参；黄连片［薄片］；黄芩片［薄片，煮法］；薄荷［短段］；荆芥［段］；防风；甘草；桔梗［厚片］；大黄［厚片或块］；炒栀子［碾碎，炒黄］
234	清热方	清热解毒	0600430207	清胃解毒汤（湯）	《痘疹传（傳）心录（錄）》	当归（06164310100302003），黄连片（06153710500302001），地黄（06172410400103009），天花粉（06174010100103002），连翘（06171240200200001），升麻（06153710500103004），牡丹皮（06153720600102005），赤芍（06153710100303002）	连翘；当归；黄连片；牡丹皮［薄片］；地黄；天花粉；升麻；赤芍［厚片］
235	清热方	清热解毒	0600430214	清胆（膽）汤（湯）	《杂（雜）病源流犀烛（燭）》	青蒿（06174450500604004），菊花（06174430100200004），薄荷（06172250500704009），连翘（06171240200200001），苦丁茶（06158520700300005），荷叶（06153220700106007）	菊花；连翘；苦丁茶；薄荷［短段］；青蒿［段］；荷叶［丝］
236	清热方	清热解毒	0600430221	解毒活血汤（湯）	《医（醫）林改错（錯）》	连翘（06171240200200001），葛根（06156310100803006），柴胡（06164310101003008），枳壳（06157040100202002），当归（06164310100302003），赤芍（06153710100303002），地黄（06172410400103009），红花（06174430200100006），桃仁（06156140600300008），甘草（06156310300203002）	连翘；红花；桃仁；枳壳；当归［薄片］；葛根；柴胡；赤芍；地黄；甘草［厚片］
237	清热方	清热解毒	0600430238	栀子金花丸	《全国（國）中药（藥）成药（藥）处（處）方集》	栀子（06173540200107002），金银花（06173630200200008），黄芩片（06172210100102605），黄柏（06157020500206008），大黄（06152310300103009），黄连片（06153710500302001），知母（06192910500303001），天花粉（06174010100103002）	金银花；黄连片［薄片］；黄芩片［薄片，煮法］；知母；天花粉［厚片］；大黄［厚片或块］；栀子［碾碎］；黄柏［丝］

续表

序号	主分类	次分类	方编码	方名	来源	组成与代码	给付规格与要求
238	清热方	清热解毒	0600430245	清瘟败（敗）毒饮（飲）	《疫疹一得》	石膏（06326110100107008），地黄（06172410400103009），水牛角（06220220200103002），黄连片（06153710500302001），栀子（06173540200107002），桔梗（06174110100303003），黄芩片（06172210100102605），知母（06192910500303001），赤芍（06153710100303002），玄参（06172410100102005），连翘（06171240200200001），淡竹叶（06191221200104005），甘草（06156310300203002），牡丹皮（06153720600102005）	连翘；黄连片；玄参；牡丹皮［薄片］；黄芩片［薄片，煮法］；石膏［粗粉］；淡竹叶［段］；地黄；桔梗；知母；赤芍；甘草［厚片］；栀子［碾碎］；水牛角［片］
239	清热方	清热解毒	0600430252	萆薢化毒汤（湯）	《疡（瘍）科心得集》	粉萆薢（06193210500303001），当归尾（06164310100402000），牡丹皮（06153720600102005），牛膝（06152510100204009），防己（06154010100103008），木瓜（06156140200302006），薏苡仁（06191240500100005），秦艽（06171410100103003）	薏苡仁；当归尾；牡丹皮；木瓜［薄片］；牛膝［段］；防己；秦艽［厚片］；粉萆薢［片］
240	清热方	清热解毒	0600430269	银（銀）花解毒汤（湯）	《疡（瘍）科心得集》	金银花（06173630200200008），紫花地丁（06161450100107000），水牛角（06220220200103002），茯苓（06400210100403009），连翘（06171240200200001），牡丹皮（06153720600102005），黄连片（06153710500302001），夏枯草（06172240200300007）	金银花；连翘；夏枯草；牡丹皮；黄连片［薄片］；茯苓［块或厚片］；水牛角［片］；紫花地丁［碎品］
241	清热方	清热解毒	0600430276	犀黄（黃）丸	《外科证（證）治全生集》	牛黄（06220240100100000），麝香（06220640100100008），乳香（06157290200200006），没药（06157290200100009）	牛黄；麝香；乳香；没药
242	清热方	清热解毒	0600430283	如金解毒散	《痈（癰）疽神秘验（驗）方》	桔梗（06174110100303003），甘草（06156310300203002），黄连片（06153710500302001），炒黄芩（06172210100102117），黄柏（06157020500206008），炒栀子（06173540200107118）	黄连片［薄片］；炒黄芩［薄片，炒黄］；桔梗；甘草［厚片］；炒栀子［碾碎，炒黄］；黄柏［丝］
243	清热方	清热解毒	0600430290	泻（瀉）心汤（湯）	《金匮要略》	大黄（06152310300103009），黄连片（06153710500302001），黄芩片（06172210100102605）	黄连片［薄片］；黄芩片［薄片，煮法］；大黄［厚片或块］

续表

序号	主分类	次分类	方编码	方名	来源	组成与代码	给付规格与要求
244	清热方	清热解毒	0600430306	矾（礬）石汤（湯）	《金匮要略》	白矾（06326310100100003）	白矾
245	清热方	清热解毒	0600430313	甘草汤（湯）	《伤（傷）寒论（論）》	甘草（06156310300203002）	甘草［厚片］
246	清热方	清热解毒	0600430337	排脓（膿）汤（湯）	《金匮要略》	桔梗（06174110100303003），甘草（06156310300203002），生姜（06193510500403009），大枣（06159640200100000）	桔梗；甘草；生姜［厚片］；大枣［破开或去核］
247	清热方	清热解毒	0600430344	升麻鳖甲汤（湯）	《金匮要略》	升麻（06153710500103004），当归（06164310100302003），花椒（06157040400200005），甘草（06156310300203002），雄黄粉（06310310100107858），醋鳖甲（06225620300100324）	醋鳖甲［砂烫醋淬］；当归［薄片］；花椒［除去椒目、果柄等］；雄黄粉［粉，水飞］；升麻；甘草［厚片］
248	清热方	清热解毒	0600430351	雄黄（黃）熏方	《金匮要略》	雄黄粉（06310310100107858）	雄黄粉［粉，水飞］
249	清热方	清热解毒	0600430368	钩藤散	《普济（濟）本事方》	钩藤（06173520200104003），陈皮（06157040400306004），法半夏（06191610600200712），麦冬（06192910400300001），茯苓（06400210100403009），茯神（06400210100505000），人参（06164210300102000），菊花（06174430100200004），防风（06164310100503004），炙甘草（06156310300203354），石膏（06326110100107008），生姜（06193510500403009）	麦冬；菊花；法半夏［甘草石灰水制］；人参［薄片］；石膏［粗粉］；钩藤［段］；防风；生姜［厚片］；炙甘草［厚片，蜜炙］；茯神［块］；茯苓［块或厚片］；陈皮［丝］
250	清热方	清热解毒	0600430375	清上防风（風）汤（湯）	《万（萬）病回春》	防风（06164310100503004），荆芥（06172250500404008），连翘（06171240200200001），栀子（06173540200107002），黄连片（06153710500302001），酒黄芩（06172210100102315），薄荷（06172250500704009），川芎（06164310500103002），白芷（06164310100203003），桔梗（06174110100303003），枳壳（06157040100202002），甘草（06156310300203002）	连翘；黄连片；枳壳［薄片］；酒黄芩［薄片，酒炙］；薄荷［短段］；荆芥［段］；防风；川芎；白芷；桔梗；甘草［厚片］；栀子［碾碎］

续表

序号	主分类	次分类	方编码	方名	来源	组成与代码	给付规格与要求
251	清热方	清热解毒	0600430382	回春凉（凉）膈散	《杂（雜）病源流犀烛（燭）》	连翘（06171240200200001），黄芩片（06172210100102605），黄连片（06153710500302001），栀子（06173540200107002），桔梗（06174110100303003），薄荷（06172250500704009），当归（06164310100302003），地黄（06172410400103009），枳壳（06157040100202002），赤芍（06153710100303002），甘草（06156310300203002）	连翘；黄连片；当归；枳壳［薄片］；黄芩片［薄片，煮法］；薄荷［短段］；桔梗；地黄；赤芍；甘草［厚片］；栀子［碾碎］
252	清热方	清热解毒	0600430399	加味芷贝（貝）散	《万（萬）病回春》	天花粉（06174010100103002），金银花（06173630200200008），皂角刺（06156320300103004），穿山甲（06220420300100004），当归尾（06164310100402000），白芷（06164310100203003），瓜蒌子（06174040600200000），浙贝母（06192910700603000），甘草（06156310300203002）	金银花；穿山甲；当归尾［薄片］；瓜蒌子［除去干瘪种子］；天花粉；皂角刺；白芷；甘草［厚片］；浙贝母［厚片或碎块］
253	清热方	清热解毒	0600430405	龙（龍）石散	《太平惠民和剂（劑）局方》	朱砂粉（06310210100107851），南寒水石（06326610100305003），冰片（06160890800100009）	冰片；朱砂粉［粉，水飞］；南寒水石［块］
254	清热方	清热解毒	0600430412	蔓荆（荊）子散	《仁斋（齋）直指方论（論）》	升麻（06153710500103004），木通（06153820100203001），赤芍（06153710100303002），桑白皮（06151220600106000），麦冬（06192910400300001），地黄（06172410400103009），前胡（06164310100702001），菊花（06174430100200004），茯苓（06400210100403009），蔓荆子（06172140200100006），炙甘草（06156310300203354），生姜（06193510500403009），大枣（06159640200100000）	麦冬；菊花；蔓荆子；前胡［薄片］；升麻；赤芍；地黄；生姜［厚片］；炙甘草［厚片，蜜炙］；茯苓［块或厚片］；木通［片］；大枣［破开或去核］；桑白皮［丝］

续表

序号	主分类	次分类	方编码	方名	来源	组成与代码	给付规格与要求
255	清热方	清热解毒	0600430429	清上泻（瀉）火汤（湯）	《兰（蘭）室秘藏》	荆芥（06172250500404008），川芎（06164310500103002），蔓荆子（06172140200100006），当归（06164310100302003），苍术（06174410500303000），酒黄连（06153710500302315），地黄（06172410400103009），藁本（06164310300203001），甘草（06156310300203002），升麻（06153710500103004），防风（06164310100503004），酒黄柏（06157020500206312），炙甘草（06156310300203354），黄芪（06156310100603002），酒黄芩（06172210100102315），知母（06192910500303001），羌活（06164310300103004），柴胡（06164310101003008），红花（06174430200100006），细辛（06152010300104005）	蔓荆子；红花；当归［薄片］；酒黄连［薄片，酒炙］；酒黄芩［薄片，酒炙］；荆芥；细辛［段］；川芎；苍术；地黄；藁本；甘草；升麻；防风；黄芪；知母；羌活；柴胡［厚片］；炙甘草［厚片，蜜炙］；酒黄柏［丝，酒炙］
256	清热方	清热解毒	0600430436	五福化毒丹	《太平惠民和剂（劑）局方》	桔梗（06174110100303003），玄参（06172410100102005），青黛（06199990800100879），玄明粉（06326410100200007），人参（06164210300102000），茯苓（06400210100403009），甘草（06156310300203002），麝香（06220640100100008）	青黛；玄明粉；麝香；玄参；人参［薄片］；桔梗；甘草［厚片］；茯苓［块或厚片］
257	清热方	清热解毒	0600430443	犀角升麻汤（湯）	《普济（濟）本事方》	水牛角（06220220200103002），升麻（06153710500103004），防风（06164310100503004），羌活（06164310300103004），川芎（06164310500103002），生白附子（06191610600300009），白芷（06164310100203003），黄芩片（06172210100102605），甘草（06156310300203002）	生白附子；黄芩片［薄片，煮法］；升麻；防风；羌活；川芎；白芷；甘草［厚片］；水牛角［片］
258	清热方	清热解毒	0600430450	犀角消毒饮（飲）	《医（醫）方类（類）聚》引《王氏集验（驗）方》	炒牛蒡子（06174440200200118），防风（06164310100503004），荆芥穗（06172230700100009），炙甘草（06156310300203354），水牛角（06220220200103002）	荆芥穗；炒牛蒡子［炒黄］；防风［厚片］；炙甘草［厚片，蜜炙］；水牛角［片］

续表

序号	主分类	次分类	方编码	方名	来源	组成与代码	给付规格与要求
259	清热方	清热解毒	0600430467	仙遗（遺）粮（糧）汤（湯）	《医（醫）学（學）入门（門）》	土茯苓（06192910500102000），防风（06164310100503004），木瓜（06156140200302006），木通（06153820100203001），薏苡仁（06191240500100005），白鲜皮（06157020600103009），金银花（06173630200200008），皂角刺（06156320300103004）	薏苡仁；金银花；土茯苓；木瓜［薄片］；防风；白鲜皮；皂角刺［厚片］；木通［片］
260	清热方	清热解毒	0600430474	玉池散	《太平惠民和剂（劑）局方》	当归（06164310100302003），藁本（06164310300203001），地骨皮（06172320600100008），防风（06164310100503004），白芷（06164310100203003），炒槐花（06156330200100119），川芎（06164310500103002），炙甘草（06156310300203354），升麻（06153710500103004），细辛（06152010300104005）	炒槐花［炒黄］；当归［薄片］；地骨皮［除去木心］；细辛［段］；藁本；防风；白芷；川芎；升麻［厚片］；炙甘草［厚片，蜜炙］
261	清热方	清热解毒	0600430481	争（爭）功散	《世医（醫）得效方》	知母（06192910500303001），浙贝母（06192910700603000），柴胡（06164310101003008），常山（06155610100102002），甘草（06156310300203002），栀子（06173540200107002），槟榔（06191440600102002），蝉蜕（06210820100100007），地骨皮（06172320600100008）	蝉蜕；常山；槟榔［薄片］；地骨皮［除去木心］；知母；柴胡；甘草［厚片］；浙贝母［厚片或碎块］；栀子［碾碎］
262	清热方	清热解毒	0600430498	吹喉散	《万（萬）病回春》	胆矾（06326510100100007），白矾（06326310100100003），芒硝（06326410100100000），冰片（06160890800100009），山豆根（06156310300103005），朱砂粉（06310210100107851），鸡内金（06224140900100001）	胆矾；白矾；芒硝；冰片；朱砂粉［粉，水飞］；山豆根［厚片］；鸡内金［洗净］
263	清热方	清热解毒	0600430504	牛黄（黃）解毒丸	《保婴（嬰）撮要》	牛黄（06220240100100000），甘草（06156310300203002），金银花（06173630200200008），重楼（06192910500402001）	牛黄；金银花；重楼［薄片］；甘草［厚片］
264	清热方	清热解毒	0600430511	酒蒸黄连丸	《类（類）证（證）活人书（書）》	酒黄连（06153710500302315）	酒黄连［薄片，酒炙］
265	清热方	清热解毒	0600430528	稀痘兔红丸	《古今医（醫）鉴（鑒）》	兔血，雄黄粉（06310310100107858）	兔血；雄黄粉［粉，水飞］

续表

序号	主分类	次分类	方编码	方名	来源	组成与代码	给付规格与要求
266	清热方	清脏腑热	0600440015	导（導）赤散	《小儿（兒）药（藥）证（證）直诀（訣）》	地黄（06172410400103009），川木通（06153720100103007），甘草（06156310300203002），淡竹叶（06191221200104005）	淡竹叶［段］；地黄；川木通；甘草［厚片］
267	清热方	清脏腑热	0600440022	龙（龍）胆（膽）泻（瀉）肝汤（湯）	《医（醫）方集解》引《太平惠民和剂（劑）局方》	酒龙胆（06171410300104312），炒黄芩（06172210100102117），炒栀子（06173540200107118），泽泻（06190810600103001），木通（06153820100203001），当归（06164310100302003），酒地黄（06172410400103313），柴胡（06164310101003008），盐车前子（06173440600100330），甘草（06156310300203002）	盐车前子［盐炙］；当归［薄片］；炒黄芩［薄片，炒黄］；酒龙胆［段，酒炙］；泽泻；柴胡；甘草［厚片］；酒地黄［厚片，酒炙］；炒栀子［碾碎，炒黄］；木通［片］
268	清热方	清脏腑热	0600440039	左金丸	《丹溪心法》	黄连片（06153710500302001），吴茱萸（06157040200300004）	吴茱萸；黄连片［薄片］
269	清热方	清脏腑热	0600440046	苇（葦）茎（莖）汤（湯）	《外台秘要》引《古今录（錄）验（驗）方》	芦根（06191210500204003），薏苡仁（06191240500100005），冬瓜子（06174040600400004），桃仁（06156140600300008）	薏苡仁；冬瓜子；桃仁；芦根［段］
270	清热方	清脏腑热	0600440053	泻（瀉）白散	《小儿（兒）药（藥）证（證）直诀（訣）》	蜜桑白皮（06151220600106352），地骨皮（06172320600100008），炙甘草（06156310300203354），粳米（06191240600100004）	粳米；地骨皮［除去木心］；炙甘草［厚片，蜜炙］；蜜桑白皮［丝，蜜炙］
271	清热方	清脏腑热	0600440060	清胃散	《脾胃论（論）》	地黄（06172410400103009），当归（06164310100302003），牡丹皮（06153720600102005），黄连片（06153710500302001），升麻（06153710500103004）	当归；牡丹皮；黄连片［薄片］；地黄；升麻［厚片］
272	清热方	清脏腑热	0600440077	玉女煎	《景岳（嶽）全书（書）》	石膏（06326110100107008），熟地黄（06172410400103610），麦冬（06192910400300001），知母（06192910500303001），牛膝（06152510100204009）	麦冬；石膏［粗粉］；牛膝［段］；知母［厚片］；熟地黄［厚片，酒炖或蒸］
273	清热方	清脏腑热	0600440084	葛根黄（黄）芩黄（黄）连（連）汤（湯）	《伤（傷）寒论（論）》	葛根（06156310100803006），黄芩片（06172210100102605），黄连片（06153710500302001），炙甘草（06156310300203354）	黄连片［薄片］；黄芩片［薄片，煮法］；葛根［厚片］；炙甘草［厚片，蜜炙］

续表

序号	主分类	次分类	方编码	方名	来源	组成与代码	给付规格与要求
274	清热方	清脏腑热	0600440091	芍药（藥）汤（湯）	《素问（問）病机（機）气（氣）宜保命集》	白芍（06153710100202008），当归（06164310100302003），黄连片（06153710500302001），槟榔（06191440600102002），木香（06174410100303004），炙甘草（06156310300203354），大黄（06152310300103009），黄芩片（06172210100102605），肉桂（06154520500100007）	白芍；当归；黄连片；槟榔［薄片］；黄芩片［薄片，煮法］；木香［厚片］；炙甘草［厚片，蜜炙］；大黄［厚片或块］；肉桂［去粗皮］
275	清热方	清脏腑热	0600440107	白头（頭）翁汤（湯）	《伤（傷）寒论（論）》	白头翁（06153710100102001），黄柏（06157020500206008），黄连片（06153710500302001），秦皮（06171220500106005）	白头翁；黄连片［薄片］；黄柏；秦皮［丝］
276	清热方	清脏腑热	0600440114	黄（黃）芩汤（湯）	《伤（傷）寒论（論）》	黄芩片（06172210100102605），白芍（06153710100202008），炙甘草（06156310300203354），大枣（06159640200100000）	白芍［薄片］；黄芩片［薄片，煮法］；炙甘草［厚片，蜜炙］；大枣［破开或去核］
277	清热方	清脏腑热	0600440121	泻（瀉）青丸	《小儿（兒）药（藥）证（證）直诀（訣）》	当归（06164310100302003），龙胆（06171410300104008），川芎（06164310500103002），栀子（06173540200107002），熟大黄（06152310300103610），羌活（06164310300103004），防风（06164310100503004）	当归［薄片］；龙胆［段］；川芎；羌活；防风［厚片］；熟大黄［厚片或块，酒炖或酒蒸］；栀子［碾碎］
278	清热方	清脏腑热	0600440138	当（當）归（歸）龙（龍）荟丸	《黄（黃）帝素问（問）宣明论（論）方》	酒当归（06164310100302317），酒龙胆（06171410300104312），焦栀子（06173540200107125），酒黄连（06153710500302315），酒黄芩（06172210100102315），盐黄柏（06157020500206336），酒大黄（06152310300103313），青黛（06199990800100879），芦荟（06192990800105000），木香（06174410100303004），麝香（06220640100100008）	青黛；麝香；酒当归［薄片，酒炙］；酒黄连［薄片，酒炙］；酒黄芩［薄片，酒炙］；酒龙胆［段，酒炙］；木香［厚片］；酒大黄［厚片或块，酒炙］；焦栀子［碾碎，炒焦］；盐黄柏［丝，盐水炙］；芦荟［小块］
279	清热方	清脏腑热	0600440152	清经（經）散	《傅青主女科》	牡丹皮（06153720600102005），地骨皮（06172320600100008），酒白芍（06153710100202312），熟地黄（06172410400103610），青蒿（06174450500604004），盐黄柏（06157020500206336），茯苓（06400210100403009）	牡丹皮［薄片］；酒白芍［薄片，酒炙］；地骨皮［除去木心］；青蒿［段］；熟地黄［厚片，酒炖或蒸］；茯苓［块或厚片］；盐黄柏［丝，盐水炙］

续表

序号	主分类	次分类	方编码	方名	来源	组成与代码	给付规格与要求
280	清热方	清脏腑热	0600440169	清热（熱）泻（瀉）脾散	《医（醫）宗金鉴（鑒）》	炒栀子（06173540200107118），煅石膏（06326110100107510），黄芩片（06172210100102605），姜黄连（06153710500302346），地黄（06172410400103009），茯苓（06400210100403009）	姜黄连［薄片，姜汁炙］；黄芩片［薄片，煮法］；煅石膏［粉，明煅］；地黄［厚片］；茯苓［块或厚片］；炒栀子［碾碎，炒黄］
281	清热方	清脏腑热	0600440176	疏风（風）清热（熱）汤（湯）	《中医（醫）耳鼻喉科学（學）》	荆芥（06172250500404008），防风（06164310100503004），牛蒡子（06174440200200002），甘草（06156310300203002），连翘（06171240200200001），金银花（06173630200200008），桑白皮（06151220600106000），赤芍（06153710100303002），桔梗（06174110100303003），玄参（06172410100102005），天花粉（06174010100103002），浙贝母（06192910700603000），黄芩片（06172210100102605）	牛蒡子；连翘；金银花；玄参［薄片］；黄芩片［薄片，煮法］；荆芥［段］；防风；甘草；赤芍；桔梗；天花粉［厚片］；浙贝母［厚片或碎块］；桑白皮［丝］
282	清热方	清脏腑热	0600440183	泻（瀉）黄（黃）散	《小儿（兒）药（藥）证（證）直诀（訣）》	广藿香（06172250500104007），栀子（06173540200107002），石膏（06326110100107008），甘草（06156310300203002），防风（06164310100503004）	石膏［粗粉］；广藿香［段］；甘草；防风［厚片］；栀子［碾碎］
283	清热方	清脏腑热	0600440190	附子泻（瀉）心汤（湯）	《伤（傷）寒论（論）》	大黄（06152310300103009），黄连片（06153710500302001），黄芩片（06172210100102605），炮附片（06153710400303221）	黄连片［薄片］；黄芩片［薄片，煮法］；大黄［厚片或块］；炮附片［片，砂烫］
284	清热方	清脏腑热	0600440206	泻（瀉）肝汤（湯）	《秘传（傳）眼科龙（龍）木论（論）》	石决明（06206120300207009），大黄（06152310300103009），桔梗（06174110100303003），车前子（06173440600100002），芒硝（06326410100100000），羚羊角镑片（06220220200203009），防风（06164310100503004）	车前子；芒硝；桔梗；防风［厚片］；大黄［厚片或块］；羚羊角镑片［片］；石决明［碎粒］

续表

序号	主分类	次分类	方编码	方名	来源	组成与代码	给付规格与要求
285	清热方	清脏腑热	0600440213	泻（瀉）肝散	《银（銀）海精微》	当归尾（06164310100402000），大黄（06152310300103009），黄芩片（06172210100102605），知母（06192910500303001），桔梗（06174110100303003），茺蔚子（06172240200100003），芒硝（06326410100100000），车前子（06173440600100002），防风（06164310100503004），赤芍（06153710100303002），栀子（06173540200107002），连翘（06171240200200001），薄荷（06172250500704009）	茺蔚子；芒硝；车前子；连翘；当归尾［薄片］；黄芩片［薄片，煮法］；薄荷［短段］；知母；桔梗；防风；赤芍［厚片］；大黄［厚片或块］；栀子［碾碎］
286	清热方	清脏腑热	0600440220	泻（瀉）肺饮（飲）	《眼科纂要》	石膏（06326110100107008），赤芍（06153710100303002），炒黄芩（06172210100102117），蜜桑白皮（06151220600106352），枳壳（06157040100202002），木通（06153820100203001），连翘（06171240200200001），荆芥（06172250500404008），防风（06164310100503004），栀子（06173540200107002），白芷（06164310100203003），羌活（06164310300103004），甘草（06156310300203002）	连翘；枳壳［薄片］；炒黄芩［薄片，炒黄］；石膏［粗粉］；荆芥［段］；赤芍；防风；白芷；羌活；甘草［厚片］；栀子［碾碎］；木通［片］；蜜桑白皮［丝，蜜炙］
287	清热方	清脏腑热	0600440237	栀子清肝汤（湯）	《外科正宗》	牛蒡子（06174440200200002），柴胡（06164310101003008），川芎（06164310500103002），白芍（06153710100202008），石膏（06326110100107008），当归（06164310100302003），栀子（06173540200107002），牡丹皮（06153720600102005），黄芩片（06172210100102605），黄连片（06153710500302001），甘草（06156310300203002）	牛蒡子；白芍；当归；牡丹皮；黄连片［薄片］；黄芩片［薄片，煮法］；石膏［粗粉］；柴胡；川芎；甘草［厚片］；栀子［碾碎］

续表

序号	主分类	次分类	方编码	方名	来源	组成与代码	给付规格与要求
288	清热方	清脏腑热	0600440244	菊花决（決）明散	《原机（機）启（啓）微》	决明子（06156340600500006），石决明（06206120300207009），木贼（06130550500104002），防风（06164310100503004），羌活（06164310300103004），蔓荆子（06172140200100006），菊花（06174430100200004），炙甘草（06156310300203354），川芎（06164310500103002），石膏（06326110100107008），黄芩片（06172210100102605）	决明子；蔓荆子；菊花；黄芩片［薄片，煮法］；石膏［粗粉］；木贼［段］；防风；羌活；川芎［厚片］；炙甘草［厚片，蜜炙］；石决明［碎粒］
289	清热方	清脏腑热	0600440251	滋肾（腎）通关（關）丸	《兰（蘭）室秘藏》	肉桂（06154520500100007），黄柏（06157020500206008），知母（06192910500303001）	知母［厚片］；肉桂［去粗皮］；黄柏［丝］
290	清热方	清脏腑热	0600440268	葶苈大枣（棗）泻（瀉）肺汤（湯）	《金匮要略》	葶苈子（06154940600300006），大枣（06159640200100000）	葶苈子；大枣［破开或去核］
291	清热方	清脏腑热	0600440275	新制柴连（連）汤（湯）	《眼科纂要》	柴胡（06164310101003008），黄连片（06153710500302001），黄芩片（06172210100102605），赤芍（06153710100303002），蔓荆子（06172140200100006），栀子（06173540200107002），龙胆（06171410300104008），木通（06153820100203001），甘草（06156310300203002），荆芥（06172250500404008），防风（06164310100503004）	蔓荆子；黄连片［薄片］；黄芩片［薄片，煮法］；龙胆；荆芥［段］；柴胡；赤芍；甘草；防风［厚片］；栀子［碾碎］；木通［片］
292	清热方	清脏腑热	0600440282	白头（頭）翁加甘草阿胶（膠）汤（湯）	《金匮要略》	白头翁（06153710100102001），甘草（06156310300203002），阿胶（06220340200100969），秦皮（06171220500106005），黄连片（06153710500302001），黄柏（06157020500206008）	阿胶［制胶］；白头翁；黄连片［薄片］；甘草［厚片］；秦皮；黄柏［丝］
293	清热方	清脏腑热	0600440305	连（連）附六一汤（湯）	《医（醫）学（學）正传（傳）》引丹溪方	黄连片（06153710500302001），炮附片（06153710400303221）	黄连片［薄片］；炮附片［片，砂烫］

续表

序号	主分类	次分类	方编码	方名	来源	组成与代码	给付规格与要求
294	清热方	清脏腑热	0600440312	升阳（陽）除湿（濕）和血汤（湯）	《兰（蘭）室秘藏》	地黄（06172410400103009），牡丹皮（06153720600102005），炙甘草（06156310300203354），甘草（06156310300203002），白芍（06153710100202008），黄芪（06156310100603002），升麻（06153710500103004），熟地黄（06172410400103610），当归（06164310100302003），苍术（06174410500303000），秦艽（06171410100103003），肉桂（06154520500100007），陈皮（06157040400306004）	牡丹皮；白芍；当归［薄片］；地黄；甘草；黄芪；升麻；苍术；秦艽［厚片］；熟地黄［厚片，酒炖或蒸］；炙甘草［厚片，蜜炙］；肉桂［去粗皮］；陈皮［丝］
295	清热方	清脏腑热	0600440329	泻（瀉）胃汤（湯）	《万（萬）病回春》	当归（06164310100302003），川芎（06164310500103002），赤芍（06153710100303002），地黄（06172410400103009），黄连片（06153710500302001），牡丹皮（06153720600102005），栀子（06173540200107002），防风（06164310100503004），荆芥（06172250500404008），薄荷（06172250500704009），甘草（06156310300203002）	当归；黄连片；牡丹皮［薄片］；薄荷［短段］；荆芥［段］；川芎；赤芍；地黄；防风；甘草［厚片］；栀子［碾碎］
296	清热方	清脏腑热	0600440336	增味导（導）赤散	《仁斋（齋）直指方论（論）》	地黄（06172410400103009），木通（06153820100203001），黄芩片（06172210100102605），甘草（06156310300203002），车前子（06173440600100002），栀子（06173540200107002），川芎（06164310500103002），赤芍（06153710100303002）	车前子；黄芩片［薄片，煮法］；地黄；甘草；川芎；赤芍［厚片］；栀子［碾碎］；木通［片］
297	清热方	清脏腑热	0600440350	小儿（兒）清心丸	《仁斋（齋）直指小儿（兒）方论（論）》	人参（06164210300102000），茯神（06400210100505000），防风（06164310100503004），朱砂粉（06310210100107851），柴胡（06164310101003008）	人参［薄片］；朱砂粉［粉，水飞］；防风；柴胡［厚片］；茯神［块］
298	清热方	清脏腑热	0600440367	九味清心丸	《续（續）医（醫）说（說）》引《癸辛杂（雜）志》	蒲黄（06190130500100000），水牛角（06220220200103002），黄芩片（06172210100102605），牛黄（06220240100100000），羚羊角镑片（06220220200203009），麝香（06220640100100008），冰片（06160890800100009），雄黄粉（06310310100107858）	蒲黄；牛黄；麝香；冰片；黄芩片［薄片，煮法］；雄黄粉［粉，水飞］；水牛角［片］；羚羊角镑片［片］

续表

序号	主分类	次分类	方编码	方名	来源	组成与代码	给付规格与要求
299	清热方	清脏腑热	0600440374	清肠（腸）汤（湯）	《寿（壽）世保元》	当归（06164310100302003），地黄（06172410400103009），炒栀子（06173540200107118），黄连片（06153710500302001），赤芍（06153710100303002），黄柏（06157020500206008），瞿麦（06153150500104005），茯苓（06400210100403009），木通（06153820100203001），萹蓄（06152350500104000），知母（06192910500303001），甘草（06156310300203002），麦冬（06192910400300001）	麦冬；当归；黄连片［薄片］；瞿麦；萹蓄［段］；地黄；赤芍；知母；甘草［厚片］；茯苓［块或厚片］；炒栀子［碾碎，炒黄］；木通［片］；黄柏［丝］
300	清热方	清虚热	0600450014	青蒿鳖甲汤（湯）	《温（溫）病条（條）辨》	鳖甲（06225620300100003），青蒿（06174450500604004），地黄（06172410400103009），知母（06192910500303001），牡丹皮（06153720600102005）	牡丹皮［薄片］；青蒿［段］；鳖甲［沸水煮，去皮肉］；地黄；知母［厚片］
301	清热方	清虚热	0600450021	清骨散	《证（證）治准绳（繩）》	银柴胡（06153110100103006），胡黄连（06172410500102001），秦艽（06171410100103003），醋鳖甲（06225620300100324），地骨皮（06172320600100008），青蒿（06174450500604004），知母（06192910500303001），甘草（06156310300203002）	醋鳖甲［砂烫醋淬］；胡黄连［薄片］；地骨皮［除去木心］；青蒿［段］；银柴胡；秦艽；知母；甘草［厚片］
302	清热方	清虚热	0600450038	当（當）归（歸）六黄（黃）汤（湯）	《兰（蘭）室秘藏》	当归（06164310100302003），地黄（06172410400103009），黄柏（06157020500206008），黄连片（06153710500302001），熟地黄（06172410400103610），黄芪（06156310100603002），黄芩片（06172210100102605）	当归；黄连片［薄片］；黄芩片［薄片，煮法］；地黄；黄芪［厚片］；熟地黄［厚片，酒炖或蒸］；黄柏［丝］
303	清热方	清虚热	0600450045	秦艽鳖甲散	《卫（衛）生宝（寶）鉴（鑒）》	地骨皮（06172320600100008），柴胡（06164310101003008），醋鳖甲（06225620300100324），秦艽（06171410100103003），知母（06192910500303001），当归（06164310100302003），青蒿（06174450500604004），乌梅（06156140200200005）	乌梅；醋鳖甲［砂烫醋淬］；当归［薄片］；地骨皮［除去木心］；青蒿［段］；柴胡；秦艽；知母［厚片］

续表

序号	主分类	次分类	方编码	方名	来源	组成与代码	给付规格与要求
304	清热方	清虚热	0600450052	保阴（陰）煎	《景岳（嶽）全书（書）》	地黄（06172410400103009），熟地黄（06172410400103610），黄芩片（06172210100102605），黄柏（06157020500206008），白芍（06153710100202008），续断片（06173910100103006），甘草（06156310300203002），山药（06193210500103007）	白芍［薄片］；黄芩片［薄片，煮法］；地黄；续断片；甘草；山药［厚片］；熟地黄［厚片，酒炖或蒸］；黄柏［丝］
305	清热方	清虚热	0600450069	柴胡清骨散	《医（醫）宗金鉴（鑒）》	秦艽（06171410100103003），知母（06192910500303001），炙甘草（06156310300203354），胡黄连（06172410500102001），鳖甲（06225620300100003），青蒿（06174450500604004），柴胡（06164310101003008），地骨皮（06172320600100008），薤白（06192910700800003），猪脊髓（06220530100100002），猪胆粉（06220530200100001），童便（06220140100200000）	薤白；猪脊髓；猪胆粉；童便；胡黄连［薄片］；地骨皮［除去木心］；青蒿［段］；鳖甲［沸水煮，去皮肉］；秦艽；知母；柴胡［厚片］；炙甘草［厚片，蜜炙］
306	清热方	清虚热	0600450076	百合洗方	《金匮要略》	百合（06192910700500002）	百合
307	清热方	清虚热	0600450083	百合地黄（黃）汤（湯）	《金匮要略》	百合（06192910700500002），地黄（06172410400103009）	百合；地黄［厚片］
308	清热方	清虚热	0600450090	百合滑石散	《金匮要略》	百合（06192910700500002），滑石（06322110100107002）	百合；滑石［碎块或细粉］
309	补益方	补气	0600710309	固真汤（湯）	《证（證）治准绳（繩）》	炙黄芪（06156310100603354），酸枣仁（06159640600100006），人参（06164210300102000），白芍（06153710100202008），当归（06164310100302003），地黄（06172410400103009），茯苓（06400210100403009），甘草（06156310300203002），陈皮（06157040400306004）	人参；白芍；当归［薄片］；地黄；甘草［厚片］；炙黄芪［厚片，蜜炙］；茯苓［块或厚片］；酸枣仁［去残留壳核，用时捣碎］；陈皮［丝］
310	补益方	补气	0600710316	独（獨）参（參）汤（湯）	《是斋（齋）百一选（選）方》	人参（06164210300102000）	人参［薄片］

续表

序号	主分类	次分类	方编码	方名	来源	组成与代码	给付规格与要求
311	补益方	补气	0600710323	胎元饮（飲）	《景岳（嶽）全书（書）》	人参（06164210300102000），当归（06164310100302003），杜仲（06155920500106006），白芍（06153710100202008），熟地黄（06172410400103610），白术（06174410500203003），炙甘草（06156310300203354），陈皮（06157040400306004）	人参；当归；白芍［薄片］；白术［厚片］；熟地黄［厚片，酒炖或蒸］；炙甘草［厚片，蜜炙］；杜仲［块或丝］；陈皮［丝］
312	补益方	补气	0600710330	益气（氣）导（導）溺汤（湯）	《中医（醫）妇（婦）科治疗（療）学（學）》	南沙参（06174110100103009），白术（06174410500203003），白扁豆（06156340600400009），茯苓（06400210100403009），桂枝（06154520200103001），蜜升麻（06153710500103356），桔梗（06174110100303003），通草（06164220300103006），乌药（06154510400102003）	白扁豆；乌药［薄片］；南沙参；白术；桂枝；桔梗；通草［厚片］；蜜升麻［厚片，蜜炙］；茯苓［块或厚片］
313	补益方	补气	0600710347	调（調）元肾（腎）气（氣）丸	《外科正宗》	酒地黄（06172410400103313），山萸肉（06164440400100006），山药（06193210500103007），牡丹皮（06153720600102005），茯苓（06400210100403009），人参（06164210300102000），当归（06164310100302003），泽泻（06190810600103001），麦冬（06192910400300001），龙骨（06338110100105009），地骨皮（06172320600100008），木香（06174410100303004），砂仁（06193540200300001），盐黄柏（06157020500206336），知母（06192910500303001）	麦冬；砂仁；牡丹皮；人参；当归［薄片］；地骨皮［除去木心］；山药；泽泻；木香；知母［厚片］；酒地黄［厚片，酒炙］；龙骨［块］；茯苓［块或厚片］；山萸肉［去果核］；盐黄柏［丝，盐水炙］
314	补益方	补气	0600710354	调（調）元散	《活幼心书（書）》	山药（06193210500103007），人参（06164210300102000），茯苓（06400210100403009），茯神（06400210100505000），白术（06174410500203003），白芍（06153710100202008），熟地黄（06172410400103610），当归（06164310100302003），黄芪（06156310100603002），川芎（06164310500103002），甘草（06156310300203002），石菖蒲（06191610500203004）	人参；白芍；当归［薄片］；山药；白术；黄芪；川芎；甘草；石菖蒲［厚片］；熟地黄［厚片，酒炖或蒸］；茯神［块］；茯苓［块或厚片］

续表

序号	主分类	次分类	方编码	方名	来源	组成与代码	给付规格与要求
315	补益方	补气	0600710361	都气（氣）丸	《张（張）氏医（醫）通》	熟地黄（06172410400103610），山萸肉（06164440400100006），山药（06193210500103007），牡丹皮（06153720600102005），茯苓（06400210100403009），泽泻（06190810600103001），五味子（06154140200200007）	五味子；牡丹皮［薄片］；山药；泽泻［厚片］；熟地黄［厚片，酒炖或蒸］；茯苓［块或厚片］；山萸肉［去果核］
316	补益方	补气	0600710378	黄（黄）芪当（當）归（歸）散	《医（醫）宗金鉴（鑒）》	人参（06164210300102000），黄芪（06156310100603002），白术（06174410500203003），白芍（06153710100202008），甘草（06156310300203002），益智仁（06193540200500005），当归（06164310100302003），生姜（06193510500403009），大枣（06159640200100000），猪脬	猪脬；人参；白芍；当归［薄片］；黄芪；白术；甘草；生姜［厚片］；大枣［破开或去核］；益智仁［去外壳］
317	补益方	补气	0600710385	黄（黄）芪鳖甲散	《太平惠民和剂（劑）局方》	人参（06164210300102000），肉桂（06154520500100007），桔梗（06174110100303003），地黄（06172410400103009），法半夏（06191610600200712），紫菀（06174410300103008），知母（06192910500303001），赤芍（06153710100303002），黄芪（06156310100603002），炙甘草（06156310300203354），桑白皮（06151220600106000），天冬（06192910400202008），醋鳖甲（06225620300100324），秦艽（06171410100103003），茯苓（06400210100403009），地骨皮（06172320600100008），柴胡（06164310101003008）	法半夏［甘草石灰水制］；醋鳖甲［砂烫醋淬］；人参；天冬［薄片］；地骨皮［除去木心］；桔梗；地黄；知母；赤芍；黄芪；秦艽；柴胡［厚片］；炙甘草［厚片，蜜炙］；紫菀［厚片或段］；茯苓［块或厚片］；肉桂［去粗皮］；桑白皮［丝］
318	理气方	行气	0601110399	茯苓饮（飲）	《外台秘要》引《延年秘录（錄）》	茯苓（06400210100403009），人参（06164210300102000），白术（06174410500203003），枳实（06157040100102005），陈皮（06157040400306004），生姜（06193510500403009）	人参；枳实［薄片］；白术；生姜［厚片］；茯苓［块或厚片］；陈皮［丝］
319	理气方	行气	0601110405	枳实（實）芍药（藥）散	《金匮要略》	枳实（06157040100102005），白芍（06153710100202008）	枳实；白芍［薄片］

续表

序号	主分类	次分类	方编码	方名	来源	组成与代码	给付规格与要求
320	理气方	行气	0601110412	枳术（朮）汤（湯）	《金匮要略》	枳实（06157040100102005），白术（06174410500203003）	枳实［薄片］；白术［厚片］
321	理气方	行气	0601110429	厚朴（樸）三物汤（湯）	《金匮要略》	厚朴（06154120500206008），大黄（06152310300103009），枳实（06157040100102005）	枳实［薄片］；大黄［厚片或块］；厚朴［丝］
322	理气方	行气	0601110436	橘枳姜汤（湯）	《金匮要略》	陈皮（06157040400306004），生姜（06193510500403009），枳实（06157040100102005）	枳实［薄片］；生姜［厚片］；陈皮［丝］
323	理气方	行气	0601110443	神秘汤（湯）	《外台秘要》	麻黄（06141021000104008），紫苏叶（06172220700107009），陈皮（06157040400306004），柴胡（06164310101003008），苦杏仁（06156140600100004）	苦杏仁；麻黄［段］；柴胡［厚片］；陈皮［丝］；紫苏叶［碎品］
324	理气方	行气	0601110467	八味顺（順）气（氣）散	《重订（訂）严（嚴）氏济（濟）生方》	白术（06174410500203003），茯苓（06400210100403009），青皮（06157040400406001），白芷（06164310100203003），陈皮（06157040400306004），乌药（06154510400102003），人参（06164210300102000），炙甘草（06156310300203354）	乌药；人参［薄片］；白术；白芷［厚片］；炙甘草［厚片，蜜炙］；青皮［厚片或丝］；茯苓［块或厚片］；陈皮［丝］
325	理气方	行气	0601110474	分心气（氣）饮（飲）	《仁斋（齋）直指方论（論）》	紫苏叶（06172220700107009），姜半夏（06191610600200729），枳壳（06157040100202002），青皮（06157040400406001），橘红（06157040400507005），大腹皮（06191440400204005），桑白皮（06151220600106000），木通（06153820100203001），茯苓（06400210100403009），木香（06174410100303004），槟榔（06191440600102002），莪术（06193510500703000），麦冬（06192910400300001），桔梗（06174110100303003），肉桂（06154520500100007），香附（06191310500103006），广藿香（06172250500104007），炙甘草（06156310300203354）	麦冬；姜半夏［姜矾制］；枳壳；槟榔［薄片］；大腹皮；广藿香［段］；木香；莪术；桔梗［厚片］；炙甘草［厚片，蜜炙］；香附［厚片或碾碎］；青皮［厚片或丝］；茯苓［块或厚片］；木通［片］；肉桂［去粗皮］；桑白皮［丝］；橘红［碎］；紫苏叶［碎品］

续表

序号	主分类	次分类	方编码	方名	来源	组成与代码	给付规格与要求
326	理气方	行气	0601110481	加味四七汤（湯）	《万（萬）病回春》	茯苓（06400210100403009），姜厚朴（06154120500206343），紫苏梗（06172220900103009），姜半夏（06191610600200729），橘红（06157040400507005），青皮（06157040400406001），枳实（06157040100102005），砂仁（06193540200300001），制天南星（06191610600100722），炒六神曲（06199990800300118），豆蔻（06193540200200004），槟榔（06191440600102002），益智仁（06193540200500005）	砂仁；豆蔻；姜半夏；制天南星［姜矾制］；炒六神曲［清炒］；枳实；槟榔［薄片］；紫苏梗［厚片］；青皮［厚片或丝］；茯苓［块或厚片］；益智仁［去外壳］；姜厚朴［丝，姜汁炙］；橘红［碎］
327	祛湿方	利水渗湿	0601530067	胃苓汤（湯）	《世医（醫）得效方》	麸炒苍术（06174410500303215），姜厚朴（06154120500206343），陈皮（06157040400306004），炙甘草（06156310300203354），生姜（06193510500403009），大枣（06159640200100000），桂枝（06154520200103001），白术（06174410500203003），泽泻（06190810600103001），茯苓（06400210100403009），猪苓（06400210100203005）	生姜；桂枝；白术；泽泻；猪苓［厚片］；炙甘草［厚片，蜜炙］；麸炒苍术［厚片，麸炒］；茯苓［块或厚片］；大枣［破开或去核］；陈皮［丝］；姜厚朴［丝，姜汁炙］
328	祛湿方	利水渗湿	0601530074	五神汤（湯）	《辨证（證）录（錄）》	茯苓（06400210100403009），金银花（06173630200200008），牛膝（06152510100204009），车前子（06173440600100002），紫花地丁（06161450100107000）	金银花；车前子；牛膝［段］；茯苓［块或厚片］；紫花地丁［碎品］
329	祛湿方	利水渗湿	0601530104	加味五苓散	《医（醫）宗金鉴（鑒）》	延胡索（06154710600103002），土炒白术（06174410500203263），泽泻（06190810600103001），川木通（06153720100103007），盐小茴香（06164340200100339），茯苓（06400210100403009），橘核（06157040600100006），肉桂（06154520500100007），槟榔（06191440600102002），猪苓（06400210100203005）	橘核；盐小茴香［盐水炙］；槟榔［薄片］；延胡索；泽泻；川木通；猪苓［厚片］；土炒白术［厚片，土炒］；茯苓［块或厚片］；肉桂［去粗皮］

续表

序号	主分类	次分类	方编码	方名	来源	组成与代码	给付规格与要求
330	祛湿方	利水渗湿	0601530111	沉（沈）香散	《三因极（極）一病证（證）方论（論）》	沉香（06162320400105008），陈皮（06157040400306004），炒当归（06164310100302119），白芍（06153710100202008），炙甘草（06156310300203354），石韦（06135620700104005），滑石粉（06322110100107859），冬葵果（06160040200100004），王不留行（06153140600100007）	冬葵果；王不留行；白芍［薄片］；炒当归［薄片，清炒］；石韦［段］；滑石粉［粉，水飞］；炙甘草［厚片，蜜炙］；陈皮［丝］；沉香［小块］
331	祛湿方	利水渗湿	0601530128	清肺饮（飲）	《证（證）治汇（彙）补（補）》	黄芩片（06172210100102605），桑白皮（06151220600106000），麦冬（06192910400300001），车前子（06173440600100002），木通（06153820100203001），栀子（06173540200107002），茯苓（06400210100403009），泽泻（06190810600103001）	麦冬；车前子；黄芩片［薄片，煮法］；泽泻［厚片］；茯苓［块或厚片］；栀子［碾碎］；木通［片］；桑白皮［丝］
332	祛湿方	利水渗湿	0601530135	萆薢渗（滲）湿（濕）汤（湯）	《疡（瘍）科心得集》	粉萆薢（06193210500303001），茯苓（06400210100403009），薏苡仁（06191240500100005），泽泻（06190810600103001），滑石粉（06322110100107859），黄柏（06157020500206008），牡丹皮（06153720600102005），通草（06164220300103006）	薏苡仁；牡丹皮［薄片］；滑石粉［粉，水飞］；泽泻；通草［厚片］；茯苓［块或厚片］；粉萆薢［片］；黄柏［丝］
333	祛湿方	利水渗湿	0601530142	五皮饮（飲）	《麻科活人全书（書）》	大腹皮（06191440400204005），茯苓皮（06400210100300001），陈皮（06157040400306004），五加皮（06164220600103003），姜皮（06193520600100005）	茯苓皮；大腹皮［段］；五加皮［厚片］；陈皮［丝］；姜皮［削取外皮］
334	祛湿方	利水渗湿	0601530159	加味五淋散	《医（醫）宗金鉴（鑒）》	焦栀子（06173540200107125），茯苓（06400210100403009），当归（06164310100302003），白芍（06153710100202008），黄芩片（06172210100102605），甘草（06156310300203002），地黄（06172410400103009），泽泻（06190810600103001），车前子（06173440600100002），滑石（06322110100107002），木通（06153820100203001）	车前子；当归；白芍［薄片］；黄芩片［薄片，煮法］；甘草；地黄；泽泻［厚片］；茯苓［块或厚片］；焦栀子［碾碎，炒焦］；木通［片］；滑石［碎块或细粉］

续表

序号	主分类	次分类	方编码	方名	来源	组成与代码	给付规格与要求
335	祛湿方	利水渗湿	0601530166	春泽（澤）汤（湯）	《世医（醫）得效方》	人参（06164210300102000），白术（06174410500203003），茯苓（06400210100403009），泽泻（06190810600103001），猪苓（06400210100203005）	人参［薄片］；白术；泽泻；猪苓［厚片］；茯苓［块或厚片］
336	祛湿方	利水渗湿	0601530173	茵陈（陳）五苓散	《金匮要略》	茵陈（06174450500707002），桂枝（06154520200103001），猪苓（06400210100203005），茯苓（06400210100403009），泽泻（06190810600103001），白术（06174410500203003）	茵陈［搓碎或切碎］；桂枝；猪苓；泽泻；白术［厚片］；茯苓［块或厚片］
337	祛湿方	利水渗湿	0601530180	健固汤（湯）	《傅青主女科》	人参（06164210300102000），茯苓（06400210100403009），土炒白术（06174410500203263），盐巴戟天（06173510100104630），炒薏苡仁（06191240500100111）	炒薏苡仁［炒黄］；人参［薄片］；盐巴戟天［段，盐蒸］；土炒白术［厚片，土炒］；茯苓［块或厚片］
338	祛湿方	利水渗湿	0601530197	健脾利水汤（湯）	《胎产（産）心法》	人参（06164210300102000），茯苓（06400210100403009），土炒白术（06174410500203263），当归（06164310100302003），川芎（06164310500103002），大腹皮（06191440400204005），紫苏叶（06172220700107009），陈皮（06157040400306004），炙甘草（06156310300203354），姜皮（06193520600100005）	人参；当归［薄片］；大腹皮［段］；川芎［厚片］；炙甘草［厚片，蜜炙］；土炒白术［厚片，土炒］；茯苓［块或厚片］；陈皮［丝］；紫苏叶［碎品］；姜皮［削取外皮］
339	祛湿方	利水渗湿	0601530210	鲤（鯉）鱼（魚）汤（湯）	《备（備）急千金要方》	鲤鱼，白术（06174410500203003），生姜（06193510500403009），白芍（06153710100202008），当归（06164310100302003），茯苓（06400210100403009）	鲤鱼；白芍；当归［薄片］；白术；生姜［厚片］；茯苓［块或厚片］
340	祛湿方	利水渗湿	0601530227	桂枝去桂加茯苓白术（朮）汤（湯）	《伤（傷）寒论（論）》	白芍（06153710100202008），炙甘草（06156310300203354），生姜（06193510500403009），白术（06174410500203003），茯苓（06400210100403009），大枣（06159640200100000）	白芍［薄片］；生姜；白术［厚片］；炙甘草［厚片，蜜炙］；茯苓［块或厚片］；大枣［破开或去核］
341	祛湿方	利水渗湿	0601530234	葵子茯苓散	《金匮要略》	冬葵果（06160040200100004），茯苓（06400210100403009）	冬葵果；茯苓［块或厚片］

续表

序号	主分类	次分类	方编码	方名	来源	组成与代码	给付规格与要求
342	祛湿方	利水渗湿	0601530241	防己茯苓汤（湯）	《金匮要略》	防己（06154010100103008），黄芪（06156310100603002），桂枝（06154520200103001），茯苓（06400210100403009），甘草（06156310300203002）	防己；黄芪；桂枝；甘草［厚片］；茯苓［块或厚片］
343	消食方	消食化滞	0601710094	消积（積）丸	《圣（聖）济（濟）总（總）录（錄）》	牵牛子（06171740600100005），青皮（06157040400406001），丁香（06163430300100009），木香（06174410100303004），硇砂（06333310100100003），沉香（06162320400105008），槟榔（06191440600102002），干姜（06193510500203005），巴豆霜（06157740200100832），肉桂（06154520500100007）	牵牛子；丁香；硇砂；巴豆霜［制霜或取仁碾细，加适量淀粉使脂肪油含量符合规定］；槟榔［薄片］；木香［厚片］；干姜［厚片或块］；青皮［厚片或丝］；肉桂［去粗皮］；沉香［小块］
344	消食方	消食化滞	0601710100	大和中饮（飲）	《景岳（嶽）全书（書）》	陈皮（06157040400306004），枳实（06157040100102005），砂仁（06193540200300001），净山楂（06156140200100008），麦芽（06191290800200868），厚朴（06154120500206008），泽泻（06190810600103001）	砂仁；麦芽［发芽］；枳实［薄片］；泽泻［厚片］；净山楂［去核］；陈皮；厚朴［丝］
345	消食方	消食化滞	0601710117	大异（異）香散	《仁斋（齋）直指方论（論）》	三棱（06190310600102009），莪术（06193510500703000），青皮（06157040400406001），陈皮（06157040400306004），半夏曲（06199990800500877），广藿香（06172250500104007），桔梗（06174110100303003），益智仁（06193540200500005），麸炒枳壳（06157040100202217），醋香附（06191310500103327），炙甘草（06156310300203354）	半夏曲［发酵］；三棱［薄片］；麸炒枳壳［薄片，麸炒］；广藿香［段］；莪术；桔梗［厚片］；炙甘草［厚片，蜜炙］；醋香附［厚片或碾碎，醋炙］；青皮［厚片或丝］；益智仁［去外壳］；陈皮［丝］
346	消食方	消食化滞	0601710124	导（導）滞（滯）汤（湯）	《幼科医（醫）录（錄）》	焦山楂（06156140200100121），焦六神曲（06199990800300125），炒麦芽（06191290800200110），槟榔（06191440600102002），连翘（06171240200200001），莱菔子（06154940600200009），陈皮（06157040400306004），姜半夏（06191610600200729），香附（06191310500103006），甘草（06156310300203002）	连翘；莱菔子；炒麦芽［炒黄］；焦六神曲［炒焦］；姜半夏［姜矾制］；槟榔［薄片］；甘草［厚片］；香附［厚片或碾碎］；焦山楂［去核，炒焦］；陈皮［丝］

续表

序号	主分类	次分类	方编码	方名	来源	组成与代码	给付规格与要求
347	消食方	消食化滞	0601710131	理脾汤（湯）	《古今医（醫）鉴（鑒）》	炒苍术（06174410500303116），陈皮（06157040400306004），姜厚朴（06154120500206343），炒砂仁（06193540200300117），炒六神曲（06199990800300118），净山楂（06156140200100008），炒麦芽（06191290800200110），干姜（06193510500203005），炙甘草（06156310300203354）	炒砂仁；炒麦芽［炒黄］；炒六神曲［清炒］；炒苍术［厚片，炒黄］；炙甘草［厚片，蜜炙］；干姜［厚片或块］；净山楂［去核］；陈皮［丝］；姜厚朴［丝，姜汁炙］
348	消食方	消食化滞	0601710148	加减调中饮	《伤（傷）寒六书（書）》	苍术（06174410500303000），厚朴（06154120500206008），陈皮（06157040400306004），甘草（06156310300203002），白术（06174410500203003），净山楂（06156140200100008），六神曲（06199990800300873），枳实（06157040100102005），草果仁（06193540200400114），黄连片（06153710500302001），干姜（06193510500203005），木香（06174410100303004），生姜（06193510500403009）	六神曲［发酵］；草果仁［清炒后去壳取仁］；枳实；黄连片［薄片］；苍术；甘草；白术；木香；生姜［厚片］；干姜［厚片或块］；净山楂［去核］；厚朴；陈皮［丝］
349	消食方	消食化滞	0601710155	内消散	《万（萬）病回春》	陈皮（06157040400306004），姜半夏（06191610600200729），茯苓（06400210100403009），麸炒枳实（06157040100102210），净山楂（06156140200100008），炒六神曲（06199990800300118），砂仁（06193540200300001），香附（06191310500103006），三棱（06190310600102009），莪术（06193510500703000），干姜（06193510500203005）	砂仁；姜半夏［姜矾制］；炒六神曲［清炒］；三棱［薄片］；麸炒枳实［薄片，麸炒］；莪术［厚片］；干姜［厚片或块］；香附［厚片或碾碎］；茯苓［块或厚片］；净山楂［去核］；陈皮［丝］
350	消食方	健脾消食	0601720017	健脾丸	《证（證）治准绳（繩）》	麸炒白术（06174410500203218），木香（06174410100303004），酒黄连（06153710500302315），甘草（06156310300203002），茯苓（06400210100403009），人参（06164210300102000），炒六神曲（06199990800300118），陈皮（06157040400306004），砂仁（06193540200300001），炒麦芽（06191290800200110），净山楂（06156140200100008），山药（06193210500103007），麸煨肉豆蔻（06154440500100800）	砂仁；炒麦芽［炒黄］；炒六神曲［清炒］；麸煨肉豆蔻［麸煨］；人参［薄片］；酒黄连［薄片，酒炙］；木香；甘草；山药［厚片］；麸炒白术［厚片，蜜炙麸皮炒］；茯苓［块或厚片］；净山楂［去核］；陈皮［丝］

续表

序号	主分类	次分类	方编码	方名	来源	组成与代码	给付规格与要求
351	消食方	健脾消食	0601720024	枳实（實）消痞丸	《兰（蘭）室秘藏》	干姜（06193510500203005），炙甘草（06156310300203354），麦芽曲（06191290800200875），茯苓（06400210100403009），白术（06174410500203003），半夏曲（06199990800500877），人参（06164210300102000），姜厚朴（06154120500206343），枳实（06157040100102005），黄连片（06153710500302001）	麦芽曲［发酵］；半夏曲［发酵］；人参；枳实；黄连片［薄片］；白术［厚片］；炙甘草［厚片，蜜炙］；干姜［厚片或块］；茯苓［块或厚片］；姜厚朴［丝，姜汁炙］
352	清热方	清虚热	0600450106	滑石代赭汤（湯）	《金匮要略》	百合（06192910700500002），滑石（06322110100107002），赭石（06314110100107003）	百合；滑石［碎块或细粉］；赭石［砸碎］
353	清热方	清虚热	0600450113	百合鸡（雞）子汤（湯）	《金匮要略》	百合（06192910700500002），鸡子黄	百合；鸡子黄
354	清热方	清虚热	0600450120	百合知母汤（湯）	《金匮要略》	百合（06192910700500002），知母（06192910500303001）	百合；知母［厚片］
355	清热方	清虚热	0600450137	三物黄（黃）芩汤（湯）	《备（備）急千金要方》	黄芩片（06172210100102605），苦参（06156310100303001），地黄（06172410400103009）	黄芩片［薄片，煮法］；苦参；地黄［厚片］
356	清热方	清虚热	0600450144	竹皮大丸	《金匮要略》	竹茹（06191220900104001），石膏（06326110100107008），桂枝（06154520200103001），白薇（06171610300204009），甘草（06156310300203002），大枣（06159640200100000）	石膏［粗粉］；白薇［段］；竹茹［段或小团］；桂枝；甘草［厚片］；大枣［破开或去核］
357	清热方	清虚热	0600450151	瓜蒌牡蛎散	《金匮要略》	天花粉（06174010100103002），煅牡蛎（06205120300107515）	天花粉［厚片］；煅牡蛎［碎块，明煅］
358	清热方	清虚热	0600450168	清火补（補）阴（陰）汤（湯）	《古今医（醫）鉴（鑒）》	当归（06164310100302003），川芎（06164310500103002），白芍（06153710100202008），熟地黄（06172410400103610），黄柏（06157020500206008），知母（06192910500303001），天花粉（06174010100103002），甘草（06156310300203002）	当归；白芍［薄片］；川芎；知母；天花粉；甘草［厚片］；熟地黄［厚片，酒炖或蒸］；黄柏［丝］

续表

序号	主分类	次分类	方编码	方名	来源	组成与代码	给付规格与要求
359	清热方	清虚热	0600450175	清离（離）滋坎汤（湯）	《寿（壽）世保元》	地黄（06172410400103009），熟地黄（06172410400103610），麦冬（06192910400300001），酒当归（06164310100302317），酒白芍（06153710100202312），山药（06193210500103007），牡丹皮（06153720600102005），炙甘草（06156310300203354），天冬（06192910400202008），茯苓（06400210100403009），酒萸肉（06164440400100617），土炒白术（06174410500203263），盐泽泻（06190810600103339），黄柏（06157020500206008），知母（06192910500303001）	麦冬；酒萸肉［酒炖或酒蒸］；牡丹皮；天冬［薄片］；酒当归［薄片，酒炙］；酒白芍［薄片，酒炙］；地黄；山药；知母［厚片］；熟地黄［厚片，酒炖或蒸］；炙甘草［厚片，蜜炙］；土炒白术［厚片，土炒］；盐泽泻［厚片，盐炙］；茯苓［块或厚片］；黄柏［丝］
360	祛暑方	祛暑方	0600510015	清络（絡）饮（飲）	《温（溫）病条（條）辨》	荷叶（06153220700106007），金银花（06173630200200008），丝瓜皮（06174040400604008），西瓜皮（06174040400405001），扁豆花（06156330200200000），竹心（06191220700200002）	金银花；扁豆花；竹心；丝瓜皮［段］；西瓜皮［块］；荷叶［丝］
361	祛暑方	祛暑方	0600510022	香薷散	《太平惠民和剂（劑）局方》	香薷（06172250500504005），炒白扁豆（06156340600400115），姜厚朴（06154120500206343）	炒白扁豆［炒黄］；香薷［段］；姜厚朴［丝，姜汁炙］
362	祛暑方	祛暑方	0600510039	六一散	《黄（黃）帝素问（問）宣明论（論）方》	滑石（06322110100107002），甘草（06156310300203002）	甘草［厚片］；滑石［碎块或细粉］
363	祛暑方	祛暑方	0600510046	桂苓甘露散	《黄（黃）帝素问（問）宣明论（論）方》	茯苓（06400210100403009），炙甘草（06156310300203354），白术（06174410500203003），泽泻（06190810600103001），肉桂（06154520500100007），石膏（06326110100107008），南寒水石（06326610100305003），滑石（06322110100107002），猪苓（06400210100203005）	石膏［粗粉］；白术；泽泻；猪苓［厚片］；炙甘草［厚片，蜜炙］；南寒水石［块］；茯苓［块或厚片］；肉桂［去粗皮］；滑石［碎块或细粉］
364	祛暑方	祛暑方	0600510053	王氏清暑益气（氣）汤（湯）	《温（溫）热（熱）经（經）纬（緯）》	西洋参（06164210100102002），干石斛（06193920900104008），麦冬（06192910400300001），黄连片（06153710500302001），知母（06192910500303001），淡竹叶（06191221200104005），荷梗（06153220800100004），甘草（06156310300203002），西瓜皮（06174040400405001），粳米（06191240600100004）	麦冬；荷梗；粳米；西洋参；黄连片［薄片］；干石斛；淡竹叶［段］；知母；甘草［厚片］；西瓜皮［块］

续表

序号	主分类	次分类	方编码	方名	来源	组成与代码	给付规格与要求
365	祛暑方	祛暑方	0600510060	新加香薷饮（飲）	《温（溫）病条（條）辨》	香薷（06172250500504005），扁豆花（06156330200200000），姜厚朴（06154120500206343），金银花（06173630200200008），连翘（06171240200200001）	扁豆花；金银花；连翘；香薷［段］；姜厚朴［丝，姜汁炙］
366	祛暑方	祛暑方	0600510077	清暑汤（湯）	《外科证（證）治全生集》	连翘（06171240200200001），天花粉（06174010100103002），赤芍（06153710100303002），金银花（06173630200200008），甘草（06156310300203002），滑石（06322110100107002），车前子（06173440600100002），泽泻（06190810600103001）	连翘；金银花；车前子；天花粉；赤芍；甘草；泽泻［厚片］；滑石［碎块或细粉］
367	祛暑方	祛暑方	0600510084	碧玉散	《黄（黃）帝素问（問）宣明论（論）方》	滑石（06322110100107002），甘草（06156310300203002），青黛（06199990800100879）	青黛；甘草［厚片］；滑石［碎块或细粉］
368	祛暑方	祛暑方	0600510091	李氏清暑益气（氣）汤（湯）	《脾胃论（論）》	黄芪（06156310100603002），苍术（06174410500303000），升麻（06153710500103004），人参（06164210300102000），泽泻（06190810600103001），麸炒六神曲（06199990800300217），陈皮（06157040400306004），白术（06174410500203003），麦冬（06192910400300001），当归（06164310100302003），炙甘草（06156310300203354），青皮（06157040400406001），黄柏（06157020500206008），葛根（06156310100803006），五味子（06154140200200007）	麦冬；五味子；麸炒六神曲［麸炒］；人参；当归［薄片］；黄芪；苍术；升麻；泽泻；白术；葛根［厚片］；炙甘草［厚片，蜜炙］；青皮［厚片或丝］；陈皮；黄柏［丝］
369	祛暑方	祛暑方	0600510107	薷苓汤（湯）	《古今医（醫）统（統）大全》引《太平惠民和剂（劑）局方》	香薷（06172250500504005），姜黄连（06153710500302346），姜厚朴（06154120500206343），炒白扁豆（06156340600400115），猪苓（06400210100203005），泽泻（06190810600103001），白术（06174410500203003），茯苓（06400210100403009），生姜（06193510500403009）	炒白扁豆［炒黄］；姜黄连［薄片，姜汁炙］；香薷［段］；猪苓；泽泻；白术；生姜［厚片］；茯苓［块或厚片］；姜厚朴［丝，姜汁炙］

续表

序号	主分类	次分类	方编码	方名	来源	组成与代码	给付规格与要求
370	祛暑方	祛暑方	0600510114	二香散	《伤（傷）寒图（圖）歌活人指掌》	紫苏叶（06172220700107009），陈皮（06157040400306004），苍术（06174410500303000），香薷（06172250500504005），香附（06191310500103006），厚朴（06154120500206008），甘草（06156310300203002），白扁豆（06156340600400009）	白扁豆；香薷［段］；苍术；甘草［厚片］；香附［厚片或碾碎］；陈皮；厚朴［丝］；紫苏叶［碎品］
371	祛暑方	祛暑方	0600510121	缩脾饮	《普济（濟）方》	炒白扁豆（06156340600400115）	炒白扁豆［炒黄］
372	温里方	温中祛寒	0600610012	理中丸	《伤（傷）寒论（論）》	人参（06164210300102000），炙甘草（06156310300203354），白术（06174410500203003），干姜（06193510500203005）	人参［薄片］；白术［厚片］；炙甘草［厚片，蜜炙］；干姜［厚片或块］
373	温里方	温中祛寒	0600610029	小建中汤（湯）	《伤（傷）寒论（論）》	桂枝（06154520200103001），白芍（06153710100202008），生姜（06193510500403009），大枣（06159640200100000），炙甘草（06156310300203354），饴糖	饴糖；白芍［薄片］；桂枝；生姜［厚片］；炙甘草［厚片，蜜炙］；大枣［破开或去核］
374	温里方	温中祛寒	0600610036	吴（吳）茱萸汤（湯）	《伤（傷）寒论（論）》	制吴茱萸（06157040200300370），人参（06164210300102000），生姜（06193510500403009），大枣（06159640200100000）	制吴茱萸［甘草汁炙］；人参［薄片］；生姜［厚片］；大枣［破开或去核］
375	温里方	温中祛寒	0600610043	大建中汤（湯）	《金匮要略》	花椒（06157040400200005），干姜（06193510500203005），人参（06164210300102000），饴糖	饴糖；人参［薄片］；花椒［除去椒目、果柄等］；干姜［厚片或块］
376	温里方	温中祛寒	0600610050	当（當）归（歸）建中汤（湯）	《备（備）急千金要方》	当归（06164310100302003），肉桂（06154520500100007），白芍（06153710100202008），生姜（06193510500403009），大枣（06159640200100000），炙甘草（06156310300203354）	当归；白芍［薄片］；生姜［厚片］；炙甘草［厚片，蜜炙］；大枣［破开或去核］；肉桂［去粗皮］
377	温里方	温中祛寒	0600610067	附子理中丸	《太平惠民和剂（劑）局方》	炮附片（06153710400303221），人参（06164210300102000），炮姜（06193510500203227），炙甘草（06156310300203354），白术（06174410500203003）	人参［薄片］；白术［厚片］；炙甘草［厚片，蜜炙］；炮姜［厚片或块，砂烫］；炮附片［片，砂烫］
378	温里方	温中祛寒	0600610074	连（連）理汤（湯）	《秘传（傳）证（證）治要诀（訣）及类（類）方》	人参（06164210300102000），白术（06174410500203003），干姜（06193510500203005），炙甘草（06156310300203354），黄连片（06153710500302001），茯苓（06400210100403009）	人参；黄连片［薄片］；白术［厚片］；炙甘草［厚片，蜜炙］；干姜［厚片或块］；茯苓［块或厚片］

续表

序号	主分类	次分类	方编码	方名	来源	组成与代码	给付规格与要求
379	温里方	温中祛寒	0600610081	丁香散	《三因极（極）一病证（證）方论（論）》	丁香（06163430300100009），柿蒂（06170930800100009），高良姜（06193510500602006），炙甘草（06156310300203354）	丁香；柿蒂；高良姜［薄片］；炙甘草［厚片，蜜炙］
380	温里方	温中祛寒	0600610104	丁萸理中汤（湯）	《医（醫）宗金鉴（鑒）》	丁香（06163430300100009），制吴茱萸（06157040200300370），党参片（06174110100203006），白术（06174410500203003），干姜（06193510500203005），炙甘草（06156310300203354）	丁香；制吴茱萸［甘草汁炙］；党参片；白术［厚片］；炙甘草［厚片，蜜炙］；干姜［厚片或块］
381	温里方	温中祛寒	0600610111	茵陈（陳）理中汤（湯）	《阴（陰）证（證）略例》	茵陈（06174450500707002），干姜（06193510500203005），人参（06164210300102000），白术（06174410500203003），炙甘草（06156310300203354）	人参［薄片］；茵陈［搓碎或切碎］；白术［厚片］；炙甘草［厚片，蜜炙］；干姜［厚片或块］
382	温里方	温中祛寒	0600610128	桂附理中汤（湯）	《证（證）治宝（寶）鉴（鑒）》	肉桂（06154520500100007），炮附片（06153710400303221），党参片（06174110100203006），白术（06174410500203003），干姜（06193510500203005），炙甘草（06156310300203354）	党参片；白术［厚片］；炙甘草［厚片，蜜炙］；干姜［厚片或块］；炮附片［片，砂烫］；肉桂［去粗皮］
383	温里方	温中祛寒	0600610135	乌（烏）头（頭）桂枝汤（湯）	《金匮要略》	制川乌（06153710400103708），桂枝（06154520200103001），白芍（06153710100202008），炙甘草（06156310300203354），生姜（06193510500403009），大枣（06159640200100000）	白芍［薄片］；桂枝；生姜［厚片］；炙甘草［厚片，蜜炙］；制川乌［片，煮］；大枣［破开或去核］
384	温里方	温中祛寒	0600610142	当（當）归（歸）生姜羊肉汤（湯）	《金匮要略》	当归（06164310100302003），生姜（06193510500403009），羊肉（06220210200105007）	当归［薄片］；生姜［厚片］；羊肉［块］
385	温里方	温中祛寒	0600610159	附子粳米汤（湯）	《金匮要略》	炮附片（06153710400303221），法半夏（06191610600200712），甘草（06156310300203002），大枣（06159640200100000），粳米（06191240600100004）	粳米；法半夏［甘草石灰水制］；甘草［厚片］；炮附片［片，砂烫］；大枣［破开或去核］
386	温里方	温中祛寒	0600610166	逐寒荡（蕩）惊（驚）汤（湯）	《福幼编》	胡椒（06150340200100008），炮姜（06193510500203227），肉桂（06154520500100007）	胡椒；炮姜［厚片或块，砂烫］；肉桂［去粗皮］
387	温里方	温中祛寒	0600610173	茵陈（陳）术（朮）附汤（湯）	《医（醫）学（學）心悟》	茵陈（06174450500707002），白术（06174410500203003），附片（06153710400303009），干姜（06193510500203005），炙甘草（06156310300203354），肉桂（06154520500100007）	茵陈［搓碎或切碎］；白术［厚片］；炙甘草［厚片，蜜炙］；干姜［厚片或块］；附片［片］；肉桂［去粗皮］

续表

序号	主分类	次分类	方编码	方名	来源	组成与代码	给付规格与要求
388	温里方	温中祛寒	0600610180	丁桂散	《外科传（傳）薪集》	丁香（06163430300100009），肉桂（06154520500100007）	丁香；肉桂［去粗皮］
389	温里方	温中祛寒	0600610197	甘草干（幹）姜茯苓白术（朮）汤（湯）	《金匮要略》	茯苓（06400210100403009），白术（06174410500203003），干姜（06193510500203005），甘草（06156310300203002）	白术；甘草［厚片］；干姜［厚片或块］；茯苓［块或厚片］
390	温里方	温中祛寒	0600610203	赤丸	《金匮要略》	茯苓（06400210100403009），姜半夏（06191610600200729），制川乌（06153710400103708），细辛（06152010300104005），朱砂粉（06310210100107851）	姜半夏［姜矾制］；细辛［段］；朱砂粉［粉，水飞］；茯苓［块或厚片］；制川乌［片，煮］
391	温里方	温中祛寒	0600610210	九痛丸	《金匮要略》	炮附片（06153710400303221），醋狼毒（06157710100203322），巴豆霜（06157740200100832），人参（06164210300102000），干姜（06193510500203005），吴茱萸（06157040200300004）	吴茱萸；巴豆霜［制霜或取仁碾细，加适量淀粉使脂肪油含量符合规定］；人参［薄片］；干姜［厚片或块］；醋狼毒［片，醋炙］；炮附片［片，砂烫］
392	温里方	温中祛寒	0600610227	乌（烏）头（頭）赤石脂丸	《金匮要略》	制川乌（06153710400103708），花椒（06157040400200005），干姜（06193510500203005），炮附片（06153710400303221），赤石脂（06322310100107006）	花椒［除去椒目、果柄等］；赤石脂［打碎或研细粉］；干姜［厚片或块］；炮附片［片，砂烫］；制川乌［片，煮］
393	温里方	温中祛寒	0600610234	乌（烏）头（頭）煎	《金匮要略》	制川乌（06153710400103708），蜂蜜（06210740100200005）	蜂蜜；制川乌［片，煮］
394	温里方	温中祛寒	0600610241	甘草干（幹）姜汤（湯）	《伤（傷）寒论（論）》	炙甘草（06156310300203354），干姜（06193510500203005）	炙甘草［厚片，蜜炙］；干姜［厚片或块］
395	温里方	温中祛寒	0600610258	安中散	《太平惠民和剂（劑）局方》	延胡索（06154710600103002），高良姜（06193510500602006），炮姜（06193510500203227），小茴香（06164340200100001），肉桂（06154520500100007），煅牡蛎（06205120300107515），炒甘草（06156310300203118）	小茴香；高良姜［薄片］；延胡索［厚片］；炒甘草［厚片，炒黄］；炮姜［厚片或块，砂烫］；肉桂［去粗皮］；煅牡蛎［碎块，明煅］

续表

序号	主分类	次分类	方编码	方名	来源	组成与代码	给付规格与要求
396	温里方	温中祛寒	0600610265	扶阳（陽）助胃汤（湯）	《卫（衛）生宝（寶）鉴（鑒）》	炮姜（06193510500203227），人参（06164210300102000），草豆蔻（06193540600100003），炙甘草（06156310300203354），肉桂（06154520500100007），白芍（06153710100202008），陈皮（06157040400306004），白术（06174410500203003），吴茱萸（06157040200300004），炮附片（06153710400303221），益智仁（06193540200500005）	草豆蔻；吴茱萸；人参；白芍［薄片］；白术［厚片］；炙甘草［厚片，蜜炙］；炮姜［厚片或块，砂烫］；炮附片［片，砂烫］；肉桂［去粗皮］；益智仁［去外壳］；陈皮［丝］
397	温里方	温中祛寒	0600610272	和胃二陈（陳）煎	《景岳（嶽）全书（書）》	干姜（06193510500203005），砂仁（06193540200300001），陈皮（06157040400306004），姜半夏（06191610600200729），茯苓（06400210100403009），炙甘草（06156310300203354）	砂仁；姜半夏［姜矾制］；炙甘草［厚片，蜜炙］；干姜［厚片或块］；茯苓［块或厚片］；陈皮［丝］
398	温里方	温中祛寒	0600610289	蟠葱（蔥）散	《太平惠民和剂（劑）局方》	漂苍术（06174410500303901），炙甘草（06156310300203354），延胡索（06154710600103002），肉桂（06154520500100007），炮姜（06193510500203227），砂仁（06193540200300001），海桐皮（06156320500306007），槟榔（06191440600102002），莪术（06193510500703000），三棱（06190310600102009），茯苓（06400210100403009），青皮（06157040400406001），葱白（06192910701000006）	砂仁；葱白；槟榔；三棱［薄片］；延胡索；莪术［厚片］；漂苍术［厚片，米泔水漂］；炙甘草［厚片，蜜炙］；炮姜［厚片或块，砂烫］；青皮［厚片或丝］；茯苓［块或厚片］；海桐皮［块或丝］；肉桂［去粗皮］
399	温里方	温中祛寒	0600610296	神香散	《景岳（嶽）全书（書）》	丁香（06163430300100009），豆蔻（06193540200200004）	丁香；豆蔻
400	温里方	温中祛寒	0600610302	胃关（關）煎	《景岳（嶽）全书（書）》	熟地黄（06172410400103610），炒山药（06193210500103113），炒白扁豆（06156340600400115），炙甘草（06156310300203354），干姜（06193510500203005），制吴茱萸（06157040200300370），麸炒白术（06174410500203218）	炒白扁豆［炒黄］；制吴茱萸［甘草汁炙］；熟地黄［厚片，酒炖或蒸］；炙甘草［厚片，蜜炙］；麸炒白术［厚片，蜜炙麸皮炒］；炒山药［厚片，清炒］；干姜［厚片或块］

续表

序号	主分类	次分类	方编码	方名	来源	组成与代码	给付规格与要求
401	温里方	温中祛寒	0600610319	五德丸	《景岳（嶽）全书（書）》	补骨脂（06156340200200009），制吴茱萸（06157040200300370），木香（06174410100303004），干姜（06193510500203005），五味子（06154140200200007）	补骨脂；五味子；制吴茱萸［甘草汁炙］；木香［厚片］；干姜［厚片或块］
402	温里方	温中祛寒	0600610326	壮原汤（湯）	《赤水玄珠全集》	人参（06164210300102000），白术（06174410500203003），茯苓（06400210100403009），补骨脂（06156340200200009），肉桂（06154520500100007），附片（06153710400303009），干姜（06193510500203005），砂仁（06193540200300001），陈皮（06157040400306004）	补骨脂；砂仁；人参［薄片］；白术［厚片］；干姜［厚片或块］；茯苓［块或厚片］；附片［片］；肉桂［去粗皮］；陈皮［丝］
403	温里方	温中祛寒	0600610333	中满分消汤（湯）	《兰（蘭）室秘藏》	制川乌（06153710400103708），泽泻（06190810600103001），黄连片（06153710500302001），人参（06164210300102000），青皮（06157040400406001），当归（06164310100302003），生姜（06193510500403009），麻黄（06141021000104008），柴胡（06164310101003008），干姜（06193510500203005），荜澄茄（06154540200100008），益智仁（06193540200500005），法半夏（06191610600200712），茯苓（06400210100403009），木香（06174410100303004），升麻（06153710500103004），黄芪（06156310100603002），吴茱萸（06157040200300004），厚朴（06154120500206008），草豆蔻（06193540600100003），黄柏（06157020500206008）	荜澄茄；吴茱萸；草豆蔻；法半夏［甘草石灰水制］；黄连片；人参；当归［薄片］；麻黄［段］；泽泻；生姜；柴胡；木香；升麻；黄芪［厚片］；干姜［厚片或块］；青皮［厚片或丝］；茯苓［块或厚片］；制川乌［片，煮］；益智仁［去外壳］；厚朴；黄柏［丝］
404	温里方	回阳救逆	0600620011	四逆汤（湯）	《伤（傷）寒论（論）》	炙甘草（06156310300203354），附片（06153710400303009），干姜（06193510500203005）	炙甘草［厚片，蜜炙］；干姜［厚片或块］；附片［片］

续表

序号	主分类	次分类	方编码	方名	来源	组成与代码	给付规格与要求
405	温里方	回阳救逆	0600620028	回阳（陽）救急汤（湯）	《伤（傷）寒六书（書）》	熟附片（06153710400303696），干姜（06193510500203005），人参（06164210300102000），炙甘草（06156310300203354），麸炒白术（06174410500203218），肉桂（06154520500100007），陈皮（06157040400306004），五味子（06154140200200007），茯苓（06400210100403009），法半夏（06191610600200712），生姜（06193510500403009），麝香（06220640100100008）	五味子；麝香；法半夏［甘草石灰水制］；人参［薄片］；生姜［厚片］；炙甘草［厚片，蜜炙］；麸炒白术［厚片，蜜炙麸皮炒］；干姜［厚片或块］；茯苓［块或厚片］；熟附片［片，米泔水漂后再蒸］；肉桂［去粗皮］；陈皮［丝］
406	温里方	回阳救逆	0600620035	参（參）附汤（湯）	《重订（訂）严（嚴）氏济（濟）生方》	人参（06164210300102000），炮附片（06153710400303221）	人参［薄片］；炮附片［片，砂烫］
407	温里方	回阳救逆	0600620042	参（參）附龙（龍）牡救逆汤（湯）	《中医（醫）儿（兒）科学（學）》	人参（06164210300102000），附片（06153710400303009），煅龙骨（06338110100105511），白芍（06153710100202008），炙甘草（06156310300203354），煅牡蛎（06205120300107515）	人参；白芍［薄片］；炙甘草［厚片，蜜炙］；煅龙骨［块，明煅］；附片［片］；煅牡蛎［碎块，明煅］
408	温里方	回阳救逆	0600620059	六味回阳（陽）饮（飲）	《景岳（嶽）全书（書）》	人参（06164210300102000），炮附片（06153710400303221），干姜（06193510500203005），炙甘草（06156310300203354），熟地黄（06172410400103610），当归（06164310100302003）	人参；当归［薄片］；熟地黄［厚片，酒炖或蒸］；炙甘草［厚片，蜜炙］；干姜［厚片或块］；炮附片［片，砂烫］
409	温里方	回阳救逆	0600620066	白通汤（湯）	《伤（傷）寒论（論）》	葱白（06192910701000006），干姜（06193510500203005），附片（06153710400303009）	葱白；干姜［厚片或块］；附片［片］
410	温里方	回阳救逆	0600620073	白通加猪（豬）胆（膽）汁汤（湯）	《伤（傷）寒论（論）》	葱白（06192910701000006），干姜（06193510500203005），附片（06153710400303009），童便（06220140100200000），猪胆汁（06220540100200008）	葱白；童便；猪胆汁；干姜［厚片或块］；附片［片］
411	温里方	回阳救逆	0600620080	茯苓四逆汤（湯）	《伤（傷）寒论（論）》	茯苓（06400210100403009），人参（06164210300102000），附片（06153710400303009），炙甘草（06156310300203354），干姜（06193510500203005）	人参［薄片］；炙甘草［厚片，蜜炙］；干姜［厚片或块］；茯苓［块或厚片］；附片［片］
412	温里方	回阳救逆	0600620097	干（幹）姜附子汤（湯）	《伤（傷）寒论（論）》	干姜（06193510500203005），附片（06153710400303009）	干姜［厚片或块］；附片［片］

续表

序号	主分类	次分类	方编码	方名	来源	组成与代码	给付规格与要求
413	温里方	回阳救逆	0600620103	通脉（脈）四逆汤（湯）	《伤（傷）寒论（論）》	炙甘草（06156310300203354），附片（06153710400303009），干姜（06193510500203005）	炙甘草［厚片，蜜炙］；干姜［厚片或块］；附片［片］
414	温里方	回阳救逆	0600620110	通脉（脈）四逆加猪（豬）胆（膽）汤（湯）	《伤（傷）寒论（論）》	炙甘草（06156310300203354），附片（06153710400303009），干姜（06193510500203005），猪胆汁（06220540100200008）	猪胆汁；炙甘草［厚片，蜜炙］；干姜［厚片或块］；附片［片］
415	温里方	回阳救逆	0600620127	四逆加人参（參）汤（湯）	《伤（傷）寒论（論）》	炙甘草（06156310300203354），附片（06153710400303009），干姜（06193510500203005），人参（06164210300102000）	人参［薄片］；炙甘草［厚片，蜜炙］；干姜［厚片或块］；附片［片］
416	温里方	温经散寒	0600630010	当（當）归（歸）四逆汤（湯）	《伤（傷）寒论（論）》	当归（06164310100302003），桂枝（06154520200103001），白芍（06153710100202008），细辛（06152010300104005），通草（06164220300103006），大枣（06159640200100000），炙甘草（06156310300203354）	当归；白芍［薄片］；细辛［段］；桂枝；通草［厚片］；炙甘草［厚片，蜜炙］；大枣［破开或去核］
417	温里方	温经散寒	0600630027	阳（陽）和汤（湯）	《外科证（證）治全生集》	熟地黄（06172410400103610），芥子（06154940600100002），鹿角胶（06220640200100960），姜炭（06193510500203418），麻黄（06141021000104008），肉桂（06154520500100007），甘草（06156310300203002）	芥子；鹿角胶［制胶］；麻黄［段］；甘草［厚片］；熟地黄［厚片，酒炖或蒸］；姜炭［厚片或块，炒炭］；肉桂［去粗皮］
418	温里方	温经散寒	0600630034	小金丹	《外科证（證）治全生集》	枫香脂（06155890200200000），制草乌（06153710400500705），五灵脂（06221040100100005），地龙（06203110200104006），木鳖子（06174040600107002），没药（06157290200100009），乳香（06157290200200006），麝香（06220640100100008），当归身（06164310101402009），糯米（06191240500500003）	枫香脂；五灵脂；没药；乳香；麝香；糯米；制草乌［煮］；当归身［薄片］；地龙［段］；木鳖子［去壳取仁捣碎］
419	温里方	温经散寒	0600630041	长（長）胎白术（朮）散	《叶（葉）氏女科证（證）治》	白术（06174410500203003），川芎（06164310500103002），熟地黄（06172410400103610），阿胶（06220340200100969），黄芪（06156310100603002），当归（06164310100302003），牡蛎（06205120300107003），茯苓（06400210100403009），艾叶（06174420700100002），补骨脂（06156340200200009）	补骨脂；阿胶［制胶］；当归［薄片］；白术；川芎；黄芪［厚片］；熟地黄［厚片，酒炖或蒸］；茯苓［块或厚片］；艾叶［去梗］；牡蛎［碎块］

续表

序号	主分类	次分类	方编码	方名	来源	组成与代码	给付规格与要求
420	温里方	温经散寒	0600630058	黄（黃）芪桂枝五物汤（湯）	《金匮要略》	黄芪（06156310100603002），白芍（06153710100202008），桂枝（06154520200103001），生姜（06193510500403009），大枣（06159640200100000）	白芍［薄片］；黄芪；桂枝；生姜［厚片］；大枣［破开或去核］
421	温里方	温经散寒	0600630065	当（當）归（歸）四逆加吴（吳）茱萸生姜汤（湯）	《伤（傷）寒论（論）》	当归（06164310100302003），桂枝（06154520200103001），白芍（06153710100202008），细辛（06152010300104005），大枣（06159640200100000），炙甘草（06156310300203354），通草（06164220300103006），吴茱萸（06157040200300004），生姜（06193510500403009），清酒	吴茱萸；清酒；当归；白芍［薄片］；细辛［段］；桂枝；通草；生姜［厚片］；炙甘草［厚片，蜜炙］；大枣［破开或去核］
422	温里方	温经散寒	0600630072	蜘蛛散	《金匮要略》	蜘蛛，桂枝（06154520200103001）	蜘蛛；桂枝［厚片］
423	温里方	温经散寒	0600630096	仓（倉）卒散	《三因极（極）一病证（證）方论（論）》	栀子（06173540200107002），炮附片（06153710400303221）	栀子［碾碎］；炮附片［片，砂烫］
424	温里方	温经散寒	0600630102	麻桂饮（飲）	《景岳（嶽）全书（書）》	肉桂（06154520500100007），当归（06164310100302003），炙甘草（06156310300203354），陈皮（06157040400306004），麻黄（06141021000104008）	当归［薄片］；麻黄［段］；炙甘草［厚片，蜜炙］；肉桂［去粗皮］；陈皮［丝］
425	温里方	温经散寒	0600630119	三气（氣）饮（飲）	《景岳（嶽）全书（書）》	当归（06164310100302003），枸杞子（06172340200200007），杜仲（06155920500106006），熟地黄（06172410400103610），牛膝（06152510100204009），茯苓（06400210100403009），酒白芍（06153710100202312），肉桂（06154520500100007），细辛（06152010300104005），白芷（06164310100203003），炙甘草（06156310300203354），附片（06153710400303009），生姜（06193510500403009）	枸杞子；当归［薄片］；酒白芍［薄片，酒炙］；牛膝；细辛［段］；白芷；生姜［厚片］；熟地黄［厚片，酒炖或蒸］；炙甘草［厚片，蜜炙］；茯苓［块或厚片］；杜仲［块或丝］；附片［片］；肉桂［去粗皮］
426	温里方	温经散寒	0600630126	木萸散	《医（醫）学（學）入门（門）》	吴茱萸（06157040200300004）	吴茱萸

续表

序号	主分类	次分类	方编码	方名	来源	组成与代码	给付规格与要求
427	温里方	温经散寒	0600630133	茴香安肾（腎）汤（湯）	《古今医（醫）鉴（鑒）》	人参（06164210300102000），白术（06174410500203003），茯苓（06400210100403009），泽泻（06190810600103001），小茴香（06164340200100001），补骨脂（06156340200200009），黄柏（06157020500206008），木香（06174410100303004），槟榔（06191440600102002），乌药（06154510400102003），香附（06191310500103006），砂仁（06193540200300001），延胡索（06154710600103002），升麻（06153710500103004），炙甘草（06156310300203354），荔枝核（06159340600100005）	小茴香；补骨脂；砂仁；荔枝核；人参；槟榔；乌药［薄片］；白术；泽泻；木香；延胡索；升麻［厚片］；炙甘草［厚片，蜜炙］；香附［厚片或碾碎］；茯苓［块或厚片］；黄柏［丝］
428	补益方	补气	0600710019	四君子汤（湯）	《太平惠民和剂（劑）局方》	人参（06164210300102000），白术（06174410500203003），茯苓（06400210100403009），炙甘草（06156310300203354）	人参［薄片］；白术［厚片］；炙甘草［厚片，蜜炙］；茯苓［块或厚片］
429	补益方	补气	0600710026	参（參）苓白术（朮）散	《太平惠民和剂（劑）局方》	莲子（06153240600200001），薏苡仁（06191240500100005），砂仁（06193540200300001），桔梗（06174110100303003），炙甘草（06156310300203354），炒白扁豆（06156340600400115），茯苓（06400210100403009），人参（06164210300102000），白术（06174410500203003），山药（06193210500103007）	薏苡仁；砂仁；炒白扁豆［炒黄］；人参［薄片］；桔梗；白术；山药［厚片］；炙甘草［厚片，蜜炙］；茯苓［块或厚片］；莲子［切开，去心］
430	补益方	补气	0600710033	补（補）中益气（氣）汤（湯）	《内（內）外伤（傷）辨惑论（論）》	黄芪（06156310100603002），炙甘草（06156310300203354），人参（06164210300102000），当归（06164310100302003），陈皮（06157040400306004），升麻（06153710500103004），柴胡（06164310101003008），白术（06174410500203003）	人参；当归［薄片］；黄芪；升麻；柴胡；白术［厚片］；炙甘草［厚片，蜜炙］；陈皮［丝］
431	补益方	补气	0600710040	生脉（脈）散	《医（醫）学（學）启（啓）源》	人参（06164210300102000），麦冬（06192910400300001），五味子（06154140200200007）	麦冬；五味子；人参［薄片］
432	补益方	补气	0600710057	玉屏风（風）散	《医（醫）方类（類）聚》引《究原方》	炙黄芪（06156310100603354），白术（06174410500203003），防风（06164310100503004）	白术；防风［厚片］；炙黄芪［厚片，蜜炙］

续表

序号	主分类	次分类	方编码	方名	来源	组成与代码	给付规格与要求
433	补益方	补气	0600710064	完带（帶）汤（湯）	《傅青主女科》	人参（06164210300102000），土炒白术（06174410500203263），酒白芍（06153710100202312），炒山药（06193210500103113），麸炒苍术（06174410500303215），陈皮（06157040400306004），柴胡（06164310101003008），荆芥穗炭（06172230700100412），酒车前子（06173440600100316），甘草（06156310300203002）	荆芥穗炭［炒炭］；酒车前子［酒炙］；人参［薄片］；酒白芍［薄片，酒炙］；柴胡；甘草［厚片］；炒山药［厚片，清炒］；土炒白术［厚片，土炒］；麸炒苍术［厚片，麸炒］；陈皮［丝］
434	补益方	补气	0600710071	人参（參）五味子汤（湯）	《幼幼集成》	人参（06164210300102000），茯苓（06400210100403009），漂白术（06174410500203904），五味子（06154140200200007），麦冬（06192910400300001），炙甘草（06156310300203354）	五味子；麦冬；人参［薄片］；漂白术［厚片，米泔水漂］；炙甘草［厚片，蜜炙］；茯苓［块或厚片］
435	补益方	补气	0600710088	保元汤（湯）	《博爱（愛）心鉴（鑒）》	人参（06164210300102000），黄芪（06156310100603002），炙甘草（06156310300203354），肉桂（06154520500100007），生姜（06193510500403009）	人参［薄片］；黄芪；生姜［厚片］；炙甘草［厚片，蜜炙］；肉桂［去粗皮］
436	补益方	补气	0600710095	六君子汤（湯）	《医（醫）学（學）正传（傳）》引《太平惠民和剂（劑）局方》	人参（06164210300102000），白术（06174410500203003），茯苓（06400210100403009），甘草（06156310300203002），陈皮（06157040400306004），姜半夏（06191610600200729），生姜（06193510500403009），大枣（06159640200100000）	姜半夏［姜矾制］；人参［薄片］；白术；甘草；生姜［厚片］；茯苓［块或厚片］；大枣［破开或去核］；陈皮［丝］
437	补益方	补气	0600710101	香砂六君子汤（湯）	《古今名医（醫）方论（論）》	人参（06164210300102000），白术（06174410500203003），茯苓（06400210100403009），炙甘草（06156310300203354），木香（06174410100303004），砂仁（06193540200300001），姜半夏（06191610600200729），陈皮（06157040400306004），生姜（06193510500403009）	砂仁；姜半夏［姜矾制］；人参［薄片］；白术；木香；生姜［厚片］；炙甘草［厚片，蜜炙］；茯苓［块或厚片］；陈皮［丝］
438	补益方	补气	0600710118	加味四君子汤（湯）	《三因极（極）一病证（證）方论（論）》	人参（06164210300102000），黄芪（06156310100603002），茯苓（06400210100403009），白术（06174410500203003），炙甘草（06156310300203354），白扁豆（06156340600400009）	白扁豆；人参［薄片］；黄芪；白术［厚片］；炙甘草［厚片，蜜炙］；茯苓［块或厚片］

续表

序号	主分类	次分类	方编码	方名	来源	组成与代码	给付规格与要求
439	补益方	补气	0600710125	七味白术（朮）散	《小儿（兒）药（藥）证（證）直诀（訣）》	人参（06164210300102000），茯苓（06400210100403009），白术（06174410500203003），广藿香（06172250500104007），木香（06174410100303004），甘草（06156310300203002），葛根（06156310100803006）	人参［薄片］；广藿香［段］；白术；木香；甘草；葛根［厚片］；茯苓［块或厚片］
440	补益方	补气	0600710132	益气（氣）升阳（陽）通络（絡）方	《眼底病的中医（醫）证（證）治研究》	人参（06164210300102000），黄芪（06156310100603002），白芍（06153710100202008），白术（06174410500203003），当归（06164310100302003），蔓荆子（06172140200100006），知母（06192910500303001），升麻（06153710500103004），夜明砂（06220740100100005），鸡血藤（06156320100103006），甘草（06156310300203002）	蔓荆子；夜明砂；人参；白芍；当归［薄片］；黄芪；白术；知母；升麻；甘草［厚片］；鸡血藤［片］
441	补益方	补气	0600710149	举（舉）元煎	《景岳（嶽）全书（書）》	人参（06164210300102000），炙黄芪（06156310100603354），炙甘草（06156310300203354），麸炒升麻（06153710500103219），麸炒白术（06174410500203218）	人参［薄片］；炙黄芪；炙甘草［厚片，蜜炙］；麸炒白术［厚片，蜜炙麸皮炒］；麸炒升麻［厚片，麸炒］
442	补益方	补气	0600710156	益气（氣）聪（聰）明汤（湯）	《东（東）垣试（試）效方》	黄芪（06156310100603002），人参（06164210300102000），炙甘草（06156310300203354），麸炒升麻（06153710500103219），炒蔓荆子（06172140200100112），白芍（06153710100202008），黄柏（06157020500206008），葛根（06156310100803006）	炒蔓荆子［清炒］；人参；白芍［薄片］；黄芪；葛根［厚片］；炙甘草［厚片，蜜炙］；麸炒升麻［厚片，麸炒］；黄柏［丝］
443	补益方	补气	0600710163	升陷汤（湯）	《医（醫）学（學）衷中参（參）西录（錄）》	黄芪（06156310100603002），知母（06192910500303001），柴胡（06164310101003008），桔梗（06174110100303003），升麻（06153710500103004）	黄芪；知母；柴胡；桔梗；升麻［厚片］

续表

序号	主分类	次分类	方编码	方名	来源	组成与代码	给付规格与要求
444	补益方	补气	0600710170	升阳（陽）益胃汤（湯）	《内（内）外伤（傷）辨惑论（論）》	黄芪（06156310100603002），姜半夏（06191610600200729），人参（06164210300102000），炙甘草（06156310300203354），独活（06164310100802008），防风（06164310100503004），白芍（06153710100202008），羌活（06164310300103004），陈皮（06157040400306004），茯苓（06400210100403009），柴胡（06164310101003008），泽泻（06190810600103001），白术（06174410500203003），黄连片（06153710500302001），生姜（06193510500403009），大枣（06159640200100000）	姜半夏［姜矾制］；人参；独活；白芍；黄连片［薄片］；黄芪；防风；羌活；柴胡；泽泻；白术；生姜［厚片］；炙甘草［厚片，蜜炙］；茯苓［块或厚片］；大枣［破开或去核］；陈皮［丝］
445	补益方	补气	0600710187	补（補）气（氣）运（運）脾汤（湯）	《证（證）治准绳（繩）》引《医（醫）学（學）统（統）旨》	人参（06164210300102000），白术（06174410500203003），茯苓（06400210100403009），甘草（06156310300203002），炙黄芪（06156310100603354），橘红（06157040400507005），砂仁（06193540200300001），生姜（06193510500403009），大枣（06159640200100000）	砂仁；人参［薄片］；白术；甘草；生姜［厚片］；炙黄芪［厚片，蜜炙］；茯苓［块或厚片］；大枣［破开或去核］；橘红［碎］
446	补益方	补气	0600710194	补（補）肺汤（湯）	《永类（類）钤方》	人参（06164210300102000），黄芪（06156310100603002），熟地黄（06172410400103610），五味子（06154140200200007），紫菀（06174410300103008），桑白皮（06151220600106000）	五味子；人参［薄片］；黄芪［厚片］；熟地黄［厚片，酒炖或蒸］；紫菀［厚片或段］；桑白皮［丝］
447	补益方	补气	0600710200	何人饮（飲）	《景岳（嶽）全书（書）》	何首乌（06152310400103008），人参（06164210300102000），当归（06164310100302003），陈皮（06157040400306004），煨姜（06193510500403801）	人参；当归［薄片］；何首乌［厚片或块］；煨姜［厚片或块，煨］；陈皮［丝］
448	补益方	补气	0600710217	黄（黄）芪建中汤（湯）	《金匮要略》	黄芪（06156310100603002），白芍（06153710100202008），桂枝（06154520200103001），炙甘草（06156310300203354），生姜（06193510500403009），大枣（06159640200100000），饴糖	饴糖；白芍［薄片］；黄芪；桂枝；生姜［厚片］；炙甘草［厚片，蜜炙］；大枣［破开或去核］

续表

序号	主分类	次分类	方编码	方名	来源	组成与代码	给付规格与要求
449	补益方	补气	0600710224	安冲（沖）汤（湯）	《医（醫）学（學）衷中参（參）西录（錄）》	黄芪（06156310100603002），龙骨（06338110100105009），牡蛎（06205120300107003），地黄（06172410400103009），白芍（06153710100202008），海螵蛸（06207130100105008），茜草（06173510300103006），续断片（06173910100103006），白术（06174410500203003）	白芍［薄片］；黄芪；地黄；续断片；白术［厚片］；茜草［厚片或段］；龙骨［块］；牡蛎［碎块］；海螵蛸［小块］
450	补益方	补气	0600710231	黄（黃）芪汤（湯）	《金匮翼》	黄芪（06156310100603002），陈皮（06157040400306004），火麻仁（06151240200300004），蜂蜜（06210740100200005）	火麻仁；蜂蜜；黄芪［厚片］；陈皮［丝］
451	补益方	补气	0600710248	异（異）功散	《小儿（兒）药（藥）证（證）直诀（訣）》	人参（06164210300102000），白术（06174410500203003），茯苓（06400210100403009），炙甘草（06156310300203354），陈皮（06157040400306004）	人参［薄片］；白术［厚片］；炙甘草［厚片，蜜炙］；茯苓［块或厚片］；陈皮［丝］
452	补益方	补气	0600710255	当（當）归（歸）鸡（雞）血藤汤（湯）	《中医（醫）伤（傷）科学（學）》	当归（06164310100302003），熟地黄（06172410400103610），龙眼肉（06159340800100003），白芍（06153710100202008），丹参（06172210300103006），鸡血藤（06156320100103006）	龙眼肉；当归；白芍［薄片］；丹参［厚片］；熟地黄［厚片，酒炖或蒸］；鸡血藤［片］
453	补益方	补气	0600710262	保真汤（湯）	《劳（勞）症十药（藥）神书（書）》	人参（06164210300102000），黄芪（06156310100603002），白术（06174410500203003），甘草（06156310300203002），茯苓（06400210100403009），五味子（06154140200200007），当归（06164310100302003），地黄（06172410400103009），熟地黄（06172410400103610），天冬（06192910400202008），麦冬（06192910400300001），白芍（06153710100202008），柴胡（06164310101003008），厚朴（06154120500206008），地骨皮（06172320600100008），黄柏（06157020500206008），知母（06192910500303001），陈皮（06157040400306004），生姜（06193510500403009），大枣（06159640200100000）	五味子；麦冬；人参；当归；天冬；白芍［薄片］；地骨皮［除去木心］；黄芪；白术；甘草；地黄；柴胡；知母；生姜［厚片］；熟地黄［厚片，酒炖或蒸］；茯苓［块或厚片］；大枣［破开或去核］；厚朴；黄柏；陈皮［丝］

续表

序号	主分类	次分类	方编码	方名	来源	组成与代码	给付规格与要求
454	补益方	补气	0600710279	温（溫）肺止流丹	《辨证（證）录（錄）》	人参（06164210300102000），荆芥（06172250500404008），细辛（06152010300104005），诃子（06163340200200009），甘草（06156310300203002），桔梗（06174110100303003），鱼脑石（06227230100100004）	诃子；鱼脑石；人参［薄片］；荆芥；细辛［段］；甘草；桔梗［厚片］
455	补益方	补气	0600710286	人参（參）健脾汤（湯）	《证（證）治准绳（繩）》	人参（06164210300102000），麸炒白术（06174410500203218），茯苓（06400210100403009），山药（06193210500103007），陈皮（06157040400306004），木香（06174410100303004），砂仁（06193540200300001），炙黄芪（06156310100603354），当归（06164310100302003），制远志（06157510100104717），炒酸枣仁（06159640600100112）	砂仁；炒酸枣仁［炒黄］；人参；当归［薄片］；制远志［段，甘草水煮］；山药；木香［厚片］；炙黄芪［厚片，蜜炙］；麸炒白术［厚片，蜜炙麸皮炒］；茯苓［块或厚片］；陈皮［丝］
456	补益方	补气	0600710293	五痿汤（湯）	《医（醫）学（學）心悟》	人参（06164210300102000），白术（06174410500203003），茯苓（06400210100403009），炙甘草（06156310300203354），当归（06164310100302003），薏苡仁（06191240500100005），麦冬（06192910400300001），黄柏（06157020500206008），知母（06192910500303001）	薏苡仁；麦冬；人参；当归［薄片］；白术；知母［厚片］；炙甘草［厚片，蜜炙］；茯苓［块或厚片］；黄柏［丝］
457	补益方	补气	0600710392	清心莲（蓮）子饮（飲）	《太平惠民和剂（劑）局方》	黄芩片（06172210100102605），麦冬（06192910400300001），地骨皮（06172320600100008），车前子（06173440600100002），炙甘草（06156310300203354），石莲子（06153240200100008），茯苓（06400210100403009），炙黄芪（06156310100603354），人参（06164210300102000）	麦冬；车前子；石莲子；人参［薄片］；黄芩片［薄片，煮法］；地骨皮［除去木心］；炙甘草；炙黄芪［厚片，蜜炙］；茯苓［块或厚片］
458	补益方	补气	0600710408	保生汤（湯）	《妇（婦）人大全良方》引温（溫）隐（隱）居方	人参（06164210300102000），甘草（06156310300203002），白术（06174410500203003），香附（06191310500103006），乌药（06154510400102003），橘红（06157040400507005）	人参；乌药［薄片］；甘草；白术［厚片］；香附［厚片或碾碎］；橘红［碎］

续表

序号	主分类	次分类	方编码	方名	来源	组成与代码	给付规格与要求
459	补益方	补气	0600710415	茯苓补（補）心汤（湯）	《三因极（極）一病证（證）方论（論）》	茯苓（06400210100403009）， 人参（06164210300102000）， 前胡（06164310100702001）， 姜半夏（06191610600200729）， 川芎（06164310500103002）， 陈皮（06157040400306004）， 麸炒枳壳（06157040100202217）， 紫苏叶（06172220700107009）， 桔梗（06174110100303003）， 炙甘草（06156310300203354）， 干姜（06193510500203005）， 当归（06164310100302003）， 白芍（06153710100202008）， 熟地黄（06172410400103610）	姜半夏［姜矾制］；人参；前胡；当归；白芍［薄片］；麸炒枳壳［薄片，麸炒］；川芎；桔梗［厚片］；熟地黄［厚片，酒炖或蒸］；炙甘草［厚片，蜜炙］；干姜［厚片或块］；茯苓［块或厚片］；陈皮［丝］；紫苏叶［碎品］
460	补益方	补气	0600710422	九仙王道糕	《万（萬）病回春》	莲子（06153240600200001）， 炒山药（06193210500103113）， 茯苓（06400210100403009）， 薏苡仁（06191240500100005）， 炒麦芽（06191290800200110）， 白扁豆（06156340600400009）， 芡实（06153240500100005）， 柿霜（06170990800100003）	薏苡仁；白扁豆；芡实；柿霜；炒麦芽［炒黄］；炒山药［厚片，清炒］；茯苓［块或厚片］；莲子［切开，去心］
461	补益方	补气	0600710446	凝神散	《医（醫）方类（類）聚》引《简（簡）易方》	人参（06164210300102000）， 白术（06174410500203003）， 茯苓（06400210100403009）， 山药（06193210500103007）， 白扁豆（06156340600400009）， 粳米（06191240600100004）， 知母（06192910500303001）， 地黄（06172410400103009）， 甘草（06156310300203002）， 淡竹叶（06191221200104005）， 地骨皮（06172320600100008）， 麦冬（06192910400300001）	白扁豆；粳米；麦冬；人参［薄片］；地骨皮［除去木心］；淡竹叶［段］；白术；山药；知母；地黄；甘草［厚片］；茯苓［块或厚片］
462	补益方	补气	0600710453	人参（參）清肌散	《寿（壽）世保元》	人参（06164210300102000）， 白术（06174410500203003）， 茯苓（06400210100403009）， 当归（06164310100302003）， 赤芍（06153710100303002）， 柴胡（06164310101003008）， 法半夏（06191610600200712）， 葛根（06156310100803006）， 甘草（06156310300203002）， 生姜（06193510500403009）， 大枣（06159640200100000）	法半夏［甘草石灰水制］；人参；当归［薄片］；白术；赤芍；柴胡；葛根；甘草；生姜［厚片］；茯苓［块或厚片］；大枣［破开或去核］

续表

序号	主分类	次分类	方编码	方名	来源	组成与代码	给付规格与要求
463	补益方	补气	0600710460	三白汤（湯）	《医（醫）学（學）入门（門）》	白芍（06153710100202008），白术（06174410500203003），茯苓（06400210100403009），甘草（06156310300203002）	白芍［薄片］；白术；甘草［厚片］；茯苓［块或厚片］
464	补益方	补气	0600710477	寿（壽）脾煎	《景岳（嶽）全书（書）》	白术（06174410500203003），当归（06164310100302003），山药（06193210500103007），炙甘草（06156310300203354），酸枣仁（06159640600100006），制远志（06157510100104717），炮姜（06193510500203227），莲子（06153240600200001），人参（06164210300102000）	当归；人参［薄片］；制远志［段，甘草水煮］；白术；山药［厚片］；炙甘草［厚片，蜜炙］；炮姜［厚片或块，砂烫］；莲子［切开，去心］；酸枣仁［去残留壳核，用时捣碎］
465	补益方	补气	0600710484	四蒸木瓜丸	《三因极（極）一病证（證）方论（論）》	威灵仙（06153710300104003），葶苈子（06154940600300006），黄芪（06156310100603002），续断片（06173910100103006），苍术（06174410500303000），陈皮（06157040400306004），乌药（06154510400102003），茯神木（06400290100100009）	葶苈子；茯神木；乌药［薄片］；威灵仙［段］；黄芪；续断片；苍术［厚片］；陈皮［丝］
466	补益方	补气	0600710491	太和丸	《万（萬）病回春》	人参（06164210300102000），土炒白术（06174410500203263），茯苓（06400210100403009），陈皮（06157040400306004），半夏曲（06199990800500877），麸炒枳实（06157040100102210），姜黄连（06153710500302346），酒当归（06164310100302317），净山楂（06156140200100008），木香（06174410100303004），酒白芍（06153710100202312），香附（06191310500103006），炒六神曲（06199990800300118），炒麦芽（06191290800200110），豆蔻（06193540200200004），龙眼肉（06159340800100003），炙甘草（06156310300203354）	豆蔻；龙眼肉；炒麦芽［炒黄］；半夏曲［发酵］；炒六神曲［清炒］；人参［薄片］；姜黄连［薄片，姜汁炙］；酒当归；酒白芍［薄片，酒炙］；麸炒枳实［薄片，麸炒］；木香［厚片］；炙甘草［厚片，蜜炙］；土炒白术［厚片，土炒］；香附［厚片或碾碎］；茯苓［块或厚片］；净山楂［去核］；陈皮［丝］
467	补益方	补气	0600710514	泻（瀉）湿（濕）汤（湯）	《丹溪心法》	麸炒白术（06174410500203218），炒白芍（06153710100202114），陈皮（06157040400306004），防风（06164310100503004），升麻（06153710500103004）	炒白芍［薄片，炒黄］；防风；升麻［厚片］；麸炒白术［厚片，蜜炙麸皮炒］；陈皮［丝］

续表

序号	主分类	次分类	方编码	方名	来源	组成与代码	给付规格与要求
468	补益方	补气	0600710521	休疟（瘧）饮（飲）	《景岳（嶽）全书（書）》	人参（06164210300102000），麸炒白术（06174410500203218），当归（06164310100302003），制何首乌（06152310400103695），炙甘草（06156310300203354）	人参；当归［薄片］；炙甘草［厚片，蜜炙］；麸炒白术［厚片，蜜炙麸皮炒］；制何首乌［厚片或块，黑豆汁炖或蒸］
469	补益方	补气	0600710538	升麻附子汤（湯）	《医（醫）方类（類）聚》引《卫（衛）生宝（寶）鉴（鑒）》	升麻（06153710500103004），葛根（06156310100803006），白芷（06164310100203003），黄芪（06156310100603002），炙甘草（06156310300203354），草豆蔻（06193540600100003），人参（06164210300102000），炮附片（06153710400303221），益智仁（06193540200500005）	草豆蔻；人参［薄片］；升麻；葛根；白芷；黄芪［厚片］；炙甘草［厚片，蜜炙］；炮附片［片，砂烫］；益智仁［去外壳］
470	补益方	补气	0600710545	四柱散	《太平惠民和剂（劑）局方》	炮附片（06153710400303221），煨木香（06174410100303806），茯苓（06400210100403009），人参（06164210300102000）	人参［薄片］；煨木香［厚片，煨］；茯苓［块或厚片］；炮附片［片，砂烫］
471	补益方	补气	0600710552	益胃升阳（陽）汤（湯）	《兰（蘭）室秘藏》	柴胡（06164310101003008），升麻（06153710500103004），炙甘草（06156310300203354），酒当归（06164310100302317），陈皮（06157040400306004），人参（06164210300102000），六神曲（06199990800300873），黄芪（06156310100603002），白术（06174410500203003），黄芩片（06172210100102605）	六神曲［发酵］；人参［薄片］；酒当归［薄片，酒炙］；黄芩片［薄片，煮法］；柴胡；升麻；黄芪；白术［厚片］；炙甘草［厚片，蜜炙］；陈皮［丝］
472	补益方	补气	0600710569	人参（參）复脉（脈）散	《寿（壽）世保元》	人参（06164210300102000），白术（06174410500203003），麦冬（06192910400300001），茯苓（06400210100403009），五味子（06154140200200007），陈皮（06157040400306004），姜半夏（06191610600200729），竹茹（06191220900104001），甘草（06156310300203002）	麦冬；五味子；姜半夏［姜矾制］；人参［薄片］；竹茹［段或小团］；白术；甘草［厚片］；茯苓［块或厚片］；陈皮［丝］
473	补益方	补气	0600710576	赤茯苓汤（湯）	《伤（傷）寒标（標）本心法类（類）萃》	法半夏（06191610600200712）	法半夏［甘草石灰水制］

续表

序号	主分类	次分类	方编码	方名	来源	组成与代码	给付规格与要求
474	补益方	补气	0600710583	参（參）芪汤（湯）	《万（萬）病回春》	人参（06164210300102000）	人参［薄片］
475	补益方	补血	0600720018	四物汤（湯）	《仙授理伤（傷）续（續）断（斷）秘方》	熟地黄（06172410400103610），酒当归（06164310100302317），白芍（06153710100202008），川芎（06164310500103002）	白芍［薄片］；酒当归［薄片，酒炙］；川芎［厚片］；熟地黄［厚片，酒炖或蒸］
476	补益方	补血	0600720025	当（當）归（歸）补（補）血汤（湯）	《内（內）外伤（傷）辨惑论（論）》	黄芪（06156310100603002），酒当归（06164310100302317）	酒当归［薄片，酒炙］；黄芪［厚片］
477	补益方	补血	0600720032	归（歸）脾汤（湯）	《正体（體）类（類）要》	白术（06174410500203003），当归（06164310100302003），茯苓（06400210100403009），炙黄芪（06156310100603354），远志（06157510100104007），龙眼肉（06159340800100003），炒酸枣仁（06159640600100112），人参（06164210300102000），木香（06174410100303004），炙甘草（06156310300203354），生姜（06193510500403009），大枣（06159640200100000）	龙眼肉；炒酸枣仁［炒黄］；当归；人参［薄片］；远志［段］；白术；木香；生姜［厚片］；炙黄芪；炙甘草［厚片，蜜炙］；茯苓［块或厚片］；大枣［破开或去核］
478	补益方	补血	0600720049	圣（聖）愈汤（湯）	《脉（脈）因症治》	熟地黄（06172410400103610），白芍（06153710100202008），当归（06164310100302003），川芎（06164310500103002），人参（06164210300102000），黄芪（06156310100603002）	白芍；当归；人参［薄片］；川芎；黄芪［厚片］；熟地黄［厚片，酒炖或蒸］
479	补益方	补血	0600720056	桃红（紅）四物汤（湯）	《玉机（機）微义（義）》引《医（醫）垒（壘）元戎》	当归（06164310100302003），熟地黄（06172410400103610），白芍（06153710100202008），川芎（06164310500103002），焯桃仁（06156140600300824），红花（06174430200100006）	红花；焯桃仁［焯去皮］；当归；白芍［薄片］；川芎［厚片］；熟地黄［厚片，酒炖或蒸］
480	补益方	补血	0600720063	小营（營）煎	《景岳（嶽）全书（書）》	当归（06164310100302003），熟地黄（06172410400103610），酒白芍（06153710100202312），炒山药（06193210500103113），枸杞子（06172340200200007），炙甘草（06156310300203354）	枸杞子；当归［薄片］；酒白芍［薄片，酒炙］；熟地黄［厚片，酒炖或蒸］；炙甘草［厚片，蜜炙］；炒山药［厚片，清炒］

续表

序号	主分类	次分类	方编码	方名	来源	组成与代码	给付规格与要求
481	补益方	补血	0600720070	大补（補）元煎	《景岳（嶽）全书（書）》	人参（06164210300102000），炒山药（06193210500103113），熟地黄（06172410400103610），杜仲（06155920500106006），枸杞子（06172340200200007），当归（06164310100302003），山萸肉（06164440400100006），炙甘草（06156310300203354）	枸杞子；人参；当归［薄片］；熟地黄［厚片，酒炖或蒸］；炙甘草［厚片，蜜炙］；炒山药［厚片，清炒］；杜仲［块或丝］；山萸肉［去果核］
482	补益方	补血	0600720094	八珍益母丸	《古今医（醫）统（統）大全》	人参（06164210300102000），土炒白术（06174410500203263），茯苓（06400210100403009），酒当归（06164310100302317），醋白芍（06153710100202329），熟地黄（06172410400103610），炙甘草（06156310300203354），干益母草（06172250500604002），川芎（06164310500103002）	人参［薄片］；醋白芍［薄片，醋炙］；酒当归［薄片，酒炙］；干益母草［段］；川芎［厚片］；熟地黄［厚片，酒炖或蒸］；炙甘草［厚片，蜜炙］；土炒白术［厚片，土炒］；茯苓［块或厚片］
483	补益方	补血	0600720100	滋血汤（湯）	《太平惠民和剂（劑）局方》	马鞭草（06172150500104000），荆芥穗（06172230700100009），炒当归（06164310100302119），肉桂（06154520500100007），牡丹皮（06153720600102005），赤芍（06153710100303002），川芎（06164310500103002），枳壳（06157040100202002）	荆芥穗；牡丹皮；枳壳［薄片］；炒当归［薄片，清炒］；马鞭草［段］；赤芍；川芎［厚片］；肉桂［去粗皮］
484	补益方	补血	0600720117	定经（經）汤（湯）	《傅青主女科》	酒当归（06164310100302317），熟地黄（06172410400103610），茯苓（06400210100403009），山药（06193210500103007），酒白芍（06153710100202312），炒菟丝子（06171740600200118），柴胡（06164310101003008），荆芥穗炭（06172230700100412）	炒菟丝子［炒黄］；荆芥穗炭［炒炭］；酒当归；酒白芍［薄片，酒炙］；山药；柴胡［厚片］；熟地黄［厚片，酒炖或蒸］；茯苓［块或厚片］
485	补益方	补血	0600720124	四乌（烏）贼（賊）骨一芦（蘆）茹丸	《黄（黃）帝内（內）经（經）素问（問）》	海螵蛸（06207130100105008），茜草（06173510300103006）	茜草［厚片或段］；海螵蛸［小块］

续表

序号	主分类	次分类	方编码	方名	来源	组成与代码	给付规格与要求
486	补益方	补血	0600720131	四物五子汤（湯）	《医（醫）方类（類）聚》引《澹寮方》	熟地黄（06172410400103610），当归（06164310100302003），地肤子（06152440200100003），白芍（06153710100202008），川芎（06164310500103002），菟丝子（06171740600200002），覆盆子（06156140200800007），枸杞子（06172340200200007），车前子（06173440600100002）	地肤子；菟丝子；覆盆子；枸杞子；车前子；当归；白芍［薄片］；川芎［厚片］；熟地黄［厚片，酒炖或蒸］
487	补益方	补血	0600720148	生血补（補）髓汤（湯）	《伤（傷）科补（補）要》	地黄（06172410400103009），白芍（06153710100202008），川芎（06164310500103002），黄芪（06156310100603002），杜仲（06155920500106006），五加皮（06164220600103003），牛膝（06152510100204009），红花（06174430200100006），当归（06164310100302003），续断片（06173910100103006）	红花；白芍；当归［薄片］；牛膝［段］；地黄；川芎；黄芪；五加皮；续断片［厚片］；杜仲［块或丝］
488	补益方	补血	0600720155	补（補）血定痛汤（湯）	《万（萬）病回春》	当归（06164310100302003），川芎（06164310500103002），熟地黄（06172410400103610），酒白芍（06153710100202312），延胡索（06154710600103002），桃仁（06156140600300008），红花（06174430200100006），香附（06191310500103006），麸炒青皮（06157040400406216），泽兰（06172250500304001），牡丹皮（06153720600102005）	桃仁；红花；当归；牡丹皮［薄片］；酒白芍［薄片，酒炙］；泽兰［段］；川芎；延胡索［厚片］；熟地黄［厚片，酒炖或蒸］；香附［厚片或碾碎］；麸炒青皮［厚片或丝，麸炒］
489	补益方	补血	0600720162	养（養）血润（潤）肤（膚）饮（飲）	《外科证（證）治全书（書）》	当归（06164310100302003），熟地黄（06172410400103610），地黄（06172410400103009），黄芪（06156310100603002），天冬（06192910400202008），麦冬（06192910400300001），升麻（06153710500103004），黄芩片（06172210100102605），桃仁（06156140600300008），红花（06174430200100006），天花粉（06174010100103002）	麦冬；桃仁；红花；当归；天冬［薄片］；黄芩片［薄片，煮法］；地黄；黄芪；升麻；天花粉［厚片］；熟地黄［厚片，酒炖或蒸］

续表

序号	主分类	次分类	方编码	方名	来源	组成与代码	给付规格与要求
490	补益方	补血	0600720179	神应（應）养（養）真丹	《三因极（極）一病证（證）方论（論）》	当归（06164310100302003），天麻（06193910600102008），川芎（06164310500103002），羌活（06164310300103004），白芍（06153710100202008），熟地黄（06172410400103610）	当归；天麻；白芍［薄片］；川芎；羌活［厚片］；熟地黄［厚片，酒炖或蒸］
491	补益方	补血	0600720186	荆（荊）穗四物汤（湯）	《医（醫）宗金鉴（鑒）》	当归（06164310100302003），川芎（06164310500103002），白芍（06153710100202008），熟地黄（06172410400103610），荆芥穗（06172230700100009）	荆芥穗；当归；白芍［薄片］；川芎［厚片］；熟地黄［厚片，酒炖或蒸］
492	补益方	补血	0600720193	除风（風）益损（損）汤（湯）	《原机（機）启（啓）微》	熟地黄（06172410400103610），当归（06164310100302003），白芍（06153710100202008），川芎（06164310500103002），藁本（06164310300203001），前胡（06164310100702001），防风（06164310100503004）	当归；白芍；前胡［薄片］；川芎；藁本；防风［厚片］；熟地黄［厚片，酒炖或蒸］
493	补益方	补血	0600720209	清血四物汤（湯）	《万（萬）病回春》	当归（06164310100302003），地黄（06172410400103009），川芎（06164310500103002），酒白芍（06153710100202312），酒黄芩（06172210100102315），茯苓（06400210100403009），陈皮（06157040400306004），红花（06174430200100006），甘草（06156310300203002）	红花；当归［薄片］；酒白芍；酒黄芩［薄片，酒炙］；地黄；川芎；甘草［厚片］；茯苓［块或厚片］；陈皮［丝］
494	补益方	补血	0600720216	凉（涼）血地黄（黃）汤（湯）	《脾胃论（論）》	黄柏（06157020500206008），盐知母（06192910500303339），青皮（06157040400406001），炒槐角（06156340200300112），当归（06164310100302003），熟地黄（06172410400103610）	炒槐角［炒黄］；当归［薄片］；熟地黄［厚片，酒炖或蒸］；盐知母［厚片，盐水炙］；青皮［厚片或丝］；黄柏［丝］
495	补益方	补血	0600720223	熟地首乌（烏）汤（湯）	《眼科临（臨）证（證）录（錄）》	熟地黄（06172410400103610），制何首乌（06152310400103695），黄精（06192910500603002），玄参（06172410100102005），枸杞子（06172340200200007），磁石（06314410100107004）	枸杞子；玄参［薄片］；黄精［厚片］；熟地黄［厚片，酒炖或蒸］；制何首乌［厚片或块，黑豆汁炖或蒸］；磁石［砸碎］
496	补益方	补血	0600720247	当（當）归（歸）散	《金匮要略》	当归（06164310100302003），白芍（06153710100202008），黄芩片（06172210100102605），川芎（06164310500103002），白术（06174410500203003）	当归；白芍［薄片］；黄芩片［薄片，煮法］；川芎；白术［厚片］

续表

序号	主分类	次分类	方编码	方名	来源	组成与代码	给付规格与要求
497	补益方	补血	0600720254	当（當）归（歸）汤（湯）	《太平圣（聖）惠方》	当归（06164310100302003），人参（06164210300102000），阿胶（06220340200100969），炙甘草（06156310300203354）	阿胶［制胶］；当归；人参［薄片］；炙甘草［厚片，蜜炙］
498	补益方	补血	0600720261	调（調）经（經）种（種）玉汤（湯）	《万（萬）氏女科》	酒当归（06164310100302317），炒吴茱萸（06157040200300110），川芎（06164310500103002），醋香附（06191310500103327），熟地黄（06172410400103610），酒白芍（06153710100202312），茯苓（06400210100403009），牡丹皮（06153720600102005），延胡索（06154710600103002），陈皮（06157040400306004）	炒吴茱萸［炒黄］；牡丹皮［薄片］；酒当归；酒白芍［薄片，酒炙］；川芎；延胡索［厚片］；熟地黄［厚片，酒炖或蒸］；醋香附［厚片或碾碎，醋炙］；茯苓［块或厚片］；陈皮［丝］
499	补益方	补血	0600720285	胶（膠）艾四物汤（湯）	《万（萬）病回春》	当归（06164310100302003），川芎（06164310500103002），酒白芍（06153710100202312），熟地黄（06172410400103610），阿胶珠（06220340200100945），黄芩片（06172210100102605），白术（06174410500203003），砂仁（06193540200300001），醋香附（06191310500103327），艾叶（06174420700100002），糯米（06191240500500003）	砂仁；糯米；阿胶珠［制胶、蛤粉炒］；当归［薄片］；酒白芍［薄片，酒炙］；黄芩片［薄片，煮法］；川芎；白术［厚片］；熟地黄［厚片，酒炖或蒸］；醋香附［厚片或碾碎，醋炙］；艾叶［去梗］
500	补益方	补血	0600720292	牛膝煎	《景岳（嶽）全书（書）》	牛膝（06152510100204009），当归（06164310100302003），陈皮（06157040400306004）	当归［薄片］；牛膝［段］；陈皮［丝］
501	补益方	补血	0600720308	全生活血汤（湯）	《兰（蘭）室秘藏》	红花（06174430200100006），蔓荆子（06172140200100006），细辛（06152010300104005），地黄（06172410400103009），熟地黄（06172410400103610），藁本（06164310300203001），川芎（06164310500103002），防风（06164310100503004），羌活（06164310300103004），独活（06164310100802008），炙甘草（06156310300203354），柴胡（06164310101003008），酒当归身，葛根（06156310100803006），白芍（06153710100202008），升麻（06153710500103004）	红花；蔓荆子；酒当归身；独活；白芍［薄片］；细辛［段］；地黄；藁本；川芎；防风；羌活；柴胡；葛根；升麻［厚片］；熟地黄［厚片，酒炖或蒸］；炙甘草［厚片，蜜炙］

续表

序号	主分类	次分类	方编码	方名	来源	组成与代码	给付规格与要求
502	补益方	补血	0600720315	参（參）术（朮）饮（飲）	《丹溪心法》	熟地黄（06172410400103610），酒当归（06164310100302317），白芍（06153710100202008），川芎（06164310500103002），人参（06164210300102000），白术（06174410500203003），法半夏（06191610600200712），陈皮（06157040400306004），甘草（06156310300203002）	法半夏［甘草石灰水制］；白芍；人参［薄片］；酒当归［薄片，酒炙］；川芎；白术；甘草［厚片］；熟地黄［厚片，酒炖或蒸］；陈皮［丝］
503	补益方	补血	0600720322	四物龙（龍）胆（膽）汤（湯）	《医（醫）垒（壘）元戎》	熟地黄（06172410400103610），酒当归（06164310100302317），白芍（06153710100202008），川芎（06164310500103002），羌活（06164310300103004），防风（06164310100503004），龙胆（06171410300104008），防己（06154010100103008）	白芍［薄片］；酒当归［薄片，酒炙］；龙胆［段］；川芎；羌活；防风；防己［厚片］；熟地黄［厚片，酒炖或蒸］
504	补益方	补血	0600720339	通乳汤（湯）	《医（醫）学（學）六要》	猪蹄，通草（06164220300103006），川芎（06164310500103002），穿山甲（06220420300100004），甘草（06156310300203002），当归身（06164310101402009）	猪蹄；穿山甲；当归身［薄片］；通草；川芎；甘草［厚片］
505	补益方	补血	0600720346	芎归（歸）鳖甲散	《仁斋（齋）直指方论（論）》	当归（06164310100302003），川芎（06164310500103002），白芍（06153710100202008），青皮（06157040400406001），陈皮（06157040400306004），茯苓（06400210100403009），法半夏（06191610600200712），醋鳖甲（06225620300100324）	法半夏［甘草石灰水制］；醋鳖甲［砂烫醋淬］；当归；白芍［薄片］；川芎［厚片］；青皮［厚片或丝］；茯苓［块或厚片］；陈皮［丝］
506	补益方	补血	0600720353	芎归（歸）汤（湯）	《普济（濟）本事方》引《通真子秘方》	川芎（06164310500103002），当归（06164310100302003）	当归［薄片］；川芎［厚片］
507	补益方	补血	0600720360	三和汤（湯）	《儒门（門）事亲（親）》	地黄（06172410400103009），当归（06164310100302003），白芍（06153710100202008），川芎（06164310500103002），连翘（06171240200200001），黄芩片（06172210100102605），大黄（06152310300103009），栀子（06173540200107002），芒硝（06326410100100000），薄荷（06172250500704009），甘草（06156310300203002）	连翘；芒硝；当归；白芍［薄片］；黄芩片［薄片，煮法］；薄荷［短段］；地黄；川芎；甘草［厚片］；大黄［厚片或块］；栀子［碾碎］

续表

序号	主分类	次分类	方编码	方名	来源	组成与代码	给付规格与要求
508	补益方	补血	0600720377	复（複）元养荣（養榮）汤（湯）	《寿（壽）世保元》	远志（06157510100104007），人参（06164210300102000），炒酸枣仁（06159640600100112），炙黄芪（06156310100603354），荆芥（06172250500404008），酒白芍（06153710100202312），当归（06164310100302003），地榆（06156110100103003），白术（06174410500203003），甘草（06156310300203002）	炒酸枣仁［炒黄］；人参；当归［薄片］；酒白芍［薄片，酒炙］；远志；荆芥［段］；地榆；白术；甘草［厚片］；炙黄芪［厚片，蜜炙］
509	补益方	补血	0600720384	加味归（歸）脾汤（湯）	《正体（體）类（類）要》	白术（06174410500203003），当归（06164310100302003），茯苓（06400210100403009），炙黄芪（06156310100603354），远志（06157510100104007），龙眼肉（06159340800100003），炒酸枣仁（06159640600100112），人参（06164210300102000），木香（06174410100303004），炙甘草（06156310300203354），生姜（06193510500403009），大枣（06159640200100000），柴胡（06164310101003008），栀子（06173540200107002）	龙眼肉；炒酸枣仁［炒黄］；当归；人参［薄片］；远志［段］；白术；木香；生姜；柴胡［厚片］；炙黄芪；炙甘草［厚片，蜜炙］；茯苓［块或厚片］；栀子［碾碎］；大枣［破开或去核］
510	补益方	气血双补	0600730017	八珍汤（湯）	《瑞竹堂经（經）验（驗）方》	人参（06164210300102000），白术（06174410500203003），茯苓（06400210100403009），当归（06164310100302003），川芎（06164310500103002），白芍（06153710100202008），熟地黄（06172410400103610），炙甘草（06156310300203354）	人参；当归；白芍［薄片］；白术；川芎［厚片］；熟地黄［厚片，酒炖或蒸］；炙甘草［厚片，蜜炙］；茯苓［块或厚片］
511	补益方	气血双补	0600730024	炙甘草汤（湯）	《伤（傷）寒论（論）》	炙甘草（06156310300203354），生姜（06193510500403009），桂枝（06154520200103001），人参（06164210300102000），地黄（06172410400103009），阿胶（06220340200100969），麦冬（06192910400300001），火麻仁（06151240200300004），大枣（06159640200100000），清酒	麦冬；火麻仁；清酒；阿胶［制胶］；人参［薄片］；生姜；桂枝；地黄［厚片］；炙甘草［厚片，蜜炙］；大枣［破开或去核］

续表

序号	主分类	次分类	方编码	方名	来源	组成与代码	给付规格与要求
512	补益方	气血双补	0600730031	十全大补（補）汤（湯）	《太平惠民和剂（劑）局方》	人参（06164210300102000），肉桂（06154520500100007），川芎（06164310500103002），熟地黄（06172410400103610），茯苓（06400210100403009），白术（06174410500203003），炙甘草（06156310300203354），黄芪（06156310100603002），当归（06164310100302003），白芍（06153710100202008），生姜（06193510500403009），大枣（06159640200100000）	人参；当归；白芍［薄片］；川芎；白术；黄芪；生姜［厚片］；熟地黄［厚片，酒炖或蒸］；炙甘草［厚片，蜜炙］；茯苓［块或厚片］；大枣［破开或去核］；肉桂［去粗皮］
513	补益方	气血双补	0600730048	人参（參）养（養）荣（榮）汤（湯）	《太平惠民和剂（劑）局方》	当归（06164310100302003），白芍（06153710100202008），黄芪（06156310100603002），人参（06164210300102000），白术（06174410500203003），熟地黄（06172410400103610），茯苓（06400210100403009），制远志（06157510100104717），陈皮（06157040400306004），炙甘草（06156310300203354），五味子（06154140200200007），生姜（06193510500403009），大枣（06159640200100000），肉桂（06154520500100007）	五味子；当归；白芍；人参［薄片］；制远志［段，甘草水煮］；黄芪；白术；生姜［厚片］；熟地黄［厚片，酒炖或蒸］；炙甘草［厚片，蜜炙］；茯苓［块或厚片］；大枣［破开或去核］；肉桂［去粗皮］；陈皮［丝］
514	补益方	气血双补	0600730055	通乳丹	《傅青主女科》	人参（06164210300102000），黄芪（06156310100603002），当归（06164310100302003），麦冬（06192910400300001），桔梗（06174110100303003），木通（06153820100203001），猪蹄	麦冬；猪蹄；人参；当归［薄片］；黄芪；桔梗［厚片］；木通［片］
515	补益方	气血双补	0600730062	泰山磐石散	《古今医（醫）统（統）大全》	人参（06164210300102000），黄芪（06156310100603002），当归（06164310100302003），续断片（06173910100103006），黄芩片（06172210100102605），川芎（06164310500103002），白芍（06153710100202008），熟地黄（06172410400103610），白术（06174410500203003），炙甘草（06156310300203354），砂仁（06193540200300001），糯米（06191240500500003）	砂仁；糯米；人参；当归；白芍［薄片］；黄芩片［薄片，煮法］；黄芪；续断片；川芎；白术［厚片］；熟地黄［厚片，酒炖或蒸］；炙甘草［厚片，蜜炙］

续表

序号	主分类	次分类	方编码	方名	来源	组成与代码	给付规格与要求
516	补益方	气血双补	0600730086	加味圣（聖）愈汤（湯）	《医（醫）宗金鉴（鑒）》	人参（06164210300102000），黄芪（06156310100603002），当归（06164310100302003），川芎（06164310500103002），熟地黄（06172410400103610），白芍（06153710100202008），杜仲（06155920500106006），续断片（06173910100103006），砂仁（06193540200300001）	砂仁；人参；当归；白芍［薄片］；黄芪；川芎；续断片［厚片］；熟地黄［厚片，酒炖或蒸］；杜仲［块或丝］
517	补益方	气血双补	0600730093	壮筋养（養）血汤（湯）	《伤（傷）科补（補）要》	当归（06164310100302003），川芎（06164310500103002），白芍（06153710100202008），续断片（06173910100103006），红花（06174430200100006），地黄（06172410400103009），牡丹皮（06153720600102005），杜仲（06155920500106006），牛膝（06152510100204009）	红花；当归；白芍；牡丹皮［薄片］；牛膝［段］；川芎；续断片；地黄［厚片］；杜仲［块或丝］
518	补益方	气血双补	0600730109	托里（裏）消毒散	《外科正宗》	人参（06164210300102000），川芎（06164310500103002），黄芪（06156310100603002），白芍（06153710100202008），当归（06164310100302003），白术（06174410500203003），茯苓（06400210100403009），金银花（06173630200200008），白芷（06164310100203003），甘草（06156310300203002），皂角刺（06156320300103004），桔梗（06174110100303003）	金银花；人参；白芍；当归［薄片］；川芎；黄芪；白术；白芷；甘草；皂角刺；桔梗［厚片］；茯苓［块或厚片］
519	补益方	气血双补	0600730123	归（歸）灵（靈）内（內）托散	《外科正宗》	川芎（06164310500103002），当归（06164310100302003），白芍（06153710100202008），熟地黄（06172410400103610），薏苡仁（06191240500100005），木瓜（06156140200302006），防己（06154010100103008），天花粉（06174010100103002），金银花（06173630200200008），白鲜皮（06157020600103009），人参（06164210300102000），白术（06174410500203003），甘草（06156310300203002），威灵仙（06153710300104003），牛膝（06152510100204009），土茯苓（06192910500102000）	薏苡仁；金银花；当归；白芍；木瓜；人参；土茯苓［薄片］；威灵仙；牛膝［段］；川芎；防己；天花粉；白鲜皮；白术；甘草［厚片］；熟地黄［厚片，酒炖或蒸］

续表

序号	主分类	次分类	方编码	方名	来源	组成与代码	给付规格与要求
520	补益方	气血双补	0600730130	神功内（内）托散	《外科正宗》	当归（06164310100302003），白术（06174410500203003），黄芪（06156310100603002），人参（06164210300102000），白芍（06153710100202008），茯苓（06400210100403009），陈皮（06157040400306004），附片（06153710400303009），木香（06174410100303004），炙甘草（06156310300203354），川芎（06164310500103002），穿山甲（06220420300100004），大枣（06159640200100000），煨姜（06193510500403801）	穿山甲；当归；人参；白芍［薄片］；白术；黄芪；木香；川芎［厚片］；炙甘草［厚片，蜜炙］；煨姜［厚片或块，煨］；茯苓［块或厚片］；附片［片］；大枣［破开或去核］；陈皮［丝］
521	补益方	气血双补	0600730147	先天大造丸	《外科正宗》	紫河车（06220140100105008），熟地黄（06172410400103610），当归（06164310100302003），茯苓（06400210100403009），人参（06164210300102000），枸杞子（06172340200200007），菟丝子（06171740600200002），肉苁蓉片（06172821100103006），黄精（06192910500603002），白术（06174410500203003），制何首乌（06152310400103695），川牛膝（06152510100102008），仙茅（06193010500104000），骨碎补（06135610500103001），巴戟天（06173510100100007），盐补骨脂（06156340200200337），制远志（06157510100104717），木香（06174410100303004），大青盐（06332110100100000），丁香（06163430300100009），君迁子	枸杞子；菟丝子；巴戟天；大青盐；丁香；君迁子；盐补骨脂［盐炙］；当归；人参；川牛膝［薄片］；仙茅［段］；制远志［段，甘草水煮］；肉苁蓉片；黄精；白术；骨碎补；木香［厚片］；熟地黄［厚片，酒炖或蒸］；制何首乌［厚片或块，黑豆汁炖或蒸］；茯苓［块或厚片］；紫河车［小块或细粉］
522	补益方	气血双补	0600730154	当（當）归（歸）芍药（藥）汤（湯）	《备（備）急千金要方》	当归（06164310100302003），白芍（06153710100202008），人参（06164210300102000），肉桂（06154520500100007），生姜（06193510500403009），甘草（06156310300203002），大枣（06159640200100000），地黄（06172410400103009）	当归；白芍；人参［薄片］；生姜；甘草；地黄［厚片］；大枣［破开或去核］；肉桂［去粗皮］

续表

序号	主分类	次分类	方编码	方名	来源	组成与代码	给付规格与要求
523	补益方	气血双补	0600730161	助阳（陽）和血补（補）气（氣）汤（湯）	《脾胃论（論）》	炙甘草（06156310300203354），黄芪（06156310100603002），当归（06164310100302003），防风（06164310100503004），蔓荆子（06172140200100006），白芷（06164310100203003），柴胡（06164310101003008），升麻（06153710500103004）	蔓荆子；当归［薄片］；黄芪；防风；白芷；柴胡；升麻［厚片］；炙甘草［厚片，蜜炙］
524	补益方	气血双补	0600730178	寿（壽）胎丸	《医（醫）学（學）衷中参（參）西录（錄）》	炒菟丝子（06171740600200118），桑寄生（06151921200103009），续断片（06173910100103006），阿胶（06220340200100969）	炒菟丝子［炒黄］；阿胶［制胶］；续断片［厚片］；桑寄生［厚片、短段］
525	补益方	气血双补	0600730185	肠（腸）宁（寧）汤（湯）	《傅青主女科》	当归（06164310100302003），熟地黄（06172410400103610），人参（06164210300102000），麦冬（06192910400300001），阿胶（06220340200100969），炒山药（06193210500103113），续断片（06173910100103006），甘草（06156310300203002），肉桂（06154520500100007）	麦冬；阿胶［制胶］；当归；人参［薄片］；续断片；甘草［厚片］；熟地黄［厚片，酒炖或蒸］；炒山药［厚片，清炒］；肉桂［去粗皮］
526	补益方	气血双补	0600730192	补（補）筋丸	《医（醫）宗金鉴（鑒）》	五加皮（06164220600103003），蛇床子（06164340200300005），沉香（06162320400105008），丁香（06163430300100009），川牛膝（06152510100102008），茯苓（06400210100403009），莲须（06153230500100006），肉苁蓉片（06172821100103006），菟丝子（06171740600200002），当归（06164310100302003），熟地黄（06172410400103610），牡丹皮（06153720600102005），木瓜（06156140200302006），山药（06193210500103007），人参（06164210300102000），木香（06174410100303004）	蛇床子；丁香；莲须；菟丝子；川牛膝；当归；牡丹皮；木瓜；人参［薄片］；五加皮；肉苁蓉片；山药；木香［厚片］；熟地黄［厚片，酒炖或蒸］；茯苓［块或厚片］；沉香［小块］

续表

序号	主分类	次分类	方编码	方名	来源	组成与代码	给付规格与要求
527	补益方	气血双补	0600730208	薯蓣丸	《金匮要略》	山药（06193210500103007），当归（06164310100302003），桂枝（06154520200103001），六神曲（06199990800300873），地黄（06172410400103009），人参（06164210300102000），大豆黄卷（06156390800200862），甘草（06156310300203002），川芎（06164310500103002），白芍（06153710100202008），白术（06174410500203003），麦冬（06192910400300001），苦杏仁（06156140600100004），柴胡（06164310101003008），桔梗（06174110100303003），茯苓（06400210100403009），阿胶（06220340200100969），干姜（06193510500203005），白蔹（06159710400103009），防风（06164310100503004），大枣（06159640200100000）	麦冬；苦杏仁；六神曲［发酵］；大豆黄卷［发芽］；阿胶［制胶］；当归；人参；白芍［薄片］；山药；桂枝；地黄；甘草；川芎；白术；柴胡；桔梗；白蔹；防风［厚片］；干姜［厚片或块］；茯苓［块或厚片］；大枣［破开或去核］
528	补益方	气血双补	0600730215	补（補）阴（陰）益气（氣）煎	《景岳（嶽）全书（書）》	熟地黄（06172410400103610），人参（06164210300102000），当归（06164310100302003），升麻（06153710500103004），炒山药（06193210500103113），柴胡（06164310101003008），炙甘草（06156310300203354），陈皮（06157040400306004）	人参；当归［薄片］；升麻；柴胡［厚片］；熟地黄［厚片，酒炖或蒸］；炙甘草［厚片，蜜炙］；炒山药［厚片，清炒］；陈皮［丝］
529	补益方	气血双补	0600730222	固真饮（飲）子	《医（醫）学（學）入门（門）》	人参（06164210300102000），山药（06193210500103007），当归（06164310100302003），黄芪（06156310100603002），黄柏（06157020500206008），熟地黄（06172410400103610），白术（06174410500203003），泽泻（06190810600103001），山萸肉（06164440400100006），补骨脂（06156340200200009），五味子（06154140200200007），陈皮（06157040400306004），茯苓（06400210100403009），杜仲（06155920500106006），甘草（06156310300203002）	补骨脂；五味子；人参；当归［薄片］；山药；黄芪；白术；泽泻；甘草［厚片］；熟地黄［厚片，酒炖或蒸］；茯苓［块或厚片］；杜仲［块或丝］；山萸肉［去果核］；黄柏；陈皮［丝］

续表

序号	主分类	次分类	方编码	方名	来源	组成与代码	给付规格与要求
530	补益方	气血双补	0600730239	加味大补（補）汤（湯）	《万（萬）病回春》	炙黄芪（06156310100603354），人参（06164210300102000），白术（06174410500203003），茯苓（06400210100403009），酒当归（06164310100302317），川芎（06164310500103002），酒白芍（06153710100202312），煨附子（06153710400303801），沉香（06162320400105008），木香（06174410100303004），制川乌（06153710400103708），酒牛膝（06152510100204313），酒杜仲（06155920500106310），木瓜（06156140200302006），防风（06164310100503004），羌活（06164310300103004），独活（06164310100802008），薏苡仁（06191240500100005），肉桂（06154520500100007），甘草（06156310300203002）	薏苡仁；人参；木瓜；独活［薄片］；酒当归；酒白芍［薄片，酒炙］；酒牛膝［段，酒炙］；白术；川芎；木香；防风；羌活；甘草［厚片］；炙黄芪［厚片，蜜炙］；茯苓［块或厚片］；酒杜仲［块或丝，酒炙］；制川乌［片，煮］；煨附子［片，煨］；肉桂［去粗皮］；沉香［小块］
531	补益方	气血双补	0600730246	两（兩）仪（儀）膏	《景岳（嶽）全书（書）》	人参（06164210300102000），熟地黄（06172410400103610）	人参［薄片］；熟地黄［厚片，酒炖或蒸］
532	补益方	气血双补	0600730253	参（參）归（歸）益元汤（湯）	《万（萬）病回春》	人参（06164210300102000），当归（06164310100302003），白芍（06153710100202008），熟地黄（06172410400103610），茯苓（06400210100403009），麦冬（06192910400300001），五味子（06154140200200007），陈皮（06157040400306004），酒黄柏（06157020500206312），酒知母（06192910500303315），甘草（06156310300203002）	麦冬；五味子；人参；当归；白芍［薄片］；甘草［厚片］；酒知母［厚片，酒炙］；熟地黄［厚片，酒炖或蒸］；茯苓［块或厚片］；陈皮［丝］；酒黄柏［丝，酒炙］
533	补益方	气血双补	0600730260	双（雙）和汤（湯）	《太平惠民和剂（劑）局方》	白芍（06153710100202008），酒当归（06164310100302317），炙黄芪（06156310100603354），川芎（06164310500103002），熟地黄（06172410400103610），炙甘草（06156310300203354），肉桂（06154520500100007）	白芍［薄片］；酒当归［薄片，酒炙］；川芎［厚片］；熟地黄［厚片，酒炖或蒸］；炙黄芪；炙甘草［厚片，蜜炙］；肉桂［去粗皮］

续表

序号	主分类	次分类	方编码	方名	来源	组成与代码	给付规格与要求
534	补益方	气血双补	0600730277	顺（順）气（氣）和中汤（湯）	《卫（衛）生宝（寶）鉴（鑒）》	黄芪（06156310100603002），人参（06164210300102000），炙甘草（06156310300203354），白术（06174410500203003），陈皮（06157040400306004），当归（06164310100302003），白芍（06153710100202008），升麻（06153710500103004），柴胡（06164310101003008），细辛（06152010300104005），蔓荆子（06172140200100006），川芎（06164310500103002）	蔓荆子；人参；当归；白芍［薄片］；细辛［段］；黄芪；白术；升麻；柴胡；川芎［厚片］；炙甘草［厚片，蜜炙］；陈皮［丝］
535	补益方	气血双补	0600730284	滋阴（陰）健脾汤（湯）	《万（萬）病回春》	酒当归（06164310100302317），川芎（06164310500103002），酒白芍（06153710100202312），人参（06164210300102000），白术（06174410500203003），酒地黄（06172410400103313），茯苓（06400210100403009），陈皮（06157040400306004），姜半夏（06191610600200729），炙甘草（06156310300203354），麦冬（06192910400300001），远志（06157510100104007），茯神（06400210100505000）	麦冬；姜半夏［姜矾制］；人参［薄片］；酒当归；酒白芍［薄片，酒炙］；远志［段］；川芎；白术［厚片］；酒地黄［厚片，酒炙］；炙甘草［厚片，蜜炙］；茯神［块］；茯苓［块或厚片］；陈皮［丝］
536	补益剂	气血双补	0600730291	当归黄芪饮（飲）	《医学（醫學）正传（傳）》引《产宝（産寶）》	当归（06164310100302003），白芍（06153710100202008），黄芪（06156310100603002），人参（06164210300102000），升麻（06153710500103004）	当归；白芍；人参［薄片］；黄芪；升麻［厚片］
537	补益剂	气血双补	0600730307	达生散	《丹溪心法》	大腹皮（06191440400204005），人参（06164210300102000），陈皮（06157040400306004），白术（06174410500203003），白芍（06153710100202008），紫苏叶（06172220700107009），炙甘草（06156310300203354），当归（06164310100302003），葱叶，枳壳（06157040100202002），砂仁（06193540200300001）	葱叶；砂仁；人参；白芍；当归；枳壳［薄片］；大腹皮［段］；白术［厚片］；炙甘草［厚片，蜜炙］；陈皮［丝］；紫苏叶［碎品］

续表

序号	主分类	次分类	方编码	方名	来源	组成与代码	给付规格与要求
538	补益剂	气血双补	0600730314	补虚饮（飲）	《医（醫）学（學）入门（門）》	人参（06164210300102000），白术（06174410500203003），当归（06164310100302003），川芎（06164310500103002），黄芪（06156310100603002），陈皮（06157040400306004），甘草（06156310300203002）	人参；当归［薄片］；白术；川芎；黄芪；甘草［厚片］；陈皮［丝］
539	补益剂	气血双补	0600730321	加味八珍汤（湯）	《医统（醫統）》引《集验（驗）方》	人参（06164210300102000），白术（06174410500203003），茯苓（06400210100403009），炙甘草（06156310300203354），当归（06164310100302003），地黄（06172410400103009），黄芪（06156310100603002），川芎（06164310500103002），白芍（06153710100202008），柴胡（06164310101003008），牡丹皮（06153720600102005），香附（06191310500103006）	人参；当归；白芍；牡丹皮［薄片］；白术；地黄；黄芪；川芎；柴胡［厚片］；炙甘草［厚片，蜜炙］；香附［厚片或碾碎］；茯苓［块或厚片］
540	补益剂	气血双补	0600730338	胃风（風）汤（湯）	《太平惠民和剂（劑）局方》	白术（06174410500203003），川芎（06164310500103002），人参（06164210300102000），白芍（06153710100202008），当归（06164310100302003），肉桂（06154520500100007），茯苓（06400210100403009）	人参；白芍；当归［薄片］；白术；川芎［厚片］；茯苓［块或厚片］；肉桂［去粗皮］
541	补益方	补阴	0600740016	六味地黄（黃）丸	《小儿（兒）药（藥）证（證）直诀（訣）》	熟地黄（06172410400103610），山茱萸（06164440400100006），山药（06193210500103007），牡丹皮（06153720600102005），茯苓（06400210100403009），泽泻（06190810600103001）	牡丹皮［薄片］；山药；泽泻［厚片］；熟地黄［厚片，酒炖或蒸］；茯苓［块或厚片］；山萸肉［去果核］
542	补益方	补阴	0600740023	左归（歸）丸	《景岳（嶽）全书（書）》	熟地黄（06172410400103610），炒山药（06193210500103113），山萸肉（06164440400100006），枸杞子（06172340200200007），盐菟丝子（06171740600200330），酒川牛膝（06152510100102312），鹿胶珠（06220640200100236），龟胶珠（06225240200100233）	枸杞子；鹿胶珠；龟胶珠［蛤粉炒］；盐菟丝子［盐炙］；酒川牛膝［薄片，酒炙］；熟地黄［厚片，酒炖或蒸］；炒山药［厚片，清炒］；山萸肉［去果核］

续表

序号	主分类	次分类	方编码	方名	来源	组成与代码	给付规格与要求
543	补益方	补阴	0600740030	大补（補）阴（陰）丸	《丹溪心法》	盐知母（06192910500303339），盐黄柏（06157020500206336），熟地黄（06172410400103610），醋龟甲（06225220300100326），猪脊髓（06220530100100002）	猪脊髓；醋龟甲［砂烫醋淬］；熟地黄［厚片，酒炖或蒸］；盐知母［厚片，盐水炙］；盐黄柏［丝，盐水炙］
544	补益方	补阴	0600740047	一贯（貫）煎	《续（續）名医（醫）类（類）案》	北沙参（06164310100104003），麦冬（06192910400300001），当归（06164310100302003），地黄（06172410400103009），枸杞子（06172340200200007），川楝子（06157340200100001）	麦冬；枸杞子；川楝子；当归［薄片］；北沙参［段］；地黄［厚片］
545	补益方	补阴	0600740054	知柏地黄（黄）丸	《医（醫）方考》	盐知母（06192910500303339），盐黄柏（06157020500206336），熟地黄（06172410400103610），山药（06193210500103007），山萸肉（06164440400100006），茯苓（06400210100403009），泽泻（06190810600103001），牡丹皮（06153720600102005）	牡丹皮［薄片］；山药；泽泻［厚片］；熟地黄［厚片，酒炖或蒸］；盐知母［厚片，盐水炙］；茯苓［块或厚片］；山萸肉［去果核］；盐黄柏［丝，盐水炙］
546	补益方	补阴	0600740061	麦（麥）味地黄（黄）丸	《寿（壽）世保元》	山萸肉（06164440400100006），山药（06193210500103007），泽泻（06190810600103001），牡丹皮（06153720600102005），茯苓（06400210100403009），熟地黄（06172410400103610），麦冬（06192910400300001），五味子（06154140200200007）	麦冬；五味子；牡丹皮［薄片］；山药；泽泻［厚片］；熟地黄［厚片，酒炖或蒸］；茯苓［块或厚片］；山萸肉［去果核］
547	补益方	补阴	0600740078	杞菊地黄（黄）丸	《麻疹全书（書）》	熟地黄（06172410400103610），山萸肉（06164440400100006），山药（06193210500103007），牡丹皮（06153720600102005），茯苓（06400210100403009），泽泻（06190810600103001），枸杞子（06172340200200007），菊花（06174430100200004）	枸杞子；菊花；牡丹皮［薄片］；山药；泽泻［厚片］；熟地黄［厚片，酒炖或蒸］；茯苓［块或厚片］；山萸肉［去果核］
548	补益方	补阴	0600740085	甘露饮（飲）	《太平惠民和剂（劑）局方》	地黄（06172410400103009），熟地黄（06172410400103610），茵陈（06174450500707002），麸炒枳壳（06157040100202217），黄芩片（06172210100102605），枇杷叶（06156120700206004），炙甘草（06156310300203354），千石斛（06193920900104008），天冬（06192910400202008），麦冬（06192910400300001）	麦冬；天冬［薄片］；黄芩片［薄片，煮法］；麸炒枳壳［薄片，麸炒］；茵陈［搓碎或切碎］；千石斛［段］；地黄［厚片］；熟地黄［厚片，酒炖或蒸］；炙甘草［厚片，蜜炙］；枇杷叶［丝］

续表

序号	主分类	次分类	方编码	方名	来源	组成与代码	给付规格与要求
549	补益方	补阴	0600740092	两（兩）地汤（湯）	《傅青主女科》	酒地黄（06172410400103313），玄参（06172410100102005），地骨皮（06172320600100008），麦冬（06192910400300001），阿胶（06220340200100969），酒白芍（06153710100202312）	麦冬；阿胶［制胶］；玄参［薄片］；酒白芍［薄片，酒炙］；地骨皮［除去木心］；酒地黄［厚片，酒炙］
550	补益方	补阴	0600740108	地参（參）菊花汤（湯）	《古今名方》引杨（楊）慎修经（經）验（驗）方	熟地黄（06172410400103610），玄参（06172410100102005），菊花（06174430100200004），石膏（06326110100107008），升麻（06153710500103004），蜂蜜（06210740100200005）	菊花；蜂蜜；玄参［薄片］；石膏［粗粉］；升麻［厚片］；熟地黄［厚片，酒炖或蒸］
551	补益方	补阴	0600740115	石斛夜光丸	《瑞竹堂经（經）验（驗）方》	天冬（06192910400202008），麦冬（06192910400300001），人参（06164210300102000），茯苓（06400210100403009），熟地黄（06172410400103610），地黄（06172410400103009），山药（06193210500103007），枸杞子（06172340200200007），酒牛膝（06152510100204313），干石斛（06193920900104008），炒决明子（06156340600500112），炒苦杏仁（06156140600100110），菊花（06174430100200004），菟丝子（06171740600200002），羚羊角镑片（06220220200203009），肉苁蓉片（06172821100103006），五味子（06154140200200007），防风（06164310100503004），炙甘草（06156310300203354），沙苑子（06156340600600003），炒蒺藜（06156940200100110），黄连片（06153710500302001），麸炒枳壳（06157040100202217），川芎（06164310500103002），水牛角（06220220200103002），青葙子（06152540600100006）	麦冬；枸杞子；菊花；菟丝子；五味子；沙苑子；青葙子；炒决明子；炒苦杏仁；炒蒺藜［炒黄］；天冬；人参；黄连片［薄片］；麸炒枳壳［薄片，麸炒］；干石斛［段］；酒牛膝［段，酒炙］；地黄；山药；肉苁蓉片；防风；川芎［厚片］；熟地黄［厚片，酒炖或蒸］；炙甘草［厚片，蜜炙］；茯苓［块或厚片］；羚羊角镑片；水牛角［片］
552	补益方	补阴	0600740122	补（補）肺阿胶（膠）汤（湯）	《小儿（兒）药（藥）证（證）直诀（訣）》	阿胶（06220340200100969），炒牛蒡子（06174440200200118），炙甘草（06156310300203354），马兜铃（06152040200107004），炒苦杏仁（06156140600100110），炒糯米（06191240500500119）	炒牛蒡子；炒苦杏仁；炒糯米［炒黄］；阿胶［制胶］；炙甘草［厚片，蜜炙］；马兜铃［碎片］

续表

序号	主分类	次分类	方编码	方名	来源	组成与代码	给付规格与要求
553	补益方	补阴	0600740139	二至丸	《摄（攝）生众（衆）妙方》	女贞子（06171240200100004），墨旱莲（06174450501004001）	女贞子；墨旱莲［段］
554	补益方	补阴	0600740146	补（補）肝汤（湯）	《医（醫）学（學）六要》	当归（06164310100302003），白芍（06153710100202008），川芎（06164310500103002），地黄（06172410400103009），酸枣仁（06159640600100006），木瓜（06156140200302006），甘草（06156310300203002）	当归；白芍；木瓜［薄片］；川芎；地黄；甘草［厚片］；酸枣仁［去残留壳核，用时捣碎］
555	补益方	补阴	0600740153	茜根散	《重订（訂）严（嚴）氏济（濟）生方》	茜草（06173510300103006），黄芩片（06172210100102605），阿胶珠（06220340200100945），侧柏叶（06140621200100001），地黄（06172410400103009），炙甘草（06156310300203354）	阿胶珠［制胶、蛤粉炒］；黄芩片［薄片，煮法］；地黄［厚片］；炙甘草［厚片，蜜炙］；茜草［厚片或段］；侧柏叶［去硬梗］
556	补益方	补阴	0600740160	明目地黄（黄）汤（湯）	《伤（傷）科补（補）要》	地黄（06172410400103009），山药（06193210500103007），泽泻（06190810600103001），当归（06164310100302003），山萸肉（06164440400100006），牡丹皮（06153720600102005），茯苓（06400210100403009），枸杞子（06172340200200007），菊花（06174430100200004），石决明（06206120300207009），蒺藜（06156940200100004）	枸杞子；菊花；蒺藜；当归；牡丹皮［薄片］；地黄；山药；泽泻［厚片］；茯苓［块或厚片］；山萸肉［去果核］；石决明［碎粒］
557	补益方	补阴	0600740177	固阴（陰）煎	《景岳（嶽）全书（書）》	人参（06164210300102000），熟地黄（06172410400103610），炒山药（06193210500103113），山萸肉（06164440400100006），制远志（06157510100104717），炙甘草（06156310300203354），五味子（06154140200200007），盐菟丝子（06171740600200330）	五味子；盐菟丝子［盐炙］；人参［薄片］；制远志［段，甘草水煮］；熟地黄［厚片，酒炖或蒸］；炙甘草［厚片，蜜炙］；炒山药［厚片，清炒］；山萸肉［去果核］
558	补益方	补阴	0600740184	通幽汤（湯）	《脾胃论（論）》	地黄（06172410400103009），熟地黄（06172410400103610），桃仁（06156140600300008），红花（06174430200100006），当归（06164310100302003），炙甘草（06156310300203354），升麻（06153710500103004）	桃仁；红花；当归［薄片］；地黄；升麻［厚片］；熟地黄［厚片，酒炖或蒸］；炙甘草［厚片，蜜炙］

续表

序号	主分类	次分类	方编码	方名	来源	组成与代码	给付规格与要求
559	补益方	补阴	0600740191	上下相资（資）汤（湯）	《石室秘录（錄）》	熟地黄（06172410400103610），山萸肉（06164440400100006），玉竹（06192910500203004），人参（06164210300102000），玄参（06172410100102005），北沙参（06164310100104003），当归（06164310100302003），麦冬（06192910400300001），五味子（06154140200200007），牛膝（06152510100204009），车前子（06173440600100002）	麦冬；五味子；车前子；人参；玄参；当归［薄片］；北沙参；牛膝［段］；熟地黄［厚片，酒炖或蒸］；玉竹［厚片或段］；山萸肉［去果核］
560	补益方	补阴	0600740207	月华（華）丸	《医（醫）学（學）心悟》	蒸天冬（06192910400202602），蒸麦冬（06192910400300605），酒地黄（06172410400103313），熟地黄（06172410400103610），乳山药（06193210500103694），乳茯苓（06400210100403696），蒸百部（06192810400103605），蒸北沙参（06164310100104607），蒸川贝母（06192910700200605），阿胶（06220340200100969），三七粉（06164210300207002），獭肝（06220830200100002），菊花（06174430100200004），桑叶（06151220700107006）	獭肝；菊花；蒸麦冬；蒸川贝母［蒸］；阿胶［制胶］；蒸天冬［薄片，蒸］；桑叶［搓碎］；蒸北沙参［段，蒸］；酒地黄［厚片，酒炙］；熟地黄［厚片，酒炖或蒸］；乳山药［厚片，乳蒸］；蒸百部［厚片，蒸］；乳茯苓［块或厚片，乳蒸］；三七粉［细粉］
561	补益方	补阴	0600740214	养（養）金汤（湯）	《杂（雜）病源流犀烛（燭）》	知母（06192910500303001），桑白皮（06151220600106000），地黄（06172410400103009），阿胶（06220340200100969），南沙参（06174110100103009），焯苦杏仁（06156140600100820），蜂蜜（06210740100200005），麦冬（06192910400300001）	蜂蜜；麦冬；焯苦杏仁［焯去皮］；阿胶［制胶］；知母；地黄；南沙参［厚片］；桑白皮［丝］
562	补益方	补阴	0600740221	养（養）胃增液汤（湯）	《中医（醫）儿（兒）科学（學）》	干石斛（06193920900104008），北沙参（06164310100104003），玉竹（06192910500203004），乌梅肉（06156140200200609），白芍（06153710100202008），甘草（06156310300203002）	乌梅肉［蒸软，去核］；白芍［薄片］；干石斛；北沙参［段］；甘草［厚片］；玉竹［厚片或段］
563	补益方	补阴	0600740238	养（養）精种（種）玉汤（湯）	《傅青主女科》	当归（06164310100302003），熟地黄（06172410400103610），酒白芍（06153710100202312），山萸肉（06164440400100006）	当归［薄片］；酒白芍［薄片，酒炙］；熟地黄［厚片，酒炖或蒸］；山萸肉［去果核］

续表

序号	主分类	次分类	方编码	方名	来源	组成与代码	给付规格与要求
564	补益方	补阴	0600740245	清海丸	《傅青主女科》	山萸肉（06164440400100006），熟地黄（06172410400103610），炒山药（06193210500103113），土炒白术（06174410500203263），酒白芍（06153710100202312），牡丹皮（06153720600102005），麦冬（06192910400300001），五味子（06154140200200007），桑叶（06151220700107006），玄参（06172410100102005），地骨皮（06172320600100008），北沙参（06164310100104003），干石斛（06193920900104008），龙骨（06338110100105009）	麦冬；五味子；牡丹皮；玄参［薄片］；酒白芍［薄片，酒炙］；地骨皮［除去木心］；桑叶［搓碎］；北沙参；干石斛［段］；熟地黄［厚片，酒炖或蒸］；炒山药［厚片，清炒］；土炒白术［厚片，土炒］；龙骨［块］；山萸肉［去果核］
565	补益方	补阴	0600740252	滋水清肝饮（飲）	《医（醫）宗己任编》	熟地黄（06172410400103610），山萸肉（06164440400100006），茯苓（06400210100403009），当归（06164310100302003），山药（06193210500103007），牡丹皮（06153720600102005），泽泻（06190810600103001），白芍（06153710100202008），柴胡（06164310101003008），栀子（06173540200107002），酸枣仁（06159640600100006）	当归；牡丹皮；白芍［薄片］；山药；泽泻；柴胡［厚片］；熟地黄［厚片，酒炖或蒸］；茯苓［块或厚片］；栀子［碾碎］；酸枣仁［去残留壳核，用时捣碎］；山萸肉［去果核］
566	补益方	补阴	0600740269	化阴（陰）煎	《景岳（嶽）全书（書）》	地黄（06172410400103009），熟地黄（06172410400103610），牛膝（06152510100204009），猪苓（06400210100203005），泽泻（06190810600103001），黄柏（06157020500206008），知母（06192910500303001），绿豆（06156340600900004），龙胆（06171410300104008），车前子（06173440600100002）	绿豆；车前子；牛膝；龙胆［段］；地黄；猪苓；泽泻；知母［厚片］；熟地黄［厚片，酒炖或蒸］；黄柏［丝］
567	补益方	补阴	0600740276	加味麦（麥）门（門）冬汤（湯）	《医（醫）学（學）衷中参（參）西录（錄）》	麦冬（06192910400300001），党参片（06174110100203006），清半夏（06191610600200736），山药（06193210500103007），白芍（06153710100202008），丹参（06172210300103006），甘草（06156310300203002），桃仁（06156140600300008），大枣（06159640200100000）	麦冬；桃仁；清半夏［白矾制］；白芍［薄片］；党参片；山药；丹参；甘草［厚片］；大枣［破开或去核］

续表

序号	主分类	次分类	方编码	方名	来源	组成与代码	给付规格与要求
568	补益方	补阴	0600740283	加减（減）一阴（陰）煎	《景岳（嶽）全书（書）》	地黄（06172410400103009），白芍（06153710100202008），麦冬（06192910400300001），熟地黄（06172410400103610），知母（06192910500303001），地骨皮（06172320600100008），炙甘草（06156310300203354）	麦冬；白芍［薄片］；地骨皮［除去木心］；地黄；知母［厚片］；熟地黄［厚片，酒炖或蒸］；炙甘草［厚片，蜜炙］
569	补益方	补阴	0600740290	归（歸）肾（腎）丸	《景岳（嶽）全书（書）》	熟地黄（06172410400103610），枸杞子（06172340200200007），山萸肉（06164440400100006），菟丝子（06171740600200002），茯苓（06400210100403009），当归（06164310100302003），山药（06193210500103007），盐杜仲（06155920500106334）	枸杞子；菟丝子；当归［薄片］；山药［厚片］；熟地黄［厚片，酒炖或蒸］；茯苓［块或厚片］；盐杜仲［块或丝，盐炙］；山萸肉［去果核］
570	补益方	补阴	0600740306	耳聋（聾）左慈丸	《重订（訂）广（廣）温（溫）热（熱）论（論）》	熟地黄（06172410400103610），山萸肉（06164440400100006），山药（06193210500103007），泽泻（06190810600103001），茯苓（06400210100403009），牡丹皮（06153720600102005），煅磁石（06314410100107523），石菖蒲（06191610500203004），五味子（06154140200200007）	五味子；牡丹皮［薄片］；煅磁石［粉，煅淬］；山药；泽泻；石菖蒲［厚片］；熟地黄［厚片，酒炖或蒸］；茯苓［块或厚片］；山萸肉［去果核］
571	补益方	补阴	0600740313	芍药（藥）甘草汤（湯）	《伤（傷）寒论（論）》	白芍（06153710100202008），炙甘草（06156310300203354）	白芍［薄片］；炙甘草［厚片，蜜炙］
572	补益方	补阴	0600740320	虎潜（潛）丸	《丹溪心法》	盐黄柏（06157020500206336），知母（06192910500303001），熟地黄（06172410400103610），龟甲（06225220300100005），炒白芍（06153710100202114），陈皮（06157040400306004），锁阳（06164121100102001），牛膝（06152510100204009），当归（06164310100302003），狗骨（06220930100100000）	狗骨；锁阳；当归［薄片］；炒白芍［薄片，炒黄］；牛膝［段］；龟甲［沸水煮，去皮肉］；知母［厚片］；熟地黄［厚片，酒炖或蒸］；陈皮［丝］；盐黄柏［丝，盐水炙］
573	补益方	补阴	0600740337	益阴（陰）汤（湯）	《类（類）证（證）治裁》	山萸肉（06164440400100006），熟地黄（06172410400103610），牡丹皮（06153720600102005），白芍（06153710100202008），麦冬（06192910400300001），五味子（06154140200200007），山药（06193210500103007），泽泻（06190810600103001），灯心草（06192720300104001），地骨皮（06172320600100008），莲子（06153240600200001）	麦冬；五味子；牡丹皮；白芍［薄片］；地骨皮［除去木心］；灯心草［段］；山药；泽泻［厚片］；熟地黄［厚片，酒炖或蒸］；莲子［切开，去心］；山萸肉［去果核］

续表

序号	主分类	次分类	方编码	方名	来源	组成与代码	给付规格与要求
574	补益方	补阴	0600740344	滋阴（陰）除湿（濕）汤（湯）	《外科正宗》	川芎（06164310500103002），当归（06164310100302003），白芍（06153710100202008），熟地黄（06172410400103610），柴胡（06164310101003008），黄芩片（06172210100102605），陈皮（06157040400306004），知母（06192910500303001），川贝母（06192910700200001），泽泻（06190810600103001），地骨皮（06172320600100008），甘草（06156310300203002）	川贝母；当归；白芍［薄片］；黄芩片［薄片，煮法］；地骨皮［除去木心］；川芎；柴胡；知母；泽泻；甘草［厚片］；熟地黄［厚片，酒炖或蒸］；陈皮［丝］
575	补益方	补阴	0600740351	玉液汤（湯）	《医（醫）学（學）衷中参（參）西录（錄）》	黄芪（06156310100603002），知母（06192910500303001），鸡内金（06224140900100001），葛根（06156310100803006），五味子（06154140200200007），天花粉（06174010100103002），山药（06193210500103007）	五味子；黄芪；知母；葛根；天花粉；山药［厚片］；鸡内金［洗净］
576	补益方	补阴	0600740375	猪（豬）肤（膚）汤（湯）	《伤（傷）寒论（論）》	猪皮，米粉，蜂蜜（06210740100200005）	猪皮；米粉；蜂蜜
577	补益方	补阴	0600740382	滋阴（陰）至宝（寶）汤（湯）	《万（萬）病回春》	酒当归（06164310100302317），白术（06174410500203003），酒白芍（06153710100202312），茯苓（06400210100403009），陈皮（06157040400306004），知母（06192910500303001），川贝母（06192910700200001），香附（06191310500103006），地骨皮（06172320600100008），麦冬（06192910400300001），薄荷（06172250500704009），酒柴胡（06164310100903316），甘草（06156310300203002），煨姜（06193510500403801）	川贝母；麦冬；酒当归；酒白芍［薄片，酒炙］；地骨皮［除去木心］；薄荷［短段］；白术；知母；甘草［厚片］；酒柴胡［厚片，酒炙］；煨姜［厚片或块，煨］；香附［厚片或碾碎］；茯苓［块或厚片］；陈皮［丝］
578	补益方	补阴	0600740399	滋阴（陰）降火汤（湯）	《万（萬）病回春》	酒当归（06164310100302317），酒白芍（06153710100202312），地黄（06172410400103009），熟地黄（06172410400103610），天冬（06192910400202008），麦冬（06192910400300001），白术（06174410500203003），陈皮（06157040400306004），黄柏（06157020500206008），知母（06192910500303001），炙甘草（06156310300203354）	麦冬；天冬［薄片］；酒当归；酒白芍［薄片，酒炙］；地黄；白术；知母［厚片］；熟地黄［厚片，酒炖或蒸］；炙甘草［厚片，蜜炙］；陈皮；黄柏［丝］

续表

序号	主分类	次分类	方编码	方名	来源	组成与代码	给付规格与要求
579	补益方	补阴	0600740405	斑龙（龍）丸	《医（醫）学（學）正传（傳）》引《青囊集方》	鹿胶珠（06220640200100236），鹿角霜（06220640200100830），酒菟丝子饼（06171740600200613），柏子仁（06140640500100009），熟地黄（06172410400103610），茯苓（06400210100403009），补骨脂（06156340200200009）	补骨脂；鹿胶珠［蛤粉炒］；酒菟丝子饼［酒蒸］；鹿角霜［制霜］；熟地黄［厚片，酒炖或蒸］；茯苓［块或厚片］；柏子仁［去残留的种皮］
580	补益方	补阴	0600740412	柴胡四物汤（湯）	《素问（問）病机（機）气（氣）宜保命集》	川芎（06164310500103002），熟地黄（06172410400103610），当归（06164310100302003），白芍（06153710100202008），柴胡（06164310101003008），人参（06164210300102000），黄芩片（06172210100102605），甘草（06156310300203002），法半夏（06191610600200712），六神曲（06199990800300873）	六神曲［发酵］；法半夏［甘草石灰水制］；当归；白芍；人参［薄片］；黄芩片［薄片，煮法］；川芎；柴胡；甘草［厚片］；熟地黄［厚片，酒炖或蒸］
581	补益方	补阴	0600740429	单（單）鹿茸汤（湯）	《济（濟）众（衆）新编》	鹿茸片（06220620200201003）	鹿茸片［极薄片］
582	补益方	补阴	0600740436	古庵心肾（腎）丸	《丹溪心法附余》	熟地黄（06172410400103610），地黄（06172410400103009），山药（06193210500103007），茯神（06400210100505000），酒萸肉（06164440400100617），枸杞子（06172340200200007），醋龟甲（06225220300100326），牛膝（06152510100204009），鹿茸片（06220620200201003），酒当归（06164310100302317），泽泻（06190810600103001），黄柏（06157020500206008），朱砂粉（06310210100107851），黄连片（06153710500302001），甘草（06156310300203002），牡丹皮（06153720600102005）	枸杞子；酒萸肉［酒炖或酒蒸］；醋龟甲［砂烫醋淬］；黄连片；牡丹皮［薄片］；酒当归［薄片，酒炙］；牛膝［段］；朱砂粉［粉，水飞］；地黄；山药；泽泻；甘草［厚片］；熟地黄［厚片，酒炖或蒸］；鹿茸片［极薄片］；茯神［块］；黄柏［丝］
583	补益方	补阴	0600740443	琼（瓊）玉膏	《洪氏集验（驗）方》引铁（鐵）瓮（甕）先生方	人参（06164210300102000），地黄（06172410400103009），茯苓（06400210100403009），蜂蜜（06210740100200005）	蜂蜜；人参［薄片］；地黄［厚片］；茯苓［块或厚片］

续表

序号	主分类	次分类	方编码	方名	来源	组成与代码	给付规格与要求
584	补益方	补阴	0600740450	生津养（養）血汤（湯）	《古今医（醫）鉴（鑒）》	当归（06164310100302003），川芎（06164310500103002），白芍（06153710100202008），地黄（06172410400103009），知母（06192910500303001），黄柏（06157020500206008），麦冬（06192910400300001），石莲子（06153240200100008），天花粉（06174010100103002），黄连片（06153710500302001），乌梅（06156140200200005），薄荷（06172250500704009），炙甘草（06156310300203354）	麦冬；石莲子；乌梅；当归；白芍；黄连片［薄片］；薄荷［短段］；川芎；地黄；知母；天花粉［厚片］；炙甘草［厚片，蜜炙］；黄柏［丝］
585	补益方	补阴	0600740467	双（雙）补（補）丸	《是斋（齋）百一选（選）方》引史载（載）之方	熟地黄（06172410400103610），菟丝子（06171740600200002）	菟丝子；熟地黄［厚片，酒炖或蒸］
586	补益方	补阴	0600740474	增益归（歸）茸丸	《世医（醫）得效方》	熟地黄（06172410400103610），鹿茸片（06220620200201003），五味子（06154140200200007），山药（06193210500103007），山萸肉（06164440400100006），炮附片（06153710400303221），酒川牛膝（06152510100102312），茯苓（06400210100403009），牡丹皮（06153720600102005），泽泻（06190810600103001），当归（06164310100302003），黄连片（06153710500302001）	五味子；牡丹皮；当归；黄连片［薄片］；酒川牛膝［薄片，酒炙］；山药；泽泻［厚片］；熟地黄［厚片，酒炖或蒸］；鹿茸片［极薄片］；茯苓［块或厚片］；炮附片［片，砂烫］；山萸肉［去果核］
587	补益方	补阴	0600740481	万（萬）金散	《医（醫）方类（類）聚》引《叶（葉）氏录（錄）验（驗）方》	续断片（06173910100103006），盐杜仲（06155920500106334），防风（06164310100503004），酒牛膝（06152510100204313），细辛（06152010300104005），茯苓（06400210100403009），人参（06164210300102000），桂枝（06154520200103001），当归（06164310100302003），炙甘草（06156310300203354），川芎（06164310500103002），独活（06164310100802008），秦艽（06171410100103003），熟地黄（06172410400103610）	人参；当归；独活［薄片］；细辛［段］；酒牛膝［段，酒炙］；续断片；防风；桂枝；川芎；秦艽［厚片］；熟地黄［厚片，酒炖或蒸］；炙甘草［厚片，蜜炙］；茯苓［块或厚片］；盐杜仲［块或丝，盐炙］

续表

序号	主分类	次分类	方编码	方名	来源	组成与代码	给付规格与要求
588	补益方	补阳	0600750015	肾（腎）气（氣）丸	《金匮要略》	地黄（06172410400103009），山药（06193210500103007），山茱肉（06164440400100006），牡丹皮（06153720600102005），泽泻（06190810600103001），茯苓（06400210100403009），桂枝（06154520200103001），炮附片（06153710400303221）	牡丹皮［薄片］；地黄；山药；泽泻；桂枝［厚片］；茯苓［块或厚片］；炮附片［片，砂烫］；山萸肉［去果核］
589	补益方	补阳	0600750022	右归（歸）丸	《景岳（嶽）全书（書）》	熟地黄（06172410400103610），麸炒山药（06193210500103212），炒山萸肉（06164440400100112），炒枸杞子（06172340200200113），盐菟丝子（06171740600200330），鹿胶珠（06220640200100236），肉桂（06154520500100007），姜杜仲（06155920500106341），当归（06164310100302003），炮附片（06153710400303221）	炒山萸肉；炒枸杞子［炒黄］；鹿胶珠［蛤粉炒］；盐菟丝子［盐炙］；当归［薄片］；熟地黄［厚片，酒炖或蒸］；麸炒山药［厚片，麸炒］；姜杜仲［块或丝，姜炙］；炮附片［片，砂烫］；肉桂［去粗皮］
590	补益方	补阳	0600750039	济（濟）生肾（腎）气（氣）丸	《重订（訂）严（嚴）氏济（濟）生方》	熟地黄（06172410400103610），炒山药（06193210500103113），山萸肉（06164440400100006），茯苓（06400210100403009），泽泻（06190810600103001），牡丹皮（06153720600102005），肉桂（06154520500100007），川牛膝（06152510100102008），车前子（06173440600100002），炮附片（06153710400303221）	车前子；牡丹皮；川牛膝［薄片］；泽泻［厚片］；熟地黄［厚片，酒炖或蒸］；炒山药［厚片，清炒］；茯苓［块或厚片］；炮附片［片，砂烫］；肉桂［去粗皮］；山萸肉［去果核］
591	补益方	补阳	0600750053	十补（補）丸	《重订（訂）严（嚴）氏济（濟）生方》	熟地黄（06172410400103610），炒山药（06193210500103113），山萸肉（06164440400100006），泽泻（06190810600103001），茯苓（06400210100403009），牡丹皮（06153720600102005），肉桂（06154520500100007），五味子（06154140200200007），炮附片（06153710400303221），鹿茸片（06220620200201003）	五味子；牡丹皮［薄片］；泽泻［厚片］；熟地黄［厚片，酒炖或蒸］；炒山药［厚片，清炒］；鹿茸片［极薄片］；茯苓［块或厚片］；炮附片［片，砂烫］；肉桂［去粗皮］；山萸肉［去果核］
592	补益方	补阳	0600750060	青娥丸	《太平惠民和剂（劑）局方》	核桃仁（06150740600100002），补骨脂（06156340200200009），姜杜仲（06155920500106341），大蒜（06192910700100004）	核桃仁；补骨脂；大蒜；姜杜仲［块或丝，姜炙］

续表

序号	主分类	次分类	方编码	方名	来源	组成与代码	给付规格与要求
593	补益方	补阳	0600750084	七福饮（飲）	《景岳（嶽）全书（書）》	熟地黄（06172410400103610）， 当归（06164310100302003）， 人参（06164210300102000）， 麸炒白术（06174410500203218）， 炙甘草（06156310300203354）， 制远志（06157510100104717）， 酸枣仁（06159640600100006）	当归；人参［薄片］；制远志［段，甘草水煮］；熟地黄［厚片，酒炖或蒸］；炙甘草［厚片，蜜炙］；麸炒白术［厚片，蜜炙麸皮炒］；酸枣仁［去残留壳核，用时捣碎］
594	补益方	补阳	0600750091	右归（歸）饮（飲）	《景岳（嶽）全书（書）》	熟地黄（06172410400103610）， 炒山药（06193210500103113）， 枸杞子（06172340200200007）， 山萸肉（06164440400100006）， 炙甘草（06156310300203354）， 姜杜仲（06155920500106341）， 肉桂（06154520500100007）， 炮附片（06153710400303221）	枸杞子；熟地黄［厚片，酒炖或蒸］；炙甘草［厚片，蜜炙］；炒山药［厚片，清炒］；姜杜仲［块或丝，姜炙］；炮附片［片，砂烫］；肉桂［去粗皮］；山萸肉［去果核］
595	补益方	补阳	0600750107	内（內）补（補）丸	《女科切要》	鹿茸片（06220620200201003）， 菟丝子（06171740600200002）， 沙苑子（06156340600600003）， 黄芪（06156310100603002）， 肉桂（06154520500100007）， 桑螵蛸（06210440100100601）， 肉苁蓉片（06172821100103006）， 炮附片（06153710400303221）， 蒺藜（06156940200100004）， 紫菀（06174410300103008）， 茯神（06400210100505000）	菟丝子；沙苑子；蒺藜；桑螵蛸［蒸］；黄芪；肉苁蓉片［厚片］；紫菀［厚片或段］；鹿茸片［极薄片］；茯神［块］；炮附片［片，砂烫］；肉桂［去粗皮］
596	补益方	补阳	0600750114	补（補）肾（腎）地黄（黃）丸	《活幼心书（書）》	熟地黄（06172410400103610）， 泽泻（06190810600103001）， 牡丹皮（06153720600102005）， 酒萸肉（06164440400100617）， 川牛膝（06152510100102008）， 山药（06193210500103007）， 鹿茸片（06220620200201003）， 茯苓（06400210100403009）	酒萸肉［酒炖或酒蒸］；牡丹皮；川牛膝［薄片］；泽泻；山药［厚片］；熟地黄［厚片，酒炖或蒸］；鹿茸片［极薄片］；茯苓［块或厚片］

续表

序号	主分类	次分类	方编码	方名	来源	组成与代码	给付规格与要求
597	补益方	补阳	0600750121	补（補）肾（腎）壮筋汤（湯）	《伤（傷）科补（補）要》	熟地黄（06172410400103610），当归（06164310100302003），牛膝（06152510100204009），山萸肉（06164440400100006），茯苓（06400210100403009），续断片（06173910100103006），杜仲（06155920500106006），白芍（06153710100202008），五加皮（06164220600103003），青皮（06157040400406001）	当归；白芍［薄片］；牛膝［段］；续断片；五加皮［厚片］；熟地黄［厚片，酒炖或蒸］；青皮［厚片或丝］；茯苓［块或厚片］；杜仲［块或丝］；山萸肉［去果核］
598	补益方	补阳	0600750138	补（補）肾（腎）安胎饮（飲）	《中医（醫）妇（婦）科治疗（療）学（學）》	人参（06164210300102000），白术（06174410500203003），杜仲（06155920500106006），续断片（06173910100103006），狗脊（06131910500103006），益智仁（06193540200500005），阿胶珠（06220340200100945），艾叶（06174420700100002），菟丝子（06171740600200002），补骨脂（06156340200200009）	菟丝子；补骨脂；阿胶珠［制胶、蛤粉炒］；人参［薄片］；白术；续断片；狗脊［厚片］；杜仲［块或丝］；艾叶［去梗］；益智仁［去外壳］
599	补益方	补阳	0600750145	调（調）肝汤（湯）	《傅青主女科》	当归（06164310100302003），酒白芍（06153710100202312），山萸肉（06164440400100006），阿胶珠（06220340200100945），盐巴戟天（06173510100104630），甘草（06156310300203002），炒山药（06193210500103113）	阿胶珠［制胶、蛤粉炒］；当归［薄片］；酒白芍［薄片，酒炙］；盐巴戟天［段，盐蒸］；甘草［厚片］；炒山药［厚片，清炒］；山萸肉［去果核］
600	补益方	补阳	0600750152	无（無）比山药（藥）丸	《备（備）急千金要方》	山药（06193210500103007），肉苁蓉片（06172821100103006），五味子（06154140200200007），菟丝子（06171740600200002），杜仲（06155920500106006），牛膝（06152510100204009），泽泻（06190810600103001），地黄（06172410400103009），山萸肉（06164440400100006），茯神（06400210100505000），巴戟天（06173510100100007），赤石脂（06322310100107006）	五味子；菟丝子；巴戟天；赤石脂［打碎或研细粉］；牛膝［段］；山药；肉苁蓉片；泽泻；地黄［厚片］；茯神［块］；杜仲［块或丝］；山萸肉［去果核］

续表

序号	主分类	次分类	方编码	方名	来源	组成与代码	给付规格与要求
601	补益方	补阳	0600750169	四味回阳（陽）饮（飲）	《景岳（嶽）全书（書）》	人参（06164210300102000），炮附片（06153710400303221），炮姜（06193510500203227），炙甘草（06156310300203354）	人参［薄片］；炙甘草［厚片，蜜炙］；炮姜［厚片或块，砂烫］；炮附片［片，砂烫］
602	补益方	补阳	0600750176	温（溫）肾（腎）丸	《医（醫）学（學）入门（門）》	巴戟天（06173510100100007），当归（06164310100302003），菟丝子（06171740600200002），鹿茸片（06220620200201003），益智仁（06193540200500005），杜仲（06155920500106006），地黄（06172410400103009），茯神（06400210100505000），山药（06193210500103007），远志（06157510100104007），蛇床子（06164340200300005），续断片（06173910100103006），山萸肉（06164440400100006），熟地黄（06172410400103610）	巴戟天；菟丝子；蛇床子；当归［薄片］；远志［段］；地黄；山药；续断片［厚片］；熟地黄［厚片，酒炖或蒸］；鹿茸片［极薄片］；茯神［块］；杜仲［块或丝］；山萸肉［去果核］；益智仁［去外壳］
603	补益方	补阳	0600750183	毓麟珠	《景岳（嶽）全书（書）》	人参（06164210300102000），土炒白术（06174410500203263），茯苓（06400210100403009），当归（06164310100302003），炙甘草（06156310300203354），酒白芍（06153710100202312），川芎（06164310500103002），熟地黄（06172410400103610），盐菟丝子（06171740600200330），酒杜仲（06155920500106310），鹿角霜（06220640200100830），花椒（06157040400200005）	盐菟丝子［盐炙］；鹿角霜［制霜］；人参；当归［薄片］；酒白芍［薄片，酒炙］；花椒［除去椒目、果柄等］；川芎［厚片］；熟地黄［厚片，酒炖或蒸］；炙甘草［厚片，蜜炙］；土炒白术［厚片，土炒］；茯苓［块或厚片］；酒杜仲［块或丝，酒炙］
604	补益方	补阳	0600750190	二仙汤（湯）	《妇（婦）产（產）科学（學）》	仙茅（06193010500104000），淫羊藿（06153920700206003），巴戟天（06173510100100007），当归（06164310100302003），黄柏（06157020500206008），知母（06192910500303001）	巴戟天；当归［薄片］；仙茅［段］；知母［厚片］；淫羊藿；黄柏［丝］

续表

序号	主分类	次分类	方编码	方名	来源	组成与代码	给付规格与要求
605	补益方	补阳	0600750206	壮筋续（續）骨丹	《伤（傷）科大成》	当归（06164310100302003），川芎（06164310500103002），白芍（06153710100202008），熟地黄（06172410400103610），杜仲（06155920500106006），续断片（06173910100103006），五加皮（06164220600103003），骨碎补（06135610500103001），桂枝（06154520200103001），三七粉（06164210300207002），黄芪（06156310100603002），狗骨（06220930100100000），补骨脂（06156340200200009），菟丝子（06171740600200002），党参片（06174110100203006），木瓜（06156140200302006），北刘寄奴（06172450100304009），土鳖虫（06210210100100006）	狗骨；补骨脂；菟丝子；土鳖虫；当归；白芍；木瓜［薄片］；北刘寄奴［段］；川芎；续断片；五加皮；骨碎补；桂枝；黄芪；党参片［厚片］；熟地黄［厚片，酒炖或蒸］；杜仲［块或丝］；三七粉［细粉］
606	补益方	补阳	0600750213	补（補）肾（腎）明目丸	《银（銀）海精微》	川芎（06164310500103002），当归（06164310100302003），熟地黄（06172410400103610），菊花（06174430100200004），山药（06193210500103007），知母（06192910500303001），石菖蒲（06191610500203004），黄柏（06157020500206008），大青盐（06332110100100000），远志（06157510100104007），蒺藜（06156940200100004），巴戟天（06173510100100007），五味子（06154140200200007），白芍（06153710100202008），桑螵蛸（06210440100100601），茺蔚子（06172240200100003），菟丝子（06171740600200002），青葙子（06152540600100006），密蒙花（06171330300100001），枸杞子（06172340200200007），肉苁蓉片（06172821100103006），石决明（06206120300207009）	菊花；大青盐；蒺藜；巴戟天；五味子；茺蔚子；菟丝子；青葙子；密蒙花；枸杞子；桑螵蛸［蒸］；当归；白芍［薄片］；远志［段］；川芎；山药；知母；石菖蒲；肉苁蓉片［厚片］；熟地黄［厚片，酒炖或蒸］；黄柏［丝］；石决明［碎粒］

续表

序号	主分类	次分类	方编码	方名	来源	组成与代码	给付规格与要求
607	补益方	补阳	0600750220	补（補）肾（腎）活血汤（湯）	《伤（傷）科大成》	熟地黄（06172410400103610），杜仲（06155920500106006），枸杞子（06172340200200007），补骨脂（06156340200200009），没药（06157290200100009），菟丝子（06171740600200002），当归尾（06164310100402000），山萸肉（06164440400100006），红花（06174430200100006），独活（06164310100802008），肉苁蓉片（06172821100103006）	枸杞子；补骨脂；没药；菟丝子；红花；当归尾；独活［薄片］；肉苁蓉片［厚片］；熟地黄［厚片，酒炖或蒸］；杜仲［块或丝］；山萸肉［去果核］
608	补益方	补阳	0600750237	养（養）荣（榮）壮肾（腎）汤（湯）	《傅青主女科》	当归（06164310100302003），防风（06164310100503004），独活（06164310100802008），肉桂（06154520500100007），杜仲（06155920500106006），续断片（06173910100103006），桑寄生（06151921200103009）	当归；独活［薄片］；防风；续断片［厚片］；桑寄生［厚片、短段］；杜仲［块或丝］；肉桂［去粗皮］
609	补益方	补阳	0600750244	益肾（腎）调（調）经（經）汤（湯）	《中医（醫）妇（婦）科治疗（療）学（學）》	杜仲（06155920500106006），续断片（06173910100103006），熟地黄（06172410400103610），当归（06164310100302003），炒白芍（06153710100202114），干益母草（06172250500604002），艾叶炭（06174420700100415），巴戟天（06173510100100007），乌药（06154510400102003）	巴戟天；当归；乌药［薄片］；炒白芍［薄片，炒黄］；干益母草［段］；续断片［厚片］；熟地黄［厚片，酒炖或蒸］；杜仲［块或丝］；艾叶炭［去梗，炒炭］
610	补益方	补阳	0600750251	温（溫）胞饮（飲）	《傅青主女科》	菟丝子（06171740600200002），巴戟天（06173510100100007），补骨脂（06156340200200009），肉桂（06154520500100007），附片（06153710400303009），人参（06164210300102000），白术（06174410500203003），芡实（06153240500100005），山药（06193210500103007），杜仲（06155920500106006）	菟丝子；巴戟天；补骨脂；芡实；人参［薄片］；白术；山药［厚片］；杜仲［块或丝］；附片［片］；肉桂［去粗皮］
611	补益方	补阳	0600750268	桂枝甘草汤（湯）	《伤（傷）寒论（論）》	桂枝（06154520200103001），炙甘草（06156310300203354）	桂枝［厚片］；炙甘草［厚片，蜜炙］
612	补益方	补阳	0600750275	桂枝去芍药（藥）加蜀漆牡蛎龙（龍）骨救逆汤（湯）	《伤（傷）寒论（論）》	桂枝（06154520200103001），炙甘草（06156310300203354），生姜（06193510500403009），牡蛎（06205120300107003），龙骨（06338110100105009），大枣（06159640200100000），蜀漆（06155621200104001）	蜀漆［段］；桂枝；生姜［厚片］；炙甘草［厚片，蜜炙］；龙骨［块］；大枣［破开或去核］；牡蛎［碎块］

续表

序号	主分类	次分类	方编码	方名	来源	组成与代码	给付规格与要求
613	补益方	补阳	0600750282	獭（獺）肝散	《肘后（後）备（備）急方》	獭肝（06220830200100002）	獭肝
614	补益方	补阳	0600750299	磁石羊肾（腎）丸	《类（類）编朱氏集验（驗）医（醫）方》	煅磁石（06314410100107523），花椒（06157040400200005），石枣，防风（06164310100503004），白术（06174410500203003），茯苓（06400210100403009），细辛（06152010300104005），山药（06193210500103007），川芎（06164310500103002），远志（06157510100104007），制川乌（06153710400103708），木香（06174410100303004），当归（06164310100302003），炒菟丝子（06171740600200118），黄芪（06156310100603002），鹿茸片（06220620200201003），肉桂（06154520500100007），熟地黄（06172410400103610），石菖蒲（06191610500203004）	石枣；炒菟丝子［炒黄］；当归［薄片］；花椒［除去椒目、果柄等］；细辛；远志［段］；煅磁石［粉，煅淬］；防风；白术；山药；川芎；木香；黄芪；石菖蒲［厚片］；熟地黄［厚片，酒炖或蒸］；鹿茸片［极薄片］；茯苓［块或厚片］；制川乌［片，煮］；肉桂［去粗皮］
615	补益方	补阳	0600750305	茸附汤（湯）	《医（醫）方类（類）聚》引《济（濟）生续（續）方》	鹿茸片（06220620200201003），炮附片（06153710400303221）	鹿茸片［极薄片］；炮附片［片，砂烫］
616	补益方	阴阳双补	0600760014	地黄（黄）饮（飲）子	《圣（聖）济（濟）总（總）录（錄）》	熟地黄（06172410400103610），巴戟天（06173510100100007），山茱肉（06164440400100006），干石斛（06193920900104008），酒苁蓉（06172821100103310），炮附片（06153710400303221），炒五味子（06154140200200113），肉桂（06154520500100007），茯苓（06400210100403009），麦冬（06192910400300001），石菖蒲（06191610500203004），远志（06157510100104007），生姜（06193510500403009），大枣（06159640200100000）	巴戟天；麦冬；炒五味子［炒］；干石斛；远志［段］；石菖蒲；生姜［厚片］；酒苁蓉［厚片，酒炙］；熟地黄［厚片，酒炖或蒸］；茯苓［块或厚片］；炮附片［片，砂烫］；大枣［破开或去核］；肉桂［去粗皮］；山萸肉［去果核］

续表

序号	主分类	次分类	方编码	方名	来源	组成与代码	给付规格与要求
617	补益方	阴阳双补	0600760021	龟（龜）鹿二仙胶（膠）	《医（醫）便》	鹿角（06220620200103000），龟甲（06225220300100005），人参（06164210300102000），枸杞子（06172340200200007）	枸杞子；人参［薄片］；龟甲［沸水煮，去皮肉］；鹿角［片或粗末］
618	补益方	阴阳双补	0600760038	补（補）天大造丸	《医（醫）学（學）心悟》	人参（06164210300102000），土炒白术（06174410500203263），酒当归（06164310100302317），炒酸枣仁（06159640600100112），炙黄芪（06156310100603354），制远志（06157510100104717），酒白芍（06153710100202312），乳山药（06193210500103694），乳茯苓（06400210100403696），酒蒸枸杞（06172340200200618），紫河车（06220140100105008），龟甲胶（06225240200100967），鹿角胶（06220640200100960），熟地黄（06172410400103610）	炒酸枣仁［炒黄］；酒蒸枸杞［酒蒸］；龟甲胶；鹿角胶［制胶］；人参［薄片］；酒当归；酒白芍［薄片，酒炙］；制远志［段，甘草水煮］；熟地黄［厚片，酒炖或蒸］；炙黄芪［厚片，蜜炙］；乳山药［厚片，乳蒸］；土炒白术［厚片，土炒］；乳茯苓［块或厚片，乳蒸］；紫河车［小块或细粉］
619	补益方	阴阳双补	0600760045	七宝（寶）美髯丹	《本草纲（綱）目》引邵应（應）节（節）方	制何首乌（06152310400103695），茯苓（06400210100403009），牛膝（06152510100204009），酒当归（06164310100302317），枸杞子（06172340200200007），菟丝子（06171740600200002），黑芝麻拌炒补骨脂（06156340200200993）	枸杞子；菟丝子；黑芝麻拌炒补骨脂［黑芝麻拌炒］；酒当归［薄片，酒炙］；牛膝［段］；制何首乌［厚片或块，黑豆汁炖或蒸］；茯苓［块或厚片］
620	补益方	阴阳双补	0600760052	五子衍宗丸	《摄（攝）生众（衆）妙方》	枸杞子（06172340200200007），酒菟丝子饼（06171740600200613），覆盆子（06156140200800007），五味子（06154140200200007），车前子（06173440600100002）	枸杞子；覆盆子；五味子；车前子；酒菟丝子饼［酒蒸］

续表

序号	主分类	次分类	方编码	方名	来源	组成与代码	给付规格与要求
621	补益方	阴阳双补	0600760069	健步虎潜（潛）丸	《伤（傷）科补（補）要》	龟胶珠（06225240200100233），鹿胶珠（06220640200100236），炙狗骨（06220930100100314），制何首乌（06152310400103695），酒川牛膝（06152510100102312），姜杜仲（06155920500106341），锁阳（06164121100102001），威灵仙（06153710300104003），当归（06164310100302003），盐黄柏（06157020500206336），人参（06164210300102000），羌活（06164310300103004），炒白芍（06153710100202114），土炒白术（06174410500203263），熟地黄（06172410400103610），附片（06153710400303009），生姜（06193510500403009），黄连片（06153710500302001），甘草（06156310300203002）	龟胶珠；鹿胶珠［蛤粉炒］；炙狗骨［酒炙］；锁阳；当归；人参；黄连片［薄片］；炒白芍［薄片，炒黄］；酒川牛膝［薄片，酒炙］；威灵仙［段］；羌活；生姜；甘草［厚片］；熟地黄［厚片，酒炖或蒸］；土炒白术［厚片，土炒］；制何首乌［厚片或块，黑豆汁炖或蒸］；姜杜仲［块或丝，姜炙］；附片［片］；盐黄柏［丝，盐水炙］
622	补益方	阴阳双补	0600760076	芍药（藥）甘草附子汤（湯）	《伤（傷）寒论（論）》	白芍（06153710100202008），炙甘草（06156310300203354），炮附片（06153710400303221）	白芍［薄片］；炙甘草［厚片，蜜炙］；炮附片［片，砂烫］
623	补益方	阴阳双补	0600760083	理阴（陰）煎	《景岳（嶽）全书（書）》	熟地黄（06172410400103610），当归（06164310100302003），炙甘草（06156310300203354），干姜（06193510500203005），肉桂（06154520500100007）	当归［薄片］；熟地黄［厚片，酒炖或蒸］；炙甘草［厚片，蜜炙］；干姜［厚片或块］；肉桂［去粗皮］
624	补益方	阴阳双补	0600760090	镇（鎮）阴（陰）煎	《景岳（嶽）全书（書）》	熟地黄（06172410400103610），牛膝（06152510100204009），炙甘草（06156310300203354），泽泻（06190810600103001），肉桂（06154520500100007），炮附片（06153710400303221）	牛膝［段］；泽泻［厚片］；熟地黄［厚片，酒炖或蒸］；炙甘草［厚片，蜜炙］；炮附片［片，砂烫］；肉桂［去粗皮］

续表

序号	主分类	次分类	方编码	方名	来源	组成与代码	给付规格与要求
625	补益方	阴阳双补	0600760106	究原心肾（腎）丸	《医（醫）方大成》引《究原方》	牛膝（06152510100204009），熟地黄（06172410400103610），酒苁蓉（06172821100103310），鹿茸片（06220620200201003），炮附片（06153710400303221），五味子（06154140200200007），人参（06164210300102000），远志（06157510100104007），炙黄芪（06156310100603354），茯神（06400210100505000），炒山药（06193210500103113），酒当归（06164310100302317），煅龙骨（06338110100105511），酒菟丝子饼（06171740600200613）	五味子；酒菟丝子饼［酒蒸］；人参［薄片］；酒当归［薄片，酒炙］；牛膝；远志［段］；酒苁蓉［厚片，酒炙］；熟地黄［厚片，酒炖或蒸］；炙黄芪［厚片，蜜炙］；炒山药［厚片，清炒］；鹿茸片［极薄片］；茯神［块］；煅龙骨［块，明煅］；炮附片［片，砂烫］
626	补益方	阴阳双补	0600760113	橘皮煎丸	《太平惠民和剂（劑）局方》	当归（06164310100302003），粉萆薢（06193210500303001），姜厚朴（06154120500206343），酒苁蓉（06172821100103310），肉桂（06154520500100007），炮附片（06153710400303221），巴戟天（06173510100100007），阳起石（06320110100100005），酒牛膝（06152510100204313），杜仲（06155920500106006），吴茱萸（06157040200300004），鹿茸片（06220620200201003），炮姜（06193510500203227），酒菟丝子饼（06171740600200613），三棱（06190310600102009），炙甘草（06156310300203354），陈皮（06157040400306004）	巴戟天；阳起石；吴茱萸；酒菟丝子饼［酒蒸］；当归；三棱［薄片］；酒牛膝［段，酒炙］；酒苁蓉［厚片，酒炙］；炙甘草［厚片，蜜炙］；炮姜［厚片或块，砂烫］；鹿茸片［极薄片］；杜仲［块或丝］；粉萆薢［片］；炮附片［片，砂烫］；肉桂［去粗皮］；陈皮［丝］；姜厚朴［丝，姜汁炙］
627	补益方	阴阳双补	0600760120	大造丸	《医（醫）方集略》	紫河车（06220140100105008），地黄（06172410400103009），龟甲（06225220300100005），杜仲（06155920500106006），天冬（06192910400202008），酒黄柏（06157020500206312），牛膝（06152510100204009），麦冬（06192910400300001），当归（06164310100302003），人参（06164210300102000），五味子（06154140200200007）	麦冬；五味子；天冬；当归；人参［薄片］；牛膝［段］；龟甲［沸水煮，去皮肉］；地黄［厚片］；杜仲［块或丝］；酒黄柏［丝，酒炙］；紫河车［小块或细粉］

续表

序号	主分类	次分类	方编码	方名	来源	组成与代码	给付规格与要求
628	补益方	阴阳双补	0600760137	鹿茸大补（補）汤（湯）	《太平惠民和剂（劑）局方》	鹿茸片（06220620200201003），炙黄芪（06156310100603354），酒当归（06164310100302317），茯苓（06400210100403009），酒苁蓉（06172821100103310），杜仲（06155920500106006），人参（06164210300102000），白芍（06153710100202008），肉桂（06154520500100007），干石斛（06193920900104008），炮附片（06153710400303221），五味子（06154140200200007），法半夏（06191610600200712），白术（06174410500203003），甘草（06156310300203002），熟地黄（06172410400103610）	五味子；法半夏［甘草石灰水制］；人参；白芍［薄片］；酒当归［薄片，酒炙］；干石斛［段］；白术；甘草［厚片］；酒苁蓉［厚片，酒炙］；熟地黄［厚片，酒炖或蒸］；炙黄芪［厚片，蜜炙］；鹿茸片［极薄片］；茯苓［块或厚片］；杜仲［块或丝］；炮附片［片，砂烫］；肉桂［去粗皮］
629	固涩方	固表止汗	0600810016	牡蛎散	《太平惠民和剂（劑）局方》	黄芪（06156310100603002），麻黄根（06141010300103002），煅牡蛎（06205120300107515），浮小麦（06191240200100008）	浮小麦；黄芪；麻黄根［厚片］；煅牡蛎［碎块，明煅］
630	固涩方	敛肺止咳	0600820015	九仙散	《卫（衛）生宝（寶）鉴（鑒）》	人参（06164210300102000），款冬花（06174430300100005），桑白皮（06151220600106000），桔梗（06174110100303003），阿胶（06220340200100969），五味子（06154140200200007），乌梅肉（06156140200200609），川贝母（06192910700200001），蜜罂粟壳（06154740400106354）	五味子；川贝母；乌梅肉［蒸软，去核］；阿胶［制胶］；人参［薄片］；桔梗［厚片］；款冬花［去残梗］；桑白皮［丝］；蜜罂粟壳［丝，蜜炙］
631	固涩方	涩肠固脱	0600830014	真人养（養）脏（臟）汤（湯）	《太平惠民和剂（劑）局方》	人参（06164210300102000），当归（06164310100302003），白术（06174410500203003），麸煨肉豆蔻（06154440500100800），肉桂（06154520500100007），炙甘草（06156310300203354），白芍（06153710100202008），木香（06174410100303004），诃子（06163340200200009），蜜罂粟壳（06154740400106354）	诃子；麸煨肉豆蔻［麸煨］；人参；当归；白芍［薄片］；白术；木香［厚片］；炙甘草［厚片，蜜炙］；肉桂［去粗皮］；蜜罂粟壳［丝，蜜炙］
632	固涩方	涩肠固脱	0600830021	四神丸	《内（内）科摘要》	肉豆蔻（06154440500100008），补骨脂（06156340200200009），五味子（06154140200200007），吴茱萸（06157040200300004）	肉豆蔻；补骨脂；五味子；吴茱萸

续表

序号	主分类	次分类	方编码	方名	来源	组成与代码	给付规格与要求
633	固涩方	涩肠固脱	0600830038	桃花汤（湯）	《伤（傷）寒论（論）》	赤石脂（06322310100107006），干姜（06193510500203005），粳米（06191240600100004）	粳米；赤石脂［打碎或研细粉］；干姜［厚片或块］
634	固涩方	涩肠固脱	0600830045	驻（駐）车（車）丸	《外台秘要》引《延年秘录（錄）》	黄连片（06153710500302001），阿胶（06220340200100969），当归（06164310100302003），干姜（06193510500203005）	阿胶［制胶］；黄连片；当归［薄片］；干姜［厚片或块］
635	固涩方	涩肠固脱	0600830052	赤石脂丸	《类（類）证（證）活人书（書）》	黄连片（06153710500302001），当归（06164310100302003），赤石脂（06322310100107006），炮姜（06193510500203227）	黄连片；当归［薄片］；赤石脂［打碎或研细粉］；炮姜［厚片或块，砂烫］
636	固涩方	涩肠固脱	0600830069	赤石脂禹余粮（糧）汤（湯）	《伤（傷）寒论（論）》	赤石脂（06322310100107006），禹余粮（06317110100100001）	禹余粮［除去杂石］；赤石脂［打碎或研细粉］
637	固涩方	涩肠固脱	0600830076	烧（燒）针（針）丸	《古今医（醫）鉴（鑒）》	铅丹（06310110100200005），朱砂粉（06310210100107851），枯矾（06326310100100515）	铅丹；枯矾［明煅］；朱砂粉［粉，水飞］
638	固涩方	涩肠固脱	0600830083	八柱汤（湯）	《万（萬）病回春》	人参（06164210300102000），白术（06174410500203003），麸煨肉豆蔻（06154440500100800），干姜（06193510500203005），煨诃子肉（06163340200300808），煨附子（06153710400303801），蜜罂粟壳（06154740400106354），炙甘草（06156310300203354）	麸煨肉豆蔻［麸煨］；人参［薄片］；白术［厚片］；炙甘草［厚片，蜜炙］；干姜［厚片或块］；煨附子［片，煨］；煨诃子肉［去核，煨］；蜜罂粟壳［丝，蜜炙］
639	固涩方	涩肠固脱	0600830090	生熟饮（飲）子	《活幼口议（議）》	罂粟壳（06154740400106002），陈皮（06157040400306004），甘草（06156310300203002），乌梅（06156140200200005），大枣（06159640200100000），黄芪（06156310100603002），白术（06174410500203003），当归（06164310100302003），生姜（06193510500403009），木香（06174410100303004），诃子（06163340200200009），黑豆（06156340600800007）	乌梅；诃子；黑豆；当归［薄片］；甘草；黄芪；白术；生姜；木香［厚片］；大枣［破开或去核］；罂粟壳；陈皮［丝］
640	固涩方	涩精止遗	0600840013	桑螵蛸散	《本草衍义（義）》	桑螵蛸（06210440100100601），远志（06157510100104007），石菖蒲（06191610500203004），人参（06164210300102000），茯神（06400210100505000），当归（06164310100302003），龙骨（06338110100105009），醋龟甲（06225220300100326）	醋龟甲［砂烫醋淬］；桑螵蛸［蒸］；人参；当归［薄片］；远志［段］；石菖蒲［厚片］；茯神；龙骨［块］

续表

序号	主分类	次分类	方编码	方名	来源	组成与代码	给付规格与要求
641	固涩方	涩精止遗	0600840020	补（補）肾（腎）固冲（沖）丸	《古今名方》引罗（羅）元恺方	菟丝子（06171740600200002），续断片（06173910100103006），白术（06174410500203003），鹿角霜（06220640200100830），巴戟天（06173510100100007），枸杞子（06172340200200007），熟地黄（06172410400103610），砂仁（06193540200300001），杜仲（06155920500106006），当归（06164310100302003），阿胶（06220340200100969），党参片（06174110100203006），大枣（06159640200100000）	菟丝子；巴戟天；枸杞子；砂仁；阿胶［制胶］；鹿角霜［制霜］；当归［薄片］；续断片；白术；党参片［厚片］；熟地黄［厚片，酒炖或蒸］；杜仲［块或丝］；大枣［破开或去核］
642	固涩方	涩精止遗	0600840037	缩（縮）泉丸	《魏氏家藏方》	乌药（06154510400102003），盐益智仁（06193540200500333），山药（06193210500103007）	乌药［薄片］；山药［厚片］；盐益智仁［去外壳，盐水炙］
643	固涩方	涩精止遗	0600840044	金锁（鎖）固精丸	《医（醫）方集解》	沙苑子（06156340600600003），芡实（06153240500100005），莲须（06153230500100006），煅龙骨（06338110100105511），煅牡蛎（06205120300107515）	沙苑子；芡实；莲须；煅龙骨［块，明煅］；煅牡蛎［碎块，明煅］
644	固涩方	涩精止遗	0600840051	桂枝加龙（龍）骨牡蛎汤（湯）	《金匮要略》	桂枝（06154520200103001），白芍（06153710100202008），生姜（06193510500403009），甘草（06156310300203002），龙骨（06338110100105009），牡蛎（06205120300107003），大枣（06159640200100000）	白芍［薄片］；桂枝；生姜；甘草［厚片］；龙骨［块］；大枣［破开或去核］；牡蛎［碎块］
645	固涩方	涩精止遗	0600840068	天雄散	《金匮要略》	炮附片（06153710400303221），白术（06174410500203003），桂枝（06154520200103001），龙骨（06338110100105009）	白术；桂枝［厚片］；龙骨［块］；炮附片［片，砂烫］
646	固涩方	涩精止遗	0600840075	黄（黃）连（連）清心饮（飲）	《古今医（醫）鉴（鑒）》	黄连片（06153710500302001），地黄（06172410400103009），酒当归（06164310100302317），炙甘草（06156310300203354），茯神（06400210100505000），酸枣仁（06159640600100006），远志（06157510100104007），人参（06164210300102000），石莲子（06153240200100008）	石莲子；黄连片；人参［薄片］；酒当归［薄片，酒炙］；远志［段］；地黄［厚片］；炙甘草［厚片，蜜炙］；茯神［块］；酸枣仁［去残留壳核，用时捣碎］

续表

序号	主分类	次分类	方编码	方名	来源	组成与代码	给付规格与要求
647	固涩方	涩精止遗	0600840082	鸡（雞）肠（腸）散	《仁斋（齋）直指小儿（兒）方论（論）》	鸡肠，牡蛎（06205120300107003），茯苓（06400210100403009），桑螵蛸（06210440100100601），肉桂（06154520500100007），龙骨（06338110100105009），生姜（06193510500403009），大枣（06159640200100000）	鸡肠；桑螵蛸［蒸］；生姜［厚片］；龙骨［块］；茯苓［块或厚片］；大枣［破开或去核］；肉桂［去粗皮］；牡蛎［碎块］
648	固涩方	涩精止遗	0600840099	秘元煎	《景岳（嶽）全书（書）》	远志（06157510100104007），炒山药（06193210500103113），炒芡实（06153240500100111），炒酸枣仁（06159640600100112），麸炒白术（06174410500203218），茯苓（06400210100403009），炙甘草（06156310300203354），人参（06164210300102000），五味子（06154140200200007），金樱子肉（06156140200500006）	五味子；炒酸枣仁［炒黄］；炒芡实［清炒］；人参［薄片］；远志［段］；炙甘草［厚片，蜜炙］；麸炒白术［厚片，蜜炙麸皮炒］；炒山药［厚片，清炒］；茯苓［块或厚片］；金樱子肉［纵切两瓣，去毛、核］
649	固涩方	固崩止带	0600850012	固冲（沖）汤（湯）	《医（醫）学（學）衷中参（參）西录（錄）》	麸炒白术（06174410500203218），黄芪（06156310100603002），煅龙骨（06338110100105511），煅牡蛎（06205120300107515），山萸肉（06164440400100006），白芍（06153710100202008），海螵蛸（06207130100105008），茜草（06173510300103006），棕榈炭（06191420800100428），五倍子（06158390900100008）	五倍子；棕榈炭［煅炭］；白芍［薄片］；黄芪［厚片］；麸炒白术［厚片，蜜炙麸皮炒］；茜草［厚片或段］；煅龙骨［块，明煅］；山萸肉［去果核］；煅牡蛎［碎块，明煅］；海螵蛸［小块］
650	固涩方	固崩止带	0600850029	易黄（黃）汤（湯）	《傅青主女科》	炒山药（06193210500103113），麸炒芡实（06153240500100210），盐黄柏（06157020500206336），酒车前子（06173440600100316），白果仁（06140240500100001）	酒车前子［酒炙］；麸炒芡实［麸炒］；炒山药［厚片，清炒］；白果仁［去硬壳］；盐黄柏［丝，盐水炙］
651	固涩方	固崩止带	0600850036	固经（經）汤（湯）	《嵩崖尊生全书（書）》	黄柏（06157020500206008），白芍（06153710100202008），黄芩片（06172210100102605），龟胶珠（06225240200100233），阿胶（06220340200100969），椿皮（06157120600106007），香附（06191310500103006），地榆（06156110100103003），黄芪（06156310100603002）	龟胶珠［蛤粉炒］；阿胶［制胶］；白芍［薄片］；黄芩片［薄片，煮法］；地榆；黄芪［厚片］；香附［厚片或碾碎］；黄柏［丝］；椿皮［丝或段］

续表

序号	主分类	次分类	方编码	方名	来源	组成与代码	给付规格与要求
652	固涩方	固崩止带	0600850043	固经（經）丸	《丹溪心法》	炒黄芩（06172210100102117），炒白芍（06153710100202114），醋龟甲（06225220300100326），椿皮（06157120600106007），黄柏（06157020500206008），香附（06191310500103006）	醋龟甲［砂烫醋淬］；炒黄芩；炒白芍［薄片，炒黄］；香附［厚片或碾碎］；黄柏［丝］；椿皮［丝或段］
653	固涩方	固崩止带	0600850050	固本止崩汤（湯）	《傅青主女科》	熟地黄（06172410400103610），土炒白术（06174410500203263），黄芪（06156310100603002），当归（06164310100302003），炮姜（06193510500203227），人参（06164210300102000）	当归；人参［薄片］；黄芪［厚片］；熟地黄［厚片，酒炖或蒸］；土炒白术［厚片，土炒］；炮姜［厚片或块，砂烫］
654	安神方	重镇安神	0600910013	桂枝甘草龙（龍）骨牡蛎汤（湯）	《伤（傷）寒论（論）》	桂枝（06154520200103001），炙甘草（06156310300203354），龙骨（06338110100105009），牡蛎（06205120300107003）	桂枝［厚片］；炙甘草［厚片，蜜炙］；龙骨［块］；牡蛎［碎块］
655	安神方	重镇安神	0600910020	定吐丸	《幼幼新书（書）》	丁香（06163430300100009），全蝎（06215110100100004），姜半夏（06191610600200729），大枣（06159640200100000）	丁香；全蝎；姜半夏［姜矾制］；大枣［破开或去核］
656	安神方	重镇安神	0600910037	朱砂安神丸	《内（內）外伤（傷）辨惑论（論）》	朱砂粉（06310210100107851），黄连片（06153710500302001），炙甘草（06156310300203354），地黄（06172410400103009），当归（06164310100302003）	黄连片；当归［薄片］；朱砂粉［粉，水飞］；地黄［厚片］；炙甘草［厚片，蜜炙］
657	安神方	重镇安神	0600910044	镇（鎮）惊（驚）丸	《医（醫）宗金鉴（鑒）》	茯神（06400210100505000），麦冬（06192910400300001），朱砂粉（06310210100107851），远志（06157510100104007），石菖蒲（06191610500203004），炒酸枣仁（06159640600100112），牛黄（06220240100100000），黄连片（06153710500302001），珍珠（06299940100100009），胆南星（06191610600100999），钩藤（06173520200104003），天竺黄（06191290900100006），水牛角（06220220200103002），甘草（06156310300203002）	麦冬；牛黄；珍珠；天竺黄；炒酸枣仁［炒黄］；胆南星［胆汁制］；黄连片［薄片］；远志；钩藤［段］；朱砂粉［粉，水飞］；石菖蒲；甘草［厚片］；茯神［块］；水牛角［片］

续表

序号	主分类	次分类	方编码	方名	来源	组成与代码	给付规格与要求
658	安神方	滋养安神	0600920012	天王补（補）心丹	《校注妇（婦）人良方》	朱砂粉（06310210100107851），人参（06164210300102000），茯苓（06400210100403009），玄参（06172410100102005），丹参（06172210300103006），桔梗（06174110100303003），远志（06157510100104007），当归（06164310100302003），炒酸枣仁（06159640600100112），五味子（06154140200200007），麦冬（06192910400300001），天冬（06192910400202008），柏子仁（06140640500100009），地黄（06172410400103009）	五味子；麦冬；炒酸枣仁［炒黄］；人参；玄参；当归；天冬［薄片］；远志［段］；朱砂粉［粉，水飞］；丹参；桔梗；地黄［厚片］；茯苓［块或厚片］；柏子仁［去残留的种皮］
659	安神方	滋养安神	0600920029	酸枣（棗）仁汤（湯）	《金匮要略》	炒酸枣仁（06159640600100112），甘草（06156310300203002），知母（06192910500303001），茯苓（06400210100403009），川芎（06164310500103002）	炒酸枣仁［炒黄］；甘草；知母；川芎［厚片］；茯苓［块或厚片］
660	安神方	滋养安神	0600920036	黄（黃）连（連）阿胶（膠）汤（湯）	《伤（傷）寒论（論）》	黄连片（06153710500302001），阿胶（06220340200100969），鸡子黄，白芍（06153710100202008），黄芩片（06172210100102605）	鸡子黄；阿胶［制胶］；黄连片；白芍［薄片］；黄芩片［薄片，煮法］
661	安神方	滋养安神	0600920043	安神定志丸	《医（醫）学（學）心悟》	茯苓（06400210100403009），茯神（06400210100505000），远志（06157510100104007），人参（06164210300102000），石菖蒲（06191610500203004），龙齿（06338110100205006）	人参［薄片］；远志［段］；石菖蒲［厚片］；茯神；龙齿［块］；茯苓［块或厚片］
662	安神方	滋养安神	0600920050	养（養）心汤（湯）	《仁斋（齋）直指方论（論）》	炙黄芪（06156310100603354），茯苓（06400210100403009），茯神（06400210100505000），当归（06164310100302003），川芎（06164310500103002），炙甘草（06156310300203354），半夏曲（06199990800500877），柏子仁（06140640500100009），制远志（06157510100104717），炒酸枣仁（06159640600100112），五味子（06154140200200007），人参（06164210300102000），肉桂（06154520500100007），生姜（06193510500403009），大枣（06159640200100000）	五味子；炒酸枣仁［炒黄］；半夏曲［发酵］；当归；人参［薄片］；制远志［段，甘草水煮］；川芎；生姜［厚片］；炙黄芪；炙甘草［厚片，蜜炙］；茯神［块］；茯苓［块或厚片］；大枣［破开或去核］；柏子仁［去残留的种皮］；肉桂［去粗皮］

续表

序号	主分类	次分类	方编码	方名	来源	组成与代码	给付规格与要求
663	安神方	滋养安神	0600920067	柏子养（養）心丸	《医（醫）部全录（錄）》引《体（體）仁汇（彙）编》	柏子仁（06140640500100009），枸杞子（06172340200200007），麦冬（06192910400300001），当归（06164310100302003），石菖蒲（06191610500203004），茯神（06400210100505000），玄参（06172410100102005），熟地黄（06172410400103610），甘草（06156310300203002）	枸杞子；麦冬；当归；玄参［薄片］；石菖蒲；甘草［厚片］；熟地黄［厚片，酒炖或蒸］；茯神［块］；柏子仁［去残留的种皮］
664	安神方	滋养安神	0600920074	甘麦（麥）大枣（棗）汤（湯）	《金匮要略》	甘草（06156310300203002），小麦（06191240200200005），大枣（06159640200100000）	小麦；甘草［厚片］；大枣［破开或去核］
665	安神方	滋养安神	0600920081	交泰丸	《韩（韓）氏医（醫）通》	黄连片（06153710500302001），肉桂（06154520500100007）	黄连片［薄片］；肉桂［去粗皮］
666	安神方	滋养安神	0600920098	远（遠）志丸	《普济（濟）本事方》引《太平圣（聖）惠方》	远志（06157510100104007），人参（06164210300102000），茯苓（06400210100403009），柏子仁（06140640500100009），车前子（06173440600100002），决明子（06156340600500006），细辛（06152010300104005），茺蔚子（06172240200100003）	车前子；决明子；茺蔚子；人参［薄片］；远志；细辛［段］；茯苓［块或厚片］；柏子仁［去残留的种皮］
667	安神方	滋养安神	0600920104	定志丸	《外台秘要》引道士陈（陳）明方	远志（06157510100104007），石菖蒲（06191610500203004），人参（06164210300102000），茯苓（06400210100403009）	人参［薄片］；远志［段］；石菖蒲［厚片］；茯苓［块或厚片］
668	安神方	滋养安神	0600920111	茯神散	《医（醫）宗金鉴（鑒）》	茯神（06400210100505000），人参（06164210300102000），黄芪（06156310100603002），赤芍（06153710100303002），牛膝（06152510100204009），琥珀（06338110100400005），龙齿（06338110100205006），地黄（06172410400103009），肉桂（06154520500100007），当归（06164310100302003）	琥珀；人参；当归［薄片］；牛膝［段］；黄芪；赤芍；地黄［厚片］；茯神；龙齿［块］；肉桂［去粗皮］
669	安神方	滋养安神	0600920128	益脾镇（鎮）惊（驚）散	《医（醫）宗金鉴（鑒）》	人参（06164210300102000），土炒白术（06174410500203263），茯苓（06400210100403009），朱砂粉（06310210100107851），钩藤（06173520200104003），甘草（06156310300203002）	人参［薄片］；钩藤［段］；朱砂粉［粉，水飞］；甘草［厚片］；土炒白术［厚片，土炒］；茯苓［块或厚片］

续表

序号	主分类	次分类	方编码	方名	来源	组成与代码	给付规格与要求
670	安神方	滋养安神	0600920135	二神交济（濟）丹	《医（醫）学（學）入门（門）》	茯神（06400210100505000），薏苡仁（06191240500100005），酸枣仁（06159640600100006），枸杞子（06172340200200007），白术（06174410500203003），六神曲（06199990800300873），柏子仁（06140640500100009），芡实（06153240500100005），地黄（06172410400103009），麦冬（06192910400300001），当归（06164310100302003），人参（06164210300102000），陈皮（06157040400306004），白芍（06153710100202008），茯苓（06400210100403009），砂仁（06193540200300001）	薏苡仁；枸杞子；芡实；麦冬；砂仁；六神曲［发酵］；当归；人参；白芍［薄片］；白术；地黄［厚片］；茯神［块］；茯苓［块或厚片］；柏子仁［去残留的种皮］；酸枣仁［去残留壳核，用时捣碎］；陈皮［丝］
671	安神方	滋养安神	0600920142	拱辰丹	《是斋（齋）百一选（選）方》引孙（孫）琳方	鹿茸片（06220620200201003），山萸肉（06164440400100006），当归（06164310100302003），麝香（06220640100100008）	麝香；当归［薄片］；鹿茸片［极薄片］；山萸肉［去果核］
672	安神方	滋养安神	0600920159	交感丹	《洪氏集验（驗）方》引铁（鐵）瓮（甕）先生方	茯神（06400210100505000），香附（06191310500103006）	香附［厚片或碾碎］；茯神［块］
673	安神方	滋养安神	0600920166	仁熟散	《医（醫）学（學）入门（門）》	人参（06164210300102000），枳壳（06157040100202002），五味子（06154140200200007），肉桂（06154520500100007），山萸肉（06164440400100006），菊花（06174430100200004），茯神（06400210100505000），枸杞子（06172340200200007），柏子仁（06140640500100009），熟地黄（06172410400103610）	五味子；菊花；枸杞子；人参；枳壳［薄片］；熟地黄［厚片，酒炖或蒸］；茯神［块］；柏子仁［去残留的种皮］；肉桂［去粗皮］；山萸肉［去果核］

续表

序号	主分类	次分类	方编码	方名	来源	组成与代码	给付规格与要求
674	安神方	滋养安神	0600920173	四物安神汤（湯）	《万（萬）病回春》	当归（06164310100302003），白芍（06153710100202008），地黄（06172410400103009），熟地黄（06172410400103610），人参（06164210300102000），白术（06174410500203003），茯苓（06400210100403009），炒酸枣仁（06159640600100112），姜黄连（06153710500302346），炒栀子（06173540200107118），麦冬（06192910400300001），竹茹（06191220900104001），乌梅（06156140200200005），朱砂粉（06310210100107851），大枣（06159640200100000）	麦冬；乌梅；炒酸枣仁［炒黄］；当归；白芍；人参［薄片］；姜黄连［薄片，姜汁炙］；竹茹［段或小团］；朱砂粉［粉，水飞］；地黄；白术［厚片］；熟地黄［厚片，酒炖或蒸］；茯苓［块或厚片］；炒栀子［碾碎，炒黄］；大枣［破开或去核］
675	开窍方	凉开	0601010019	安宫（宮）牛黄（黃）丸	《温（溫）病条（條）辨》	牛黄（06220240100100000），郁金（06193510400102002），水牛角（06220220200103002），黄连片（06153710500302001），朱砂粉（06310210100107851），天然冰片（06154590800100007），麝香（06220640100100008），珍珠粉（06299940100107855），栀子（06173540200107002），雄黄粉（06310310100107858），黄芩片（06172210100102605）	牛黄；天然冰片；麝香；郁金；黄连片［薄片］；黄芩片［薄片，煮法］；朱砂粉；雄黄粉［粉，水飞］；栀子［碾碎］；水牛角［片］；珍珠粉［细粉，水飞制成最细粉］
676	开窍方	凉开	0601010026	紫雪	《外台秘要》	石膏（06326110100107008），南寒水石（06326610100305003），滑石（06322110100107002），磁石（06314410100107004），玄参（06172410100102005），羚羊角镑片（06220220200203009），水牛角（06220220200103002），升麻（06153710500103004），沉香（06162320400105008），丁香（06163430300100009），木香（06174410100303004），甘草（06156310300203002），朱砂粉（06310210100107851），芒硝（06326410100100000），麝香（06220640100100008）	丁香；芒硝；麝香；玄参［薄片］；石膏［粗粉］；朱砂粉［粉，水飞］；升麻；木香；甘草［厚片］；南寒水石［块］；羚羊角镑片；水牛角［片］；滑石［碎块或细粉］；沉香［小块］；磁石［砸碎］

续表

序号	主分类	次分类	方编码	方名	来源	组成与代码	给付规格与要求
677	开窍方	凉开	0601010033	至宝（寶）丹	《苏（蘇）沈良方》引《灵（靈）苑方》	水牛角（06220220200103002），玳瑁（06225720300100000），琥珀（06338110100400005），朱砂粉（06310210100107851），雄黄粉（06310310100107858），牛黄（06220240100100000），冰片（06160890800100009），麝香（06220640100100008），安息香（06171190200100002）	玳瑁；琥珀；牛黄；冰片；麝香；安息香；朱砂粉；雄黄粉［粉，水飞］；水牛角［片］
678	开窍方	凉开	0601010040	万（萬）氏牛黄（黃）清心丸	《痘疹世医（醫）心法》	牛黄（06220240100100000），朱砂粉（06310210100107851），黄连片（06153710500302001），黄芩片（06172210100102605），栀子（06173540200107002），郁金（06193510400102002）	牛黄；黄连片；郁金［薄片］；黄芩片［薄片，煮法］；朱砂粉［粉，水飞］；栀子［碾碎］
679	开窍方	凉开	0601010057	小儿（兒）回春丹	《敬修堂药（藥）说（說）》	川贝母（06192910700200001），陈皮（06157040400306004），木香（06174410100303004），豆蔻（06193540200200004），枳壳（06157040100202002），法半夏（06191610600200712），沉香（06162320400105008），天竺黄（06191290900100006），僵蚕（06210910100100005），全蝎（06215110100100004），檀香（06151820400107001），牛黄（06220240100100000），麝香（06220640100100008），胆南星（06191610600100999），钩藤（06173520200104003），大黄（06152310300103009），天麻（06193910600102008），甘草（06156310300203002），朱砂粉（06310210100107851）	川贝母；豆蔻；天竺黄；僵蚕；全蝎；牛黄；麝香；胆南星［胆汁制］；法半夏［甘草石灰水制］；枳壳；天麻［薄片］；钩藤［段］；朱砂粉［粉，水飞］；木香；甘草［厚片］；大黄［厚片或块］；陈皮［丝］；沉香［小块］；檀香［小碎块］
680	开窍方	凉开	0601010064	抱龙（龍）丸	《小儿（兒）药（藥）证（證）直诀（訣）》	胆南星（06191610600100999），天竺黄（06191290900100006），朱砂粉（06310210100107851），雄黄粉（06310310100107858），麝香（06220640100100008），牛黄（06220240100100000）	天竺黄；麝香；牛黄；胆南星［胆汁制］；朱砂粉；雄黄粉［粉，水飞］

续表

序号	主分类	次分类	方编码	方名	来源	组成与代码	给付规格与要求
681	开窍方	凉开	0601010071	龙（龍）脑（腦）安神丸	《御（禦）药（藥）院方》	茯神（06400210100505000），人参（06164210300102000），麦冬（06192910400300001），水牛角粉（06220220200107000），朱砂粉（06310210100107851），地骨皮（06172320600100008），甘草（06156310300203002），桑白皮（06151220600106000），芒硝（06326410100100000），冰片（06160890800100009），牛黄（06220240100100000），麝香（06220640100100008）	麦冬；芒硝；冰片；牛黄；麝香；人参［薄片］；地骨皮［除去木心］；水牛角粉［粗粉］；朱砂粉［粉，水飞］；甘草［厚片］；茯神［块］；桑白皮［丝］
682	开窍方	凉开	0601010088	牛黄（黃）抱龙（龍）丸	《小儿（兒）斑疹备（備）急方论（論）》	天竺黄（06191290900100006），牛黄（06220240100100000），雄黄粉（06310310100107858），朱砂粉（06310210100107851），麝香（06220640100100008），胆南星（06191610600100999）	天竺黄；牛黄；麝香；胆南星［胆汁制］；雄黄粉；朱砂粉［粉，水飞］
683	开窍方	凉开	0601010095	牛黄（黃）膏	《素问（問）病机（機）气（氣）宜保命集》	牛黄（06220240100100000），朱砂粉（06310210100107851），郁金（06193510400102002），冰片（06160890800100009），甘草（06156310300203002），牡丹皮（06153720600102005）	牛黄；冰片；郁金；牡丹皮［薄片］；朱砂粉［粉，水飞］；甘草［厚片］
684	开窍方	凉开	0601010101	牛黄（黃）凉（涼）膈丸	《太平惠民和剂（劑）局方》	牛黄（06220240100100000），胆南星（06191610600100999），炙甘草（06156310300203354），紫石英（06330110100107001），麝香（06220640100100008），冰片（06160890800100009），玄明粉（06326410100200007），南寒水石（06326610100305003），石膏（06326110100107008）	牛黄；麝香；冰片；玄明粉；胆南星［胆汁制］；石膏［粗粉］；炙甘草［厚片，蜜炙］；南寒水石［块］；紫石英［碎块］

续表

序号	主分类	次分类	方编码	方名	来源	组成与代码	给付规格与要求
685	开窍剂	凉开	0601010118	牛黄清心丸	《太平惠民和剂（劑）局方》	白芍（06153710100202008），麦冬（06192910400300001），黄芩片（06172210100102605），当归（06164310100302003），防风（06164310100503004），白术（06174410500203003），柴胡（06164310101003008），桔梗（06174110100303003），川芎（06164310500103002），茯苓（06400210100403009），苦杏仁（06156140600100004），六神曲（06199990800300873），蒲黄（06190130500100000），人参（06164210300102000），羚羊角镑片（06220220200203009），麝香（06220640100100008），冰片（06160890800100009），肉桂（06154520500100007），大豆黄卷（06156390800200862），阿胶（06220340200100969），白蔹（06159710400103009），干姜（06193510500203005），牛黄（06220240100100000），水牛角（06220220200103002），雄黄粉（06310310100107858），朱砂粉（06310210100107851），山药（06193210500103007），大枣（06159640200100000）	麦冬；苦杏仁；蒲黄；麝香；冰片；牛黄；六神曲［发酵］；大豆黄卷［发芽］；阿胶［制胶］；白芍；当归；人参［薄片］；黄芩片［薄片，煮法］；雄黄粉；朱砂粉［粉，水飞］；防风；白术；柴胡；桔梗；川芎；白蔹；山药［厚片］；干姜［厚片或块］；茯苓［块或厚片］；羚羊角镑片；水牛角［片］；大枣［破开或去核］；肉桂［去粗皮］
686	开窍方	温开	0601020018	苏（蘇）合香丸	《外台秘要》引《广（廣）济（濟）方》	白术（06174410500203003），朱砂粉（06310210100107851），麝香（06220640100100008），煨诃子肉（06163340200300808），香附（06191310500103006），沉香（06162320400105008），木香（06174410100303004），丁香（06163430300100009），安息香（06171190200100002），檀香（06151820400107001），荜茇（06150340200200005），水牛角（06220220200103002），乳香（06157290200200006），苏合香（06155890200100003），冰片（06160890800100009）	麝香；丁香；安息香；荜茇；乳香；苏合香；冰片；朱砂粉［粉，水飞］；白术；木香［厚片］；香附［厚片或碾碎］；水牛角［片］；煨诃子肉［去核，煨］；沉香［小块］；檀香［小碎块］

续表

序号	主分类	次分类	方编码	方名	来源	组成与代码	给付规格与要求
687	开窍方	温开	0601020025	紫金锭（錠）	《丹溪心法附余》	山慈菇（06193910800102006），京大戟（06157710100103004），千金子霜（06157740600100838），五倍子（06158390900100008），麝香（06220640100100008），雄黄粉（06310310100107858），朱砂粉（06310210100107851）	五倍子；麝香；千金子霜［制霜］；山慈菇［薄片］；雄黄粉；朱砂粉［粉，水飞］；京大戟［厚片］
688	理气方	行气	0601110016	越鞠丸	《丹溪心法》	香附（06191310500103006），川芎（06164310500103002），苍术（06174410500303000），栀子（06173540200107002），建曲（06199990800200876）	建曲［发酵］；川芎；苍术［厚片］；香附［厚片或碾碎］；栀子［碾碎］
689	理气方	行气	0601110023	枳实（實）薤白桂枝汤（湯）	《金匮要略》	枳实（06157040100102005），薤白（06192910700800003），厚朴（06154120500206008），桂枝（06154520200103001），瓜蒌（06174040200105002）	薤白；枳实［薄片］；桂枝［厚片］；厚朴［丝］；瓜蒌［丝或块］
690	理气方	行气	0601110030	半夏厚朴（樸）汤（湯）	《金匮要略》	法半夏（06191610600200712），厚朴（06154120500206008），紫苏叶（06172220700107009），茯苓（06400210100403009），生姜（06193510500403009）	法半夏［甘草石灰水制］；生姜［厚片］；茯苓［块或厚片］；厚朴［丝］；紫苏叶［碎品］
691	理气方	行气	0601110047	金铃（鈴）子散	《袖珍方》引《太平圣（聖）惠方》	川楝子（06157340200100001），延胡索（06154710600103002）	川楝子；延胡索［厚片］
692	理气方	行气	0601110054	厚朴（樸）温（溫）中汤（湯）	《内（內）外伤（傷）辨惑论（論）》	姜厚朴（06154120500206343），陈皮（06157040400306004），炙甘草（06156310300203354），茯苓（06400210100403009），木香（06174410100303004），草豆蔻（06193540600100003），干姜（06193510500203005），生姜（06193510500403009）	草豆蔻；木香；生姜［厚片］；炙甘草［厚片，蜜炙］；干姜［厚片或块］；茯苓［块或厚片］；陈皮［丝］；姜厚朴［丝，姜汁炙］
693	理气方	行气	0601110061	天台乌（烏）药（藥）散	《圣（聖）济（濟）总（總）录（錄）》	乌药（06154510400102003），木香（06174410100303004），小茴香（06164340200100001），青皮（06157040400406001），高良姜（06193510500602006），槟榔（06191440600102002），川楝子（06157340200100001），巴豆霜（06157740200100832）	小茴香；川楝子；巴豆霜［制霜或取仁碾细，加适量淀粉使脂肪油含量符合规定］；乌药；高良姜；槟榔［薄片］；木香［厚片］；青皮［厚片或丝］

续表

序号	主分类	次分类	方编码	方名	来源	组成与代码	给付规格与要求
694	理气方	行气	0601110078	暖肝煎	《景岳（嶽）全书（書）》	当归（06164310100302003），枸杞子（06172340200200007），小茴香（06164340200100001），肉桂（06154520500100007），乌药（06154510400102003），沉香（06162320400105008），茯苓（06400210100403009），生姜（06193510500403009）	枸杞子；小茴香；当归；乌药［薄片］；生姜［厚片］；茯苓［块或厚片］；肉桂［去粗皮］；沉香［小块］
695	理气方	行气	0601110085	顺（順）气（氣）活血汤（湯）	《伤（傷）科大成》	紫苏梗（06172220900103009），厚朴（06154120500206008），枳壳（06157040100202002），砂仁（06193540200300001），当归尾（06164310100402000），红花（06174430200100006），木香（06174410100303004），炒赤芍（06153710100303118），桃仁（06156140600300008），苏木（06156320400103003），香附（06191310500103006）	砂仁；红花；桃仁；枳壳；当归尾［薄片］；紫苏梗；木香［厚片］；炒赤芍［厚片，炒黄］；香附［厚片或碾碎］；苏木［片或细粉］；厚朴［丝］
696	理气方	行气	0601110092	木香顺（順）气（氣）散	《景岳（嶽）全书（書）》引《医（醫）学（學）统（統）旨》	木香（06174410100303004），香附（06191310500103006），槟榔（06191440600102002），青皮（06157040400406001），陈皮（06157040400306004），姜厚朴（06154120500206343），苍术（06174410500303000），枳壳（06157040100202002），砂仁（06193540200300001），炙甘草（06156310300203354），生姜（06193510500403009）	砂仁；槟榔；枳壳［薄片］；木香；苍术；生姜［厚片］；炙甘草［厚片，蜜炙］；香附［厚片或碾碎］；青皮［厚片或丝］；陈皮［丝］；姜厚朴［丝，姜汁炙］
697	理气方	行气	0601110108	瓜蒌薤白半夏汤（湯）	《金匮要略》	瓜蒌（06174040200105002），薤白（06192910700800003），姜半夏（06191610600200729），白酒	薤白；白酒；姜半夏［姜矾制］；瓜蒌［丝或块］
698	理气方	行气	0601110115	乌（烏）药（藥）汤（湯）	《济（濟）阴（陰）纲（綱）目》	乌药（06154510400102003），香附（06191310500103006），木香（06174410100303004），当归（06164310100302003），炙甘草（06156310300203354）	乌药；当归［薄片］；木香［厚片］；炙甘草［厚片，蜜炙］；香附［厚片或碾碎］

续表

序号	主分类	次分类	方编码	方名	来源	组成与代码	给付规格与要求
699	理气方	行气	0601110122	柴胡清肝汤（湯）	《外科正宗》	柴胡（06164310101003008），地黄（06172410400103009），当归（06164310100302003），白芍（06153710100202008），连翘（06171240200200001），牛蒡子（06174440200200002），黄芩片（06172210100102605），栀子（06173540200107002），天花粉（06174010100103002），甘草（06156310300203002），防风（06164310100503004），川芎（06164310500103002）	连翘；牛蒡子；当归；白芍［薄片］；黄芩片［薄片，煮法］；柴胡；地黄；天花粉；甘草；防风；川芎［厚片］；栀子［碾碎］
700	理气方	行气	0601110139	柴胡疏肝散	《证（證）治准绳（繩）》	醋陈皮（06157040400306325），柴胡（06164310101003008），白芍（06153710100202008），川芎（06164310500103002），香附（06191310500103006），麸炒枳壳（06157040100202217），炙甘草（06156310300203354）	白芍［薄片］；麸炒枳壳［薄片，麸炒］；柴胡；川芎［厚片］；炙甘草［厚片，蜜炙］；香附［厚片或碾碎］；醋陈皮［丝，醋炙］
701	理气方	行气	0601110146	香棱丸	《重订（訂）严（嚴）氏济（濟）生方》	木香（06174410100303004），丁香（06163430300100009），三棱（06190310600102009），麸炒枳壳（06157040100202217），麸炒莪术（06193510500703215），青皮（06157040400406001），炒川楝子（06157340200100117），盐小茴香（06164340200100339）	丁香；炒川楝子［炒黄］；盐小茴香［盐水炙］；三棱［薄片］；麸炒枳壳［薄片，麸炒］；木香［厚片］；麸炒莪术［厚片，麸炒］；青皮［厚片或丝］
702	理气方	行气	0601110153	启（啓）膈散	《医（醫）学（學）心悟》	北沙参（06164310100104003），茯苓（06400210100403009），丹参（06172210300103006），川贝母（06192910700200001），郁金（06193510400102002），砂仁（06193540200300001），荷叶蒂（06153220700200002），米皮糠	川贝母；砂仁；荷叶蒂；米皮糠；郁金［薄片］；北沙参［段］；丹参［厚片］；茯苓［块或厚片］
703	理气方	行气	0601110160	橘皮丸	《肘后（後）备（備）急方》	陈皮（06157040400306004），肉桂（06154520500100007），焯苦杏仁（06156140600100820）	焯苦杏仁［焯去皮］；肉桂［去粗皮］；陈皮［丝］

续表

序号	主分类	次分类	方编码	方名	来源	组成与代码	给付规格与要求
704	理气方	行气	0601110177	解肝煎	《景岳（嶽）全书（書）》	陈皮（06157040400306004），姜半夏（06191610600200729），厚朴（06154120500206008），茯苓（06400210100403009），紫苏叶（06172220700107009），白芍（06153710100202008），砂仁（06193540200300001），生姜（06193510500403009）	砂仁；姜半夏［姜矾制］；白芍［薄片］；生姜［厚片］；茯苓［块或厚片］；陈皮；厚朴［丝］；紫苏叶［碎品］
705	理气方	行气	0601110184	四磨汤（湯）	《重订（訂）严（嚴）氏济（濟）生方》	人参（06164210300102000），槟榔（06191440600102002），沉香（06162320400105008），乌药（06154510400102003）	人参；槟榔；乌药［薄片］；沉香［小块］
706	理气方	行气	0601110191	五磨饮（飲）子	《医（醫）方考》	乌药（06154510400102003），沉香（06162320400105008），槟榔（06191440600102002），枳实（06157040100102005），木香（06174410100303004）	乌药；槟榔；枳实［薄片］；木香［厚片］；沉香［小块］
707	理气方	行气	0601110207	六磨汤（湯）	《世医（醫）得效方》	沉香（06162320400105008），木香（06174410100303004），槟榔（06191440600102002），乌药（06154510400102003），枳实（06157040100102005），大黄（06152310300103009）	槟榔；乌药；枳实［薄片］；木香［厚片］；大黄［厚片或块］；沉香［小块］
708	理气方	行气	0601110214	荆（莿）蓬煎丸	《御（禦）药（藥）院方》	木香（06174410100303004），青皮（06157040400406001），盐小茴香（06164340200100339），槟榔（06191440600102002），麸炒枳壳（06157040100202217），醋三棱（06190310600102320），醋莪术（06193510500703796）	盐小茴香［盐水炙］；槟榔［薄片］；醋三棱［薄片，醋炙］；麸炒枳壳［薄片，麸炒］；木香［厚片］；醋莪术［厚片，醋煮］；青皮［厚片或丝］
709	理气方	行气	0601110221	瓜蒌薤白白酒汤（湯）	《金匮要略》	瓜蒌（06174040200105002），薤白（06192910700800003），白酒	薤白；白酒；瓜蒌［丝或块］
710	理气方	行气	0601110238	通气（氣）散	《医（醫）林改错（錯）》	柴胡（06164310101003008），香附（06191310500103006），川芎（06164310500103002）	柴胡；川芎［厚片］；香附［厚片或碾碎］
711	理气方	行气	0601110245	正气（氣）天香散	《医（醫）学（學）纲（綱）目》引刘（劉）河间（間）方	乌药（06154510400102003），香附（06191310500103006），陈皮（06157040400306004），紫苏叶（06172220700107009），干姜（06193510500203005）	乌药［薄片］；干姜［厚片或块］；香附［厚片或碾碎］；陈皮［丝］；紫苏叶［碎品］

续表

序号	主分类	次分类	方编码	方名	来源	组成与代码	给付规格与要求
712	理气方	行气	0601110252	乌（烏）药（藥）散	《小儿（兒）药（藥）证（證）直诀（訣）》	乌药（06154510400102003），香附（06191310500103006），高良姜（06193510500602006），赤芍（06153710100303002）	乌药；高良姜［薄片］；赤芍［厚片］；香附［厚片或碾碎］
713	理气方	行气	0601110269	匀气（氣）散	《医（醫）宗金鉴（鑒）》	陈皮（06157040400306004），桔梗（06174110100303003），炮姜（06193510500203227），砂仁（06193540200300001），炙甘草（06156310300203354），木香（06174410100303004）	砂仁；桔梗；木香［厚片］；炙甘草［厚片，蜜炙］；炮姜［厚片或块，砂烫］；陈皮［丝］
714	理气方	行气	0601110276	加味乌（烏）沉（沈）汤（湯）	《奇效良方》	乌药（06154510400102003），香附（06191310500103006），砂仁（06193540200300001），木香（06174410100303004），延胡索（06154710600103002），甘草（06156310300203002）	砂仁；乌药［薄片］；木香；延胡索；甘草［厚片］；香附［厚片或碾碎］
715	理气方	行气	0601110283	加味枳术（朮）丸	《医（醫）略六书（書）》	麸炒白术（06174410500203218），枳实（06157040100102005），法半夏（06191610600200712），六神曲（06199990800300873），炒苍术（06174410500303116），炒莱菔子（06154940600200115），草豆蔻（06193540600100003），黄连片（06153710500302001），葛花（06156330100100004），泽泻（06190810600103001）	草豆蔻；葛花；炒莱菔子［炒黄］；六神曲［发酵］；法半夏［甘草石灰水制］；枳实；黄连片［薄片］；泽泻［厚片］；炒苍术［厚片，炒黄］；麸炒白术［厚片，蜜炙麸皮炒］
716	理气方	行气	0601110290	正骨紫金丹	《医（醫）宗金鉴（鑒）》	丁香（06163430300100009），木香（06174410100303004），血竭（06191490200107006），儿茶（06156390800100001），熟大黄（06152310300103610），红花（06174430200100006），当归（06164310100302003），莲子（06153240600200001），茯苓（06400210100403009），白芍（06153710100202008），牡丹皮（06153720600102005），甘草（06156310300203002）	丁香；儿茶；红花；当归；白芍；牡丹皮［薄片］；木香；甘草［厚片］；熟大黄［厚片或块，酒炖或酒蒸］；茯苓［块或厚片］；莲子［切开，去心］；血竭［碎粒或细末］

续表

序号	主分类	次分类	方编码	方名	来源	组成与代码	给付规格与要求
717	理气方	行气	0601110306	天仙藤散	《妇（婦）人大全良方》引陈（陳）景初方	天仙藤（06152050500104009），香附（06191310500103006），陈皮（06157040400306004），甘草（06156310300203002），乌药（06154510400102003），生姜（06193510500403009），紫苏叶（06172220700107009），木瓜（06156140200302006）	乌药；木瓜［薄片］；天仙藤［段］；甘草；生姜［厚片］；香附［厚片或碾碎］；陈皮［丝］；紫苏叶［碎品］
718	理气方	行气	0601110313	沉（沈）香化气（氣）丸	《证（證）治准绳（繩）》	大黄（06152310300103009），黄芩片（06172210100102605），人参（06164210300102000），白术（06174410500203003），沉香（06162320400105008）	人参［薄片］；黄芩片［薄片，煮法］；白术［厚片］；大黄［厚片或块］；沉香［小块］
719	理气方	行气	0601110320	沉（沈）香化滞（滯）丸	《扶寿（壽）精方》	沉香（06162320400105008），莪术（06193510500703000），香附（06191310500103006），陈皮（06157040400306004），甘草（06156310300203002），木香（06174410100303004），砂仁（06193540200300001），广藿香（06172250500104007），炒麦芽（06191290800200110），建曲（06199990800200876）	砂仁；炒麦芽［炒黄］；建曲［发酵］；广藿香［段］；莪术；甘草；木香［厚片］；香附［厚片或碾碎］；陈皮［丝］；沉香［小块］
720	理气方	行气	0601110337	良附丸	《良方集腋》	高良姜（06193510500602006），香附（06191310500103006）	高良姜［薄片］；香附［厚片或碾碎］
721	理气方	行气	0601110344	复元通气（氣）散	《太平惠民和剂（劑）局方》	陈皮（06157040400306004），牵牛子（06171740600100005），甘草（06156310300203002），延胡索（06154710600103002），木香（06174410100303004），小茴香（06164340200100001），穿山甲（06220420300100004）	牵牛子；小茴香；穿山甲；甘草；延胡索；木香［厚片］；陈皮［丝］
722	理气方	行气	0601110351	海藻玉壶（壺）汤（湯）	《外科正宗》	海藻（06600110100104006），浙贝母（06192910700603000），陈皮（06157040400306004），昆布（06600410100106001），青皮（06157040400406001），川芎（06164310500103002），当归（06164310100302003），连翘（06171240200200001），法半夏（06191610600200712），甘草（06156310300203002），独活（06164310100802008）	连翘；法半夏［甘草石灰水制］；当归；独活［薄片］；海藻［段］；川芎；甘草［厚片］；青皮［厚片或丝］；浙贝母［厚片或碎块］；昆布［宽丝］；陈皮［丝］

续表

序号	主分类	次分类	方编码	方名	来源	组成与代码	给付规格与要求
723	理气方	行气	0601110368	橘核丸	《医（醫）学（學）心悟》	盐橘核（06157040600100334），川楝子（06157340200100001），炒山楂（06156140200100114），醋香附（06191310500103327），荔枝核（06159340600100005），小茴香（06164340200100001），六神曲（06199990800300873）	川楝子；荔枝核；小茴香；六神曲［发酵］；盐橘核［盐水炙］；醋香附［厚片或碾碎，醋炙］；炒山楂［去核，炒黄］
724	理气方	行气	0601110375	趁痛丸	《经（經）效产（產）宝（寶）》	牛膝（06152510100204009），当归（06164310100302003），肉桂（06154520500100007），白术（06174410500203003），黄芪（06156310100603002），薤白（06192910700800003），独活（06164310100802008），生姜（06193510500403009），炙甘草（06156310300203354）	薤白；当归；独活［薄片］；牛膝［段］；白术；黄芪；生姜［厚片］；炙甘草［厚片，蜜炙］；肉桂［去粗皮］
725	理气方	行气	0601110382	茯苓杏仁甘草汤（湯）	《金匮要略》	茯苓（06400210100403009），焯苦杏仁（06156140600100820），甘草（06156310300203002）	焯苦杏仁［焯去皮］；甘草［厚片］；茯苓［块或厚片］
726	理气方	行气	0601110498	桔梗枳壳（殼）汤（湯）	《仁斋（齋）直指方论（論）》	麸炒枳壳（06157040100202217），桔梗（06174110100303003），甘草（06156310300203002）	麸炒枳壳［薄片，麸炒］；桔梗；甘草［厚片］
727	理气方	行气	0601110504	橘皮一物汤（湯）	《肘后（後）备（備）急方》	陈皮（06157040400306004）	陈皮［丝］
728	理气方	行气	0601110511	开（開）结（結）舒经（經）汤（湯）	《古今医（醫）鉴（鑒）》	紫苏叶（06172220700107009），陈皮（06157040400306004），醋香附（06191310500103327），乌药（06154510400102003），川芎（06164310500103002），漂苍术（06174410500303901），羌活（06164310300103004），制天南星（06191610600100722），法半夏（06191610600200712），当归（06164310100302003），桂枝（06154520200103001），甘草（06156310300203002）	法半夏［甘草石灰水制］；制天南星［姜矾制］；乌药；当归［薄片］；川芎；羌活；桂枝；甘草［厚片］；漂苍术［厚片，米泔水漂］；醋香附［厚片或碾碎，醋炙］；陈皮［丝］；紫苏叶［碎品］
729	理气方	行气	0601110528	立安散	《古今医（醫）鉴（鑒）》	当归（06164310100302003），肉桂（06154520500100007），炒延胡索（06154710600103118），姜杜仲（06155920500106341），小茴香（06164340200100001），木香（06174410100303004），牵牛子（06171740600100005）	小茴香；牵牛子；当归［薄片］；木香［厚片］；炒延胡索［厚片，清炒］；姜杜仲［块或丝，姜炙］；肉桂［去粗皮］

续表

序号	主分类	次分类	方编码	方名	来源	组成与代码	给付规格与要求
730	理气方	行气	0601110535	立效济（濟）众（衆）丹	《济（濟）众（衆）新编》	檀香（06151820400107001），槟榔（06191440600102002），干姜（06193510500203005），苍术（06174410500303000），厚朴（06154120500206008），香附（06191310500103006），炒六神曲（06199990800300118），陈皮（06157040400306004），姜半夏（06191610600200729），胡椒（06150340200100008），青皮（06157040400406001），木香（06174410100303004）	胡椒；姜半夏［姜矾制］；炒六神曲［清炒］；槟榔［薄片］；苍术；木香［厚片］；干姜［厚片或块］；香附［厚片或碾碎］；青皮［厚片或丝］；厚朴；陈皮［丝］；檀香［小碎块］
731	理气方	行气	0601110542	六郁汤（湯）	《古今医（醫）鉴（鑒）》	香附（06191310500103006），炒苍术（06174410500303116），炒六神曲（06199990800300118），炒栀子（06173540200107118），连翘（06171240200200001），陈皮（06157040400306004），川芎（06164310500103002），浙贝母（06192910700603000），麸炒枳壳（06157040100202217），茯苓（06400210100403009），紫苏梗（06172220900103009），甘草（06156310300203002）	连翘；炒六神曲［清炒］；麸炒枳壳［薄片，麸炒］；川芎；紫苏梗；甘草［厚片］；炒苍术［厚片，炒黄］；香附［厚片或碾碎］；浙贝母［厚片或碎块］；茯苓［块或厚片］；炒栀子［碾碎，炒黄］；陈皮［丝］
732	理气方	行气	0601110559	木香顺（順）气（氣）汤（湯）	《医（醫）学（學）发（發）明》	木香（06174410100303004），姜厚朴（06154120500206343），青皮（06157040400406001），陈皮（06157040400306004），益智仁（06193540200500005），茯苓（06400210100403009），泽泻（06190810600103001），生姜（06193510500403009），姜半夏（06191610600200729），制吴茱萸（06157040200300370），当归（06164310100302003），升麻（06153710500103004），柴胡（06164310101003008），草豆蔻（06193540600100003），漂苍术（06174410500303901）	草豆蔻；制吴茱萸［甘草汁炙］；姜半夏［姜矾制］；当归［薄片］；木香；泽泻；生姜；升麻；柴胡［厚片］；漂苍术［厚片，米泔水漂］；青皮［厚片或丝］；茯苓［块或厚片］；益智仁［去外壳］；陈皮［丝］；姜厚朴［丝，姜汁炙］
733	理气方	行气	0601110566	木萸汤（湯）	《杂（雜）病源流犀烛（燭）》	木瓜（06156140200302006），槟榔（06191440600102002），吴茱萸（06157040200300004）	吴茱萸；木瓜；槟榔［薄片］

续表

序号	主分类	次分类	方编码	方名	来源	组成与代码	给付规格与要求
734	理气方	行气	0601110580	千金广（廣）济（濟）丸	《济（濟）众（衆）新编》	檀香（06151820400107001），槟榔（06191440600102002），香附（06191310500103006），苍术（06174410500303000），干姜（06193510500203005），厚朴（06154120500206008），陈皮（06157040400306004），六神曲（06199990800300873），荜茇（06150340200200005），丁香（06163430300100009），麸炒枳实（06157040100102210），麝香（06220640100100008）	荜茇；丁香；麝香；六神曲［发酵］；槟榔［薄片］；麸炒枳实［薄片，麸炒］；苍术［厚片］；干姜［厚片或块］；香附［厚片或碾碎］；厚朴；陈皮［丝］；檀香［小碎块］
735	理气方	行气	0601110597	清肝解郁汤（湯）	《外科枢（樞）要》	人参（06164210300102000），柴胡（06164310101003008），白术（06174410500203003），牡丹皮（06153720600102005），茯苓（06400210100403009），陈皮（06157040400306004），甘草（06156310300203002），当归（06164310100302003），浙贝母（06192910700603000），川芎（06164310500103002），炒栀子（06173540200107118），炒赤芍（06153710100303118），熟地黄（06172410400103610）	人参；牡丹皮；当归［薄片］；柴胡；白术；甘草；川芎［厚片］；炒赤芍［厚片，炒黄］；熟地黄［厚片，酒炖或蒸］；浙贝母［厚片或碎块］；茯苓［块或厚片］；炒栀子［碾碎，炒黄］；陈皮［丝］
736	理气方	行气	0601110603	人参（參）芎归（歸）汤（湯）	《仁斋（齋）直指方论（論）》	当归（06164310100302003），姜半夏（06191610600200729），川芎（06164310500103002），莪术（06193510500703000），木香（06174410100303004），砂仁（06193540200300001），乌药（06154510400102003），炙甘草（06156310300203354），人参（06164210300102000），肉桂（06154520500100007），五灵脂（06221040100100005）	砂仁；五灵脂；姜半夏［姜矾制］；当归；乌药；人参［薄片］；川芎；莪术；木香［厚片］；炙甘草［厚片，蜜炙］；肉桂［去粗皮］
737	理气方	行气	0601110610	如神汤（湯）	《医（醫）学（學）纲（綱）目》	延胡索（06154710600103002），当归（06164310100302003），肉桂（06154520500100007），杜仲（06155920500106006）	当归［薄片］；延胡索［厚片］；杜仲［块或丝］；肉桂［去粗皮］

续表

序号	主分类	次分类	方编码	方名	来源	组成与代码	给付规格与要求
738	理气方	行气	0601110627	三和散	《太平惠民和剂（劑）局方》	羌活（06164310300103004），紫苏叶（06172220700107009），沉香（06162320400105008），木瓜（06156140200302006），大腹皮（06191440400204005），川芎（06164310500103002），炒甘草（06156310300203118），陈皮（06157040400306004），木香（06174410100303004），槟榔（06191440600102002），白术（06174410500203003）	木瓜；槟榔［薄片］；大腹皮［段］；羌活；川芎；木香；白术［厚片］；炒甘草［厚片，炒黄］；陈皮［丝］；紫苏叶［碎品］；沉香［小块］
739	理气方	行气	0601110634	神圣（聖）代针（針）散	《黄（黃）帝素问（問）宣明论（論）方》	乳香（06157290200200006），没药（06157290200100009），当归（06164310100302003），白芷（06164310100203003），川芎（06164310500103002），米炒青娘虫（06210510100200257）	乳香；没药；米炒青娘虫［米炒］；当归［薄片］；白芷；川芎［厚片］
740	理气方	行气	0601110641	十将（將）军（軍）丸	《丹溪心法附余》	醋三棱（06190310600102320），莪术（06193510500703000），青皮（06157040400406001），陈皮（06157040400306004），草果（06193540200400008），常山（06155610100102002），砂仁（06193540200300001），槟榔（06191440600102002），乌梅（06156140200200005），法半夏（06191610600200712）	草果；砂仁；乌梅；法半夏［甘草石灰水制］；常山；槟榔［薄片］；醋三棱［薄片，醋炙］；莪术［厚片］；青皮［厚片或丝］；陈皮［丝］
741	理气方	行气	0601110658	十六味流气（氣）饮（飲）	《玉机（機）微义（義）》	川芎（06164310500103002），当归（06164310100302003），赤芍（06153710100303002），防风（06164310100503004），人参（06164210300102000），木香（06174410100303004），黄芪（06156310100603002），肉桂（06154520500100007），桔梗（06174110100303003），白芷（06164310100203003），槟榔（06191440600102002），厚朴（06154120500206008），乌药（06154510400102003），甘草（06156310300203002），紫苏叶（06172220700107009），枳壳（06157040100202002）	当归；人参；槟榔；乌药；枳壳［薄片］；川芎；赤芍；防风；木香；黄芪；桔梗；白芷；甘草［厚片］；肉桂［去粗皮］；厚朴［丝］；紫苏叶［碎品］

续表

序号	主分类	次分类	方编码	方名	来源	组成与代码	给付规格与要求
742	理气方	行气	0601110665	水煮木香丸	《御（禦）药（藥）院方》	木香（06174410100303004），丁香（06163430300100009），诃子（06163340200200009），当归（06164310100302003），广藿香（06172250500104007），黄连片（06153710500302001），白芍（06153710100202008），青皮（06157040400406001），陈皮（06157040400306004），炙甘草（06156310300203354），姜厚朴（06154120500206343），麸炒枳实（06157040100102210），炮姜（06193510500203227），乳香（06157290200200006），肉豆蔻（06154440500100008），砂仁（06193540200300001），蜜罂粟壳（06154740400106354）	丁香；诃子；乳香；肉豆蔻；砂仁；当归；黄连片；白芍［薄片］；麸炒枳实［薄片，麸炒］；广藿香［段］；木香［厚片］；炙甘草［厚片，蜜炙］；炮姜［厚片或块，砂烫］；青皮［厚片或丝］；陈皮［丝］；姜厚朴［丝，姜汁炙］；蜜罂粟壳［丝，蜜炙］
743	理气方	行气	0601110672	苏（蘇）感丸	《玉机（機）微义（義）》引《太平惠民和剂（劑）局方》	白术（06174410500203003），朱砂粉（06310210100107851），麝香（06220640100100008），煨诃子肉（06163340200300808），香附（06191310500103006），沉香（06162320400105008），木香（06174410100303004），丁香（06163430300100009），安息香（06171190200100002），檀香（06151820400107001），荜茇（06150340200200005），水牛角（06220220200103002），醋乳香（06157290200200327），苏合香（06155890200100003），冰片（06160890800100009），百草霜（06199990900100007），苦杏仁（06156140600100004），干姜（06193510500203005），肉豆蔻（06154440500100008），巴豆霜（06157740200100832）	麝香；丁香；安息香；荜茇；苏合香；冰片；百草霜；苦杏仁；肉豆蔻；醋乳香［醋炙］；巴豆霜［制霜或取仁碾细，加适量淀粉使脂肪油含量符合规定］；朱砂粉［粉，水飞］；白术；木香［厚片］；干姜［厚片或块］；香附［厚片或碾碎］；水牛角［片］；煨诃子肉［去核，煨］；沉香［小块］；檀香［小碎块］

续表

序号	主分类	次分类	方编码	方名	来源	组成与代码	给付规格与要求
744	理气方	行气	0601110689	通经（經）汤（湯）	《万（萬）病回春》	当归（06164310100302003），川芎（06164310500103002），白芍（06153710100202008），地黄（06172410400103009），肉桂（06154520500100007），厚朴（06154120500206008），枳壳（06157040100202002），枳实（06157040100102005），黄芩片（06172210100102605），苏木（06156320400103003），红花（06174430200100006），乌梅（06156140200200005）	红花；乌梅；当归；白芍；枳壳；枳实［薄片］；黄芩片［薄片，煮法］；川芎；地黄［厚片］；苏木［片或细粉］；肉桂［去粗皮］；厚朴［丝］
745	理气方	行气	0601110696	消滞（滯）丸	《卫（衛）生宝（寶）鉴（鑒）》	炒牵牛子（06171740600100111），炒五灵脂（06221040100100111），醋香附（06191310500103327）	炒牵牛子；炒五灵脂［炒黄］；醋香附［厚片或碾碎，醋炙］
746	理气方	行气	0601110702	芎乌（烏）散	《医（醫）略六书（書）》	川芎（06164310500103002），乌药（06154510400102003）	乌药［薄片］；川芎［厚片］
747	理气方	行气	0601110719	芎夏汤（湯）	《仁斋（齋）直指方论（論）》	川芎（06164310500103002），法半夏（06191610600200712），茯苓（06400210100403009），青皮（06157040400406001），陈皮（06157040400306004），麸炒枳壳（06157040100202217），白术（06174410500203003），炙甘草（06156310300203354）	法半夏［甘草石灰水制］；麸炒枳壳［薄片，麸炒］；川芎；白术［厚片］；炙甘草［厚片，蜜炙］；青皮［厚片或丝］；茯苓［块或厚片］；陈皮［丝］
748	理气方	行气	0601110726	芎辛导（導）痰汤（湯）	《奇效良方》	川芎（06164310500103002），细辛（06152010300104005），制天南星（06191610600100722），陈皮（06157040400306004），茯苓（06400210100403009），清半夏（06191610600200736），麸炒枳实（06157040100102210），甘草（06156310300203002）	清半夏［白矾制］；制天南星［姜矾制］；麸炒枳实［薄片，麸炒］；细辛［段］；川芎；甘草［厚片］；茯苓［块或厚片］；陈皮［丝］
749	理气方	行气	0601110733	枳芎散	《重订（訂）严（嚴）氏济（濟）生方》	麸炒枳实（06157040100102210），川芎（06164310500103002），炙甘草（06156310300203354），生姜（06193510500403009），大枣（06159640200100000）	麸炒枳实［薄片，麸炒］；川芎；生姜［厚片］；炙甘草［厚片，蜜炙］；大枣［破开或去核］

续表

序号	主分类	次分类	方编码	方名	来源	组成与代码	给付规格与要求
750	理气方	行气	0601110740	紫苏（蘇）饮（飲）	《普济（濟）本事方》	大腹皮（06191440400204005），人参（06164210300102000），川芎（06164310500103002），陈皮（06157040400306004），白芍（06153710100202008），当归（06164310100302003），紫苏叶（06172220700107009），炙甘草（06156310300203354）	人参；白芍；当归［薄片］；大腹皮［段］；川芎［厚片］；炙甘草［厚片，蜜炙］；陈皮［丝］；紫苏叶［碎品］
751	理气方	行气	0601110757	星香正气（氣）散	《医（醫）学（學）入门（門）》	广藿香（06172250500104007），紫苏叶（06172220700107009），白芷（06164310100203003），大腹皮（06191440400204005），茯苓（06400210100403009），姜厚朴（06154120500206343），白术（06174410500203003），陈皮（06157040400306004），半夏曲（06199990800500877），桔梗（06174110100303003），炙甘草（06156310300203354），制天南星（06191610600100722），木香（06174410100303004）	半夏曲［发酵］；制天南星［姜矾制］；广藿香；大腹皮［段］；白芷；白术；桔梗；木香［厚片］；炙甘草［厚片，蜜炙］；茯苓［块或厚片］；陈皮［丝］；姜厚朴［丝，姜汁炙］；紫苏叶［碎品］
752	理气方	行气	0601110764	开（開）郁正元散	《医（醫）学（學）入门（門）》	白术（06174410500203003），陈皮（06157040400306004），青皮（06157040400406001），香附（06191310500103006），净山楂（06156140200100008），浮海石（06218130100105004），桔梗（06174110100303003），茯苓（06400210100403009），延胡索（06154710600103002），六神曲（06199990800300873），砂仁（06193540200300001），麦芽（06191290800200868），甘草（06156310300203002）	砂仁；六神曲［发酵］；麦芽［发芽］；白术；桔梗；延胡索；甘草［厚片］；香附［厚片或碾碎］；青皮［厚片或丝］；浮海石［块］；茯苓［块或厚片］；净山楂［去核］；陈皮［丝］
753	理气方	行气	0601110771	芎附饮（飲）	《丹溪心法》	川芎（06164310500103002），香附（06191310500103006）	川芎［厚片］；香附［厚片或碾碎］
754	理气方	行气	0601110788	七制香附丸	《医（醫）学（學）入门（門）》	七制香附	七制香附

续表

序号	主分类	次分类	方编码	方名	来源	组成与代码	给付规格与要求
755	理气方	行气	0601110795	三合汤（湯）	《古今医（醫）鉴（鑒）》	麻黄（06141021000104008），陈皮（06157040400306004），乌药（06154510400102003），白芷（06164310100203003），川芎（06164310500103002），麸炒枳壳（06157040100202217），桔梗（06174110100303003），干姜（06193510500203005），僵蚕（06210910100100005），甘草（06156310300203002），姜半夏（06191610600200729），茯苓（06400210100403009），香附（06191310500103006），紫苏叶（06172220700107009），羌活（06164310300103004），苍术（06174410500303000）	僵蚕；姜半夏［姜矾制］；乌药［薄片］；麸炒枳壳［薄片，麸炒］；麻黄［段］；白芷；川芎；桔梗；甘草；羌活；苍术［厚片］；干姜［厚片或块］；香附［厚片或碾碎］；茯苓［块或厚片］；陈皮［丝］；紫苏叶［碎品］
756	理气方	行气	0601110801	大七气（氣）汤（湯）	《全生指迷方》	三棱（06190310600102009），莪术（06193510500703000），青皮（06157040400406001），香附（06191310500103006），陈皮（06157040400306004），桔梗（06174110100303003），广藿香（06172250500104007），肉桂（06154520500100007），益智仁（06193540200500005），炙甘草（06156310300203354）	三棱［薄片］；广藿香［段］；莪术；桔梗［厚片］；炙甘草［厚片，蜜炙］；香附［厚片或碾碎］；青皮［厚片或丝］；肉桂［去粗皮］；益智仁［去外壳］；陈皮［丝］
757	理气方	行气	0601110818	七气（氣）汤（湯）	《备（備）急千金要方》	法半夏（06191610600200712），人参（06164210300102000），生姜（06193510500403009），肉桂（06154520500100007），甘草（06156310300203002）	法半夏［甘草石灰水制］；人参［薄片］；生姜；甘草［厚片］；肉桂［去粗皮］
758	理气方	行气	0601110825	四制香附丸	《医（醫）学（學）入门（門）》	四制香附（06191310500103990）	四制香附［厚片或碾碎，姜汁、盐水、酒、醋制］
759	理气方	行气	0601110832	推气散	《医（醫）学（學）正传（傳）》引《太平惠民和剂（劑）局方》	片姜黄（06193510500303002），麸炒枳壳（06157040100202217），肉桂（06154520500100007），炙甘草（06156310300203354）	麸炒枳壳［薄片，麸炒］；片姜黄［厚片］；炙甘草［厚片，蜜炙］；肉桂［去粗皮］

续表

序号	主分类	次分类	方编码	方名	来源	组成与代码	给付规格与要求
760	理气方	行气	0601110849	调（調）中理气（氣）汤（湯）	《古今医（醫）鉴（鑒）》	苍术（06174410500303000），白术（06174410500203003），陈皮（06157040400306004），姜厚朴（06154120500206343），枳壳（06157040100202002），炒白芍（06153710100202114），木香（06174410100303004），槟榔（06191440600102002）	枳壳；槟榔［薄片］；炒白芍［薄片，炒黄］；苍术；白术；木香［厚片］；陈皮［丝］；姜厚朴［丝，姜汁炙］
761	理气方	降气	0601120015	苏（蘇）子降气（氣）汤（湯）	《备（備）急千金要方》	紫苏子（06172240200200000），陈皮（06157040400306004），法半夏（06191610600200712），当归（06164310100302003），前胡（06164310100702001），肉桂（06154520500100007），厚朴（06154120500206008），甘草（06156310300203002），生姜（06193510500403009），大枣（06159640200100000）	紫苏子；法半夏［甘草石灰水制］；当归；前胡［薄片］；甘草；生姜［厚片］；大枣［破开或去核］；肉桂［去粗皮］；陈皮；厚朴［丝］
762	理气方	降气	0601120022	定喘汤（湯）	《扶寿（壽）精方》	炒白果仁（06140240500100117），麻黄（06141021000104008），紫苏子（06172240200200000），款冬花（06174430300100005），焯苦杏仁（06156140600100820），蜜桑白皮（06151220600106352），甘草（06156310300203002），炒黄芩（06172210100102117），法半夏（06191610600200712）	紫苏子；焯苦杏仁［焯去皮］；法半夏［甘草石灰水制］；炒黄芩［薄片，炒黄］；麻黄［段］；甘草［厚片］；款冬花［去残梗］；炒白果仁［去硬壳，炒黄］；蜜桑白皮［丝，蜜炙］
763	理气方	降气	0601120039	小半夏汤（湯）	《金匮要略》	法半夏（06191610600200712），生姜（06193510500403009）	法半夏［甘草石灰水制］；生姜［厚片］
764	理气方	降气	0601120046	旋覆代赭汤（湯）	《伤（傷）寒论（論）》	旋覆花（06174430100100007），赭石（06314110100107003），人参（06164210300102000），生姜（06193510500403009），炙甘草（06156310300203354），大枣（06159640200100000），法半夏（06191610600200712）	法半夏［甘草石灰水制］；人参［薄片］；生姜［厚片］；炙甘草［厚片，蜜炙］；大枣［破开或去核］；旋覆花［去梗、叶］；赭石［砸碎］

续表

序号	主分类	次分类	方编码	方名	来源	组成与代码	给付规格与要求
765	理气方	降气	0601120053	橘皮竹茹汤（湯）	《金匮要略》	陈皮（06157040400306004），竹茹（06191220900104001），人参（06164210300102000），生姜（06193510500403009），甘草（06156310300203002），大枣（06159640200100000）	人参［薄片］；竹茹［段或小团］；生姜；甘草［厚片］；大枣［破开或去核］；陈皮［丝］
766	理气方	降气	0601120060	大半夏汤（湯）	《金匮要略》	法半夏（06191610600200712），人参（06164210300102000），蜂蜜（06210740100200005）	蜂蜜；法半夏［甘草石灰水制］；人参［薄片］
767	理气方	降气	0601120077	丁香柿蒂汤（湯）	《症因脉（脈）治》	丁香（06163430300100009），柿蒂（06170930800100009），人参（06164210300102000），生姜（06193510500403009）	丁香；柿蒂；人参［薄片］；生姜［厚片］
768	理气方	降气	0601120084	厚朴（樸）麻黄（黃）汤（湯）	《金匮要略》	厚朴（06154120500206008），麻黄（06141021000104008），石膏（06326110100107008），苦杏仁（06156140600100004），法半夏（06191610600200712），干姜（06193510500203005），细辛（06152010300104005），小麦（06191240200200005），五味子（06154140200200007）	苦杏仁；小麦；五味子；法半夏［甘草石灰水制］；石膏［粗粉］；麻黄；细辛［段］；干姜［厚片或块］；厚朴［丝］
769	理气方	降气	0601120091	小半夏加茯苓汤（湯）	《金匮要略》	法半夏（06191610600200712），茯苓（06400210100403009），生姜（06193510500403009）	法半夏［甘草石灰水制］；生姜［厚片］；茯苓［块或厚片］
770	理气方	降气	0601120107	半夏干（幹）姜散	《金匮要略》	法半夏（06191610600200712），干姜（06193510500203005）	法半夏［甘草石灰水制］；干姜［厚片或块］
771	理气方	降气	0601120114	茯苓桂枝甘草大枣（棗）汤（湯）	《伤（傷）寒论（論）》	茯苓（06400210100403009），桂枝（06154520200103001），炙甘草（06156310300203354），大枣（06159640200100000）	桂枝［厚片］；炙甘草［厚片，蜜炙］；茯苓［块或厚片］；大枣［破开或去核］
772	理气方	降气	0601120138	桂枝加桂汤（湯）	《伤（傷）寒论（論）》	桂枝（06154520200103001），白芍（06153710100202008），生姜（06193510500403009），炙甘草（06156310300203354），大枣（06159640200100000）	白芍［薄片］；桂枝；生姜［厚片］；炙甘草［厚片，蜜炙］；大枣［破开或去核］
773	理气方	降气	0601120152	橘皮汤（湯）	《金匮要略》	陈皮（06157040400306004），生姜（06193510500403009）	生姜［厚片］；陈皮［丝］

续表

序号	主分类	次分类	方编码	方名	来源	组成与代码	给付规格与要求
774	理气方	降气	0601120169	紫菀汤（湯）	《妇（婦）人大全良方》	甘草（06156310300203002），苦杏仁（06156140600100004），紫菀（06174410300103008），桑白皮（06151220600106000），桔梗（06174110100303003），天冬（06192910400202008）	苦杏仁；天冬［薄片］；甘草；桔梗［厚片］；紫菀［厚片或段］；桑白皮［丝］
775	理气方	降气	0601120176	分气饮（飲）	《仁斋（齋）直指小儿（兒）方论（論）》	桔梗（06174110100303003），茯苓（06400210100403009），陈皮（06157040400306004），桑白皮（06151220600106000），大腹皮（06191440400204005），枳壳（06157040100202002），半夏曲（06199990800500877），炒紫苏子（06172240200200116），紫苏叶（06172220700107009），炙甘草（06156310300203354），草果仁（06193540200400114）	炒紫苏子［炒黄］；半夏曲［发酵］；草果仁［清炒后去壳取仁］；枳壳［薄片］；大腹皮［段］；桔梗［厚片］；炙甘草［厚片，蜜炙］；茯苓［块或厚片］；陈皮；桑白皮［丝］；紫苏叶［碎品］
776	理血方	活血祛瘀	0601210013	桃核承气（氣）汤（湯）	《伤（傷）寒论（論）》	焯桃仁（06156140600300824），桂枝（06154520200103001），大黄（06152310300103009），芒硝（06326410100100000），炙甘草（06156310300203354）	芒硝；焯桃仁［焯去皮］；桂枝［厚片］；炙甘草［厚片，蜜炙］；大黄［厚片或块］
777	理血方	活血祛瘀	0601210020	血府逐瘀汤（湯）	《医（醫）林改错（錯）》	当归（06164310100302003），地黄（06172410400103009），桃仁（06156140600300008），红花（06174430200100006），枳壳（06157040100202002），赤芍（06153710100303002），柴胡（06164310101003008），甘草（06156310300203002），桔梗（06174110100303003），川芎（06164310500103002），牛膝（06152510100204009）	桃仁；红花；当归；枳壳［薄片］；牛膝［段］；地黄；赤芍；柴胡；甘草；桔梗；川芎［厚片］
778	理血方	活血祛瘀	0601210037	补（補）阳（陽）还（還）五汤（湯）	《医（醫）林改错（錯）》	黄芪（06156310100603002），当归尾（06164310100402000），赤芍（06153710100303002），地龙（06203110200104006），川芎（06164310500103002），红花（06174430200100006），桃仁（06156140600300008）	红花；桃仁；当归尾［薄片］；地龙［段］；黄芪；赤芍；川芎［厚片］

续表

序号	主分类	次分类	方编码	方名	来源	组成与代码	给付规格与要求
779	理血方	活血祛瘀	0601210044	复元活血汤（湯）	《医（醫）学（學）发（發）明》	柴胡（06164310101003008），天花粉（06174010100103002），当归（06164310100302003），红花（06174430200100006），甘草（06156310300203002），炮山甲（06220420300100226），大黄（06152310300103009），桃仁（06156140600300008）	红花；桃仁；炮山甲［砂烫］；当归［薄片］；柴胡；天花粉；甘草［厚片］；大黄［厚片或块］
780	理血方	活血祛瘀	0601210051	温（溫）经（經）汤（湯）	《金匮要略》	制吴茱萸（06157040200300370），当归（06164310100302003），白芍（06153710100202008），川芎（06164310500103002），人参（06164210300102000），桂枝（06154520200103001），阿胶（06220340200100969），牡丹皮（06153720600102005），生姜（06193510500403009），甘草（06156310300203002），法半夏（06191610600200712），麦冬（06192910400300001）	麦冬；法半夏［甘草石灰水制］；制吴茱萸［甘草汁炙］；阿胶［制胶］；当归；白芍；人参；牡丹皮［薄片］；川芎；桂枝；生姜；甘草［厚片］
781	理血方	活血祛瘀	0601210068	生化汤（湯）	《傅青主女科》	当归（06164310100302003），川芎（06164310500103002），烊桃仁（06156140600300824），炮姜（06193510500203227），炙甘草（06156310300203354）	烊桃仁［烊去皮］；当归［薄片］；川芎［厚片］；炙甘草［厚片，蜜炙］；炮姜［厚片或块，砂烫］
782	理血方	活血祛瘀	0601210075	失笑散	《苏（蘇）沈良方》	五灵脂（06221040100100005），蒲黄（06190130500100000）	五灵脂；蒲黄
783	理血方	活血祛瘀	0601210082	桂枝茯苓丸	《金匮要略》	桂枝（06154520200103001），茯苓（06400210100403009），牡丹皮（06153720600102005），烊桃仁（06156140600300824），白芍（06153710100202008）	烊桃仁［烊去皮］；牡丹皮；白芍［薄片］；桂枝［厚片］；茯苓［块或厚片］
784	理血方	活血祛瘀	0601210099	代抵当（當）丸	《证（證）治准绳（繩）》	大黄（06152310300103009），芒硝（06326410100100000），炒桃仁（06156140600300114），地黄（06172410400103009），当归尾（06164310100402000），穿山甲（06220420300100004），桂枝（06154520200103001）	芒硝；穿山甲；炒桃仁［取烊桃仁，炒黄］；当归尾［薄片］；地黄；桂枝［厚片］；大黄［厚片或块］

续表

序号	主分类	次分类	方编码	方名	来源	组成与代码	给付规格与要求
785	理血方	活血祛瘀	0601210105	活络（絡）效灵（靈）丹	《医（醫）学（學）衷中参（參）西录（錄）》	当归（06164310100302003），丹参（06172210300103006），乳香（06157290200200006），没药（06157290200100009）	乳香；没药；当归［薄片］；丹参［厚片］
786	理血方	活血祛瘀	0601210112	少腹逐瘀汤（湯）	《医（醫）林改错（錯）》	盐小茴香（06164340200100339），炒干姜（06193510500203111），延胡索（06154710600103002），没药（06157290200100009），当归（06164310100302003），肉桂（06154520500100007），蒲黄（06190130500100000），炒五灵脂（06221040100100111），赤芍（06153710100303002）	没药；蒲黄；炒五灵脂［炒黄］；盐小茴香［盐水炙］；当归［薄片］；延胡索；赤芍［厚片］；炒干姜［厚片或块，炒黄］；肉桂［去粗皮］
787	理血方	活血祛瘀	0601210129	身痛逐瘀汤（湯）	《医（醫）林改错（錯）》	秦艽（06171410100103003），川芎（06164310500103002），燀桃仁（06156140600300824），红花（06174430200100006），甘草（06156310300203002），羌活（06164310300103004），醋没药（06157290200100320），当归（06164310100302003），醋五灵脂（06221040100100326），醋香附（06191310500103327），牛膝（06152510100204009），地龙（06203110200104006）	红花；燀桃仁［燀去皮］；醋没药；醋五灵脂［醋炙］；当归［薄片］；牛膝；地龙［段］；秦艽；川芎；甘草；羌活［厚片］；醋香附［厚片或碾碎，醋炙］
788	理血方	活血祛瘀	0601210136	通窍（竅）活血汤（湯）	《医（醫）林改错（錯）》	赤芍（06153710100303002），川芎（06164310500103002），燀桃仁（06156140600300824），红花（06174430200100006），葱白（06192910701000006），生姜（06193510500403009），大枣（06159640200100000），麝香（06220640100100008），黄酒	红花；葱白；麝香；黄酒；燀桃仁［燀去皮］；赤芍；川芎；生姜［厚片］；大枣［破开或去核］
789	理血方	活血祛瘀	0601210143	大营（營）煎	《景岳（嶽）全书（書）》	当归（06164310100302003），熟地黄（06172410400103610），枸杞子（06172340200200007），炙甘草（06156310300203354），杜仲（06155920500106006），牛膝（06152510100204009），肉桂（06154520500100007）	枸杞子；当归［薄片］；牛膝［段］；熟地黄［厚片，酒炖或蒸］；炙甘草［厚片，蜜炙］；杜仲［块或丝］；肉桂［去粗皮］

续表

序号	主分类	次分类	方编码	方名	来源	组成与代码	给付规格与要求
790	理血方	活血祛瘀	0601210150	宫（宮）外孕II号（號）方	《中医（醫）妇（婦）科学（學）》	三棱（06190310600102009），莪术（06193510500703000），丹参（06172210300103006），赤芍（06153710100303002），桃仁（06156140600300008）	桃仁；三棱［薄片］；莪术；丹参；赤芍［厚片］
791	理血方	活血祛瘀	0601210167	膈下逐瘀汤（湯）	《医（醫）林改错（錯）》	醋五灵脂（06221040100100326），当归（06164310100302003），川芎（06164310500103002），桃仁（06156140600300008），牡丹皮（06153720600102005），赤芍（06153710100303002），乌药（06154510400102003），延胡索（06154710600103002），甘草（06156310300203002），香附（06191310500103006），红花（06174430200100006），枳壳（06157040100202002）	桃仁；红花；醋五灵脂［醋炙］；当归；牡丹皮；乌药；枳壳［薄片］；川芎；赤芍；延胡索；甘草［厚片］；香附［厚片或碾碎］
792	理血方	活血祛瘀	0601210174	通瘀煎	《景岳（嶽）全书（書）》	当归尾（06164310100402000），红花（06174430200100006），净山楂（06156140200100008），乌药（06154510400102003），青皮（06157040400406001），木香（06174410100303004），香附（06191310500103006），泽泻（06190810600103001）	红花；当归尾；乌药［薄片］；木香；泽泻［厚片］；香附［厚片或碾碎］；青皮［厚片或丝］；净山楂［去核］
793	理血方	活血祛瘀	0601210181	逐瘀止崩汤（湯）	《安徽中医（醫）验（驗）方选（選）集》	当归（06164310100302003），川芎（06164310500103002），三七粉（06164210300207002），丹参（06172210300103006），醋没药（06157290200100320），五灵脂（06221040100100005），牡丹皮炭（06153720600102418），艾叶炭（06174420700100415），阿胶（06220340200100969），蒲黄炭（06190130500100413），煅龙骨（06338110100105511），煅牡蛎（06205120300107515），海螵蛸（06207130100105008）	五灵脂；蒲黄炭［炒炭］；醋没药［醋炙］；阿胶［制胶］；当归［薄片］；牡丹皮炭［薄片，炒炭］；川芎；丹参［厚片］；煅龙骨［块，明煅］；艾叶炭［去梗，炒炭］；煅牡蛎［碎块，明煅］；三七粉［细粉］；海螵蛸［小块］
794	理血方	活血祛瘀	0601210198	逐瘀止血汤（湯）	《傅青主女科》	大黄（06152310300103009），酒地黄（06172410400103313），当归尾（06164310100402000），赤芍（06153710100303002），牡丹皮（06153720600102005），枳壳（06157040100202002），醋龟甲（06225220300100326），炒桃仁（06156140600300114）	炒桃仁［取焯桃仁，炒黄］；醋龟甲［砂烫醋淬］；当归尾；牡丹皮；枳壳［薄片］；赤芍［厚片］；酒地黄［厚片，酒炙］；大黄［厚片或块］

续表

序号	主分类	次分类	方编码	方名	来源	组成与代码	给付规格与要求
795	理血方	活血祛瘀	0601210204	舒筋活血汤（湯）	《伤（傷）科补（補）要》	羌活（06164310300103004），防风（06164310100503004），荆芥（06172250500404008），独活（06164310100802008），当归（06164310100302003），续断片（06173910100103006），青皮（06157040400406001），牛膝（06152510100204009），五加皮（06164220600103003），杜仲（06155920500106006），红花（06174430200100006），枳壳（06157040100202002）	红花；独活；当归；枳壳［薄片］；荆芥；牛膝［段］；羌活；防风；续断片；五加皮［厚片］；青皮［厚片或丝］；杜仲［块或丝］
796	理血方	活血祛瘀	0601210211	化积（積）丸	《杂（雜）病源流犀烛（燭）》	三棱（06190310600102009），莪术（06193510500703000），香附（06191310500103006），苏木（06156320400103003），五灵脂（06221040100100005），瓦楞子（06205320300107007），阿魏（06164390200100006），浮海石（06218130100105004），槟榔（06191440600102002），雄黄粉（06310310100107858）	五灵脂；阿魏；三棱；槟榔［薄片］；雄黄粉［粉，水飞］；莪术［厚片］；香附［厚片或碾碎］；浮海石［块］；苏木［片或细粉］；瓦楞子［碎片］
797	理血方	活血祛瘀	0601210228	延胡索汤（湯）	《重订（訂）严（嚴）氏济（濟）生方》	醋延胡索（06154710600103323），酒当归（06164310100302317），炒蒲黄（06190130500100116），赤芍（06153710100303002），肉桂（06154520500100007），醋乳香（06157290200200327），醋没药（06157290200100320），片姜黄（06193510500303002），炙甘草（06156310300203354）	炒蒲黄［炒黄］；醋乳香；醋没药［醋炙］；酒当归［薄片，酒炙］；赤芍；片姜黄［厚片］；醋延胡索［厚片，醋炙或醋煮］；炙甘草［厚片，蜜炙］；肉桂［去粗皮］
798	理血方	活血祛瘀	0601210235	和营（營）通气（氣）散	《中医（醫）伤（傷）科学（學）讲（講）义（義）》	当归（06164310100302003），丹参（06172210300103006），香附（06191310500103006），川芎（06164310500103002），延胡索（06154710600103002），青皮（06157040400406001），枳壳（06157040100202002），郁金（06193510400102002），姜半夏（06191610600200729），木香（06174410100303004），八角茴香（06154140200100000）	八角茴香；姜半夏［姜矾制］；当归；枳壳；郁金［薄片］；丹参；川芎；延胡索；木香［厚片］；香附［厚片或碾碎］；青皮［厚片或丝］

续表

序号	主分类	次分类	方编码	方名	来源	组成与代码	给付规格与要求
799	理血方	活血祛瘀	0601210242	黎洞丸	《外科证（證）治全生集》	牛黄（06220240100100000），冰片（06160890800100009），麝香（06220640100100008），阿魏（06164390200100006），大黄（06152310300103009），儿茶（06156390800100001），血竭（06191490200107006），乳香（06157290200200006），没药（06157290200100009），三七粉（06164210300207002），天竺黄（06191290900100006），制藤黄（06160790200107991），雄黄粉（06310310100107858），山羊血（06220240100200007）	牛黄；冰片；麝香；阿魏；儿茶；乳香；没药；天竺黄；山羊血；雄黄粉［粉，水飞］；大黄［厚片或块］；制藤黄［颗粒及粉末，溶解过滤浓缩干燥］；血竭［碎粒或细末］；三七粉［细粉］
800	理血方	活血祛瘀	0601210259	桃仁红（紅）花煎	《素庵医（醫）案》	丹参（06172210300103006），赤芍（06153710100303002），桃仁（06156140600300008），红花（06174430200100006），醋香附（06191310500103327），延胡索（06154710600103002），青皮（06157040400406001），当归（06164310100302003），川芎（06164310500103002），地黄（06172410400103009）	桃仁；红花；当归［薄片］；丹参；赤芍；延胡索；川芎；地黄［厚片］；醋香附［厚片或碾碎，醋炙］；青皮［厚片或丝］
801	理血方	活血祛瘀	0601210266	调（調）荣（榮）饮（飲）	《仁斋（齋）直指方论（論）》	莪术（06193510500703000），川芎（06164310500103002），当归（06164310100302003），大黄（06152310300103009），赤芍（06153710100303002），延胡索（06154710600103002），瞿麦（06153150500104005），槟榔（06191440600102002），陈皮（06157040400306004），大腹皮（06191440400204005），炒葶苈子（06154940600300112），茯苓（06400210100403009），桑白皮（06151220600106000），细辛（06152010300104005），肉桂（06154520500100007），炙甘草（06156310300203354），白芷（06164310100203003）	炒葶苈子［炒黄］；当归；槟榔［薄片］；瞿麦；大腹皮；细辛［段］；莪术；川芎；赤芍；延胡索；白芷［厚片］；炙甘草［厚片，蜜炙］；大黄［厚片或块］；茯苓［块或厚片］；肉桂［去粗皮］；陈皮；桑白皮［丝］

续表

序号	主分类	次分类	方编码	方名	来源	组成与代码	给付规格与要求
802	理血方	活血祛瘀	0601210273	理冲（沖）汤（湯）	《医（醫）学（學）衷中参（參）西录（錄）》	黄芪（06156310100603002），党参片（06174110100203006），白术（06174410500203003），山药（06193210500103007），天花粉（06174010100103002），知母（06192910500303001），三棱（06190310600102009），醋莪术（06193510500703796），鸡内金（06224140900100001）	三棱［薄片］；黄芪；党参片；白术；山药；天花粉；知母［厚片］；醋莪术［厚片，醋煮］；鸡内金［洗净］
803	理血方	活血祛瘀	0601210280	棕蒲散	《陈（陳）素庵妇（婦）科补（補）解》	棕榈炭（06191420800100428），蒲黄炭（06190130500100413），酒当归（06164310100302317），川芎（06164310500103002），地黄（06172410400103009），炒白芍（06153710100202114），牡丹皮（06153720600102005），秦艽（06171410100103003），泽兰（06172250500304001），杜仲（06155920500106006），黄芩片（06172210100102605）	蒲黄炭［炒炭］；棕榈炭［煅炭］；牡丹皮［薄片］；炒白芍［薄片，炒黄］；酒当归［薄片，酒炙］；黄芩片［薄片，煮法］；泽兰［段］；川芎；地黄；秦艽［厚片］；杜仲［块或丝］
804	理血方	活血祛瘀	0601210303	和营（營）止痛汤（湯）	《伤（傷）科补（補）要》	赤芍（06153710100303002），当归尾（06164310100402000），川芎（06164310500103002），苏木（06156320400103003），陈皮（06157040400306004），桃仁（06156140600300008），续断片（06173910100103006），乌药（06154510400102003），乳香（06157290200200006），没药（06157290200100009），木通（06153820100203001），甘草（06156310300203002）	桃仁；乳香；没药；当归尾；乌药［薄片］；赤芍；川芎；续断片；甘草［厚片］；木通［片］；苏木［片或细粉］；陈皮［丝］
805	理血方	活血祛瘀	0601210310	丹参（參）饮（飲）	《时（時）方歌括》	丹参（06172210300103006），檀香（06151820400107001），砂仁（06193540200300001）	砂仁；丹参［厚片］；檀香［小碎块］
806	理血方	活血祛瘀	0601210327	七厘散	《良方集腋》	朱砂粉（06310210100107851），麝香（06220640100100008），冰片（06160890800100009），乳香（06157290200200006），红花（06174430200100006），没药（06157290200100009），血竭（06191490200107006），儿茶（06156390800100001）	麝香；冰片；乳香；红花；没药；儿茶；朱砂粉［粉，水飞］；血竭［碎粒或细末］

续表

序号	主分类	次分类	方编码	方名	来源	组成与代码	给付规格与要求
807	理血方	活血祛瘀	0601210334	八厘散	《医（醫）宗金鉴（鑒）》	苏木（06156320400103003），煅自然铜（06312110100107524），乳香（06157290200200006），没药（06157290200100009），麝香（06220640100100008），红花（06174430200100006），丁香（06163430300100009），制马钱子（06171340600100229），血竭（06191490200107006）	乳香；没药；麝香；红花；丁香；制马钱子［砂烫］；苏木［片或细粉］；煅自然铜［碎块，煅淬］；血竭［碎粒或细末］
808	理血方	活血祛瘀	0601210341	续（續）骨活血汤（湯）	《中医（醫）伤（傷）科学（學）讲（講）义（義）》	当归尾（06164310100402000），赤芍（06153710100303002），白芍（06153710100202008），地黄（06172410400103009），红花（06174430200100006），土鳖虫（06210210100100006），骨碎补（06135610500103001），煅自然铜（06312110100107524），续断片（06173910100103006），积雪草（06164350100104009），醋乳香（06157290200200327），醋没药（06157290200100320）	红花；土鳖虫；醋乳香；醋没药［醋炙］；当归尾；白芍［薄片］；积雪草［段］；赤芍；地黄；骨碎补；续断片［厚片］；煅自然铜［碎块，煅淬］
809	理血方	活血祛瘀	0601210358	新伤（傷）续（續）断（斷）汤（湯）	《中医（醫）伤（傷）科学（學）讲（講）义（義）》	当归尾（06164310100402000），土鳖虫（06210210100100006），乳香（06157290200200006），没药（06157290200100009），丹参（06172210300103006），煅自然铜（06312110100107524），骨碎补（06135610500103001），泽兰（06172250500304001），延胡索（06154710600103002），苏木（06156320400103003），续断片（06173910100103006），桑枝（06151220200103003），桃仁（06156140600300008）	土鳖虫；乳香；没药；桃仁；当归尾［薄片］；泽兰［段］；丹参；骨碎补；延胡索；续断片；桑枝［厚片］；苏木［片或细粉］；煅自然铜［碎块，煅淬］
810	理血方	活血祛瘀	0601210365	接骨紫金丹	《万（萬）氏家抄济（濟）世良方》	土鳖虫（06210210100100006），乳香（06157290200200006），没药（06157290200100009），自然铜（06312110100107005），骨碎补（06135610500103001），大黄（06152310300103009），血竭（06191490200107006），硼砂（06324110100100001），当归尾（06164310100402000）	土鳖虫；乳香；没药；硼砂；当归尾［薄片］；骨碎补［厚片］；大黄［厚片或块］；自然铜［碎块］；血竭［碎粒或细末］

续表

序号	主分类	次分类	方编码	方名	来源	组成与代码	给付规格与要求
811	理血方	活血祛瘀	0601210372	鸡（雞）鸣（鳴）散	《东（東）医（醫）宝（寶）鉴（鑒）》引《三因极（極）一病证（證）方论（論）》	当归尾（06164310100402000）， 桃仁（06156140600300008）， 酒大黄（06152310300103313）	桃仁；当归尾［薄片］；酒大黄［厚片或块，酒炙］
812	理血方	活血祛瘀	0601210389	会（會）厌（厭）逐瘀汤（湯）	《医（醫）林改错（錯）》	炒桃仁（06156140600300114）， 红花（06174430200100006）， 地黄（06172410400103009）， 甘草（06156310300203002）， 桔梗（06174110100303003）， 枳壳（06157040100202002）， 赤芍（06153710100303002）， 当归（06164310100302003）， 柴胡（06164310101003008）， 玄参（06172410100102005）	红花；炒桃仁［取焯桃仁，炒黄］；枳壳；当归；玄参［薄片］；地黄；甘草；桔梗；赤芍；柴胡［厚片］
813	理血方	活血祛瘀	0601210396	大红（紅）丸	《仙授理伤（傷）续（續）断（斷）秘方》	何首乌（06152310400103008）， 制川乌（06153710400103708）， 制天南星（06191610600100722）， 白芍（06153710100202008）， 土炒当归（06164310100302263）， 骨碎补（06135610500103001）， 炒牛膝（06152510100204115）， 细辛（06152010300104005）， 赤小豆（06156340600100008）， 煅自然铜（06312110100107524）， 桑芽炭（06159120700100422）	赤小豆；制天南星［姜矾制］；桑芽炭［煅炭］；白芍［薄片］；土炒当归［薄片，土炒］；细辛［段］；炒牛膝［段，清炒］；骨碎补［厚片］；何首乌［厚片或块］；制川乌［片，煮］；煅自然铜［碎块，煅淬］
814	理血方	活血祛瘀	0601210402	大黄（黄）茯苓丸	《产（產）科发（發）蒙》	大黄（06152310300103009）， 茯苓（06400210100403009）， 桂枝（06154520200103001）， 白芍（06153710100202008）， 桃仁（06156140600300008）， 牡丹皮（06153720600102005）	桃仁；白芍；牡丹皮［薄片］；桂枝［厚片］；大黄［厚片或块］；茯苓［块或厚片］
815	理血方	活血祛瘀	0601210419	大黄（黄）蟅虫（蟲）丸	《金匮要略》	熟大黄（06152310300103610）， 土鳖虫（06210210100100006）， 烫水蛭（06204110100104242）， 炒虻虫（06211310100200115）， 炒蛴螬（06211410100100115）， 干漆（06158390200100418）， 桃仁（06156140600300008）， 炒苦杏仁（06156140600100110）， 黄芩片（06172210100102605）， 地黄（06172410400103009）， 白芍（06153710100202008）， 甘草（06156310300203002）	土鳖虫；桃仁；炒虻虫；炒蛴螬；炒苦杏仁［炒黄］；干漆［炒炭］；白芍［薄片］；黄芩片［薄片，煮法］；烫水蛭［段，滑石粉烫］；地黄；甘草［厚片］；熟大黄［厚片或块，酒炖或酒蒸］

续表

序号	主分类	次分类	方编码	方名	来源	组成与代码	给付规格与要求
816	理血方	活血祛瘀	0601210426	活血止痛汤（湯）	《伤（傷）科大成》	当归（06164310100302003），川芎（06164310500103002），醋乳香（06157290200200327），苏木（06156320400103003），红花（06174430200100006），醋没药（06157290200100320），土鳖虫（06210210100100006），三七粉（06164210300207002），赤芍（06153710100303002），陈皮（06157040400306004），积雪草（06164350100104009），紫荆皮（06156320500205003）	红花；土鳖虫；醋乳香；醋没药［醋炙］；当归［薄片］；积雪草［段］；川芎；赤芍［厚片］；紫荆皮［块］；苏木［片或细粉］；陈皮［丝］；三七粉［细粉］
817	理血方	活血祛瘀	0601210433	艾附暖宫（宮）丸	《仁斋（齋）直指方论（論）》	艾叶（06174420700100002），香附（06191310500103006），当归（06164310100302003），酒白芍（06153710100202312），续断片（06173910100103006），川芎（06164310500103002），地黄（06172410400103009），吴茱萸（06157040200300004），黄芪（06156310100603002），花椒（06157040400200005），肉桂（06154520500100007）	吴茱萸；当归［薄片］；酒白芍［薄片，酒炙］；花椒［除去椒目、果柄等］；续断片；川芎；地黄；黄芪［厚片］；香附［厚片或碾碎］；肉桂［去粗皮］；艾叶［去梗］
818	理血方	活血祛瘀	0601210440	冲（沖）和仙膏	《仙传（傳）外科集验（驗）方》	紫荆皮（06156320500205003），独活（06164310100802008），赤芍（06153710100303002），白芷（06164310100203003），石菖蒲（06191610500203004）	独活［薄片］；赤芍；白芷；石菖蒲［厚片］；紫荆皮［块］
819	理血方	活血祛瘀	0601210457	当（當）归（歸）芍药（藥）散	《金匮要略》	当归（06164310100302003），白芍（06153710100202008），茯苓（06400210100403009），白术（06174410500203003），泽泻（06190810600103001），川芎（06164310500103002）	当归；白芍［薄片］；白术；泽泻；川芎［厚片］；茯苓［块或厚片］
820	理血方	活血祛瘀	0601210464	芎归（歸）泻（瀉）心汤（湯）	《万（萬）氏女科》	当归尾（06164310100402000），川芎（06164310500103002），蒲黄（06190130500100000），牡丹皮（06153720600102005），肉桂（06154520500100007），五灵脂（06221040100100005）	蒲黄；五灵脂；当归尾；牡丹皮［薄片］；川芎［厚片］；肉桂［去粗皮］
821	理血方	活血祛瘀	0601210471	抵当（當）汤（湯）	《伤（傷）寒论（論）》	水蛭（06204110100104006），虻虫（06211310100100002），大黄（06152310300103009），桃仁（06156140600300008）	虻虫；桃仁；水蛭［段］；大黄［厚片或块］

续表

序号	主分类	次分类	方编码	方名	来源	组成与代码	给付规格与要求
822	理血方	活血祛瘀	0601210488	活血散瘀汤（湯）	《外科正宗》	当归尾（06164310100402000），赤芍（06153710100303002），桃仁（06156140600300008），酒大黄（06152310300103313），川芎（06164310500103002），苏木（06156320400103003），牡丹皮（06153720600102005），枳壳（06157040100202002），瓜蒌子（06174040600200000），槟榔（06191440600102002）	桃仁；当归尾；牡丹皮；枳壳；槟榔［薄片］；瓜蒌子［除去干瘪种子］；赤芍；川芎［厚片］；酒大黄［厚片或块，酒炙］；苏木［片或细粉］
823	理血方	活血祛瘀	0601210495	活血煎	《秘传（傳）眼科龙（龍）木论（論）》	当归（06164310100302003），地黄（06172410400103009），川芎（06164310500103002），白芷（06164310100203003），羌活（06164310300103004），乳香（06157290200200006），没药（06157290200100009）	乳香；没药；当归［薄片］；地黄；川芎；白芷；羌活［厚片］
824	理血方	活血祛瘀	0601210501	顺（順）经（經）汤（湯）	《傅青主女科》	当归（06164310100302003），熟地黄（06172410400103610），白芍（06153710100202008），牡丹皮（06153720600102005），茯苓（06400210100403009），南沙参（06174110100103009），荆芥穗炭（06172230700100412）	荆芥穗炭［炒炭］；当归；白芍；牡丹皮［薄片］；南沙参［厚片］；熟地黄［厚片，酒炖或蒸］；茯苓［块或厚片］
825	理血方	活血祛瘀	0601210518	桃仁承气（氣）汤（湯）	《温（溫）疫论（論）》	大黄（06152310300103009），芒硝（06326410100100000），桃仁（06156140600300008），当归（06164310100302003），赤芍（06153710100303002），牡丹皮（06153720600102005）	芒硝；桃仁；当归；牡丹皮［薄片］；赤芍［厚片］；大黄［厚片或块］
826	理血方	活血祛瘀	0601210525	海桐皮汤（湯）	《医（醫）宗金鉴（鑒）》	海桐皮（06156320500306007），透骨草（06156350500204003），乳香（06157290200200006），没药（06157290200100009），当归（06164310100302003），花椒（06157040400200005），川芎（06164310500103002），红花（06174430200100006），威灵仙（06153710300104003），白芷（06164310100203003），甘草（06156310300203002），防风（06164310100503004）	乳香；没药；红花；当归［薄片］；花椒［除去椒目、果柄等］；透骨草；威灵仙［段］；川芎；白芷；甘草；防风［厚片］；海桐皮［块或丝］
827	理血方	活血祛瘀	0601210532	调（調）经（經）散	《产（產）育宝（寶）庆（慶）集》	当归（06164310100302003），肉桂（06154520500100007），没药（06157290200100009），琥珀（06338110100400005），赤芍（06153710100303002），细辛（06152010300104005），麝香（06220640100100008）	没药；琥珀；麝香；当归［薄片］；细辛［段］；赤芍［厚片］；肉桂［去粗皮］

续表

序号	主分类	次分类	方编码	方名	来源	组成与代码	给付规格与要求
828	理血方	活血祛瘀	0601210549	脱（脱）花煎	《景岳（嶽）全书（書）》	当归（06164310100302003），肉桂（06154520500100007），川芎（06164310500103002），牛膝（06152510100204009），车前子（06173440600100002），红花（06174430200100006）	车前子；红花；当归［薄片］；牛膝［段］；川芎［厚片］；肉桂［去粗皮］
829	理血方	活血祛瘀	0601210556	散结（結）定疼汤（湯）	《傅青主女科》	当归（06164310100302003），炒山楂（06156140200100114），川芎（06164310500103002），炒牡丹皮（06153720600100117），荆芥穗炭（06172230700100412），桃仁（06156140600300008），干益母草（06172250500604002），乳香（06157290200200006）	桃仁；乳香；炒牡丹皮［炒黄］；荆芥穗炭［炒炭］；当归［薄片］；干益母草［段］；川芎［厚片］；炒山楂［去核，炒黄］
830	理血方	活血祛瘀	0601210563	散瘀和伤（傷）汤（湯）	《医（醫）宗金鉴（鑒）》	制马钱子（06171340600100229），红花（06174430200100006），骨碎补（06135610500103001），甘草（06156310300203002），生半夏（06191610600200002），葱须	红花；生半夏；葱须；制马钱子［砂烫］；骨碎补；甘草［厚片］
831	理血方	活血祛瘀	0601210570	鳖甲煎丸	《金匮要略》	醋鳖甲（06225620300100324），射干（06193310500202004），黄芩片（06172210100102605），柴胡（06164310101003008），鼠妇虫（06211810100100007），干姜（06193510500203005），大黄（06152310300103009），白芍（06153710100202008），桂枝（06154520200103001），葶苈子（06154940600300006），石韦（06135620700104005），厚朴（06154120500206008），牡丹皮（06153720600102005），瞿麦（06153150500104005），凌霄花（06172530200100005），法半夏（06191610600200712），人参（06164210300102000），土鳖虫（06210210100100006），阿胶珠（06220340200100945），制蜂房（06210640900105114），硝石（06328110100100007），蜣螂（06211410100200006），桃仁（06156140600300008）	鼠妇虫；葶苈子；凌霄花；土鳖虫；硝石；蜣螂；桃仁；法半夏［甘草石灰水制］；醋鳖甲［砂烫醋淬］；阿胶珠［制胶、蛤粉炒］；射干；白芍；牡丹皮；人参［薄片］；黄芩片［薄片，煮法］；石韦；瞿麦［段］；柴胡；桂枝［厚片］；干姜；大黄［厚片或块］；制蜂房［块，炒黄］；厚朴［丝］

续表

序号	主分类	次分类	方编码	方名	来源	组成与代码	给付规格与要求
832	理血方	活血祛瘀	0601210587	凉（涼）血五根汤（湯）	《赵（趙）炳南临（臨）床经（經）验（驗）集》	白茅根（06191210500104006），天花粉（06174010100103002），茜草（06173510300103006），紫草（06172010100102007），板蓝根（06154910100103001）	紫草［薄片］；白茅根［段］；天花粉；板蓝根［厚片］；茜草［厚片或段］
833	理血方	活血祛瘀	0601210594	五加皮汤（湯）	《医（醫）宗金鉴（鑒）》	当归（06164310100302003），没药（06157290200100009），五加皮（06164220600103003），芒硝（06326410100100000），青皮（06157040400406001），花椒（06157040400200005），香附（06191310500103006），丁香（06163430300100009），麝香（06220640100100008），葱白（06192910701000006），地骨皮（06172320600100008），牡丹皮（06153720600102005）	没药；芒硝；丁香；麝香；葱白；当归；牡丹皮［薄片］；花椒［除去椒目、果柄等］；地骨皮［除去木心］；五加皮［厚片］；香附［厚片或碾碎］；青皮［厚片或丝］
834	理血方	活血祛瘀	0601210600	下瘀血汤（湯）	《金匮要略》	大黄（06152310300103009），桃仁（06156140600300008），土鳖虫（06210210100100006）	桃仁；土鳖虫；大黄［厚片或块］
835	理血方	活血祛瘀	0601210617	大黄（黃）甘遂汤（湯）	《金匮要略》	大黄（06152310300103009），生甘遂（06157710400100000），阿胶（06220340200100969）	生甘遂；阿胶［制胶］；大黄［厚片或块］
836	理血方	活血祛瘀	0601210624	抵当（當）丸	《伤（傷）寒论（論）》	酒洗大黄（06152310300103917），虻虫（06211310100100002），水蛭（06204110100104006），桃仁（06156140600300008）	虻虫；桃仁；水蛭［段］；酒洗大黄［厚片或块，酒洗］
837	理血方	活血祛瘀	0601210631	蒲灰散	《金匮要略》	蒲黄（06190130500100000），滑石（06322110100107002）	蒲黄；滑石［碎块或细粉］
838	理血方	活血祛瘀	0601210648	土瓜根散	《金匮要略》	土瓜根，赤芍（06153710100303002），桂枝（06154520200103001），土鳖虫（06210210100100006）	土瓜根；土鳖虫；赤芍；桂枝［厚片］
839	理血方	活血祛瘀	0601210655	王不留行散	《金匮要略》	王不留行（06153140600100007），桑白皮（06151220600106000），蒴藋细叶炭，甘草（06156310300203002），厚朴（06154120500206008），花椒（06157040400200005），黄芩片（06172210100102605），干姜（06193510500203005），赤芍（06153710100303002）	王不留行；蒴藋细叶炭；黄芩片［薄片，煮法］；花椒［除去椒目、果柄等］；甘草；赤芍［厚片］；干姜［厚片或块］；桑白皮；厚朴［丝］

续表

序号	主分类	次分类	方编码	方名	来源	组成与代码	给付规格与要求
840	理血方	活血祛瘀	0601210662	旋覆花汤（湯）	《金匮要略》	旋覆花（06174430100100007），细香葱新绛	细香葱新绛；旋覆花［去梗、叶］
841	理血方	活血祛瘀	0601210679	猪（豬）膏发（發）煎	《金匮要略》	猪油，血余炭（06220140900100425）	猪油；血余［煅炭］
842	理血方	活血祛瘀	0601210686	疏经（經）活血汤（湯）	《万（萬）病回春》	酒当归（06164310100302317），酒白芍（06153710100202312），酒地黄（06172410400103313），漂苍术（06174410500303901），酒牛膝（06152510100204313），陈皮（06157040400306004），炒桃仁（06156140600300114），酒威灵仙（06153710300104317），川芎（06164310500103002），防己（06154010100103008），羌活（06164310300103004），防风（06164310100503004），白芷（06164310100203003），龙胆（06171410300104008），茯苓（06400210100403009），甘草（06156310300203002），生姜（06193510500403009）	炒桃仁［取焯桃仁，炒黄］；酒当归；酒白芍［薄片，酒炙］；龙胆［段］；酒牛膝；酒威灵仙［段，酒炙］；川芎；防己；羌活；防风；白芷；甘草；生姜［厚片］；酒地黄［厚片，酒炙］；漂苍术［厚片，米泔水漂］；茯苓［块或厚片］；陈皮［丝］
843	理血方	活血祛瘀	0601210693	通导（導）散	《万（萬）病回春》	大黄（06152310300103009），芒硝（06326410100100000），枳壳（06157040100202002），厚朴（06154120500206008），当归（06164310100302003），陈皮（06157040400306004），木通（06153820100203001），红花（06174430200100006），苏木（06156320400103003），甘草（06156310300203002）	芒硝；红花；枳壳；当归［薄片］；甘草［厚片］；大黄［厚片或块］；木通［片］；苏木［片或细粉］；厚朴；陈皮［丝］
844	理血方	活血祛瘀	0601210709	芎归（歸）调（調）血饮（飲）	《古今医（醫）鉴（鑒）》	当归（06164310100302003），川芎（06164310500103002），白术（06174410500203003），茯苓（06400210100403009），熟地黄（06172410400103610），陈皮（06157040400306004），乌药（06154510400102003），香附（06191310500103006），姜炭（06193510500203418），干益母草（06172250500604002），牡丹皮（06153720600102005），甘草（06156310300203002）	当归；乌药；牡丹皮［薄片］；干益母草［段］；川芎；白术；甘草［厚片］；熟地黄［厚片，酒炖或蒸］；姜炭［厚片或块，炒炭］；香附［厚片或碾碎］；茯苓［块或厚片］；陈皮［丝］

续表

序号	主分类	次分类	方编码	方名	来源	组成与代码	给付规格与要求
845	理血方	活血祛瘀	0601210716	归（歸）术（朮）破瘕汤（湯）	《古今医（醫）鉴（鑒）》	酒当归（06164310100302317），赤芍（06153710100303002），白芍（06153710100202008），青皮（06157040400406001），醋三棱（06190310600102320），醋莪术（06193510500703796），醋香附（06191310500103327），乌药（06154510400102003），肉桂（06154520500100007），苏木（06156320400103003），红花（06174430200100006）	红花；白芍；乌药［薄片］；醋三棱［薄片，醋炙］；酒当归［薄片，酒炙］；赤芍［厚片］；醋莪术［厚片，醋煮］；醋香附［厚片或碾碎，醋炙］；青皮［厚片或丝］；苏木［片或细粉］；肉桂［去粗皮］
846	理血方	活血祛瘀	0601210723	起枕散	《古今医（醫）鉴（鑒）》	酒当归（06164310100302317），酒白芍（06153710100202312），川芎（06164310500103002），肉桂（06154520500100007），延胡索（06154710600103002），牡丹皮（06153720600102005），炒蒲黄（06190130500100116），炒五灵脂（06221040100100111），没药（06157290200100009），白芷（06164310100203003）	没药；炒蒲黄；炒五灵脂［炒黄］；牡丹皮［薄片］；酒当归；酒白芍［薄片，酒炙］；川芎；延胡索；白芷［厚片］；肉桂［去粗皮］
847	理血方	活血祛瘀	0601210730	手拈散	《是斋（齋）百一选（選）方》	草果（06193540200400008），延胡索（06154710600103002），五灵脂（06221040100100005），没药（06157290200100009）	草果；五灵脂；没药；延胡索［厚片］
848	理血方	活血祛瘀	0601210747	舒经（經）汤（湯）	《妇（婦）人大全良方》	片姜黄（06193510500303002），甘草（06156310300203002），羌活（06164310300103004），白术（06174410500203003），海桐皮（06156320500306007），当归（06164310100302003），赤芍（06153710100303002）	当归［薄片］；片姜黄；甘草；羌活；白术；赤芍［厚片］；海桐皮［块或丝］
849	理血方	活血祛瘀	0601210754	疏风（風）活血汤（湯）	《古今医（醫）鉴（鑒）》	当归（06164310100302003），川芎（06164310500103002），威灵仙（06153710300104003），白芷（06164310100203003），防己（06154010100103008），黄柏（06157020500206008），制天南星（06191610600100722），苍术（06174410500303000），羌活（06164310300103004），桂枝（06154520200103001），红花（06174430200100006），生姜（06193510500403009）	红花；制天南星［姜矾制］；当归［薄片］；威灵仙［段］；川芎；白芷；防己；苍术；羌活；桂枝；生姜［厚片］；黄柏［丝］

续表

序号	主分类	次分类	方编码	方名	来源	组成与代码	给付规格与要求
850	理血方	活血祛瘀	0601210761	佛手散	《普济（濟）本事方》	当归（06164310100302003），川芎（06164310500103002）	当归［薄片］；川芎［厚片］
851	理血方	活血祛瘀	0601210778	小参苏饮	《妇（婦）人大全良方》引《胡氏方》	人参（06164210300102000）	人参［薄片］
852	理血方	止血	0601220012	十灰散	《劳（勞）症十药（藥）神书（書）》	大蓟炭（06174450500104412），小蓟炭（06174450500204419），侧柏炭（06140621200100414），荷叶炭（06153220700107424），茜草炭（06173510300103419），栀子炭（06173540200107415），茅根炭（06191210500104419），大黄炭（06152310300103412），牡丹皮炭（06153720600102418），棕榈炭（06191420800100428）	棕榈炭［煅炭］；牡丹皮炭［薄片，炒炭］；大蓟炭；小蓟炭；茅根炭［段，炒炭］；茜草炭［厚片或段，炒炭］；大黄炭［厚片或块，炒炭］；侧柏炭［去硬梗，炒炭］；荷叶炭［丝，煅炭］；栀子炭［碎块，炒炭］
853	理血方	止血	0601220029	咳血方	《丹溪心法》	青黛（06199990800100879），瓜蒌子（06174040600200000），栀子炭（06173540200107415），诃子（06163340200200009），蛤壳（06205220300107000）	青黛；诃子；瓜蒌子［除去干瘪种子］；蛤壳［碾碎］；栀子炭［碎块，炒炭］
854	理血方	止血	0601220036	小蓟（薊）饮（飲）子	《重订（訂）严（嚴）氏济（濟）生方》	地黄（06172410400103009），小蓟（06174450500204006），滑石粉（06322110100107859），通草（06164220300103006），栀子（06173540200107002），炒蒲黄（06190130500100116），藕节（06153210500100008），淡竹叶（06191221200104005），当归（06164310100302003），炙甘草（06156310300203354）	藕节；炒蒲黄［炒黄］；当归［薄片］；小蓟；淡竹叶［段］；滑石粉［粉，水飞］；地黄；通草［厚片］；炙甘草［厚片，蜜炙］；栀子［碾碎］
855	理血方	止血	0601220043	槐花散	《普济（濟）本事方》	炒槐花（06156330200100119），侧柏叶（06140621200100001），荆芥穗（06172230700100009），麸炒枳壳（06157040100202217）	荆芥穗；炒槐花［炒黄］；麸炒枳壳［薄片，麸炒］；侧柏叶［去硬梗］
856	理血方	止血	0601220050	黄（黃）土汤（湯）	《金匮要略》	甘草（06156310300203002），地黄（06172410400103009），白术（06174410500203003），炮附片（06153710400303221），阿胶（06220340200100969），黄芩片（06172210100102605），伏龙肝（06399910100100001）	伏龙肝；阿胶［制胶］；黄芩片［薄片，煮法］；甘草；地黄；白术［厚片］；炮附片［片，砂烫］

续表

序号	主分类	次分类	方编码	方名	来源	组成与代码	给付规格与要求
857	理血方	止血	0601220067	槐角丸	《太平惠民和剂（劑）局方》	槐角（06156340200300006），地榆（06156110100103003），黄芩片（06172210100102605），当归（06164310100302003），麸炒枳壳（06157040100202217），防风（06164310100503004）	槐角；当归［薄片］；黄芩片［薄片，煮法］；麸炒枳壳［薄片，麸炒］；地榆；防风［厚片］
858	理血方	止血	0601220074	胶（膠）艾汤（湯）	《金匮要略》	川芎（06164310500103002），当归（06164310100302003），阿胶（06220340200100969），甘草（06156310300203002），艾叶（06174420700100002），白芍（06153710100202008），地黄（06172410400103009），清酒	清酒；阿胶［制胶］；当归；白芍［薄片］；川芎；甘草；地黄［厚片］；艾叶［去梗］
859	理血方	止血	0601220081	芩术（朮）四物汤（湯）	《医（醫）宗金鉴（鑒）》	熟地黄（06172410400103610），当归（06164310100302003），白芍（06153710100202008），川芎（06164310500103002），黄芩片（06172210100102605），白术（06174410500203003）	当归；白芍［薄片］；黄芩片［薄片，煮法］；川芎；白术［厚片］；熟地黄［厚片，酒炖或蒸］
860	理血方	止血	0601220098	生蒲黄（黃）汤（湯）	《中医（醫）眼科六经（經）法要》	蒲黄（06190130500100000），墨旱莲（06174450501004001），丹参（06172210300103006），郁金（06193510400102002），牡丹皮（06153720600102005），地黄（06172410400103009），荆芥炭（06172250500404411），川芎（06164310500103002）	蒲黄；郁金；牡丹皮［薄片］；墨旱莲［段］；荆芥炭［段，炒炭］；丹参；地黄；川芎［厚片］
861	理血方	止血	0601220104	安老汤（湯）	《傅青主女科》	人参（06164210300102000），黄芪（06156310100603002），土炒白术（06174410500203263），当归（06164310100302003），熟地黄（06172410400103610），山萸肉（06164440400100006），阿胶珠（06220340200100945），荆芥穗炭（06172230700100412），香附（06191310500103006），黑木耳炭（06400520100100410），甘草（06156310300203002）	荆芥穗炭；黑木耳炭［炒炭］；阿胶珠［制胶、蛤粉炒］；人参；当归［薄片］；黄芪；甘草［厚片］；熟地黄［厚片，酒炖或蒸］；土炒白术［厚片，土炒］；香附［厚片或碾碎］；山萸肉［去果核］
862	理血方	止血	0601220111	槐角地榆汤（湯）	《证（證）治准绳（繩）》	地榆（06156110100103003），槐角（06156340200300006），炒白芍（06153710100202114），焦栀子（06173540200107125），麸炒枳壳（06157040100202217），黄芩片（06172210100102605），荆芥（06172250500404008）	槐角；炒白芍［薄片，炒黄］；黄芩片［薄片，煮法］；麸炒枳壳［薄片，麸炒］；荆芥［段］；地榆［厚片］；焦栀子［碾碎，炒焦］

续表

序号	主分类	次分类	方编码	方名	来源	组成与代码	给付规格与要求
863	理血方	止血	0601220128	四味丸	《杨（楊）氏家藏方》	荷叶（06153220700106007），艾叶（06174420700100002），侧柏叶（06140621200100001），地黄（06172410400103009）	地黄［厚片］；艾叶［去梗］；侧柏叶［去硬梗］；荷叶［丝］
864	理血方	止血	0601220135	宁（寧）血汤（湯）	《中医（醫）眼科学（學）》	仙鹤草（06156150500104002），墨旱莲（06174450501004001），地黄（06172410400103009），栀子炭（06173540200107415），白芍（06153710100202008），白及（06193910600202005），白蔹（06159710400103009），侧柏叶（06140621200100001），阿胶（06220340200100969），白茅根（06191210500104006）	阿胶［制胶］；白芍；白及［薄片］；仙鹤草；墨旱莲；白茅根［段］；地黄；白蔹［厚片］；侧柏叶［去硬梗］；栀子炭［碎块，炒炭］
865	理血方	止血	0601220142	地榆丸	《普济（濟）方》	地榆（06156110100103003），当归（06164310100302003），阿胶（06220340200100969），黄连片（06153710500302001），诃子肉（06163340200300006），木香（06174410100303004），乌梅肉（06156140200200609）	乌梅肉［蒸软，去核］；阿胶［制胶］；当归；黄连片［薄片］；地榆；木香［厚片］；诃子肉［去核］
866	理血方	止血	0601220159	柏叶（葉）汤（湯）	《金匮要略》	侧柏叶（06140621200100001），干姜（06193510500203005），艾叶（06174420700100002）	干姜［厚片或块］；艾叶［去梗］；侧柏叶［去硬梗］
867	理血方	止血	0601220166	滑石白鱼（魚）散	《金匮要略》	滑石（06322110100107002），血余炭（06220140900100425），衣鱼	衣鱼；血余炭［煅炭］；滑石［碎块或细粉］
868	理血方	止血	0601220173	黄（黃）芩芍药（藥）汤（湯）	《医（醫）方类（類）聚》引《神巧万（萬）全方》	黄芩片（06172210100102605），赤芍（06153710100303002），炙甘草（06156310300203354）	黄芩片［薄片，煮法］；赤芍［厚片］；炙甘草［厚片，蜜炙］

续表

序号	主分类	次分类	方编码	方名	来源	组成与代码	给付规格与要求
869	理血方	止血	0601220180	平胃地榆汤（湯）	《卫（衛）生宝（寶）鉴（鑒）》	苍术（06174410500303000），升麻（06153710500103004），炮附片（06153710400303221），地榆（06156110100103003），陈皮（06157040400306004），厚朴（06154120500206008），白术（06174410500203003），干姜（06193510500203005），茯苓（06400210100403009），葛根（06156310100803006），炙甘草（06156310300203354），益智仁（06193540200500005），人参（06164210300102000），当归（06164310100302003），炒六神曲（06199990800300118），白芍（06153710100202008），生姜（06193510500403009），大枣（06159640200100000）	炒六神曲［清炒］；人参；当归；白芍［薄片］；苍术；升麻；地榆；白术；葛根；生姜［厚片］；炙甘草［厚片，蜜炙］；干姜［厚片或块］；茯苓［块或厚片］；炮附片［片，砂烫］；大枣［破开或去核］；益智仁［去外壳］；陈皮；厚朴［丝］
870	理血方	止血	0601220197	七生汤（湯）	《万（萬）病回春》	地黄（06172410400103009），荷叶（06153220700106007），生藕汁，生韭叶，白茅根（06191210500104006），生姜（06193510500403009）	生藕汁；生韭叶；白茅根［段］；地黄；生姜［厚片］；荷叶［丝］
871	理血方	止血	0601220203	秦艽苍（蒼）术（朮）汤（湯）	《兰（蘭）室秘藏》	秦艽（06171410100103003），桃仁（06156140600300008），炒皂角刺（06156320300103110），漂苍术（06174410500303901），防风（06164310100503004），黄柏（06157020500206008），酒当归（06164310100302317），泽泻（06190810600103001），槟榔（06191440600102002），大黄（06152310300103009）	桃仁；槟榔［薄片］；酒当归［薄片，酒炙］；秦艽；防风；泽泻［厚片］；炒皂角刺［厚片，炒黄］；漂苍术［厚片，米泔水漂］；大黄［厚片或块］；黄柏［丝］
872	理血方	止血	0601220210	当（當）归（歸）和血散	《脾胃论（論）》	川芎（06164310500103002），青皮（06157040400406001），槐花（06156330200100003），荆芥穗（06172230700100009），熟地黄（06172410400103610），白术（06174410500203003），当归身（06164310101402009），升麻（06153710500103004）	槐花；荆芥穗；当归身［薄片］；川芎；白术；升麻［厚片］；熟地黄［厚片，酒炖或蒸］；青皮［厚片或丝］

续表

序号	主分类	次分类	方编码	方名	来源	组成与代码	给付规格与要求
873	理血方	止血	0601220227	厚朴煎	《医（醫）学（學）入门（門）》	厚朴（06154120500206008），生姜（06193510500403009），六神曲（06199990800300873），炒麦芽（06191290800200110），五味子（06154140200200007）	五味子；炒麦芽［炒黄］；六神曲［发酵］；生姜［厚片］；厚朴［丝］
874	治风方	疏散外风	0601310010	川芎茶调（調）散	《太平惠民和剂（劑）局方》	薄荷（06172250500704009），川芎（06164310500103002），荆芥（06172250500404008），细辛（06152010300104005），防风（06164310100503004），白芷（06164310100203003），羌活（06164310300103004），炙甘草（06156310300203354），茶叶（06160620700100003）	茶叶；薄荷［短段］；荆芥；细辛［段］；川芎；防风；白芷；羌活［厚片］；炙甘草［厚片，蜜炙］
875	治风方	疏散外风	0601310027	大秦艽汤（湯）	《素问（問）病机（機）气（氣）宜保命集》	秦艽（06171410100103003），甘草（06156310300203002），川芎（06164310500103002），当归（06164310100302003），白芍（06153710100202008），细辛（06152010300104005），羌活（06164310300103004），防风（06164310100503004），黄芩片（06172210100102605），石膏（06326110100107008），白芷（06164310100203003），白术（06174410500203003），地黄（06172410400103009），熟地黄（06172410400103610），茯苓（06400210100403009），独活（06164310100802008）	当归；白芍；独活［薄片］；黄芩片［薄片，煮法］；石膏［粗粉］；细辛［段］；秦艽；甘草；川芎；羌活；防风；白芷；白术；地黄［厚片］；熟地黄［厚片，酒炖或蒸］；茯苓［块或厚片］
876	治风方	疏散外风	0601310034	小活络（絡）丹	《太平惠民和剂（劑）局方》	制川乌（06153710400103708），制草乌（06153710400500705），地龙（06203110200104006），制天南星（06191610600100722），醋乳香（06157290200200327），醋没药（06157290200100320）	醋乳香；醋没药［醋炙］；制天南星［姜矾制］；制草乌［煮］；地龙［段］；制川乌［片，煮］
877	治风方	疏散外风	0601310041	牵（牽）正散	《杨（楊）氏家藏方》	生白附子（06191610600300009），僵蚕（06210910100100005），全蝎（06215110100100004）	生白附子；僵蚕；全蝎
878	治风方	疏散外风	0601310058	玉真散	《外科正宗》	生天南星（06191610600100005），防风（06164310100503004），白芷（06164310100203003），天麻（06193910600102008），羌活（06164310300103004），生白附子（06191610600300009）	生天南星；生白附子；天麻［薄片］；防风；白芷；羌活［厚片］

续表

序号	主分类	次分类	方编码	方名	来源	组成与代码	给付规格与要求
879	治风方	疏散外风	0601310065	消风（風）散	《外科正宗》	当归（06164310100302003），地黄（06172410400103009），防风（06164310100503004），蝉蜕（06210820100100007），知母（06192910500303001），苦参（06156310100303001），黑芝麻（06172640600200004），荆芥（06172250500404008），苍术（06174410500303000），牛蒡子（06174440200200002），石膏（06326110100107008），甘草（06156310300203002），木通（06153820100203001）	蝉蜕；黑芝麻；牛蒡子；当归［薄片］；石膏［粗粉］；荆芥［段］；地黄；防风；知母；苦参；苍术；甘草［厚片］；木通［片］
880	治风方	疏散外风	0601310072	苍（蒼）耳散	《重订（訂）严（嚴）氏济（濟）生方》	白芷（06164310100203003），辛夷（06154130300100000），苍耳子（06174440200300009），薄荷（06172250500704009）	辛夷；苍耳子；薄荷［短段］；白芷［厚片］
881	治风方	疏散外风	0601310089	化风（風）丹	《医（醫）方类（類）聚》	羌活（06164310300103004），独活（06164310100802008），防风（06164310100503004），甘草（06156310300203002），全蝎（06215110100100004），麻黄（06141021000104008），白芷（06164310100203003），桂枝（06154520200103001），大皂角（06156340200407002），生白附子（06191610600300009），制川乌（06153710400103708），藁本（06164310300203001），茯苓（06400210100403009），川芎（06164310500103002）	全蝎；生白附子；独活［薄片］；大皂角［捣碎］；麻黄［段］；羌活；防风；甘草；白芷；桂枝；藁本；川芎［厚片］；茯苓［块或厚片］；制川乌［片，煮］
882	治风方	疏散外风	0601310096	除湿（濕）汤（湯）	《眼科纂要》	连翘（06171240200200001），车前子（06173440600100002），枳壳（06157040100202002），黄芩片（06172210100102605），黄连片（06153710500302001），陈皮（06157040400306004），荆芥（06172250500404008），防风（06164310100503004），茯苓（06400210100403009），滑石粉（06322110100107859），木通（06153820100203001），甘草（06156310300203002）	连翘；车前子；枳壳；黄连片［薄片］；黄芩片［薄片，煮法］；荆芥［段］；滑石粉［粉，水飞］；防风；甘草［厚片］；茯苓［块或厚片］；木通［片］；陈皮［丝］

续表

序号	主分类	次分类	方编码	方名	来源	组成与代码	给付规格与要求
883	治风方	疏散外风	0601310119	正容汤（湯）	《审（審）视（視）瑶（瑤）函》	羌活（06164310300103004），制白附子（06191610600302720），防风（06164310100503004），秦艽（06171410100103003），木瓜（06156140200302006），胆南星（06191610600100999），姜半夏（06191610600200729），僵蚕（06210910100100005），甘草（06156310300203002），茯神木（06400290100100009），生姜（06193510500403009）	僵蚕；茯神木；胆南星［胆汁制］；姜半夏［姜矾制］；木瓜［薄片］；制白附子［薄片，姜矾制］；羌活；防风；秦艽；甘草；生姜［厚片］
884	治风方	疏散外风	0601310126	神仙解语（語）丹	《妇（婦）人大全良方》	制白附子（06191610600302720），石菖蒲（06191610500203004），制远志（06157510100104717），天麻（06193910600102008），全蝎（06215110100100004），羌活（06164310300103004），炒僵蚕（06210910100100210），胆南星（06191610600100999），木香（06174410100303004），薄荷（06172250500704009）	全蝎；胆南星［胆汁制］；炒僵蚕［麸炒］；天麻［薄片］；制白附子［薄片，姜矾制］；薄荷［短段］；制远志［段，甘草水煮］；石菖蒲；羌活；木香［厚片］
885	治风方	疏散外风	0601310133	抑阳（陽）酒连（連）散	《原机（機）启（啓）微》	地黄（06172410400103009），独活（06164310100802008），黄柏（06157020500206008），防风（06164310100503004），知母（06192910500303001），蔓荆子（06172140200100006），前胡（06164310100702001），羌活（06164310300103004），白芷（06164310100203003），甘草（06156310300203002），酒黄芩（06172210100102315），南寒水石（06326610100305003），栀子（06173540200107002），酒黄连（06153710500302315），防己（06154010100103008）	蔓荆子；独活；前胡［薄片］；酒黄芩；酒黄连［薄片，酒炙］；地黄；防风；知母；羌活；白芷；甘草；防己［厚片］；南寒水石［块］；栀子［碾碎］；黄柏［丝］
886	治风方	疏散外风	0601310140	当（當）归（歸）饮（飲）子	《重订（訂）严（嚴）氏济（濟）生方》	当归（06164310100302003），川芎（06164310500103002），白芍（06153710100202008），地黄（06172410400103009），防风（06164310100503004），荆芥（06172250500404008），黄芪（06156310100603002），炙甘草（06156310300203354），炒蒺藜（06156940200100110），何首乌（06152310400103008），生姜（06193510500403009）	炒蒺藜［炒黄］；当归；白芍［薄片］；荆芥［段］；川芎；地黄；防风；黄芪；生姜［厚片］；炙甘草［厚片，蜜炙］；何首乌［厚片或块］

续表

序号	主分类	次分类	方编码	方名	来源	组成与代码	给付规格与要求
887	治风方	疏散外风	0601310157	青州白丸子	《太平惠民和剂（劑）局方》	生天南星（06191610600100005），生半夏（06191610600200002），生白附子（06191610600300009），生川乌（06153710400100004），生姜（06193510500403009）	生天南星；生半夏；生白附子；生川乌；生姜［厚片］
888	治风方	疏散外风	0601310164	大活络（絡）丹	《兰（蘭）台轨（軌）范（範）》引《圣（聖）济（濟）总（總）录（錄）》	金钱白花蛇（06225310200104002），乌梢蛇（06225110200104008），威灵仙（06153710300104003），天麻（06193910600102008），全蝎（06215110100100004），两头尖（06153710500200000），制草乌（06153710400500705），制何首乌（06152310400103695），醋龟甲（06225220300100326），麻黄（06141021000104008），绵马贯众（06134510500103005），炙甘草（06156310300203354），羌活（06164310300103004），肉桂（06154520500100007），广藿香（06172250500104007），乌药（06154510400102003），黄连片（06153710500302001），熟地黄（06172410400103610），熟大黄（06152310300103610），木香（06174410100303004），沉香（06162320400105008），细辛（06152010300104005），赤芍（06153710100303002），没药（06157290200100009），丁香（06163430300100009），乳香（06157290200200006），僵蚕（06210910100100005），制天南星（06191610600100722），青皮（06157040400406001），骨碎补（06135610500103001），豆蔻（06193540200200004），酒安息香（06171190200100316），炮附片（06153710400303221），黄芩片（06172210100102605），茯苓（06400210100403009），酒香附（06191310500103310），玄参（06172410100102005），白术（06174410500203003）	全蝎；两头尖；没药；丁香；乳香；僵蚕；豆蔻；制天南星［姜矾制］；酒安息香；炙狗骨［酒炙］；醋龟甲［砂烫醋淬］；制草乌［煮］；天麻；乌药；黄连片；玄参；当归［薄片］；黄芩片［薄片，煮法］；乌梢蛇［寸段］；金钱白花蛇；威灵仙；麻黄；广藿香；细辛［段］；绵马贯众；羌活；木香；赤芍；骨碎补；白术；防风；葛根［厚片］；熟地黄［厚片，酒炖或蒸］；炙甘草［厚片，蜜炙］；制何首乌［厚片或块，黑豆汁炖或蒸］；熟大黄［厚片或块，酒炖或酒蒸］；酒香附［厚片或碾碎，酒炙］；青皮［厚片或丝］；茯苓［块或厚片］；炮附片［片，砂烫］；肉桂［去粗皮］；血竭［碎粒或细末］；沉香［小块］

续表

序号	主分类	次分类	方编码	方名	来源	组成与代码	给付规格与要求
889	治风方	疏散外风	0601310171	三黄（黄）汤（湯）	《备（備）急千金要方》引仲景方	麻黄（06141021000104008），独活（06164310100802008），细辛（06152010300104005），黄芩片（06172210100102605），黄芪（06156310100603002）	独活［薄片］；黄芩片［薄片，煮法］；麻黄；细辛［段］；黄芪［厚片］
890	治风方	疏散外风	0601310188	续（續）命汤（湯）	《外台秘要》引《古今录（錄）验（驗）方》	炙甘草（06156310300203354），肉桂（06154520500100007），当归（06164310100302003），人参（06164210300102000），石膏（06326110100107008），干姜（06193510500203005），麻黄（06141021000104008），川芎（06164310500103002），苦杏仁（06156140600100004）	苦杏仁；当归；人参［薄片］；石膏［粗粉］；麻黄［段］；川芎［厚片］；炙甘草［厚片，蜜炙］；干姜［厚片或块］；肉桂［去粗皮］
891	治风方	疏散外风	0601310195	八宝（寶）回春汤（湯）	《类（類）编朱氏集验（驗）医（醫）方》	炮附片（06153710400303221），人参（06164210300102000），麻黄（06141021000104008），黄芩片（06172210100102605），防己（06154010100103008），香附（06191310500103006），燀苦杏仁（06156140600100820），川芎（06164310500103002），当归（06164310100302003），茯神（06400210100505000），陈皮（06157040400306004），防风（06164310100503004），白芍（06153710100202008），沉香（06162320400105008），法半夏（06191610600200712），制川乌（06153710400103708），桂枝（06154520200103001），白术（06174410500203003），乌药（06154510400102003），干姜（06193510500203005），黄芪（06156310100603002），甘草（06156310300203002），熟地黄（06172410400103610），地黄（06172410400103009）	燀苦杏仁［燀去皮］；法半夏［甘草石灰水制］；人参；当归；白芍；乌药［薄片］；黄芩片［薄片，煮法］；麻黄［段］；防己；川芎；防风；桂枝；白术；黄芪；甘草；地黄［厚片］；熟地黄［厚片，酒炖或蒸］；干姜［厚片或块］；香附［厚片或碾碎］；茯神［块］；炮附片［片，砂烫］；制川乌［片，煮］；陈皮［丝］；沉香［小块］
892	治风方	疏散外风	0601310201	白僵蚕（蠶）散	《世医（醫）得效方》	僵蚕（06210910100100005），甘草（06156310300203002），细辛（06152010300104005），旋覆花（06174430100100007），荆芥（06172250500404008），木贼（06130550500104002），桑叶（06151220700107006）	僵蚕；桑叶［搓碎］；细辛；荆芥；木贼［段］；甘草［厚片］；旋覆花［去梗、叶］

续表

序号	主分类	次分类	方编码	方名	来源	组成与代码	给付规格与要求
893	治风方	疏散外风	0601310218	薄荷煎丸	《太平惠民和剂（劑）局方》	冰片（06160890800100009），薄荷（06172250500704009），川芎（06164310500103002），桔梗（06174110100303003），甘草（06156310300203002），防风（06164310100503004），砂仁（06193540200300001）	冰片；砂仁；薄荷［短段］；川芎；桔梗；甘草；防风［厚片］
894	治风方	疏散外风	0601310225	荆（荊）芥连（連）翘（翹）汤（湯）	《万（萬）病回春》	荆芥（06172250500404008），连翘（06171240200200001），防风（06164310100503004），当归（06164310100302003），川芎（06164310500103002），白芍（06153710100202008），柴胡（06164310101003008），枳壳（06157040100202002），黄芩片（06172210100102605），栀子（06173540200107002），白芷（06164310100203003），桔梗（06174110100303003），甘草（06156310300203002）	连翘；当归；白芍；枳壳［薄片］；黄芩片［薄片，煮法］；荆芥［段］；防风；川芎；柴胡；白芷；桔梗；甘草［厚片］；栀子［碾碎］
895	治风方	疏散外风	0601310232	理气（氣）祛风（風）散	《古今医（醫）鉴（鑒）》	青皮（06157040400406001），陈皮（06157040400306004），枳壳（06157040100202002），桔梗（06174110100303003），制天南星（06191610600100722），清半夏（06191610600200736），乌药（06154510400102003），天麻（06193910600102008），川芎（06164310500103002），白芷（06164310100203003），防风（06164310100503004），荆芥（06172250500404008），羌活（06164310300103004），独活（06164310100802008），白芍（06153710100202008），甘草（06156310300203002）	清半夏［白矾制］；制天南星［姜矾制］；枳壳；乌药；天麻；白芍［薄片］；荆芥［段］；桔梗；川芎；白芷；防风；羌活；甘草［厚片］；青皮［厚片或丝］；陈皮［丝］
896	治风方	疏散外风	0601310249	丽（麗）泽（澤）通气（氣）汤（湯）	《兰（蘭）室秘藏》	黄芪（06156310100603002），苍术（06174410500303000），羌活（06164310300103004），独活（06164310100802008），防风（06164310100503004），升麻（06153710500103004），葛根（06156310100803006），炙甘草（06156310300203354），麻黄（06141021000104008），花椒（06157040400200005），白芷（06164310100203003）	独活［薄片］；花椒［除去椒目、果柄等］；麻黄［段］；黄芪；苍术；羌活；防风；升麻；葛根；白芷［厚片］；炙甘草［厚片，蜜炙］

续表

序号	主分类	次分类	方编码	方名	来源	组成与代码	给付规格与要求
897	治风方	疏散外风	0601310256	六安煎	《景岳（嶽）全书（書）》	陈皮（06157040400306004），法半夏（06191610600200712），茯苓（06400210100403009），甘草（06156310300203002），焯苦杏仁（06156140600100820），芥子（06154940600100002）	芥子；焯苦杏仁［焯去皮］；法半夏［甘草石灰水制］；甘草［厚片］；茯苓［块或厚片］；陈皮［丝］
898	治风方	疏散外风	0601310263	龙（龍）脑（腦）膏	《医（醫）部全录（錄）》引《太平惠民和剂（劑）局方》	砂仁（06193540200300001），薄荷（06172250500704009），甘草（06156310300203002），防风（06164310100503004），川芎（06164310500103002），桔梗（06174110100303003），硝石（06328110100100007），冰片（06160890800100009），豆蔻（06193540200200004）	砂仁；硝石；冰片；豆蔻；薄荷［短段］；甘草；防风；川芎；桔梗［厚片］
899	治风方	疏散外风	0601310270	木香保命丹	《御（禦）药（藥）院方》	木香（06174410100303004），生白附子（06191610600300009），肉桂（06154520500100007），杜仲（06155920500106006），姜厚朴（06154120500206343），藁本（06164310300203001），独活（06164310100802008），羌活（06164310300103004），海桐皮（06156320500306007），白芷（06164310100203003），菊花（06174430100200004），酒牛膝（06152510100204313），金钱白花蛇（06225310200104002），全蝎（06215110100100004），威灵仙（06153710300104003），天麻（06193910600102008），当归（06164310100302003），蔓荆子（06172140200100006），炙狗骨（06220930100100314），制天南星（06191610600100722），防风（06164310100503004），山药（06193210500103007），炙甘草（06156310300203354），天麻（06193910600102008），麝香（06220640100100008），朱砂粉（06310210100107851）	生白附子；菊花；全蝎；蔓荆子；麝香；制天南星［姜矾制］；炙狗骨［酒炙］；独活；天麻；当归；天麻［薄片］；金钱白花蛇；威灵仙［段］；酒牛膝［段，酒炙］；朱砂粉［粉，水飞］；木香；藁本；羌活；白芷；防风；山药［厚片］；炙甘草［厚片，蜜炙］；杜仲；海桐皮［块或丝］；肉桂［去粗皮］；姜厚朴［丝，姜汁炙］

续表

序号	主分类	次分类	方编码	方名	来源	组成与代码	给付规格与要求
900	治风方	疏散外风	0601310287	清上蠲痛汤（湯）	《寿（壽）世保元》	酒当归（06164310100302317），川芎（06164310500103002），白芷（06164310100203003），细辛（06152010300104005），羌活（06164310300103004），独活（06164310100802008），防风（06164310100503004），菊花（06174430100200004），蔓荆子（06172140200100006），漂苍术（06174410500303901），麦冬（06192910400300001），甘草（06156310300203002），酒黄芩（06172210100102315），生姜（06193510500403009）	菊花；蔓荆子；麦冬；独活［薄片］；酒当归；酒黄芩［薄片，酒炙］；细辛［段］；川芎；白芷；羌活；防风；甘草；生姜［厚片］；漂苍术［厚片，米泔水漂］
901	治风方	疏散外风	0601310294	升麻黄（黃）连（連）汤（湯）	《万（萬）病回春》	升麻（06153710500103004），葛根（06156310100803006），白芍（06153710100202008），川芎（06164310500103002），苍术（06174410500303000），薄荷（06172250500704009），荆芥（06172250500404008），酒黄芩（06172210100102315），水牛角（06220220200103002），白芷（06164310100203003），甘草（06156310300203002），酒黄连（06153710500302315）	白芍［薄片］；酒黄芩；酒黄连［薄片，酒炙］；薄荷［短段］；荆芥［段］；升麻；葛根；川芎；苍术；白芷；甘草［厚片］；水牛角［片］
902	治风方	疏散外风	0601310300	升麻胃风（風）汤（湯）	《医（醫）学（學）入门（門）》	升麻（06153710500103004），白芷（06164310100203003），当归（06164310100302003），葛根（06156310100803006），苍术（06174410500303000），甘草（06156310300203002），柴胡（06164310101003008），藁本（06164310300203001），羌活（06164310300103004），黄柏（06157020500206008），草豆蔻（06193540600100003），麻黄（06141021000104008），蔓荆子（06172140200100006）	草豆蔻；蔓荆子；当归［薄片］；麻黄［段］；升麻；白芷；葛根；苍术；甘草；柴胡；藁本；羌活［厚片］；黄柏［丝］

续表

序号	主分类	次分类	方编码	方名	来源	组成与代码	给付规格与要求
903	治风方	疏散外风	0601310324	疏风（風）汤（湯）	《万（萬）病回春》	当归（06164310100302003），川芎（06164310500103002），茯苓（06400210100403009），陈皮（06157040400306004），姜半夏（06191610600200729），乌药（06154510400102003），香附（06191310500103006），白芷（06164310100203003），羌活（06164310300103004），防风（06164310100503004），细辛（06152010300104005），桂枝（06154520200103001），甘草（06156310300203002），生姜（06193510500403009）	姜半夏［姜矾制］；当归；乌药［薄片］；细辛［段］；川芎；白芷；羌活；防风；桂枝；甘草；生姜［厚片］；香附［厚片或碾碎］；茯苓［块或厚片］；陈皮［丝］
904	治风方	疏散外风	0601310331	消毒保婴（嬰）丹	《痘疹世医（醫）心法》	菟丝草（06171750500104003），黑豆（06156340600800007），赤小豆（06156340600100008），升麻（06153710500103004），净山楂（06156140200100008），荆芥（06172250500404008），防风（06164310100503004），酒地黄（06172410400103313），独活（06164310100802008），甘草（06156310300203002），酒当归（06164310100302317），赤芍（06153710100303002），黄连片（06153710500302001），桔梗（06174110100303003），朱砂粉（06310210100107851），炒牛蒡子（06174440200200118），丝瓜（06174040200704007）	黑豆；赤小豆；炒牛蒡子［炒黄］；独活；黄连片［薄片］；酒当归［薄片，酒炙］；菟丝草；荆芥；丝瓜［段］；朱砂粉［粉，水飞］；升麻；防风；甘草；赤芍；桔梗［厚片］；酒地黄［厚片，酒炙］；净山楂［去核］
905	治风方	疏散外风	0601310348	甘桔汤（湯）	《古今医（醫）鉴（鑒）》	玄参（06172410100102005），甘草（06156310300203002），桔梗（06174110100303003），薄荷（06172250500704009），连翘（06171240200200001），牛蒡子（06174440200200002），天花粉（06174010100103002），远志（06157510100104007），密陀僧（06310110100100008）	连翘；牛蒡子；密陀僧；玄参［薄片］；薄荷［短段］；远志［段］；甘草；桔梗；天花粉［厚片］

续表

序号	主分类	次分类	方编码	方名	来源	组成与代码	给付规格与要求
906	治风方	疏散外风	0601310355	杏苏（蘇）汤（湯）	《医（醫）方类（類）聚》引《济（濟）生方》	橘红（06157040400507005），紫苏叶（06172220700107009），焯苦杏仁（06156140600100820），蜜桑白皮（06151220600106352），法半夏（06191610600200712），浙贝母（06192910700603000），白术（06174410500203003），五味子（06154140200200007），炙甘草（06156310300203354）	五味子；焯苦杏仁［焯去皮］；法半夏［甘草石灰水制］；白术［厚片］；炙甘草［厚片，蜜炙］；浙贝母［厚片或碎块］；蜜桑白皮［丝，蜜炙］；橘红［碎］；紫苏叶［碎品］
907	治风方	疏散外风	0601310362	洗肝明目散	《万（萬）病回春》	当归尾（06164310100402000），川芎（06164310500103002），赤芍（06153710100303002），地黄（06172410400103009），黄连片（06153710500302001），黄芩片（06172210100102605），栀子（06173540200107002），石膏（06326110100107008），连翘（06171240200200001），防风（06164310100503004），荆芥（06172250500404008），薄荷（06172250500704009），羌活（06164310300103004），蔓荆子（06172140200100006），菊花（06174430100200004），蒺藜（06156940200100004），决明子（06156340600500006），桔梗（06174110100303003），甘草（06156310300203002）	连翘；蔓荆子；菊花；蒺藜；决明子；当归尾；黄连片［薄片］；黄芩片［薄片，煮法］；石膏［粗粉］；薄荷［短段］；荆芥［段］；川芎；赤芍；地黄；防风；羌活；桔梗；甘草［厚片］；栀子［碾碎］
908	治风方	疏散外风	0601310379	立效散	《兰（蘭）室秘藏》	细辛（06152010300104005），炙甘草（06156310300203354），升麻（06153710500103004），防风（06164310100503004），龙胆（06171410300104008）	细辛；龙胆［段］；升麻；防风［厚片］；炙甘草［厚片，蜜炙］
909	治风方	疏散外风	0601310386	石菖蒲远（遠）志散	《备（備）急千金要方》	远志（06157510100104007），石菖蒲（06191610500203004），猪牙皂（06156340200100002）	猪牙皂；远志［段］；石菖蒲［厚片］
910	治风方	疏散外风	0601310393	愈风（風）散	《妇（婦）人大全良方》引《华（華）佗方》	荆芥（06172250500404008）	荆芥［段］

续表

序号	主分类	次分类	方编码	方名	来源	组成与代码	给付规格与要求
911	治风方	疏散外风	0601310409	乌药顺气散	《三因极（極）一病证（證）方论（論）》	乌药（06154510400102003），麻黄（06141021000104008），陈皮（06157040400306004），炙甘草（06156310300203354），川芎（06164310500103002），麸炒枳壳（06157040100202217），炒僵蚕（06210910100100210），白芷（06164310100203003），桔梗（06174110100303003），炮姜（06193510500203227）	炒僵蚕［麸炒］；乌药［薄片］；麸炒枳壳［薄片，麸炒］；麻黄［段］；川芎；白芷；桔梗［厚片］；炙甘草［厚片，蜜炙］；炮姜［厚片或块，砂烫］；陈皮［丝］
912	治风方	疏散外风	0601310416	小续（續）命汤（湯）	《备（備）急千金要方》引《小品方》	麻黄（06141021000104008），防己（06154010100103008），人参（06164210300102000），黄芩片（06172210100102605），肉桂（06154520500100007），甘草（06156310300203002），白芍（06153710100202008），川芎（06164310500103002），苦杏仁（06156140600100004），附片（06153710400303009），防风（06164310100503004），生姜（06193510500403009）	苦杏仁；人参；白芍［薄片］；黄芩片［薄片，煮法］；麻黄［段］；防己；甘草；川芎；防风；生姜［厚片］；附片［片］；肉桂［去粗皮］
913	治风方	疏散外风	0601310423	补（補）血祛风（風）汤（湯）	《古今医（醫）鉴（鑒）》	当归（06164310100302003），川芎（06164310500103002），地黄（06172410400103009），防风（06164310100503004），荆芥（06172250500404008），细辛（06152010300104005），藁本（06164310300203001），蔓荆子（06172140200100006），姜半夏（06191610600200729），石膏（06326110100107008），甘草（06156310300203002），旋覆花（06174430100100007），羌活（06164310300103004）	蔓荆子；姜半夏［姜矾制］；当归［薄片］；石膏［粗粉］；荆芥；细辛［段］；川芎；地黄；防风；藁本；甘草；羌活［厚片］；旋覆花［去梗、叶］
914	治风方	疏散外风	0601310430	豆淋酒	《肘后（後）备（備）急方》	黑豆（06156340600800007）	黑豆

续表

序号	主分类	次分类	方编码	方名	来源	组成与代码	给付规格与要求
915	治风方	疏散外风	0601310447	大防风（風）汤（湯）	《是斋（齋）百一选（選）方》	防风（06164310100503004），白术（06174410500203003），杜仲（06155920500106006），当归（06164310100302003），熟地黄（06172410400103610），白芍（06153710100202008），炙黄芪（06156310100603354），羌活（06164310300103004），牛膝（06152510100204009），炙甘草（06156310300203354），人参（06164210300102000），炮附片（06153710400303221），川芎（06164310500103002）	当归；白芍；人参［薄片］；牛膝［段］；防风；白术；羌活；川芎［厚片］；熟地黄［厚片，酒炖或蒸］；炙黄芪；炙甘草［厚片，蜜炙］；杜仲［块或丝］；炮附片［片，砂烫］
916	治风方	平熄内风	0601320019	羚角钩藤汤（湯）	《重订（訂）通俗伤（傷）寒论（論）》	羚羊角镑片（06220220200203009），钩藤（06173520200104003），桑叶（06151220700107006），菊花（06174430100200004），地黄（06172410400103009），白芍（06153710100202008），川贝母（06192910700200001），竹茹（06191220900104001），茯神（06400210100505000），甘草（06156310300203002）	菊花；川贝母；白芍［薄片］；桑叶［搓碎］；钩藤［段］；竹茹［段或小团］；地黄；甘草［厚片］；茯神［块］；羚羊角镑片［片］
917	治风方	平熄内风	0601320026	镇（鎮）肝熄风（風）汤（湯）	《医（醫）学（學）衷中参（參）西录（錄）》	牛膝（06152510100204009），赭石（06314110100107003），龙骨（06338110100105009），牡蛎（06205120300107003），龟甲（06225220300100005），白芍（06153710100202008），玄参（06172410100102005），天冬（06192910400202008），川楝子（06157340200100001），茵陈（06174450500707002），麦芽（06191290800200868），甘草（06156310300203002）	川楝子；麦芽［发芽］；白芍；玄参；天冬［薄片］；茵陈［搓碎或切碎］；牛膝［段］；龟甲［沸水煮，去皮肉］；甘草［厚片］；龙骨［块］；牡蛎［碎块］；赭石［砸碎］

续表

序号	主分类	次分类	方编码	方名	来源	组成与代码	给付规格与要求
918	治风方	平熄内风	0601320033	天麻钩藤饮（飲）	《中医（醫）内（内）科杂（雜）病证（證）治新义（義）》	天麻（06193910600102008），钩藤（06173520200104003），石决明（06206120300207009），栀子（06173540200107002），黄芩片（06172210100102605），川牛膝（06152510100102008），杜仲（06155920500106006），干益母草（06172250500604002），桑寄生（06151921200103009），首乌藤（06152320100104007），朱茯神（06400210100505888）	天麻；川牛膝［薄片］；黄芩片［薄片，煮法］；钩藤；干益母草；首乌藤［段］；桑寄生［厚片、短段］；朱茯神［块，朱砂拌］；杜仲［块或丝］；栀子［碾碎］；石决明［碎粒］
919	治风方	平熄内风	0601320040	大定风（風）珠	《温（溫）病条（條）辨》	白芍（06153710100202008），阿胶（06220340200100969），龟甲（06225220300100005），地黄（06172410400103009），火麻仁（06151240200300004），五味子（06154140200200007），牡蛎（06205120300107003），麦冬（06192910400300001），炙甘草（06156310300203354），鳖甲（06225620300100003），鸡子黄	火麻仁；五味子；麦冬；鸡子黄；阿胶［制胶］；白芍［薄片］；龟甲；鳖甲［沸水煮，去皮肉］；地黄［厚片］；炙甘草［厚片，蜜炙］；牡蛎［碎块］
920	治风方	平熄内风	0601320057	钩藤饮（飲）	《医（醫）学（學）正传（傳）》	钩藤（06173520200104003），蝉蜕（06210820100100007），防风（06164310100503004），人参（06164210300102000），麻黄（06141021000104008），炒僵蚕（06210910100100210），天麻（06193910600102008），全蝎（06215110100100004），炙甘草（06156310300203354），川芎（06164310500103002）	蝉蜕；全蝎；炒僵蚕［麸炒］；人参；天麻［薄片］；钩藤；麻黄［段］；防风；川芎［厚片］；炙甘草［厚片，蜜炙］
921	治风方	平熄内风	0601320064	三甲复脉（脈）汤（湯）	《温（溫）病条（條）辨》	炙甘草（06156310300203354），地黄（06172410400103009），白芍（06153710100202008），麦冬（06192910400300001），牡蛎（06205120300107003），阿胶（06220340200100969），火麻仁（06151240200300004），鳖甲（06225620300100003），龟甲（06225220300100005）	麦冬；火麻仁；阿胶［制胶］；白芍［薄片］；鳖甲；龟甲［沸水煮，去皮肉］；地黄［厚片］；炙甘草［厚片，蜜炙］；牡蛎［碎块］

续表

序号	主分类	次分类	方编码	方名	来源	组成与代码	给付规格与要求
922	治风方	平熄内风	0601320071	绿（綠）风（風）羚羊饮（飲）	《医（醫）宗金鉴（鑒）》	玄参（06172410100102005），防风（06164310100503004），茯苓（06400210100403009），知母（06192910500303001），黄芩片（06172210100102605），细辛（06152010300104005），桔梗（06174110100303003），羚羊角镑片（06220220200203009），车前子（06173440600100002），大黄（06152310300103009）	车前子；玄参［薄片］；黄芩片［薄片，煮法］；细辛［段］；防风；知母；桔梗［厚片］；大黄［厚片或块］；茯苓［块或厚片］；羚羊角镑片［片］
923	治风方	平熄内风	0601320088	羚羊角汤（湯）	《医（醫）醇剩义（義）》	羚羊角镑片（06220220200203009），龟甲（06225220300100005），地黄（06172410400103009），牡丹皮（06153720600102005），白芍（06153710100202008），柴胡（06164310101003008），薄荷（06172250500704009），菊花（06174430100200004），夏枯草（06172240200300007），蝉蜕（06210820100100007），大枣（06159640200100000），石决明（06206120300207009）	菊花；夏枯草；蝉蜕；牡丹皮；白芍［薄片］；薄荷［短段］；龟甲［沸水煮，去皮肉］；地黄；柴胡［厚片］；羚羊角镑片［片］；大枣［破开或去核］；石决明［碎粒］
924	治风方	平熄内风	0601320095	滋生青阳（陽）汤（湯）	《医（醫）醇剩义（義）》	地黄（06172410400103009），白芍（06153710100202008），牡丹皮（06153720600102005），黛麦冬（06192910400300896），干石斛（06193920900104008），天麻（06193910600102008），菊花（06174430100200004），石决明（06206120300207009），醋柴胡（06164310101003329），桑叶（06151220700107006），薄荷（06172250500704009），磁石（06314410100107004）	菊花；黛麦冬［青黛拌］；白芍；牡丹皮；天麻［薄片］；桑叶［搓碎］；薄荷［短段］；干石斛［段］；地黄［厚片］；醋柴胡［厚片，醋炙］；石决明［碎粒］；磁石［砸碎］

续表

序号	主分类	次分类	方编码	方名	来源	组成与代码	给付规格与要求
925	治风方	平熄内风	0601320101	四物消风（風）饮（飲）	《医（醫）宗金鉴（鑒）》	地黄（06172410400103009），当归（06164310100302003），荆芥（06172250500404008），防风（06164310100503004），赤芍（06153710100303002），川芎（06164310500103002），白鲜皮（06157020600103009），蝉蜕（06210820100100007），薄荷（06172250500704009），独活（06164310100802008），柴胡（06164310101003008），大枣（06159640200100000）	蝉蜕；当归；独活［薄片］；薄荷［短段］；荆芥［段］；地黄；防风；赤芍；川芎；白鲜皮；柴胡［厚片］；大枣［破开或去核］
926	治风方	平熄内风	0601320118	救产（産）止痉（痙）汤（湯）	《辨证（證）录（錄）》	人参（06164210300102000），当归（06164310100302003），川芎（06164310500103002），荆芥炭（06172250500404411）	人参；当归［薄片］；荆芥炭［段，炒炭］；川芎［厚片］
927	治风方	平熄内风	0601320125	阿胶（膠）鸡（雞）子黄（黃）汤（湯）	《重订（訂）通俗伤（傷）寒论（論）》	阿胶（06220340200100969），鸡子黄，地黄（06172410400103009），白芍（06153710100202008），茯神（06400210100505000），炙甘草（06156310300203354），石决明（06206120300207009），牡蛎（06205120300107003），钩藤（06173520200104003），络石藤（06171521200104002）	鸡子黄；阿胶［制胶］；白芍［薄片］；钩藤；络石藤［段］；地黄［厚片］；炙甘草［厚片，蜜炙］；茯神［块］；牡蛎［碎块］；石决明［碎粒］
928	治风方	平熄内风	0601320132	羚羊角饮（飲）子	《秘传（傳）眼科龙（龍）木论（論）》	羚羊角镑片（06220220200203009），人参（06164210300102000），茯苓（06400210100403009），大黄（06152310300103009），玄参（06172410100102005），天冬（06192910400202008），黄芩片（06172210100102605），车前子（06173440600100002）	车前子；人参；玄参；天冬［薄片］；黄芩片［薄片，煮法］；大黄［厚片或块］；茯苓［块或厚片］；羚羊角镑片［片］
929	治风方	平熄内风	0601320149	搜风（風）解毒汤（湯）	《本草纲（綱）目》	土茯苓（06192910500102000），白鲜皮（06157020600103009），金银花（06173630200200008），薏苡仁（06191240500100005），防风（06164310100503004），木通（06153820100203001），木瓜（06156140200302006），大皂角（06156340200407002）	金银花；薏苡仁；土茯苓；木瓜［薄片］；大皂角［捣碎］；白鲜皮；防风［厚片］；木通［片］

续表

序号	主分类	次分类	方编码	方名	来源	组成与代码	给付规格与要求
930	治风方	平熄内风	0601320156	琥珀抱龙（龍）丸	《活幼心书（書）》	琥珀（06338110100400005），天竺黄（06191290900100006），檀香（06151820400107001），人参（06164210300102000），茯苓（06400210100403009），甘草（06156310300203002），枳壳（06157040100202002），枳实（06157040100102005），朱砂粉（06310210100107851），山药（06193210500103007），胆南星（06191610600100999）	琥珀；天竺黄；胆南星［胆汁制］；人参；枳壳；枳实［薄片］；朱砂粉［粉，水飞］；甘草；山药［厚片］；茯苓［块或厚片］；檀香［小碎块］
931	治燥方	轻宣外燥	0601410031	清燥救肺汤（湯）	《医（醫）门（門）法律》	桑叶（06151220700107006），蜜枇杷叶（06156120700206356），麦冬（06192910400300001），人参（06164210300102000），甘草（06156310300203002），阿胶（06220340200100969），煅石膏（06326110100107510），炒黑芝麻（06172640600200110），炒苦杏仁（06156140600100110）	麦冬；炒黑芝麻；炒苦杏仁［炒黄］；阿胶［制胶］；人参［薄片］；桑叶［搓碎］；煅石膏［粉，明煅］；甘草［厚片］；蜜枇杷叶［丝，蜜炙］
932	治燥方	轻宣外燥	0601410048	翘（翹）荷汤（湯）	《温（溫）病条（條）辨》	连翘（06171240200200001），薄荷（06172250500704009），焦栀子（06173540200107125），桔梗（06174110100303003），绿豆皮（06156340700200004），甘草（06156310300203002）	连翘；绿豆皮；薄荷［短段］；桔梗；甘草［厚片］；焦栀子［碾碎，炒焦］
933	治燥方	轻宣外燥	0601410055	沙参（參）麦（麥）冬汤（湯）	《温（溫）病条（條）辨》	北沙参（06164310100104003），玉竹（06192910500203004），甘草（06156310300203002），桑叶（06151220700107006），白扁豆（06156340600400009），天花粉（06174010100103002），麦冬（06192910400300001）	白扁豆；麦冬；桑叶［搓碎］；北沙参［段］；甘草；天花粉［厚片］；玉竹［厚片或段］
934	治燥方	轻宣外燥	0601410062	清金化痰汤（湯）	《杂（雜）病广（廣）要》引《医（醫）学（學）统（統）旨》	黄芩片（06172210100102605），栀子（06173540200107002），桔梗（06174110100303003），麦冬（06192910400300001），浙贝母（06192910700603000），橘红（06157040400507005），茯苓（06400210100403009），桑白皮（06151220600106000），知母（06192910500303001），瓜蒌子（06174040600200000），甘草（06156310300203002）	麦冬；黄芩片［薄片，煮法］；瓜蒌子［除去干瘪种子］；桔梗；知母；甘草［厚片］；浙贝母［厚片或碎块］；茯苓［块或厚片］；栀子［碾碎］；桑白皮［丝］；橘红［碎］

续表

序号	主分类	次分类	方编码	方名	来源	组成与代码	给付规格与要求
935	治燥方	轻宣外燥	0601410079	枇杷清肺饮（飲）	《外科大成》	人参（06164210300102000），枇杷叶（06156120700206004），甘草（06156310300203002），黄连片（06153710500302001），桑白皮（06151220600106000），黄柏（06157020500206008）	人参；黄连片［薄片］；甘草［厚片］；枇杷叶；桑白皮；黄柏［丝］
936	治燥方	滋阴润燥	0601420016	增液汤（湯）	《温（溫）病条（條）辨》	玄参（06172410100102005），麦冬（06192910400300001），地黄（06172410400103009）	麦冬；玄参［薄片］；地黄［厚片］
937	治燥方	滋阴润燥	0601420023	麦（麥）门（門）冬汤（湯）	《金匮要略》	清半夏（06191610600200736），麦冬（06192910400300001），甘草（06156310300203002），人参（06164210300102000），粳米（06191240600100004），大枣（06159640200100000）	麦冬；粳米；清半夏［白矾制］；人参［薄片］；甘草［厚片］；大枣［破开或去核］
938	治燥方	滋阴润燥	0601420030	益胃汤（湯）	《温（溫）病条（條）辨》	北沙参（06164310100104003），麦冬（06192910400300001），冰糖（06199990800800007），地黄（06172410400103009），玉竹（06192910500203004）	麦冬；冰糖；北沙参［段］；地黄［厚片］；玉竹［厚片或段］
939	治燥方	滋阴润燥	0601420047	养（養）阴（陰）清肺汤（湯）	《重楼（樓）玉钥（鑰）》	地黄（06172410400103009），麦冬（06192910400300001），甘草（06156310300203002），玄参（06172410100102005），浙贝母（06192910700603000），牡丹皮（06153720600102005），薄荷（06172250500704009），炒白芍（06153710100202114）	麦冬；玄参；牡丹皮［薄片］；炒白芍［薄片，炒黄］；薄荷［短段］；地黄；甘草［厚片］；浙贝母［厚片或碎块］
940	治燥方	滋阴润燥	0601420054	百合固金汤（湯）	《慎斋（齋）遗（遺）书（書）》	地黄（06172410400103009），熟地黄（06172410400103610），麦冬（06192910400300001），川贝母（06192910700200001），百合（06192910700500002），当归（06164310100302003），白芍（06153710100202008），甘草（06156310300203002），玄参（06172410100102005），桔梗（06174110100303003）	麦冬；川贝母；百合；当归；白芍；玄参［薄片］；地黄；甘草；桔梗［厚片］；熟地黄［厚片，酒炖或蒸］
941	治燥方	滋阴润燥	0601420061	凉（涼）血消风（風）散	《朱仁康临（臨）床经（經）验（驗）集》	地黄（06172410400103009），当归（06164310100302003），荆芥（06172250500404008），蝉蜕（06210820100100007），知母（06192910500303001），苦参（06156310100303001），蒺藜（06156940200100004），石膏（06326110100107008），甘草（06156310300203002）	蝉蜕；蒺藜；当归［薄片］；石膏［粗粉］；荆芥［段］；地黄；知母；苦参；甘草［厚片］

续表

序号	主分类	次分类	方编码	方名	来源	组成与代码	给付规格与要求
942	治燥方	滋阴润燥	0601420078	活血润（潤）燥生津饮（飲）	《医（醫）学（學）入门（門）》	天冬（06192910400202008），麦冬（06192910400300001），五味子（06154140200200007），瓜蒌子（06174040600200000），火麻仁（06151240200300004），甘草（06156310300203002），当归（06164310100302003），地黄（06172410400103009），熟地黄（06172410400103610），天花粉（06174010100103002）	麦冬；五味子；火麻仁；天冬；当归［薄片］；瓜蒌子［除去干瘪种子］；甘草；地黄；天花粉［厚片］；熟地黄［厚片，酒炖或蒸］
943	治燥方	滋阴润燥	0601420085	生血润肤饮	《医（醫）学（學）正传（傳）》	当归（06164310100302003），地黄（06172410400103009），熟地黄（06172410400103610），炙黄芪（06156310100603354），天冬（06192910400202008），麦冬（06192910400300001），五味子（06154140200200007），酒黄芩（06172210100102315），瓜蒌子（06174040600200000），桃仁（06156140600300008），红花（06174430200100006），升麻（06153710500103004）	麦冬；五味子；桃仁；红花；当归；天冬［薄片］；酒黄芩［薄片，酒炙］；瓜蒌子［除去干瘪种子］；地黄；升麻［厚片］；熟地黄［厚片，酒炖或蒸］；炙黄芪［厚片，蜜炙］
944	祛湿方	燥湿和胃	0601510014	平胃散	《医（醫）方类（類）聚》引《简（簡）要济（濟）众（衆）方》	漂苍术（06174410500303901），姜厚朴（06154120500206343），陈皮（06157040400306004），炙甘草（06156310300203354），大枣（06159640200100000），生姜（06193510500403009）	生姜［厚片］；漂苍术［厚片，米泔水漂］；炙甘草［厚片，蜜炙］；大枣［破开或去核］；陈皮［丝］；姜厚朴［丝，姜汁炙］
945	祛湿方	燥湿和胃	0601510021	藿香正气（氣）散	《太平惠民和剂（劑）局方》	大腹皮（06191440400204005），白芷（06164310100203003），紫苏叶（06172220700107009），茯苓（06400210100403009），白术（06174410500203003），半夏曲（06199990800500877），陈皮（06157040400306004），姜厚朴（06154120500206343），桔梗（06174110100303003），广藿香（06172250500104007），炙甘草（06156310300203354）	半夏曲［发酵］；大腹皮；广藿香［段］；白芷；白术；桔梗［厚片］；炙甘草［厚片，蜜炙］；茯苓［块或厚片］；陈皮［丝］；姜厚朴［丝，姜汁炙］；紫苏叶［碎品］

续表

序号	主分类	次分类	方编码	方名	来源	组成与代码	给付规格与要求
946	祛湿方	燥湿和胃	0601510038	六和汤（湯）	《太平惠民和剂（劑）局方》	砂仁（06193540200300001），法半夏（06191610600200712），焯苦杏仁（06156140600100820），人参（06164210300102000），炙甘草（06156310300203354），茯苓（06400210100403009），广藿香（06172250500104007），白扁豆（06156340600400009），木瓜（06156140200302006），香薷（06172250500504005），姜厚朴（06154120500206343），生姜（06193510500403009），大枣（06159640200100000）	砂仁；白扁豆；焯苦杏仁［焯去皮］；法半夏［甘草石灰水制］；人参；木瓜［薄片］；广藿香；香薷［段］；生姜［厚片］；炙甘草［厚片，蜜炙］；茯苓［块或厚片］；大枣［破开或去核］；姜厚朴［丝，姜汁炙］
947	祛湿方	燥湿和胃	0601510045	全生白术（朮）散	《全生指迷方》	白术（06174410500203003），大腹皮（06191440400204005），生姜（06193510500403009），陈皮（06157040400306004），茯苓（06400210100403009）	大腹皮［段］；白术；生姜［厚片］；茯苓［块或厚片］；陈皮［丝］
948	祛湿方	燥湿和胃	0601510052	藿朴（樸）夏苓汤（湯）	《感证（證）辑（輯）要》引《医（醫）原》	广藿香（06172250500104007），厚朴（06154120500206008），姜半夏（06191610600200729），茯苓（06400210100403009），苦杏仁（06156140600100004），薏苡仁（06191240500100005），猪苓（06400210100203005），豆蔻（06193540200200004），淡豆豉（06156390800300876），泽泻（06190810600103001），通草（06164220300103006）	苦杏仁；薏苡仁；豆蔻；淡豆豉［发酵］；姜半夏［姜矾制］；广藿香［段］；猪苓；泽泻；通草［厚片］；茯苓［块或厚片］；厚朴［丝］
949	祛湿方	燥湿和胃	0601510069	不换（換）金正气（氣）散	《太平惠民和剂（劑）局方》	姜厚朴（06154120500206343），广藿香（06172250500104007），甘草（06156310300203002），炒半夏曲（06199990800500112），漂苍术（06174410500303901），陈皮（06157040400306004），生姜（06193510500403009）	炒半夏曲；广藿香［段］；甘草；生姜［厚片］；漂苍术［厚片，米泔水漂］；陈皮［丝］；姜厚朴［丝，姜汁炙］
950	祛湿方	燥湿和胃	0601510076	柴平汤（湯）	《增补（補）内（內）经（經）拾遗（遺）方论（論）》引《宦邸便方》	柴胡（06164310101003008），黄芩片（06172210100102605），人参（06164210300102000），法半夏（06191610600200712），甘草（06156310300203002），陈皮（06157040400306004），漂苍术（06174410500303901），姜厚朴（06154120500206343）	法半夏［甘草石灰水制］；人参［薄片］；黄芩片［薄片，煮法］；柴胡；甘草［厚片］；漂苍术［厚片，米泔水漂］；陈皮［丝］；姜厚朴［丝，姜汁炙］

续表

序号	主分类	次分类	方编码	方名	来源	组成与代码	给付规格与要求
951	祛湿方	燥湿和胃	0601510083	回生散	《是斋（齋）百一选（選）方》	陈皮（06157040400306004），广藿香（06172250500104007）	广藿香［段］；陈皮［丝］
952	祛湿方	燥湿和胃	0601510090	双（雙）解饮（飲）子	《医（醫）学（學）纲（綱）目》引《太平惠民和剂（劑）局方》	麸煨肉豆蔻（06154440500100800），肉豆蔻（06154440500100008），草豆蔻（06193540600100003），姜厚朴（06154120500206343），厚朴（06154120500206008），炙甘草（06156310300203354），甘草（06156310300203002），煨姜（06193510500403801），生姜（06193510500403009）	肉豆蔻；草豆蔻；麸煨肉豆蔻［麸煨］；甘草；生姜［厚片］；炙甘草［厚片，蜜炙］；煨姜［厚片或块，煨］；厚朴［丝］；姜厚朴［丝，姜汁炙］
953	祛湿方	燥湿和胃	0601510106	香砂养（養）胃汤（湯）	《万（萬）病回春》	香附（06191310500103006），砂仁（06193540200300001），苍术（06174410500303000），姜厚朴（06154120500206343），陈皮（06157040400306004），人参（06164210300102000），白术（06174410500203003），茯苓（06400210100403009），木香（06174410100303004），豆蔻（06193540200200004），炙甘草（06156310300203354）	砂仁；豆蔻；人参［薄片］；苍术；白术；木香［厚片］；炙甘草［厚片，蜜炙］；香附［厚片或碾碎］；茯苓［块或厚片］；陈皮［丝］；姜厚朴［丝，姜汁炙］
954	祛湿方	清热祛湿	0601520013	茵陈（陳）蒿汤（湯）	《伤（傷）寒论（論）》	茵陈（06174450500707002），栀子（06173540200107002），大黄（06152310300103009）	茵陈［搓碎或切碎］；大黄［厚片或块］；栀子［碾碎］
955	祛湿方	清热祛湿	0601520020	八正散	《太平惠民和剂（劑）局方》	车前子（06173440600100002），瞿麦（06153150500104005），萹蓄（06152350500104000），滑石（06322110100107002），栀子（06173540200107002），炙甘草（06156310300203354），木通（06153820100203001），熟大黄（06152310300103610），灯心草（06192720300104001）	车前子；瞿麦；萹蓄；灯心草［段］；炙甘草［厚片，蜜炙］；熟大黄［厚片或块，酒炖或酒蒸］；栀子［碾碎］；木通［片］；滑石［碎块或细粉］
956	祛湿方	清热祛湿	0601520037	三仁汤（湯）	《温（溫）病条（條）辨》	焯苦杏仁（06156140600100820），滑石（06322110100107002），通草（06164220300103006），豆蔻（06193540200200004），淡竹叶（06191221200104005），厚朴（06154120500206008），薏苡仁（06191240500100005），姜半夏（06191610600200729）	豆蔻；薏苡仁；焯苦杏仁［焯去皮］；姜半夏［姜矾制］；淡竹叶［段］；通草［厚片］；厚朴［丝］；滑石［碎块或细粉］

续表

序号	主分类	次分类	方编码	方名	来源	组成与代码	给付规格与要求
957	祛湿方	清热祛湿	0601520044	连（連）朴（樸）饮（飲）	《随（隨）息居重订（訂）霍乱（亂）论（論）》	姜厚朴（06154120500206343），姜黄连（06153710500302346），石菖蒲（06191610500203004），姜半夏（06191610600200729），炒淡豆豉（06156390800300111），焦栀子（06173540200107125），芦根（06191210500204003）	炒淡豆豉［炒黄］；姜半夏［姜矾制］；姜黄连［薄片，姜汁炙］；芦根［段］；石菖蒲［厚片］；焦栀子［碾碎，炒焦］；姜厚朴［丝，姜汁炙］
958	祛湿方	清热祛湿	0601520051	拈痛汤（湯）	《兰（蘭）室秘藏》	羌活（06164310300103004），防风（06164310100503004），升麻（06153710500103004），葛根（06156310100803006），麸炒白术（06174410500203218），麸炒苍术（06174410500303215），当归身（06164310101402009），人参（06164210300102000），甘草（06156310300203002），苦参（06156310100303001），酒黄芩（06172210100102315），知母（06192910500303001），茵陈（06174450500707002），猪苓（06400210100203005），泽泻（06190810600103001）	当归身；人参［薄片］；酒黄芩［薄片，酒炙］；茵陈［搓碎或切碎］；羌活；防风；升麻；葛根；甘草；苦参；知母；猪苓；泽泻［厚片］；麸炒白术［厚片，蜜炙麸皮炒］；麸炒苍术［厚片，麸炒］
959	祛湿方	清热祛湿	0601520068	二妙散	《丹溪心法》	盐黄柏（06157020500206336），麸炒苍术（06174410500303215）	麸炒苍术［厚片，麸炒］；盐黄柏［丝，盐水炙］
960	祛湿方	清热祛湿	0601520075	加味三妙丸	《医（醫）学（學）正传（傳）》	黄柏（06157020500206008），漂苍术（06174410500303901），当归尾（06164310100402000），川牛膝（06152510100102008），防己（06154010100103008），醋龟甲（06225220300100326），绵萆薢（06193210500403008）	醋龟甲［砂烫醋淬］；当归尾；川牛膝［薄片］；防己［厚片］；漂苍术［厚片，米泔水漂］；绵萆薢［片］；黄柏［丝］
961	祛湿方	清热祛湿	0601520082	五淋散	《太平惠民和剂（劑）局方》	茯苓（06400210100403009），当归（06164310100302003），甘草（06156310300203002），赤芍（06153710100303002），栀子（06173540200107002）	当归［薄片］；甘草；赤芍［厚片］；茯苓［块或厚片］；栀子［碾碎］
962	祛湿方	清热祛湿	0601520099	黄（黃）芩滑石汤（湯）	《温（溫）病条（條）辨》	豆蔻（06193540200200004），黄芩片（06172210100102605），滑石粉（06322110100107859），通草（06164220300103006），茯苓皮（06400210100300001），猪苓（06400210100203005），大腹皮（06191440400204005）	豆蔻；茯苓皮；黄芩片［薄片，煮法］；大腹皮［段］；滑石粉［粉，水飞］；通草；猪苓［厚片］

续表

序号	主分类	次分类	方编码	方名	来源	组成与代码	给付规格与要求
963	祛湿方	清热祛湿	0601520105	宣痹汤（湯）	《温（溫）病条（條）辨》	防己（06154010100103008），燀苦杏仁（06156140600100820），滑石粉（06322110100107859），连翘（06171240200200001），栀子（06173540200107002），薏苡仁（06191240500100005），法半夏（06191610600200712），蚕沙（06210940100100002），赤小豆皮	连翘；薏苡仁；蚕沙；赤小豆皮；燀苦杏仁［燀去皮］；法半夏［甘草石灰水制］；滑石粉［粉，水飞］；防己［厚片］；栀子［碾碎］
964	祛湿方	清热祛湿	0601520112	石韦（韋）散	《外台秘要》引《集验（驗）方》	石韦（06135620700104005），冬葵果（06160040200100004），瞿麦（06153150500104005），滑石（06322110100107002），车前子（06173440600100002）	冬葵果；车前子；石韦；瞿麦［段］；滑石［碎块或细粉］
965	祛湿方	清热祛湿	0601520129	甘露消毒丹	《医（醫）效秘传（傳）》	滑石粉（06322110100107859），茵陈（06174450500707002），黄芩片（06172210100102605），石菖蒲（06191610500203004），木通（06153820100203001），川贝母（06192910700200001），射干（06193310500202004），连翘（06171240200200001），豆蔻（06193540200200004），广藿香（06172250500104007），薄荷（06172250500704009）	川贝母；连翘；豆蔻；射干［薄片］；黄芩片［薄片，煮法］；茵陈［搓碎或切碎］；薄荷［短段］；广藿香［段］；滑石粉［粉，水飞］；石菖蒲［厚片］；木通［片］
966	祛湿方	清热祛湿	0601520136	苦参（參）汤（湯）	《疡（瘍）科心得集》引《疡（瘍）医（醫）大全》	苦参（06156310100303001），蛇床子（06164340200300005），白芷（06164310100203003），金银花（06173630200200008），野菊花（06174430100300001），黄柏（06157020500206008），地肤子（06152440200100003），石菖蒲（06191610500203004）	蛇床子；金银花；野菊花；地肤子；苦参；白芷；石菖蒲［厚片］；黄柏［丝］
967	祛湿方	清热祛湿	0601520143	清中汤（湯）	《证（證）治准绳（繩）》引《医（醫）学（學）统（統）旨》	陈皮（06157040400306004），姜半夏（06191610600200729），茯苓（06400210100403009），炙甘草（06156310300203354），炒栀子（06173540200107118），黄连片（06153710500302001），草豆蔻（06193540600100003）	草豆蔻；姜半夏［姜矾制］；黄连片［薄片］；炙甘草［厚片，蜜炙］；茯苓［块或厚片］；炒栀子［碾碎，炒黄］；陈皮［丝］

续表

序号	主分类	次分类	方编码	方名	来源	组成与代码	给付规格与要求
968	祛湿方	清热祛湿	0601520150	清肝止淋汤（湯）	《傅青主女科》	醋白芍（06153710100202329），当归（06164310100302003），酒地黄（06172410400103313），阿胶（06220340200100969），牡丹皮（06153720600102005），黄柏（06157020500206008），牛膝（06152510100204009），黑豆（06156340600800007），酒香附（06191310500103310），大枣（06159640200100000）	黑豆；阿胶［制胶］；当归；牡丹皮［薄片］；醋白芍［薄片，醋炙］；牛膝［段］；酒地黄［厚片，酒炙］；酒香附［厚片或碾碎，酒炙］；大枣［破开或去核］；黄柏［丝］
969	祛湿方	清热祛湿	0601520174	三妙丸	《医（醫）学（學）正传（傳）》	黄柏（06157020500206008），漂苍术（06174410500303901），牛膝（06152510100204009）	牛膝［段］；漂苍术［厚片，米泔水漂］；黄柏［丝］
970	祛湿方	清热祛湿	0601520181	四妙丸	《成方便读（讀）》	苍术（06174410500303000），黄柏（06157020500206008），牛膝（06152510100204009），薏苡仁（06191240500100005）	薏苡仁；牛膝［段］；苍术［厚片］；黄柏［丝］
971	祛湿方	清热祛湿	0601520198	化毒除湿（濕）汤（湯）	《疡（瘍）科心得集》	当归尾（06164310100402000），泽兰（06172250500304001），薏苡仁（06191240500100005），牡丹皮（06153720600102005），赤芍（06153710100303002），金银花（06173630200200008），枳壳（06157040100202002），通草（06164220300103006）	薏苡仁；金银花；当归尾；牡丹皮；枳壳［薄片］；泽兰［段］；赤芍；通草［厚片］
972	祛湿方	清热祛湿	0601520211	栀子柏皮汤（湯）	《伤（傷）寒论（論）》	栀子（06173540200107002），炙甘草（06156310300203354），黄柏（06157020500206008）	炙甘草［厚片，蜜炙］；栀子［碾碎］；黄柏［丝］
973	祛湿方	清热祛湿	0601520228	香连（連）丸	《太平惠民和剂（劑）局方》	萸黄连（06153710500302384），木香（06174410100303004）	萸黄连［薄片，吴茱萸汁炙］；木香［厚片］
974	祛湿方	清热祛湿	0601520235	秦艽丸	《太平圣（聖）惠方》	秦艽（06171410100103003），苦参（06156310100303001），大黄（06152310300103009），黄芪（06156310100603002），防风（06164310100503004），漏芦（06174410100503008），黄连片（06153710500302001），酒乌梢蛇（06225110200104312）	黄连片［薄片］；酒乌梢蛇［段，酒炙］；秦艽；苦参；黄芪；防风；漏芦［厚片］；大黄［厚片或块］

续表

序号	主分类	次分类	方编码	方名	来源	组成与代码	给付规格与要求
975	祛湿方	清热祛湿	0601520242	止带（帶）方	《世补（補）斋（齋）不谢（謝）方》	猪苓（06400210100203005），茯苓（06400210100403009），车前子（06173440600100002），泽泻（06190810600103001），茵陈（06174450500707002），赤芍（06153710100303002），牡丹皮（06153720600102005），黄柏（06157020500206008），栀子（06173540200107002），牛膝（06152510100204009）	车前子；牡丹皮［薄片］；茵陈［搓碎或切碎］；牛膝［段］；猪苓；泽泻；赤芍［厚片］；茯苓［块或厚片］；栀子［碾碎］；黄柏［丝］
976	祛湿方	清热祛湿	0601520259	大黄（黃）硝石汤（湯）	《金匮要略》	大黄（06152310300103009），硝石（06328110100100007），黄柏（06157020500206008），栀子（06173540200107002）	硝石；大黄［厚片或块］；栀子［碾碎］；黄柏［丝］
977	祛湿方	清热祛湿	0601520266	当（當）归（歸）贝（貝）母苦参（參）丸	《金匮要略》	当归（06164310100302003），浙贝母（06192910700603000），苦参（06156310100303001）	当归［薄片］；苦参［厚片］；浙贝母［厚片或碎块］
978	祛湿方	清热祛湿	0601520273	矾（礬）石丸	《金匮要略》	白矾（06326310100100003），苦杏仁（06156140600100004）	白矾；苦杏仁
979	祛湿方	清热祛湿	0601520280	茯苓戎盐（鹽）汤（湯）	《金匮要略》	茯苓（06400210100403009），白术（06174410500203003），大青盐（06332110100100000）	大青盐；白术［厚片］；茯苓［块或厚片］
980	祛湿方	清热祛湿	0601520297	金匮苦参（參）汤（湯）	《金匮要略》	苦参（06156310100303001）	苦参［厚片］
981	祛湿方	清热祛湿	0601520303	狼牙汤（湯）	《金匮要略》	狼牙	狼牙
982	祛湿方	清热祛湿	0601520310	牡蛎泽（澤）泻（瀉）散	《伤（傷）寒论（論）》	牡蛎（06205120300107003），泽泻（06190810600103001），蜀漆（06155621200104001），葶苈子（06154940600300006），生商陆（06152710100103009），海藻（06600110100104006），天花粉（06174010100103002）	葶苈子；蜀漆；海藻［段］；泽泻；天花粉［厚片］；生商陆［厚片或块］；牡蛎［碎块］
983	祛湿方	清热祛湿	0601520327	木防己汤（湯）	《金匮要略》	防己（06154010100103008），石膏（06326110100107008），桂枝（06154520200103001），人参（06164210300102000）	人参［薄片］；石膏［粗粉］；防己；桂枝［厚片］

续表

序号	主分类	次分类	方编码	方名	来源	组成与代码	给付规格与要求
984	祛湿方	清热祛湿	0601520334	硝石矾（礬）石散	《金匮要略》	硝石（06328110100100007），枯矾（06326310100100515），大麦（06191240200400009）	硝石；大麦；枯矾［明煅］
985	祛湿方	清热祛湿	0601520341	泽（澤）漆汤（湯）	《金匮要略》	泽漆（06157750100204004），法半夏（06191610600200712），紫参，生姜（06193510500403009），白前（06171610300104002），黄芩片（06172210100102605），人参（06164210300102000），桂枝（06154520200103001），甘草（06156310300203002）	紫参；法半夏［甘草石灰水制］；人参［薄片］；黄芩片［薄片，煮法］；泽漆；白前［段］；生姜；桂枝；甘草［厚片］
986	祛湿方	清热祛湿	0601520358	栀子大黄（黃）汤（湯）	《金匮要略》	栀子（06173540200107002），大黄（06152310300103009），枳实（06157040100102005），淡豆豉（06156390800300876）	淡豆豉［发酵］；枳实［薄片］；大黄［厚片或块］；栀子［碾碎］
987	祛湿方	清热祛湿	0601520365	禹功散	《寿（壽）世保元》	陈皮（06157040400306004），姜半夏（06191610600200729），茯苓（06400210100403009），猪苓（06400210100203005），泽泻（06190810600103001），麸炒白术（06174410500203218），木通（06153820100203001），黄芩片（06172210100102605），升麻（06153710500103004），甘草（06156310300203002），炒栀子（06173540200107118）	姜半夏［姜矾制］；黄芩片［薄片，煮法］；猪苓；泽泻；升麻；甘草［厚片］；麸炒白术［厚片，蜜炙麸皮炒］；茯苓［块或厚片］；炒栀子［碾碎，炒黄］；木通［片］；陈皮［丝］
988	祛湿方	清热祛湿	0601520372	万（萬）全木通汤（湯）	《太平圣（聖）惠方》	木通（06153820100203001），茯苓（06400210100403009），车前草（06173450100104004），滑石（06322110100107002），瞿麦（06153150500104005）	车前草；瞿麦［段］；茯苓［块或厚片］；木通［片］；滑石［碎块或细粉］
989	祛湿方	清热祛湿	0601520389	清热（熱）泻湿（瀉濕）汤（湯）	《医（醫）学（學）正传（傳）》	苍术（06174410500303000），盐黄柏（06157020500206336），紫苏叶（06172220700107009），赤芍（06153710100303002），木瓜（06156140200302006），泽泻（06190810600103001），木通（06153820100203001），防己（06154010100103008），槟榔（06191440600102002），枳壳（06157040100202002），香附（06191310500103006），羌活（06164310300103004），甘草（06156310300203002）	木瓜；槟榔；枳壳［薄片］；苍术；赤芍；泽泻；防己；羌活；甘草［厚片］；香附［厚片或碾碎］；木通［片］；盐黄柏［丝，盐水炙］；紫苏叶［碎品］

续表

序号	主分类	次分类	方编码	方名	来源	组成与代码	给付规格与要求
990	祛湿方	利水渗湿	0601530012	五苓散	《伤（傷）寒论（論）》	桂枝（06154520200103001），猪苓（06400210100203005），茯苓（06400210100403009），泽泻（06190810600103001），白术（06174410500203003）	桂枝；猪苓；泽泻；白术［厚片］；茯苓［块或厚片］
991	祛湿方	利水渗湿	0601530029	猪（豬）苓汤（湯）	《伤（傷）寒论（論）》	猪苓（06400210100203005），茯苓（06400210100403009），泽泻（06190810600103001），阿胶（06220340200100969），滑石粉（06322110100107859）	阿胶［制胶］；滑石粉［粉，水飞］；猪苓；泽泻［厚片］；茯苓［块或厚片］
992	祛湿方	利水渗湿	0601530036	防己黄（黃）芪汤（湯）	《金匮要略》	黄芪（06156310100603002），防己（06154010100103008），炙甘草（06156310300203354），白术（06174410500203003），生姜（06193510500403009），大枣（06159640200100000）	黄芪；防己；白术；生姜［厚片］；炙甘草［厚片，蜜炙］；大枣［破开或去核］
993	祛湿方	利水渗湿	0601530043	五皮散	《华（華）氏中藏经（經）》	姜皮（06193520600100005），桑白皮（06151220600106000），陈皮（06157040400306004），大腹皮（06191440400204005），茯苓皮（06400210100300001）	茯苓皮；大腹皮［段］；桑白皮；陈皮［丝］；姜皮［削取外皮］
994	祛湿方	利水渗湿	0601530050	除湿（濕）胃苓汤（湯）	《外科正宗》	苍术（06174410500303000），厚朴（06154120500206008），陈皮（06157040400306004），猪苓（06400210100203005），泽泻（06190810600103001），茯苓（06400210100403009），白术（06174410500203003），滑石（06322110100107002），防风（06164310100503004），栀子（06173540200107002），木通（06153820100203001），肉桂（06154520500100007），甘草（06156310300203002），灯心草（06192720300104001）	灯心草［段］；苍术；猪苓；泽泻；白术；防风；甘草［厚片］；茯苓［块或厚片］；栀子［碾碎］；木通［片］；肉桂［去粗皮］；厚朴；陈皮［丝］；滑石［碎块或细粉］
995	祛湿方	利水渗湿	0601530258	茯苓甘草汤（湯）	《伤（傷）寒论（論）》	茯苓（06400210100403009），桂枝（06154520200103001），生姜（06193510500403009），炙甘草（06156310300203354）	桂枝；生姜［厚片］；炙甘草［厚片，蜜炙］；茯苓［块或厚片］
996	祛湿方	利水渗湿	0601530265	茯苓泽（澤）泻（瀉）汤（湯）	《金匮要略》	茯苓（06400210100403009），泽泻（06190810600103001），白术（06174410500203003），桂枝（06154520200103001），甘草（06156310300203002），生姜（06193510500403009）	泽泻；白术；桂枝；甘草；生姜［厚片］；茯苓［块或厚片］

续表

序号	主分类	次分类	方编码	方名	来源	组成与代码	给付规格与要求
997	祛湿方	利水渗湿	0601530289	木防己去石膏加茯苓芒硝汤（湯）	《金匮要略》	防己（06154010100103008），桂枝（06154520200103001），人参（06164210300102000），芒硝（06326410100100000），茯苓（06400210100403009）	芒硝；人参［薄片］；防己；桂枝［厚片］；茯苓［块或厚片］
998	祛湿方	利水渗湿	0601530296	泽（澤）泻（瀉）汤（湯）	《金匮要略》	泽泻（06190810600103001），白术（06174410500203003）	泽泻；白术［厚片］
999	祛湿方	利水渗湿	0601530302	猪（豬）苓散	《金匮要略》	猪苓（06400210100203005），茯苓（06400210100403009），白术（06174410500203003）	猪苓；白术［厚片］；茯苓［块或厚片］
1000	祛湿方	利水渗湿	0601530319	赤小豆汤（湯）	《医（醫）方类（類）聚》引《济（濟）生方》	赤小豆（06156340600100008），炒当归（06164310100302119），生商陆（06152710100103009），泽泻（06190810600103001），连翘（06171240200200001），赤芍（06153710100303002），防己（06154010100103008），猪苓（06400210100203005），蜜桑白皮（06151220600106352），泽漆（06157750100204004）	赤小豆；连翘；炒当归［薄片，清炒］；泽漆［段］；泽泻；赤芍；防己；猪苓［厚片］；生商陆［厚片或块］；蜜桑白皮［丝，蜜炙］
1001	祛湿方	利水渗湿	0601530326	大分清饮（飲）	《景岳（嶽）全书（書）》	茯苓（06400210100403009），泽泻（06190810600103001），木通（06153820100203001），猪苓（06400210100203005），栀子（06173540200107002），枳壳（06157040100202002），车前子（06173440600100002）	车前子；枳壳［薄片］；泽泻；猪苓［厚片］；茯苓［块或厚片］；栀子［碾碎］；木通［片］
1002	祛湿方	利水渗湿	0601530333	对（對）金饮（飲）子	《太平惠民和剂（劑）局方》	姜厚朴（06154120500206343），漂苍术（06174410500303901），炙甘草（06156310300203354），陈皮（06157040400306004）	漂苍术［厚片，米泔水漂］；炙甘草［厚片，蜜炙］；陈皮［丝］；姜厚朴［丝，姜汁炙］
1003	祛湿方	利水渗湿	0601530340	复元丹	《三因极（極）一病证（證）方论（論）》	炮附片（06153710400303221），煨木香（06174410100303806），小茴香（06164340200100001），炒花椒（06157040400200111），独活（06164310100802008），姜厚朴（06154120500206343），麸炒白术（06174410500203218），陈皮（06157040400306004），炒吴茱萸（06157040200300110），肉桂（06154520500100007），泽泻（06190810600103001），麸煨肉豆蔻（06154440500100800），槟榔（06191440600102002）	小茴香；炒花椒；炒吴茱萸［炒黄］；麸煨肉豆蔻［麸煨］；独活；槟榔［薄片］；泽泻［厚片］；麸炒白术［厚片，蜜炙麸皮炒］；煨木香［厚片，煨］；炮附片［片，砂烫］；肉桂［去粗皮］；陈皮［丝］；姜厚朴［丝，姜汁炙］

续表

序号	主分类	次分类	方编码	方名	来源	组成与代码	给付规格与要求
1004	祛湿方	利水渗湿	0601530357	参（参）术（朮）膏	《丹溪心法》	人参（06164210300102000），白术（06174410500203003），桃仁（06156140600300008），陈皮（06157040400306004），黄芪（06156310100603002），茯苓（06400210100403009），炙甘草（06156310300203354）	桃仁；人参［薄片］；白术；黄芪［厚片］；炙甘草［厚片，蜜炙］；茯苓［块或厚片］；陈皮［丝］
1005	祛湿方	利水渗湿	0601530364	万（萬）病五苓散	《万（萬）病回春》	茯苓（06400210100403009），白术（06174410500203003），猪苓（06400210100203005），泽泻（06190810600103001），山药（06193210500103007），陈皮（06157040400306004），漂苍术（06174410500303901），炒砂仁（06193540200300117），麸煨肉豆蔻（06154440500100800），煨诃子肉（06163340200300808），肉桂（06154520500100007），炙甘草（06156310300203354）	炒砂仁［炒黄］；麸煨肉豆蔻［麸煨］；白术；猪苓；泽泻；山药［厚片］；漂苍术［厚片，米泔水漂］；炙甘草［厚片，蜜炙］；茯苓［块或厚片］；肉桂［去粗皮］；煨诃子肉［去核，煨］；陈皮［丝］
1006	祛湿方	利水渗湿	0601530300	消胀（脹）饮（飲）子	《古今医（醫）鉴（鑒）》	白术（06174410500203003），厚朴（06154120500206008），陈皮（06157040400306004），木通（06153820100203001），槟榔（06191440600102002），紫苏叶（06172220700107009），甘草（06156310300203002），海金沙（06131790100100007），大腹皮（06191440400204005），茯苓（06400210100403009），枳壳（06157040100202002），生姜（06193510500403009），大枣（06159640200100000）	海金沙；槟榔；枳壳［薄片］；大腹皮［段］；白术；甘草；生姜［厚片］；茯苓［块或厚片］；木通［片］；大枣［破开或去核］；厚朴；陈皮［丝］；紫苏叶［碎品］
1007	祛湿方	利水渗湿	0601530395	天乙丸	《韩（韓）氏医（醫）通》	灯心草（06192720300104001），茯苓（06400210100403009），滑石（06322110100107002），猪苓（06400210100203005），泽泻（06190810600103001），人参（06164210300102000）	人参［薄片］；灯心草［段］；猪苓；泽泻［厚片］；茯苓［块或厚片］；滑石［碎块或细粉］
1008	祛湿方	利水渗湿	0601530401	三疝汤（湯）	《医（醫）学（學）正传（傳）》	车前子（06173440600100002），小茴香（06164340200100001），北沙参（06164310100104003），葱白（06192910701000006）	车前子；小茴香；葱白；北沙参［段］

续表

序号	主分类	次分类	方编码	方名	来源	组成与代码	给付规格与要求
1009	祛湿方	利水渗湿	0601530418	加减胃苓汤（湯）	《古今医（醫）鉴（鑒）》	苍术（06174410500303000），陈皮（06157040400306004），姜厚朴（06154120500206343），炙甘草（06156310300203354），猪苓（06400210100203005），泽泻（06190810600103001），白术（06174410500203003），茯苓（06400210100403009），炒六神曲（06199990800300118），净山楂（06156140200100008），砂仁（06193540200300001），香附（06191310500103006），槟榔（06191440600102002），木瓜（06156140200302006），大腹皮（06191440400204005），广藿香（06172250500104007），生半夏（06191610600200002），莱菔子（06154940600200009），三棱（06190310600102009），莪术（06193510500703000），青皮（06157040400406001）	砂仁；生半夏；莱菔子；炒六神曲［清炒］；槟榔；木瓜；三棱［薄片］；大腹皮；广藿香［段］；苍术；猪苓；泽泻；白术；莪术［厚片］；炙甘草［厚片，蜜炙］；香附［厚片或碾碎］；青皮［厚片或丝］；茯苓［块或厚片］；净山楂［去核］；陈皮［丝］；姜厚朴［丝，姜汁炙］
1010	祛湿方	利水渗湿	0601530425	升阳（陽）除湿（濕）汤（湯）	《脾胃论（論）》	甘草（06156310300203002），麦芽（06191290800200868），陈皮（06157040400306004），猪苓（06400210100203005），泽泻（06190810600103001），益智仁（06193540200500005），法半夏（06191610600200712），防风（06164310100503004），羌活（06164310300103004），六神曲（06199990800300873），柴胡（06164310101003008），升麻（06153710500103004），苍术（06174410500303000）	六神曲［发酵］；麦芽［发芽］；法半夏［甘草石灰水制］；甘草；猪苓；泽泻；防风；羌活；柴胡；升麻；苍术［厚片］；益智仁［去外壳］；陈皮［丝］
1011	祛湿方	利水渗湿	0601530432	牛膝汤（湯）	《备（備）急千金要方》	牛膝（06152510100204009），瞿麦（06153150500104005），滑石（06322110100107002），赤小豆（06156340600100008），当归（06164310100302003），木通（06153820100203001），冬葵果（06160040200100004）	赤小豆；冬葵果；当归［薄片］；牛膝；瞿麦［段］；木通［片］；滑石［碎块或细粉］
1012	祛湿方	温化寒湿	0601540011	茯苓桂枝白术（朮）甘草汤（湯）	《伤（傷）寒论（論）》	茯苓（06400210100403009），桂枝（06154520200103001），白术（06174410500203003），炙甘草（06156310300203354）	桂枝；白术［厚片］；炙甘草［厚片，蜜炙］；茯苓［块或厚片］

续表

序号	主分类	次分类	方编码	方名	来源	组成与代码	给付规格与要求
1013	祛湿方	温化寒湿	0601540028	真武汤（湯）	《伤（傷）寒论（論）》	茯苓（06400210100403009），白芍（06153710100202008），白术（06174410500203003），生姜（06193510500403009），炮附片（06153710400303221）	白芍［薄片］；白术；生姜［厚片］；茯苓［块或厚片］；炮附片［片，砂烫］
1014	祛湿方	温化寒湿	0601540035	实（實）脾散	《重订（訂）严（嚴）氏济（濟）生方》	姜厚朴（06154120500206343），白术（06174410500203003），木瓜（06156140200302006），木香（06174410100303004），草果仁（06193540200400114），槟榔（06191440600102002），炮附片（06153710400303221），茯苓（06400210100403009），干姜（06193510500203005），炙甘草（06156310300203354），生姜（06193510500403009），大枣（06159640200100000）	草果仁［清炒后去壳取仁］；木瓜；槟榔［薄片］；白术；木香；生姜［厚片］；炙甘草［厚片，蜜炙］；干姜［厚片或块］；茯苓［块或厚片］；炮附片［片，砂烫］；大枣［破开或去核］；姜厚朴［丝，姜汁炙］
1015	祛湿方	温化寒湿	0601540042	萆薢分清散	《杨（楊）氏家藏方》	益智仁（06193540200500005），粉萆薢（06193210500303001），石菖蒲（06191610500203004），乌药（06154510400102003），食盐	食盐；乌药［薄片］；石菖蒲［厚片］；粉萆薢［片］；益智仁［去外壳］
1016	祛湿方	温化寒湿	0601540059	附子汤（湯）	《伤（傷）寒论（論）》	炮附片（06153710400303221），茯苓（06400210100403009），人参（06164210300102000），白术（06174410500203003），白芍（06153710100202008）	人参；白芍［薄片］；白术［厚片］；茯苓［块或厚片］；炮附片［片，砂烫］
1017	祛湿方	温化寒湿	0601540066	白术（朮）散	《金匮要略》	白术（06174410500203003），川芎（06164310500103002），花椒（06157040400200005），牡蛎（06205120300107003）	花椒［除去椒目、果柄等］；白术；川芎［厚片］；牡蛎［碎块］
1018	祛湿方	温化寒湿	0601540073	半夏麻黄（黃）丸	《金匮要略》	法半夏（06191610600200712），麻黄（06141021000104008）	法半夏［甘草石灰水制］；麻黄［段］
1019	祛湿方	温化寒湿	0601540080	桂苓五味甘草汤（湯）	《金匮要略》	茯苓（06400210100403009），桂枝（06154520200103001），炙甘草（06156310300203354），五味子（06154140200200007）	五味子；桂枝［厚片］；炙甘草［厚片，蜜炙］；茯苓［块或厚片］
1020	祛湿方	温化寒湿	0601540097	蛇床子散	《金匮要略》	蛇床子（06164340200300005），粉	蛇床子；粉
1021	祛湿方	温化寒湿	0601540103	生姜甘草汤（湯）	《肘后（後）备（備）急方》	生姜（06193510500403009），人参（06164210300102000），大枣（06159640200100000），甘草（06156310300203002）	人参［薄片］；生姜；甘草［厚片］；大枣［破开或去核］

续表

序号	主分类	次分类	方编码	方名	来源	组成与代码	给付规格与要求
1022	祛湿方	温化寒湿	0601540110	瓜蒌瞿麦（麥）丸	《金匮要略》	天花粉（06174010100103002），茯苓（06400210100403009），山药（06193210500103007），炮附片（06153710400303221），瞿麦（06153150500104005）	瞿麦［段］；天花粉；山药［厚片］；茯苓［块或厚片］；炮附片［片，砂烫］
1023	祛湿方	温化寒湿	0601540127	薏苡附子散	《金匮要略》	薏苡仁（06191240500100005），炮附片（06153710400303221）	薏苡仁；炮附片［片，砂烫］
1024	祛湿方	温化寒湿	0601540141	回首散	《古今医（醫）鉴（鑒）》	乌药（06154510400102003），麻黄（06141021000104008），陈皮（06157040400306004），炙甘草（06156310300203354），川芎（06164310500103002），麸炒枳壳（06157040100202217），炒僵蚕（06210910100100210），白芷（06164310100203003），桔梗（06174110100303003），干姜（06193510500203005），羌活（06164310300103004），独活（06164310100802008），木瓜（06156140200302006）	炒僵蚕［麸炒］；乌药；独活；木瓜［薄片］；麸炒枳壳［薄片，麸炒］；麻黄［段］；川芎；白芷；桔梗；羌活［厚片］；炙甘草［厚片，蜜炙］；干姜［厚片或块］；陈皮［丝］
1025	祛湿方	温化寒湿	0601540158	茵陈（陳）四逆汤（湯）	《伤（傷）寒微旨论（論）》	甘草（06156310300203002），茵陈（06174450500707002），干姜（06193510500203005），附片（06153710400303009）	茵陈［搓碎或切碎］；甘草［厚片］；干姜［厚片或块］；附片［片］
1026	祛湿方	温化寒湿	0601540165	果附汤（湯）	《袖珍方》引《济（濟）生方》	草果仁（06193540200400114），炮附片（06153710400303221）	草果仁［清炒后去壳取仁］；炮附片［片，砂烫］
1027	祛湿方	温化寒湿	0601540172	渗湿汤（滲濕湯）	《重订（訂）严（嚴）氏济（濟）生方》	白术（06174410500203003），人参（06164210300102000），干姜（06193510500203005），白芍（06153710100202008），炮附片（06153710400303221），茯苓（06400210100403009），桂枝（06154520200103001），炙甘草（06156310300203354）	人参；白芍［薄片］；白术；桂枝［厚片］；炙甘草［厚片，蜜炙］；干姜［厚片或块］；茯苓［块或厚片］；炮附片［片，砂烫］
1028	祛湿方	祛风胜湿	0601550010	羌活胜（勝）湿（濕）汤（湯）	《内（內）外伤（傷）辨惑论（論）》	羌活（06164310300103004），独活（06164310100802008），防风（06164310100503004），藁本（06164310300203001），川芎（06164310500103002），蔓荆子（06172140200100006），炙甘草（06156310300203354）	蔓荆子；独活［薄片］；羌活；防风；藁本；川芎［厚片］；炙甘草［厚片，蜜炙］

续表

序号	主分类	次分类	方编码	方名	来源	组成与代码	给付规格与要求
1029	祛湿方	祛风胜湿	0601550027	独（獨）活寄生汤（湯）	《备（備）急千金要方》	独活（06164310100802008），桑寄生（06151921200103009），杜仲（06155920500106006），细辛（06152010300104005），秦艽（06171410100103003），牛膝（06152510100204009），茯苓（06400210100403009），肉桂（06154520500100007），防风（06164310100503004），川芎（06164310500103002），人参（06164210300102000），甘草（06156310300203002），当归（06164310100302003），白芍（06153710100202008），地黄（06172410400103009）	独活；人参；当归；白芍［薄片］；细辛；牛膝［段］；秦艽；防风；川芎；甘草；地黄［厚片］；桑寄生［厚片、短段］；茯苓［块或厚片］；杜仲［块或丝］；肉桂［去粗皮］
1030	祛湿方	祛风胜湿	0601550034	蠲痹汤（湯）	《杨（楊）氏家藏方》	羌活（06164310300103004），姜黄（06193510500503006），当归（06164310100302003），白芍（06153710100202008），炙黄芪（06156310100603354），防风（06164310100503004），炙甘草（06156310300203354），生姜（06193510500403009）	当归；白芍［薄片］；羌活；姜黄；防风；生姜［厚片］；炙黄芪；炙甘草［厚片，蜜炙］
1031	祛湿方	祛风胜湿	0601550041	乌（烏）头（頭）汤（湯）	《金匮要略》	麻黄（06141021000104008），白芍（06153710100202008），黄芪（06156310100603002），制川乌（06153710400103708），炙甘草（06156310300203354）	白芍［薄片］；麻黄［段］；黄芪［厚片］；炙甘草［厚片，蜜炙］；制川乌［片，煮］
1032	祛湿方	祛风胜湿	0601550058	八仙逍遥（遙）汤（湯）	《医（醫）宗金鉴（鑒）》	防风（06164310100503004），荆芥（06172250500404008），川芎（06164310500103002），甘草（06156310300203002），当归（06164310100302003），黄柏（06157020500206008），苍术（06174410500303000），牡丹皮（06153720600102005），花椒（06157040400200005），苦参（06156310100303001）	当归；牡丹皮［薄片］；花椒［除去椒目、果柄等］；荆芥［段］；防风；川芎；甘草；苍术；苦参［厚片］；黄柏［丝］

续表

序号	主分类	次分类	方编码	方名	来源	组成与代码	给付规格与要求
1033	祛湿方	祛风胜湿	0601550065	三痹汤（湯）	《妇（婦）人大全良方》	续断片（06173910100103006），杜仲（06155920500106006），防风（06164310100503004），肉桂（06154520500100007），细辛（06152010300104005），人参（06164210300102000），茯苓（06400210100403009），当归（06164310100302003），白芍（06153710100202008），甘草（06156310300203002），秦艽（06171410100103003），地黄（06172410400103009），川芎（06164310500103002），独活（06164310100802008），黄芪（06156310100603002），川牛膝（06152510100102008）	人参；当归；白芍；独活；川牛膝［薄片］；细辛［段］；续断片；防风；甘草；秦艽；地黄；川芎；黄芪［厚片］；茯苓［块或厚片］；杜仲［块或丝］；肉桂［去粗皮］
1034	祛湿方	祛风胜湿	0601550072	薏苡仁汤（湯）	《杂（雜）病源流犀烛（燭）》	薏苡仁（06191240500100005），川芎（06164310500103002），当归（06164310100302003），干姜（06193510500203005），肉桂（06154520500100007），制川乌（06153710400103708），羌活（06164310300103004），独活（06164310100802008），麻黄（06141021000104008），防风（06164310100503004），白术（06174410500203003），甘草（06156310300203002）	薏苡仁；当归；独活［薄片］；麻黄［段］；川芎；羌活；防风；白术；甘草［厚片］；干姜［厚片或块］；制川乌［片，煮］；肉桂［去粗皮］
1035	祛湿方	祛风胜湿	0601550089	防风（風）汤（湯）	《圣（聖）济（濟）总（總）录（錄）》	防风（06164310100503004），炙甘草（06156310300203354），黄芩片（06172210100102605），当归（06164310100302003），茯苓（06400210100403009），秦艽（06171410100103003），葛根（06156310100803006），桂枝（06154520200103001），炒苦杏仁（06156140600100110），麻黄（06141021000104008）	炒苦杏仁［炒黄］；当归［薄片］；黄芩片［薄片，煮法］；麻黄［段］；防风；秦艽；葛根；桂枝［厚片］；炙甘草［厚片，蜜炙］；茯苓［块或厚片］
1036	祛湿方	祛风胜湿	0601550096	防风（風）根汤（湯）	《杂（雜）病源流犀烛（燭）》	防风（06164310100503004），白术（06174410500203003），当归（06164310100302003），姜黄（06193510500503006），黄芪（06156310100603002），桑枝（06151220200103003）	当归［薄片］；防风；白术；姜黄；黄芪；桑枝［厚片］

续表

序号	主分类	次分类	方编码	方名	来源	组成与代码	给付规格与要求
1037	祛湿方	祛风胜湿	0601550102	防风（風）散	《秘传（傳）眼科龙（龍）木论（論）》	茺蔚子（06172240200100003），防风（06164310100503004），桔梗（06174110100303003），五味子（06154140200200007），知母（06192910500303001），玄参（06172410100102005），大黄（06152310300103009），细辛（06152010300104005），芒硝（06326410100100000），车前子（06173440600100002），黄芩片（06172210100102605）	茺蔚子；五味子；芒硝；车前子；玄参［薄片］；黄芩片［薄片，煮法］；细辛［段］；防风；桔梗；知母［厚片］；大黄［厚片或块］
1038	祛湿方	祛风胜湿	0601550119	羌活胜（勝）风（風）汤（湯）	《原机（機）启（啓）微》	白术（06174410500203003），枳壳（06157040100202002），羌活（06164310300103004），川芎（06164310500103002），白芷（06164310100203003），独活（06164310100802008），防风（06164310100503004），前胡（06164310100702001），桔梗（06174110100303003），薄荷（06172250500704009），荆芥（06172250500404008），甘草（06156310300203002），柴胡（06164310101003008），黄芩片（06172210100102605）	枳壳；独活；前胡［薄片］；黄芩片［薄片，煮法］；薄荷［短段］；荆芥［段］；白术；羌活；川芎；白芷；防风；桔梗；甘草；柴胡［厚片］
1039	祛湿方	祛风胜湿	0601550133	定痛膏	《证（證）治准绳（繩）》	木芙蓉叶（06160020700106003），紫荆皮（06156320500205003），独活（06164310100802008），生天南星（06191610600100005），白芷（06164310100203003）	生天南星；独活［薄片］；白芷［厚片］；紫荆皮［块］；木芙蓉叶［丝］
1040	祛湿方	祛风胜湿	0601550140	除湿（濕）蠲痛汤（湯）	《证（證）治准绳（繩）》	漂苍术（06174410500303901），羌活（06164310300103004），茯苓（06400210100403009），泽泻（06190810600103001），白术（06174410500203003），陈皮（06157040400306004），甘草（06156310300203002）	羌活；泽泻；白术；甘草［厚片］；漂苍术［厚片，米泔水漂］；茯苓［块或厚片］；陈皮［丝］
1041	祛湿方	祛风胜湿	0601550157	桂枝芍药（藥）知母汤（湯）	《金匮要略》	桂枝（06154520200103001），白芍（06153710100202008），甘草（06156310300203002），麻黄（06141021000104008），生姜（06193510500403009），白术（06174410500203003），知母（06192910500303001），防风（06164310100503004），炮附片（06153710400303221）	白芍［薄片］；麻黄［段］；桂枝；甘草；生姜；白术；知母；防风［厚片］；炮附片［片，砂烫］

续表

序号	主分类	次分类	方编码	方名	来源	组成与代码	给付规格与要求
1042	祛湿方	祛风胜湿	0601550188	白术（朮）附子汤（湯）	《金匮要略》	炮附片（06153710400303221），白术（06174410500203003），生姜（06193510500403009），炙甘草（06156310300203354），大枣（06159640200100000）	白术；生姜［厚片］；炙甘草［厚片，蜜炙］；炮附片［片，砂烫］；大枣［破开或去核］
1043	祛湿方	祛风胜湿	0601550195	桂枝附子汤（湯）	《伤（傷）寒论（論）》	炮附片（06153710400303221），生姜（06193510500403009），炙甘草（06156310300203354），大枣（06159640200100000），桂枝（06154520200103001）	生姜；桂枝［厚片］；炙甘草［厚片，蜜炙］；炮附片［片，砂烫］；大枣［破开或去核］
1044	祛湿方	祛风胜湿	0601550201	甘草附子汤（湯）	《伤（傷）寒论（論）》	炙甘草（06156310300203354），炮附片（06153710400303221），白术（06174410500203003），桂枝（06154520200103001）	白术；桂枝［厚片］；炙甘草［厚片，蜜炙］；炮附片［片，砂烫］
1045	祛湿方	祛风胜湿	0601550218	二术（朮）汤（湯）	《万（萬）病回春》	漂苍术（06174410500303901），白术（06174410500203003），生天南星（06191610600100005），陈皮（06157040400306004），茯苓（06400210100403009），香附（06191310500103006），酒黄芩（06172210100102315），威灵仙（06153710300104003），羌活（06164310300103004），甘草（06156310300203002），姜半夏（06191610600200729），生姜（06193510500403009）	生天南星；姜半夏［姜矾制］；酒黄芩［薄片，酒炙］；威灵仙［段］；白术；羌活；甘草；生姜［厚片］；漂苍术［厚片，米泔水漂］；香附［厚片或碾碎］；茯苓［块或厚片］；陈皮［丝］
1046	祛湿方	祛风胜湿	0601550225	槟苏（蘇）散	《医（醫）部全录（錄）》	苍术（06174410500303000），香附（06191310500103006），紫苏叶（06172220700107009），陈皮（06157040400306004），木瓜（06156140200302006），槟榔（06191440600102002），羌活（06164310300103004），牛膝（06152510100204009），甘草（06156310300203002）	木瓜；槟榔［薄片］；牛膝［段］；苍术；羌活；甘草［厚片］；香附［厚片或碾碎］；陈皮［丝］；紫苏叶［碎品］
1047	祛湿方	祛风胜湿	0601550232	苍（蒼）术（朮）防风（風）汤（湯）	《素问（問）病机（機）气（氣）宜保命集》	苍术（06174410500303000），麻黄（06141021000104008），防风（06164310100503004），生姜（06193510500403009）	麻黄［段］；苍术；防风；生姜［厚片］
1048	祛湿方	祛风胜湿	0601550249	行湿（濕）流气（氣）散	《活人心统（統）》	炒苍术（06174410500303116），羌活（06164310300103004），薏苡仁（06191240500100005），防风（06164310100503004），茯苓（06400210100403009），制川乌（06153710400103708）	薏苡仁；羌活；防风［厚片］；炒苍术［厚片，炒黄］；茯苓［块或厚片］；制川乌［片，煮］

续表

序号	主分类	次分类	方编码	方名	来源	组成与代码	给付规格与要求
1049	祛湿方	祛风胜湿	0601550256	酒归（歸）饮（飲）	《医（醫）学（學）入门（門）》	酒当归（06164310100302317），白术（06174410500203003），酒黄芩（06172210100102315），白芍（06153710100202008），川芎（06164310500103002），陈皮（06157040400306004），天麻（06193910600102008），苍术（06174410500303000），苍耳子（06174440200300009），甘草（06156310300203002），黄柏（06157020500206008），防风（06164310100503004）	苍耳子；白芍；天麻［薄片］；酒当归；酒黄芩［薄片，酒炙］；白术；川芎；苍术；甘草；防风［厚片］；陈皮；黄柏［丝］
1050	祛湿方	祛风胜湿	0601550263	灵（靈）仙除痛饮（飲）	《古今医（醫）鉴（鑒）》	麻黄（06141021000104008），赤芍（06153710100303002），防风（06164310100503004），荆芥（06172250500404008），羌活（06164310300103004），独活（06164310100802008），白芷（06164310100203003），苍术（06174410500303000），威灵仙（06153710300104003），黄芩片（06172210100102605），枳实（06157040100102005），桔梗（06174110100303003），葛根（06156310100803006），川芎（06164310500103002），甘草（06156310300203002），当归尾（06164310100402000），升麻（06153710500103004）	独活；枳实；当归尾［薄片］；黄芩片［薄片，煮法］；麻黄；荆芥；威灵仙［段］；赤芍；防风；羌活；白芷；苍术；桔梗；葛根；川芎；甘草；升麻［厚片］
1051	祛湿方	祛风胜湿	0601550270	清肌散	《世医（醫）得效方》	柴胡（06164310101003008），前胡（06164310100702001），川芎（06164310500103002），麸炒枳壳（06157040100202217），羌活（06164310300103004），独活（06164310100802008），茯苓（06400210100403009），桔梗（06174110100303003），人参（06164210300102000），甘草（06156310300203002），天麻（06193910600102008），薄荷（06172250500704009），蝉蜕（06210820100100007）	蝉蜕；前胡；独活；人参；天麻［薄片］；麸炒枳壳［薄片，麸炒］；薄荷［短段］；柴胡；川芎；羌活；桔梗；甘草［厚片］；茯苓［块或厚片］

续表

序号	主分类	次分类	方编码	方名	来源	组成与代码	给付规格与要求
1052	祛湿方	祛风胜湿	0601550287	活血驱（驅）风（風）散	《仁斋（齋）直指方论（論）》	当归（06164310100302003）， 川芎（06164310500103002）， 白芷（06164310100203003）， 细辛（06152010300104005）， 炒蒺藜（06156940200100110）， 桃仁（06156140600300008）， 白芍（06153710100202008）， 法半夏（06191610600200712）， 五灵脂（06221040100100005）， 甘草（06156310300203002）， 炒苍术（06174410500303116）， 姜杜仲（06155920500106341）， 肉桂（06154520500100007）， 天麻（06193910600102008）， 薏苡仁（06191240500100005）， 橘红（06157040400507005）， 槟榔（06191440600102002）， 姜厚朴（06154120500206343）， 麸炒枳壳（06157040100202217）	桃仁；五灵脂；薏苡仁；炒蒺藜［炒黄］；法半夏［甘草石灰水制］；当归；白芍；天麻；槟榔［薄片］；麸炒枳壳［薄片，麸炒］；细辛［段］；川芎；白芷；甘草［厚片］；炒苍术［厚片，炒黄］；姜杜仲［块或丝，姜炙］；肉桂［去粗皮］；姜厚朴［丝，姜汁炙］；橘红［碎］
1053	祛湿方	祛风胜湿	0601550294	大羌活汤（湯）	《卫（衛）生宝（寶）鉴（鑒）》	羌活（06164310300103004）， 升麻（06153710500103004）， 独活（06164310100802008）， 苍术（06174410500303000）， 防风（06164310100503004）， 威灵仙（06153710300104003）， 白术（06174410500203003）， 当归（06164310100302003）， 茯苓（06400210100403009）， 泽泻（06190810600103001）	独活；当归［薄片］；威灵仙［段］；羌活；升麻；苍术；防风；白术；泽泻［厚片］；茯苓［块或厚片］
1054	祛痰方	燥湿化痰	0601610011	二陈（陳）汤（湯）	《太平惠民和剂（劑）局方》	法半夏（06191610600200712）， 茯苓（06400210100403009）， 橘红（06157040400507005）， 炙甘草（06156310300203354）	法半夏［甘草石灰水制］；炙甘草［厚片，蜜炙］；茯苓［块或厚片］；橘红［碎］
1055	祛痰方	燥湿化痰	0601610028	温（溫）胆（膽）汤（湯）	《三因极（極）一病证（證）方论（論）》	姜半夏（06191610600200729）， 姜竹茹（06191220900104346）， 麸炒枳实（06157040100102210）， 陈皮（06157040400306004）， 炙甘草（06156310300203354）， 茯苓（06400210100403009）， 生姜（06193510500403009）， 大枣（06159640200100000）	姜半夏［姜矾制］；麸炒枳实［薄片，麸炒］；姜竹茹［段或小团，姜炙］；生姜［厚片］；炙甘草［厚片，蜜炙］；茯苓［块或厚片］；大枣［破开或去核］；陈皮［丝］

续表

序号	主分类	次分类	方编码	方名	来源	组成与代码	给付规格与要求
1056	祛痰方	燥湿化痰	0601610035	黄（黄）连（連）温（溫）胆（膽）汤（湯）	《六因条（條）辨》	陈皮（06157040400306004），法半夏（06191610600200712），茯苓（06400210100403009），炙甘草（06156310300203354），竹茹（06191220900104001），麸炒枳实（06157040100102210），大枣（06159640200100000），黄连	黄连；法半夏［甘草石灰水制］；麸炒枳实［薄片，麸炒］；竹茹［段或小团］；炙甘草［厚片，蜜炙］；茯苓［块或厚片］；大枣［破开或去核］；陈皮［丝］
1057	祛痰方	燥湿化痰	0601610042	治痰茯苓丸	《是斋（齋）百一选（選）方》引《全生指迷方》	茯苓（06400210100403009），麸炒枳壳（06157040100202217），法半夏（06191610600200712），芒硝（06326410100100000），生姜（06193510500403009）	芒硝；法半夏［甘草石灰水制］；麸炒枳壳［薄片，麸炒］；生姜［厚片］；茯苓［块或厚片］
1058	祛痰方	燥湿化痰	0601610059	导（導）痰汤（湯）	《重订（訂）严（嚴）氏济（濟）生方》	姜半夏（06191610600200729），制天南星（06191610600100722），麸炒枳实（06157040100102210），茯苓（06400210100403009），橘红（06157040400507005），炙甘草（06156310300203354），生姜（06193510500403009）	姜半夏；制天南星［姜矾制］；麸炒枳实［薄片，麸炒］；生姜［厚片］；炙甘草［厚片，蜜炙］；茯苓［块或厚片］；橘红［碎］
1059	祛痰方	燥湿化痰	0601610066	涤（滌）痰汤（湯）	《奇效良方》	制天南星（06191610600100722），姜半夏（06191610600200729），麸炒枳实（06157040100102210），橘红（06157040400507005），茯苓（06400210100403009），石菖蒲（06191610500203004），人参（06164210300102000），竹茹（06191220900104001），甘草（06156310300203002），生姜（06193510500403009）	制天南星；姜半夏［姜矾制］；人参［薄片］；麸炒枳实［薄片，麸炒］；竹茹［段或小团］；石菖蒲；甘草；生姜［厚片］；茯苓［块或厚片］；橘红［碎］
1060	祛痰方	燥湿化痰	0601610073	苍（蒼）附导（導）痰丸	《叶（葉）氏女科证（證）治》	苍术（06174410500303000），香附（06191310500103006），枳壳（06157040100202002），陈皮（06157040400306004），茯苓（06400210100403009），胆南星（06191610600100999），甘草（06156310300203002），生姜（06193510500403009），六神曲（06199990800300873）	胆南星［胆汁制］；六神曲［发酵］；枳壳［薄片］；苍术；甘草；生姜［厚片］；香附［厚片或碾碎］；茯苓［块或厚片］；陈皮［丝］

续表

序号	主分类	次分类	方编码	方名	来源	组成与代码	给付规格与要求
1061	祛痰方	燥湿化痰	0601610080	丹溪治湿（濕）痰方	《丹溪心法》	苍术（06174410500303000），法半夏（06191610600200712），白术（06174410500203003），茯苓（06400210100403009），滑石粉（06322110100107859），香附（06191310500103006），川芎（06164310500103002），当归（06164310100302003）	法半夏［甘草石灰水制］；当归［薄片］；滑石粉［粉，水飞］；苍术；白术；川芎［厚片］；香附［厚片或碾碎］；茯苓［块或厚片］
1062	祛痰方	燥湿化痰	0601610097	开（開）郁二陈（陳）汤（湯）	《万（萬）氏女科》	姜半夏（06191610600200729），陈皮（06157040400306004），茯苓（06400210100403009），麸炒青皮（06157040400406216），川芎（06164310500103002），醋莪术（06193510500703796），木香（06174410100303004），槟榔（06191440600102002），麸炒苍术（06174410500303215），甘草（06156310300203002），生姜（06193510500403009），香附（06191310500103006）	姜半夏［姜矾制］；槟榔［薄片］；川芎；木香；甘草；生姜［厚片］；醋莪术［厚片，醋煮］；麸炒苍术［厚片，麸炒］；香附［厚片或碾碎］；麸炒青皮［厚片或丝，麸炒］；茯苓［块或厚片］；陈皮［丝］
1063	祛痰方	燥湿化痰	0601610103	化坚（堅）二陈（陳）丸	《医（醫）宗金鉴（鑒）》	陈皮（06157040400306004），姜半夏（06191610600200729），茯苓（06400210100403009），甘草（06156310300203002），炒僵蚕（06210910100100210），黄连片（06153710500302001），荷叶（06153220700106007）	姜半夏［姜矾制］；炒僵蚕［麸炒］；黄连片［薄片］；甘草［厚片］；茯苓［块或厚片］；陈皮；荷叶［丝］
1064	祛痰方	燥湿化痰	0601610110	定喘化痰汤（湯）	《丹溪心法附余》	制天南星（06191610600100722），法半夏（06191610600200712），炙甘草（06156310300203354），陈皮（06157040400306004），焯苦杏仁（06156140600100820），款冬花（06174430300100005），五味子（06154140200200007），人参（06164210300102000）	五味子；焯苦杏仁［焯去皮］；法半夏［甘草石灰水制］；制天南星［姜矾制］；人参［薄片］；炙甘草［厚片，蜜炙］；款冬花［去残梗］；陈皮［丝］
1065	祛痰方	燥湿化痰	0601610127	加味磁朱丸	《世医（醫）得效方》	六神曲（06199990800300873），朱砂粉（06310210100107851），煅磁石（06314410100107523）	六神曲［发酵］；朱砂粉［粉，水飞］；煅磁石［粉，煅淬］

续表

序号	主分类	次分类	方编码	方名	来源	组成与代码	给付规格与要求
1066	祛痰方	燥湿化痰	0601610134	加味温（溫）胆（膽）汤（湯）	《袖珍方》	麸炒枳实（06157040100102210），法半夏（06191610600200712），竹茹（06191220900104001），橘红（06157040400507005），茯苓（06400210100403009），炙甘草（06156310300203354），香附（06191310500103006），人参（06164210300102000），柴胡（06164310101003008），麦冬（06192910400300001），桔梗（06174110100303003）	麦冬；法半夏［甘草石灰水制］；人参［薄片］；麸炒枳实［薄片，麸炒］；竹茹［段或小团］；柴胡；桔梗［厚片］；炙甘草［厚片，蜜炙］；香附［厚片或碾碎］；茯苓［块或厚片］；橘红［碎］
1067	祛痰方	燥湿化痰	0601610141	金水六君煎	《景岳（嶽）全书（書）》	当归（06164310100302003），熟地黄（06172410400103610），陈皮（06157040400306004），法半夏（06191610600200712），茯苓（06400210100403009），炙甘草（06156310300203354）	法半夏［甘草石灰水制］；当归［薄片］；熟地黄［厚片，酒炖或蒸］；炙甘草［厚片，蜜炙］；茯苓［块或厚片］；陈皮［丝］
1068	祛痰方	燥湿化痰	0601610158	荆（荊）苏（蘇）汤（湯）	《仁斋（齋）直指方论（論）》	荆芥（06172250500404008），紫苏叶（06172220700107009），木通（06153820100203001），橘红（06157040400507005），当归（06164310100302003），桂枝（06154520200103001），石菖蒲（06191610500203004）	当归［薄片］；荆芥［段］；桂枝；石菖蒲［厚片］；木通［片］；橘红［碎］；紫苏叶［碎品］
1069	祛痰方	燥湿化痰	0601610165	开（開）气（氣）消痰汤（湯）	《古今医（醫）鉴（鑒）》	陈皮（06157040400306004），法半夏（06191610600200712），黄芩片（06172210100102605），前胡（06164310100702001），桔梗（06174110100303003），枳壳（06157040100202002），枳实（06157040100102005），香附（06191310500103006），木香（06174410100303004），僵蚕（06210910100100005），羌活（06164310300103004），荆芥（06172250500404008），槟榔（06191440600102002），射干（06193310500202004），威灵仙（06153710300104003），甘草（06156310300203002）	僵蚕；法半夏［甘草石灰水制］；前胡；枳壳；枳实；槟榔；射干［薄片］；黄芩片［薄片，煮法］；荆芥；威灵仙［段］；桔梗；木香；羌活；甘草［厚片］；香附［厚片或碾碎］；陈皮［丝］

续表

序号	主分类	次分类	方编码	方名	来源	组成与代码	给付规格与要求
1070	祛痰方	燥湿化痰	0601610172	平陈（陳）汤（湯）	《医（醫）学（學）入门（門）》	苍术（06174410500303000），法半夏（06191610600200712），甘草（06156310300203002），厚朴（06154120500206008），陈皮（06157040400306004），茯苓（06400210100403009）	法半夏［甘草石灰水制］；苍术；甘草［厚片］；茯苓［块或厚片］；厚朴；陈皮［丝］
1071	祛痰方	燥湿化痰	0601610189	清晕（暈）化痰汤（湯）	《万（萬）病回春》	陈皮（06157040400306004），姜半夏（06191610600200729），茯苓（06400210100403009），甘草（06156310300203002），川芎（06164310500103002），白芷（06164310100203003），羌活（06164310300103004），麸炒枳实（06157040100102210），制天南星（06191610600100722），防风（06164310100503004），细辛（06152010300104005），酒黄芩（06172210100102315）	姜半夏；制天南星［姜矾制］；酒黄芩［薄片，酒炙］；麸炒枳实［薄片，麸炒］；细辛［段］；甘草；川芎；白芷；羌活；防风［厚片］；茯苓［块或厚片］；陈皮［丝］
1072	祛痰方	燥湿化痰	0601610196	四兽（獸）饮（飲）	《三因极（極）一病证（證）方论（論）》	姜半夏（06191610600200729），茯苓（06400210100403009），人参（06164210300102000），草果（06193540200400008），陈皮（06157040400306004），甘草（06156310300203002），乌梅肉（06156140200200609），白术（06174410500203003），生姜（06193510500403009），大枣（06159640200100000）	草果；姜半夏［姜矾制］；乌梅肉［蒸软，去核］；人参［薄片］；甘草；白术；生姜［厚片］；茯苓［块或厚片］；大枣［破开或去核］；陈皮［丝］
1073	祛痰方	燥湿化痰	0601610202	枳缩（縮）二陈（陳）汤（湯）	《万（萬）病回春》	麸炒枳实（06157040100102210），砂仁（06193540200300001），茯苓（06400210100403009），浙贝母（06192910700603000），陈皮（06157040400306004），炒紫苏子（06172240200200116），瓜蒌子（06174040600200000），姜厚朴（06154120500206343），香附（06191310500103006），川芎（06164310500103002），木香（06174410100303004），沉香（06162320400105008），甘草（06156310300203002）	砂仁；炒紫苏子［炒黄］；麸炒枳实［薄片，麸炒］；瓜蒌子［除去干瘪种子］；川芎；木香；甘草［厚片］；香附［厚片或碾碎］；浙贝母［厚片或碎块］；茯苓［块或厚片］；陈皮［丝］；姜厚朴［丝，姜汁炙］；沉香［小块］

续表

序号	主分类	次分类	方编码	方名	来源	组成与代码	给付规格与要求
1074	祛痰方	燥湿化痰	0601610219	千缗汤（緡湯）	《妇（婦）人大全良方》	法半夏（06191610600200712），大皂角（06156340200407002），炙甘草（06156310300203354），生姜（06193510500403009）	法半夏［甘草石灰水制］；大皂角［捣碎］；生姜［厚片］；炙甘草［厚片，蜜炙］
1075	祛痰方	清热化痰	0601620010	清气（氣）化痰丸	《医（醫）方考》	陈皮（06157040400306004），焯苦杏仁（06156140600100820），麸炒枳实（06157040100102210），酒黄芩（06172210100102315），瓜蒌子（06174040600200000），茯苓（06400210100403009），胆南星（06191610600100999），法半夏（06191610600200712），生姜（06193510500403009）	焯苦杏仁［焯去皮］；胆南星［胆汁制］；法半夏［甘草石灰水制］；酒黄芩［薄片，酒炙］；麸炒枳实［薄片，麸炒］；瓜蒌子［除去干瘪种子］；生姜［厚片］；茯苓［块或厚片］；陈皮［丝］
1076	祛痰方	清热化痰	0601620027	小陷胸汤（湯）	《伤（傷）寒论（論）》	黄连片（06153710500302001），法半夏（06191610600200712），瓜蒌（06174040200105002）	法半夏［甘草石灰水制］；黄连片［薄片］；瓜蒌［丝或块］
1077	祛痰方	清热化痰	0601620034	礞石滚（滾）痰丸	《玉机（機）微义（義）》引《养（養）生主论（論）》	酒大黄（06152310300103313），酒黄芩（06172210100102315），煅青礞石（06337110100305516），沉香（06162320400105008）	酒黄芩［薄片，酒炙］；酒大黄［厚片或块，酒炙］；沉香［小块］；煅青礞石［小块，明煅］
1078	祛痰方	清热化痰	0601620041	加味二陈（陳）汤（湯）	《外科正宗》	姜半夏（06191610600200729），陈皮（06157040400306004），茯苓（06400210100403009），甘草（06156310300203002），黄芩片（06172210100102605），黄连片（06153710500302001），薄荷（06172250500704009），生姜（06193510500403009）	姜半夏［姜矾制］；黄连片［薄片］；黄芩片［薄片，煮法］；薄荷［短段］；甘草；生姜［厚片］；茯苓［块或厚片］；陈皮［丝］
1079	祛痰方	清热化痰	0601620058	黛蛤散	《医（醫）说（說）》引《类（類）编》	青黛（06199990800100879），煅蛤壳（06205220300107512）	青黛；煅蛤壳［碎块，明煅］

续表

序号	主分类	次分类	方编码	方名	来源	组成与代码	给付规格与要求
1080	祛痰方	清热化痰	0601620072	生铁（鐵）落饮（飲）	《医（醫）学（學）心悟》	天冬（06192910400202008），麦冬（06192910400300001），浙贝母（06192910700603000），胆南星（06191610600100999），橘红（06157040400507005），制远志（06157510100104717），石菖蒲（06191610500203004），连翘（06171240200200001），茯苓（06400210100403009），茯神（06400210100505000），玄参（06172410100102005），钩藤（06173520200104003），丹参（06172210300103006），朱砂粉（06310210100107851），铁落（06300110100100001）	麦冬；连翘；铁落；胆南星［胆汁制］；天冬；玄参［薄片］；钩藤［段］；制远志［段，甘草水煮］；朱砂粉［粉，水飞］；石菖蒲；丹参［厚片］；浙贝母［厚片或碎块］；茯神［块］；茯苓［块或厚片］；橘红［碎］
1081	祛痰方	清热化痰	0601620089	桑白皮汤（湯）	《古今医（醫）统（統）大全》引《医（醫）林》	桑白皮（06151220600106000），姜半夏（06191610600200729），紫苏子（06172240200200000），苦杏仁（06156140600100004），浙贝母（06192910700603000），黄芩片（06172210100102605），黄连片（06153710500302001），栀子（06173540200107002），生姜（06193510500403009）	紫苏子；苦杏仁；姜半夏［姜矾制］；黄连片［薄片］；黄芩片［薄片，煮法］；生姜［厚片］；浙贝母［厚片或碎块］；栀子［碾碎］；桑白皮［丝］
1082	祛痰方	清热化痰	0601620096	癫狂梦（夢）醒汤（湯）	《医（醫）林改错（錯）》	桃仁（06156140600300008），柴胡（06164310101003008），香附（06191310500103006），木通（06153820100203001），赤芍（06153710100303002），姜半夏（06191610600200729），大腹皮（06191440400204005），青皮（06157040400406001），陈皮（06157040400306004），桑白皮（06151220600106000），紫苏子（06172240200200000），甘草（06156310300203002）	桃仁；紫苏子；姜半夏［姜矾制］；大腹皮［段］；柴胡；赤芍；甘草［厚片］；香附［厚片或碾碎］；青皮［厚片或丝］；木通［片］；陈皮；桑白皮［丝］
1083	祛痰方	清热化痰	0601620102	将（將）军（軍）定痛丸	《审（審）视（視）瑶（瑤）函》	黄芩片（06172210100102605），僵蚕（06210910100100005），陈皮（06157040400306004），天麻（06193910600102008），桔梗（06174110100303003），青礞石（06337110100305004），白芷（06164310100203003），薄荷（06172250500704009），熟大黄（06152310300103610），姜半夏（06191610600200729）	僵蚕；姜半夏［姜矾制］；天麻［薄片］；黄芩片［薄片，煮法］；薄荷［短段］；桔梗；白芷［厚片］；熟大黄［厚片或块，酒炖或酒蒸］；陈皮［丝］；青礞石［小块］

续表

序号	主分类	次分类	方编码	方名	来源	组成与代码	给付规格与要求
1084	祛痰方	清热化痰	0601620119	竹茹汤（湯）	《普济（濟）本事方》引孙（孫）兆方	葛根（06156310100803006），炙甘草（06156310300203354），姜半夏（06191610600200729）	姜半夏［姜矾制］；葛根［厚片］；炙甘草［厚片，蜜炙］
1085	祛痰方	清热化痰	0601620126	青竹茹汤（湯）	《外台秘要》引《集验（驗）方》	竹茹（06191220900104001），陈皮（06157040400306004），生姜（06193510500403009），茯苓（06400210100403009），姜半夏（06191610600200729）	姜半夏［姜矾制］；竹茹［段或小团］；生姜［厚片］；茯苓［块或厚片］；陈皮［丝］
1086	祛痰方	清热化痰	0601620133	桔梗杏仁煎	《景岳（嶽）全书（書）》	桔梗（06174110100303003），苦杏仁（06156140600100004），甘草（06156310300203002），阿胶（06220340200100969），金银花（06173630200200008），麦冬（06192910400300001），百合（06192910700500002），夏枯草（06172240200300007），连翘（06171240200200001），浙贝母（06192910700603000），枳壳（06157040100202002），大血藤（06153820100103004）	苦杏仁；金银花；麦冬；百合；夏枯草；连翘；阿胶［制胶］；枳壳［薄片］；桔梗；甘草；大血藤［厚片］；浙贝母［厚片或碎块］
1087	祛痰方	清热化痰	0601620140	清宁（寧）散	《仁斋（齋）直指小儿（兒）方论（論）》	桑白皮（06151220600106000），炒葶苈子（06154940600300112），茯苓（06400210100403009），车前子（06173440600100002），栀子（06173540200107002），炙甘草（06156310300203354）	车前子；炒葶苈子［炒黄］；炙甘草［厚片，蜜炙］；茯苓［块或厚片］；栀子［碾碎］；桑白皮［丝］
1088	祛痰方	清热化痰	0601620157	半夏汤（湯）	《圣（聖）济（濟）总（總）录（錄）》	法半夏（06191610600200712），麻黄（06141021000104008），杜衡（06152010500104003），白芍（06153710100202008），麸炒枳实（06157040100102210），细辛（06152010300104005），炒苦杏仁（06156140600100110），乌梅炭（06156140200200418），松萝（06500210100100006），淡竹叶（06191221200104005）	松萝；炒苦杏仁［炒黄］；乌梅炭［炒炭］；法半夏［甘草石灰水制］；白芍［薄片］；麸炒枳实［薄片，麸炒］；麻黄；杜衡；细辛；淡竹叶［段］
1089	祛痰方	清热化痰	0601620164	苦酒汤（湯）	《伤（傷）寒论（論）》	生半夏（06191610600200002），鸡子白（06224140100100009），醋	生半夏；鸡子白；醋
1090	祛痰方	清热化痰	0601620171	桔梗汤（湯）	《伤（傷）寒论（論）》	桔梗（06174110100303003），甘草（06156310300203002）	桔梗；甘草［厚片］

续表

序号	主分类	次分类	方编码	方名	来源	组成与代码	给付规格与要求
1091	祛痰方	清热化痰	0601620188	排脓（膿）散	《金匮要略》	枳实（06157040100102005），赤芍（06153710100303002），桔梗（06174110100303003），鸡子黄	鸡子黄；枳实［薄片］；赤芍；桔梗［厚片］
1092	祛痰方	清热化痰	0601620195	清肺汤（湯）	《万（萬）病回春》	黄芩片（06172210100102605），桔梗（06174110100303003），茯苓（06400210100403009），陈皮（06157040400306004），浙贝母（06192910700603000），桑白皮（06151220600106000），当归（06164310100302003），天冬（06192910400202008），栀子（06173540200107002），焯苦杏仁（06156140600100820），麦冬（06192910400300001），五味子（06154140200200007），甘草（06156310300203002），生姜（06193510500403009），鲜竹沥（06191290900208009）	麦冬；五味子；焯苦杏仁［焯去皮］；当归；天冬［薄片］；黄芩片［薄片，煮法］；桔梗；甘草；生姜［厚片］；浙贝母［厚片或碎块］；茯苓［块或厚片］；栀子［碾碎］；陈皮；桑白皮［丝］；鲜竹沥［鲜药］
1093	祛痰方	清热化痰	0601620201	半夏芩术（朮）汤（湯）	《丹溪心法》	苍术（06174410500303000），白术（06174410500203003），法半夏（06191610600200712），制天南星（06191610600100722），酒黄芩（06172210100102315），香附（06191310500103006），陈皮（06157040400306004），茯苓（06400210100403009），威灵仙（06153710300104003），甘草（06156310300203002）	法半夏［甘草石灰水制］；制天南星［姜矾制］；酒黄芩［薄片，酒炙］；威灵仙［段］；苍术；白术；甘草［厚片］；香附［厚片或碾碎］；茯苓［块或厚片］；陈皮［丝］
1094	祛痰方	清热化痰	0601620218	瓜蒌枳实（實）汤（湯）	《万（萬）病回春》	瓜蒌（06174040200105002），麸炒枳实（06157040100102210），桔梗（06174110100303003），茯苓（06400210100403009），浙贝母（06192910700603000），陈皮（06157040400306004），黄芩片（06172210100102605），栀子（06173540200107002），当归（06164310100302003），砂仁（06193540200300001），木香（06174410100303004），甘草（06156310300203002）	砂仁；当归［薄片］；黄芩片［薄片，煮法］；麸炒枳实［薄片，麸炒］；桔梗；木香；甘草［厚片］；浙贝母［厚片或碎块］；茯苓［块或厚片］；栀子［碾碎］；陈皮［丝］；瓜蒌［丝或块］

续表

序号	主分类	次分类	方编码	方名	来源	组成与代码	给付规格与要求
1095	祛痰方	清热化痰	0601620225	清金降火汤（湯）	《古今医（醫）鉴（鑒）》	陈皮（06157040400306004），法半夏（06191610600200712），茯苓（06400210100403009），桔梗（06174110100303003），麸炒枳壳（06157040100202217），浙贝母（06192910700603000），前胡（06164310100702001），焯苦杏仁（06156140600100820），炒黄芩（06172210100102117），石膏（06326110100107008），瓜蒌子（06174040600200000），炙甘草（06156310300203354）	焯苦杏仁［焯去皮］；法半夏［甘草石灰水制］；前胡［薄片］；炒黄芩［薄片，炒黄］；麸炒枳壳［薄片，麸炒］；瓜蒌子［除去干瘪种子］；石膏［粗粉］；桔梗［厚片］；炙甘草［厚片，蜜炙］；浙贝母［厚片或碎块］；茯苓［块或厚片］；陈皮［丝］
1096	祛痰方	清热化痰	0601620232	清上补（補）下丸	《寿（壽）世保元》	熟地黄（06172410400103610），大枣（06159640200100000），山药（06193210500103007），茯苓（06400210100403009），牡丹皮（06153720600102005），泽泻（06190810600103001），五味子（06154140200200007），天冬（06192910400202008），麸炒枳实（06157040100102210），川贝母（06192910700200001），麦冬（06192910400300001），桔梗（06174110100303003），姜黄连（06153710500302346），焯苦杏仁（06156140600100820），姜半夏（06191610600200729），瓜蒌子（06174040600200000），酒黄芩（06172210100102315），甘草（06156310300203002）	五味子；川贝母；麦冬；焯苦杏仁［焯去皮］；姜半夏［姜矾制］；牡丹皮；天冬［薄片］；姜黄连［薄片，姜汁炙］；酒黄芩［薄片，酒炙］；麸炒枳实［薄片，麸炒］；瓜蒌子［除去干瘪种子］；山药；泽泻；桔梗；甘草［厚片］；熟地黄［厚片，酒炖或蒸］；茯苓［块或厚片］；大枣［破开或去核］
1097	祛痰方	清热化痰	0601620249	清心滚（滾）痰丸	《万（萬）病回春》	酒大黄（06152310300103313），黄芩片（06172210100102605），煅青礞石（06337110100305516），沉香（06162320400105008），水牛角（06220220200103002），大皂角（06156340200407002），麝香（06220640100100008），朱砂粉（06310210100107851）	麝香；黄芩片［薄片，煮法］；大皂角［捣碎］；朱砂粉［粉，水飞］；酒大黄［厚片或块，酒炙］；水牛角［片］；沉香［小块］；煅青礞石［小块，明煅］
1098	祛痰方	清热化痰	0601620256	小调（調）中汤（湯）	《医（醫）学（學）入门（門）》	黄连片（06153710500302001），甘草（06156310300203002），瓜蒌子（06174040600200000），姜半夏（06191610600200729）	姜半夏［姜矾制］；黄连片［薄片］；瓜蒌子［除去干瘪种子］；甘草［厚片］

续表

序号	主分类	次分类	方编码	方名	来源	组成与代码	给付规格与要求
1099	祛痰方	清热化痰	0601620263	芷贝（貝）散	《医（醫）学（學）入门（門）》	白芷（06164310100203003），浙贝母（06192910700603000）	白芷［厚片］；浙贝母［厚片或碎块］
1100	祛痰方	清热化痰	0601620270	增味二陳湯（陳湯）	《医（醫）方集略》	法半夏（06191610600200712），陈皮（06157040400306004），茯苓（06400210100403009），炒栀子（06173540200107118），炒黄连，香附（06191310500103006），枳实（06157040100102005），川芎（06164310500103002），苍术（06174410500303000），白芍（06153710100202008），炒六神曲（06199990800300118），甘草（06156310300203002）	炒黄连；法半夏［甘草石灰水制］；炒六神曲［清炒］；枳实；白芍［薄片］；川芎；苍术；甘草［厚片］；香附［厚片或碾碎］；茯苓［块或厚片］；炒栀子［碾碎，炒黄］；陈皮［丝］
1101	祛痰方	清热化痰	0601620287	竹沥（瀝）达（達）痰丸	《摄（攝）生众（衆）妙方》	姜半夏（06191610600200729），人参（06164210300102000），茯苓（06400210100403009），陈皮（06157040400306004），炙甘草（06156310300203354），白术（06174410500203003），酒大黄（06152310300103313），酒黄芩（06172210100102315），沉香（06162320400105008），青礞石（06337110100305004）	姜半夏［姜矾制］；人参［薄片］；酒黄芩［薄片，酒炙］；白术［厚片］；炙甘草［厚片，蜜炙］；酒大黄［厚片或块，酒炙］；茯苓［块或厚片］；陈皮［丝］；沉香；青礞石［小块］
1102	祛痰方	清热化痰	0601620294	竹沥汤（瀝湯）	《证类（證類）本草》引《梅师（師）方》	竹沥，茯苓（06400210100403009）	竹沥；茯苓［块或厚片］
1103	祛痰方	润燥化痰	0601630019	贝（貝）母瓜蒌散	《医（醫）学（學）心悟》	川贝母（06192910700200001），瓜蒌（06174040200105002），天花粉（06174010100103002），茯苓（06400210100403009），橘红（06157040400507005），桔梗（06174110100303003）	川贝母；天花粉；桔梗［厚片］；茯苓［块或厚片］；瓜蒌［丝或块］；橘红［碎］

续表

序号	主分类	次分类	方编码	方名	来源	组成与代码	给付规格与要求
1104	祛痰方	润燥化痰	0601630026	人参（參）百合汤（湯）	《丹溪心法》	人参（06164210300102000），白术（06174410500203003），茯苓（06400210100403009），百合（06192910700500002），红花（06174430200100006），细辛（06152010300104005），五味子（06154140200200007），肉桂（06154520500100007），阿胶（06220340200100969），黄芪（06156310100603002），姜半夏（06191610600200729），苦杏仁（06156140600100004），甘草（06156310300203002），白芍（06153710100202008），天冬（06192910400202008）	百合；红花；五味子；苦杏仁；姜半夏［姜矾制］；阿胶［制胶］；人参；白芍；天冬［薄片］；细辛［段］；白术；黄芪；甘草［厚片］；茯苓［块或厚片］；肉桂［去粗皮］
1105	祛痰方	温化寒痰	0601640018	苓甘五味姜辛汤（湯）	《金匮要略》	茯苓（06400210100403009），甘草（06156310300203002），五味子（06154140200200007），干姜（06193510500203005），细辛（06152010300104005）	五味子；细辛［段］；甘草［厚片］；干姜［厚片或块］；茯苓［块或厚片］
1106	祛痰方	温化寒痰	0601640025	三子养（養）亲（親）汤（湯）	《韩（韓）氏医（醫）通》	紫苏子（06172240200200000），芥子（06154940600100002），莱菔子（06154940600200009）	紫苏子［炒黄、捣碎］；芥子［炒黄、捣碎］；莱菔子［炒黄、捣碎］
1107	祛痰方	温化寒痰	0601640032	半夏散及汤（湯）	《伤（傷）寒论（論）》	法半夏（06191610600200712），桂枝（06154520200103001），炙甘草（06156310300203354）	法半夏［甘草石灰水制］；桂枝［厚片］；炙甘草［厚片，蜜炙］
1108	祛痰方	温化寒痰	0601640049	桂苓五味甘草去桂加干（幹）姜细（細）辛半夏汤（湯）	《金匮要略》	茯苓（06400210100403009），甘草（06156310300203002），五味子（06154140200200007），干姜（06193510500203005），细辛（06152010300104005），法半夏（06191610600200712）	五味子；法半夏［甘草石灰水制］；细辛［段］；甘草［厚片］；干姜［厚片或块］；茯苓［块或厚片］
1109	祛痰方	温化寒痰	0601640056	苓甘五味加姜辛半夏杏仁汤（湯）	《金匮要略》	茯苓（06400210100403009），甘草（06156310300203002），五味子（06154140200200007），干姜（06193510500203005），细辛（06152010300104005），法半夏（06191610600200712），焯苦杏仁（06156140600100820）	五味子；焯苦杏仁［焯去皮］；法半夏［甘草石灰水制］；细辛［段］；甘草［厚片］；干姜［厚片或块］；茯苓［块或厚片］

续表

序号	主分类	次分类	方编码	方名	来源	组成与代码	给付规格与要求
1110	祛痰方	温化寒痰	0601640063	苓甘五味加姜辛半杏大黄（黄）汤（湯）	《金匮要略》	茯苓（06400210100403009），甘草（06156310300203002），五味子（06154140200200007），干姜（06193510500203005），细辛（06152010300104005），法半夏（06191610600200712），燀苦杏仁（06156140600100820），大黄（06152310300103009）	五味子；燀苦杏仁［燀去皮］；法半夏［甘草石灰水制］；细辛［段］；甘草［厚片］；干姜；大黄［厚片或块］；茯苓［块或厚片］
1111	祛痰方	温化寒痰	0601640070	桂枝去芍药（藥）加皂荚（莢）汤（湯）	《备（備）急千金要方》	桂枝（06154520200103001），生姜（06193510500403009），甘草（06156310300203002），大枣（06159640200100000），大皂角（06156340200407002）	大皂角［捣碎］；桂枝；生姜；甘草［厚片］；大枣［破开或去核］
1112	祛痰方	温化寒痰	0601640094	皂荚（莢）丸	《金匮要略》	大皂角（06156340200407002），大枣（06159640200100000）	大皂角［捣碎］；大枣［破开或去核］
1113	祛痰方	温化寒痰	0601640100	半夏温（溫）肺汤（湯）	《医（醫）学（學）发（發）明》	细辛（06152010300104005），陈皮（06157040400306004），肉桂（06154520500100007），人参（06164210300102000），旋覆花（06174430100100007），甘草（06156310300203002），桔梗（06174110100303003），白芍（06153710100202008），法半夏（06191610600200712），茯苓（06400210100403009），生姜（06193510500403009）	法半夏［甘草石灰水制］；人参；白芍［薄片］；细辛［段］；甘草；桔梗；生姜［厚片］；茯苓［块或厚片］；肉桂［去粗皮］；旋覆花［去梗、叶］；陈皮［丝］
1114	祛痰方	温化寒痰	0601640117	露姜饮	《南北经验（經驗）方》引《澹寮方》	生姜（06193510500403009）	生姜［厚片］
1115	祛痰方	化痰熄风	0601650017	半夏白术（朮）天麻汤（湯）	《医（醫）学（學）心悟》	法半夏（06191610600200712），白术（06174410500203003），天麻（06193910600102008），茯苓（06400210100403009），橘红（06157040400507005），甘草（06156310300203002），生姜（06193510500403009），大枣（06159640200100000）	法半夏［甘草石灰水制］；天麻［薄片］；白术；甘草；生姜［厚片］；茯苓［块或厚片］；大枣［破开或去核］；橘红［碎］

续表

序号	主分类	次分类	方编码	方名	来源	组成与代码	给付规格与要求
1116	祛痰方	化痰熄风	0601650024	定痫丸	《医（醫）学（學）心悟》	天麻（06193910600102008），川贝母（06192910700200001），胆南星（06191610600100999），姜半夏（06191610600200729），陈皮（06157040400306004），茯苓（06400210100403009），蒸茯神（06400210100505604），石菖蒲（06191610500203004），全蝎（06215110100100004），炒僵蚕（06210910100100210），制远志（06157510100104717），酒丹参（06172210300103310），麦冬（06192910400300001），朱砂粉（06310210100107851），琥珀（06338110100400005），鲜竹沥（06191290900208009），生姜（06193510500403009），甘草（06156310300203002）	川贝母；全蝎；麦冬；琥珀；胆南星［胆汁制］；姜半夏［姜矾制］；炒僵蚕［麸炒］；天麻［薄片］；制远志［段，甘草水煮］；朱砂粉［粉，水飞］；石菖蒲；生姜；甘草［厚片］；酒丹参［厚片，酒炙］；蒸茯神［块，蒸］；茯苓［块或厚片］；陈皮［丝］；鲜竹沥［鲜药］
1117	祛痰方	化痰熄风	0601650048	洗心汤（湯）	《辨证（證）录（錄）》	人参（06164210300102000），甘草（06156310300203002），清半夏（06191610600200736），陈皮（06157040400306004），附片（06153710400303009），茯神（06400210100505000），酸枣仁（06159640600100006），六神曲（06199990800300873），石菖蒲（06191610500203004）	清半夏［白矾制］；六神曲［发酵］；人参［薄片］；甘草；石菖蒲［厚片］；茯神［块］；附片［片］；酸枣仁［去残留壳核，用时捣碎］；陈皮［丝］
1118	祛痰方	化痰熄风	0601650055	顺（順）气（氣）导（導）痰汤（湯）	《李氏医（醫）鉴（鑒）》	橘红（06157040400507005），茯苓（06400210100403009），姜半夏（06191610600200729），甘草（06156310300203002），胆南星（06191610600100999），木香（06174410100303004），香附（06191310500103006），枳实（06157040100102005）	胆南星［胆汁制］；姜半夏［姜矾制］；枳实［薄片］；甘草；木香［厚片］；香附［厚片或碾碎］；茯苓［块或厚片］；橘红［碎］
1119	祛痰方	化痰熄风	0601650062	追风（風）祛痰丸	《摄（攝）生众（衆）妙方》	防风（06164310100503004），天麻（06193910600102008），僵蚕（06210910100100005），生白附子（06191610600300009），全蝎（06215110100100004），木香（06174410100303004），朱砂粉（06310210100107851），炒猪牙皂（06156340200100118），白矾（06326310100100003），清半夏（06191610600200736）	僵蚕；生白附子；全蝎；白矾；清半夏［白矾制］；炒猪牙皂［炒黄］；天麻［薄片］；朱砂粉［粉，水飞］；防风；木香［厚片］

续表

序号	主分类	次分类	方编码	方名	来源	组成与代码	给付规格与要求
1120	消食方	消食化滞	0601710018	保和丸	《丹溪心法》	净山楂（06156140200100008），六神曲（06199990800300873），姜半夏（06191610600200729），茯苓（06400210100403009），陈皮（06157040400306004），连翘（06171240200200001），莱菔子（06154940600200009），炒麦芽（06191290800200110）	连翘；莱菔子；六神曲［发酵］；姜半夏［姜矾制］；茯苓［块或厚片］；净山楂［去核］；陈皮［丝］；炒麦芽［炒黄］
1121	消食方	消食化滞	0601710025	枳实（實）导（導）滞（滯）丸	《内（内）外伤（傷）辨惑论（論）》	大黄（06152310300103009），麸炒枳实（06157040100102210），炒六神曲（06199990800300118），茯苓（06400210100403009），黄芩片（06172210100102605），泽泻（06190810600103001），黄连片（06153710500302001），白术（06174410500203003）	炒六神曲［清炒］；黄连片［薄片］；黄芩片［薄片，煮法］；麸炒枳实［薄片，麸炒］；泽泻；白术［厚片］；大黄［厚片或块］；茯苓［块或厚片］
1122	消食方	消食化滞	0601710032	大安丸	《丹溪心法》	净山楂（06156140200100008），炒六神曲（06199990800300118），法半夏（06191610600200712），茯苓（06400210100403009），陈皮（06157040400306004），莱菔子（06154940600200009），连翘（06171240200200001），白术（06174410500203003）	莱菔子；连翘；法半夏［甘草石灰水制］；炒六神曲［清炒］；白术［厚片］；茯苓［块或厚片］；净山楂［去核］；陈皮［丝］
1123	消食方	消食化滞	0601710049	消乳丸	《婴（嬰）童百问（問）》	醋香附（06191310500103327），炒六神曲（06199990800300118），炒麦芽（06191290800200110），陈皮（06157040400306004），砂仁（06193540200300001），炙甘草（06156310300203354），生姜（06193510500403009）	砂仁；炒麦芽［炒黄］；炒六神曲［清炒］；生姜［厚片］；炙甘草［厚片，蜜炙］；醋香附［厚片或碾碎，醋炙］；陈皮［丝］
1124	消食方	消食化滞	0601710056	木香槟榔丸	《儒门（門）事亲（親）》	木香（06174410100303004），槟榔（06191440600102002），青皮（06157040400406001），陈皮（06157040400306004），醋莪术（06193510500703796），黄连，黄柏（06157020500206008），大黄（06152310300103009），香附（06191310500103006），牵牛子（06171740600100005），生姜（06193510500403009）	黄连；牵牛子；槟榔［薄片］；木香；生姜［厚片］；醋莪术［厚片，醋煮］；大黄［厚片或块］；香附［厚片或碾碎］；青皮［厚片或丝］；陈皮；黄柏［丝］

续表

序号	主分类	次分类	方编码	方名	来源	组成与代码	给付规格与要求
1125	消食方	消食化滞	0601710063	白豆蔻散	《奇效良方》	豆蔻（06193540200200004），肉豆蔻（06154440500100008），高良姜（06193510500602006），木香（06174410100303004），肉桂（06154520500100007），炮附片（06153710400303221），麸炒枳壳（06157040100202217），陈皮（06157040400306004），人参（06164210300102000），丁香（06163430300100009），炙甘草（06156310300203354）	豆蔻；肉豆蔻；丁香；高良姜；人参［薄片］；麸炒枳壳［薄片，麸炒］；木香［厚片］；炙甘草［厚片，蜜炙］；炮附片［片，砂烫］；肉桂［去粗皮］；陈皮［丝］
1126	消食方	消食化滞	0601710070	阿魏丸	《博济（濟）方》	阿魏（06164390200100006），炒当归（06164310100302119），肉桂（06154520500100007），醋陈皮（06157040400306325），白及（06193910600202005），白芷（06164310100203003），莪术（06193510500703000），醋延胡索（06154710600103323），木香（06174410100303004），川芎（06164310500103002），醋炙吴茱萸（06157040200300325），炮附片（06153710400303221），炮姜（06193510500203227），肉豆蔻（06154440500100008），朱砂粉（06310210100107851）	阿魏；肉豆蔻；醋炙吴茱萸［醋炙］；白及［薄片］；炒当归［薄片，清炒］；朱砂粉［粉，水飞］；白芷；莪术；木香；川芎［厚片］；醋延胡索［厚片，醋炙或醋煮］；炮姜［厚片或块，砂烫］；炮附片［片，砂烫］；肉桂［去粗皮］；醋陈皮［丝，醋炙］
1127	消食方	消食化滞	0601710087	消痞理脾汤（湯）	《医（醫）宗金鉴（鑒）》	芜荑（06151090800100005），三棱（06190310600102009），莪术（06193510500703000），麸炒青皮（06157040400406216），陈皮（06157040400306004），芦荟（06192990800105000），槟榔（06191440600102002），使君子（06163340200400003），甘草（06156310300203002），黄连片（06153710500302001），胡黄连（06172410500102001），炒麦芽（06191290800200110），炒建曲（06199990800200111）	芜荑；使君子；炒麦芽；炒建曲［炒黄］；三棱；槟榔；黄连片；胡黄连［薄片］；莪术；甘草［厚片］；麸炒青皮［厚片或丝，麸炒］；陈皮［丝］；芦荟［小块］

续表

序号	主分类	次分类	方编码	方名	来源	组成与代码	给付规格与要求
1128	消食方	健脾消食	0601720031	葛花解酲汤（湯）	《内（内）外伤（傷）辨惑论（論）》	木香（06174410100303004），茯苓（06400210100403009），陈皮（06157040400306004），白术（06174410500203003），生姜（06193510500403009），泽泻（06190810600103001），焦六神曲（06199990800300125），青皮（06157040400406001），砂仁（06193540200300001），豆蔻（06193540200200004），葛花（06156330100100004），人参（06164210300102000），猪苓（06400210100203005）	砂仁；豆蔻；葛花；焦六神曲［炒焦］；人参［薄片］；木香；白术；生姜；泽泻；猪苓［厚片］；青皮［厚片或丝］；茯苓［块或厚片］；陈皮［丝］
1129	消食方	健脾消食	0601720048	枳术（朮）丸	《内（内）外伤（傷）辨惑论（論）》引张（張）洁（潔）古方	白术（06174410500203003），麸炒枳实（06157040100102210）	麸炒枳实［薄片，麸炒］；白术［厚片］
1130	消食方	健脾消食	0601720055	资（資）生丸	《先醒斋（齋）医（醫）学（學）广（廣）笔（筆）记（記）》	人参（06164210300102000），白术（06174410500203003），乳茯苓（06400210100403696），陈皮（06157040400306004），净山楂（06156140200100008），炙甘草（06156310300203354），炒山药（06193210500103113），黄连片（06153710500302001），薏苡仁（06191240500100005），炒白扁豆（06156340600400115），豆蔻（06193540200200004），广藿香（06172250500104007），莲子（06153240600200001），泽泻（06190810600103001），桔梗（06174110100303003），芡实（06153240500100005），炒麦芽（06191290800200110）	薏苡仁；豆蔻；芡实；炒白扁豆；炒麦芽［炒黄］；人参；黄连片［薄片］；广藿香［段］；白术；泽泻；桔梗［厚片］；炙甘草［厚片，蜜炙］；炒山药［厚片，清炒］；乳茯苓［块或厚片，乳蒸］；莲子［切开，去心］；净山楂［去核］；陈皮［丝］
1131	消食方	健脾消食	0601720062	启（啓）脾汤（湯）	《摄（攝）生众（衆）妙方》	人参（06164210300102000），土炒白术（06174410500203263），茯苓（06400210100403009），山药（06193210500103007），莲子（06153240600200001），净山楂（06156140200100008），陈皮（06157040400306004），泽泻（06190810600103001），炙甘草（06156310300203354）	人参［薄片］；山药；泽泻［厚片］；炙甘草［厚片，蜜炙］；土炒白术［厚片，土炒］；茯苓［块或厚片］；莲子［切开，去心］；净山楂［去核］；陈皮［丝］

续表

序号	主分类	次分类	方编码	方名	来源	组成与代码	给付规格与要求
1132	消食方	健脾消食	0601720079	肥儿（兒）丸	《古今医（醫）鉴（鑒）》引刘（劉）尚书（書）方	人参（06164210300102000），白术（06174410500203003），茯苓（06400210100403009），姜黄连（06153710500302346），胡黄连（06172410500102001），使君子（06163340200400003），炒六神曲（06199990800300118），炒麦芽（06191290800200110），净山楂（06156140200100008），炙甘草（06156310300203354），芦荟（06192990800105000）	使君子；炒麦芽［炒黄］；炒六神曲［清炒］；人参；胡黄连［薄片］；姜黄连［薄片，姜汁炙］；白术［厚片］；炙甘草［厚片，蜜炙］；茯苓［块或厚片］；净山楂［去核］；芦荟［小块］
1133	消食方	健脾消食	0601720086	正传（傳）加味二陈（陳）汤（湯）	《医（醫）学（學）正传（傳）》引丹溪方	橘红（06157040400507005），茯苓（06400210100403009），法半夏（06191610600200712），炙甘草（06156310300203354），川芎（06164310500103002），苍术（06174410500303000），白术（06174410500203003），净山楂（06156140200100008），砂仁（06193540200300001），炒六神曲（06199990800300118），香附（06191310500103006），炒麦芽（06191290800200110）	砂仁；炒麦芽［炒黄］；法半夏［甘草石灰水制］；炒六神曲［清炒］；川芎；苍术；白术［厚片］；炙甘草［厚片，蜜炙］；香附［厚片或碾碎］；茯苓［块或厚片］；净山楂［去核］；橘红［碎］
1134	消食方	健脾消食	0601720093	香砂平胃散	《万（萬）病回春》	香附（06191310500103006），砂仁（06193540200300001），苍术（06174410500303000），陈皮（06157040400306004），甘草（06156310300203002），麸炒枳实（06157040100102210），木香（06174410100303004），广藿香（06172250500104007），厚朴（06154120500206008），生姜（06193510500403009）	砂仁；麸炒枳实［薄片，麸炒］；广藿香［段］；苍术；甘草；木香；生姜［厚片］；香附［厚片或碾碎］；陈皮；厚朴［丝］
1135	驱虫方	驱虫方	0601810015	乌（烏）梅丸	《伤（傷）寒论（論）》	乌梅（06156140200200005），细辛（06152010300104005），干姜（06193510500203005），黄连片（06153710500302001），当归（06164310100302003），附片（06153710400303009），花椒（06157040400200005），桂枝（06154520200103001），人参（06164210300102000），黄柏（06157020500206008）	乌梅；黄连片；当归；人参［薄片］；花椒［除去椒目、果柄等］；细辛［段］；桂枝［厚片］；干姜［厚片或块］；附片［片］；黄柏［丝］

续表

序号	主分类	次分类	方编码	方名	来源	组成与代码	给付规格与要求
1136	驱虫方	驱虫方	0601810022	理中安蛔汤（湯）	《伤（傷）寒全生集》	人参（06164210300102000），白术（06174410500203003），茯苓（06400210100403009），干姜（06193510500203005），花椒（06157040400200005），乌梅（06156140200200005）	乌梅；人参［薄片］；花椒［除去椒目、果柄等］；白术［厚片］；干姜［厚片或块］；茯苓［块或厚片］
1137	驱虫方	驱虫方	0601810039	连（連）梅安蛔汤（湯）	《重订（訂）通俗伤（傷）寒论（論）》	胡黄连（06172410500102001），花椒（06157040400200005），雷丸（06400410100107000），乌梅（06156140200200005），黄柏（06157020500206008），槟榔（06191440600102002）	乌梅；胡黄连；槟榔［薄片］；花椒［除去椒目、果柄等］；雷丸［粉］；黄柏［丝］
1138	驱虫方	驱虫方	0601810046	胆（膽）蛔汤（湯）	《临（臨）证（證）医（醫）案医（醫）方》	槟榔（06191440600102002），苦楝皮（06157320500106002），炒使君子仁（06163340200500116），炒榧子（06140940600100115），乌梅（06156140200200005），木香（06174410100303004），麸炒枳壳（06157040100202217）	乌梅；炒使君子仁［炒黄］；槟榔［薄片］；麸炒枳壳［薄片，麸炒］；木香［厚片］；炒榧子［去壳取仁，炒黄］；苦楝皮［丝］
1139	驱虫方	驱虫方	0601810053	甘草粉蜜汤（湯）	《金匮要略》	甘草（06156310300203002），粉，蜂蜜（06210740100200005）	粉；蜂蜜；甘草［厚片］
1140	驱虫方	驱虫方	0601810060	小儿（兒）疳虫（蟲）蚀（蝕）齿（齒）方	《金匮要略》	雄黄粉（06310310100107858），葶苈子（06154940600300006）	葶苈子；雄黄粉［粉，水飞］
1141	驱虫方	驱虫方	0601810077	温（溫）脏（臟）丸	《景岳（嶽）全书（書）》	人参（06164210300102000），麸炒白术（06174410500203218），当归（06164310100302003），酒白芍（06153710100202312），茯苓（06400210100403009），炒花椒（06157040400200111），榧子（06140940600100009），使君子（06163340200400003），槟榔（06191440600102002），炮姜（06193510500203227），炒吴茱萸（06157040200300110）	使君子；炒花椒；炒吴茱萸［炒黄］；人参；当归；槟榔［薄片］；酒白芍［薄片，酒炙］；麸炒白术［厚片，蜜炙麸皮炒］；炮姜［厚片或块，砂烫］；茯苓［块或厚片］；榧子［去壳取仁］
1142	驱虫方	驱虫方	0601810084	楝陈（陳）汤（湯）	《寿（壽）世保元》	苦楝皮（06157320500106002），陈皮（06157040400306004），姜半夏（06191610600200729），茯苓（06400210100403009），甘草（06156310300203002）	姜半夏［姜矾制］；甘草［厚片］；茯苓［块或厚片］；苦楝皮；陈皮［丝］

续表

序号	主分类	次分类	方编码	方名	来源	组成与代码	给付规格与要求
1143	涌吐方	涌吐方	0601910012	瓜蒂散	《伤（傷）寒论（論）》	甜瓜蒂（06174040500500002），赤小豆（06156340600100008）	甜瓜蒂；赤小豆
1144	涌吐方	涌吐方	0601910029	急救稀涎散	《肘后（後）备（備）急方》引孙（孫）尚药（藥）方	大皂角（06156340200407002），白矾（06326310100100003）	白矾；大皂角［捣碎］
1145	治痈方	内服方	0602010018	止痛如神汤（湯）	《外科启（啓）玄》	当归尾（06164310100402000），黄柏（06157020500206008），桃仁（06156140600300008），槟榔（06191440600102002），大皂角（06156340200407002），防风（06164310100503004），苍术（06174410500303000），秦艽（06171410100103003），泽泻（06190810600103001），熟大黄（06152310300103610）	桃仁；当归尾；槟榔［薄片］；大皂角［捣碎］；防风；苍术；秦艽；泽泻［厚片］；熟大黄［厚片或块，酒炖或酒蒸］；黄柏［丝］
1146	治痈方	内服方	0602010025	连（連）翘（翹）败（敗）毒散	《医（醫）方集解》	柴胡（06164310101003008），前胡（06164310100702001），枳壳（06157040100202002），桔梗（06174110100303003），羌活（06164310300103004），独活（06164310100802008），茯苓（06400210100403009），川芎（06164310500103002），甘草（06156310300203002），连翘（06171240200200001），金银花（06173630200200008）	连翘；金银花；前胡；枳壳；独活［薄片］；柴胡；桔梗；羌活；川芎；甘草［厚片］；茯苓［块或厚片］
1147	治痈方	内服方	0602010032	消瘰汤（湯）	《辨证（證）录（錄）》	白芍（06153710100202008），白术（06174410500203003），鳖甲（06225620300100003），甘草（06156310300203002），郁金（06193510400102002），枳壳（06157040100202002），天花粉（06174010100103002），牡丹皮（06153720600102005），香附（06191310500103006），茯苓（06400210100403009），巴戟天（06173510100100007），豆蔻（06193540200200004），木香（06174410100303004）	巴戟天；豆蔻；白芍；郁金；枳壳；牡丹皮［薄片］；鳖甲［沸水煮，去皮肉］；白术；甘草；天花粉；木香［厚片］；香附［厚片或碾碎］；茯苓［块或厚片］

续表

序号	主分类	次分类	方编码	方名	来源	组成与代码	给付规格与要求
1148	治痈方	内服方	0602010049	消瘿散	《证（證）治准绳（繩）》	海藻（06600110100104006），昆布（06600410100106001），海马（06227110200100008），煅蛤壳（06205220300107512），煅石燕（06338110100305515），海螵蛸（06207130100105008）	海马；海藻［段］；煅石燕［块，明煅］；昆布［宽丝］；煅蛤壳［碎块，明煅］；海螵蛸［小块］
1149	治痈方	内服方	0602010063	三仁膏	《济（濟）众（衆）新编》	蓖麻子（06157740600200002），火麻仁（06151240200300004），苦杏仁（06156140600100004）	火麻仁；苦杏仁；蓖麻子［用时去壳］
1150	治痈方	内服方	0602010087	荣（榮）卫（衛）返魂汤（湯）	《仙传（傳）外科集验（驗）方》	何首乌（06152310400103008），当归（06164310100302003），木通（06153820100203001），炒赤芍（06153710100303118），白芷（06164310100203003），小茴香（06164340200100001），土乌药，麸炒枳壳（06157040100202217），甘草（06156310300203002）	小茴香；土乌药；当归［薄片］；麸炒枳壳［薄片，麸炒］；白芷；甘草［厚片］；炒赤芍［厚片，炒黄］；何首乌［厚片或块］；木通［片］
1151	治痈方	内服方	0602010094	夏枯草散	《医（醫）学（學）入门（門）》	夏枯草（06172240200300007），甘草（06156310300203002）	夏枯草；甘草［厚片］
1152	治痈方	内服方	0602010100	瓜蒌散	《集验（驗）背疽方》	瓜蒌（06174040200105002），当归（06164310100302003），甘草（06156310300203002），没药（06157290200100009），乳香（06157290200200006）	没药；乳香；当归［薄片］；甘草［厚片］；瓜蒌［丝或块］
1153	治痈方	外用方	0602020017	九一丹	《医（醫）宗金鉴（鑒）》	红粉（06314610100107008），煅石膏（06326110100107510）	红粉［粉］；煅石膏［粉，明煅］

续表

序号	主分类	次分类	方编码	方名	来源	组成与代码	给付规格与要求
1154	治痈方	外用方	0602020024	万（萬）灵（靈）膏	《万（萬）氏家抄济（濟）世良方》	当归尾（06164310100402000）， 红花（06174430200100006）， 大黄（06152310300103009）， 苏木（06156320400103003）， 桃仁（06156140600300008）， 苦杏仁（06156140600100004）， 三棱（06190310600102009）， 莪术（06193510500703000）， 枳壳（06157040100202002）， 枳实（06157040100102005）， 苍术（06174410500303000）， 厚朴（06154120500206008）， 槟榔（06191440600102002）， 青皮（06157040400406001）， 芥子（06154940600100002）， 香附（06191310500103006）， 木香（06174410100303004）， 乌药（06154510400102003）， 辣蓼（06152350100204001）， 苎麻根（06151310300100009）， 地黄（06172410400103009）， 花椒（06157040400200005）， 肉桂（06154520500100007）， 干漆（06158390200100418）， 大皂角（06156340200407002）， 延胡索（06154710600103002）， 白芷（06164310100203003）， 淫羊藿（06153920700206003）， 生天南星（06191610600100005）， 生半夏（06191610600200002）， 防风（06164310100503004）， 荆芥（06172250500404008）， 羌活（06164310300103004）， 独活（06164310100802008）， 紫苏叶（06172220700107009）， 生巴豆（06157740200100009）， 麻黄（06141021000104008）， 秦艽（06171410100103003）， 赤芍（06153710100303002）， 大风子（0616154060010004）， 穿山甲（06220420300100004）， 生白附子（06191610600300009）， 高良姜（06193510500602006）， 海风藤（06150320100103002）， 防己（06154010100103008）， 川芎（06164310500103002）， 蜂房（06210640900105008）， 木鳖子（06174040600107002）	红花；桃仁；苦杏仁；芥子；苎麻根；生天南星；生半夏；大风子；穿山甲；生白附子；干漆［炒炭］；当归尾；三棱；枳壳；枳实；槟榔；乌药；独活；高良姜［薄片］；花椒［除去椒目、果柄等］；大皂角［捣碎］；辣蓼；荆芥；麻黄［段］；莪术；苍术；木香；地黄；延胡索；白芷；防风；羌活；秦艽；赤芍；海风藤；防己；川芎［厚片］；大黄［厚片或块］；香附［厚片或碾碎］；青皮［厚片或丝］；蜂房［块］；苏木［片或细粉］；肉桂［去粗皮］；木鳖子［去壳取仁捣碎］；生巴豆［去皮取净仁］；厚朴；淫羊藿［丝］；紫苏叶［碎品］

续表

序号	主分类	次分类	方编码	方名	来源	组成与代码	给付规格与要求
1155	治痈方	外用方	0602020031	八宝（寶）丹	《疡（瘍）医（醫）大全》	牛黄（06220240100100000），琥珀（06338110100400005），珍珠（06299940100100009），冰片（06160890800100009），煅龙骨（06338110100105511），轻粉（06332210100107006），煅炉甘石（06326610100107942），象皮（06221220100100001）	牛黄；琥珀；珍珠；冰片；象皮；轻粉［粉］；煅炉甘石［粉，明煅，再水飞］；煅龙骨［块，明煅］
1156	治痈方	外用方	0602020048	三品一条（條）枪（槍）	《外科正宗》	白矾（06326310100100003），砒石（06314510100100002），雄黄粉（06310310100107858），乳香（06157290200200006）	白矾；砒石；乳香；雄黄粉［粉，水飞］
1157	治痈方	外用方	0602020055	千金散	《朱仁康临（臨）床经（經）验（驗）集》	乳香（06157290200200006），没药（06157290200100009），轻粉（06332210100107006），朱砂粉（06310210100107851），砒石（06314510100100002），赤石脂（06322310100107006），五倍子（06158390900100008），雄黄粉（06310310100107858），蛇含石（06317110100200008）	乳香；没药；砒石；五倍子；蛇含石；赤石脂［打碎或研细粉］；轻粉［粉］；朱砂粉；雄黄粉［粉，水飞］
1158	治痈方	外用方	0602020062	太乙膏	《外科正宗》	玄参（06172410100102005），白芷（06164310100203003），当归（06164310100302003），赤芍（06153710100303002），大黄（06152310300103009），地黄（06172410400103009），生马钱子（06171340600100007），阿魏（06164390200100006），柳枝（06150520200103005），槐枝（06156320200103005），血余炭（06220140900100425），铅丹（06310110100200005），乳香（06157290200200006），没药（06157290200100009），麻油（06172690800100000）	生马钱子；阿魏；铅丹；乳香；没药；麻油；血余炭［煅炭］；玄参；当归［薄片］；白芷；赤芍；地黄［厚片］；大黄［厚片或块］；柳枝；槐枝［片］
1159	治痈方	外用方	0602020079	四黄（黃）膏	《朱仁康临（臨）床经（經）验（驗）集》	黄连片（06153710500302001），黄芩片（06172210100102605），大黄（06152310300103009），黄柏（06157020500206008），木芙蓉叶（06160020700106003），泽兰（06172250500304001）	黄连片［薄片］；黄芩片［薄片，煮法］；泽兰［段］；大黄［厚片或块］；黄柏；木芙蓉叶［丝］

续表

序号	主分类	次分类	方编码	方名	来源	组成与代码	给付规格与要求
1160	治痈方	外用方	0602020086	生肌玉红（紅）膏	《外科正宗》	白芷（06164310100203003），甘草（06156310300203002），当归（06164310100302003），血竭（06191490200107006），轻粉（06332210100107006），虫白蜡（06210340100100000），紫草（06172010100102007），麻油（06172690800100000）	虫白蜡；麻油；当归；紫草［薄片］；轻粉［粉］；白芷；甘草［厚片］；血竭［碎粒或细末］
1161	治痈方	外用方	0602020093	白降丹	《医（醫）宗金鉴（鑒）》	朱砂粉（06310210100107851），雄黄粉（06310310100107858），水银（06310210100200002），硼砂（06324110100100001），硝石（06328110100100007），食盐，白矾（06326310100100003），皂矾（06326210100107005）	水银；硼砂；硝石；食盐；白矾；朱砂粉；雄黄粉［粉，水飞］；皂矾［碎块］
1162	治痈方	外用方	0602020109	回阳（陽）玉龙（龍）膏	《仙传（傳）外科集验（驗）方》	制草乌（06153710400500705），制天南星（06191610600100722），煨姜（06193510500403801），白芷（06164310100203003），赤芍（06153710100303002），肉桂（06154520500100007）	制天南星［姜矾制］；制草乌［煮］；白芷；赤芍［厚片］；煨姜［厚片或块，煨］；肉桂［去粗皮］
1163	治痈方	外用方	0602020116	红（紅）灵（靈）丹	《中医（醫）外科学（學）》	雄黄粉（06310310100107858），乳香（06157290200200006），硼砂（06324110100100001），青礞石（06337110100305004），没药（06157290200100009），冰片（06160890800100009），硝石（06328110100100007），朱砂粉（06310210100107851），麝香（06220640100100008）	乳香；硼砂；没药；冰片；硝石；麝香；雄黄粉；朱砂粉［粉，水飞］；青礞石［小块］

续表

序号	主分类	次分类	方编码	方名	来源	组成与代码	给付规格与要求
1164	治痈方	外用方	0602020123	阳（陽）和解凝膏	《外科证（證）治全生集》	牛蒡子（06174440200200002），透骨草（06156350500204003），附片（06153710400303009），桂枝（06154520200103001），大黄（06152310300103009），当归（06164310100302003），肉桂（06154520500100007），生草乌（06153710400400005），生川乌（06153710400100004），地龙（06203110200104006），僵蚕（06210910100100005），赤芍（06153710100303002），白芷（06164310100203003），白蔹（06159710400103009），白及（06193910600202005），川芎（06164310500103002），续断片（06173910100103006），防风（06164310100503004），荆芥（06172250500404008），五灵脂（06221040100100005），木香（06174410100303004），香橼（06157040200105005），陈皮（06157040400306004），乳香（06157290200200006），没药（06157290200100009），苏合香（06155890200100003），麝香（06220640100100008）	牛蒡子；生草乌；生川乌；僵蚕；五灵脂；乳香；没药；苏合香；麝香；当归；白及［薄片］；透骨草；地龙；荆芥［段］；桂枝；赤芍；白芷；白蔹；川芎；续断片；防风；木香［厚片］；大黄［厚片或块］；附片［片］；肉桂［去粗皮］；陈皮［丝］；香橼［小块或丝］
1165	治痈方	外用方	0602020130	阳（陽）毒内（内）消散	《外科正宗》	麝香（06220640100100008），天然冰片（06154590800100007），白及（06193910600202005），生天南星（06191610600100005），姜黄（06193510500503006），龟甲（06225220300100005），轻粉（06332210100107006），胆矾（06326510100100007），铜绿（06326710100100001），青黛（06199990800100879），樟脑（06154590800205009）	麝香；天然冰片；生天南星；胆矾；铜绿；青黛；白及［薄片］；龟甲［沸水煮，去皮肉］；轻粉［粉］；姜黄［厚片］；樟脑［硬块或结晶颗粒］

续表

序号	主分类	次分类	方编码	方名	来源	组成与代码	给付规格与要求
1166	治痈方	外用方	0602020147	陀僧膏	《医（醫）宗金鉴（鑒）》	密陀僧（06310110100100008），赤芍（06153710100303002），当归（06164310100302003），乳香（06157290200200006），没药（06157290200100009），赤石脂（06322310100107006），苦参（06156310100303001），百草霜（06199990900100007），桐油（06157790800100008），麻油（06172690800100000），血竭（06191490200107006），儿茶（06156390800100001），大黄（06152310300103009）	密陀僧；乳香；没药；百草霜；桐油；麻油；儿茶；当归［薄片］；赤石脂［打碎或研细粉］；赤芍；苦参［厚片］；大黄［厚片或块］；血竭［碎粒或细末］
1167	治痈方	外用方	0602020154	桂麝散	《药（藥）奁启（啓）秘》	麻黄（06141021000104008），细辛（06152010300104005），肉桂（06154520500100007），猪牙皂（06156340200100002），生半夏（06191610600200002），丁香（06163430300100009），生天南星（06191610600100005），麝香（06220640100100008），冰片（06160890800100009）	猪牙皂；生半夏；丁香；生天南星；麝香；冰片；麻黄；细辛［段］；肉桂［去粗皮］
1168	治痈方	外用方	0602020161	象皮膏	《伤（傷）科补（補）要》	大黄（06152310300103009），川芎（06164310500103002），当归（06164310100302003），地黄（06172410400103009），红花（06174430200100006），黄连片（06153710500302001），甘草（06156310300203002），荆芥（06172250500404008），肉桂（06154520500100007），白及（06193910600202005），白蔹（06159710400103009）	红花；当归；黄连片；白及［薄片］；荆芥［段］；川芎；地黄；甘草；白蔹［厚片］；大黄［厚片或块］；肉桂［去粗皮］
1169	治痈方	外用方	0602020178	黄（黄）连（連）膏	《医（醫）宗金鉴（鑒）》	黄连片（06153710500302001），当归尾（06164310100402000），黄柏（06157020500206008），地黄（06172410400103009），姜黄（06193510500503006），麻油（06172690800100000），蜂蜡（06210740100300002）	麻油；黄连片；当归尾［薄片］；蜂蜡［除去杂质］；地黄；姜黄［厚片］；黄柏［丝］

续表

序号	主分类	次分类	方编码	方名	来源	组成与代码	给付规格与要求
1170	治痈方	外用方	0602020185	双（雙）柏膏	《中医（醫）伤（傷）科学（學）讲（講）义（義）》	大黄（06152310300103009），黄柏（06157020500206008），侧柏叶（06140621200100001），泽兰（06172250500304001），薄荷（06172250500704009）	薄荷［短段］；泽兰［段］；大黄［厚片或块］；侧柏叶［去硬梗］；黄柏［丝］
1171	治痈方	外用方	0602020192	润（潤）肌膏	《外科正宗》	麻油（06172690800100000），当归（06164310100302003），紫草（06172010100102007），蜂蜡（06210740100300002）	麻油；当归；紫草［薄片］；蜂蜡［除去杂质］
1172	治痈方	外用方	0602020208	绿袍散	《医（醫）学（學）入门（門）》	黄柏（06157020500206008），薄荷（06172250500704009），芒硝（06326410100100000），青黛（06199990800100879）	芒硝；青黛；薄荷［短段］；黄柏［丝］
1173	治痈方	外用方	0602020215	青黛散	《袖珍小儿（兒）方》	黄连片（06153710500302001），黄柏（06157020500206008），青黛（06199990800100879），芒硝（06326410100100000），朱砂粉（06310210100107851），雄黄粉（06310310100107858），牛黄（06220240100100000），硼砂（06324110100100001），冰片（06160890800100009）	青黛；芒硝；牛黄；硼砂；冰片；黄连片［薄片］；朱砂粉；雄黄粉［粉，水飞］；黄柏［丝］
1174	泻下方	润下	0600235017	潤血飲	《方藥合編》	酒牛膝（06152510100204313），肉苁蓉片（06172821100103006），当归（06164310100302003），枳壳（06157040100202002），郁李仁（06156140600200001），酒升麻	郁李仁；酒升麻；当归；枳壳［薄片］；酒牛膝［段，酒炙］；肉苁蓉片［厚片］
1175	清热方	清热解毒	0600435011	和解飲	《方藥合編》	小麦（06191240200200005），金银花（06173630200200008），板栗，生姜（06193510500403009）	小麦；金银花；板栗；生姜［厚片］
1176	温里方	温中祛寒	0600615017	建理湯	《方藥合編》	人参（06164210300102000），干姜（06193510500203005），桂枝（06154520200103001），白术（06174410500203003），炒白芍（06153710100202114），炙甘草（06156310300203354）	人参；炒白芍［薄片，炒黄］；桂枝；白术［厚片］；炙甘草［厚片，蜜炙］；干姜［厚片或块］
1177	补益方	补气	0600715014	五果茶	《方藥合編》	核桃，白果仁（06140240500100001），大枣（06159640200100000），板栗，生姜（06193510500403009）	核桃；板栗；生姜［厚片］；大枣［破开或去核］；白果仁［去硬壳］

续表

序号	主分类	次分类	方编码	方名	来源	组成与代码	给付规格与要求
1178	补益方	补气	0600715021	蔘朮健脾湯	《方藥合编》	人参（06164210300102000），白术（06174410500203003），茯苓（06400210100403009），厚朴（06154120500206008），陈皮（06157040400306004），净山楂（06156140200100008），枳实（06157040100102005），白芍（06153710100202008），砂仁（06193540200300001），六神曲（06199990800300873），麦芽（06191290800200868），甘草（06156310300203002）	砂仁；六神曲［发酵］；麦芽［发芽］；人参；枳实；白芍［薄片］；白术；甘草［厚片］；茯苓［块或厚片］；净山楂［去核］；厚朴；陈皮［丝］
1179	祛痰方	燥湿化痰	0601615016	解表二陳湯	《方藥合编》	姜半夏（06191610600200729），陈皮（06157040400306004），茯苓（06400210100403009），炙甘草（06156310300203354），紫苏叶（06172220700107009），麻黄（06141021000104008），苦杏仁（06156140600100004），桑白皮（06151220600106000），紫菀（06174410300103008），浙贝母（06192910700603000），桔梗（06174110100303003）	苦杏仁；姜半夏［姜矾制］；麻黄［段］；桔梗［厚片］；炙甘草［厚片，蜜炙］；紫菀［厚片或段］；浙贝母［厚片或碎块］；茯苓［块或厚片］；陈皮；桑白皮［丝］；紫苏叶［碎品］
1180	祛痰方	清热化痰	0601625015	梨硼膏	《方藥合编》	秋梨，硼砂（06324110100100001）	秋梨；硼砂
1181	驱虫方	驱虫方	0601815010	蔘圓飲	《方藥合编》	人参（06164210300102000），龙眼肉（06159340800100003），陈皮（06157040400306004）	龙眼肉；人参［薄片］；陈皮［丝］
1182	治痈方	内服方	0602015013	丹粉丸	《方藥合编》	轻粉（06332210100107006），铅丹（06310110100200005），雄黄粉（06310310100107858），钟乳石（06326610100205006），琥珀（06338110100400005），乳香（06157290200200006），枯矾（06326310100100515）	铅丹；琥珀；乳香；枯矾［明煅］；轻粉［粉］；雄黄粉［粉，水飞］；钟乳石［小块］

续表

序号	主分类	次分类	方编码	方名	来源	组成与代码	给付规格与要求
1183	治痈方	外用方	0602025012	神聖餅	《方藥合編》	当归（06164310100302003），白芷（06164310100203003），炉甘石（06326610100107003），乳香（06157290200200006），没药（06157290200100009），雄黄粉（06310310100107858），熊胆，硼砂（06324110100100001），海螵蛸（06207130100105008），轻粉（06332210100107006），巴豆霜（06157740200100832），麝香（06220640100100008），朱砂粉（06310210100107851），胡桐泪	乳香；没药；熊胆；硼砂；麝香；胡桐泪；巴豆霜［制霜或取仁碾细，加适量淀粉使脂肪油含量符合规定］；当归［薄片］；炉甘石［打碎］；轻粉［粉］；雄黄粉；朱砂粉［粉，水飞］；白芷［厚片］；海螵蛸［小块］
1184	四象医学：少阴人方	治外热方	0604110013	黃芪桂枝附子湯	《東醫壽世保元》	桂枝（06154520200103001），黄芪（06156310100603002），白芍（06153710100202008），当归（06164310100302003），炙甘草（06156310300203354），炮附片（06153710400303221），生姜（06193510500403009），大枣（06159640200100000）	白芍；当归［薄片］；桂枝；黄芪；生姜［厚片］；炙甘草［厚片，蜜炙］；炮附片［片，砂烫］；大枣［破开或去核］
1185	四象医学：少阴人方	治外热方	0604110020	人蔘桂枝附子湯	《東醫壽世保元》	人参（06164210300102000），桂枝（06154520200103001），白芍（06153710100202008），黄芪（06156310100603002），当归（06164310100302003），炙甘草（06156310300203354），炮附片（06153710400303221），生姜（06193510500403009），大枣（06159640200100000）	人参；白芍；当归［薄片］；桂枝；黄芪；生姜［厚片］；炙甘草［厚片，蜜炙］；炮附片［片，砂烫］；大枣［破开或去核］
1186	四象医学：少阴人方	治外热方	0604110037	升陽益氣附子湯	《東醫壽世保元》	人参（06164210300102000），桂枝（06154520200103001），白芍（06153710100202008），黄芪（06156310100603002），白何首乌，肉桂（06154520500100007），当归（06164310100302003），炙甘草（06156310300203354），炮附片（06153710400303221），生姜（06193510500403009），大枣（06159640200100000）	白何首乌；人参；白芍；当归［薄片］；桂枝；黄芪；生姜［厚片］；炙甘草［厚片，蜜炙］；炮附片［片，砂烫］；大枣［破开或去核］；肉桂［去粗皮］

续表

序号	主分类	次分类	方编码	方名	来源	组成与代码	给付规格与要求
1187	四象医学：少阴人方	治外热方	0604110044	人蔘官桂附子湯	《東醫壽世保元》	人参（06164210300102000）， 肉桂（06154520500100007）， 黄芪（06156310100603002）， 白芍（06153710100202008）， 当归（06164310100302003）， 炙甘草（06156310300203354）， 炮附片（06153710400303221）， 生姜（06193510500403009）， 大枣（06159640200100000）	人参；白芍；当归［薄片］；黄芪；生姜［厚片］；炙甘草［厚片，蜜炙］；炮附片［片，砂烫］；大枣［破开或去核］；肉桂［去粗皮］
1188	四象医学：少阴人方	治外热方	0604110051	黃芪桂枝湯	《東醫壽世保元》	桂枝（06154520200103001）， 白芍（06153710100202008）， 黄芪（06156310100603002）， 白何首乌， 当归（06164310100302003）， 炙甘草（06156310300203354）， 生姜（06193510500403009）， 大枣（06159640200100000）	白何首乌；白芍；当归［薄片］；桂枝；黄芪；生姜［厚片］；炙甘草［厚片，蜜炙］；大枣［破开或去核］
1189	四象医学：少阴人方	治外热方	0604110068	川芎桂枝湯	《東醫壽世保元》	桂枝（06154520200103001）， 白芍（06153710100202008）， 川芎（06164310500103002）， 苍术（06174410500303000）， 陈皮（06157040400306004）， 炙甘草（06156310300203354）， 生姜（06193510500403009）， 大枣（06159640200100000）	白芍［薄片］；桂枝；川芎；苍术；生姜［厚片］；炙甘草［厚片，蜜炙］；大枣［破开或去核］；陈皮［丝］
1190	四象医学：少阴人方	治外热方	0604110075	芎歸香蘇散	《東醫壽世保元》	香附（06191310500103006）， 紫苏叶（06172220700107009）， 川芎（06164310500103002）， 当归（06164310100302003）， 苍术（06174410500303000）， 陈皮（06157040400306004）， 炙甘草（06156310300203354）， 葱白（06192910701000006）， 生姜（06193510500403009）， 大枣（06159640200100000）	葱白；当归［薄片］；川芎；苍术；生姜［厚片］；炙甘草［厚片，蜜炙］；香附［厚片或碾碎］；大枣［破开或去核］；陈皮［丝］；紫苏叶［碎品］
1191	四象医学：少阴人方	治外热方	0604110082	八物君子湯	《東醫壽世保元》	人参（06164210300102000）， 黄芪（06156310100603002）， 白术（06174410500203003）， 白芍（06153710100202008）， 当归（06164310100302003）， 川芎（06164310500103002）， 陈皮（06157040400306004）， 炙甘草（06156310300203354）， 生姜（06193510500403009）， 大枣（06159640200100000）	人参；白芍；当归［薄片］；黄芪；白术；川芎；生姜［厚片］；炙甘草［厚片，蜜炙］；大枣［破开或去核］；陈皮［丝］

续表

序号	主分类	次分类	方编码	方名	来源	组成与代码	给付规格与要求
1192	四象医学：少阴人方	治外热方	0604110099	香附子八物湯	《東醫壽世保元》	香附（06191310500103006），当归（06164310100302003），白芍（06153710100202008），白术（06174410500203003），白何首乌，川芎（06164310500103002），陈皮（06157040400306004），炙甘草（06156310300203354），生姜（06193510500403009），大枣（06159640200100000）	白何首乌；当归；白芍［薄片］；白术；川芎；生姜［厚片］；炙甘草［厚片，蜜炙］；香附［厚片或碾碎］；大枣［破开或去核］；陈皮［丝］
1193	四象医学：少阴人方	治内寒方	0604120012	桂枝半夏生薑湯	《東醫壽世保元》	生姜（06193510500403009），桂枝（06154520200103001），姜半夏（06191610600200729），白芍（06153710100202008），白术（06174410500203003），陈皮（06157040400306004），炙甘草（06156310300203354）	姜半夏［姜矾制］；白芍［薄片］；生姜；桂枝；白术［厚片］；炙甘草［厚片，蜜炙］；陈皮［丝］
1194	四象医学：少阴人方	治内寒方	0604120029	赤白何烏寬中湯	《東醫壽世保元》	白何首乌，何首乌（06152310400103008），高良姜（06193510500602006），干姜（06193510500203005），青皮（06157040400406001），陈皮（06157040400306004），香附（06191310500103006），益智仁（06193540200500005），大枣（06159640200100000）	白何首乌；高良姜［薄片］；何首乌；干姜［厚片或块］；香附［厚片或碾碎］；青皮［厚片或丝］；大枣［破开或去核］；益智仁［去外壳］；陈皮［丝］
1195	四象医学：少阴人方	治内寒方	0604120036	蒜蜜湯	《東醫壽世保元》	白何首乌，白术（06174410500203003），白芍（06153710100202008），桂枝（06154520200103001），茵陈（06174450500707002），干益母草（06172250500604002），赤石脂（06322310100107006），罂粟壳（06154740400106002），生姜（06193510500403009），大枣（06159640200100000），大蒜（06192910700100004），蜂蜜（06210740100200005）	白何首乌；大蒜；蜂蜜；白芍［薄片］；茵陈［搓碎或切碎］；赤石脂［打碎或研细粉］；干益母草［段］；白术；桂枝；生姜［厚片］；大枣［破开或去核］；罂粟壳［丝］
1196	四象医学：少阴人方	治内寒方	0604120043	鷄蔘膏	《東醫壽世保元》	人参（06164210300102000），肉桂（06154520500100007），鸡（06224110200100001）	鸡；人参［薄片］；肉桂［去粗皮］

续表

序号	主分类	次分类	方编码	方名	来源	组成与代码	给付规格与要求
1197	四象医学：少阴人方	治内寒方	0604120050	巴豆丹	《東醫壽世保元》	生巴豆（06157740200100009）	生巴豆［去皮取净仁］
1198	四象医学：少阴人方	治内寒方	0604120067	人蔘陳皮湯	《東醫壽世保元》	人参（06164210300102000），生姜（06193510500403009），砂仁（06193540200300001），陈皮（06157040400306004），大枣（06159640200100000）	砂仁；人参［薄片］；生姜［厚片］；大枣［破开或去核］；陈皮［丝］
1199	四象医学：少阴人方	治内寒方	0604120074	人蔘吳茱萸湯	《東醫壽世保元》	人参（06164210300102000），吴茱萸（06157040200300004），生姜（06193510500403009），白芍（06153710100202008），当归（06164310100302003），肉桂（06154520500100007）	吴茱萸；人参；白芍；当归［薄片］；生姜［厚片］；肉桂［去粗皮］
1200	四象医学：少阴人方	治内寒方	0604120081	官桂附子理中湯	《東醫壽世保元》	人参（06164210300102000），白术（06174410500203003），炮姜（06193510500203227），肉桂（06154520500100007），白芍（06153710100202008），陈皮（06157040400306004），炙甘草（06156310300203354），炮附片（06153710400303221）	人参；白芍［薄片］；白术［厚片］；炙甘草［厚片，蜜炙］；炮姜［厚片或块，砂烫］；炮附片［片，砂烫］；肉桂［去粗皮］；陈皮［丝］
1201	四象医学：少阴人方	治内寒方	0604120098	吳茱萸附子理中湯	《東醫壽世保元》	人参（06164210300102000），白术（06174410500203003），炮姜（06193510500203227），肉桂（06154520500100007），白芍（06153710100202008），陈皮（06157040400306004），炙甘草（06156310300203354），吴茱萸（06157040200300004），小茴香（06164340200100001），补骨脂（06156340200200009），炮附片（06153710400303221）	吴茱萸；小茴香；补骨脂；人参；白芍［薄片］；白术［厚片］；炙甘草［厚片，蜜炙］；炮姜［厚片或块，砂烫］；炮附片［片，砂烫］；肉桂［去粗皮］；陈皮［丝］
1202	四象医学：少阴人方	治内寒方	0604120104	白何烏附子理中湯	《東醫壽世保元》	白何首乌，麸炒白术（06174410500203218），白芍（06153710100202008），桂枝（06154520200103001），炮姜（06193510500203227），陈皮（06157040400306004），炙甘草（06156310300203354），炮附片（06153710400303221）	白何首乌；白芍［薄片］；桂枝［厚片］；炙甘草［厚片，蜜炙］；麸炒白术［厚片，蜜炙麸皮炒］；炮姜［厚片或块，砂烫］；炮附片［片，砂烫］；陈皮［丝］

续表

序号	主分类	次分类	方编码	方名	来源	组成与代码	给付规格与要求
1203	四象医学：少阴人方	治内寒方	0604120111	白何烏理中湯	《東醫壽世保元》	白何首乌，白术（06174410500203003），白芍（06153710100202008），桂枝（06154520200103001），炮姜（06193510500203227），陈皮（06157040400306004），炙甘草（06156310300203354）	白何首乌；白芍［薄片］；白术；桂枝［厚片］；炙甘草［厚片，蜜炙］；炮姜［厚片或块，砂烫］；陈皮［丝］
1204	四象医学：少阳人方	治外寒方	0604210010	荊防導赤散	《東醫壽世保元》	地黄（06172410400103009），木通（06153820100203001），玄参（06172410100102005），瓜蒌子（06174040600200000），前胡（06164310100702001），羌活（06164310300103004），独活（06164310100802008），荆芥（06172250500404008），防风（06164310100503004）	玄参；前胡；独活［薄片］；瓜蒌子［除去干瘪种子］；荆芥［段］；地黄；羌活；防风［厚片］；木通［片］
1205	四象医学：少阳人方	治外寒方	0604210027	猪苓車前子湯	《東醫壽世保元》	茯苓（06400210100403009），泽泻（06190810600103001），猪苓（06400210100203005），车前子（06173440600100002），知母（06192910500303001），石膏（06326110100107008），羌活（06164310300103004），独活（06164310100802008），荆芥（06172250500404008），防风（06164310100503004）	车前子；独活［薄片］；石膏［粗粉］；荆芥［段］；泽泻；猪苓；知母；羌活；防风［厚片］；茯苓［块或厚片］
1206	四象医学：少阳人方	治外寒方	0604210034	木通大安湯	《東醫壽世保元》	木通（06153820100203001），地黄（06172410400103009），茯苓（06400210100403009），泽泻（06190810600103001），车前子（06173440600100002），黄连片（06153710500302001），羌活（06164310300103004），防风（06164310100503004），荆芥（06172250500404008）	车前子；黄连片［薄片］；荆芥［段］；地黄；泽泻；羌活；防风［厚片］；茯苓［块或厚片］；木通［片］
1207	四象医学：少阳人方	治外寒方	0604210041	黃連清腸湯	《東醫壽世保元》	地黄（06172410400103009），木通（06153820100203001），茯苓（06400210100403009），泽泻（06190810600103001），猪苓（06400210100203005），车前子（06173440600100002），黄连片（06153710500302001），羌活（06164310300103004），防风（06164310100503004）	车前子；黄连片［薄片］；地黄；泽泻；猪苓；羌活；防风［厚片］；茯苓［块或厚片］；木通［片］

续表

序号	主分类	次分类	方编码	方名	来源	组成与代码	给付规格与要求
1208	四象医学：少阳人方	治外寒方	0604210058	甘遂天一丸	《東醫壽世保元》	生甘遂（06157710400100000），轻粉（06332210100107006）	生甘遂；轻粉［粉］
1209	四象医学：少阳人方	治内热方	0604220019	滑石苦参湯	《東醫壽世保元》	茯苓（06400210100403009），泽泻（06190810600103001），滑石（06322110100107002），苦参（06156310100303001），黄连片（06153710500302001），黄柏（06157020500206008），羌活（06164310300103004），独活（06164310100802008），荆芥（06172250500404008），防风（06164310100503004）	黄连片；独活［薄片］；荆芥［段］；泽泻；苦参；羌活；防风［厚片］；茯苓［块或厚片］；黄柏［丝］；滑石［碎块或细粉］
1210	四象医学：少阳人方	治内热方	0604220026	獨活地黄湯	《東醫壽世保元》	熟地黄（06172410400103610），山萸肉（06164440400100006），茯苓（06400210100403009），泽泻（06190810600103001），牡丹皮（06153720600102005），防风（06164310100503004），独活（06164310100802008）	牡丹皮；独活［薄片］；泽泻；防风［厚片］；熟地黄［厚片，酒炖或蒸］；茯苓［块或厚片］；山萸肉［去果核］
1211	四象医学：少阳人方	治内热方	0604220033	十二味地黄湯	《東醫壽世保元》	熟地黄（06172410400103610），山萸肉（06164440400100006），茯苓（06400210100403009），泽泻（06190810600103001），牡丹皮（06153720600102005），地骨皮（06172320600100008），玄参（06172410100102005），枸杞子（06172340200200007），覆盆子（06156140200800007），车前子（06173440600100002），荆芥（06172250500404008），防风（06164310100503004）	枸杞子；覆盆子；车前子；牡丹皮；玄参［薄片］；地骨皮［除去木心］；荆芥［段］；泽泻；防风［厚片］；熟地黄［厚片，酒炖或蒸］；茯苓［块或厚片］；山萸肉［去果核］
1212	四象医学：少阳人方	治内热方	0604220040	地黄白虎湯	《東醫壽世保元》	石膏（06326110100107008），地黄（06172410400103009），知母（06192910500303001），防风（06164310100503004），独活（06164310100802008）	独活［薄片］；石膏［粗粉］；地黄；知母；防风［厚片］
1213	四象医学：少阳人方	治内热方	0604220057	陽毒白虎湯	《東醫壽世保元》	石膏（06326110100107008），地黄（06172410400103009），知母（06192910500303001），荆芥（06172250500404008），防风（06164310100503004），牛蒡子（06174440200200002）	牛蒡子；石膏［粗粉］；荆芥［段］；地黄；知母；防风［厚片］

续表

序号	主分类	次分类	方编码	方名	来源	组成与代码	给付规格与要求
1214	四象医学：少阳人方	治内热方	0604220064	凉膈散火湯	《東醫壽世保元》	地黄（06172410400103009），忍冬藤（06173620200204007），连翘（06171240200200001），栀子（06173540200107002），薄荷（06172250500704009），知母（06192910500303001），石膏（06326110100107008），防风（06164310100503004），荆芥（06172250500404008）	连翘；石膏［粗粉］；薄荷［短段］；忍冬藤；荆芥［段］；地黄；知母；防风［厚片］；栀子［碾碎］
1215	四象医学：少阳人方	治内热方	0604220071	忍冬藤地骨皮湯	《東醫壽世保元》	忍冬藤（06173620200204007），山萸肉（06164440400100006），地骨皮（06172320600100008），黄连片（06153710500302001），黄柏（06157020500206008），玄参（06172410100102005），苦参（06156310100303001），地黄（06172410400103009），知母（06192910500303001），栀子（06173540200107002），枸杞子（06172340200200007），覆盆子（06156140200800007），荆芥（06172250500404008），防风（06164310100503004），金银花（06173630200200008）	枸杞子；覆盆子；金银花；黄连片；玄参［薄片］；地骨皮［除去木心］；忍冬藤；荆芥［段］；苦参；地黄；知母；防风［厚片］；栀子［碾碎］；山萸肉［去果核］；黄柏［丝］
1216	四象医学：少阳人方	治内热方	0604220088	熟地黄苦参湯	《東醫壽世保元》	熟地黄（06172410400103610），山萸肉（06164440400100006），茯苓（06400210100403009），泽泻（06190810600103001），知母（06192910500303001），黄柏（06157020500206008），苦参（06156310100303001）	泽泻；知母；苦参［厚片］；熟地黄［厚片，酒炖或蒸］；茯苓［块或厚片］；山萸肉［去果核］；黄柏［丝］
1217	四象医学：太阴人方	治外寒方	0604310017	太陰調胃湯	《東醫壽世保元》	薏苡仁（06191240500100005），板栗，莱菔子（06154940600200009），五味子（06154140200200007），麦冬（06192910400300001），石菖蒲（06191610500203004），桔梗（06174110100303003），麻黄（06141021000104008）	薏苡仁；板栗；莱菔子；五味子；麦冬；麻黄［段］；石菖蒲；桔梗［厚片］

续表

序号	主分类	次分类	方编码	方名	来源	组成与代码	给付规格与要求
1218	四象医学：太阴人方	治外寒方	0604310024	調胃升清湯	《東醫壽世保元》	薏苡仁（06191240500100005），板栗，莱菔子（06154940600200009），麻黄（06141021000104008），桔梗（06174110100303003），麦冬（06192910400300001），五味子（06154140200200007），石菖蒲（06191610500203004），远志（06157510100104007），天冬（06192910400202008），酸枣仁（06159640600100006），龙眼肉（06159340800100003）	薏苡仁；板栗；莱菔子；麦冬；五味子；龙眼肉；天冬［薄片］；麻黄；远志［段］；桔梗；石菖蒲［厚片］；酸枣仁［去残留壳核，用时捣碎］
1219	四象医学：太阴人方	治外寒方	0604310031	麻黄定痛湯	《東醫壽世保元》	薏苡仁（06191240500100005），麻黄（06141021000104008），莱菔子（06154940600200009），苦杏仁（06156140600100004），石菖蒲（06191610500203004），桔梗（06174110100303003），麦冬（06192910400300001），五味子（06154140200200007），使君子（06163340200400003），龙眼肉（06159340800100003），柏子仁（06140640500100009），板栗	薏苡仁；莱菔子；苦杏仁；麦冬；五味子；使君子；龙眼肉；板栗；麻黄［段］；石菖蒲；桔梗［厚片］；柏子仁［去残留的种皮］
1220	四象医学：太阴人方	治外寒方	0604310048	寒多熱少湯	《東醫壽世保元》	薏苡仁（06191240500100005），莱菔子（06154940600200009），麦冬（06192910400300001），桔梗（06174110100303003），黄芩片（06172210100102605），苦杏仁（06156140600100004），麻黄（06141021000104008），板栗	薏苡仁；莱菔子；麦冬；苦杏仁；板栗；黄芩片［薄片，煮法］；麻黄［段］；桔梗［厚片］
1221	四象医学：太阴人方	治外寒方	0604310055	調理肺元湯	《東醫壽世保元》	麦冬（06192910400300001），桔梗（06174110100303003），薏苡仁（06191240500100005），黄芩片（06172210100102605），麻黄（06141021000104008），莱菔子（06154940600200009）	麦冬；薏苡仁；莱菔子；黄芩片［薄片，煮法］；麻黄［段］；桔梗［厚片］
1222	四象医学：太阴人方	治外寒方	0604310062	補肺元湯	《東醫壽世保元》	麦冬（06192910400300001），桔梗（06174110100303003），五味子（06154140200200007）	麦冬；五味子；桔梗［厚片］

续表

序号	主分类	次分类	方编码	方名	来源	组成与代码	给付规格与要求
1223	四象医学：太阴人方	治外寒方	0604310079	乾栗蠐螬湯	《東醫壽世保元》	板栗，蛴螬（06211410100100009）	板栗；蛴螬
1224	四象医学：太阴人方	治外寒方	0604310086	乾栗樗根皮湯	《東醫壽世保元》	板栗，椿皮（06157120600106007）	板栗；椿皮［丝或段］
1225	四象医学：太阴人方	治外寒方	0604310093	麥門冬遠志散	《東醫壽世保元》	麦冬（06192910400300001），远志（06157510100104007），石菖蒲（06191610500203004），五味子（06154140200200007）	麦冬；五味子；远志［段］；石菖蒲［厚片］
1226	四象医学：太阴人方	治内热方	0604320016	清心蓮子湯	《東醫壽世保元》	莲子（06153240600200001），山药（06193210500103007），天冬（06192910400202008），麦冬（06192910400300001），远志（06157510100104007），石菖蒲（06191610500203004），酸枣仁（06159640600100006），龙眼肉（06159340800100003），柏子仁（06140640500100009），黄芩片（06172210100102605），莱菔子（06154940600200009），菊花（06174430100200004）	麦冬；龙眼肉；莱菔子；菊花；天冬［薄片］；黄芩片［薄片，煮法］；远志［段］；山药；石菖蒲［厚片］；莲子［切开，去心］；柏子仁［去残留的种皮］；酸枣仁［去残留壳核，用时捣碎］
1227	四象医学：太阴人方	治内热方	0604320023	熱多寒少湯	《東醫（东医）壽（寿）世保元》	葛根（06156310100803006），黄芩片（06172210100102605），藁本（06164310300203001），莱菔子（06154940600200009），桔梗（06174110100303003），升麻（06153710500103004），白芷（06164310100203003）	莱菔子；黄芩片［薄片，煮法］；葛根；藁本；桔梗；升麻；白芷［厚片］
1228	四象医学：太阴人方	治内热方	0604320030	葛根承氣湯	《東醫壽世保元》	葛根（06156310100803006），黄芩片（06172210100102605），大黄（06152310300103009），桔梗（06174110100303003），升麻（06153710500103004），白芷（06164310100203003）	黄芩片［薄片，煮法］；葛根；桔梗；升麻；白芷［厚片］；大黄［厚片或块］
1229	四象医学：太阴人方	治内热方	0604320047	拱辰黑元丹	《東醫壽世保元》	鹿茸片（06220620200201003），山药（06193210500103007），天冬（06192910400202008），蛴螬（06211410100100009），麝香（06220640100100008）	蛴螬；麝香；天冬［薄片］；山药［厚片］；鹿茸片［极薄片］

续表

序号	主分类	次分类	方编码	方名	来源	组成与代码	给付规格与要求
1230	四象医学：太阴人方	治内热方	0604320054	皂角大黄湯	《東醫壽世保元》	升麻（06153710500103004），葛根（06156310100803006），大黄（06152310300103009），大皂角（06156340200407002）	大皂角［捣碎］；升麻；葛根［厚片］；大黄［厚片或块］
1231	四象医学：太阴人方	治内热方	0604320061	葛根浮萍湯	《東醫壽世保元》	葛根（06156310100803006），莱菔子（06154940600200009），黄芩片（06172210100102605），浮萍（06191750100100003），大黄（06152310300103009），蛴螬（06211410100100009）	莱菔子；浮萍；蛴螬；黄芩片［薄片，煮法］；葛根［厚片］；大黄［厚片或块］
1232	四象医学：太阳人方	治腰椎间盘突出症	0604410014	五加皮壯脊湯	《東醫壽世保元》	五加皮（06164220600103003），木瓜（06156140200302006），油松节（06140420400105003），葡萄根，芦根（06191210500204003），樱桃肉，荞麦（06152340600100002）	葡萄根；樱桃肉；荞麦；木瓜［薄片］；油松节［薄片或小块］；芦根［段］；五加皮［厚片］
1233	四象医学：太阳人方	治小肠病	0604420013	獼猴藤植腸湯	《東醫壽世保元》	猕猴桃，木瓜（06156140200302006），葡萄根，芦根（06191210500204003），樱桃肉，五加皮（06164220600103003），松花，米皮糠	猕猴桃；葡萄根；樱桃肉；松花；米皮糠；木瓜［薄片］；芦根［段］；五加皮［厚片］

表2　中药饮片给付

顺序号	品名	代码	给付规格与要求
20001	伸筋草	06130250100104005	切段
20002	卷柏	06130350100104002	切段
20003	卷柏炭	06130350100104415	切段，炒炭
20004	木贼	06130550500104002	切段
20005	紫萁贯众	06131310500103004	切片
20006	海金沙	06131790100100007	净制
20007	狗脊	06131910500103006	切厚片
20008	烫狗脊	06131910500103228	切厚片，砂烫
20009	绵马贯众	06134510500103005	切厚片
20010	绵马贯众炭	06134510500103418	切厚片，炒炭
20011	骨碎补	06135610500103001	切厚片
20012	烫骨碎补	06135610500103223	切厚片，砂烫

续表

顺序号	品名	代码	给付规格与要求
20013	石韦	06135620700104005	切段
20014	银杏叶	06140220700100001	净制
20015	白果仁	06140240500100001	去硬壳
20016	炒白果仁	06140240500100117	去硬壳，炒黄
20017	油松节	06140420400105003	切薄片或碾小块
20018	土荆皮	06140420600106008	切丝
20019	松花粉	06140430500100006	净制
20020	侧柏叶	06140621200100001	去硬梗
20021	侧柏炭	06140621200100414	去硬梗，炒炭
20022	柏子仁	06140640500100009	去残留的种皮
20023	柏子仁霜	06140640500100832	制霜
20024	榧子	06140940600100009	去壳取仁
20025	麻黄根	06141010300103002	切厚片
20026	麻黄	06141021000104008	切段
20027	蜜麻黄	06141021000104350	切段，蜜炙
20028	三白草	06150250500104005	切段
20029	干鱼腥草	06150250500204002	切段
20030	鲜鱼腥草	06150250500208000	鲜用
20031	海风藤	06150320100103002	切厚片
20032	胡椒	06150340200100008	净制
20033	荜茇	06150340200200005	净制
20034	肿节风	06150450100104003	切段
20035	核桃仁	06150740600100002	净制
20036	桑枝	06151220200103003	切厚片
20037	炒桑枝	06151220200103119	切厚片，炒黄
20038	桑白皮	06151220600106000	切丝
20039	蜜桑白皮	06151220600106352	切丝，蜜炙
20040	桑叶	06151220700107006	搓碎
20041	桑椹	06151240200100000	净制
20042	楮实子	06151240200200007	净制
20043	火麻仁	06151240200300004	净制
20044	炒火麻仁	06151240200300110	炒黄

续表

顺序号	品名	代码	给付规格与要求
20045	檀香	06151820400107001	劈小碎块
20046	桑寄生	06151921200103009	切厚片、切短段
20047	槲寄生	06151921200203006	切厚片
20048	细辛	06152010300104005	切段
20049	马兜铃	06152040200107004	碾碎片
20050	蜜马兜铃	06152040200107356	切碎片，蜜炙
20051	天仙藤	06152050500104009	切段
20052	大黄	06152310300103009	切厚片或切块
20053	酒大黄	06152310300103313	切厚片或切块，酒炙
20054	大黄炭	06152310300103412	切厚片或切块，炒炭
20055	熟大黄	06152310300103610	切厚片或切块，酒炖或酒蒸
20056	虎杖	06152310300203006	切厚片
20057	何首乌	06152310400103008	切厚片或切块
20058	制何首乌	06152310400103695	切厚片或切块，黑豆汁炖或蒸
20059	拳参	06152310500102000	切薄片
20060	金荞麦	06152310500203004	切厚片
20061	首乌藤	06152320100104007	切段
20062	蓼大青叶	06152320700100003	净制
20063	水红花子	06152340200100006	净制
20064	萹蓄	06152350500104000	切段
20065	杠板归	06152350500204007	切段
20066	地肤子	06152440200100003	净制
20067	川牛膝	06152510100102008	切薄片
20068	酒川牛膝	06152510100102312	切薄片，酒炙
20069	牛膝	06152510100204009	切段
20070	酒牛膝	06152510100204313	切段，酒炙
20071	鸡冠花	06152530100104000	切段
20072	鸡冠花炭	06152530100104413	切段，炒炭
20073	青葙子	06152540600100006	净制
20074	生商陆	06152710100103009	切厚片或切块
20075	醋商陆	06152710100103320	切厚片或切块，醋炙
20076	马齿苋	06152950500104002	切段

续表

顺序号	品名	代码	给付规格与要求
20077	银柴胡	06153110100103006	切厚片
20078	金铁锁	06153110100200002	净制
20079	太子参	06153110400100002	净制
20080	王不留行	06153140600100007	净制
20081	炒王不留行	06153140600100113	清炒
20082	瞿麦	06153150500104005	切段
20083	藕节	06153210500100008	净制
20084	藕节炭	06153210500100411	炒炭
20085	荷叶	06153220700106007	切丝
20086	荷叶炭	06153220700107424	切丝，煅炭
20087	莲房	06153230400107006	打碎片
20088	莲房炭	06153230400107419	打碎片，炒炭
20089	莲须	06153230500100006	净制
20090	芡实	06153240500100005	净制
20091	麸炒芡实	06153240500100210	麸炒
20092	莲子	06153240600200001	切开，去心
20093	莲子心	06153240900100001	净制
20094	白头翁	06153710100102001	切薄片
20095	白芍	06153710100202008	切薄片
20096	炒白芍	06153710100202114	切薄片，炒黄
20097	酒白芍	06153710100202312	切薄片，酒炙
20098	赤芍	06153710100303002	切厚片
20099	威灵仙	06153710300104003	切段
20100	生川乌	06153710400100004	净制
20101	制川乌	06153710400103708	切片，煮
20102	天葵子	06153710400200001	净制
20103	附片	06153710400303009	切片
20104	炮附片	06153710400303221	切片，砂烫
20105	淡附片	06153710400303719	切片，甘草、黑豆制
20106	生草乌	06153710400400005	净制
20107	制草乌	06153710400500705	煮
20108	猫爪草	06153710400600009	净制

续表

顺序号	品名	代码	给付规格与要求
20109	升麻	06153710500103004	切厚片
20110	两头尖	06153710500200000	净制
20111	黄连片	06153710500302001	切薄片
20112	酒黄连	06153710500302315	切薄片，酒炙
20113	姜黄连	06153710500302346	切薄片，姜汁炙
20114	萸黄连	06153710500302384	切薄片，吴茱萸汁炙
20115	川木通	06153720100103007	切厚片
20116	牡丹皮	06153720600102005	切薄片
20117	草乌叶	06153720700100000	净制
20118	黑种草子	06153740600100009	净制
20119	大血藤	06153820100103004	切厚片
20120	木通	06153820100203001	切片
20121	野木瓜	06153821200100009	净制
20122	预知子	06153840200100000	净制
20123	三颗针	06153910100103002	切片
20124	淫羊藿	06153920700206003	切丝
20125	炙淫羊藿	06153920700206362	切丝，羊脂油炙
20126	巫山淫羊藿	06153920700306000	切丝
20127	炙巫山淫羊藿	06153920700306369	切丝，羊脂油炙
20128	功劳木	06153920900105007	切块或切厚片
20129	小叶莲	06153940200100007	净制
20130	防己	06154010100103008	切厚片
20131	金果榄	06154010400203002	切厚片
20132	北豆根	06154010500103004	切厚片
20133	青风藤	06154020100103007	切厚片
20134	黄藤	06154020100204001	切段
20135	亚乎奴	06154050100100003	净制
20136	滇鸡血藤	06154120100200000	净制
20137	地枫皮	06154120500107008	打碎
20138	厚朴	06154120500206008	切丝
20139	姜厚朴	06154120500206343	切丝，姜汁炙
20140	辛夷	06154130300100000	净制

续表

顺序号	品名	代码	给付规格与要求
20141	厚朴花	06154130300200007	净制
20142	八角茴香	06154140200100000	净制
20143	五味子	06154140200200007	净制
20144	醋五味子	06154140200200625	醋蒸
20145	南五味子	06154140200300004	净制
20146	醋南五味子	06154140200300325	醋炙
20147	肉豆蔻	06154440500100008	净制
20148	麸煨肉豆蔻	06154440500100800	麸煨
20149	乌药	06154510400102003	切薄片
20150	桂枝	06154520200103001	切厚片
20151	肉桂	06154520500100007	去粗皮
20152	荜澄茄	06154540200100008	净制
20153	天然冰片	06154590800100007	净制
20154	延胡索	06154710600103002	切厚片
20155	醋延胡索	06154710600103323	切厚片，醋炙或醋煮
20156	夏天无	06154710600200008	净制
20157	罂粟壳	06154740400106002	切丝
20158	蜜罂粟壳	06154740400106354	切丝，蜜炙
20159	苦地丁	06154750100104000	切段
20160	白屈菜	06154750100204007	切段
20161	板蓝根	06154910100103001	切厚片
20162	高山辣根菜	06154910300100008	净制
20163	大青叶	06154920700107002	切碎片
20164	芥子	06154940600100002	净制
20165	炒芥子	06154940600100118	炒黄
20166	莱菔子	06154940600200009	净制
20167	炒莱菔子	06154940600200115	炒黄
20168	葶苈子	06154940600300006	净制
20169	炒葶苈子	06154940600300112	炒黄
20170	菥蓂	06154950500104000	切段
20171	红景天	06155510300103000	切片
20172	垂盆草	06155550100104005	切段

续表

顺序号	品名	代码	给付规格与要求
20173	瓦松	06155550500104001	切段
20174	常山	06155610100102002	切薄片
20175	炒常山	06155610100102118	切薄片，炒黄
20176	岩白菜	06155610500100004	净制
20177	路路通	06155840200100008	净制
20178	苏合香	06155890200100003	净制
20179	枫香脂	06155890200200000	净制
20180	杜仲	06155920500106006	切块或切丝
20181	盐杜仲	06155920500106334	块或切丝，盐炙
20182	杜仲叶	06155920700100002	净制
20183	地榆	06156110100103003	切厚片
20184	地榆炭	06156110100103416	切厚片，炒炭
20185	桃枝	06156120200104008	切段
20186	山楂叶	06156120700100005	净制
20187	枇杷叶	06156120700206004	切丝
20188	蜜枇杷叶	06156120700206356	切丝，蜜炙
20189	月季花	06156130200100009	净制
20190	玫瑰花	06156130300100008	净制
20191	梅花	06156130300200005	净制
20192	净山楂	06156140200100008	去核
20193	炒山楂	06156140200100114	去核，炒黄
20194	焦山楂	06156140200100121	去核，炒焦
20195	乌梅	06156140200200005	净制
20196	乌梅炭	06156140200200418	炒炭
20197	乌梅肉	06156140200200609	蒸软，去核
20198	木瓜	06156140200302006	切薄片
20199	金樱子	06156140200400009	净制
20200	金樱子肉	06156140200500006	纵切两瓣，去毛、核
20201	蕤仁	06156140200700000	净制
20202	覆盆子	06156140200800007	净制
20203	苦杏仁	06156140600100004	净制
20204	炒苦杏仁	06156140600100110	炒黄

续表

顺序号	品名	代码	给付规格与要求
20205	焯苦杏仁	06156140600100820	焯去皮
20206	郁李仁	06156140600200001	净制
20207	桃仁	06156140600300008	净制
20208	炒桃仁	06156140600300114	取焯桃仁，炒黄
20209	焯桃仁	06156140600300824	焯去皮
20210	委陵菜	06156150100204003	切段
20211	蓝布正	06156150100304000	切段
20212	翻白草	06156150100404007	切段
20213	仙鹤草	06156150500104002	切段
20214	红芪	06156310100103007	切厚片
20215	炙红芪	06156310100103359	切厚片，蜜炙
20216	苦参	06156310100303001	切厚片
20217	黄芪	06156310100603002	切厚片
20218	炙黄芪	06156310100603354	切厚片，蜜炙
20219	粉葛	06156310100703009	切厚片或切块
20220	葛根	06156310100803006	切厚片
20221	山豆根	06156310300103005	切厚片
20222	甘草	06156310300203002	切厚片
20223	炙甘草	06156310300203354	切厚片，蜜炙
20224	鸡血藤	06156320100103006	切片
20225	皂角刺	06156320300103004	切厚片
20226	苏木	06156320400103003	切片或打细粉
20227	降香	06156320400205004	切小块，碾成细粉或镑片
20228	合欢皮	06156320500106003	切丝或切块
20229	番泻叶	06156320700100009	净制
20230	槐花	06156330200100003	净制
20231	炒槐花	06156330200100119	炒黄
20232	槐花炭	06156330200100416	炒炭
20233	合欢花	06156330300100002	净制
20234	猪牙皂	06156340200100002	净制
20235	补骨脂	06156340200200009	净制
20236	盐补骨脂	06156340200200337	盐炙

续表

顺序号	品名	代码	给付规格与要求
20237	槐角	06156340200300006	净制
20238	蜜槐角	06156340200300358	蜜炙
20239	大皂角	06156340200407002	捣碎
20240	赤小豆	06156340600100008	净制
20241	榼藤子	06156340600200005	净制
20242	刀豆	06156340600300002	净制
20243	白扁豆	06156340600400009	净制
20244	炒白扁豆	06156340600400115	炒黄
20245	决明子	06156340600500006	净制
20246	炒决明子	06156340600500112	炒黄
20247	沙苑子	06156340600600003	净制
20248	盐沙苑子	06156340600600331	盐炙
20249	胡芦巴	06156340600700000	净制
20250	盐胡芦巴	06156340600700338	盐炙
20251	黑豆	06156340600800007	净制
20252	鸡骨草	06156350100104000	切段
20253	广金钱草	06156350500104006	切段
20254	儿茶	06156390800100001	净制
20255	大豆黄卷	06156390800200862	发芽
20256	淡豆豉	06156390800300876	发酵
20257	老鹳草	06156550500104000	切段
20258	亚麻子	06156740600100006	净制
20259	蒺藜	06156940200100004	净制
20260	炒蒺藜	06156940200100110	炒黄
20261	两面针	06157010100103005	切片或切段
20262	关黄柏	06157020500106001	切丝
20263	盐关黄柏	06157020500106339	切丝，盐炙
20264	关黄柏炭	06157020500106414	切丝，炒炭
20265	黄柏	06157020500206008	切丝
20266	盐黄柏	06157020500206336	切丝，盐水炙
20267	黄柏炭	06157020500206411	切丝，炒炭
20268	白鲜皮	06157020600103009	切厚片

续表

顺序号	品名	代码	给付规格与要求
20269	九里香	06157021200207005	切碎
20270	枳实	06157040100102005	切薄片
20271	麸炒枳实	06157040100102210	切薄片，麸炒
20272	枳壳	06157040100202002	切薄片
20273	麸炒枳壳	06157040100202217	切薄片，麸炒
20274	香橼	06157040200105005	切小块或切丝
20275	佛手	06157040200202001	切薄片
20276	吴茱萸	06157040200300004	净制
20277	制吴茱萸	06157040200300370	甘草汁炙
20278	化橘红	06157040400106000	切丝或切块
20279	花椒	06157040400200005	除去椒目、果柄等
20280	炒花椒	06157040400200111	炒黄
20281	陈皮	06157040400306004	切丝
20282	青皮	06157040400406001	切厚片或切丝
20283	醋青皮	06157040400406322	切厚片或切丝，醋炙
20284	橘红	06157040400507005	打碎
20285	橘核	06157040600100006	净制
20286	盐橘核	06157040600100334	盐水炙
20287	椿皮	06157120600106007	切丝或切段
20288	麸炒椿皮	06157120600106212	切丝或切段，麸炒
20289	苦木	06157121200103007	枝切片，叶切丝
20290	鸦胆子	06157140200100007	除去果壳
20291	青果	06157240200100004	净制
20292	没药	06157290200100009	净制
20293	醋没药	06157290200100320	醋炙
20294	乳香	06157290200200006	净制
20295	醋乳香	06157290200200327	醋炙
20296	苦楝皮	06157320500106002	切丝
20297	川楝子	06157340200100001	净制
20298	炒川楝子	06157340200100117	炒黄
20299	远志	06157510100104007	切段
20300	制远志	06157510100104717	切段，甘草水煮

续表

顺序号	品名	代码	给付规格与要求
20301	瓜子金	06157550100104003	切段
20302	京大戟	06157710100103004	切厚片
20303	醋京大戟	06157710100103325	切厚片，醋炙
20304	生狼毒	06157710100203001	切片
20305	醋狼毒	06157710100203322	切片，醋炙
20306	生甘遂	06157710400100000	净制
20307	醋甘遂	06157710400100321	醋炙
20308	龙脷叶	06157720700100006	净制
20309	生巴豆	06157740200100009	去皮取净仁
20310	巴豆霜	06157740200100832	制霜或取仁碾细，加适量淀粉使脂肪油含量符合规定
20311	余甘子	06157740200200006	净制
20312	千金子	06157740600100005	净制
20313	千金子霜	06157740600100838	制霜
20314	蓖麻子	06157740600200002	去壳，捣碎
20315	地锦草	06157750100104007	切段
20316	飞扬草	06157750100504005	切段
20317	广枣	06158340200100000	净制
20318	干漆	06158390200100418	炒炭
20319	五倍子	06158390900100008	净制
20320	救必应	06158520500103004	切片
20321	四季青	06158520700100001	净制
20322	枸骨叶	06158520700200008	净制
20323	山香圆叶	06158920700106001	切丝
20324	娑罗子	06159240600100008	去外壳
20325	荔枝核	06159340600100005	净制
20326	盐荔枝核	06159340600100333	盐水炙
20327	龙眼肉	06159340800100003	净制
20328	急性子	06159540600100009	净制
20329	大枣	06159640200100000	破开或去核
20330	酸枣仁	06159640600100006	去残留壳核，用时捣碎
20331	炒酸枣仁	06159640600100112	炒黄
20332	白蔹	06159710400103009	切厚片

续表

顺序号	品名	代码	给付规格与要求
20333	布渣叶	06159920700100008	净制
20334	木芙蓉叶	06160020700106003	切丝
20335	黄蜀葵花	06160030100100006	净制
20336	冬葵果	06160040200100004	净制
20337	苘麻子	06160040600100000	净制
20338	木棉花	06160130200100002	净制
20339	胖大海	06160240600100004	净制
20340	贯叶金丝桃	06160750500100009	净制
20341	冰片	06160890800100009	净制
20342	西河柳	06161121200104007	切段
20343	紫花地丁	06161450100107000	碾碎
20344	小通草	06161620300104004	切段
20345	沉香	06162320400105008	碾小块
20346	芫花	06162330300100003	净制
20347	醋芫花	06162330300100324	醋炙
20348	沙棘	06162440200100000	净制
20349	石榴皮	06162840400105001	切块
20350	石榴皮炭	06162840400105414	切块，炒炭
20351	西青果	06163340100100003	净制
20352	毛诃子	06163340200100002	净制
20353	诃子	06163340200200009	净制
20354	诃子肉	06163340200300006	去核
20355	使君子	06163340200400003	净制
20356	使君子仁	06163340200500000	除去外壳
20357	炒使君子仁	06163340200500116	炒黄
20358	丁香	06163430300100009	净制
20359	母丁香	06163440200100009	净制
20360	锁阳	06164121100102001	切薄片
20361	西洋参	06164210100102002	切薄片
20362	人参	06164210300102000	切薄片
20363	红参	06164210300102604	切薄片，蒸
20364	三七粉	06164210300207002	打细粉

续表

顺序号	品名	代码	给付规格与要求
20365	刺五加	06164210300300000	净制
20366	竹节参	06164210500100004	净制
20367	珠子参	06164210500200001	净制
20368	通草	06164220300103006	切厚片
20369	五加皮	06164220600103003	切厚片
20370	人参叶	06164220700100001	净制
20371	北沙参	06164310100104003	切段
20372	白芷	06164310100203003	切厚片
20373	当归	06164310100302003	切薄片
20374	酒当归	06164310100302317	切薄片，酒炙
20375	防风	06164310100503004	切厚片
20376	明党参	06164310100603001	切厚片
20377	前胡	06164310100702001	切薄片
20378	蜜前胡	06164310100702353	切薄片，蜜炙
20379	独活	06164310100802008	切薄片
20380	南柴胡	06164310100903002	切厚片
20381	醋南柴胡	06164310100903323	切厚片，醋炙
20382	柴胡	06164310101003008	切厚片
20383	醋柴胡	06164310101003329	切厚片，醋炙
20384	紫花前胡	06164310101102008	切薄片
20385	羌活	06164310300103004	切厚片
20386	藁本	06164310300203001	切厚片
20387	川芎	06164310500103002	切厚片
20388	小茴香	06164340200100001	净制
20389	盐小茴香	06164340200100339	盐水炙
20390	南鹤虱	06164340200203009	切片
20391	蛇床子	06164340200300005	净制
20392	积雪草	06164350100104009	切段
20393	阿魏	06164390200100006	净制
20394	山萸肉	06164440400100006	去果核
20395	酒萸肉	06164440400100617	酒炖或酒蒸
20396	鹿衔草	06170350100104000	切段

续表

顺序号	品名	代码	给付规格与要求
20397	满山红	06170420700100006	净制
20398	闹羊花	06170430200100000	净制
20399	朱砂根	06170510200104007	切段
20400	矮地茶	06170550100104004	切段
20401	金钱草	06170650100104001	切段
20402	柿蒂	06170930800100009	净制
20403	安息香	06171190200100002	净制
20404	秦皮	06171220500106005	切丝
20405	暴马子皮	06171220500206002	切丝
20406	女贞子	06171240200100004	净制
20407	酒女贞子	06171240200100615	酒炖或酒蒸
20408	连翘	06171240200200001	净制
20409	密蒙花	06171330300100001	净制
20410	马钱子粉	06171340600107006	研碎，加适淀粉使含量符合规定
20411	生马钱子	06171340600100007	净制
20412	制马钱子	06171340600100229	砂烫
20413	秦艽	06171410100103003	切厚片
20414	龙胆	06171410300104008	切段
20415	坚龙胆	06171410300204005	切段
20416	青叶胆	06171450100104006	切段
20417	当药	06171450100204003	切段
20418	红花龙胆	06171450100304000	切段
20419	罗布麻叶	06171520700100002	净制
20420	络石藤	06171521200104002	切段
20421	白前	06171610300104002	切段
20422	蜜白前	06171610300104354	切段，蜜炙
20423	白薇	06171610300204009	切段
20424	徐长卿	06171610300304006	切段
20425	通关藤	06171620100103006	切片
20426	香加皮	06171620600103001	切厚片
20427	丁公藤	06171720100103003	切片
20428	牵牛子	06171740600100005	净制

续表

顺序号	品名	代码	给付规格与要求
20429	炒牵牛子	06171740600100111	炒黄
20430	菟丝子	06171740600200002	净制
20431	盐菟丝子	06171740600200330	盐炙
20432	紫草	06172010100102007	切薄片
20433	牡荆叶	06172120700300007	净制
20434	紫珠叶	06172120700404002	切段
20435	大叶紫珠	06172121200104003	切段
20436	广东紫珠	06172121200204000	切段
20437	蔓荆子	06172140200100006	净制
20438	炒蔓荆子	06172140200100112	清炒
20439	马鞭草	06172150500104000	切段
20440	酒黄芩	06172210100102315	切薄片，酒炙
20441	黄芩片	06172210100102605	切薄片，煮法
20442	丹参	06172210300103006	切厚片
20443	酒丹参	06172210300103310	切厚片，酒炙
20444	紫苏叶	06172220700107009	碎品
20445	紫苏梗	06172220900103009	切厚片
20446	荆芥穗	06172230700100009	净制
20447	荆芥穗炭	06172230700100412	炒炭
20448	茺蔚子	06172240200100003	净制
20449	炒茺蔚子	06172240200100119	清炒
20450	紫苏子	06172240200200000	净制
20451	炒紫苏子	06172240200200116	炒黄
20452	夏枯草	06172240200300007	净制
20453	半枝莲	06172250100104001	切段
20454	筋骨草	06172250100204008	切段
20455	广藿香	06172250500104007	切段
20456	连钱草	06172250500204004	切段
20457	泽兰	06172250500304001	切段
20458	荆芥	06172250500404008	切段
20459	荆芥炭	06172250500404411	切段，炒炭
20460	香薷	06172250500504005	切段

续表

顺序号	品名	代码	给付规格与要求
20461	干益母草	06172250500604002	切段
20462	鲜益母草	06172250500608000	鲜用
20463	薄荷	06172250500704009	切短段
20464	冬凌草	06172250500804006	切段
20465	独一味	06172250500907004	打碎片
20466	断血流	06172250501004009	切段
20467	薄荷脑	06172290800100002	净制
20468	华山参	06172310100100004	净制
20469	地骨皮	06172320600100008	除去木心
20470	洋金花	06172330200100001	净制
20471	锦灯笼	06172330800100005	净制
20472	枸杞子	06172340200200007	净制
20473	辣椒	06172340200300004	净制
20474	天仙子	06172340600100006	净制
20475	颠茄草	06172350100100000	净制
20476	玄参	06172410100102005	切薄片
20477	地黄	06172410400103009	切厚片
20478	熟地黄	06172410400103610	切厚片，酒炖或蒸
20479	胡黄连	06172410500102001	切薄片
20480	苦玄参	06172450100100007	净制
20481	洪连	06172450100200004	净制
20482	北刘寄奴	06172450100304009	切段
20483	凌霄花	06172530200100005	净制
20484	木蝴蝶	06172540600100000	净制
20485	黑芝麻	06172640600200004	净制
20486	炒黑芝麻	06172640600200110	炒黄
20487	麻油	06172690800100000	净制
20488	肉苁蓉片	06172821100103006	切厚片
20489	酒苁蓉	06172821100103310	切厚片，酒炙
20490	石吊兰	06172950500104006	切段
20491	南板蓝根	06173110300103008	切厚片
20492	穿心莲	06173150500104009	切段

续表

顺序号	品名	代码	给付规格与要求
20493	小驳骨	06173150500204006	切段
20494	车前子	06173440600100002	净制
20495	盐车前子	06173440600100330	盐炙
20496	车前草	06173450100104004	切段
20497	巴戟天	06173510100100007	净制
20498	巴戟肉	06173510100104609	切段，蒸透，除去木心
20499	盐巴戟天	06173510100104630	切段，盐蒸
20500	制巴戟天	06173510100104715	切段，甘草汁煮
20501	茜草	06173510300103006	切厚片或切段
20502	茜草炭	06173510300103419	切厚片或切段，炒炭
20503	红大戟	06173510400103005	切厚片
20504	钩藤	06173520200104003	切段
20505	栀子	06173540200107002	碾碎
20506	炒栀子	06173540200107118	碾碎，炒黄
20507	焦栀子	06173540200107125	碾碎，炒焦
20508	忍冬藤	06173620200204007	切段
20509	山银花	06173630200100001	净制
20510	金银花	06173630200200008	净制
20511	甘松	06173810300103007	切片
20512	蜘蛛香	06173810300203004	切片
20513	续断片	06173910100103006	切厚片
20514	酒续断	06173910100103310	切厚片，酒炙
20515	盐续断	06173910100103334	切厚片，盐炙
20516	翼首草	06173950100104009	切段
20517	天花粉	06174010100103002	切厚片
20518	土贝母	06174010600100006	净制
20519	瓜蒌	06174040200105002	切丝或切块
20520	罗汉果	06174040200200004	净制
20521	丝瓜络	06174040400104003	切段
20522	冬瓜皮	06174040400205007	切块或切宽丝
20523	瓜蒌皮	06174040400306001	切丝
20524	木鳖子	06174040600107002	去壳取仁捣碎

续表

顺序号	品名	代码	给付规格与要求
20525	木鳖子霜	06174040600100836	制霜
20526	瓜蒌子	06174040600200000	除去干瘪种子
20527	炒瓜蒌子	06174040600200116	除去干瘪种子，炒黄
20528	甜瓜子	06174040600300007	净制
20529	西瓜霜	06174090800100839	制霜
20530	南沙参	06174110100103009	切厚片
20531	党参片	06174110100203006	切厚片
20532	米炒党参	06174110100203259	切厚片，米炒
20533	桔梗	06174110100303003	切厚片
20534	半边莲	06174150100104002	切段
20535	土木香	06174410100103000	切片
20536	川木香	06174410100203007	切厚片
20537	煨川木香	06174410100203809	切厚片，煨
20538	木香	06174410100303004	切厚片
20539	煨木香	06174410100303806	切厚片，煨
20540	禹州漏芦	06174410100403001	切厚片
20541	漏芦	06174410100503008	切厚片
20542	紫菀	06174410300103008	切厚片或切段
20543	蜜紫菀	06174410300103350	切厚片或切段，蜜炙
20544	白术	06174410500203003	切厚片
20545	麸炒白术	06174410500203218	切厚片，蜜炙麸皮炒
20546	苍术	06174410500303000	切厚片
20547	麸炒苍术	06174410500303215	切厚片，麸炒
20548	艾叶	06174420700100002	去梗
20549	醋艾炭	06174420700100941	去梗，炒炭，喷醋
20550	旋覆花	06174430100100007	去梗、叶
20551	蜜旋覆花	06174430100100359	去梗、叶，蜜炙
20552	菊花	06174430100200004	净制
20553	野菊花	06174430100300001	净制
20554	红花	06174430200100006	净制
20555	款冬花	06174430300100005	去残梗
20556	蜜款冬花	06174430300100357	去残梗，蜜炙

续表

顺序号	品名	代码	给付规格与要求
20557	水飞蓟	06174440200100005	净制
20558	牛蒡子	06174440200200002	净制
20559	炒牛蒡子	06174440200200118	炒黄
20560	苍耳子	06174440200300009	净制
20561	炒苍耳子	06174440200300115	炒黄，去刺
20562	鹤虱	06174440200400006	净制
20563	一枝黄花	06174450100104003	切段
20564	灯盏细辛	06174450100200002	净制
20565	鹅不食草	06174450100304007	切段
20566	蒲公英	06174450100404004	切段
20567	大蓟	06174450500104009	切段
20568	大蓟炭	06174450500104412	切段，炒炭
20569	小蓟	06174450500204006	切段
20570	小蓟炭	06174450500204419	切段，炒炭
20571	天山雪莲	06174450500300005	净制
20572	佩兰	06174450500404000	切段
20573	金沸草	06174450500504007	切段
20574	青蒿	06174450500604004	切段
20575	茵陈	06174450500707002	搓碎或切碎
20576	菊苣	06174450500804008	切段
20577	豨莶草	06174450500904005	切段
20578	酒豨莶草	06174450500904616	切段，酒蒸
20579	墨旱莲	06174450501004001	切段
20580	千里光	06174450501100000	净制
20581	金龙胆草	06174450501204005	切段
20582	臭灵丹草	06174450501300004	净制
20583	野马追	06174450501404009	切段
20584	蓍草	06174450501500008	净制
20585	艾片	06174490800100004	净制
20586	蒲黄	06190130500100000	净制
20587	蒲黄炭	06190130500100413	炒炭
20588	三棱	06190310600102009	切薄片

续表

顺序号	品名	代码	给付规格与要求
20589	醋三棱	06190310600102320	切薄片，醋炙
20590	泽泻	06190810600103001	切厚片
20591	盐泽泻	06190810600103339	切厚片，盐炙
20592	白茅根	06191210500104006	切段
20593	茅根炭	06191210500104419	切段，炒炭
20594	芦根	06191210500204003	切段
20595	鲜芦根	06191210500208001	鲜用
20596	竹茹	06191220900104001	切段或小团
20597	姜竹茹	06191220900104346	切段或小团，姜炙
20598	淡竹叶	06191221200104005	切段
20599	薏苡仁	06191240500100005	净制
20600	麸炒薏苡仁	06191240500100210	麸炒
20601	炒谷芽	06191290800100113	炒黄
20602	焦谷芽	06191290800100120	炒焦
20603	谷芽	06191290800100861	发芽
20604	炒麦芽	06191290800200110	炒黄
20605	焦麦芽	06191290800200127	炒焦
20606	麦芽	06191290800200868	发芽
20607	炒稻芽	06191290800300117	炒黄
20608	焦稻芽	06191290800300124	炒焦
20609	稻芽	06191290800300865	发芽
20610	天竺黄	06191290900100006	净制
20611	香附	06191310500103006	切厚片或碾碎
20612	醋香附	06191310500103327	切厚片或碾碎，醋炙
20613	棕榈	06191420800100008	净制
20614	棕榈炭	06191420800100428	煅炭
20615	大腹毛	06191440400100000	净制
20616	大腹皮	06191440400204005	切段
20617	槟榔	06191440600102002	切薄片
20618	炒槟榔	06191440600102118	切薄片，炒黄
20619	焦槟榔	06191440600102125	切薄片，炒焦
20620	血竭	06191490200107006	打碎粒或细末

续表

顺序号	品名	代码	给付规格与要求
20621	千年健	06191610500103007	切片
20622	石菖蒲	06191610500203004	切厚片
20623	藏菖蒲	06191610500303001	切片
20624	生天南星	06191610600100005	净制
20625	制天南星	06191610600100722	姜矾制
20626	胆南星	06191610600100999	胆汁制
20627	生半夏	06191610600200002	净制
20628	法半夏	06191610600200712	甘草石灰水制
20629	姜半夏	06191610600200729	姜矾制
20630	清半夏	06191610600200736	白矾制
20631	生白附子	06191610600300009	净制
20632	制白附子	06191610600302720	切薄片，姜矾制
20633	浮萍	06191750100100003	净制
20634	谷精草	06192230100104007	切段
20635	鸭跖草	06192450500104005	切段
20636	灯心草	06192720300104001	切段
20637	灯心炭	06192720300104421	切段，煅炭
20638	百部	06192810400103001	切厚片
20639	蜜百部	06192810400103353	切厚片，蜜炙
20640	山麦冬	06192910400100007	净制
20641	天冬	06192910400202008	切薄片
20642	麦冬	06192910400300001	净制
20643	土茯苓	06192910500102000	切薄片
20644	玉竹	06192910500203004	切厚片或切段
20645	知母	06192910500303001	切厚片
20646	盐知母	06192910500303339	切厚片，盐水炙
20647	重楼	06192910500402001	切薄片
20648	菝葜	06192910500503005	切片
20649	黄精	06192910500603002	切厚片
20650	酒黄精	06192910500603613	切厚片，酒炖或酒蒸
20651	大蒜	06192910700100004	净制
20652	川贝母	06192910700200001	净制

续表

顺序号	品名	代码	给付规格与要求
20653	平贝母	06192910700300008	净制
20654	伊贝母	06192910700400005	净制
20655	百合	06192910700500002	净制
20656	蜜百合	06192910700500354	蜜炙
20657	浙贝母	06192910700603000	切厚片或打碎块
20658	湖北贝母	06192910700700006	净制
20659	薤白	06192910700800003	净制
20660	韭菜子	06192940600100002	净制
20661	盐韭菜子	06192940600100330	盐炙
20662	芦荟	06192990800105000	碾小块
20663	仙茅	06193010500104000	切段
20664	山药	06193210500103007	切厚片
20665	麸炒山药	06193210500103212	切厚片，麸炒
20666	穿山龙	06193210500203004	切厚片
20667	粉萆薢	06193210500303001	切片
20668	绵萆薢	06193210500403008	切片
20669	黄山药	06193210500503005	切片
20670	川射干	06193310500102007	切薄片
20671	射干	06193310500202004	切薄片
20672	西红花	06193330600100000	净制
20673	郁金	06193510400102002	切薄片
20674	山柰	06193510500103008	切片
20675	干姜	06193510500203005	切厚片或切块
20676	炮姜	06193510500203227	切厚片或切块，砂烫
20677	姜炭	06193510500203418	切厚片或切块，炒炭
20678	片姜黄	06193510500303002	切厚片
20679	生姜	06193510500403009	切厚片
20680	姜黄	06193510500503006	切厚片
20681	高良姜	06193510500602006	切薄片
20682	莪术	06193510500703000	切厚片
20683	醋莪术	06193510500703796	切厚片，醋煮
20684	姜皮	06193520600100005	削取外皮

续表

顺序号	品名	代码	给付规格与要求
20685	红豆蔻	06193540200100007	净制
20686	豆蔻	06193540200200004	净制
20687	砂仁	06193540200300001	净制
20688	草果	06193540200400008	净制
20689	草果仁	06193540200400114	清炒后去壳取仁
20690	姜草果仁	06193540200400343	姜炙
20691	益智仁	06193540200500005	去外壳
20692	盐益智仁	06193540200500333	去外壳，盐水炙
20693	草豆蔻	06193540600100003	净制
20694	天麻	06193910600102008	切薄片
20695	白及	06193910600202005	切薄片
20696	山慈菇	06193910800102006	切薄片
20697	干石斛	06193920900104008	切段
20698	鲜石斛	06193920900108006	鲜用
20699	铁皮石斛	06193920900200007	净制
20700	青黛	06199990800100879	净制
20701	地龙	06203110200104006	切段
20702	水蛭	06204110100104006	切段
20703	烫水蛭	06204110100104242	切段，滑石粉烫
20704	牡蛎	06205120300107003	碾碎块
20705	煅牡蛎	06205120300107515	碾碎块，明煅
20706	蛤壳	06205220300107000	碾碎
20707	煅蛤壳	06205220300107512	碾碎块，明煅
20708	瓦楞子	06205320300107007	碾碎片
20709	煅瓦楞子	06205320300107519	切碎片，明煅
20710	石决明	06206120300207009	碾碎粒
20711	煅石决明	06206120300207511	打碎粒，明煅
20712	海螵蛸	06207130100105008	碾小块
20713	蜈蚣	06208110100104002	切段
20714	九香虫	06210110100100009	净制
20715	炒九香虫	06210110100100115	炒黄
20716	土鳖虫	06210210100100006	净制

续表

顺序号	品名	代码	给付规格与要求
20717	虫白蜡	06210340100100000	净制
20718	桑螵蛸	06210440100100601	蒸
20719	生斑蝥	06210510100100007	净制
20720	米斑蝥	06210510100100250	米炒，除去头、翅、足
20721	蜂房	06210640900105008	切块
20722	酒制蜂胶	06210740100101913	粉碎，乙醇溶解，回收乙醇，酒洗
20723	蜂蜜	06210740100200005	净制
20724	蜂蜡	06210740100300002	净制
20725	蝉蜕	06210820100100007	净制
20726	僵蚕	06210910100100005	净制
20727	炒僵蚕	06210910100100210	麸炒
20728	全蝎	06215110100100004	净制
20729	紫河车	06220140100105008	切小块或碾打细粉
20730	血余炭	06220140900100425	煅炭
20731	水牛角	06220220200103002	切片
20732	水牛角粉	06220220200107000	碾粗粉
20733	羚羊角镑片	06220220200203009	切片
20734	羚羊角粉	06220220200207007	打细粉
20735	牛黄	06220240100100000	净制
20736	阿胶珠	06220340200100945	制胶、蛤粉炒
20737	阿胶	06220340200100969	制胶
20738	穿山甲	06220420300100004	净制
20739	炮山甲	06220420300100226	砂烫
20740	醋山甲	06220420300100325	砂烫醋淬
20741	猪胆粉	06220530200100001	净制
20742	鹿角	06220620200103000	切片或粗末
20743	鹿茸粉	06220620200207005	打细粉
20744	鹿茸片	06220620200201003	切极薄片
20745	麝香	06220640100100008	净制
20746	鹿角霜	06220640200100830	制霜
20747	鹿角胶	06220640200100960	制胶
20748	哈蟆油	06223130200100000	净制

续表

顺序号	品名	代码	给付规格与要求
20749	蟾酥粉	06223240100107006	碾粉
20750	鸡内金	06224140900100001	洗净
20751	炒鸡内金	06224140900100223	洗净，清炒或烫
20752	醋鸡内金	06224140900100322	洗净，炒，喷醋
20753	乌梢蛇	06225110200104008	切寸段
20754	乌梢蛇肉	06225110200100000	去头、鳞片及皮骨
20755	酒乌梢蛇	06225110200104312	切段，酒炙
20756	蛇蜕	06225120100104008	切段
20757	酒蛇蜕	06225120100104312	切段，酒炙
20758	龟甲	06225220300100005	沸水煮，去皮肉
20759	醋龟甲	06225220300100326	砂烫醋淬
20760	龟甲胶	06225240200100967	制胶
20761	金钱白花蛇	06225310200104002	切段
20762	蛤蚧	06225410200105006	去鳞及头、足，切成小块
20763	酒蛤蚧	06225410200105914	去鳞及头、足，切成小块，黄酒浸润
20764	蕲蛇	06225510200104006	去头、鳞，切成寸段
20765	蕲蛇肉	06225510200100008	去头，黄酒润透，去鳞、骨
20766	酒蕲蛇	06225510200104310	切段，酒炙
20767	鳖甲	06225620300100003	沸水煮，去皮肉
20768	醋鳖甲	06225620300100324	砂烫醋淬
20769	海马	06227110200100008	净制
20770	海龙	06227110200200005	净制
20771	珍珠母	06299920300107008	打碎
20772	煅珍珠母	06299920300107510	打碎，明煅
20773	珍珠	06299940100100009	净制
20774	珍珠粉	06299940100107855	碾细粉，水飞制成最细粉
20775	人工牛黄	06299940200100008	净制
20776	体外培育牛黄	06299940200200005	净制
20777	硫黄	06303110100107007	碎块
20778	制硫黄	06303110100107793	切碎块，与豆腐同煮
20779	朱砂粉	06310210100107851	打粉，水飞
20780	雄黄粉	06310310100107858	打粉，水飞

续表

顺序号	品名	代码	给付规格与要求
20781	自然铜	06312110100107005	碾碎块
20782	煅自然铜	06312110100107524	碾碎块，煅淬
20783	赭石	06314110100107003	砸碎
20784	煅赭石	06314110100107515	砸碎，明煅
20785	磁石	06314410100107004	砸碎
20786	煅磁石	06314410100107523	打粉，煅淬
20787	红粉	06314610100107008	析粉
20788	禹余粮	06317110100100001	除去杂石
20789	煅禹余粮	06317110100107529	打粉，煅淬
20790	滑石	06322110100107002	碾碎块或打细粉
20791	滑石粉	06322110100107859	打粉，水飞
20792	赤石脂	06322310100107006	打碎或研细粉
20793	煅赤石脂	06322310100107518	打碎块，明煅
20794	石膏	06326110100107008	打粗粉
20795	煅石膏	06326110100107510	打粉，明煅
20796	皂矾	06326210100107005	碾碎块
20797	煅皂矾	06326210100107517	打碎块，明煅
20798	白矾	06326310100100003	净制
20799	枯矾	06326310100100515	明煅
20800	芒硝	06326410100100000	净制
20801	玄明粉	06326410100200007	净制
20802	炉甘石	06326610100107003	打碎
20803	煅炉甘石	06326610100107942	打粉，明煅，再水飞
20804	钟乳石	06326610100205006	碾小块
20805	煅钟乳石	06326610100207512	打碎块，明煅
20806	紫石英	06330110100107001	碾碎块
20807	煅紫石英	06330110100107520	打碎块，煅淬
20808	大青盐	06332110100100000	净制
20809	轻粉	06332210100107006	打粉
20810	花蕊石	06337110100107004	打碎块
20811	煅花蕊石	06337110100107516	打碎块，明煅
20812	金礞石	06337110100200002	净制

续表

顺序号	品名	代码	给付规格与要求
20813	煅金礞石	06337110100200514	明煅
20814	青礞石	06337110100305004	碾小块
20815	煅青礞石	06337110100305516	碾小块，明煅
20816	马勃	06400120100105004	碾小块
20817	猪苓	06400210100203005	切厚片
20818	茯苓皮	06400210100300001	净制
20819	茯苓	06400210100403009	切块或切厚片
20820	云芝	06400220100100006	净制
20821	灵芝	06400220100200003	净制
20822	雷丸	06400410100107000	打粉
20823	海藻	06600110100104006	切段
20824	昆布	06600410100106001	切宽丝
20825	冬虫夏草	06700310100100001	净制
20826	石上柏	06130350100300008	净制
20827	江南卷柏	06130350100400005	净制
20828	翠云草	06130350100504000	切段
20829	问荆	06130550500204009	切段
20830	阴地蕨	06130850100104007	切段
20831	海金沙草	06131750500104005	切段
20832	海金沙藤	06131750500204002	切段
20833	狗脊炭	06131910500103419	切厚片，炒炭
20834	蒸狗脊	06131910500103600	切厚片，蒸
20835	飞天蠄蟧	06132030100103004	切厚片
20836	乌韭	06132320700104007	切段
20837	金牛草	06132650100100003	净制
20838	凤尾草	06132750100104008	切段
20839	半边旗	06132750100204005	切段
20840	苏铁蕨贯众	06134310500103001	切厚片
20841	苏铁蕨贯众炭	06134310500103414	切厚片，炒炭
20842	乌毛蕨贯众	06134310500200007	净制
20843	田字草	06136150100100004	净制
20844	松叶	06140420700104003	切段

续表

顺序号	品名	代码	给付规格与要求
20845	红松叶	06140420700207001	碎屑
20846	海松子	06140440500200002	净制
20847	松香	06140490200100003	净制
20848	制松香	06140490200100997	葱汁制
20849	松节	06140490900107005	碎屑
20850	杉木果	06140540100100006	净制
20851	炒柏子仁	06140640500100115	去残留的种皮，炒黄
20852	红豆杉	06140921200104000	切段
20853	炒榧子	06140940600100115	去壳取仁，炒黄
20854	麻黄绒	06141021000100840	制绒
20855	蜜麻黄绒	06141021000100949	制绒
20856	石南藤	06150321200104005	切段
20857	柳枝	06150520200103005	切片
20858	板栗壳	06150930100100002	净制
20859	榆白皮	06151020500106007	切丝
20860	芜荑	06151090800100005	净制
20861	穿破石	06151210100103005	切厚片
20862	榕树须	06151210100304006	切段
20863	柘木	06151210300103003	切厚片
20864	蜜桑叶	06151220700107358	搓碎，蜜炙
20865	小叶榕	06151220700200004	净制
20866	广东王不留行	06151230400103000	切厚片
20867	无花果	06151230400200006	净制
20868	制桑椹	06151240200100604	蒸
20869	五指毛桃	06151250100103001	切厚片
20870	葎草	06151250500104004	切段
20871	苎麻根	06151310300100009	净制
20872	苎麻根炭	06151310300100412	炒炭
20873	杜衡	06152010500104003	切段
20874	寻骨风	06152050100104003	切段
20875	土大黄	06152310100203008	切厚片
20876	酒洗大黄	06152310300103917	切厚片或切块，酒洗

续表

顺序号	品名	代码	给付规格与要求
20877	煨何首乌	06152310400103817	切厚片或块，煨
20878	炒水红花子	06152340200100112	炒黄
20879	荞麦	06152340600100002	净制
20880	火炭母	06152350100104004	切段
20881	辣蓼	06152350100204001	切段
20882	盐川牛膝	06152510100102336	切薄片，盐炙
20883	炒牛膝	06152510100204115	切段，清炒
20884	盐牛膝	06152510100204337	切段，盐炙
20885	土牛膝	06152510300104000	切段
20886	千日红	06152530100200009	净制
20887	炒青葙子	06152540600100112	炒黄
20888	倒扣草	06152550100104008	切段
20889	刺苋菜	06152550100204005	切段
20890	土人参	06152910100104000	切段
20891	声色草	06153150100104009	切段
20892	荷叶蒂	06153220700200002	净制
20893	荷梗	06153220800100004	净制
20894	石莲子	06153240200100008	净制
20895	炒芡实	06153240500100111	清炒
20896	土炒白芍	06153710100202268	切薄片，土炒
20897	醋白芍	06153710100202329	切薄片，醋炙
20898	白芍炭	06153710100202411	切薄片，炒炭
20899	炒赤芍	06153710100303118	切厚片，炒黄
20900	酒赤芍	06153710100303316	切厚片，酒炙
20901	黄连须	06153710200100006	净制
20902	酒威灵仙	06153710300104317	切段，酒炙
20903	熟附片	06153710400303696	切片，米泔水漂后再蒸
20904	煨附子	06153710400303801	切片，煨
20905	雪上一枝蒿	06153710400700006	净制
20906	关白附	06153710400800003	净制
20907	制关白附	06153710400800720	姜矾制
20908	麸炒升麻	06153710500103219	切厚片，麸炒

续表

顺序号	品名	代码	给付规格与要求
20909	酒炒升麻	06153710500103318	切厚片，酒炙
20910	蜜升麻	06153710500103356	切厚片，蜜炙
20911	升麻炭	06153710500103417	切厚片，炒炭
20912	九节菖蒲	06153710500400004	净制
20913	炒牡丹皮	06153720600100117	炒黄
20914	酒丹皮	06153720600102319	切薄片，酒炙
20915	牡丹皮炭	06153720600102418	切薄片，炒炭
20916	甘木通叶	06153720700200007	净制
20917	金莲花	06153730200100004	净制
20918	十大功劳叶	06153920700106006	切丝
20919	白药子	06154010400100004	净制
20920	宽筋藤	06154020100304008	切段
20921	黑老虎根	06154110100104002	切段
20922	南五味子根	06154110100204009	切段
20923	广东海风藤	06154120100103004	切厚片
20924	炒辛夷	06154130300100116	清炒
20925	蜜辛夷	06154130300100352	蜜炙
20926	炒五味子	06154140200200113	炒
20927	酒五味子	06154140200200311	酒炙
20928	蜜五味子	06154140200200359	蜜炙
20929	蜡梅花	06154230300100007	净制
20930	钻山风	06154310100203006	切厚片
20931	乌骨藤	06154320100103008	切厚片
20932	番荔枝子	06154340200100004	净制
20933	豺皮樟	06154510100303007	切厚片或切段
20934	豆豉姜	06154510300103001	切厚片
20935	盐水炒乌药	06154510400202338	切薄片，盐炙
20936	桂子	06154540100100009	净制
20937	樟树子	06154540200200005	净制
20938	樟脑	06154590800205009	硬块或结晶颗粒
20939	炒延胡索	06154710600103118	切厚片，清炒
20940	酒延胡索	06154710600103316	切厚片，酒炙

续表

顺序号	品名	代码	给付规格与要求
20941	延胡索炭	06154710600103415	切厚片，炒炭
20942	膜叶槌果藤	06154810100103004	切厚片或切段
20943	芸苔子	06154940600400003	净制
20944	荠菜	06154950100104004	切段
20945	蔊菜	06154950100204001	切段
20946	猪笼草	06155350100100003	净制
20947	锦地罗	06155450100104008	切段
20948	景天三七	06155550100204002	切段
20949	蜀漆	06155621200104001	切段
20950	虎耳草	06155650100104002	切段
20951	山栀茶	06155710100103006	切厚片
20952	炒路路通	06155840200100114	炒黄
20953	酒杜仲	06155920500106310	切块或切丝，酒炙
20954	姜杜仲	06155920500106341	切块或切丝，姜炙
20955	杜仲炭	06155920500106419	切块或切丝，炒炭
20956	炒地榆	06156110100103119	切厚片，炒黄
20957	金樱根	06156110100203000	切厚片
20958	茅莓根	06156110100304004	切段或切块
20959	李根皮	06156120600106008	切丝
20960	石楠叶	06156120700300009	净制
20961	桃叶	06156120700400006	净制
20962	蔷薇花	06156130200200006	净制
20963	山楂炭	06156140200100411	炒炭
20964	醋乌梅	06156140200200326	醋炙
20965	蜜金樱子	06156140200400351	蜜炙
20966	蕤仁霜	06156140200700833	制霜
20967	盐覆盆子	06156140200800335	盐炙
20968	刺玫果	06156140200900004	净制
20969	梨	06156140201000000	切厚片
20970	南山楂	06156140201100007	去核
20971	炒南山楂	06156140201100113	去核，炒黄
20972	焦南山楂	06156140201100120	去核，炒焦

续表

顺序号	品名	代码	给付规格与要求
20973	梨皮	06156140400100006	净制
20974	苦杏仁霜	06156140600100837	制霜
20975	炒郁李仁	06156140600200117	炒黄
20976	桃仁霜	06156140600300831	制霜
20977	酒桃仁	06156140600300947	焯、酒制
20978	甜杏仁	06156140600400005	净制
20979	樱桃核	06156140600500002	净制
20980	蛇莓	06156150100100008	净制
20981	仙鹤草炭	06156150500104415	切段，炒炭
20982	千斤拔	06156310100203004	切厚片
20983	苦参炭	06156310100303414	切厚片，炒炭
20984	牛大力	06156310100403008	切厚片
20985	煨粉葛	06156310100703801	切厚片或块，煨
20986	煨葛根	06156310100803808	切厚片，煨
20987	炒甘草	06156310300203118	切厚片，炒黄
20988	人中黄	06156310300203996	切厚片，特殊加工
20989	排钱草	06156310300304006	切段
20990	过岗龙	06156320100304007	切段
20991	龙须藤	06156320100403007	切厚片
20992	槐枝	06156320200103005	切片
20993	炒皂角刺	06156320300103110	切厚片，炒黄
20994	紫荆皮	06156320500205003	切块
20995	海桐皮	06156320500306007	切块或切丝
20996	木豆叶	06156320700200006	净制
20997	相思藤	06156321200104009	切段
20998	猴耳环	06156321200200008	净制
20999	葛花	06156330100100004	净制
21000	扁豆花	06156330200200000	净制
21001	炒猪牙皂	06156340200100118	炒黄
21002	黑芝麻拌炒补骨脂	06156340200200993	黑芝麻拌炒
21003	炒槐角	06156340200300112	炒黄
21004	槐角炭	06156340200300419	炒炭

续表

顺序号	品名	代码	给付规格与要求
21005	刀豆壳	06156340200500000	净制
21006	麸炒白扁豆	06156340600400214	麸炒
21007	土炒白扁豆仁	06156340600400269	土炒
21008	盐决明子	06156340600500334	盐炙
21009	炒胡芦巴	06156340600700116	炒黄
21010	绿豆	06156340600900004	净制
21011	苦石莲	06156340601000000	净制
21012	绿豆皮	06156340700200004	净制
21013	黑豆衣	06156340700300001	净制
21014	扁豆衣	06156340700400008	净制
21015	花生衣	06156340700500005	净制
21016	葫芦茶	06156350100204007	切段
21017	人字草	06156350100304004	切段
21018	毛鸡骨草	06156350100404001	切段
21019	草红藤	06156350100504008	切段
21020	响铃草	06156350100604005	切段
21021	透骨草	06156350500204003	切段
21022	铁扫帚	06156350500304000	切段
21023	炒淡豆豉	06156390800300111	炒黄
21024	盐蒺藜	06156940200100332	盐炙
21025	鹰不扑	06157010100203002	切厚片
21026	炒关黄柏	06157020500106124	切丝，炒焦
21027	酒黄柏	06157020500206312	切丝，酒炙
21028	橘叶	06157020700206006	切丝
21029	三叉苦	06157021200104007	切段
21030	佛手花	06157030200100001	净制
21031	玳玳花	06157030300100000	净制
21032	烫枳实	06157040100202224	切薄片，砂烫
21033	柚果	06157040100302009	切薄片
21034	炒吴茱萸	06157040200300110	炒黄
21035	酒炙吴茱萸	06157040200300318	酒炙
21036	醋炙吴茱萸	06157040200300325	醋炙

续表

顺序号	品名	代码	给付规格与要求
21037	盐吴茱萸	06157040200300332	盐炙
21038	姜汁制吴茱萸	06157040200300349	姜汁制
21039	黄连水炙吴茱萸	06157040200300394	黄连水炙
21040	野花椒	06157040200400001	净制
21041	醋陈皮	06157040400306325	切丝，醋炙
21042	陈皮炭	06157040400306417	切丝，炒炭
21043	蒸陈皮	06157040400306608	切丝，蒸
21044	麸炒青皮	06157040400406216	切厚片或切丝，麸炒
21045	橙皮	06157040400603004	切厚片
21046	椒目	06157040600200003	净制
21047	柚核	06157040600300000	净制
21048	黄皮核	06157040600400007	净制
21049	橘络	06157040900106005	切丝
21050	东风桔	06157050100103001	切厚片
21051	凤眼草	06157140200200004	净制
21052	醋川楝子	06157340200100322	醋炙
21053	盐川楝子	06157340200100339	盐炙
21054	蜜远志	06157510100104359	切段，蜜炙
21055	炆远志	06157510100104816	切段，炆
21056	朱远志	06157510100104885	切段，朱砂拌
21057	鸡骨香	06157710100304005	切段
21058	红蓖麻根	06157710100404002	切段
21059	白背叶根	06157710300103002	切厚片
21060	乌桕	06157720500106000	切丝
21061	广东紫荆皮	06157720500203006	切厚片
21062	泽漆	06157750100204004	切段
21063	珍珠透骨草	06157750100304001	切段
21064	叶下珠	06157750100404008	切段
21065	鬼画符	06157750100603005	切厚片
21066	桐油	06157790800100008	净制
21067	牛耳枫	06157821200104003	切段
21068	漆树根	06158310100104002	切段

续表

顺序号	品名	代码	给付规格与要求
21069	盐肤木	06158310300104000	切段或切块
21070	芒果叶	06158320700100007	净制
21071	芒果核	06158340600100006	净制
21072	毛冬青	06158510100103009	切厚片
21073	岗梅	06158510100203006	切厚片
21074	苦丁茶	06158520700300005	净制
21075	昆明山海棠	06158610100203003	切厚片
21076	雷公藤	06158610300103004	切厚片
21077	扶芳藤	06158650500103008	切厚片
21078	鬼箭羽	06158690900100009	净制
21079	桑芽炭	06159120700100422	煅炭
21080	蝴蝶果	06159140200100005	净制
21081	无患子根	06159310100103004	切厚片或切段
21082	桂圆核	06159340600200002	净制
21083	石钻子	06159410100103001	切厚片
21084	凤仙透骨草	06159520900104006	切段
21085	铁包金	06159610100104002	切段
21086	翼核果根	06159610100203002	切厚片或切段
21087	血风藤	06159620900103006	切厚片
21088	蜜枣	06159640200100352	破开或去核，蜜炙
21089	枳椇子	06159640600200003	净制
21090	蛇葡萄	06159710300103000	切厚片
21091	安痛藤	06159720100103001	切厚片
21092	山葡萄	06159721200104004	切段
21093	三叶青	06159750100103008	块根切片，茎叶切段
21094	木槿皮	06160020500100003	净制
21095	木芙蓉花	06160030200100005	净制
21096	木槿花	06160030200200002	净制
21097	黄花稔	06160050100104002	切段
21098	磨盘草	06160050100204009	切段
21099	地桃花	06160050500104008	切段
21100	广东海桐皮	06160120500103001	切厚片

续表

顺序号	品名	代码	给付规格与要求
21101	半枫荷	06160210100103003	切厚片
21102	山芝麻	06160240200103009	切厚片
21103	猕猴桃根	06160410100203004	切厚片
21104	猫人参	06160410300103005	切厚片
21105	茶叶	06160620700100003	净制
21106	金花茶	06160620700300007	净制
21107	田基黄	06160750100104001	切段
21108	红旱莲	06160750500204004	切段
21109	生藤黄	06160790200100008	净制
21110	制藤黄	06160790200107991	碾颗粒及粉末，溶解过滤浓缩干燥
21111	大风子仁	06161540500100005	净制
21112	大风子	06161540600100004	净制
21113	红天葵	06162010800200006	净制
21114	了哥王	06162310100103008	切厚片
21115	祖师麻	06162320600104009	切段
21116	胡颓子根	06162410100103005	切厚片
21117	胡颓子叶	06162420700100007	净制
21118	喜树果	06163140200100008	净制
21119	八角枫	06163210200104006	切段
21120	炒诃子肉	06163340200300112	去核，炒黄
21121	煨诃子肉	06163340200300808	去核，煨
21122	桃金娘根	06163410100104001	切段
21123	土槿皮	06163420500100008	净制
21124	番石榴叶	06163420700100006	净制
21125	大叶桉	06163420700204001	切段
21126	直杆蓝桉	06163421200304000	切段
21127	水翁花	06163430300200006	净制
21128	番石榴果	06163440100100000	净制
21129	岗稔子	06163440200200006	净制
21130	野牡丹根	06163510100204005	切段
21131	地稔	06163550100104004	切段
21132	金锦香	06163550100204001	切段

续表

顺序号	品名	代码	给付规格与要求
21133	水龙	06163750100104008	切段
21134	红参须	06164210100300606	净制
21135	三七片	06164210300202007	切薄片
21136	白半枫荷	06164210300404005	切段
21137	鸭脚木皮	06164220500106005	切丝
21138	川加皮	06164220500206002	切块或切丝
21139	楤木	06164220600203000	切厚片
21140	汉桃叶	06164221200104001	切段
21141	三七花	06164230200100005	净制
21142	蒸北沙参	06164310100104607	切段，蒸
21143	炒当归	06164310100302119	切薄片，清炒
21144	土炒当归	06164310100302263	切薄片，土炒
21145	当归炭	06164310100302416	切薄片，炒炭
21146	酒洗当归	06164310100302911	切薄片，酒洗
21147	当归尾	06164310100402000	切薄片
21148	防风炭	06164310100503417	切厚片，炒炭
21149	酒柴胡	06164310100903316	切厚片，酒炙
21150	鳖血柴胡	06164310100903392	切厚片，鳖血炙
21151	香白芷	06164310101203002	切厚片
21152	竹叶柴胡	06164310101303009	切厚片
21153	当归身	06164310101402009	切薄片
21154	酒川芎	06164310500103316	切厚片，酒炙
21155	芹菜子	06164340200400002	净制
21156	芫荽	06164350100204006	切段
21157	炒山萸肉	06164440400100112	炒黄
21158	走马胎	06170510100103001	切厚片
21159	小罗伞	06170510100203008	切厚片或切段
21160	虎舌红	06170550100204001	切段
21161	柿叶	06170920700107000	碎屑
21162	柿霜	06170990800100003	净制
21163	酒安息香	06171190200100316	酒炙
21164	扭肚藤	06171221200104001	切段

续表

顺序号	品名	代码	给付规格与要求
21165	茉莉花	06171230200100005	净制
21166	素馨花	06171230300100004	净制
21167	盐女贞子	06171240200100332	盐炙
21168	连翘心	06171240600100000	净制
21169	钩吻	06171310100100005	净制
21170	油炙马钱子	06171340600100366	油炙
21171	尿制马钱子	06171340600100991	尿制
21172	酒龙胆	06171410300104312	切段，酒炙
21173	肺形草	06171450100404007	切段
21174	羊角拗	06171510300100007	净制
21175	夹竹桃	06171520700207008	碎屑
21176	鸡蛋花	06171530200100006	净制
21177	春根藤	06171550100104003	切段
21178	炒白前	06171610300104118	切段，清炒
21179	牛皮冻	06171610400103004	切厚片
21180	天浆壳	06171640400100000	净制
21181	炒菟丝子	06171740600200118	炒黄
21182	酒菟丝子饼	06171740600200613	酒蒸
21183	菟丝草	06171750500104003	切段
21184	滇紫草	06172020600102001	切薄片
21185	裸花紫珠	06172120700507000	碎屑
21186	牡荆子	06172140200200003	净制
21187	黄荆子	06172140200300000	净制
21188	五指柑	06172150100104004	切段
21189	独角球	06172150100204001	切段
21190	白花灯笼	06172150100304008	切段
21191	紫珠	06172150500204007	切段
21192	炒黄芩	06172210100102117	切薄片，炒黄
21193	黄芩炭	06172210100102414	切薄片，炒炭
21194	炒丹参	06172210300103112	切厚片，炒黄
21195	猪心血拌丹参	06172210300103990	切厚片，猪心血拌
21196	蜜苏子	06172240200200352	蜜炙

续表

顺序号	品名	代码	给付规格与要求
21197	苏子霜	06172240200200833	制霜
21198	牛至	06172250100504009	切段
21199	向天盏	06172250100604006	切段
21200	凉粉草	06172250100704003	切段
21201	炒荆芥	06172250500404114	切段，炒黄
21202	酒益母草	06172250500604316	切段，酒炙
21203	醋益母草	06172250500604323	切段，醋炙
21204	溪黄草	06172250501100008	净制
21205	石见穿	06172250501204003	切段
21206	肾茶	06172250501504004	切段
21207	茄根	06172310300100002	净制
21208	丁茄根	06172310300203000	切厚片
21209	炒枸杞子	06172340200200113	炒黄
21210	酒蒸枸杞	06172340200200618	酒蒸
21211	龙葵果	06172340200400001	净制
21212	白英	06172350100204005	切段
21213	龙葵	06172350500104004	切段
21214	盐玄参	06172410100102333	切薄片，盐炙
21215	酒地黄	06172410400103313	切厚片，酒炙
21216	地黄炭	06172410400103412	切厚片，炒炭
21217	炆地黄	06172410400103818	切厚片，炆
21218	熟地炭	06172410400103948	切厚片，酒炖后炒炭
21219	独脚金	06172450100404006	切段
21220	鬼羽箭	06172450100504003	切段
21221	毛麝香	06172450100604000	切段
21222	水芙蓉	06172450100704007	切段
21223	冰糖草	06172450100804004	切段
21224	鹿茸草	06172450100904001	切段
21225	穿心莲叶	06173120700104000	切段
21226	南大青叶	06173120700204007	切段
21227	狗肝菜	06173150100104003	切段
21228	爵床	06173150100204000	切段

续表

顺序号	品名	代码	给付规格与要求
21229	大驳骨	06173150500304003	切段
21230	炒车前子	06173440600100118	炒黄
21231	酒车前子	06173440600100316	酒炙
21232	酒巴戟天	06173510100104319	切段，酒炙
21233	水杨梅根	06173510100203005	切厚片或切段
21234	胆木	06173510300203003	切厚片
21235	醋红大戟	06173510400103326	切厚片，醋炙
21236	羊角藤	06173510500100003	净制
21237	山大颜	06173521200207008	碎屑
21238	蔓九节	06173521200304004	切段
21239	姜栀子	06173540200107347	碾碎块，姜炙
21240	栀子炭	06173540200107415	碾碎块，炒炭
21241	水线草	06173550100100003	净制
21242	白花蛇舌草	06173550100204008	切段
21243	猪殃殃	06173550100304005	切段
21244	六月雪	06173550100403005	切厚片
21245	虎刺	06173550100504009	切段
21246	黄毛耳草	06173550100604006	切段
21247	牛白藤	06173550100703006	切厚片或切段
21248	鸡矢藤	06173550500104007	切段
21249	接骨木	06173620200103003	切厚片
21250	金银花叶	06173620700100007	净制
21251	山银花炭	06173630200100414	炒炭
21252	蜜金银花	06173630200200350	蜜炙
21253	金银花炭	06173630200200411	炒炭
21254	陆英	06173650100104008	切段
21255	墓头回	06173810100103009	切片
21256	败酱草	06173850100104002	切段
21257	蜜瓜蒌	06174040200105354	切丝或切块，蜜炙
21258	苦瓜干	06174040200400008	净制
21259	丝瓜	06174040200704007	切段
21260	西瓜皮	06174040400405001	切块

续表

顺序号	品名	代码	给付规格与要求
21261	葫芦	06174040400502007	切薄片
21262	丝瓜皮	06174040400604008	切段
21263	甜瓜蒂	06174040500500002	净制
21264	蜜瓜蒌子	06174040600200352	蜜炙
21265	瓜蒌子霜	06174040600200833	制霜
21266	冬瓜子	06174040600400004	净制
21267	炒冬瓜子	06174040600400110	炒黄
21268	南瓜子	06174040600500001	净制
21269	绞股蓝	06174050500104001	切段
21270	蜜党参	06174110100203358	切厚片，蜜炙
21271	四叶参	06174110100403000	切厚片
21272	蓝花参	06174150100204009	切段
21273	酒洗木香	06174410100303912	切片，酒洗
21274	广东土牛膝	06174410100604002	切段
21275	大蓟根	06174410100703002	切厚片
21276	马兰根	06174410300207003	碎品
21277	广升麻	06174410400100006	净制
21278	焦白术	06174410500203126	切厚片，炒焦
21279	土炒白术	06174410500203263	切厚片，土炒
21280	白术炭	06174410500203416	切厚片，炒炭
21281	制白术	06174410500203607	切厚片，蒸
21282	漂白术	06174410500203904	切厚片，米泔水漂
21283	炒苍术	06174410500303116	切厚片，炒黄
21284	漂苍术	06174410500303901	切厚片，米泔水漂
21285	炒艾叶	06174420700100118	去梗，炒黄
21286	醋艾叶	06174420700100323	去梗，醋炙
21287	艾叶炭	06174420700100415	去梗，炒炭
21288	甜叶菊	06174420700300006	净制
21289	艾纳香	06174421200204009	切段
21290	菊花炭	06174430100200417	炒炭
21291	山黄菊	06174430100400008	净制
21292	雪莲花	06174430200200003	净制

续表

顺序号	品名	代码	给付规格与要求
21293	白眉	06174450100504001	切段
21294	鼠曲草	06174450100604008	切段
21295	金盏银盘	06174450100704005	切段
21296	蟛蜞草	06174450100804002	切段
21297	一点红	06174450100904009	切段
21298	地胆草	06174450101104002	切段
21299	马兰草	06174450101204009	切段
21300	夜香牛	06174450101304006	切段
21301	蛤爪草	06174450101404003	切段
21302	鲜牛蒡草	06174450101908006	鲜药
21303	鬼针草	06174450501604003	切段
21304	刘寄奴	06174450501704000	切段
21305	五月艾	06174450501804007	切段
21306	苍耳草	06174450501904004	切段
21307	六棱菊	06174450502004000	切段
21308	炒蒲黄	06190130500100116	炒黄
21309	露兜簕	06190210300104009	切段或切块
21310	酒三棱	06190310600102313	切薄片，酒炙
21311	麸炒泽泻	06190810600103216	切厚片，麸炒
21312	糯稻根	06191210100103003	切厚片
21313	炒白茅根	06191210500104112	切段，清炒
21314	竹心	06191220700200002	净制
21315	苦竹叶	06191220700300009	净制
21316	麸炒竹茹	06191220900104216	切段或小团，麸炒
21317	苇茎	06191220900204008	切段
21318	玉米须	06191230100100000	净制
21319	茅针花	06191230700100004	净制
21320	浮小麦	06191240200100008	净制
21321	炒浮小麦	06191240200100114	炒黄
21322	小麦	06191240200200005	净制
21323	玉米心	06191240200303003	切厚片
21324	大麦	06191240200400009	净制

续表

顺序号	品名	代码	给付规格与要求
21325	炒薏苡仁	06191240500100111	炒黄
21326	土炒薏苡仁	06191240500100265	土炒
21327	陈仓米	06191240500200002	净制
21328	糯米	06191240500500003	净制
21329	炒糯米	06191240500500119	炒黄
21330	粳米	06191240600100004	净制
21331	牛筋草	06191250100107007	碎屑
21332	香茅草	06191250500104002	切段
21333	麦芽炭	06191290800200417	炒炭
21334	麦芽曲	06191290800200875	发酵
21335	麸炒麦芽	06191290800200943	发芽、麸炒
21336	甘蔗滓	06191290800400008	净制
21337	鲜竹沥	06191290900208009	鲜药
21338	酒香附	06191310500103310	切厚片或碾碎，酒炙
21339	香附炭	06191310500103419	切厚片或碾碎，炒炭
21340	四制香附	06191310500103990	切厚片或碾碎，姜汁、盐水、酒、醋制
21341	蒲葵子	06191440200102006	净制
21342	麸炒石菖蒲	06191610500203219	切厚片，麸炒
21343	姜石菖蒲	06191610500203349	切厚片，姜炙
21344	仙半夏	06191610600200927	仙制
21345	竹沥半夏	06191610600200934	竹沥制
21346	水半夏	06191610600402000	切薄片
21347	姜水半夏	06191610600402727	切薄片，姜矾制
21348	蛇六谷	06191610600500003	净制
21349	鸡爪芋	06191610600603001	切厚片
21350	石蒲藤	06191650100104004	切段
21351	大浮萍	06191650100204001	切段
21352	瘊火草	06192450100100001	净制
21353	朱砂拌灯心	06192720300104889	切段，朱砂拌
21354	青黛拌灯心	06192720300104896	切段，青黛拌
21355	炒百部	06192810400103117	切厚片，清炒
21356	蒸百部	06192810400103605	切厚片，蒸

续表

顺序号	品名	代码	给付规格与要求
21357	藜芦	06192910100203008	切厚片
21358	铁丝威灵仙	06192910300100008	净制
21359	酒炙铁丝威灵仙	06192910300103313	切厚片，酒炙
21360	萱草根	06192910300202009	切薄片
21361	蒸天冬	06192910400202602	切薄片，蒸
21362	蒸麦冬	06192910400300605	蒸
21363	朱麦冬	06192910400300889	朱砂拌
21364	黛麦冬	06192910400300896	青黛拌
21365	酒玉竹	06192910500203318	切厚片或切段，酒炙
21366	炙玉竹	06192910500203356	切厚片或切段，蜜炙
21367	酒知母	06192910500303315	切厚片，酒炙
21368	炆黄精	06192910500603811	切厚片，炆
21369	蒸川贝母	06192910700200605	蒸
21370	葱白	06192910701000006	净制
21371	光慈菇	06192910701100003	净制
21372	细香葱	06192910701200000	净制
21373	肺筋草	06192950100204001	切段
21374	酒仙茅	06193010500104314	切段，酒炙
21375	炒山药	06193210500103113	切厚片，清炒
21376	土炒山药	06193210500103267	切厚片，土炒
21377	乳山药	06193210500103694	切厚片，乳蒸
21378	广山药	06193210500603002	切厚片
21379	黄药子	06193210600103006	切厚片
21380	红孩儿	06193210600203003	切厚片
21381	马蔺子	06193340600100009	净制
21382	炒郁金	06193510400102118	切薄片，炒黄
21383	酒郁金	06193510400102316	切薄片，酒炙
21384	醋郁金	06193510400102323	切薄片，醋炙
21385	炒干姜	06193510500203111	切厚片或切块，炒黄
21386	煨姜	06193510500403801	切厚片或切块，煨
21387	麸炒莪术	06193510500703215	切厚片，麸炒
21388	土田七	06193510600100006	净制

续表

顺序号	品名	代码	给付规格与要求
21389	炒砂仁	06193540200300117	炒黄
21390	盐砂仁	06193540200300339	盐炙
21391	姜砂仁	06193540200300346	姜炙
21392	炒益智仁	06193540200500111	去外壳，炒
21393	姜天麻	06193910600102343	切薄片，姜制
21394	青天葵	06193950100100005	净制
21395	石仙桃	06193950100204000	切段
21396	有瓜石斛	06193950100304007	切段
21397	见血清	06193950100404004	切段
21398	铁树叶	06194020700106000	切丝
21399	龙血竭	06194090200105001	切块
21400	炒建曲	06199990800200111	炒黄
21401	建曲	06199990800200876	发酵
21402	炒六神曲	06199990800300118	清炒
21403	焦六神曲	06199990800300125	炒焦
21404	麸炒六神曲	06199990800300217	麸炒
21405	六神曲	06199990800300873	发酵
21406	炒半夏曲	06199990800500112	净制
21407	半夏曲	06199990800500877	发酵
21408	冰糖	06199990800800007	净制
21409	百草霜	06199990900100007	净制
21410	紫梢花	06200110100100002	净制
21411	珊瑚	06202130100100008	净制
21412	鹅管石	06202230100100005	净制
21413	煅鹅管石	06202230100100517	煅
21414	酒地龙	06203110200104310	切段，酒制
21415	甘草泡地龙	06203110200104716	切段，甘草泡
21416	赤地龙	06203210100200003	净制
21417	牡蛎肉	06205110200100006	净制
21418	醋牡蛎	06205120300107324	打碎块，醋炙
21419	盐牡蛎	06205120300107331	打碎块，盐炙
21420	盐煅石决明	06206120300207535	打粉或碎块，盐煅

续表

顺序号	品名	代码	给付规格与要求
21421	紫贝齿	06206220300100000	净制
21422	煅紫贝齿	06206220300100512	明煅
21423	炒海螵蛸	06207130100105114	切小块，炒黄
21424	螃蟹壳	06209120300100000	净制
21425	对虾壳	06209220300100007	净制
21426	虾壳	06209320300100004	净制
21427	盐桑螵蛸	06210440100100335	盐炙
21428	青娘虫	06210510100200004	净制
21429	米炒青娘虫	06210510100200257	米炒
21430	制蜂房	06210640900105114	切块，炒黄
21431	竹蜂	06210710100100001	净制
21432	红娘虫	06210810100100008	净制
21433	米炒红娘虫	06210810100100251	米炒
21434	姜僵蚕	06210910100100340	姜制
21435	原蚕蛾	06210910100200002	净制
21436	蚕蛹	06210920300100002	净制
21437	蚕沙	06210940100100002	净制
21438	蚕茧	06210940900100004	净制
21439	蚕茧炭	06210940900100417	炒炭
21440	紫草茸	06211040100100008	净制
21441	蝼蛄	06211110100100008	净制
21442	焙蝼蛄	06211110100100800	焙
21443	没食子	06211210100100005	净制
21444	虻虫	06211310100100002	净制
21445	米炒虻虫	06211310100100255	米炒
21446	炒虻虫	06211310100200115	炒黄
21447	蛴螬	06211410100100009	净制
21448	炒蛴螬	06211410100100115	炒黄
21449	蜣螂	06211410100200006	净制
21450	蟋蟀	06211510100100006	净制
21451	黑蚂蚁	06211610100100003	净制
21452	红蚂蚁	06211610100200000	净制

续表

顺序号	品名	代码	给付规格与要求
21453	沙牛	06211710100100000	净制
21454	鼠妇虫	06211810100100007	净制
21455	五谷虫	06211910100100004	净制
21456	炒五谷虫	06211910100100110	炒黄
21457	金边土鳖	06212010100100000	净制
21458	海参	06217110100100002	净制
21459	海星	06217210100100009	净制
21460	浮海石	06218130100105004	打碎
21461	煅浮石	06218130100100511	明煅
21462	童便	06220140100200000	净制
21463	人中白	06220140900205007	切块
21464	煅人中白	06220140900205519	切块，明煅
21465	羊肉	06220210200105007	切块
21466	牛角尖粉	06220220200100001	净制
21467	羚羊骨	06220220200402006	切薄片
21468	牛骨	06220230100100001	净制
21469	鲜羊肝	06220230200308000	鲜药
21470	山羊血	06220240100200007	净制
21471	羊草结	06220240100300004	净制
21472	牛草结	06220240100400001	净制
21473	牛骨胶	06220240200100009	净制
21474	马宝	06220340100100007	净制
21475	蒲黄炒阿胶	06220340200100273	蒲黄炒
21476	猪脊髓	06220530100100002	净制
21477	猪腰子	06220530200200008	净制
21478	猪脑粉	06220530200300005	净制
21479	猪血粉	06220540100107000	碾粉
21480	猪胆汁	06220540100200008	净制
21481	鹿筋	06220610200103001	切厚片
21482	鹿尾	06220610200200007	净制
21483	鹿鞭	06220630200103009	切厚片
21484	鹿血晶	06220640100200005	净制

续表

顺序号	品名	代码	给付规格与要求
21485	鹿胶珠	06220640200100236	蛤粉炒
21486	夜明砂	06220740100100005	净制
21487	獭肝	06220830200100002	净制
21488	狗骨	06220930100100000	净制
21489	炙狗骨	06220930100100314	酒炙
21490	黄狗鞭	06220930200100009	净制
21491	五灵脂	06221040100100005	净制
21492	炒五灵脂	06221040100100111	炒黄
21493	酒五灵脂	06221040100100319	酒炙
21494	醋五灵脂	06221040100100326	醋炙
21495	海狗肾	06221130200100002	净制
21496	制海狗肾	06221130200100248	滑石粉烫
21497	象皮	06221220100100001	净制
21498	制象皮	06221220100100247	滑石粉炒
21499	象牙	06221240900100001	净制
21500	刺猬皮	06221320100106000	切丝
21501	猴骨	06221430100100004	净制
21502	猴枣	06221440100100003	净制
21503	龙涎香	06221540100107009	打碎块
21504	望月砂	06221740100100004	净制
21505	林蛙	06223110100100003	净制
21506	干蟾	06223210100100000	净制
21507	蟾皮	06223220100105226	切块，砂炒
21508	乌骨鸡	06224110100100002	净制
21509	鸡	06224110200100001	净制
21510	鸡睾丸	06224130200100009	净制
21511	鸡子白	06224140100100009	净制
21512	凤凰衣	06224140100200006	净制
21513	鹅胆粉	06224240100100006	净制
21514	红毛鸡	06224310100100006	净制
21515	燕窝	06224440900100002	净制
21516	蛇脂	06225140100100008	净制

续表

顺序号	品名	代码	给付规格与要求
21517	龟	06225210200100007	净制
21518	龟胶珠	06225240200100233	蛤粉炒
21519	蛇胆汁	06225340100100002	净制
21520	守宫	06225410100100002	净制
21521	鳖甲胶	06225620300100966	沸水煮，去皮肉，制胶
21522	玳瑁	06225720300100000	净制
21523	海蛇	06225810200100009	净制
21524	马鬃蛇	06225910200104004	切段
21525	脆蛇	06226010100100003	净制
21526	制海马	06227110200100244	滑石粉炒
21527	鱼脑石	06227230100100004	净制
21528	鱼鳔	06227230200100003	净制
21529	制鱼鳔	06227230200100232	蛤粉或滑石粉炒
21530	海麻雀	06227410100100000	净制
21531	鲨鱼肉	06227510200100006	净制
21532	鲨鱼软骨	06227530100100005	净制
21533	铁落	06300110100100001	净制
21534	诃子制铁屑	06300110100100995	诃子制
21535	针砂	06308110100107002	碎屑
21536	密陀僧	06310110100100008	净制
21537	铅丹	06310110100200005	净制
21538	水银	06310210100200002	净制
21539	无名异	06314210100100001	净制
21540	玛瑙	06314310100100008	净制
21541	白石英	06314310100207004	打碎块
21542	醋白石英	06314310100207325	打碎块，醋制
21543	砒石	06314510100100002	净制
21544	砒霜	06314510100200009	净制
21545	红升丹	06314610100200006	净制
21546	醋禹余粮	06317110100107321	醋炙
21547	蛇含石	06317110100200008	净制
21548	煅蛇含石	06317110100200510	煅

续表

顺序号	品名	代码	给付规格与要求
21549	阳起石	06320110100100005	净制
21550	醋阳起石	06320110100100326	醋制
21551	煅阳起石	06320110100100517	明煅
21552	阴起石	06320110100200002	净制
21553	酒阴起石	06320110100200316	酒炙
21554	云母石	06322210100100000	净制
21555	白石脂	06322310100200004	净制
21556	醋白石脂	06322310100200325	醋制
21557	煅白石脂	06322310100200516	明煅
21558	金精石	06322410100100004	净制
21559	煅金精石	06322410100100516	煅
21560	硼砂	06324110100100001	净制
21561	蜜炙石膏	06326110100107350	打粉，蜜炙
21562	玄精石	06326110100200006	净制
21563	胆矾	06326510100100007	净制
21564	制炉甘石	06326610100107997	打粉，黄连汤制或三黄汤制
21565	南寒水石	06326610100305003	打碎
21566	铜绿	06326710100100001	净制
21567	硝石	06328110100100007	净制
21568	秋石	06332110100200007	净制
21569	白降丹	06332210100200004	净制
21570	硇砂	06333310100100003	净制
21571	醋硇砂	06333310100100324	醋制
21572	麦饭石	06336110100100006	净制
21573	浮石	06336110100200003	净制
21574	龙骨	06338110100105009	打碎
21575	煅龙骨	06338110100105511	打碎，明煅
21576	龙齿	06338110100205006	打碎
21577	煅龙齿	06338110100205518	切块，明煅
21578	石燕	06338110100305003	切块
21579	醋石燕	06338110100305324	切块，醋炙
21580	煅石燕	06338110100305515	打碎，明煅

续表

顺序号	品名	代码	给付规格与要求
21581	琥珀	06338110100400005	净制
21582	石蟹	06338110100505007	打块
21583	醋石蟹	06338110100505328	切块，醋炙
21584	伏龙肝	06399910100100001	净制
21585	隐孔菌粉	06400210100107006	粉末
21586	乳茯苓	06400210100403696	切块或切厚片，乳蒸
21587	朱茯苓	06400210100403887	切块或切厚片，朱砂拌
21588	茯神	06400210100505000	切块
21589	蒸茯神	06400210100505604	切块，蒸
21590	朱茯神	06400210100505888	切块，朱砂拌
21591	茯神木	06400290100100009	净制
21592	灵芝孢子粉	06400290100200006	净制
21593	金蝉花	06400310100100004	净制
21594	黑木耳	06400520100100007	净制
21595	黑木耳炭	06400520100100410	炒炭
21596	香菇	06400620100100004	净制
21597	猴头菇	06400720100103002	切厚片
21598	红曲	06400810100100009	净制
21599	银耳	06400920100100005	净制
21600	石耳	06500120100100008	净制
21601	松萝	06500210100100006	净制
21602	螺旋藻	06600210100100005	净制
21603	鹧鸪菜	06600310100100002	净制

Foreword

Note that certain contents of this document may involve certain patents. The issuing authority of this document assumes no statutory duty to identify the patent.

The series of standards of *Requirements for Prescription, Dispensing, Delivery, Decocting and Taking of Chinese Medicine* are divided into 4 parts.

- *Part 1: Requirements for Prescription of Chinese Medicine*
- *Part 2: Requirements for Dispensing of Chinese Medicine*
- *Part 3: Requirements for Delivery of Chinese Medicine*
- *Part 4: Requirements for Decocting and Taking of Chinese Medicine*

This document is the third part: *Requirements for Delivery of Chinese Medicine.*

The main drafting organizations: Jiangxi University of Chinese Medicine, New York College of Traditional Chinese Medicine, Jiangxi Administration of Traditional Chinese Medicine, Shenzhen Health Development Research and Data Management Center, Health Commission of Shenzhen Municipality, The Fifth Medical Center of the General Hospital of the Chinese People's Liberation Army, Shenzhen Hospital of Traditional Chinese Medicine, Shenzhen Luohu District Hospital of Traditional Chinese Medicine, Shenzhen People's Hospital, Macau University of Science and Technology, Australian Austro-Central China Medical Association, Shenzhen Unified Standard Technology Co., Ltd., Inspection Office of Traditional Chinese Medicine of National Institute for Food and Drug Control , Jiangxi Jiangzhong TCM Decotion pieces Co., Ltd., China Traditional Chinese Medicine Holdings Co., Ltd, Federation of Chinese Medicine and Acupuncture Societies of Australia (FCMA), Jiangxi Institute for Drug Control, Shenzhen Institute of Standards and Technology, Shenzhen Technology University and USA Hingli Health and Technology LLC.

The drafting organizations participants: Shenzhen Hospital of Beijing University of Chinese Medicine (Longgang), Anhui Guangyintang Traditional Chinese Medicine Co., Ltd., Chinese Medicine & Acupuncture Society of Australia, Beijing University of Chinese Medicine, Dongfang Hospital of Beijing University of Chinese Medicine, Dongzhimen Hospital of Beijing University of Chinese Medicine, Guangdong Food and Drug Vocational College, Bozhou Yonggang Decoction Pieces Factory Co., Ltd., Chenghai Hospital of Traditional Chinese Medicine, HanseMerkur Center for Traditional Chinese Medicine at the University Medical Center Hamburg-Eppendorf gGmbH in Germany, Xiayuan Community Health Service Station of Suidong Huangpu Guangzhou, Guangzhou Jianqiao Huize Co., Ltd., Korea KyungHee University, College of Traditional Chinese Medicine of Canada, Five Branches University of California, USA Kamwo Meridian Herbs, Shenzhen Hospital of Southern Medical University, The Second Affiliated Hospital of Shantou University Medical College, People's Hospital of Chenghai Shantou, Health Center of Xi'nan Chenghai Shantou, Shantou Central Hospital, Shantou Hospital of Traditional Chinese Medicine, Shanghai University of Traditional Chinese Medicine, Shenzhen Huahui Pharmaceutical Co., Ltd., Shenzhen Institute for Drug Control, Shenzhen Standards

Alliance for Traditional Chinese Medicine Enterprises, Shenzhen Society of Traditional Chinese Medicine, Beijing Ditan Hospital of Capital Medical University, Suzhou Xinheng Automation Technology Co., Ltd, Hong Kong Baptist University, Institute of Information on Traditional Chinese Medicine of China Academy of Chinese Medical Sciences, Zhongshan Hospital of Traditional Chinese Medicine, Tokyo Metropolitan University, Tongde Hospital of Zhejiang Province and Shenzhen Baoan Traditional Chinese Medicine Hospital Group.

The main drafters: Liao Liping, Chen Yemeng (United States), Wu Peikai, Deng Xuezhi, Xiao Xiaohe, Lan Qingshan, Ma Shuangcheng, Zhou Hua, Shi Yanhong, Yi Bingxue, Zhao Yonghong, Yang Jurong, Pan Lingling, Zeng Qingming, Li Shunmin, Yuan Wenpeng, Xu Ziqu, Hu Shiping, Zhu Lihua, Cheng Han, Kevin Chang (Australia), Liu Xiwei, Chen Mingren, Zuo Zhengyun, Yang Ming, Li Jinxuan, Lin Ziqiang (Australia), Yao Keqin, Chen Ruilin and Zha Qinglin.

Drafting participants and reviewing experts(in alphabetical order of last name): Cai Benhui, Cai Chuxi, Cai peibiao, Cai Wenwei, Cai Xiaochun, Cai Yongjiang, Chen Jianxing, Chen Jie, Chen Ni, Chen Quanhan, Chen Siyuan, Chen Wanshan, Cheng Shiping, Cong Jialin, Cui Xinyu, Ding Yanling, Du Jianqiang, Gao Guangyin, Gao Xinyan, Gong Qianfeng, Gu Xuming, Guan Zhiyu, Guo Xiaoqiu, He Dupeng, He Lang, Hu Xiaojie, Hu Xinhua, Hua Guodong, Huang Jianfan, Huang Jukai, Huang Zhanhui, Jian Hui, Lai Manxiang, Li Haiyan, Li Jing, Li Ruijian, Li Yanhua, Li Yong, Liang Baoshan (United States), Liang Huizhou (United States), Lin Han, Lin Mingxin, Lin Shuxu, Liu Baohe, Liu Chijing (Australia), Liu ronghua, Liu Yong, Lu Haiying, Luo Guangming, Lü Aiping (Hong Kong, China), Mu Fengyang, Peng Yingmei, Shi Hualan, Sun Yong, Thomas Friedemann (Germany), Wang Jiabo, Wang Shuhong, Wang Weiqun, Wang Yue, Xiao Xueqing, Xiong Hanpeng, Xu Suwen, Xu Xiaoyu, Xu Yan, Xue Chunmiao, Yang Woongmo (South Korea), Yang Xixiao, Yang Xiaohui, Yang Yinfang, Ye Nianhua, Yu Muzhen, Yu Yawei, Yuan Xiaoning (Canada), Ron Zaidman (United States), Zeng Changlong, Zeng Jibin, Zeng Yuhao, Zhang Delin, Zhang Jinlian, Zhang Li, Zhang Ping, Zhang Shouwen, Zhang Wenchun, Zhao Hengbo, Zhao Wenjing, Zhao Zhenping(USA), Zheng Jianhua, Zhou Pingsheng, Zhu Weifeng and Zoujiansheng, .

The drafting procedure of this document complies with the *Standard Management Measures for International Organizations of the World Federation of Chinese Medicine Societies* and SCM 0001-2009 *Standards Development and Publication Work Specification* issued by WFCMS.

This document is issued by WFCMS. The copyright belongs to WFCMS.

Introduction

Traditional Chinese Medicine (TCM) is a cultural treasure of the Chinese nation. The process of TCM diagnosis and treatment starts from the patient's treatment, to the doctor's treatment based on syndrome differentiation, issuing the correct TCM prescription, and then dispensing the decoction pieces, there are corresponding key nodes in each link: How the TCM physician dispenses the prescription under the guidance of treatment based on syndrome differentiation; How to manage pharmacies and TCM prescriptions; How to check the prescription in compliance and how to adjust the prescription correctly, that is the dispensing/delivery of decoction pieces; How patients choose qualified decoction pieces for accurate formulation and reasonable decocting; How patients take Chinese medicine correctly. Each of the above links and processes is scattered without organic integration, which affects the safety and effectiveness of TCM use, damages the vital rights and interests of consumers, and further reduces the quality and reputation of TCM service.

Therefore, it is necessary to integrate the scattered TCM service links and processes into a complete system, solidified in a standard form, and build a TCM service process with traceable system, so as to reduce medical errors, improve the relationship between doctors and patients, avoid medical accidents, improve the level of medical services, ensure the safety and effectiveness of people's medication, and safeguard the legitimate rights and interests of consumers.

The purpose of the series of standards of *Requirements for Prescription, Dispensing, Delivery, Decocting and Taking of Chinese Medicine* is to integrate the service process of TCM, establish and improve the standard service system and certification system of TCM, standardize the industry behavior and the professional ethics of pharmaceutical personnel, create a safe and effective cultivation, production, circulation and drug use of TCM, promote a good atmosphere of fair, just, harmonious and scientific development of TCM trade. What's more important is that people around the world share the fruits of TCM development and make due contribution to the health of mankind.

This document is part 3. Delivery of Chinese medicines is the whole process in which the dispensing stuff fills the prescription with each decoction pieces in accordance with doctors' advice and requirements. This part, which forms a seamless connection with 1, 2, 4 parts, embodies the "three reviews and seven checks" of TCM prescriptions, stipulates the specifications and requirements of payment decoction pieces, specifies requirements of pharmaceutical service quality control, so as to meet the safety and effectiveness of clinical medication.

This document aligned with international standards such as ISO 20334 *Traditional Chinese Medicine – Coding System of Formulae*, ISO 18668-2 *Coding System for Chinese Medicines — Part 2: Codes for Decoction Pieces*, ISO 18668-4 *Coding System for Chinese Medicines — Part 4: Codes for Granule Forms of Individual Medicinals for Prescriptions* and ISO 20333 *Coding Rules for Chinese Medicines in Supply Chain Management*. They form a guide for the operation process of Chinese medicine dispensing and delivery , which is easy to retrieve and proofread, also provides technical support for Chinese medicine electronic medical record and electronic prescription, and has certain practical guiding significance.

Requirements for Prescription, Dispensing, Delivery, Decocting and Taking of Chinese Medicine
Part 3: Requirements for Delivery of Chinese Medicine

1 Scope

This document specifies the specifications, requirements and standard for the delivery of traditional Chinese medicine (TCM) decoction pieces.

This document is applicable to delivering service of Chinese medicines by medical institutions and Chinese medicines retailers.

2 Normative References

The following referenced documents are indispensable for the application of this document. For dated references, only the edition cited applies. For undated references, the latest edition of the referenced document (including any amendments) applies.

ISO 18662-1 *Traditional Chinese Medicine — Vocabulary — Part 1: Chinese Materia Medica*

ISO 18662-2 *Traditional Chinese Medicine — Vocabulary — Part 2: Processing of Chinese Materia Medica*

ISO 18668-1 *Coding System for Chinese Medicines — Part 1: Coding Rules for Chinese Medicines*

ISO 18668-2 *Coding System for Chinese Medicines — Part 2: Codes for Decoction Pieces*

ISO 18668-3 *Coding System for Chinese Medicines — Part 3: Codes for Chinese Materia Medica*

ISO 18668-4 *Coding System for Chinese Medicines — Part 4: Codes for Granule Forms of Individual Medicinals for Prescriptions*

ISO 20333:2017 *Coding Rules for Chinese Medicines in Supply Chain Management*

ISO 20334:2018 *Coding System of Formulae*

3 Terms and Definitions

3.1
TCM Decoction Pieces

Prescription medicinal processed from Chinese Materia Medica under the guidance of TCM and processing methods for Chinese medicines.

Note: Decoction pieces are directly used in clinical practice or the production of prepared medicines.

[Source: 18668-1, 3.2]

3.2
Delivery of TCM Decoction Pieces

According to doctors' advice and traditional habits, the dispensing personnel of TCM should organically combine the specifications of TCM decoction pieces (including the purification of TCM decoction pieces, cutting elements, four natures and five flavors, channel tropism, toxic or non-toxic), incompabtibilty of drugs in prescription (eighteen clashes and nineteen incompatibilities, pregnancy-contraindicated drug), and implement them in the service process of each TCM prescription. That is, the whole process of correctly allocating TCM prescriptions and selecting different TCM decoction pieces.

Note: The delivery of TCM decoction pieces is to put the names of "one name, one prescription, one code" into the whole dispensing process of TCM decoction pieces, and to implement the Internet+ TCM service and the rules as well as requirements of TCM decoction pieces provided in prescriptions into the actual operation procedures of TCM prescription process.

3.3
Prescription Filling and Medicine Forcnulating

According to the actual situatim of the patient, determining the cause, mechanism and location of a disease according to the medical theories and principles, then deciding the rignt treatment principle and method, and finally selecting a formula as well as proper medicinals.

Note 1: Clinically, in order to use prescriptions, we must first follow the prescription principles of "filling prescriptions according to the law, formulating medicines with prescriptions" and "the ingredients in a formula or prescription that have different roles".

Note 2: Fully reflect the rule of treatment based on sydrome differentation according to principle-method-recipe-medicines in TCM therapeutics.

3.4
Side Effects

When taking a certain drug according to the normal dosage and frequency, the patient has a reaction that is opposite or unrelated to the curative effect.

Note 1: Including side effects, toxic reactions, allergic reactions, withdrawal syndrome and other reactions.

3.5
Eighteen Clashes

Acute toxic reactions or side effects resulting from taking two incompatible medicinals in combination.

Note: Glycyrrhizae Radix et Rhizoma antagonises Euphorbiae Pekinensis Radix, Genkwa Flos, Kansui Radix, Sargassum. Aconite (Aconiti Radix , Aconiti Kusnezoffii Radix, Aconiti Lateralis Radix Preparata) antagonises Fritillaria Bulbus (Fritillariae Cirrhosae Bulbus, Fritillariae Thunbergii Bulbus), Trichosanthis Fructus, Trichosanthis Radix, Pinelliae Rhizoma, Ampelopsis Radix, Bletillae Rhizoma. Veratrum antagonises Ginseng Radix et Rhizoma, Panacis Quinquefolii Radix, Salviae Miltiorrhizae Radix et Rhizoma, Adenophorae Radix, Glehniae Radix, Sophorae Flavescentis

Radix, Scrophulariae Radix, Asari Radix et Rhizoma, Paeonia lactiflora Pall (Paeoniae Radix Alba and Paeoniae Radix Rubra).

3.6
Nineteen Incompatibilities

Two medicinals of mutual restraint used in combination may produce acute toxic reations and side effects, or restrain and neutralize each other's action.

Note: Sulfur restrains Natrii Sulfas. Hydrargyrum restrains white arsenic. Euphoriae Ebracteolata Radix restrains litharge. Crotonis Fructus restrains Pharbitidis Semen. Caryophylli Flos restrains Curcumae Radix. Natrii Sulfas restrains Sparganii Rhizoma. Aconiti Radix and Aconiti Kusnezoffii Radix restrain Rhino Horn. Ginseng Radix et Rhizoma restrains Trogopteri Faeces. Cinnamomi Cortex restrains Halloysitum Rubrum.

3.7
Incompatibility of Chinese mediciens

Prohibited combination mainly refers to eighteen clashes, nineteen incompatibilities and pregnancy-contraindicated drug.

3.8
Four Properties and Five Tastes

Chinese medicine possess four properties (cold, hot, warm and cool) and five tastes (pungency, sweetness, sourness, bitterness and saltness) which represent their basic medicinal actions. Each of the five tastes has its own yin and yang property. Pungency and sweetness belong to yang while sourness, bitterness and saltness belong to yin. Chinese medicine with different tastes have different actions.

Note 1: The property of Chinese medicine is based on the actual effect of repeated verification and then summed up, from the nature of a variety of medical effects of drugs summarized. As for the determination of the taste of medicines, it was by tasting them that some regular connections were discovered between the taste of various medicines and their medical effects. Thus, the concept of taste not only represents the actual taste of the gustatory perception, but also reflects the actual performance of the drug.

Note 2: Chinese medicines of cold property, such as Coptis Rhizoma, Scutellariae Radix, Phellodendri Chinensis Cortex and Rhei Radix et Rhizoma, etc. can be used to treat heat dissases. Cold diseases can be treated with heat Chinese medicines, such as Zingiberis Rhizoma , Aconiti Lateralis Radix Praeparata, Cinnamomi Cortex, Aconiti Radix, Aconiti Kusnezoffii Radix and so on. Chinese medicines of warmth property including Ephedrae Herba, Cinnamomi Ramulus, Armeniacae Semen Amarum, Zingiberis Rhizoma Recens, Schizonepetae Herba, Saposhnikoviae Radix, Pinelliae Rhizoma, etc. are lighter than those of heat property and have comparatively moderate effects, can be used to treat cool dissases. Cool than cold degree to light the treatment of warm diseases, such as Lonicerae Japonicat Flos, Forsythiae Fructus, Chrysanthemi Flos, Gypsum Fibrosum, Mori Folium, Menthae Haplocalycis Herba, Phragmitis Rhizoma. The five tastes refer to the five kinds of flavours of Chinese medicines, each has its own specific function according to the five elements theory. Sour tasted Chinese medicines, such as Schisandrae Chinensis Fructus, Ziziphi Spinosae Semen, Corni Fructus, Paeoniae Radix etc. belong to the element of wood and get into the liver channel having the function of astringent. Chinese medicines of bitter property, such as Coptis Rhizoma, Phellodendri Chinensis Cortex, Scutellariae Radixand Rhei Radix et Rhizoma, Gardeniae Fructus, etc. correspond to the element of fire and get into the heart channal, having the function of drying the dampness as well as discharge fire. Sweet tasted Chinese medicines, such as

Ginseng Radix et Rhizoma, Glycyrrhizae Radix et Rhizoma, Jujubae Fructus, Atractylodis Macrocephalae Rhizoma, Poria, Astragali Radix, etc. , belong to the element of earth and get into the spleen channel, having the function of nourishing as well as normallizing the function of stomach and spleen. Spicy taseted Chinese medicines, such as Ephedrae Herba, Asari Radix et Rhizoma, Cinnamomi Ramulus, Carthami Flos, Chuanxiong Rhizoma and so on, correspond to the element of metal and get into the lung channal, having the function of releasing, moving qi and moving blood. Chinese medicines of salty property, such as Natrii Sulfas, Ostreae Concha, Sargassum etc. , belong to the elment of water and get into the kidney channel, having the function of softening hard masses as well as purging pathogenic heat and relaxing the bowels.

3.9
Channel Tropism of Chinese Medicine

Each drug has a certain choice of zang-fu meridians, and different drugs play different parts of the body's therapeutic role. If a drug can treat a disease of a channel or a few channels, it belongs to this channel or these channels.

Note 1: The channel tropism comes from the theory of zang-fu organs and channels and collaterals, which is established by the specific disease being treated. The channel and collateral can communicate the inside and outside of the human body, and coordinate with each other on the physiological function, and also affect each other on the pathological basis.

Note 2: The occurrence of superficial syndrome can also affect the viscera inward, and the internal lesions of the viscera can also be reflected on the body surface. If the pathological organs are determined, the Chinese medicine can be used for treatment. If the channel entry is consistent, the treatment effect is good.

3.10
Ascending and Desecending, Floating and Sinking

Direction of medicinal action, ascending is upward, descending is downward, floating is outward, and sinking is inward. Descending and sinking belong to yin. Ascending and floating belong to yang.

Note: The ascending and floating medicine go upward and outward, having the functions of raising yang, releasing and dispersing cold. In the case that is warm, most drugs with pungent and sweet tastes, such as Ephedrae Herba, Cinnamomi Ramulus, Astragali Radix, etc. Where qi is cold and cool, most drugs with bitter and sour tastes, such as Rhei Radix et Rhizoma, Natrii Sulfas, Phellodendri Chinensis Cortex, etc. having descending and sinking actions. Most drugs in forms of flowers and leaves as well as light in weight, such as Magnoliae Flos, Nelumbinis Folium, Cimicifugae Rhizoma etc., are of ascending and floating properties. Most drugs in forms of seeds and fruits as well as heavy in weight, such as Perillae Fructus, Aurantii Fructus Immaturus, Calcitum or Gypsun Rubrum, etc., are of descending and sinking properties.

4 Requirements for Dispensing/Delivery of Chinese Medicine Decoction Pieces

4.1 Requirements for Dispensing of Chinese Medicine

4.1.1 Dispensing according to the doctor's prescription, and according to the traditional custom to choose the correct size and requirements of Chinese medicine decoction pieces.

4.1.2 For the prescription containing toxic Chinese medicine decoction, if the prescription does not indicate "raw use" and there are artifactitious products, the artifactitious products should be delivered. Whether misuse of raw drugs and artifactitious drugs or using raw drugs to replace artifactitious drugs are forbidden.

4.1.3 If there is any fresh medicine in the prescription, clean the soil, remove the non-medicinal parts, cut into strips and wrapped solely, so as to avoid the mixture of dry and wet, moldy and deterioration, then impact the curative effect.

4.1.4 Drugs requiring special treatment are included in the prescription, such as decocted earlier, decocted later, wrap-boiling, administered after dissolved, melt or decocted separately, should be packaged separately and marked for use.

4.1.5 For hard drugs such as minerals, animal shells, fruit seeds, etc., the dosage should be mashed temporarily to facilitate the preparation of effective ingredients.

4.1.6 Any drugs in the prescription that need to be temporarily processed shall be processed in accordance with relevant regulations.

4.2 Principles of Chinese Medicine Processing

The methods of processing specified in ISO 18668-2.

4.3 Requirements for Inner Pack of Decoction Pieces

The inner pack of decoction pieces shall accord with the requirements of international standards as well those promulgated by national or regional health authorities.

5 Specification for Delivery of Chinese Medicine Decoction Pieces

In medical practice, the decoction pieces implemented by the doctor would usually be adjusted according to the condition, which reflects the principle and flexibility of syndrome differentiation and treatment.

In the Table 1, the requirements for delivery of 1233 kinds of formula were listed. They are aligned with international standards such as ISO 18668-1 and ISO 20334 and others, forming a guide for the operation process of Chinese medicine dispensing and delivery, which is easy to retrieve and proofread.

In the Table 2, components delivery of decoction pieces are listed.

Table 1. Components Delivery of TCM Formula

No.	Main Category	Sub-category	Code of Formula	Name of Formula	Source of Formula	Components and Codes	Specifications and Requirements for Delivering
1	Exterior-releasing Formula	Pungent-warm Exterior-releasing Formula	0600110017	Ephedra Decoction	Treatise on Cold Damage	Ephedrae Herba (06141021000104008), Cinnamomi Ramulus (06154520200103001), scalding with boiling waterBitter Apricot Seed (06156140600100820), Glycyrrhizae Radix et Rhizoma Praeparata cum Melle (06156310300203354)	scalding with boiling waterBitter Apricot Seed; Ephedrae Herba[cutting into segments]; Cinnamomi Ramulus[thick slices]; Glycyrrhizae Radix et Rhizoma Praeparata cum Melle[thick slices, stir-frying with honey]
2	Exterior-releasing Formula	Pungent-warm Exterior-releasing Formula	0600110024	Cinnamon Twig Decoction	Treatise on Cold Damage	Cinnamomi Ramulus (06154520200103001), Paeoniae Radix Alba (06153710100202008), Glycyrrhizae Radix et Rhizoma Praeparata cum Melle (06156310300203354), Zingiberis Rhizoma Recens (06193510500403009), Jujubae Fructus (06159640200100000)	Jujubae Fructus[splitting or removing cores]; Cinnamomi Ramulus; Zingiberis Rhizoma Recens[thick slices]; Glycyrrhizae Radix et Rhizoma Praeparata cum Melle[thick slices, stir-frying with honey]; Paeoniae Radix Alba[thin slices]
3	Exterior-releasing Formula	Pungent-warm Exterior-releasing Formula	0600110031	Nine-ingredient Notopterygium Decoction	Medicine hard to know	Notopterygii Rhizoma et Radix (06164310300103004), Saposhnikoviae Radix (06164310100503004), Atractylodis Rhizoma Praeparatum (06174410500303215), Asari Radix et Rhizoma (06152010300104005), Chuanxiong Rhizoma (06164310500103002), Angelicae Dahuricae Radix (06164310100203003), Rehmanniae Radix (06172410400103009), Scutellariae Radix (06172210100102605), Glycyrrhizae Radix et Rhizoma (06156310300203002)	Asari Radix et Rhizoma[cutting into segments]; Notopterygii Rhizoma et Radix; Saposhnikoviae Radix; Chuanxiong Rhizoma; Angelicae Dahuricae Radix; Rehmanniae Radix; Glycyrrhizae Radix et Rhizoma[thick slices]; Atractylodis Rhizoma Praeparatum[thick slices, stir-frying with bran]; Scutellariae Radix[thin slices,]
4	Exterior-releasing Formula	Pungent-warm Exterior-releasing Formula	0600110048	Cyperus and Perilla Powder	Formulary of the Bureau of Taiping People's Welfare Pharmacy	Cyperi Rhizoma Praeparatum (06191310500103327), Perillae Folium (06172220700107009), Glycyrrhizae Radix et Rhizoma Praeparata cum Melle (06156310300203354), Citri Reticulatae Pericarpium (06157040400306004)	Perillae Folium[fragmenting]; Citri Reticulatae Pericarpium[cutting into shreds]; Glycyrrhizae Radix et Rhizoma Praeparata cum Melle[thick slices, stir-frying with honey]; Cyperi Rhizoma Praeparatum[thick slices or stir-frying with vinegar]

Continued the table

No.	Main Category	Sub-category	Code of Formula	Name of Formula	Source of Formula	Components and Codes	Specifications and Requirements for Delivering
5	Exterior-releasing Formula	Pungent-warm Exterior-releasing Formula	0600110055	Minor Green-blue Dragon Decoction	Treatise on Cold Damage	Ephedrae Herba (06141021000104008), Paeoniae Radix Alba (06153710100202008), Asari Radix et Rhizoma (06152010300104005), Zingiberis Rhizoma (06193510500203005), Glycyrrhizae Radix et Rhizoma Praeparata cum Melle (06156310300203354), Cinnamomi Ramulus (06154520200103001), Pinelliae Rhizoma Praeparatum cum Zingibere et Alumine (06191610600200729), Schisandrae Chinensis Fructus (06154140200200007)	Schisandrae Chinensis Fructus; Pinelliae Rhizoma Praeparatum cum Zingibere et Alumine[processing with ginger and alum]; Ephedrae Herba; Asari Radix et Rhizoma[cutting into segments]; Cinnamomi Ramulus[thick slitces]; Glycyrrhizae Radix et Rhizoma Praeparata cum Melle[thick slices, stir-frying with honey]; Zingiberis Rhizoma[thick slices or breaking into pieces]; Paeoniae Radix Alba[thin slices]
6	Exterior-releasing Formula	Pungent-warm Exterior-releasing Formula	0600110062	Cough-stopping Powder	Comprehension of Medicine	Platycodonis Radix (06174110100303003), Schizonepetae Herba (06172250500404008), Asteris Radix et Rhizoma (06174410300103008), Stemonae Radix (06192810400103001), Cynanchi Stauntonii Rhizoma et Radix (06171610300104002), Glycyrrhizae Radix et Rhizoma Praeparata cum Melle (06156310300203354), Citri Reticulatae Pericarpium (06157040400306004)	Schizonepetae Herba; Cynanchi Stauntonii Rhizoma et Radix[cutting into segments]; Citri Reticulatae Pericarpium[cutting into shreds]; Platycodonis Radix; Stemonae Radix-[thick slices]; Glycyrrhizae Radix et Rhizoma Praeparata cum Melle[thick slices, stir-frying with honey]; Asteris Radix et Rhizoma[thick slices or cutting into segments]
7	Exterior-releasing Formula	Pungent-warm Exterior-releasing Formula	0600110079	Bupleurum Decoction	Jing-Yue's Collected Works	Bupleuri Radix (06164310101003008), Saposhnikoviae Radix (06164310100503004), Citri Reticulatae Pericarpium (06157040400306004), Paeoniae Radix Alba (06153710100202008), Glycyrrhizae Radix et Rhizoma Praeparata cum Melle (06156310300203354), Zingiberis Rhizoma Recens (06193510500403009)	Citri Reticulatae Pericarpium[cutting into shreds]; Bupleuri Radix; Saposhnikoviae Radix; Zingiberis Rhizoma Recens[thick slices]; Glycyrrhizae Radix et Rhizoma Praeparata cum Melle[thick slices, stir-frying with honey]; Paeoniae Radix Alba[thin slices]
8	Exterior-releasing Formula	Pungent-warm Exterior-releasing Formula	0600110086	Rough and Ready Three Decoction	Formulary of the Bureau of Taiping People's Welfare Pharmacy	Ephedrae Herba (06141021000104008), Armeniacae Semen Amarum (06156140600100004), Glycyrrhizae Radix et Rhizoma (06156310300203002)	Armeniacae Semen Amarum; Ephedrae Herba[cutting into segments]; Glycyrrhizae Radix et Rhizoma[thick slices]

Continued the table

No.	Main Category	Sub-category	Code of Formula	Name of Formula	Source of Formula	Components and Codes	Specifications and Requirements for Delivering
9	Exterior-releasing Formula	Pungent-warm Exterior-releasing Formula	0600110093	Major Green-blue Dragon Decoction	Treatise on Cold Damage	Ephedrae Herba (06141021000104008), Cinnamomi Ramulus (06154520200103001), Glycyrrhizae Radix et Rhizoma Praeparata cum Melle (06156310300203354), scalding with boiling waterBitter Apricot Seed (06156140600100820), Gypsum Fibrosum (06326110100107008), Zingiberis Rhizoma Recens (06193510500403009), Jujubae Fructus (06159640200100000)	stir-fried Bitter Apricot Seed; Gypsum Fibrosum[-coarse powder]; Ephedrae Herba[cutting into segments]; Jujubae Fructus[splitting or removing cores]; Cinnamomi Ramulus; Zingiberis Rhizoma Recens[thick slices]; Glycyrrhizae Radix et Rhizoma Praeparata cum Melle[thick slices, stir-frying with honey]
10	Exterior-releasing Formula	Pungent-warm Exterior-releasing Formula	0600110109	Cinnamon Twig Decoction Plus Officinal Magnolia Bark and Apricot Seed	Treatise on Cold Damage	Cinnamomi Ramulus (06154520200103001), Paeoniae Radix Alba (06153710100202008), Zingiberis Rhizoma Recens (06193510500403009), Jujubae Fructus (06159640200100000), Glycyrrhizae Radix et Rhizoma Praeparata cum Melle (06156310300203354), Magnoliae Officinalis Cortex Zingibere (06154120500206343), Armeniacae Semen Amarum (06156140600100004)	Armeniacae Semen Amarum; Magnoliae Officinalis Cortex Zingibere[cutting into shreds, stir-frying with ginger juice]; Jujubae Fructus[splitting or removing cores]; Cinnamomi Ramulus; Zingiberis Rhizoma Recens[thick slices]; Glycyrrhizae Radix et Rhizoma Praeparata cum Melle[thick slices, stir-frying with honey]; Paeoniae Radix Alba[thin slices]
11	Exterior-releasing Formula	Pungent-warm Exterior-releasing Formula	0600110116	Scallion and Fermented Soybean Decoction	Handbook of Prescriptions for Emergency	Allium Fistulosum Bulbus (06192910701000006), Sojae Semen Praeparatum (06156390800300876)	Allium Fistulosum Bulbus; Sojae Semen Praeparatum[fermenting]
12	Exterior-releasing Formula	Pungent-warm Exterior-releasing Formula	0600110123	Belamcanda and Ephedra Decoction	Synopsis of the Golden Chamber	Belamcandae Rhizoma (06193310500202004), Ephedrae Herba (06141021000104008), Zingiberis Rhizoma Recens (06193510500403009), Asari Radix et Rhizoma (06152010300104005), Asteris Radix et Rhizoma (06174410300103008), Farfarae Flos (06174430300100005), Jujubae Fructus (06159640200100000), Pinelliae Rhizoma Praeparatum cum Zingibere et Alumine (06191610600200729), Schisandrae Chinensis Fructus (06154140200200007)	Schisandrae Chinensis Fructus; Pinelliae Rhizoma Praeparatum cum Zingibere et Alumine[processing with ginger and alum]; Farfarae Flos[removing stems]; Ephedrae Herba; Asari Radix et Rhizoma [cutting into segments]; Jujubae Fructus[splitting or removing cores]; Zingiberis Rhizoma Recens [thick slices]; Asteris Radix et Rhizoma[thick slices or cutting into segments]; Belamcandae Rhizoma[thin slices]

Continued the table

No.	Main Category	Sub-category	Code of Formula	Name of Formula	Source of Formula	Components and Codes	Specifications and Requirements for Delivering
13	Exterior-releasing Formula	Pungent-warm Exterior-releasing Formula	0600110130	Schizonepeta and Saposhnikovia Four Agents Decoction	Golden Mirror of the Medical Ancestors	Schizonepetae Herba (06172250500404008), Saposhnikoviae Radix (06164310100503004), Angelicae Sinensis Radix (06164310100302003), Rehmanniae Radix (06172410400103009), Paeoniae Radix Alba (06153710100202008), Chuanxiong Rhizoma (06164310500103002)	Schizonepetae Herba[cutting into segments]; Saposhnikoviae Radix; Rehmanniae Radix; Chuanxiong Rhizoma[thick slices]; Angelicae Sinensis Radix; Paeoniae Radix Alba[thin slices]
14	Exterior-releasing Formula	Pungent-warm Exterior-releasing Formula	0600110147	Five Tigers Decoction	Summary and Supplement for Identification and Treatment	Ephedrae Herba (06141021000104008), Armeniacae Semen Amarum Praeparatum(06156140600100110), Gypsum Fibrosum (06326110100107008), Glycyrrhizae Radix et Rhizoma (06156310300203002), Asari Radix et Rhizoma (06152010300104005), Mori Cortex (06151220600106000), Zingiberis Rhizoma Recens (06193510500403009)	stir-fried Bitter Apricot Seed; Gypsum Fibrosum[-coarse powder]; Ephedrae Herba; Asari Radix et Rhizoma[cutting into segments]; Mori Cortex[cutting into shreds]; Glycyrrhizae Radix et Rhizoma; Zingiberis Rhizoma Recens[thick slices]
15	Exterior-releasing Formula	Pungent-warm Exterior-releasing Formula	0600110154	Canopy Powder	Formulary of Indiscriminate Relief	Ephedrae Herba (06141021000104008), Armeniacae Semen Amarum (06156140600100004), Glycyrrhizae Radix et Rhizoma Praeparata cum Melle (06156310300203354), Mori Cortex (06151220600106000), Poria (06400210100403009), Perillae Fructus Praeparatus (06172240200200116), Citri Reticulatae Pericarpium (06157040400306004)	Armeniacae Semen Amarum; Perillae Fructus Praeparatus[stir-frying until yellow]; Poria[breaking into pieces or thick slices]; Ephedrae Herba[cutting into segments]; Mori Cortex; Citri Reticulatae Pericarpium[cutting into shreds]; Glycyrrhizae Radix et Rhizoma Praeparata cum Melle [thick slices, stir-frying with honey]
16	Exterior-releasing Formula	Pungent-warm Exterior-releasing Formula	0600110161	Inula Powder	Formulary of Indiscriminate Relief	Peucedani Radix (06164310100702001), Schizonepetae Spica (06172230700100009), Pinelliae Rhizoma Praeparatum cum Zingibere et Alumine (06191610600200729), Paeoniae Radix Rubra (06153710100303002), Ephedrae Herba (06141021000104008), Glycyrrhizae Radix et Rhizoma (06156310300203002), Inulae Flos (06174430100100007)	Schizonepetae Spica; Pinelliae Rhizoma Praeparatum cum Zingibere et Alumine[processing with ginger and alum]; Inulae Flos[removing stems and leaf]; Ephedrae Herba[cutting into segments]; Paeoniae Radix Rubra; Glycyrrhizae Radix et Rhizoma[thick slices]; Peucedani Radix[thin slices]

Continued the table

No.	Main Category	Sub-category	Code of Formula	Name of Formula	Source of Formula	Components and Codes	Specifications and Requirements for Delivering
17	Exterior-releasing Formula	Pungent-warm Exterior-releasing Formula	0600110178	Twig and Ephedra Half-and-Half Decoction	Treatise on Cold Damage	Cinnamomi Ramulus (06154520200103001), Paeoniae Radix Alba (06153710100202008), Zingiberis Rhizoma Recens (06193510500403009), Glycyrrhizae Radix et Rhizoma Praeparata cum Melle (06156310300203354), Ephedrae Herba (06141021000104008), Jujubae Fructus (06159640200100000), Armeniacae Semen Amarum (06156140600100004)	Armeniacae Semen Amarum; Ephedrae Herba[cutting into segments]; Jujubae Fructus[splitting or removing cores]; Cinnamomi Ramulus; Zingiberis Rhizoma Recens[thick slices]; Glycyrrhizae Radix et Rhizoma Praeparata cum Melle[thick slices, stir-frying with honey]; Paeoniae Radix Alba[thin slices]
18	Exterior-releasing Formula	Pungent-warm Exterior-releasing Formula	0600110185	Ephedra, Forsythia-and Rice Bean Decoction	Treatise on Cold Damage	Ephedrae Herba (06141021000104008), Forsythiae Fructus (06171240200200001), Armeniacae Semen Amarum Aquosus (06156140600100820), Vignae Semen (06156340600100008), Jujubae Fructus (06159640200100000), Mori Cortex (06151220600106000), Zingiberis Rhizoma Recens (06193510500403009), Glycyrrhizae Radix et Rhizoma Praeparata cum Melle (06156310300203354)	Forsythiae Fructus; Vignae Semen; Armeniacae Semen Amarum Aquosus[soaking in boiling soup to remove seed coats]; Ephedrae Herba[cutting into segments]; Mori Cortex[cutting into shreds]; Jujubae Fructus[splitting or removing cores]; Zingiberis Rhizoma Recens[thick slices]; Glycyrrhizae Radix et Rhizoma Praeparata cum Melle[thick slices, stir-frying with honey]
19	Exterior-releasing Formula	Pungent-warm Exterior-releasing Formula	0600110192	Spleen-Qi Effusing Decoction	Synopsis of the Golden Chamber	Ephedrae Herba (06141021000104008), Gypsum Fibrosum (06326110100107008), Zingiberis Rhizoma Recens (06193510500403009), Jujubae Fructus (06159640200100000), Glycyrrhizae Radix et Rhizoma Praeparata cum Melle (06156310300203354)	Gypsum Fibrosum[coarse powder]; Ephedrae Herba[cutting into segments]; Jujubae Fructus[splitting or removing cores]; Zingiberis Rhizoma Recens[thick slices]; Glycyrrhizae Radix et Rhizoma Praeparata cum Melle[thick slices, stir-frying with honey]
20	Exterior-releasing Formula	Pungent-warm Exterior-releasing Formula	0600110208	Cinnamon Twig Decoction Plus Pueraria	Treatise on Cold Damage	Puerariae Lobatae Radix (06156310100803006), Cinnamomi Ramulus (06154520200103001), Paeoniae Radix Alba (06153710100202008), Zingiberis Rhizoma Recens (06193510500403009), Glycyrrhizae Radix et Rhizoma Praeparata cum Melle (06156310300203354), Jujubae Fructus (06159640200100000)	Jujubae Fructus[splitting or removing cores]; Puerariae Lobatae Radix; Cinnamomi Ramulus; Zingiberis Rhizoma Recens[thick slices]; Glycyrrhizae Radix et Rhizoma Praeparata cum Melle[thick slices, stir-frying with honey]; Paeoniae Radix Alba[thin slices]

Continued the table

No.	Main Category	Sub-category	Code of Formula	Name of Formula	Source of Formula	Components and Codes	Specifications and Requirements for Delivering
21	Exterior-releasing Formula	Pungent-warm Exterior-releasing Formula	0600110215	Two of Cinnamon Twig to One of Ephedra Decoction	Treatise on Cold Damage	Cinnamomi Ramulus (06154520200103001), Paeoniae Radix Alba (06153710100202008), Ephedrae Herba (06141021000104008), Zingiberis Rhizoma Recens (06193510500403009), Armeniacae Semen Amarum (06156140600100004), Glycyrrhizae Radix et Rhizoma Praeparata cum Melle (06156310300203354), Jujubae Fructus (06159640200100000)	Armeniacae Semen Amarum; Ephedrae Herba[cutting into segments]; Jujubae Fructus[splitting or removing cores]; Cinnamomi Ramulus; Zingiberis Rhizoma Recens[thick slices]; Glycyrrhizae Radix et Rhizoma Praeparata cum Melle[thick slices, stir-frying with honey]; Paeoniae Radix Alba[thin slices]
22	Exterior-releasing Formula	Pungent-warm Exterior-releasing Formula	0600110222	Cinnamon Twig Decoction Plus Peony	Treatise on Cold Damage	Cinnamomi Ramulus (06154520200103001), Paeoniae Radix Alba (06153710100202008), Glycyrrhizae Radix et Rhizoma Praeparata cum Melle (06156310300203354), Jujubae Fructus (06159640200100000), Zingiberis Rhizoma Recens (06193510500403009)	Jujubae Fructus[splitting or removing cores]; Cinnamomi Ramulus; Zingiberis Rhizoma Recens[thick slices]; Glycyrrhizae Radix et Rhizoma Praeparata cum Melle[thick slices, stir-frying with honey]; Paeoniae Radix Alba[thin slices]
23	Exterior-releasing Formula	Pungent-warm Exterior-releasing Formula	0600110239	Cinnamon Twig Decoction Minus Peony	Treatise on Cold Damage	Cinnamomi Ramulus (06154520200103001), Glycyrrhizae Radix et Rhizoma Praeparata cum Melle (06156310300203354), Zingiberis Rhizoma Recens (06193510500403009), Jujubae Fructus (06159640200100000)	Jujubae Fructus[splitting or removing cores]; Cinnamomi Ramulus; Zingiberis Rhizoma Recens[thick slices]; Glycyrrhizae Radix et Rhizoma Praeparata cum Melle[thick slices, stir-frying with honey]
24	Exterior-releasing Formula	Pungent-warm Exterior-releasing Formula	0600110246	Cinnamon Twig Decoction Minus Peony Plus Aconite	Treatise on Cold Damage	Cinnamomi Ramulus (06154520200103001), Glycyrrhizae Radix et Rhizoma Praeparata cum Melle (06156310300203354), Zingiberis Rhizoma Recens (06193510500403009), Jujubae Fructus (06159640200100000), Aconiti Lateralis Radix Tostus (06153710400303221)	Aconiti Lateralis Radix Tostus[pieces, stir-frying with sand]; Jujubae Fructus[splitting or removing cores]; Cinnamomi Ramulus; Zingiberis Rhizoma Recens[thick slices]; Glycyrrhizae Radix et Rhizoma Praeparata cum Melle[thick slices, stir-frying with honey]

Continued the table

No.	Main Category	Sub-category	Code of Formula	Name of Formula	Source of Formula	Components and Codes	Specifications and Requirements for Delivering
25	Exterior-releasing Formula	Pungent-warm Exterior-releasing Formula	0600110253	Cinnamon Twig Decoction Plus Ephedra, Asarum and Aconite	Synopsis of the Golden Chamber	Cinnamomi Ramulus (06154520200103001), Glycyrrhizae Radix et Rhizoma (06156310300203002), Zingiberis Rhizoma Recens (06193510500403009), Jujubae Fructus (06159640200100000), Ephedrae Herba (06141021000104008), Asari Radix et Rhizoma (06152010300104005), Aconiti Lateralis Radix Tostus (06153710400303221)	Aconiti Lateralis Radix Tostus[pieces, stir-frying with sand]; Ephedrae Herba; Asari Radix et Rhizoma[cutting into segments]; Jujubae Fructus[splitting or removing cores]; Cinnamomi Ramulus; Glycyrrhizae Radix et Rhizoma; Zingiberis Rhizoma Recens[thick slices]
26	Exterior-releasing Formula	Pungent-warm Exterior-releasing Formula	0600110260	Minor Green-Blue Dragon Decoction Plus Gypsum	Synopsis of the Golden Chamber	Ephedrae Herba (06141021000104008), Paeoniae Radix Alba (06153710100202008), Cinnamomi Ramulus (06154520200103001), Asari Radix et Rhizoma (06152010300104005), Glycyrrhizae Radix et Rhizoma (06156310300203002), Zingiberis Rhizoma (06193510500203005), Schisandrae Chinensis Fructus (06154140200200007), Pinelliae Rhizoma Praeparatum (06191610600200712), Gypsum Fibrosum (06326110100107008)	Schisandrae Chinensis Fructus; Pinelliae Rhizoma Praeparatum[processing with licorice and limewater]; Gypsum Fibrosum[coarse powder]; Ephedrae Herba; Asari Radix et Rhizoma[cutting into segments]; Cinnamomi Ramulus; Glycyrrhizae Radix et Rhizoma[thick slices]; Zingiberis Rhizoma[thick slices or breaking into pieces]; Paeoniae Radix Alba[thin slices]
27	Exterior-releasing Formula	Pungent-warm Exterior-releasing Formula	0600110277	Ephedra and Vinum Decoction	Important Prescriptions Worth a Thousand Gold for Emergency	Ephedrae Herba (06141021000104008), Vinum	Vinum; Ephedrae Herba[cutting into segments]
28	Exterior-releasing Formula	Pungent-warm Exterior-releasing Formula	0600110284	Ephedra and Aconite Decoction	Synopsis of the Golden Chamber	Ephedrae Herba (06141021000104008), Glycyrrhizae Radix et Rhizoma (06156310300203002), Aconiti Lateralis Radix Tostus (06153710400303221)	Aconiti Lateralis Radix Tostus[pieces, stir-frying with sand]; Ephedrae Herba[cutting into segments]; Glycyrrhizae Radix et Rhizoma[thick slices]
29	Exterior-releasing Formula	Pungent-warm Exterior-releasing Formula	0600110291	Trichosanthes and Cinnamon Twig Decoction	Synopsis of the Golden Chamber	Trichosanthis Radix (06174010100103002), Cinnamomi Ramulus (06154520200103001), Paeoniae Radix Alba (06153710100202008), Glycyrrhizae Radix et Rhizoma (06156310300203002), Zingiberis Rhizoma Recens (06193510500403009), Jujubae Fructus (06159640200100000)	Jujubae Fructus[splitting or removing cores]; Trichosanthis Radix; Cinnamomi Ramulus; Glycyrrhizae Radix et Rhizoma; Zingiberis Rhizoma Recens[thick slices]; Paeoniae Radix Alba[thin slices]

Continued the table

No.	Main Category	Sub-category	Code of Formula	Name of Formula	Source of Formula	Components and Codes	Specifications and Requirements for Delivering
30	Exterior-releasing Formula	Pungent-warm Exterior-releasing Formula	0600110307	Cinnamon Twig Decoction Plus Astragalus	Synopsis of the Golden Chamber	Cinnamomi Ramulus (06154520200103001), Paeoniae Radix Alba (06153710100202008), Glycyrrhizae Radix et Rhizoma (06156310300203002), Zingiberis Rhizoma Recens (06193510500403009), Jujubae Fructus (06159640200100000), Astragali Radix (06156310100603002)	Jujubae Fructus[splitting or removing cores]; Cinnamomi Ramulus; Glycyrrhizae Radix et Rhizoma; Zingiberis Rhizoma Recens; Astragali Radix[thick slices]; Paeoniae Radix Alba[thin slices]
31	Exterior-releasing Formula	Pungent-warm Exterior-releasing Formula	0600110314	Cinnamon Twig Decoction Plus Aconite	Treatise on Cold Damage	Cinnamomi Ramulus (06154520200103001), Paeoniae Radix Alba (06153710100202008), Glycyrrhizae Radix et Rhizoma Praeparata cum Melle (06156310300203354), Zingiberis Rhizoma Recens (06193510500403009), Jujubae Fructus (06159640200100000), Aconiti Lateralis Radix Tostus (06153710400303221)	Aconiti Lateralis Radix Tostus[pieces, stir-frying with sand]; Jujubae Fructus[splitting or removing cores]; Cinnamomi Ramulus; Zingiberis Rhizoma Recens[thick slices]; Glycyrrhizae Radix et Rhizoma Praeparata cum Melle[thick slices, stir-frying with honey]; Paeoniae Radix Alba[thin slices]
32	Exterior-releasing Formula	Pungent-warm Exterior-releasing Formula	0600110321	Licorice and Ephedra Decoction	Synopsis of the Golden Chamber	Glycyrrhizae Radix et Rhizoma (06156310300203002), Ephedrae Herba (06141021000104008)	Ephedrae Herba[cutting into segments]; Glycyrrhizae Radix et Rhizoma[thick slices]
33	Exterior-releasing Formula	Pungent-warm Exterior-releasing Formula	0600110338	Ephedra Decoction Plus White Atractylodes	Synopsis of the Golden Chamber	Ephedrae Herba (06141021000104008), Cinnamomi Ramulus (06154520200103001), Glycyrrhizae Radix et Rhizoma Praeparata cum Melle (06156310300203354), Armeniacae Semen Amarum Aquosus (06156140600100820), Atractylodis Macrocephalae Rhizoma (06174410500203003)	Armeniacae Semen Amarum Aquosus[soaking in boiling soup to remove seed coats]; Ephedrae Herba[cutting into segments]; Cinnamomi Ramulus; Atractylodis Macrocephalae Rhizoma[thick slices]; Glycyrrhizae Radix et Rhizoma Praeparata cum Melle[thick slices, stir-frying with honey]
34	Exterior-releasing Formula	Pungent-warm Exterior-releasing Formula	0600110345	Ephedra, Bitter Apricot Seed, Coix Seed and Licorice Decoction	Synopsis of the Golden Chamber	Ephedrae Herba (06141021000104008), Glycyrrhizae Radix et Rhizoma Praeparata cum Melle (06156310300203354), Coicis Semen (06191240500100005), Armeniacae Semen Amarum Aquosus (06156140600100820)	Coicis Semen; Armeniacae Semen Amarum Aquosus[soaking in boiling soup to remove seed coats]; Ephedrae Herba[cutting into segments]; Glycyrrhizae Radix et Rhizoma Praeparata cum Melle[thick slices, stir-frying with honey]

Continued the table

No.	Main Category	Sub-category	Code of Formula	Name of Formula	Source of Formula	Components and Codes	Specifications and Requirements for Delivering
35	Exterior-releasing Formula	Pungent-warm Exterior-releasing Formula	0600110352	Qi-Moving Cyperus and Perilla Powder	Mirror for Medicine From Ancient to Modern	Perillae Folium (06172220700107009), Bupleuri Radix (06164310101003008), Citri Reticulatae Pericarpium (06157040400306004), Cyperi Rhizoma Praeparatum (06191310500103327), Linderae Radix (06154510400102003), Chuanxiong Rhizoma (06164310500103002), Notopterygii Rhizoma et Radix (06164310300103004), Aurantii Fructus (06157040100202002), Atractylodis Rhizoma (06174410500303000), Ephedrae Herba (06141021000104008), Glycyrrhizae Radix et Rhizoma (06156310300203002)	Perillae Folium[fragmenting]; Ephedrae Herba[cutting into segments]; Citri Reticulatae Pericarpium[cutting into shreds]; Bupleuri Radix; Chuanxiong Rhizoma; Notopterygii Rhizoma et Radix; Atractylodis Rhizoma; Glycyrrhizae Radix et Rhizoma[thick slices]; Cyperi Rhizoma Praeparatum[thick slices or, stir-frying with vinegar]; Linderae Radix; Aurantii Fructus[thin slices]
36	Exterior-releasing Formula	Pungent-warm Exterior-releasing Formula	0600110369	Miraculous Atractylodes Powder	Formulary of the Bureau of Taiping People's Welfare Pharmacy	Atractylodis Rhizoma Praeparatum (06174410500303901), Ligustici Rhizoma et Radix (06164310300203001), Angelicae Dahuricae Radix (06164310100203003), Notopterygii Rhizoma et Radix (06164310300103004), Asari Radix et Rhizoma (06152010300104005), Glycyrrhizae Radix et Rhizoma Praeparata cum Melle (06156310300203354), Chuanxiong Rhizoma (06164310500103002)	Asari Radix et Rhizoma[cutting into segments]; Ligustici Rhizoma et Radix; Angelicae Dahuricae Radix; Notopterygii Rhizoma et Radix; Chuanxiong Rhizoma[thick slices]; Atractylodis Rhizoma Praeparatum[thick slices, Rinsing with rice water]; Glycyrrhizae Radix et Rhizoma Praeparata cum Melle[thick slices, stir-frying with honey]
37	Exterior-releasing Formula	Pungent-warm Exterior-releasing Formula	0600110376	Ten Miraculous-Ingredients Decoction	Formulary of the Bureau of Taiping People's Welfare Pharmacy	Citri Reticulatae Pericarpium (06157040400306004), Ephedrae Herba (06141021000104008), Chuanxiong Rhizoma (06164310500103002), Glycyrrhizae Radix et Rhizoma Praeparata cum Melle (06156310300203354), Cyperi Rhizoma (06191310500103006), Perillae Folium (06172220700107009), Angelicae Dahuricae Radix (06164310100203003), Cimicifugae Rhizoma (06153710500103004), Paeoniae Radix Rubra (06153710100303002), Puerariae Lobatae Radix (06156310100803006), Zingiberis Rhizoma Recens (06193510500403009)	Perillae Folium[fragmenting]; Ephedrae Herba[cutting into segments]; Citri Reticulatae Pericarpium[cutting into shreds]; Chuanxiong Rhizoma; Angelicae Dahuricae Radix; Cimicifugae Rhizoma; Paeoniae Radix Rubra; Puerariae Lobatae Radix; Zingiberis Rhizoma Recens[thick slices]; Glycyrrhizae Radix et Rhizoma Praeparata cum Melle[thick slices, stir-frying with honey]; Cyperi Rhizoma[thick slices or]

Continued the table

No.	Main Category	Sub-category	Code of Formula	Name of Formula	Source of Formula	Components and Codes	Specifications and Requirements for Delivering
38	Exterior-releasing Formula	Pungent-cool Exterior-releasing Formula	0600120016	Lonicera and Forsythia Powder	Detailed Analysis of Warm Disease	Lonicerae Japonicae Flos (06173630200200008), Forsythiae Fructus (06171240200200001), Schizonepetae Herba (06172250500404008), Menthae Haplocalycis Herba (06172250500704009), Platycodonis Radix (06174110100303003), Sojae Semen Praeparatum (06156390800300876), Arctii Fructus (06174440200200002), Glycyrrhizae Radix et Rhizoma (06156310300203002), Lophatheri Herba (06191221200104005), Phragmitis Rhizoma (06191210500204003)	Lonicerae Japonicae Flos; Forsythiae Fructus; Arctii Fructus; Sojae Semen Praeparatum[fermenting]; Schizonepetae Herba; Lophatheri Herba; Phragmitis Rhizoma[cutting into segments]; Menthae Haplocalycis Herba[Short cutting into segments]; Platycodonis Radix; Glycyrrhizae Radix et Rhizoma[thick slices]
39	Exterior-releasing Formula	Pungent-cool Exterior-releasing Formula	0600120023	Mulberry Leaf and Chrysanthemum Decoction	Detailed Analysis of Warm Disease	Mori Folium (06151220700107006), Chrysanthemi Flos (06174430100200004), Forsythiae Fructus (06171240200200001), Menthae Haplocalycis Herba (06172250500704009), Platycodonis Radix (06174110100303003), Phragmitis Rhizoma (06191210500204003), Armeniacae Semen Amarum Aquosus (06156140600100820), Glycyrrhizae Radix et Rhizoma (06156310300203002)	Chrysanthemi Flos; Forsythiae Fructus; Armeniacae Semen Amarum Aquosus[soaking in boiling soup to remove seed coats]; Mori Folium[rubbing into bits]; Phragmitis Rhizoma[cutting into segments]; Menthae Haplocalycis Herba[Short cutting into segments]; Platycodonis Radix; Glycyrrhizae Radix et Rhizoma[thick slices]
40	Exterior-releasing Formula	Pungent-cool Exterior-releasing Formula	0600120030	Ephedra, Bitter Apricot Seed, Gypsum and Licorice Decoction	Treatise on Cold Damage	Ephedrae Herba (06141021000104008), Armeniacae Semen Amarum Aquosus (06156140600100820), Glycyrrhizae Radix et Rhizoma Praeparata cum Melle (06156310300203354), Gypsum Fibrosum (06326110100107008)	Armeniacae Semen Amarum Aquosus[soaking in boiling soup to remove seed coats]; Gypsum Fibrosum[coarse powder]; Ephedrae Herba[cutting into segments]; Glycyrrhizae Radix et Rhizoma Praeparata cum Melle[thick slices, stir-frying with honey]

Continued the table

No.	Main Category	Sub-category	Code of Formula	Name of Formula	Source of Formula	Components and Codes	Specifications and Requirements for Delivering
41	Exterior-releasing Formula	Pungent-cool Exterior-releasing Formula	0600120047	Bupleurum and Pueraria Flesh-Releasing Decoction	Six Texts on Cold Damage	Bupleuri Radix (06164310101003008), Puerariae Lobatae Radix (06156310100803006), Glycyrrhizae Radix et Rhizoma (06156310300203002), Scutellariae Radix (06172210100102605), Notopterygii Rhizoma et Radix (06164310300103004), Angelicae Dahuricae Radix (06164310100203003), Paeoniae Radix Alba (06153710100202008), Platycodonis Radix (06174110100303003), Zingiberis Rhizoma Recens (06193510500403009), Jujubae Fructus (06159640200100000), Gypsum Fibrosum (06326110100107008)	Gypsum Fibrosum[coarse powder]; Jujubae Fructus[splitting or removing cores]; Bupleuri Radix; Puerariae Lobatae Radix; Glycyrrhizae Radix et Rhizoma; Notopterygii Rhizoma et Radix; Angelicae Dahuricae Radix; Platycodonis Radix; Zingiberis Rhizoma Recens[thick slices]; Paeoniae Radix Alba[thin slices]; Scutellariae Radix[thin slices, decocting]
42	Exterior-releasing Formula	Pungent-cool Exterior-releasing Formula	0600120054	Cimicifuga and Pueraria Decoction	Formulary of the Bureau of Taiping People's Welfare Pharmacy	Cimicifugae Rhizoma (06153710500103004), Paeoniae Radix Alba (06153710100202008), Glycyrrhizae Radix et Rhizoma Praeparata cum Melle (06156310300203354), Puerariae Lobatae Radix (06156310100803006)	Cimicifugae Rhizoma; Puerariae Lobatae Radix[thick slices]; Glycyrrhizae Radix et Rhizoma Praeparata cum Melle[thick slices, stir-frying with honey]; Paeoniae Radix Alba[thin slices]
43	Exterior-releasing Formula	Pungent-cool Exterior-releasing Formula	0600120061	Spleen-Qi Effusing Decoction Plus Pinellia	Synopsis of the Golden Chamber	Ephedrae Herba (06141021000104008), Gypsum Fibrosum (06326110100107008), Zingiberis Rhizoma Recens (06193510500403009), Jujubae Fructus (06159640200100000), Glycyrrhizae Radix et Rhizoma (06156310300203002), Pinelliae Rhizoma Praeparatum cum Zingibere et Alumine (06191610600200729)	Pinelliae Rhizoma Praeparatum cum Zingibere et Alumine[processing with ginger and alum]; Gypsum Fibrosum[coarse powder]; Ephedrae Herba[cutting into segments]; Jujubae Fructus[splitting or removing cores]; Zingiberis Rhizoma Recens; Glycyrrhizae Radix et Rhizoma[thick slices]
44	Exterior-releasing Formula	Pungent-cool Exterior-releasing Formula	0600120078	Spleen-Qi Effusing Decoction Plus White Atractylodes Rhizome	Synopsis of the Golden Chamber	Ephedrae Herba (06141021000104008), Gypsum Fibrosum (06326110100107008), Glycyrrhizae Radix et Rhizoma (06156310300203002), Jujubae Fructus (06159640200100000), Atractylodis Macrocephalae Rhizoma (06174410500203003), Zingiberis Rhizoma Recens (06193510500403009)	Gypsum Fibrosum[coarse powder]; Ephedrae Herba[cutting into segments]; Jujubae Fructus[splitting or removing cores]; Glycyrrhizae Radix et Rhizoma; Atractylodis Macrocephalae Rhizoma; Zingiberis Rhizoma Recens[thick slices]

Continued the table

No.	Main Category	Sub-category	Code of Formula	Name of Formula	Source of Formula	Components and Codes	Specifications and Requirements for Delivering
45	Exterior-releasing Formula	Pungent-cool Exterior-releasing Formula	0600120085	Toxin-Expelling Exterior-Relieving Decoction	Kindhearted Record for Poxes	Cimicifugae Rhizoma (06153710500103004), Puerariae Lobatae Radix (06156310100803006), Aurantii Fructus (06157040100202002), Saposhnikoviae Radix (06164310100503004), Schizonepetae Herba (06172250500404008), Menthae Haplocalycis Herba (06172250500704009), Akebiae Caulis (06153820100203001), Forsythiae Fructus (06171240200200001), Arctii Fructus (06174440200200002), Lophatheri Herba (06191221200104005), Glycyrrhizae Radix et Rhizoma (06156310300203002), Peucedani Radix (06164310100702001), Platycodonis Radix (06174110100303003)	Forsythiae Fructus; Arctii Fructus; Akebiae Caulis[pieces]; Schizonepetae Herba; Lophatheri Herba[cutting into segments]; Menthae Haplocalycis Herba[Short cutting into segments]; Cimicifugae Rhizoma; Puerariae Lobatae Radix; Saposhnikoviae Radix; Glycyrrhizae Radix et Rhizoma; Platycodonis Radix[thick slices]; Aurantii Fructus; Peucedani Radix[thin slices]
46	Exterior-releasing Formula	Pungent-cool Exterior-releasing Formula	0600120092	Magnolia Flower Lung-Clearing Decoction	Orthodox Manual of External Medicine	Magnoliae Flos (06154130300100000), Scutellariae Radix (06172210100102605), Gardeniae Fructus (06173540200107002), Ophiopogonis Radix (06192910400300001), Lilii Bulbus (06192910700500002), Gypsum Fibrosum (06326110100107008), Anemarrhenae Rhizoma (06192910500303001), Glycyrrhizae Radix et Rhizoma (06156310300203002), Eriobotryae Folium (06156120700206004), Cimicifugae Rhizoma (06153710500103004)	Magnoliae Flos; Ophiopogonis Radix; Lilii Bulbus; Gardeniae Fructus[rubbing into bits]; Gypsum Fibrosum[coarse powder]; Eriobotryae Folium[cutting into shreds]; Anemarrhenae Rhizoma; Glycyrrhizae Radix et Rhizoma; Cimicifugae Rhizoma[thick slices]; Scutellariae Radix[thin slices, decocting]
47	Exterior-releasing Formula	Pungent-cool Exterior-releasing Formula	0600120108	Ligusticum Chrysanthemum Flower Upper-Body-Clearing Pill	National Empirical Recipe of Chinese Patent Medicine	Chuanxiong Rhizoma (06164310500103002), Chrysanthemi Flos (06174430100200004), Scutellariae Radix (06172210100102605), Angelicae Dahuricae Radix (06164310100203003), Platycodonis Radix (06174110100303003), Gardeniae Fructus (06173540200107002), Forsythiae Fructus (06171240200200001), Saposhnikoviae Radix (06164310100503004), Viticis Fructus (06172140200100006), Schizonepetae Spica (06172230700100009), Glycyrrhizae Radix et Rhizoma (06156310300203002), Notopterygii Rhizoma et Radix (06164310300103004), Menthae Haplocalycis Herba (06172250500704009), Ligustici Rhizoma et Radix (06164310300203001), Coptidis Rhizoma (06153710500302001)	Chrysanthemi Flos; Forsythiae Fructus; Viticis Fructus; Schizonepetae Spica; Gardeniae Fructus[rubbing into bits]; Menthae Haplocalycis Herba[Short cutting into segments]; Chuanxiong Rhizoma; Angelicae Dahuricae Radix; Platycodonis Radix; Saposhnikoviae Radix; Glycyrrhizae Radix et Rhizoma; Notopterygii Rhizoma et Radix; Ligustici Rhizoma et Radix[thick slices]; Coptidis Rhizoma[thin slices]; Scutellariae Radix[thin slices, decocting]

Continued the table

No.	Main Category	Sub-category	Code of Formula	Name of Formula	Source of Formula	Components and Codes	Specifications and Requirements for Delivering
48	Exterior-releasing Formula	Pungent-cool Exterior-releasing Formula	0600120122	Wind-Dispersing Heat-Dissipating Decoction	Precious Book of Ophthalmology	Forsythiae Fructus (06171240200200001), Arctii Fructus Praeparatus (06174440200200118), Saposhnikoviae Radix (06164310100503004), Notopterygii Rhizoma et Radix (06164310300103004), Menthae Haplocalycis Herba (06172250500704009), Rhei Radix et Rhizoma (06152310300103009), Paeoniae Radix Rubra (06153710100303002), Glycyrrhizae Radix et Rhizoma (06156310300203002), Chuanxiong Rhizoma (06164310500103002), Angelicae Sinensis Radix (06164310100402000), Gardeniae Fructus (06173540200107002)	Forsythiae Fructus; Arctii Fructus Praeparatus[stir-frying until yellow]; Gardeniae Fructus[rubbing into bits]; Menthae Haplocalycis Herba[Short cutting into segments]; Saposhnikoviae Radix; Notopterygii Rhizoma et Radix; Paeoniae Radix Rubra; Glycyrrhizae Radix et Rhizoma; Chuanxiong Rhizoma[thick slices]; Rhei Radix et Rhizoma[thick slices or breaking into pieces]; Angelicae Sinensis Radix[thin slices]
49	Exterior-releasing Formula	Pungent-cool Exterior-releasing Formula	0600120139	Flesh-Releasing Sand-outthrusting Decoction	Outline for Pattern Identification and Treatment on Scarlatina	Forsythiae Fructus (06171240200200001), Platycodonis Radix (06174110100303003), Peucedani Radix (06164310100702001), Schizonepetae Spica (06172230700100009), Sojae Semen Praeparatum (06156390800300876), Arctii Fructus Praeparatus (06174440200200118), Bambusae Caulis in Taenia (06191220900104001), Cicadae Periostracum (06210820100100007), Belamcandae Rhizoma (06193310500202004), Glycyrrhizae Radix et Rhizoma (06156310300203002), Puerariae Lobatae Radix (06156310100803006), Lasiosphaera/ Calvatia (06400120100105004), Bombyx Batryticatus Praeparatum (06210910100100210), Spirodelae Herba (06191750100100003)	Forsythiae Fructus; Schizonepetae Spica; Cicadae Periostracum; Spirodelae Herba; Sojae Semen Praeparatum[fermenting]; Arctii Fructus Praeparatus[stir-frying until yellow]; Bombyx Batryticatus Praeparatum[stir-frying with bran]; Bambusae Caulis in Taenia[cutting into segments or]; Lasiosphaera/ Calvatia[chopping into fragmenting]; Platycodonis Radix; Glycyrrhizae Radix et Rhizoma; Puerariae Lobatae Radix[thick slices]; Peucedani Radix; Belamcandae Rhizoma[thin slices]
50	Exterior-releasing Formula	Pungent-cool Exterior-releasing Formula	0600120146	Pueraria Decoction	Treatise on Cold Damage	Puerariae Lobatae Radix (06156310100803006), Ephedrae Herba (06141021000104008), Cinnamomi Ramulus (06154520200103001), Paeoniae Radix Alba (06153710100202008), Glycyrrhizae Radix et Rhizoma Praeparata cum Melle (06156310300203354), Zingiberis Rhizoma Recens (06193510500403009), Jujubae Fructus (06159640200100000)	Ephedrae Herba[cutting into segments]; Jujubae Fructus[splitting or removing cores]; Puerariae Lobatae Radix; Cinnamomi Ramulus; Zingiberis Rhizoma Recens[thick slices]; Glycyrrhizae Radix et Rhizoma Praeparata cum Melle[thick slices, stir-frying with honey]; Paeoniae Radix Alba[thin slices]

Continued the table

No.	Main Category	Sub-category	Code of Formula	Name of Formula	Source of Formula	Components and Codes	Specifications and Requirements for Delivering
51	Exterior-releasing Formula	Pungent-cool Exterior-releasing Formula	0600120153	Supplemented Platycodon Decoction	Comprehension of Medicine	Platycodonis Radix (06174110100303003), Glycyrrhizae Radix et Rhizoma (06156310300203002), Fritillariae Thunbergii Bulbus (06192910700603000), Citri Exocarpium Rubrum (06157040400507005), Lonicerae Japonicae Flos (06173630200200008), Coicis Semen (06191240500100005), Descurainiae Semen Praeparatum/ Lepidii Semen Praeparatum (06154940600300112), Bletillae Rhizoma (06193910600202005)	Lonicerae Japonicae Flos; Coicis Semen; Descurainiae Semen Praeparatum/ Lepidii Semen Praeparatum[stir-frying until yellow]; Citri Exocarpium Rubrum[break to pieces]; Platycodonis Radix; Glycyrrhizae Radix et Rhizoma[thick slices]; Fritillariae Thunbergii Bulbus[thick slices or fragmenting]; Bletillae Rhizoma[thin slices]
52	Exterior-releasing Formula	Pungent-cool Exterior-releasing Formula	0600120160	Laryngological Six-Ingredient Decoction	Guide Book for Laryngology	Schizonepetae Herba (06172250500404008), Saposhnikoviae Radix (06164310100503004), Bombyx Batryticatus Praeparatum (06210910100100210), Platycodonis Radix (06174110100303003), Menthae Haplocalycis Herba (06172250500704009), Glycyrrhizae Radix et Rhizoma (06156310300203002)	Bombyx Batryticatus Praeparatum[stir-frying with bran]; Schizonepetae Herba[cutting into segments]; Menthae Haplocalycis Herba[Short cutting into segments]; Saposhnikoviae Radix; Platycodonis Radix; Glycyrrhizae Radix et Rhizoma[thick slices]
53	Exterior-releasing Formula	Pungent-cool Exterior-releasing Formula	0600120177	Great Burdock Achene Fresh-Releasing Decoction	Experience Gained in Treating External Sores	Arctii Fructus (06174440200200002), Menthae Haplocalycis Herba (06172250500704009), Schizonepetae Herba (06172250500404008), Forsythiae Fructus (06171240200200001), Gardeniae Fructus (06173540200107002), Moutan Cortex (06153720600102005), Dendrobii Caulis (06193920900104008), Scrophulariae Radix (06172410100102005), Prunellae Spica (06172240200300007)	Arctii Fructus; Forsythiae Fructus; Prunellae Spica; Gardeniae Fructus[rubbing into bits]; Schizonepetae Herba; Dendrobii Caulis[cutting into segments]; Menthae Haplocalycis Herba[Short cutting into segments]; Moutan Cortex; Scrophulariae Radix[thin slices]
54	Exterior-releasing Formula	Pungent-cool Exterior-releasing Formula	0600120184	Spirit-Cleaning Powder	Zhu's Clustering of Empirical Prescriptions	Chrysanthemi Flos (06174430100200004), Bombyx Batryticatus Praeparatum (06210910100100210), Schizonepetae Spica (06172230700100009), Notopterygii Rhizoma et Radix (06164310300103004), Chuanxiong Rhizoma (06164310500103002), Akebiae Caulis (06153820100203001), Saposhnikoviae Radix (06164310100503004), Aucklandiae Radix (06174410100303004), Glycyrrhizae Radix et Rhizoma (06156310300203002), Acori Tatarinowii Rhizoma (06191610500203004)	Chrysanthemi Flos; Schizonepetae Spica; Bombyx Batryticatus Praeparatum[stir-frying with bran]; Akebiae Caulis[pieces]; Notopterygii Rhizoma et Radix; Chuanxiong Rhizoma; Saposhnikoviae Radix; Aucklandiae Radix; Glycyrrhizae Radix et Rhizoma; Acori Tatarinowii Rhizoma[thick slices]

Continued the table

No.	Main Category	Sub-category	Code of Formula	Name of Formula	Source of Formula	Components and Codes	Specifications and Requirements for Delivering
55	Exterior-releasing Formula	Pungent-cool Exterior-releasing Formula	0600120191	Clam Shell Decoction	Synopsis of the Golden Chamber	Meretricis Concha/ Cyclinae Concha (06205220300107000), Ephedrae Herba (06141021000104008), Gypsum Fibrosum (06326110100107008), Armeniacae Semen Amarum (06156140600100004), Glycyrrhizae Radix et Rhizoma (06156310300203002), Zingiberis Rhizoma Recens (06193510500403009), Jujubae Fructus (06159640200100000)	Armeniacae Semen Amarum; Meretricis Concha/ Cyclinae Concha[rubbing into bits]; Gypsum Fibrosum[coarse powder]; Ephedrae Herba[cutting into segments]; Jujubae Fructus[splitting or removing cores]; Glycyrrhizae Radix et Rhizoma; Zingiberis Rhizoma Recens[thick slices]
56	Exterior-releasing Formula	Pungent-cool Exterior-releasing Formula	0600120207	Bupleurum and Angelica Decoction	Jing-Yue's Collected Works	Angelicae Sinensis Radix (06164310100302003), Paeoniae Radix Alba (06153710100202008), Bupleuri Radix (06164310101003008), Schizonepetae Spica (06172230700100009), Glycyrrhizae Radix et Rhizoma Praeparata cum Melle (06156310300203354)	Schizonepetae Spica; Bupleuri Radix-[thick slices]; Glycyrrhizae Radix et Rhizoma Praeparata cum Melle[thick slices, stir-frying with honey]; Angelicae Sinensis Radix; Paeoniae Radix Alba[thin slices]
57	Exterior-releasing Formula	Pungent-cool Exterior-releasing Formula	0600120214	Cyperus and Pueraria Decoction	Effective Prescriptions Handed Down for Generations of Physicians	Perillae Folium (06172220700107009), Paeoniae Radix Alba (06153710100202008), Cyperi Rhizoma (06191310500103006), Cimicifugae Rhizoma (06153710500103004), Puerariae Lobatae Radix (06156310100803006), Citri Reticulatae Pericarpium (06157040400306004), Angelicae Dahuricae Radix (06164310100203003), Chuanxiong Rhizoma (06164310500103002), Atractylodis Rhizoma Praeparatum (06174410500303901), Glycyrrhizae Radix et Rhizoma (06156310300203002)	Perillae Folium[fragmenting]; Citri Reticulatae Pericarpium[cutting into shreds]; Cimicifugae Rhizoma; Puerariae Lobatae Radix; Angelicae Dahuricae Radix; Chuanxiong Rhizoma; Glycyrrhizae Radix et Rhizoma[thick slices]; Atractylodis Rhizoma Praeparatum[thick slices, Rinsing with rice water]; Cyperi Rhizoma[thick slices or]; Paeoniae Radix Alba[thin slices]
58	Exterior-releasing Formula	Healthy-qi-reinforcing and Exterior-releasing Formula	0600130015	Toxin-Vanquishing Powder	Formulary of the Bureau of Taiping People's Welfare Pharmacy	Bupleuri Radix (06164310101003008), Peucedani Radix (06164310100702001), Chuanxiong Rhizoma (06164310500103002), Aurantii Fructus Praeparatus (06157040100202217), Notopterygii Rhizoma et Radix (06164310300103004), Angelicae Pubescentis Radix (06164310100802008), Poria (06400210100403009), Platycodonis Radix (06174110100303003), Ginseng Radix et Rhizoma (06164210300102000), Glycyrrhizae Radix et Rhizoma (06156310300203002)	Poria[breaking into pieces or thick slices]; Bupleuri Radix; Chuanxiong Rhizoma; Notopterygii Rhizoma et Radix; Platycodonis Radix; Glycyrrhizae Radix et Rhizoma[thick slices]; Peucedani Radix; Angelicae Pubescentis Radix; Ginseng Radix et Rhizoma[thin slices]; Aurantii Fructus Praeparatus[thin slices, stir-frying with bran]

Continued the table

No.	Main Category	Sub-category	Code of Formula	Name of Formula	Source of Formula	Components and Codes	Specifications and Requirements for Delivering
59	Exterior-releasing Formula	Healthy-qi-reinforcing and Exterior-releasing Formula	0600130022	Ginseng and Perilla Decoction	Formulary of the Bureau of Taiping People's Welfare Pharmacy	Ginseng Radix et Rhizoma (06164210300102000), Perillae Folium (06172220700107009), Puerariae Lobatae Radix (06156310100803006), Peucedani Radix (06164310100702001), Platycodonis Radix (06174110100303003), Pinelliae Rhizoma Praeparatum cum Zingibere et Alumine (06191610600200729), Poria (06400210100403009), Citri Reticulatae Pericarpium (06157040400306004), Aurantii Fructus Praeparatus (06157040100202217), Aucklandiae Radix (06174410100303004), Glycyrrhizae Radix et Rhizoma Praeparata cum Melle (06156310300203354)	Pinelliae Rhizoma Praeparatum cum Zingibere et Alumine[processing with ginger and alum]; Poria[breaking into pieces or thick slices]; Perillae Folium[fragmenting]; Citri Reticulatae Pericarpium[cutting into shreds]; Puerariae Lobatae Radix; Platycodonis Radix; Aucklandiae Radix[thick slices]; Glycyrrhizae Radix et Rhizoma Praeparata cum Melle[thick slices, stir-frying with honey]; Ginseng Radix et Rhizoma; Peucedani Radix[thin slices]; Aurantii Fructus Praeparatus[thin slices, stir-frying with bran]
60	Exterior-releasing Formula	Healthy-qi-reinforcing and Exterior-releasing Formula	0600130039	Ephedra, Asarum and Aconite Decoction	Treatise on Cold Damage	Ephedrae Herba (06141021000104008), Aconiti Lateralis Radix Tostus (06153710400303221), Asari Radix et Rhizoma (06152010300104005)	Aconiti Lateralis Radix Tostus[pieces, stir-frying with sand]; Ephedrae Herba; Asari Radix et Rhizoma[cutting into segments]
61	Exterior-releasing Formula	Healthy-qi-reinforcing and Exterior-releasing Formula	0600130046	Modified Fragrant Solomonseal Decoction	Revised Popular Guide to Discussion of Cold Damage	Polygonati Odorati Rhizoma (06192910500203004), Allium Fistulosum Bulbus (06192910701000006), Cynanchi Atrati Radix et Rhizoma (06171610300204009), Sojae Semen Praeparatum (06156390800300876), Menthae Haplocalycis Herba (06172250500704009), Jujubae Fructus (06159640200100000), Glycyrrhizae Radix et Rhizoma Praeparata cum Melle (06156310300203354), Platycodonis Radix (06174110100303003)	Allium Fistulosum Bulbus; Sojae Semen Praeparatum[fermenting]; Cynanchi Atrati Radix et Rhizoma[cutting into segments]; Menthae Haplocalycis Herba[Short cutting into segments]; Jujubae Fructus[splitting or removing cores]; Platycodonis Radix[thick slices]; Glycyrrhizae Radix et Rhizoma Praeparata cum Melle[thick slices, stir-frying with honey]; Polygonati Odorati Rhizoma[thick slices or cutting into segments]

Continued the table

No.	Main Category	Sub-category	Code of Formula	Name of Formula	Source of Formula	Components and Codes	Specifications and Requirements for Delivering
62	Exterior-releasing Formula	Healthy-qi-reinforcing and Exterior-releasing Formula	0600130053	Granary Powder	Experiential Prescription for Universal Relief	Ginseng Radix et Rhizoma (06164210300102000), Poria (06400210100403009), Peucedani Radix (06164310100702001), Chuanxiong Rhizoma (06164310500103002), Aurantii Fructus Praeparatus (06157040100202217), Notopterygii Rhizoma et Radix (06164310300103004), Angelicae Pubescentis Radix (06164310100802008), Platycodonis Radix (06174110100303003), Oryzae Semen (06191240500200002), Glycyrrhizae Radix et Rhizoma (06156310300203002), Bupleuri Radix (06164310101003008), Menthae Haplocalycis Herba (06172250500704009), Zingiberis Rhizoma Recens (06193510500403009)	Oryzae Semen; Poria[breaking into pieces or thick slices]; Menthae Haplocalycis Herba[Short cutting into segments]; Chuanxiong Rhizoma; Notopterygii Rhizoma et Radix; Platycodonis Radix; Glycyrrhizae Radix et Rhizoma; Bupleuri Radix; Zingiberis Rhizoma Recens[thick slices]; Ginseng Radix et Rhizoma; Peucedani Radix; Angelicae Pubescentis Radix[thin slices]; Aurantii Fructus Praeparatus[thin slices, stir-frying with bran]
63	Exterior-releasing Formula	Healthy-qi-reinforcing and Exterior-releasing Formula	0600130060	Schizonepeta and Saposhnikovia Toxin-Vanquishing Powder	Wonderful Prescriptions of Conserving Health	Schizonepetae Herba (06172250500404008), Saposhnikoviae Radix (06164310100503004), Notopterygii Rhizoma et Radix (06164310300103004), Angelicae Pubescentis Radix (06164310100802008), Chuanxiong Rhizoma (06164310500103002), Bupleuri Radix (06164310101003008), Peucedani Radix (06164310100702001), Platycodonis Radix (06174110100303003), Aurantii Fructus (06157040100202002), Poria (06400210100403009), Glycyrrhizae Radix et Rhizoma (06156310300203002)	Poria[breaking into pieces or thick slices]; Schizonepetae Herba[cutting into segments]; Saposhnikoviae Radix; Notopterygii Rhizoma et Radix; Chuanxiong Rhizoma; Bupleuri Radix; Platycodonis Radix; Glycyrrhizae Radix et Rhizoma[thick slices]; Angelicae Pubescentis Radix; Peucedani Radix; Aurantii Fructus[thin slices]
64	Exterior-releasing Formula	Healthy-qi-reinforcing and Exterior-releasing Formula	0600130084	Renewal Powder	Six Texts on Cold Damage	Astragali Radix (06156310100603002), Ginseng Radix et Rhizoma (06164210300102000), Cinnamomi Ramulus (06154520200103001), Glycyrrhizae Radix et Rhizoma (06156310300203002), Aconiti Lateralis Radix Tostus (06153710400303221), Asari Radix et Rhizoma (06152010300104005), Notopterygii Rhizoma et Radix (06164310300103004), Saposhnikoviae Radix (06164310100503004), Chuanxiong Rhizoma (06164310500103002), Zingiberis Rhizoma Torrefactus (06193510500403801), Jujubae Fructus (06159640200100000)	Aconiti Lateralis Radix Tostus[pieces, stir-frying with sand]; Asari Radix et Rhizoma[cutting into segments]; Jujubae Fructus[splitting or removing cores]; Astragali Radix; Cinnamomi Ramulus; Glycyrrhizae Radix et Rhizoma; Notopterygii Rhizoma et Radix; Saposhnikoviae Radix; Chuanxiong Rhizoma[thick slices]; Zingiberis Rhizoma Torrefactus[thick slices or breaking into pieces, Roasting]; Ginseng Radix et Rhizoma[thin slices]

Continued the table

No.	Main Category	Sub-category	Code of Formula	Name of Formula	Source of Formula	Components and Codes	Specifications and Requirements for Delivering
65	Exterior-releasing Formula	Exterior-interior-releasing Formula	0600140038	Ledebouriella Sage-Inspired Powder	Prescriptions and Exposition of the Yellow Emperor's Plain Questions	Saposhnikoviae Radix (06164310100503004), Chuanxiong Rhizoma (06164310500103002), Angelicae Sinensis Radix (06164310100302003), Paeoniae Radix Alba Vinatus (06153710100202312), Rhei Radix et Rhizoma (06152310300103009), Menthae Haplocalycis Herba (06172250500704009), Ephedrae Herba (06141021000104008), Forsythiae Fructus (06171240200200001), Natrii Sulfas (06326410100100000), Gypsum Fibrosum (06326110100107008), Scutellariae Radix (06172210100102605), Platycodonis Radix (06174110100303003), Atractylodis Macrocephalae Rhizoma (06174410500203003), Talcum Pulvis (06322110100107859), Glycyrrhizae Radix et Rhizoma (06156310300203002), Schizonepetae Herba (06172250500404008), Gardeniae Fructus (06173540200107002)	Forsythiae Fructus; Natrii Sulfas; Gardeniae Fructus[rubbing into bits]; Gypsum Fibrosum[coarse powder]; Talcum Pulvis[Powder, Grinding with water]; Ephedrae Herba; Schizonepetae Herba[cutting into segments]; Menthae Haplocalycis Herba[Short cutting into segments]; Saposhnikoviae Radix; Chuanxiong Rhizoma; Platycodonis Radix; Atractylodis Macrocephalae Rhizoma; Glycyrrhizae Radix et Rhizoma[thick slices]; Rhei Radix et Rhizoma[thick slices or breaking into pieces]; Angelicae Sinensis Radix[thin slices]; Scutellariae Radix[thin slices, decocting]; Paeoniae Radix Alba Vinatus[thin slices, stir-frying with wine]
66	Exterior-releasing Formula	Exterior-interior-releasing Formula	0600140045	Dual Releasing Decoction	Pang Zanxiang's Clinical Experience on Chinese Ophthalmology	Lonicerae Japonicae Flos (06173630200200008), Taraxaci Herba (06174450100404004), Scutellariae Radix (06172210100102605), Trichosanthis Radix (06174010100103002), Mori Cortex Mellitus (06151220600106352), Aurantii Fructus (06157040100202002), Gentianae Radix et Rhizoma (06171410300104008), Notopterygii Rhizoma et Radix (06164310300103004), Saposhnikoviae Radix (06164310100503004), Schizonepetae Herba (06172250500404008), Menthae Haplocalycis Herba (06172250500704009), Rhei Radix et Rhizoma (06152310300103009), Talcum Pulvis (06322110100107859), Gypsum Fibrosum (06326110100107008), Glycyrrhizae Radix et Rhizoma (06156310300203002)	Lonicerae Japonicae Flos; Gypsum Fibrosum[coarse powder]; Talcum Pulvis[Powder, Grinding with water]; Taraxaci Herba; Gentianae Radix et Rhizoma; Schizonepetae Herba[cutting into segments]; Menthae Haplocalycis Herba[Short cutting into segments]; Mori Cortex Mellitus[cutting into shreds, stir-frying with honey]; Trichosanthis Radix; Notopterygii Rhizoma et Radix; Saposhnikoviae Radix; Glycyrrhizae Radix et Rhizoma[thick slices]; Rhei Radix et Rhizoma[thick slices or breaking into pieces]; Aurantii Fructus[thin slices]; Scutellariae Radix[thin slices, decocting]

Continued the table

No.	Main Category	Sub-category	Code of Formula	Name of Formula	Source of Formula	Components and Codes	Specifications and Requirements for Delivering
67	Exterior-releasing Formula	Exterior-interior-releasing Formula	0600140052	Pueraria, Scutellaria, and Coptis Decoction Combined with Yang-Upbearing Dampness Dispelling	Treatise on Cold Damage Secret Book of the Orchid Chamber	Puerariae Lobatae Radix (06156310100803006), Scutellariae Radix (06172210100102605), Coptidis Rhizoma (06153710500302001), Glycyrrhizae Radix et Rhizoma (06156310300203002), Bupleuri Radix (06164310101003008), Atractylodis Rhizoma Praeparatum (06174410500303215), Notopterygii Rhizoma et Radix (06164310300103004), Saposhnikoviae Radix (06164310100503004), Cimicifugae Rhizoma Furfuritus (06153710500103219), Massa Medicata Fermentata Furfuritus (06199990800300217), Alismatis Rhizoma (06190810600103001), Polyporus (06400210100203005), Citri Reticulatae Pericarpium (06157040400306004), Hordei Fructus Germinatus Tostus (06191290800200110)	Hordei Fructus Germinatus Tostus[stir-frying until yellow];Massa Medicata Fermentata Furfuritus[stir-frying with bran]; Citri Reticulatae Pericarpium[cutting into shreds]; Puerariae Lobatae Radix; Glycyrrhizae Radix et Rhizoma; Bupleuri Radix; Notopterygii Rhizoma et Radix; Saposhnikoviae Radix; Alismatis Rhizoma; Polyporus[thick slices]; Atractylodis Rhizoma Praeparatum; Cimicifugae Rhizoma Furfuritus[thick slices, stir-frying with bran]; Coptidis Rhizoma[thin slices]; Scutellariae Radix[thin slices, decocting]
68	Exterior-releasing Formula	Exterior-interior-releasing Formula	0600140069	Cinnamon Twig and Ginseng Decoction	Treatise on Cold Damage	Cinnamomi Ramulus (06154520200103001), Glycyrrhizae Radix et Rhizoma Praeparata cum Melle (06156310300203354), Atractylodis Macrocephalae Rhizoma (06174410500203003), Ginseng Radix et Rhizoma (06164210300102000), Zingiberis Rhizoma (06193510500203005)	Cinnamomi Ramulus; Atractylodis Macrocephalae Rhizoma[thick slices]; Glycyrrhizae Radix et Rhizoma Praeparata cum Melle[thick slices, stir-frying with honey]; Zingiberis Rhizoma[thick slices or breaking into pieces]; Ginseng Radix et Rhizoma[thin slices]
69	Exterior-releasing Formula	Exterior-interior-releasing Formula	0600140076	Exterior-Interior dual Releasing Decoction	Zhang Jiechun's Pattern Identification and Treatment on Ophthalmology	Menthae Haplocalycis Herba (06172250500704009), Schizonepetae Herba (06172250500404008), Rhei Radix et Rhizoma Vinatus (06152310300103313), Moutan Cortex (06153720600102005), Paeoniae Radix Rubra (06153710100303002), Mori Cortex (06151220600106000), Lonicerae Japonicae Flos (06173630200200008), Scutellariae Radix Praeparata (06172210100102315), Gypsum Fibrosum (06326110100107008)	Lonicerae Japonicae Flos; Gypsum Fibrosum[coarse powder]; Schizonepetae Herba[cutting into segments]; Menthae Haplocalycis Herba[Short cutting into segments]; Mori Cortex[cutting into shreds]; Paeoniae Radix Rubra[thick slices]; Rhei Radix et Rhizoma Vinatus[thick slices or breaking into pieces, stir-frying with wine]; Moutan Cortex[thin slices]; Scutellariae Radix Praeparata[thin slices, stir-frying with wine]

Continued the table

No.	Main Category	Sub-category	Code of Formula	Name of Formula	Source of Formula	Components and Codes	Specifications and Requirements for Delivering
70	Exterior-releasing Formula	Exterior-interior-releasing Formula	0600140090	Cyperus and Perilla Decoction	Golden Mirror of the Medical Ancestors	Pogostemonis Herba (06172250500104007), Perillae Folium (06172220700107009), Magnoliae Officinalis Cortex Zingibere (06154120500206343), Citri Reticulatae Pericarpium (06157040400306004), Aurantii Fructus Praeparatus (06157040100202217), Poria (06400210100403009), Aucklandiae Radix Torrefactus (06174410100303806), Glycyrrhizae Radix et Rhizoma Praeparata cum Melle (06156310300203354)	Poria[breaking into pieces or thick slices]; Perillae Folium[fragmenting]; Pogostemonis Herba[cutting into segments]; Citri Reticulatae Pericarpium[cutting into shreds]; Magnoliae Officinalis Cortex Zingibere[cutting into shreds, stir-frying with ginger juice]; Aucklandiae Radix Torrefactus[thick slices, Roasting]; Glycyrrhizae Radix et Rhizoma Praeparata cum Melle[thick slices, stir-frying with honey]; Aurantii Fructus Praeparatus[thin slices, stir-frying with bran]
71	Exterior-releasing Formula	Exterior-interior-releasing Formula	0600140106	Great Burdock Achene Powder	Taiping Holy Prescriptions for Universal Relief	Arctii Fructus (06174440200200002), Alumen (06326310100100003), Rhei Radix et Rhizoma (06152310300103009), Angelicae Sinensis Radix (06164310100302003), Aurantii Fructus (06157040100202002), Chuanxiong Rhizoma (06164310500103002), Glycyrrhizae Radix et Rhizoma Praeparata cum Melle (06156310300203354)	Arctii Fructus; Alumen; Chuanxiong Rhizoma[thick slices]; Glycyrrhizae Radix et Rhizoma Praeparata cum Melle[thick slices, stir-frying with honey]; Rhei Radix et Rhizoma[thick slices or breaking into pieces]; Angelicae Sinensis Radix; Aurantii Fructus[thin slices]
72	Exterior-releasing Formula	Healthy-qi-reinforcing and Exterior-releasing Formula	0600130091	Ephedra, Aconite and Licorice Decoction	Treatise on Cold Damage	Ephedrae Herba (06141021000104008), Aconiti Lateralis Radix Tostus (06153710400303221), Glycyrrhizae Radix et Rhizoma Praeparata cum Melle (06156310300203354)	Aconiti Lateralis Radix Tostus[pieces, stir-frying with sand]; Ephedrae Herba[cutting into segments]; Glycyrrhizae Radix et Rhizoma Praeparata cum Melle[thick slices, stir-frying with honey]
73	Exterior-releasing Formula	Healthy-qi-reinforcing and Exterior-releasing Formula	0600130107	Scallion White Seven-Ingredient Decoction	Arcane Essentials from the Imperial Library	Allium Fistulosum Bulbus (06192910701000006), Puerariae Lobatae Radix (06156310100803006), Sojae Semen Praeparatum (06156390800300876), Zingiberis Rhizoma Recens (06193510500403009), Ophiopogonis Radix (06192910400300001), Rehmanniae Radix (06172410400103009), Glycyrrhizae Radix et Rhizoma (06156310300203002)	Allium Fistulosum Bulbus; Ophiopogonis Radix; Sojae Semen Praeparatum[fermenting]; Puerariae Lobatae Radix; Zingiberis Rhizoma Recens; Rehmanniae Radix; Glycyrrhizae Radix et Rhizoma[thick slices]

Continued the table

No.	Main Category	Sub-category	Code of Formula	Name of Formula	Source of Formula	Components and Codes	Specifications and Requirements for Delivering
74	Exterior-releasing Formula	Healthy-qi-reinforcing and Exterior-releasing Formula	0600130114	Newly Supplemented Cinnamon Twig Decoction	Treatise on Cold Damage	Cinnamomi Ramulus (06154520200103001), Paeoniae Radix Alba (06153710100202008), Glycyrrhizae Radix et Rhizoma Praeparata cum Melle (06156310300203354), Ginseng Radix et Rhizoma (06164210300102000), Jujubae Fructus (06159640200100000), Zingiberis Rhizoma Recens (06193510500403009)	Jujubae Fructus[splitting or removing cores]; Cinnamomi Ramulus; Zingiberis Rhizoma Recens[thick slices]; Glycyrrhizae Radix et Rhizoma Praeparata cum Melle[thick slices, stir-frying with honey]; Paeoniae Radix Alba; Ginseng Radix et Rhizoma[thin slices]
75	Exterior-releasing Formula	Healthy-qi-reinforcing and Exterior-releasing Formula	0600130121	Astragalus, Peony, Cinnamon Twig and Bitter Wine Decoction	Synopsis of the Golden Chamber	Astragali Radix (06156310100603002), Paeoniae Radix Alba (06153710100202008), Cinnamomi Ramulus (06154520200103001), Acetum	Acetum; Astragali Radix; Cinnamomi Ramulus[thick slices]; Paeoniae Radix Alba[thin slices]
76	Exterior-releasing Formula	Healthy-qi-reinforcing and Exterior-releasing Formula	0600130138	Ligusticum and Perilla Powder	Introduction on Medicine	Chuanxiong Rhizoma (06164310500103002), Citri Reticulatae Pericarpium (06157040400306004), Paeoniae Radix Alba (06153710100202008), Atractylodis Macrocephalae Rhizoma (06174410500203003), Perillae Folium (06172220700107009), Puerariae Lobatae Radix (06156310100803006), Scutellariae Radix (06172210100102605), Peucedani Radix (06164310100702001), Ophiopogonis Radix (06192910400300001), Glycyrrhizae Radix et Rhizoma (06156310300203002), Zingiberis Rhizoma Recens (06193510500403009), Allium Fistulosum Bulbus (06192910701000006)	Ophiopogonis Radix; Allium Fistulosum Bulbus; Perillae Folium[fragmenting]; Citri Reticulatae Pericarpium[cutting into shreds]; Chuanxiong Rhizoma; Atractylodis Macrocephalae Rhizoma; Puerariae Lobatae Radix; Glycyrrhizae Radix et Rhizoma; Zingiberis Rhizoma Recens[thick slices]; Paeoniae Radix Alba; Peucedani Radix[thin slices]; Scutellariae Radix[thin slices, decocting]
77	Exterior-releasing Formula	Healthy-qi-reinforcing and Exterior-releasing Formula	0600130145	Ginseng and Notopterygium Powder	Formulary of the Bureau of Taiping People's Welfare Pharmacy	Ginseng Radix et Rhizoma (06164210300102000), Notopterygii Rhizoma et Radix (06164310300103004), Angelicae Pubescentis Radix (06164310100802008), Bupleuri Radix (06164310101003008), Chuanxiong Rhizoma (06164310500103002), Glycyrrhizae Radix et Rhizoma Praeparata cum Melle (06156310300203354), Poria (06400210100403009), Aurantii Fructus Praeparatus (06157040100202217), Peucedani Radix (06164310100702001), Platycodonis Radix (06174110100303003), Lycii Cortex (06172320600100008), Gastrodiae Rhizoma (06193910600102008), Menthae Haplocalycis Herba (06172250500704009)	Poria[breaking into pieces or thick slices]; Lycii Cortex[removing wooden cores]; Menthae Haplocalycis Herba[Short cutting into segments]; Notopterygii Rhizoma et Radix; Bupleuri Radix; Chuanxiong Rhizoma; Platycodonis Radix[thick slices]; Glycyrrhizae Radix et Rhizoma Praeparata cum Melle[thick slices, stir-frying with honey]; Ginseng Radix et Rhizoma; Angelicae Pubescentis Radix; Peucedani Radix; Gastrodiae Rhizoma[thin slices]; Aurantii Fructus Praeparatus[thin slices, stir-frying with bran]

Continued the table

No.	Main Category	Sub-category	Code of Formula	Name of Formula	Source of Formula	Components and Codes	Specifications and Requirements for Delivering
78	Exterior-releasing Formula	Exterior-interior-releasing Formula	0600140014	Major Bupleurum Decoction	Synopsis of the Golden Chamber	Bupleuri Radix (06164310101003008), Scutellariae Radix (06172210100102605), Paeoniae Radix Alba (06153710100202008), Pinelliae Rhizoma Praeparatum cum Zingibere et Alumine (06191610600200729), Rhei Radix et Rhizoma (06152310300103009), Aurantii Fructus Immaturus Preparatus (06157040100102210), Zingiberis Rhizoma Recens (06193510500403009), Jujubae Fructus (06159640200100000)	Pinelliae Rhizoma Praeparatum cum Zingibere et Alumine[processing with ginger and alum]; Jujubae Fructus[splitting or removing cores]; Bupleuri Radix; Zingiberis Rhizoma Recens[thick slices]; Rhei Radix et Rhizoma[thick slices or breaking into pieces]; Paeoniae Radix Alba[thin slices]; Scutellariae Radix[thin slices, decocting]; Aurantii Fructus Immaturus Preparatus[thin slices, stir-frying with bran]
79	Exterior-releasing Formula	Exterior-interior-releasing Formula	0600140021	Magnolia Bark Seven Ingredients Decoction	Synopsis of the Golden Chamber	Magnoliae Officinalis Cortex Zingibere (06154120500206343), Glycyrrhizae Radix et Rhizoma (06156310300203002), Rhei Radix et Rhizoma (06152310300103009), Aurantii Fructus Immaturus (06157040100102005), Cinnamomi Ramulus (06154520200103001), Jujubae Fructus (06159640200100000), Zingiberis Rhizoma Recens (06193510500403009)	Magnoliae Officinalis Cortex Zingibere[cutting into shreds, stir-frying with ginger juice]; Jujubae Fructus[splitting or removing cores]; Glycyrrhizae Radix et Rhizoma; Cinnamomi Ramulus; Zingiberis Rhizoma Recens[thick slices]; Rhei Radix et Rhizoma[thick slices or breaking into pieces]; Aurantii Fructus Immaturus[thin slices]
80	Harmonizing and Releasing Formula	Liver-spleen-harmonizing Formula	0600320089	Liver-Clearing Channel Conducting Decoction	Chinese gynaecology	Angelicae Sinensis Radix (06164310100302003), Paeoniae Radix Alba (06153710100202008), Rehmanniae Radix (06172410400103009), Moutan Cortex (06153720600102005), Scutellariae Radix (06172210100102605), Gardeniae Fructus (06173540200107002), Toosendan Fructus (06157340200100001), Achyranthis Bidentatae Radix (06152510100204009), Rubiae Radix et Rhizoma (06173510300103006), Imperatae Rhizoma (06191210500104006), Glycyrrhizae Radix et Rhizoma (06156310300203002)	Toosendan Fructus; Gardeniae Fructus[rubbing into bits]; Achyranthis Bidentatae Radix; Imperatae Rhizoma[cutting into segments]; Rehmanniae Radix; Glycyrrhizae Radix et Rhizoma[thick slices]; Rubiae Radix et Rhizoma[thick slices or cutting into segments]; Angelicae Sinensis Radix; Paeoniae Radix Alba; Moutan Cortex[thin slices]; Scutellariae Radix[thin slices, decocting]

Continued the table

No.	Main Category	Sub-category	Code of Formula	Name of Formula	Source of Formula	Components and Codes	Specifications and Requirements for Delivering
81	Harmonizing and Releasing Formula	Liver-spleen-harmonizing Formula	0600320102	Liver-Relaxing Spleen-Regulating Decoction	Golden Mirror of the Medical Ancestors	Atractylodis Macrocephalae Rhizoma Tostus (06174410500203263), Citri Reticulatae Pericarpium (06157040400306004), Lablab Semen Album Praeparatum (06156340600400115), Glycyrrhizae Radix et Rhizoma Praeparata cum Melle (06156310300203354), Cinnamomi Ramulus (06154520200103001), Ginseng Radix et Rhizoma (06164210300102000), Poria (06400210100403009), Paeoniae Radix Alba Tostus (06153710100202114), Dioscoreae Rhizoma Tostus (06193210500103113)	Lablab Semen Album Praeparatum[stir-frying until yellow]; Poria[breaking into pieces or thick slices]; Citri Reticulatae Pericarpium[cutting into shreds]; Cinnamomi Ramulus[thick slices]; Dioscoreae Rhizoma Tostus[thick slices, stir-frying]; Atractylodis Macrocephalae Rhizoma Tostus[thick slices, stir-frying with earth]; Glycyrrhizae Radix et Rhizoma Praeparata cum Melle[thick slices, stir-frying with honey]; Ginseng Radix et Rhizoma[thin slices]; Paeoniae Radix Alba Tostus[thin slices, stir-frying until yellow]
82	Harmonizing and Releasing Formula	Liver-spleen-harmonizing Formula	0600320096	Decoction for Running-Pig Syndrome	Synopsis of the Golden Chamber	Glycyrrhizae Radix et Rhizoma Praeparata cum Melle (06156310300203354), Chuanxiong Rhizoma (06164310500103002), Angelicae Sinensis Radix (06164310100302003), Pinelliae Rhizoma (06191610600200002), Scutellariae Radix (06172210100102605), Puerariae Lobatae Radix (06156310100803006), Paeoniae Radix Alba (06153710100202008), Zingiberis Rhizoma Recens (06193510500403009), Pruni Cortex (06156120600106008)	Pinelliae Rhizoma; Pruni Cortex-[cutting into shreds]; Chuanxiong Rhizoma; Puerariae Lobatae Radix; Zingiberis Rhizoma Recens[thick slices]; Glycyrrhizae Radix et Rhizoma Praeparata cum Melle[thick slices, stir-frying with honey]; Angelicae Sinensis Radix; Paeoniae Radix Alba[thin slices]; Scutellariae Radix-[thin slices, decocting]
83	Harmonizing and Releasing Formula	Liver-spleen-harmonizing Formula	0600320126	Ginseng Peripatetic Powder	Introduction on Medicine	Ginseng Radix et Rhizoma (06164210300102000), Angelicae Sinensis Radix (06164310100302003), Bupleuri Radix (06164310101003008), Atractylodis Macrocephalae Rhizoma (06174410500203003), Paeoniae Radix Alba (06153710100202008), Poria (06400210100403009)	Poria[breaking into pieces or thick slices]; Bupleuri Radix; Atractylodis Macrocephalae Rhizoma[thick slices]; Ginseng Radix et Rhizoma; Angelicae Sinensis Radix; Paeoniae Radix Alba[thin slices]

Continued the table

No.	Main Category	Sub-category	Code of Formula	Name of Formula	Source of Formula	Components and Codes	Specifications and Requirements for Delivering
84	Harmonizing and Releasing Formula	Gastrointestine-harmonizing Formula	0600330019	Pinellia Heart-Draining Decoction	Treatise on Cold Damage	Pinelliae Rhizoma Praeparatum (06191610600200712), Scutellariae Radix (06172210100102605), Coptidis Rhizoma (06153710500302001), Zingiberis Rhizoma (06193510500203005), Ginseng Radix et Rhizoma (06164210300102000), Jujubae Fructus (06159640200100000), Glycyrrhizae Radix et Rhizoma Praeparata cum Melle (06156310300203354)	Pinelliae Rhizoma Praeparatum[processing with licorice and limewater]; Jujubae Fructus[splitting or removing cores]; Glycyrrhizae Radix et Rhizoma Praeparata cum Melle[thick slices, stir-frying with honey]; Zingiberis Rhizoma[thick slices or breaking into pieces]; Coptidis Rhizoma; Ginseng Radix et Rhizoma[thin slices]; Scutellariae Radix[thin slices, decocting]
85	Harmonizing and Releasing Formula	Gastrointestine-harmonizing Formula	0600330026	Perilla Leaf and Coptis Decoction	Warp and Woof of Warm-Heat Disease	Perillae Folium (06172220700107009), Coptidis Rhizoma (06153710500302001)	Perillae Folium[fragmenting]; Coptidis Rhizoma[thin slices]
86	Harmonizing and Releasing Formula	Gastrointestine-harmonizing Formula	0600330033	Licorice Heart-Draining Decoction	Treatise on Cold Damage	Glycyrrhizae Radix et Rhizoma (06156310300203002), Scutellariae Radix (06172210100102605), Jujubae Fructus (06159640200100000), Zingiberis Rhizoma (06193510500203005), Pinelliae Rhizoma Praeparatum cum Zingibere et Alumine (06191610600200729), Coptidis Rhizoma (06153710500302001), Ginseng Radix et Rhizoma (06164210300102000)	Pinelliae Rhizoma Praeparatum cum Zingibere et Alumine[processing with ginger and alum]; Jujubae Fructus[splitting or removing cores]; Glycyrrhizae Radix et Rhizoma[thick slices]; Zingiberis Rhizoma[thick slices or breaking into pieces]; Coptidis Rhizoma; Ginseng Radix et Rhizoma[thin slices]; Scutellariae Radix[thin slices, decocting]
87	Harmonizing and Releasing Formula	Gastrointestine-harmonizing Formula	0600330040	Bupleurum Membrane-Source-Opening Decoction	Revised Popular Guide to Discussion of Cold Damage	Bupleuri Radix (06164310101003008), Aurantii Fructus (06157040100202002), Magnoliae Officinalis Cortex (06154120500206008), Citri Reticulatae Pericarpium Viride (06157040400406001), Glycyrrhizae Radix et Rhizoma Praeparata cum Melle (06156310300203354), Scutellariae Radix (06172210100102605), Platycodonis Radix (06174110100303003), Tsaoko Fructus (06193540200400114), Arecae Semen (06191440600102002), Nelumbinis Petiolus (06153220800100004)	Nelumbinis Petiolus; Tsaoko Fructus[stir-frying then removing proper exciple and preserving kernel]; Magnoliae Officinalis Cortex[cutting into shreds]; Bupleuri Radix; Platycodonis Radix[thick slices]; Glycyrrhizae Radix et Rhizoma Praeparata cum Melle[thick slices, stir-frying with honey]; Citri Reticulatae Pericarpium Viride[thick slices or cutting into shreds]; Aurantii Fructus; Arecae Semen[thin slices]; Scutellariae Radix[thin slices, decocting]

Continued the table

No.	Main Category	Sub-category	Code of Formula	Name of Formula	Source of Formula	Components and Codes	Specifications and Requirements for Delivering
88	Heat-clearing Formula	Nutrientaspect-clearing and Blood-cooling Formula	0600420123	Nine-Ingredient Miraculous Achievement Powder	Criterion for Pattern Identification and Treatment	Ginseng Radix et Rhizoma (06164210300102000), Astragali Radix (06156310100603002), Glycyrrhizae Radix et Rhizoma (06156310300203002), Arctii Fructus (06174440200200002), Carthami Flos (06174430200100006), Rehmanniae Radix (06172410400103009), Peucedani Radix (06164310100702001), Arnebiae Radix (06172010100102007), Paeoniae Radix Alba (06153710100202008)	Arctii Fructus; Carthami Flos; Astragali Radix; Glycyrrhizae Radix et Rhizoma; Rehmanniae Radix[thick slices]; Ginseng Radix et Rhizoma; Peucedani Radix; Arnebiae Radix; Paeoniae Radix Alba[thin slices]
89	Heat-clearing Formula	Heat-clearing and Detoxicating Formula	0600430016	Coptis Toxin-Releasing Decoction	Handbook of Prescriptions for Emergency	Coptidis Rhizoma (06153710500302001), Scutellariae Radix (06172210100102605), Phellodendri Chinensis Cortex (06157020500206008), Gardeniae Fructus (06173540200107002)	Gardeniae Fructus[rubbing into bits]; Phellodendri Chinensis Cortex[cutting into shreds]; Coptidis Rhizoma[thin slices]; Scutellariae Radix[thin slices, decocting]
90	Heat-clearing Formula	Heat-clearing and Detoxicating Formula	0600430023	Diaphragm-Cooling Powder	Formulary of the Bureau of Taiping People's Welfare Pharmacy	Natrii Sulfas (06326410100100000), Rhei Radix et Rhizoma (06152310300103009), Gardeniae Fructus (06173540200107002), Forsythiae Fructus (06171240200200001), Scutellariae Radix (06172210100102605), Menthae Haplocalycis Herba (06172250500704009), Glycyrrhizae Radix et Rhizoma Praeparata cum Melle (06156310300203354), Mel (06210740100200005), Lophatheri Herba (06191221200104005)	Natrii Sulfas; Forsythiae Fructus; Mel; Gardeniae Fructus[rubbing into bits]; Lophatheri Herba[cutting into segments]; Menthae Haplocalycis Herba[Short cutting into segments]; Glycyrrhizae Radix et Rhizoma Praeparata cum Melle[thick slices, stir-frying with honey]; Rhei Radix et Rhizoma[thick slices or breaking into pieces]; Scutellariae Radix[thin slices, decocting]
91	Heat-clearing Formula	Heat-clearing and Detoxicating Formula	0600430030	Universal Relief Decoction for Eliminating Toxin	Dongyuan's Effective Prescriptions	Scutellariae Radix Praeparata (06172210100102315), Coptidis Rhizoma Vinatus (06153710500302315), Citri Reticulatae Pericarpium (06157040400306004), Scrophulariae Radix (06172410100102005), Bupleuri Radix (06164310101003008), Platycodonis Radix (06174110100303003), Forsythiae Fructus (06171240200200001), Isatidis Radix (06154910100103001), Lasiosphaera/ Calvatia (06400120100105004), Menthae Haplocalycis Herba (06172250500704009), Arctii Fructus Praeparatus (06174440200200118), Cimicifugae Rhizoma (06153710500103004), Glycyrrhizae Radix et Rhizoma (06156310300203002), Bombyx Batryticatus (06210910100100005)	Forsythiae Fructus; Bombyx Batryticatus; Arctii Fructus Praeparatus[stir-frying until yellow]; Menthae Haplocalycis Herba[Short cutting into segments]; Citri Reticulatae Pericarpium[cutting into shreds]; Lasiosphaera/ Calvatia[chopping into fragmenting]; Bupleuri Radix; Platycodonis Radix; Isatidis Radix; Cimicifugae Rhizoma; Glycyrrhizae Radix et Rhizoma[thick slices]; Scrophulariae Radix[thin slices]; Scutellariae Radix Praeparata; Coptidis Rhizoma Vinatus[thin slices, stir-frying with wine]

Continued the table

No.	Main Category	Sub-category	Code of Formula	Name of Formula	Source of Formula	Components and Codes	Specifications and Requirements for Delivering
92	Heat-clearing Formula	Heat-clearing and Detoxicating Formula	0600430047	Immortal Formula Life-Giving Deccction	Gynaecology Prescriptions Worth 10 Thousand Gold for Emergency	Lonicerae Japonicae Flos (06173630200200008), Saposhnikoviae Radix (06164310100503004), Angelicae Dahuricae Radix (06164310100203003), Angelicae Sinensis Radix (06164310100402000), Citri Reticulatae Pericarpium (06157040400306004), Glycyrrhizae Radix et Rhizoma (06156310300203002), Paeoniae Radix Rubra (06153710100303002), Fritillariae Thunbergii Bulbus (06192910700603000), Trichosanthis Radix (06174010100103002), Olibanum (06157290200200006), Myrrha (06157290200100009), Manis Squama (06220420300100004), Gleditsiae Spina (06156320300103004)	Lonicerae Japonicae Flos; Olibanum; Myrrha; Manis Squama; Citri Reticulatae Pericarpium[cutting into shreds]; Saposhnikoviae Radix; Angelicae Dahuricae Radix; Glycyrrhizae Radix et Rhizoma; Paeoniae Radix Rubra; Trichosanthis Radix; Gleditsiae Spina[thick slices]; Fritillariae Thunbergii Bulbus[thick slices or fragmenting]; Angelicae Sinensis Radix[thin slices]
93	Heat-clearing Formula	Heat-clearing and Detoxicating Formula	0600430054	Toxin-dispelling Powder	Profound Directions in Amazing Caves	Prunellae Spica (06172240200300007), Taraxaci Herba (06174450100404004), Violae Herba (06161450100107000), Angelicae Dahuricae Radix (06164310100203003), Glycyrrhizae Radix et Rhizoma (06156310300203002), Alumen (06326310100100003)	Prunellae Spica; Alumen; Violae Herba[fragmenting]; Taraxaci Herba[cutting into segments]; Angelicae Dahuricae Radix; Glycyrrhizae Radix et Rhizoma[thick slices]
94	Heat-clearing Formula	Heat-clearing and Detoxicating Formula	0600430061	Gypsum Decoction	Arcane Essentials from the Imperial Library	Coptidis Rhizoma (06153710500302001), Scutellariae Radix (06172210100102605), Phellodendri Chinensis Cortex (06157020500206008), Gypsum Fibrosum (06326110100107008), Ephedrae Herba (06141021000104008), Sojae Semen Praeparatum (06156390800300876), Gardeniae Fructus (06173540200107002)	Sojae Semen Praeparatum[fermenting]; Gardeniae Fructus[rubbing into bits]; Gypsum Fibrosum[coarse powder]; Ephedrae Herba[cutting into segments]; Phellodendri Chinensis Cortex[cutting into shreds]; Coptidis Rhizoma[thin slices]; Scutellariae Radix[thin slices, decocting]
95	Heat-clearing Formula	Heat-clearing and Detoxicating Formula	0600430085	Purslane Herb Mixture	Chinese External Medicine	Portulacae Herba (06152950500104002), Isatidis Folium (06154920700107002), Arnebiae Radix (06172010100102007), Patriniae Herba (06173850100104002), Persicae Semen Aquosus (06156140600300824), Carthami Flos (06174430200100006), Paeoniae Radix Rubra (06153710100303002)	Carthami Flos; Persicae Semen Aquosus[soaking in boiling soup to remove seed coats]; Isatidis Folium[fragmenting]; Portulacae Herba; Patriniae Herba[cutting into segments]; Paeoniae Radix Rubra[thick slices]; Arnebiae Radix[thin slices]

Continued the table

No.	Main Category	Sub-category	Code of Formula	Name of Formula	Source of Formula	Components and Codes	Specifications and Requirements for Delivering
96	Wind-treating Formula	Internal-wind-extinguishing Formula	0601320163	Abalone Shell Powder	Effective Prescriptions Handed Down for Generations of Physicians	Haliotidis Concha (06206120300207009), Cassiae Semen (06156340600500006), Celosiae Semen (06152540600100006), Gardeniae Fructus (06173540200107002), Rhei Radix et Rhizoma (06152310300103009), Paeoniae Radix Rubra (06153710100303002), Ophiopogonis Radix (06192910400300001), Equiseti Hiemalis Herba (06130550500104002), Schizonepetae Herba (06172250500404008), Notopterygii Rhizoma et Radix (06164310300103004)	Cassiae Semen; Celosiae Semen; Ophiopogonis Radix; Gardeniae Fructus[rubbing into bits]; Haliotidis Concha[fragmenting]; Equiseti Hiemalis Herba; Schizonepetae Herba[cutting into segments]; Paeoniae Radix Rubra; Notopterygii Rhizoma et Radix[thick slices]; Rhei Radix et Rhizoma[thick slices or breaking into pieces]
97	Wind-treating Formula	Internal-wind-extinguishing Formula	0601320170	Wind-Conducting Decoction	Synopsis of the Golden Chamber	Rhei Radix et Rhizoma (06152310300103009), Zingiberis Rhizoma (06193510500203005), Draconis Os (06338110100105009), Cinnamomi Ramulus (06154520200103001), Glycyrrhizae Radix et Rhizoma (06156310300203002), Ostreae Concha (06205120300107003), Calcitum (06326610100305003), Talcum (06322110100107002), Halloysitum Rubrum (06322310100107006), Halloysitum Album (06322310100200004), Fluoritum (06330110100107001), Gypsum Fibrosum (06326110100107008)	Halloysitum Album; Draconis Os; Calcitum[breaking into pieces]; Gypsum Fibrosum[coarse powder]; Ostreae Concha; Fluoritum[fragmenting]; Talcum; Halloysitum Rubrum[fragmenting or fine powder]; Cinnamomi Ramulus; Glycyrrhizae Radix et Rhizoma[thick slices]; Rhei Radix et Rhizoma; Zingiberis Rhizoma[thick slices or breaking into pieces]
98	Wind-treating Formula	Internal-wind-extinguishing Formula	0601320187	Chicken Feces Powder	Synopsis of the Golden Chamber	Galli Faeces	Galli Faeces

Continued the table

No.	Main Category	Sub-category	Code of Formula	Name of Formula	Source of Formula	Components and Codes	Specifications and Requirements for Delivering
99	Wind-treating Formula	Internal-wind-extinguishing Formula	0601320194	Hou's Black Powder	Synopsis of the Golden Chamber	Chrysanthemi Flos (06174430100200004), Atractylodis Macrocephalae Rhizoma (06174410500203003), Saposhnikoviae Radix (06164310100503004), Platycodonis Radix (06174110100303003), Scutellariae Radix (06172210100102605), Asari Radix et Rhizoma (06152010300104005), Poria (06400210100403009), Ostreae Concha (06205120300107003), Ginseng Radix et Rhizoma (06164210300102000), Alumen (06326310100100003), Angelicae Sinensis Radix (06164310100302003), Zingiberis Rhizoma (06193510500203005), Chuanxiong Rhizoma (06164310500103002), Cinnamomi Ramulus (06154520200103001)	Chrysanthemi Flos; Alumen; Poria[breaking into pieces or thick slices]; Ostreae Concha[fragmenting]; Asari Radix et Rhizoma[cutting into segments]; Atractylodis Macrocephalae Rhizoma; Saposhnikoviae Radix; Platycodonis Radix; Chuanxiong Rhizoma; Cinnamomi Ramulus[thick slices]; Zingiberis Rhizoma[thick slices or breaking into pieces]; Ginseng Radix et Rhizoma; Angelicae Sinensis Radix[thin slices]; Scutellariae Radix-[thin slices, decocting]
100	Wind-treating Formula	Internal-wind-extinguishing Formula	0601320200	Liver-Inhibiting Powder	Summary for Infant Preservation	Bupleuri Radix (06164310101003008), Glycyrrhizae Radix et Rhizoma (06156310300203002), Chuanxiong Rhizoma (06164310500103002), Angelicae Sinensis Radix (06164310100302003), Atractylodis Macrocephalae Rhizoma Praeparatum (06174410500203218), Poria (06400210100403009), Uncariae Ramulus cum Uncis (06173520200104003)	Poria[breaking into pieces or thick slices]; Uncariae Ramulus cum Uncis[cutting into segments]; Bupleuri Radix; Glycyrrhizae Radix et Rhizoma; Chuanxiong Rhizoma[thick slices]; Atractylodis Macrocephalae Rhizoma Praeparatum[thick slices, stir-frying with honey then stir-frying with bran]; Angelicae Sinensis Radix[thin slices]
101	Wind-treating Formula	Internal-wind-extinguishing Formula	0601320217	Decoction for Retention of Urine in Kidney	Important Prescriptions Worth a Thousand Gold for Emergency	Ovis Helium, Magnetitum (06314410100107004), Scrophulariae Radix (06172410100102005), Poria (06400210100403009), Paeoniae Radix Alba (06153710100202008), Chuanxiong Rhizoma (06164310500103002), Cinnamomi Cortex (06154520500100007), Angelicae Sinensis Radix (06164310100302003), Ginseng Radix et Rhizoma (06164210300102000), Saposhnikoviae Radix (06164310100503004), Glycyrrhizae Radix et Rhizoma (06156310300203002), Schisandrae Chinensis Fructus (06154140200200007), Astragali Radix (06156310100603002), Lycii Cortex (06172320600100008), Zingiberis Rhizoma Recens (06193510500403009)	Ovis Helium; Schisandrae Chinensis Fructus; Poria[breaking into pieces or thick slices]; Magnetitum[break to pieces]; Cinnamomi Cortex[removing rough barks]; Lycii Cortex[removing wooden cores]; Chuanxiong Rhizoma; Saposhnikoviae Radix; Glycyrrhizae Radix et Rhizoma; Astragali Radix; Zingiberis Rhizoma Recens[thick slices]; Scrophulariae Radix; Paeoniae Radix Alba; Angelicae Sinensis Radix; Ginseng Radix et Rhizoma[thin slices]

Continued the table

No.	Main Category	Sub-category	Code of Formula	Name of Formula	Source of Formula	Components and Codes	Specifications and Requirements for Delivering
102	Wind-treating Formula	Internal-wind-extinguishing Formula	0601320224	Notopterygium Wind-Curing Decoction	Collection of Writting on the Mechanism of Disease, Suitability of Qi, and Safeguarding of Life Discussed in Plain Questions	Notopterygii Rhizoma et Radix (06164310300103004), Glycyrrhizae Radix et Rhizoma Praeparata cum Melle (06156310300203354), Saposhnikoviae Radix (06164310100503004), Astragali Radix (06156310100603002), Viticis Fructus (06172140200100006), Chuanxiong Rhizoma (06164310500103002), Angelicae Pubescentis Radix (06164310100802008), Asari Radix et Rhizoma (06152010300104005), Aurantii Fructus (06157040100202002), Ephedrae Herba (06141021000104008), Lycii Cortex (06172320600100008), Ginseng Radix et Rhizoma (06164210300102000), Anemarrhenae Rhizoma (06192910500303001), Chrysanthemi Flos (06174430100200004), Menthae Haplocalycis Herba (06172250500704009), Angelicae Dahuricae Radix (06164310100203003), Lycii Fructus (06172340200200007), Angelicae Sinensis Radix (06164310100302003), Eucommiae Cortex (06155920500106006), Gentianae Macrophyllae Radix (06171410100103003), Bupleuri Radix (06164310101003008), Pinelliae Rhizoma Praeparatum cum Zingibere et Alumine (06191610600200729), Magnoliae Officinalis Cortex (06154120500206008), Peucedani Radix (06164310100702001), Rehmanniae Radix Praeparata (06172410400103610), Poria (06400210100403009), Scutellariae Radix (06172210100102605), Rehmanniae Radix (06172410400103009), Atractylodis Rhizoma (06174410500303000), Gypsum Fibrosum (06326110100107008), Paeoniae Radix Alba (06153710100202008), Cinnamomi Cortex (06154520500100007)	Viticis Fructus; Chrysanthemi Flos; Lycii Fructus; Pinelliae Rhizoma Praeparatum cum Zingibere et Alumine[processing with ginger and alum]; Eucommiae Cortex[breaking into pieces or cutting into shreds]; Poria[breaking into pieces or thick slices]; Gypsum Fibrosum[coarse powder]; Cinnamomi Cortex[removing rough barks]; Lycii Cortex[removing wooden cores]; Asari Radix et Rhizoma; Ephedrae Herba[cutting into segments]; Menthae Haplocalycis Herba[Short cutting into segments]; Magnoliae Officinalis Cortex[cutting into shreds]; Notopterygii Rhizoma et Radix; Saposhnikoviae Radix; Astragali Radix; Chuanxiong Rhizoma; Anemarrhenae Rhizoma; Angelicae Dahuricae Radix; Gentianae Macrophyllae Radix; Bupleuri Radix; Rehmanniae Radix; Atractylodis Rhizoma[thick slices]; Rehmanniae Radix Praeparata[thick slices, stewing orsteaming with wine]; Glycyrrhizae Radix et Rhizoma Praeparata cum Melle[thick slices, stir-frying with honey]; Angelicae Pubescentis Radix; Aurantii Fructus; Ginseng Radix et Rhizoma; Angelicae Sinensis Radix; Peucedani Radix; Paeoniae Radix Alba[thin slices]; Scutellariae Radix-[Thin piec

Continued the table

No.	Main Category	Sub-category	Code of Formula	Name of Formula	Source of Formula	Components and Codes	Specifications and Requirements for Delivering
103	Dryness-treating Formula	External-dryness-diffusing Formula	0601410017	Apricot Kernel and Perilla Powder	Detailed Analysis of Warm Disease	Perillae Folium (06172220700107009), Pinelliae Rhizoma Praeparatum (06191610600200712), Poria (06400210100403009), Peucedani Radix (06164310100702001), Platycodonis Radix (06174110100303003), Aurantii Fructus (06157040100202002), Glycyrrhizae Radix et Rhizoma (06156310300203002), Zingiberis Rhizoma Recens (06193510500403009), Jujubae Fructus (06159640200100000), Armeniacae Semen Amarum (06156140600100004), Citri Reticulatae Pericarpium (06157040400306004)	Armeniacae Semen Amarum; Pinelliae Rhizoma Praeparatum[processing with licorice and limewater]; Poria[breaking into pieces or thick slices]; Perillae Folium[fragmenting]; Citri Reticulatae Pericarpium[cutting into shreds]; Jujubae Fructus[splitting or removing cores]; Platycodonis Radix; Glycyrrhizae Radix et Rhizoma; Zingiberis Rhizoma Recens[thick slices]; Peucedani Radix; Aurantii Fructus[thin slices]
104	Dryness-treating Formula	External-dryness-diffusing Formula	0601410024	Mulberry Leaf and Apricot Kernel Decoction	Detailed Analysis of Warm Disease	Mori Folium (06151220700107006), Armeniacae Semen Amarum (06156140600100004), Glehniae Radix (06164310100104003), Fritillariae Thunbergii Bulbus (06192910700603000), Sojae Semen Praeparatum (06156390800300876), Gardeniae Fructus (06173540200107002), Pyrus Exocarpium (06156140400100006)	Armeniacae Semen Amarum; Pyrus Exocarpium; Sojae Semen Praeparatum[fermenting]; Mori Folium; Gardeniae Fructus[rubbing into bits]; Glehniae Radix[cutting into segments]; Fritillariae Thunbergii Bulbus[thick slices or fragmenting]
105	Tonifying and Replenishing Formula	Blood-tonifying Formula	0600725013	Four Ingredients Yellow Dog Fill	Compilation of Prescriptions and Drug	Rehmanniae Radix Praeparata (06172410400103610), Angelicae Sinensis Radix (06164310100302003), Chuanxiong Rhizoma (06164310500103002), Paeoniae Radix Alba (06153710100202008), Cyperi Rhizoma (06191310500103006), Canis	Canis; Chuanxiong Rhizoma[thick slices]; Rehmanniae Radix Praeparata[thick slices, stewing orsteaming with wine]; Cyperi Rhizoma[thick slices or]; Angelicae Sinensis Radix; Paeoniae Radix Alba[thin slices]

Continued the table

No.	Main Category	Sub-category	Code of Formula	Name of Formula	Source of Formula	Components and Codes	Specifications and Requirements for Delivering
106	Tonifying and Replenishing Formula	Blood-tonifying Formula	0600725020	Cyperus and Motherwort Rehmannia Decoction	Compilation of Prescriptions and Drug	Rehmanniae Radix Praeparata (06172410400103610), Cyperi Rhizoma (06191310500103006), Dioscoreae Rhizoma (06193210500103007), Corni Fructus Praeparatus (06164440400100617), Leonuri Herba Vinatus (06172250500604316), Angelicae Sinensis Radix Vinatus (06164310100302317), Poria (06400210100403009), Moutan Cortex (06153720600102005), Salviae Miltiorrhizae Radix et Rhizoma Vinatus (06172210300103310), Alismatis Rhizoma Vinatus, Euodiae Fructus Praeparatus (06157040200300370), Cinnamomi Cortex (06154520500100007)	Alismatis Rhizoma Vinatus; Corni Fructus Praeparatus[stewing orsteaming with wine]; Euodiae Fructus Praeparatus[stir-frying with licorice juice]; Poria[breaking into pieces or thick slices]; Cinnamomi Cortex[removing rough barks]; Leonuri Herba Vinatus[cutting into segments, stir-frying with wine]; Dioscoreae Rhizoma[thick slices]; Rehmanniae Radix Praeparata[thick slices, stewing orsteaming with wine]; Salviae Miltiorrhizae Radix et Rhizoma Vinatus[thick slices, stir-frying with wine]; Cyperi Rhizoma[thick slices or]; Moutan Cortex[thin slices]; Angelicae Sinensis Radix Vinatus[thin slices, stir-frying with wine]
107	Tranquillizing Formula	Enriching and Nourishing Tranquillizing Formula	0600925017	Heart-Enlivening Powder	Compilation of Prescriptions and Drug	Ginseng Radix et Rhizoma (06164210300102000), Ophiopogonis Radix (06192910400300001), Schisandrae Chinensis Fructus (06154140200200007), Polygalae Radix (06157510100104007), Poria cum Pini Radix (06400210100505000), Rehmanniae Radix (06172410400103009), Acori Tatarinowii Rhizoma (06191610500203004)	Ophiopogonis Radix; Schisandrae Chinensis Fructus; Poria cum Pini Radix[breaking into pieces]; Polygalae Radix[cutting into segments]; Rehmanniae Radix; Acori Tatarinowii Rhizoma[thick slices]; Ginseng Radix et Rhizoma[thin slices]
108	Qi-regulating Formula	Qi-descending Formula	0601125010	Perilla Fruit Phlegm-Abducting Qi-Descending Decoction	Compilation of Prescriptions and Drug	Perillae Fructus (06172240200200000), Pinelliae Rhizoma Praeparatum (06191610600200712), Angelicae Sinensis Radix (06164310100302003), Arisaematis Rhizoma (06191610600100005), Citri Reticulatae Pericarpium (06157040400306004), Peucedani Radix (06164310100702001), Magnoliae Officinalis Cortex (06154120500206008), Poria (06400210100403009), Aurantii Fructus Immaturus (06157040100102005), Glycyrrhizae Radix et Rhizoma (06156310300203002)	Perillae Fructus; Arisaematis Rhizoma; Pinelliae Rhizoma Praeparatum[processing with licorice and limewater]; Poria[breaking into pieces or thick slices]; Citri Reticulatae Pericarpium; Magnoliae Officinalis Cortex[cutting into shreds]; Glycyrrhizae Radix et Rhizoma[thick slices]; Angelicae Sinensis Radix; Peucedani Radix; Aurantii Fructus Immaturus[thin slices]

Continued the table

No.	Main Category	Sub-category	Code of Formula	Name of Formula	Source of Formula	Components and Codes	Specifications and Requirements for Delivering
109	Blood-regulating Formula	Hemostatic Formula	0601225017	Rednees-Removing Sanguiso-ba Decoction	Compilation of Prescriptions and Drug	Sanguisorbae Radix (06156110100103003), Angelicae Sinensis Radix Vinatus (06164310100302317), Paeoniae Radix Rubra Tostus (06153710100303118), Coptidis Rhizoma Vinatus (06153710500302315), Sophorae Flos Tostus (06156330200100119), Asini Corii Colla Tostus (06220340200100945), Schizonepetae Spica (06172230700100009), Glycyrrhizae Radix et Rhizoma Praeparata cum Melle (06156310300203354)	Schizonepetae Spica; Asini Corii Colla Tostus[processing into glue then stir-frying with clamshell powder]; Sophorae Flos Tostus[stir-frying until yellow]; Sanguisorbae Radix-[thick slices]; Paeoniae Radix Rubra Tostus[thick slices, stir-frying until yellow]; Glycyrrhizae Radix et Rhizoma Praeparata cum Melle[thick slices, stir-frying with honey]; Angelicae Sinensis Radix Vinatus; Coptidis Rhizoma Vinatus[thin slices, stir-frying with wine]
110	Dampness-dispelling Formula	Dampness-drying and Stomach-harmonizing Formula	0601515019	Middle-Tonifying Dampness-Treating Decoction	Compilation of Prescriptions and Drug	Ginseng Radix et Rhizoma (06164210300102000), Atractylodis Macrocephalae Rhizoma (06174410500203003), Atractylodis Rhizoma (06174410500303000), Citri Reticulatae Pericarpium (06157040400306004), Poria (06400210100403009), Ophiopogonis Radix (06192910400300001), Akebiae Caulis (06153820100203001), Angelicae Sinensis Radix (06164310100302003), Scutellariae Radix (06172210100102605), Magnoliae Officinalis Cortex (06154120500206008), Cimicifugae Rhizoma (06153710500103004)	Ophiopogonis Radix; Poria[breaking into pieces or thick slices]; Akebiae Caulis[pieces]; Citri Reticulatae Pericarpium; Magnoliae Officinalis Cortex[cutting into shreds]; Atractylodis Macrocephalae Rhizoma; Atractylodis Rhizoma; Cimicifugae Rhizoma[thick slices]; Ginseng Radix et Rhizoma; Angelicae Sinensis Radix[thin slices]; Scutellariae Radix[thin slices, decocting]
111	Dampness-dispelling Formula	Heat-clearing and Dampness-dispelling Formula	0601525018	Virgate Wormwood and Atractylodes Decoction	Compilation of Prescriptions and Drug	Artemisiae Scopariae Herba (06174450500707002), Atractylodis Rhizoma (06174410500303000), Citri Reticulatae Pericarpium Viride (06157040400406001), Poria (06400210100403009), Magnoliae Officinalis Cortex (06154120500206008), Amomi Fructus (06193540200300001), Aucklandiae Radix (06174410100303004)	Amomi Fructus; Poria[breaking into pieces or thick slices]; Artemisiae Scopariae Herba[break or cutting into fragmenting]; Magnoliae Officinalis Cortex[cutting into shreds]; Atractylodis Rhizoma; Aucklandiae Radix[thick slices]; Citri Reticulatae Pericarpium Viride[thick slices or cutting into shreds]

Continued the table

No.	Main Category	Sub-category	Code of Formula	Name of Formula	Source of Formula	Components and Codes	Specifications and Requirements for Delivering
112	Dampness-dispelling Formula	Dampness-draining Diuretic Formula	0601535017	Five-Peel Powder of Four Ingredients with Poria	Compilation of Prescriptions and Drug	Mori Cortex (06151220600106000), Citri Reticulatae Pericarpium (06157040400306004), Lycii Cortex (06172320600100008), Poriae Cutis (06400210100300001), Zingiberis Rhizoma Cortex (06193520600100005), Arecae Pericarpium (06191440400204005), Atractylodis Rhizoma (06174410500303000), Atractylodis Macrocephalae Rhizoma (06174410500203003), Alismatis Rhizoma (06190810600103001), Polyporus (06400210100203005), Citri Reticulatae Pericarpium Viride (06157040400406001), Plantaginis Semen Tostus (06173440600100118)	Poriae Cutis; Plantaginis Semen Tostus[stir-frying until yellow]; Lycii Cortex[removing wooden cores]; Arecae Pericarpium[cutting into segments]; Mori Cortex; Citri Reticulatae Pericarpium[cutting into shreds]; Atractylodis Rhizoma; Atractylodis Macrocephalae Rhizoma; Alismatis Rhizoma; Polyporus[thick slices]; Citri Reticulatae Pericarpium Viride[thick slices or cutting into shreds]; Zingiberis Rhizoma Cortex[peeling off skin]
113	Exterior-releasing Formula	Exterior-interior-releasing Formula	0600140120	Pueraria Decoction Plus Pinellia	Treatise on Cold Damage	Puerariae Lobatae Radix (06156310100803006), Ephedrae Herba (06141021000104008), Glycyrrhizae Radix et Rhizoma Praeparata cum Melle (06156310300203354), Paeoniae Radix Alba (06153710100202008), Cinnamomi Ramulus (06154520200103001), Zingiberis Rhizoma Recens (06193510500403009), Pinelliae Rhizoma Praeparatum (06191610600200712), Jujubae Fructus (06159640200100000)	Pinelliae Rhizoma Praeparatum[processing with licorice and limewater]; Ephedrae Herba[cutting into segments]; Jujubae Fructus[splitting or removing cores]; Puerariae Lobatae Radix; Cinnamomi Ramulus; Zingiberis Rhizoma Recens[thick slices]; Glycyrrhizae Radix et Rhizoma Praeparata cum Melle[thick slices, stir-frying with honey]; Paeoniae Radix Alba[thin slices]
114	Exterior-releasing Formula	Exterior-interior-releasing Formula	0600140137	Two of Cinnamon Twig to One of Spleen-Qi Effusing Decoction	Treatise on Cold Damage	Cinnamomi Ramulus (06154520200103001), Paeoniae Radix Alba (06153710100202008), Ephedrae Herba (06141021000104008), Glycyrrhizae Radix et Rhizoma Praeparata cum Melle (06156310300203354), Zingiberis Rhizoma Recens (06193510500403009), Gypsum Fibrosum (06326110100107008), Jujubae Fructus (06159640200100000)	Gypsum Fibrosum[coarse powder]; Ephedrae Herba[cutting into segments]; Jujubae Fructus[splitting or removing cores]; Cinnamomi Ramulus; Zingiberis Rhizoma Recens[thick slices]; Glycyrrhizae Radix et Rhizoma Praeparata cum Melle[thick slices, stir-frying with honey]; Paeoniae Radix Alba[thin slices]

Continued the table

No.	Main Category	Sub-category	Code of Formula	Name of Formula	Source of Formula	Components and Codes	Specifications and Requirements for Delivering
115	Exterior-releasing Formula	Exterior-interior-releasing Formula	0600140144	Cinnamon Twig Decoction Plus Rhubarb	Treatise on Cold Damage	Cinnamomi Ramulus (06154520200103001), Paeoniae Radix Alba (06153710100202008), Glycyrrhizae Radix et Rhizoma Praeparata cum Melle (06156310300203354), Jujubae Fructus (06159640200100000), Zingiberis Rhizoma Recens (06193510500403009), Rhei Radix et Rhizoma (06152310300103009)	Jujubae Fructus[splitting or removing cores]; Cinnamomi Ramulus; Zingiberis Rhizoma Recens[thick slices]; Glycyrrhizae Radix et Rhizoma Praeparata cum Melle[thick slices, stir-frying with honey]; Rhei Radix et Rhizoma[thick slices or breaking into pieces]; Paeoniae Radix Alba[thin slices]
116	Exterior-releasing Formula	Exterior-interior-releasing Formula	0600140151	Skullcap Decoction Plus Pinellia and Fresh Ginger	Treatise on Cold Damage	Scutellariae Radix (06172210100102605), Glycyrrhizae Radix et Rhizoma Praeparata cum Melle (06156310300203354), Paeoniae Radix Alba (06153710100202008), Pinelliae Rhizoma Praeparatum (06191610600200712), Zingiberis Rhizoma Recens (06193510500403009), Jujubae Fructus (06159640200100000)	Pinelliae Rhizoma Praeparatum[processing with licorice and limewater]; Jujubae Fructus[splitting or removing cores]; Zingiberis Rhizoma Recens[thick slices]; Glycyrrhizae Radix et Rhizoma Praeparata cum Melle[thick slices, stir-frying with honey]; Paeoniae Radix Alba[thin slices]; Scutellariae Radix[thin slices, decocting]
117	Exterior-releasing Formula	Exterior-interior-releasing Formula	0600140168	Ephedra, Aconite and Cimicifuga Decoction	Treatise on Cold Damage	Ephedrae Herba (06141021000104008), Glycyrrhizae Radix et Rhizoma Praeparata cum Melle (06156310300203354), Cimicifugae Rhizoma (06153710500103004), Angelicae Sinensis Radix (06164310100302003), Anemarrhenae Rhizoma (06192910500303001), Scutellariae Radix (06172210100102605), Polygonati Odorati Rhizoma (06192910500203004), Paeoniae Radix Alba (06153710100202008), Gypsum Fibrosum (06326110100107008), Atractylodis Macrocephalae Rhizoma (06174410500203003), Zingiberis Rhizoma (06193510500203005), Asparagi Radix (06192910400202008), Cinnamomi Ramulus (06154520200103001), Poria (06400210100403009)	Poria[breaking into pieces or thick slices]; Gypsum Fibrosum[coarse powder]; Ephedrae Herba[cutting into segments]; Cimicifugae Rhizoma; Anemarrhenae Rhizoma; Atractylodis Macrocephalae Rhizoma; Cinnamomi Ramulus[thick slices]; Glycyrrhizae Radix et Rhizoma Praeparata cum Melle[thick slices, stir-frying with honey]; Zingiberis Rhizoma[thick slices or breaking into pieces]; Polygonati Odorati Rhizoma[thick slices or cutting into segments]; Angelicae Sinensis Radix; Paeoniae Radix Alba; Asparagi Radix[thin slices]; Scutellariae Radix[thin slices, decocting]

Continued the table

No.	Main Category	Sub-category	Code of Formula	Name of Formula	Source of Formula	Components and Codes	Specifications and Requirements for Delivering
118	Exterior-releasing Formula	Exterior-interior-releasing Formula	0600140175	Clam Shell Powder	Treatise on Cold Damage	Meretricis Concha/ Cyclinae Concha (06205220300107000)	Meretricis Concha/ Cyclinae Concha[rubbing into bits]
119	Exterior-releasing Formula	Exterior-interior-releasing Formula	0600140182	Bamboo Leaf Decoction	Synopsis of the Golden Chamber	Lophatheri Herba (06191221200104005), Puerariae Lobatae Radix (06156310100803006), Saposhnikoviae Radix (06164310100503004), Platycodonis Radix (06174110100303003), Cinnamomi Ramulus (06154520200103001), Ginseng Radix et Rhizoma (06164210300102000), Glycyrrhizae Radix et Rhizoma (06156310300203002), Aconiti Lateralis Radix Tostus (06153710400303221), Jujubae Fructus (06159640200100000), Zingiberis Rhizoma Recens (06193510500403009)	Aconiti Lateralis Radix Tostus[pieces, stir-frying with sand]; Lophatheri Herba[cutting into segments]; Jujubae Fructus[splitting or removing cores]; Puerariae Lobatae Radix; Saposhnikoviae Radix; Platycodonis Radix; Cinnamomi Ramulus; Glycyrrhizae Radix et Rhizoma; Zingiberis Rhizoma Recens[thick slices]; Ginseng Radix et Rhizoma[thin slices]
120	Exterior-releasing Formula	Exterior-interior-releasing Formula	0600140199	Five Accumulations Powder	Immortal-Imparted Prescription for Injury-Smoothing and Bone-Seting	Atractylodis Rhizoma (06174410500303000), Platycodonis Radix (06174110100303003), Aurantii Fructus (06157040100202002), Citri Reticulatae Pericarpium (06157040400306004), Paeoniae Radix Alba (06153710100202008), Angelicae Dahuricae Radix (06164310100203003), Chuanxiong Rhizoma (06164310500103002), Angelicae Sinensis Radix (06164310100302003), Glycyrrhizae Radix et Rhizoma Praeparata cum Melle (06156310300203354), Cinnamomi Cortex (06154520500100007), Poria (06400210100403009), Pinelliae Rhizoma Praeparatum (06191610600200712), Magnoliae Officinalis Cortex (06154120500206008), Zingiberis Rhizoma (06193510500203005), Ephedrae Herba (06141021000104008)	Pinelliae Rhizoma Praeparatum[processing with licorice and limewater]; Poria[breaking into pieces or thick slices]; Cinnamomi Cortex[removing rough barks]; Ephedrae Herba[cutting into segments]; Citri Reticulatae Pericarpium; Magnoliae Officinalis Cortex[cutting into shreds]; Atractylodis Rhizoma; Platycodonis Radix; Angelicae Dahuricae Radix; Chuanxiong Rhizoma[thick slices]; Glycyrrhizae Radix et Rhizoma Praeparata cum Melle[thick slices, stir-frying with honey]; Zingiberis Rhizoma[thick slices or breaking into pieces]; Aurantii Fructus; Paeoniae Radix Alba; Angelicae Sinensis Radix[thin slices]

Continued the table

No.	Main Category	Sub-category	Code of Formula	Name of Formula	Source of Formula	Components and Codes	Specifications and Requirements for Delivering
121	Exterior-releasing Formula	Exterior-interior-releasing Formula	0600140205	Wheat-Decoction-Taking Powder	New book of Paediatrics	Lycii Cortex (06172320600100008), Glycyrrhizae Radix et Rhizoma Praeparata cum Melle (06156310300203354), Talcum (06322110100107002), Ephedrae Herba (06141021000104008), Ginseng Radix et Rhizoma (06164210300102000), Anemarrhenae Rhizoma (06192910500303001), Notopterygii Rhizoma et Radix (06164310300103004), Rhei Radix et Rhizoma Cocta Vinata (06152310300103610), Descurainiae Semen/ Lepidii Semen (06154940600300006), Tritici Fructus (06191240200200005)	Descurainiae Semen/ Lepidii Semen; Tritici Fructus; Talcum[fragmenting or fine powder]; Lycii Cortex[removing wooden cores]; Ephedrae Herba[cutting into segments]; Anemarrhenae Rhizoma; Notopterygii Rhizoma et Radix[thick slices]; Glycyrrhizae Radix et Rhizoma Praeparata cum Melle[thick slices, stir-frying with honey]; Rhei Radix et Rhizoma Cocta Vinata[thick slices or breaking into pieces, stewing or steaming with wine]; Ginseng Radix et Rhizoma[thin slices]
122	Exterior-releasing Formula	Exterior-interior-releasing Formula	0600140212	Stomach-Nourishing Decoction	Convenient and Minor Prescriptions	Magnoliae Officinalis Cortex (06154120500206008), Atractylodis Rhizoma (06174410500303000), Pinelliae Rhizoma Praeparatum cum Zingibere et Alumine (06191610600200729), Poria (06400210100403009), Ginseng Radix et Rhizoma (06164210300102000), Tsaoko Fructus (06193540200400114), Pogostemonis Herba (06172250500104007), Citri Exocarpium Rubrum (06157040400507005), Glycyrrhizae Radix et Rhizoma (06156310300203002)	Pinelliae Rhizoma Praeparatum cum Zingibere et Alumine[processing with ginger and alum]; Tsaoko Fructus[stir-frying then removing proper exciple and preserving kernel]; Poria[breaking into pieces or thick slices]; Citri Exocarpium Rubrum[break to pieces]; Pogostemonis Herba[cutting into segments]; Magnoliae Officinalis Cortex[cutting into shreds]; Atractylodis Rhizoma; Glycyrrhizae Radix et Rhizoma[thick slices]; Ginseng Radix et Rhizoma[thin slices]
123	Purgative Formula	Cold Purgative Formula	0600210014	Major Purgative Decoction	Treatise on Cold Damage	Rhei Radix et Rhizoma (06152310300103009), Magnoliae Officinalis Cortex (06154120500206008), Aurantii Fructus Immaturus (06157040100102005), Natrii Sulfas (06326410100100000)	Natrii Sulfas; Magnoliae Officinalis Cortex[cutting into shreds]; Rhei Radix et Rhizoma[thick slices or breaking into pieces]; Aurantii Fructus Immaturus[thin slices]

Continued the table

No.	Main Category	Sub-category	Code of Formula	Name of Formula	Source of Formula	Components and Codes	Specifications and Requirements for Delivering
124	Purgative Formula	Cold Purgative Formula	0600210021	Rhubarb and Moutan Decoction	Synopsis of the Golden Chamber	Rhei Radix et Rhizoma (06152310300103009), Moutan Cortex (06153720600102005), Persicae Semen (06156140600300008), Benincasae Semen (06174040600400004), Natrii Sulfas (06326410100100000)	Persicae Semen; Benincasae Semen; Natrii Sulfas; Rhei Radix et Rhizoma[thick slices or breaking into pieces]; Moutan Cortex[thin slices]
125	Purgative Formula	Cold Purgative Formula	0600210038	Minor Purgative Decoction	Treatise on Cold Damage	Rhei Radix et Rhizoma (06152310300103009), Magnoliae Officinalis Cortex (06154120500206008), Aurantii Fructus Immaturus Preparatus (06157040100102210)	Magnoliae Officinalis Cortex[cutting into shreds]; Rhei Radix et Rhizoma[thick slices or breaking into pieces]; Aurantii Fructus Immaturus Preparatus[thin slices, stir-frying with bran]
126	Purgative Formula	Cold Purgative Formula	0600210045	Great Compendium Decoction	Immortal-Imparted Prescription for Injury-Smoothing and Bone-Seting	Angelicae Sinensis Radix (06164310100302003), Rhei Radix et Rhizoma (06152310300103009), Natrii Sulfas (06326410100100000), Akebiae Caulis (06153820100203001), Sappan Lignum (06156320400103003), Aurantii Fructus (06157040100202002), Magnoliae Officinalis Cortex (06154120500206008), Carthami Flos (06174430200100006), Citri Reticulatae Pericarpium (06157040400306004), Glycyrrhizae Radix et Rhizoma (06156310300203002)	Natrii Sulfas; Carthami Flos; Akebiae Caulis[pieces]; Magnoliae Officinalis Cortex; Citri Reticulatae Pericarpium[cutting into shreds]; Glycyrrhizae Radix et Rhizoma[thick slices]; Rhei Radix et Rhizoma[thick slices or breaking into pieces]; Sappan Lignum[thick slices or fine powder]; Angelicae Sinensis Radix; Aurantii Fructus[thin slices]
127	Purgative Formula	Cold Purgative Formula	0600210052	Stomach-Regulating Purgative Decoction	Treatise on Cold Damage	Rhei Radix et Rhizoma (06152310300103009), Glycyrrhizae Radix et Rhizoma Praeparata cum Melle (06156310300203354), Natrii Sulfas (06326410100100000)	Natrii Sulfas; Glycyrrhizae Radix et Rhizoma Praeparata cum Melle[thick slices, stir-frying with honey]; Rhei Radix et Rhizoma[thick slices or breaking into pieces]
128	Purgative Formula	Cold Purgative Formula	0600210069	Three Transformations Decoction	Collection of Writting on the Mechanism of Disease, Suitability of Qi, and Safeguarding of Life Discussed in Plain Questions	Rhei Radix et Rhizoma (06152310300103009), Magnoliae Officinalis Cortex (06154120500206008), Aurantii Fructus Immaturus (06157040100102005), Notopterygii Rhizoma et Radix (06164310300103004)	Magnoliae Officinalis Cortex[cutting into shreds]; Notopterygii Rhizoma et Radix[thick slices]; Rhei Radix et Rhizoma[thick slices or breaking into pieces]; Aurantii Fructus Immaturus[thin slices]

Continued the table

No.	Main Category	Sub-category	Code of Formula	Name of Formula	Source of Formula	Components and Codes	Specifications and Requirements for Delivering
129	Purgative Formula	Cold Purgative Formula	0600210076	Composite Major Purgative Decoction	Integration of Chinese and Western Medicine to Treat Acute Abdominal Disease	Magnoliae Officinalis Cortex Zingibere (06154120500206343), Raphani Semen Praeparatum (06154940600200115), Aurantii Fructus Praeparatus (06157040100202217), Rhei Radix et Rhizoma (06152310300103009), Paeoniae Radix Rubra (06153710100303002), Natrii Sulfas (06326410100100000), Persicae Semen Aquosus (06156140600300824)	Natrii Sulfas; Persicae Semen Aquosus[soaking in boiling soup to remove seed coats]; Raphani Semen Praeparatum[stir-frying until yellow]; Magnoliae Officinalis Cortex Zingibere[cutting into shreds, stir-frying with ginger juice]; Paeoniae Radix Rubra[thick slices]; Rhei Radix et Rhizoma[thick slices or breaking into pieces]; Aurantii Fructus Praeparatus[thin slices, stir-frying with bran]
130	Purgative Formula	Cold Purgative Formula	0600210083	Coix, Aconite, and Patrinia Powder	Synopsis of the Golden Chamber	Coicis Semen (06191240500100005), Aconiti Lateralis Radix Praeparata (06153710400303009), Patriniae Herba (06173850100104002)	Coicis Semen; Aconiti Lateralis Radix Praeparata[pieces]; Patriniae Herba[cutting into segments]
131	Purgative Formula	Cold Purgative Formula	0600210090	Major Chest Bind Decoction	Treatise on Cold Damage	Rhei Radix et Rhizoma (06152310300103009), Natrii Sulfas (06326410100100000), Kansui Radix (06157710400100000)	Natrii Sulfas; Kansui Radix; Rhei Radix et Rhizoma[thick slices or breaking into pieces]
132	Purgative Formula	Cold Purgative Formula	0600210106	Rhubarb and Coptis Heart-Draining Decoction	Treatise on Cold Damage	Rhei Radix et Rhizoma (06152310300103009), Coptidis Rhizoma (06153710500302001)	Rhei Radix et Rhizoma[thick slices or breaking into pieces]; Coptidis Rhizoma[thin slices]
133	Purgative Formula	Cold Purgative Formula	0600210113	Rhubarb and Licorice Decoction	Synopsis of the Golden Chamber	Rhei Radix et Rhizoma (06152310300103009), Glycyrrhizae Radix et Rhizoma (06156310300203002)	Glycyrrhizae Radix et Rhizoma[thick slices]; Rhei Radix et Rhizoma[thick slices or breaking into pieces]
134	Purgative Formula	Cold Purgative Formula	0600210137	Magnolia Bark and Rhubarb Decoction	Synopsis of the Golden Chamber	Magnoliae Officinalis Cortex (06154120500206008), Rhei Radix et Rhizoma (06152310300103009), Aurantii Fructus Immaturus (06157040100102005)	Magnoliae Officinalis Cortex[cutting into shreds]; Rhei Radix et Rhizoma[thick slices or breaking into pieces]; Aurantii Fructus Immaturus[thin slices]

Continued the table

No.	Main Category	Sub-category	Code of Formula	Name of Formula	Source of Formula	Components and Codes	Specifications and Requirements for Delivering
135	Purgative Formula	Cold Purgative Formula	0600210144	Intestine Abscess Decoction	Important Prescriptions Worth a Thousand Gold for Emergency	Coicis Semen (06191240500100005), Benincasae Semen (06174040600400004), Persicae Semen (06156140600300008), Moutan Cortex (06153720600102005)	Coicis Semen; Benincasae Semen; Persicae Semen; Moutan Cortex[thin slices]
136	Purgative Formula	Cold Purgative Formula	0600210151	Miraculous Preserving Pill	Fine Prescriptions of Su's and Shen's	Aucklandiae Radix (06174410100303004), Piperis Fructus (06150340200100008), Crotonis Fructus (06157740200100009), Scorpio (06215110100100004)	Piperis Fructus; Scorpio; Crotonis Fructus[removing testa and taking kernel]; Aucklandiae Radix[thick slices]
137	Purgative Formula	Cold Purgative Formula	0600210168	Angelica Purgative Decoction	Collection of Writting on the Mechanism of Disease, Suitability of Qi, and Safeguarding of Life Discussed in Plain Questions	Angelicae Sinensis Radix (06164310100302003), Rhei Radix et Rhizoma (06152310300103009), Glycyrrhizae Radix et Rhizoma (06156310300203002), Natrii Sulfas (06326410100100000)	Natrii Sulfas; Glycyrrhizae Radix et Rhizoma[thick slices]; Rhei Radix et Rhizoma[thick slices or breaking into pieces]; Angelicae Sinensis Radix[thin slices]
138	Purgative Formula	Warm Purgative Formula	0600220013	Rhubarb and Aconite Decoction	Synopsis of the Golden Chamber	Rhei Radix et Rhizoma (06152310300103009), Aconiti Lateralis Radix Tostus (06153710400303221), Asari Radix et Rhizoma (06152010300104005)	Aconiti Lateralis Radix Tostus[pieces, stir-frying with sand]; Asari Radix et Rhizoma[cutting into segments]; Rhei Radix et Rhizoma[thick slices or breaking into pieces]
139	Purgative Formula	Warm Purgative Formula	0600220020	Spleen-Warming Decoction	Important Prescriptions Worth a Thousand Gold for Emergency	Rhei Radix et Rhizoma (06152310300103009), Angelicae Sinensis Radix (06164310100302003), Zingiberis Rhizoma (06193510500203005), Aconiti Lateralis Radix Praeparata (06153710400303009), Ginseng Radix et Rhizoma (06164210300102000), Natrii Sulfas (06326410100100000), Glycyrrhizae Radix et Rhizoma (06156310300203002)	Natrii Sulfas; Aconiti Lateralis Radix Praeparata[pieces]; Glycyrrhizae Radix et Rhizoma[thick slices]; Rhei Radix et Rhizoma; Zingiberis Rhizoma[thick slices or breaking into pieces]; Angelicae Sinensis Radix; Ginseng Radix et Rhizoma[thin slices]

Continued the table

No.	Main Category	Sub-category	Code of Formula	Name of Formula	Source of Formula	Components and Codes	Specifications and Requirements for Delivering
140	Purgative Formula	Warm Purgative Formula	0600220037	Cursory Decoction	Arcane Essentials from the Imperial Library	Armeniacae Semen Amarum Aquosus (06156140600100820), Crotonis Fructus (06157740200100009)	Armeniacae Semen Amarum Aquosus[soaking in boiling soup to remove seed coats]; Crotonis Fructus[removing testa and taking kernel]
141	Purgative Formula	Warm Purgative Formula	0600220044	Inductive Pill	Formulary of the Bureau of Taiping People's Welfare Pharmacy	Fuligo E Herbis (06199990900100007), Armeniacae Semen Amarum (06156140600100004), Aucklandiae Radix (06174410100303004), Caryophylli Flos (06163430300100009), Zingiberis Rhizoma (06193510500203005), Myristicae Semen (06154440500100008), Crotonis Semen Pulveratum (06157740200100832)	Fuligo E Herbis; Armeniacae Semen Amarum; Caryophylli Flos; Myristicae Semen; Crotonis Semen Pulveratum[Crystallizing or beating into powder]; Aucklandiae Radix[thick slices]; Zingiberis Rhizoma[thick slices or breaking into pieces]
142	Purgative Formula	Warm Purgative Formula	0600220051	Purple Pill	Important Prescriptions Worth a Thousand Gold for Emergency	Haematitum (06314110100107003), Halloysitum Rubrum (06322310100107006), Crotonis Fructus (06157740200100009), Armeniacae Semen Amarum Aquosus (06156140600100820)	Armeniacae Semen Amarum Aquosus[soaking in boiling soup to remove seed coats]; Haematitum[break to pieces]; Halloysitum Rubrum[fragmenting or fine powder]; Crotonis Fructus[removing testa and taking kernel]
143	Purgative Formula	Lubricant Laxative Formula	0600230012	Hemp Seed Pill	Treatise on Cold Damage	Cannabis Fructus (06151240200300004), Paeoniae Radix Alba (06153710100202008), Aurantii Fructus Immaturus Preparatus (06157040100102210), Rhei Radix et Rhizoma (06152310300103009), Magnoliae Officinalis Cortex Zingibere (06154120500206343), Armeniacae Semen Amarum Aquosus (06156140600100820)	Cannabis Fructus; Armeniacae Semen Amarum Aquosus[soaking in boiling soup to remove seed coats]; Magnoliae Officinalis Cortex Zingibere[cutting into shreds, stir-frying with ginger juice]; Rhei Radix et Rhizoma[thick slices or breaking into pieces]; Paeoniae Radix Alba[thin slices]; Aurantii Fructus Immaturus Preparatus[thin slices, stir-frying with bran]
144	Purgative Formula	Lubricant Laxative Formula	0600230029	Decoction for Replenishing Fluid	Jing-Yue's Collected Works	Angelicae Sinensis Radix (06164310100302003), Achyranthis Bidentatae Radix (06152510100204009), Cistanches Herba Vinatus (06172821100103310), Alismatis Rhizoma (06190810600103001), Cimicifugae Rhizoma (06153710500103004), Aurantii Fructus (06157040100202002)	Achyranthis Bidentatae Radix[cutting into segments]; Alismatis Rhizoma; Cimicifugae Rhizoma[thick slices]; Cistanches Herba Vinatus[thick slices, stir-frying with wine]; Angelicae Sinensis Radix; Aurantii Fructus[thin slices]

Continued the table

No.	Main Category	Sub-category	Code of Formula	Name of Formula	Source of Formula	Components and Codes	Specifications and Requirements for Delivering
145	Purgative Formula	Lubricant Laxative Formula	0600230036	Intestine-Moistening Pill	Treatise on Spleen and Stomach	Rhei Radix et Rhizoma (06152310300103009), Angelicae Sinensis Radix (06164310100402000), Notopterygii Rhizoma et Radix (06164310300103004), Persicae Semen Aquosus (06156140600300824), Cannabis Fructus (06151240200300004)	Cannabis Fructus; Persicae Semen Aquosus[soaking in boiling soup to remove seed coats]; Notopterygii Rhizoma et Radix[thick slices]; Rhei Radix et Rhizoma[thick slices or breaking into pieces]; Angelicae Sinensis Radix[thin slices]
146	Purgative Formula	Lubricant Laxative Formula	0600230043	Humour-Increasing Purgative Decoction	Detailed Analysis of Warm Disease	Scrophulariae Radix (06172410100102005), Ophiopogonis Radix (06192910400300001), Rehmanniae Radix (06172410400103009), Rhei Radix et Rhizoma (06152310300103009), Natrii Sulfas (06326410100100000)	Ophiopogonis Radix; Natrii Sulfas; Rehmanniae Radix[thick slices]; Rhei Radix et Rhizoma[thick slices or breaking into pieces]; Scrophulariae Radix[thin slices]
147	Purgative Formula	Lubricant Laxative Formula	0600230050	Five Kernels Pill	Yang's Familiy Heritage Prescriptions	Persicae Semen (06156140600300008), Armeniacae Semen Amarum (06156140600100004), Pini Koraiensis Semen (06140440500200002), Platycladi Semen (06140640500100009), Pruni Semen (06156140600200001), Citri Reticulatae Pericarpium (06157040400306004)	Persicae Semen; Armeniacae Semen Amarum; Pini Koraiensis Semen; Pruni Semen; Platycladi Semen[removing residual testa]; Citri Reticulatae Pericarpium[cutting into shreds]
148	Purgative Formula	Lubricant Laxative Formula	0600230067	Desertliving Cistanche Intestine-Moistening Pill	Revised Prescriptions to Aid the Living	Cistanches Herba (06172821100103006), Aquilariae Lignum Resinatum (06162320400105008), Cannabis Fructus (06151240200300004)	Cannabis Fructus; Aquilariae Lignum Resinatum[chopping into fragmenting]; Cistanches Herba[thick slices]
149	Purgative Formula	Lubricant Laxative Formula	0600230074	Honeyed Abducting Formula	Treatise on Cold Damage	Mel (06210740100200005)	Mel
150	Purgative Formula	Lubricant Laxative Formula	0600230081	Moistening intestines Decoction	Restoration of Health from the Myraid Diseases	Angelicae Sinensis Radix (06164310100302003), Rehmanniae Radix Praeparata (06172410400103610), Rehmanniae Radix (06172410400103009), Cannabis Fructus (06151240200300004), Persicae Semen Aquosus (06156140600300824), Armeniacae Semen Amarum Aquosus (06156140600100820), Aurantii Fructus (06157040100202002), Magnoliae Officinalis Cortex (06154120500206008), Scutellariae Radix (06172210100102605), Rhei Radix et Rhizoma (06152310300103009), Glycyrrhizae Radix et Rhizoma (06156310300203002)	Cannabis Fructus; Persicae Semen Aquosus; Armeniacae Semen Amarum Aquosus[soaking in boiling soup to remove seed coats]; Magnoliae Officinalis Cortex[cutting into shreds]; Rehmanniae Radix; Glycyrrhizae Radix et Rhizoma[thick slices]; Rehmanniae Radix Praeparata[thick slices, stewing orsteaming with wine]; Rhei Radix et Rhizoma[thick slices or breaking into pieces]; Angelicae Sinensis Radix; Aurantii Fructus[thin slices]; Scutellariae Radix[thin slices, decocting]

Continued the table

No.	Main Category	Sub-category	Code of Formula	Name of Formula	Source of Formula	Components and Codes	Specifications and Requirements for Delivering
151	Purgative Formula	Lubricant Laxative Formula	0600230098	Trillion Pill	Mirror for Medicine From Ancient to Modern	Cinnabaris (06310210100107851), Crotonis Fructus (06157740200100009)	Cinnabaris[Powder, Grinding with water]; Crotonis Fructus[removing testa and taking kernel]
152	Purgative Formula	Lubricant Laxative Formula	0600230104	Ass Hide Glue and Honey Decoction	Ren-Zhai's Straight Directions of Prescriptions	Allium Fistulosum Bulbus (06192910701000006), Asini Corii Colla (06220340200100969), Mel (06210740100200005)	Allium Fistulosum Bulbus; Mel; Asini Corii Colla[processing into glue]
153	Purgative Formula	Lubricant Laxative Formula	0600230111	Nourishing and Moistening Decoction	Longevity and Life Preservation	Angelicae Sinensis Radix (06164310100302003), Rehmanniae Radix (06172410400103009), Aurantii Fructus (06157040100202002), Magnoliae Officinalis Cortex Zingibere (06154120500206343), Arecae Semen (06191440600102002), Rhei Radix et Rhizoma (06152310300103009), Cannabis Fructus (06151240200300004), Armeniacae Semen Amarum (06156140600100004), Notopterygii Rhizoma et Radix (06164310300103004), Carthami Flos (06174430200100006)	Cannabis Fructus; Armeniacae Semen Amarum; Carthami Flos; Magnoliae Officinalis Cortex Zingibere[cutting into shreds, stir-frying with ginger juice]; Rehmanniae Radix; Notopterygii Rhizoma et Radix[thick slices]; Rhei Radix et Rhizoma[thick slices or breaking into pieces]; Angelicae Sinensis Radix; Aurantii Fructus; Arecae Semen[thin slices]
154	Purgative Formula	Water-expelling Formula	0600240011	Ten Jujubes Decoction	Treatise on Cold Damage	Genkwa Flos (06162330300100003), Kansui Radix (06157710400100000), Euphorbiae Pekinensis Radix (06157710100103004), Jujubae Fructus (06159640200100000)	Genkwa Flos; Kansui Radix; Jujubae Fructus[splitting or removing cores]; Euphorbiae Pekinensis Radix[thick slices]
155	Purgative Formula	Water-expelling Formula	0600240028	Dredging and Channelling Decoction	Revised Prescriptions to Aid the Living	Notopterygii Rhizoma et Radix (06164310300103004), Gentianae Macrophyllae Radix (06171410100103003), Arecae Pericarpium (06191440400204005), Poriae Cutis (06400210100300001), Clematidis Armandii Caulis (06153720100103007), Alismatis Rhizoma (06190810600103001), Zingiberis Rhizoma Recens (06193510500403009), Zanthoxyli Semen (06157040600200003), Vignae Semen (06156340600100008), Phytolaccae Radix Acetatus (06152710100103320), Arecae Semen (06191440600102002)	Poriae Cutis; Zanthoxyli Semen; Vignae Semen; Arecae Pericarpium[cutting into segments]; Notopterygii Rhizoma et Radix; Gentianae Macrophyllae Radix; Clematidis Armandii Caulis; Alismatis Rhizoma; Zingiberis Rhizoma Recens[thick slices]; Phytolaccae Radix Acetatus[thick slices or breaking into pieces, stir-frying with vinegar]; Arecae Semen[thin slices]

Continued the table

No.	Main Category	Sub-category	Code of Formula	Name of Formula	Source of Formula	Components and Codes	Specifications and Requirements for Delivering
156	Purgative Formula	Water-expelling Formula	0600240035	Three Ingredients Emergency Pill	Synopsis of the Golden Chamber	Rhei Radix et Rhizoma (06152310300103009), Zingiberis Rhizoma (06193510500203005), Crotonis Fructus (06157740200100009)	Crotonis Fructus[removing testa and taking kernel]; Rhei Radix et Rhizoma; Zingiberis Rhizoma[thick slices or breaking into pieces]
157	Purgative Formula	Water-expelling Formula	0600240042	Stephania, Zanthoxylum Seed, Tingli Seed and Rhubarb Pill	Synopsis of the Golden Chamber	Stephaniae Tetrandrae Radix (06154010100103008), Zanthoxyli Semen (06157040600200003), Descurainiae Semen/ Lepidii Semen (06154940600300006), Rhei Radix et Rhizoma (06152310300103009)	Zanthoxyli Semen; Descurainiae Semen/ Lepidii Semen; Stephaniae Tetrandrae Radix[thick slices]; Rhei Radix et Rhizoma[thick slices or breaking into pieces]
158	Purgative Formula	Water-expelling Formula	0600240059	Gansui and pinellia Decoction	Synopsis of the Golden Chamber	Kansui Radix (06157710400100000), Pinelliae Rhizoma Praeparatum cum Zingibere et Alumine (06191610600200729), Paeoniae Radix Alba (06153710100202008), Glycyrrhizae Radix et Rhizoma Praeparata cum Melle (06156310300203354), Mel (06210740100200005)	Kansui Radix; Mel; Pinelliae Rhizoma Praeparatum cum Zingibere et Alumine[processing with ginger and alum]; Glycyrrhizae Radix et Rhizoma Praeparata cum Melle[thick slices, stir-frying with honey]; Paeoniae Radix Alba[thin slices]
159	Purgative Formula	Water-expelling Formula	0600240066	White Powder	Treatise on Cold Damage	Platycodonis Radix (06174110100303003), Fritillariae Thunbergii Bulbus (06192910700603000), Crotonis Fructus (06157740200100009)	Crotonis Fructus[removing testa and taking kernel]; Platycodonis Radix-[thick slices]; Fritillariae Thunbergii Bulbus[thick slices or fragmenting]
160	Purgative Formula	Water-expelling Formula	0600240073	Drool-Controlling Pill	Treatise on Diseases, Patterns, and Prescriptions Related to Unification of the Three Etiologies	Kansui Radix Acetatus (06157710400100321), Euphorbiae Pekinensis Radix Acetatus (06157710100103325), Sinapis Semen Tostus (06154940600100118)	Sinapis Semen Tostus[stir-frying until yellow]; Kansui Radix Acetatus[stir-frying with vinegar]; Euphorbiae Pekinensis Radix Acetatus[thick slices, stir-frying with vinegar]
161	Purgative Formula	Offensive Purgative and Healthy-qi-reinforcing Formula	0600250010	Yellow Dragon Decoction	Six Texts on Cold Damage	Rhei Radix et Rhizoma (06152310300103009), Natrii Sulfas (06326410100100000), Aurantii Fructus Immaturus (06157040100102005), Magnoliae Officinalis Cortex (06154120500206008), Angelicae Sinensis Radix (06164310100302003), Ginseng Radix et Rhizoma (06164210300102000), Glycyrrhizae Radix et Rhizoma (06156310300203002), Zingiberis Rhizoma Recens (06193510500403009), Jujubae Fructus (06159640200100000), Platycodonis Radix (06174110100303003)	Natrii Sulfas; Magnoliae Officinalis Cortex[cutting into shreds]; Jujubae Fructus[splitting or removing cores]; Glycyrrhizae Radix et Rhizoma; Zingiberis Rhizoma Recens; Platycodonis Radix[thick slices]; Rhei Radix et Rhizoma[thick slices or breaking into pieces]; Aurantii Fructus Immaturus; Angelicae Sinensis Radix; Ginseng Radix et Rhizoma[thin slices]

Continued the table

No.	Main Category	Sub-category	Code of Formula	Name of Formula	Source of Formula	Components and Codes	Specifications and Requirements for Delivering
162	Harmonizing and Releasing Formula	Lesser-yang-harmonizing Formula	0600310011	Minor Bupleurum Decoction	Treatise on Cold Damage	Bupleuri Radix (06164310101003008), Scutellariae Radix (06172210100102605), Ginseng Radix et Rhizoma (06164210300102000), Glycyrrhizae Radix et Rhizoma Praeparata cum Melle (06156310300203354), Pinelliae Rhizoma Praeparatum (06191610600200712), Zingiberis Rhizoma Recens (06193510500403009), Jujubae Fructus (06159640200100000)	Pinelliae Rhizoma Praeparatum[processing with licorice and limewater]; Jujubae Fructus[splitting or removing cores]; Bupleuri Radix; Zingiberis Rhizoma Recens[thick slices]; Glycyrrhizae Radix et Rhizoma Praeparata cum Melle[thick slices, stir-frying with honey]; Ginseng Radix et Rhizoma[thin slices]; Scutellariae Radix[thin slices, decocting]
163	Harmonizing and Releasing Formula	Lesser-yang-harmonizing Formula	0600310028	Bupleurum Decoction Plus Bitter Orange and Platycodon	Revised Popular Guide to Discussion of Cold Damage	Bupleuri Radix (06164310101003008), Aurantii Fructus (06157040100202002), Pinelliae Rhizoma Praeparatum cum Zingibere et Alumine (06191610600200729), Zingiberis Rhizoma Recens (06193510500403009), Scutellariae Radix (06172210100102605), Platycodonis Radix (06174110100303003), Citri Reticulatae Pericarpium (06157040400306004), Camelliae Folium (06160620700100003)	Camelliae Folium; Pinelliae Rhizoma Praeparatum cum Zingibere et Alumine[processing with ginger and alum]; Citri Reticulatae Pericarpium[cutting into shreds]; Bupleuri Radix; Zingiberis Rhizoma Recens; Platycodonis Radix[thick slices]; Aurantii Fructus[thin slices]; Scutellariae Radix[thin slices, decocting]
164	Harmonizing and Releasing Formula	Lesser-yang-harmonizing Formula	0600310035	Sweet Wormwood and Scutellaria Gallbladder-Clearing Decoction	Revised Popular Guide to Discussion of Cold Damage	Artemisiae Annuae Herba (06174450500604004), Bambusae Caulis in Taenia (06191220900104001), Pinelliae Rhizoma Praeparatum cum Glycyrrhizae (06191610600200927), Poria (06400210100403009), Indigo Naturalis (06199990800100879), Scutellariae Radix (06172210100102605), Aurantii Fructus (06157040100202002), Citri Reticulatae Pericarpium (06157040400306004), Talcum (06322110100107002), Glycyrrhizae Radix et Rhizoma (06156310300203002)	Indigo Naturalis; Pinelliae Rhizoma Praeparatum cum Glycyrrhizae[Xianzhi (processing with a decoction of the appropriate prescription)]; Poria[breaking into pieces or thick slices]; Talcum[fragmenting or fine powder]; Artemisiae Annuae Herba[cutting into segments]; Bambusae Caulis in Taenia[cutting into segments or]; Citri Reticulatae Pericarpium[cutting into shreds]; Glycyrrhizae Radix et Rhizoma[thick slices]; Aurantii Fructus[thin slices]; Scutellariae Radix[thin slices, decocting]

Continued the table

No.	Main Category	Sub-category	Code of Formula	Name of Formula	Source of Formula	Components and Codes	Specifications and Requirements for Delivering
165	Harmonizing and Releasing Formula	Lesser-yang-harmonizing Formula	0600310042	Membrane-Source–Opening Decoction	Treatise on Pestilence	Arecae Semen (06191440600102002), Magnoliae Officinalis Cortex (06154120500206008), Tsaoko Fructus (06193540200400008), Anemarrhenae Rhizoma (06192910500303001), Paeoniae Radix Alba (06153710100202008), Scutellariae Radix (06172210100102605), Glycyrrhizae Radix et Rhizoma (06156310300203002)	Tsaoko Fructus; Magnoliae Officinalis Cortex[cutting into shreds]; Anemarrhenae Rhizoma; Glycyrrhizae Radix et Rhizoma[thick slices]; Arecae Semen; Paeoniae Radix Alba[thin slices]; Scutellariae Radix[thin slices, decocting]
166	Harmonizing and Releasing Formula	Lesser-yang-harmonizing Formula	0600310059	Bupleurum, Cinnamon Twig, and Dried Ginger Decoction	Treatise on Cold Damage	Bupleuri Radix (06164310101003008), Cinnamomi Ramulus (06154520200103001), Zingiberis Rhizoma (06193510500203005), Trichosanthis Radix (06174010100103002), Scutellariae Radix (06172210100102605), Ostreae Concha Praeparata (06205120300107515), Glycyrrhizae Radix et Rhizoma Praeparata cum Melle (06156310300203354)	Ostreae Concha Praeparata[fragmenting, calcining openly]; Bupleuri Radix; Cinnamomi Ramulus; Trichosanthis Radix[thick slices]; Glycyrrhizae Radix et Rhizoma Praeparata cum Melle[thick slices, stir-frying with honey]; Zingiberis Rhizoma[thick slices or breaking into pieces]; Scutellariae Radix[thin slices, decocting]
167	Harmonizing and Releasing Formula	Lesser-yang-harmonizing Formula	0600310066	Bupleurum, Immature Orange Fruit and Pinellia Decoction	Introduction on Medicine	Bupleuri Radix (06164310101003008), Scutellariae Radix (06172210100102605), Pinelliae Rhizoma Praeparatum (06191610600200712), Aurantii Fructus (06157040100202002), Platycodonis Radix (06174110100303003), Trichosanthis Semen (06174040600200000), Citri Reticulatae Pericarpium Viride (06157040400406001), Armeniacae Semen Amarum (06156140600100004), Glycyrrhizae Radix et Rhizoma (06156310300203002)	Armeniacae Semen Amarum; Pinelliae Rhizoma Praeparatum[processing with licorice and limewater]; Trichosanthis Semen[removing withered seeds]; Bupleuri Radix; Platycodonis Radix; Glycyrrhizae Radix et Rhizoma[thick slices]; Citri Reticulatae Pericarpium Viride[thick slices or cutting into shreds]; Aurantii Fructus[thin slices]; Scutellariae Radix[thin slices, decocting]
168	Harmonizing and Releasing Formula	Lesser-yang-harmonizing Formula	0600310073	Bupleurum Decoction Plus Sodium Sulfate	Treatise on Cold Damage	Bupleuri Radix (06164310101003008), Scutellariae Radix (06172210100102605), Ginseng Radix et Rhizoma (06164210300102000), Glycyrrhizae Radix et Rhizoma Praeparata cum Melle (06156310300203354), Pinelliae Rhizoma Praeparatum (06191610600200712), Zingiberis Rhizoma Recens (06193510500403009), Jujubae Fructus (06159640200100000), Natrii Sulfas (06326410100100000)	Natrii Sulfas; Pinelliae Rhizoma Praeparatum[processing with licorice and limewater]; Jujubae Fructus[splitting or removing cores]; Bupleuri Radix; Zingiberis Rhizoma Recens[thick slices]; Glycyrrhizae Radix et Rhizoma Praeparata cum Melle[thick slices, stir-frying with honey]; Ginseng Radix et Rhizoma[thin slices]; Scutellariae Radix[thin slices, decocting]

Continued the table

No.	Main Category	Sub-category	Code of Formula	Name of Formula	Source of Formula	Components and Codes	Specifications and Requirements for Delivering
169	Harmonizing and Releasing Formula	Lesser-yang-harmonizing Formula	0600310080	Bupleurum Decoction Plus Dragon Bone and Oyster Shell	Treatise on Cold Damage	Bupleuri Radix (06164310101003008), Draconis Os (06338110100105009), Scutellariae Radix (06172210100102605), Zingiberis Rhizoma Recens (06193510500403009), Plumbum Rubrum (06310110100200005), Ginseng Radix et Rhizoma (06164210300102000), Cinnamomi Ramulus (06154520200103001), Poria (06400210100403009), Pinelliae Rhizoma Praeparatum (06191610600200712), Rhei Radix et Rhizoma (06152310300103009), Ostreae Concha (06205120300107003), Jujubae Fructus (06159640200100000)	Plumbum Rubrum; Pinelliae Rhizoma Praeparatum[processing with licorice and limewater]; Draconis Os[breaking into pieces]; Poria[breaking into pieces or thick slices]; Ostreae Concha[-fragmenting]; Jujubae Fructus[splitting or removing cores]; Bupleuri Radix; Zingiberis Recens Rhizoma; Cinnamomi Ramulus[thick slices]; Rhei Radix et Rhizoma[thick slices or breaking into pieces]; Ginseng Radix et Rhizoma[thin slices]; Scutellariae Radix[thin slices, decocting]
170	Harmonizing and Releasing Formula	Lesser-yang-harmonizing Formula	0600310097	Bupleurum Decoction Minus Pinellia Plus Trichosanthes	Arcane Essentials from the Imperial Library	Bupleuri Radix (06164310101003008), Ginseng Radix et Rhizoma (06164210300102000), Scutellariae Radix (06172210100102605), Glycyrrhizae Radix et Rhizoma (06156310300203002), Trichosanthis Radix (06174010100103002), Zingiberis Rhizoma Recens (06193510500403009), Jujubae Fructus (06159640200100000)	Jujubae Fructus[splitting or removing cores]; Bupleuri Radix; Glycyrrhizae Radix et Rhizoma; Trichosanthis Radix; Zingiberis Recens Rhizoma[thick slices]; Ginseng Radix et Rhizoma[thin slices]; Scutellariae Radix[thin slices, decocting]
171	Harmonizing and Releasing Formula	Lesser-yang-harmonizing Formula	0600310103	Oyster Shell Decoction	Arcane Essentials from the Imperial Library	Ostreae Concha (06205120300107003), Ephedrae Herba (06141021000104008), Glycyrrhizae Radix et Rhizoma (06156310300203002), Dichroae Folium (06155621200104001)	Ostreae Concha[fragmenting]; Ephedrae Herba; Dichroae Folium[cut into segments]; Glycyrrhizae Radix et Rhizoma[thick slices]
172	Harmonizing and Releasing Formula	Lesser-yang-harmonizing Formula	0600310110	Dichroae Folium Powder	Synopsis of the Golden Chamber	Dichroae Folium (06155621200104001), Muscovitum (06322210100100000), Draconis Os (06338110100105009)	Muscovitum; Draconis Os[breaking into pieces]; Dichroae Folium[cut into segments]

Continued the table

No.	Main Category	Sub-category	Code of Formula	Name of Formula	Source of Formula	Components and Codes	Specifications and Requirements for Delivering
173	Harmonizing and Releasing Formula	Lesser-yang-harmonizing Formula	0600310127	Bupleurum and Cinnamon Twig Decoction	Treatise on Cold Damage	Bupleuri Radix (06164310101003008), Cinnamomi Ramulus (06154520200103001), Scutellariae Radix (06172210100102605), Ginseng Radix et Rhizoma (06164210300102000), Glycyrrhizae Radix et Rhizoma Praeparata cum Melle (06156310300203354), Pinelliae Rhizoma Praeparatum (06191610600200712), Paeoniae Radix Alba (06153710100202008), Jujubae Fructus (06159640200100000), Zingiberis Rhizoma Recens (06193510500403009)	Pinelliae Rhizoma Praeparatum[processing with licorice and limewater]; Jujubae Fructus[splitting or removing cores]; Bupleuri Radix; Cinnamomi Ramulus; Zingiberis Recens Rhizoma[thick slices]; Glycyrrhizae Radix et Rhizoma Praeparata cum Melle[thick slices,stir-fried with honey]; Ginseng Radix et Rhizoma; Paeoniae Radix Alba[thin slices]; Scutellariae Radix-[thin slices, decocting]
174	Harmonizing and Releasing Formula	Lesser-yang-harmonizing Formula	0600310134	Bupleurum and Poria Decoction	Supplement to Danxi's Experiential Therapy	Bupleuri Radix (06164310101003008), Pinelliae Rhizoma Praeparatum (06191610600200712), Scutellariae Radix (06172210100102605), Ginseng Radix et Rhizoma (06164210300102000), Glycyrrhizae Radix et Rhizoma (06156310300203002), Atractylodis Macrocephalae Rhizoma (06174410500203003), Polyporus (06400210100203005), Poria (06400210100403009), Alismatis Rhizoma (06190810600103001), Cinnamomi Ramulus (06154520200103001), Zingiberis Rhizoma Recens (06193510500403009)	Pinelliae Rhizoma Praeparatum[processing with licorice and limewater]; Poria[breaking into pieces or thick slices]; Bupleuri Radix; Glycyrrhizae Radix et Rhizoma; Atractylodis Macrocephalae Rhizoma; Polyporus; Alismatis Rhizoma; Cinnamomi Ramulus; Zingiberis Recens Rhizoma[thick slices]; Ginseng Radix et Rhizoma[thin slices]; Scutellariae Radix[thin slices, decocting]
175	Harmonizing and Releasing Formula	Lesser-yang-harmonizing Formula	0600310141	Bupleurum and Two Old Ingredients Decoction	Outline for Men's Diseases	Bupleuri Radix (06164310101003008), Scutellariae Radix (06172210100102605), Ginseng Radix et Rhizoma (06164210300102000), Pinelliae Rhizoma Praeparatum (06191610600200712), Citri Reticulatae Pericarpium (06157040400306004), Poria (06400210100403009), Tsaoko Fructus (06193540200400008), Glycyrrhizae Radix et Rhizoma (06156310300203002)	Tsaoko Fructus; Pinelliae Rhizoma Praeparatum[processing with licorice and limewater]; Poria[breaking into pieces or thick slices]; Citri Reticulatae Pericarpium[cut into shreds]; Bupleuri Radix; Glycyrrhizae Radix et Rhizoma[thick slices]; Ginseng Radix et Rhizoma[thin slices]; Scutellariae Radix[thin slices, decocting]

Continued the table

No.	Main Category	Sub-category	Code of Formula	Name of Formula	Source of Formula	Components and Codes	Specifications and Requirements for Delivering
176	Harmonizing and Releasing Formula	Lesser-yang-harmonizing Formula	0600310158	Bupleurum, Platycodon Root and Pinellia Decoction	Introduction on Medicine	Bupleuri Radix (06164310101003008), Scutellariae Radix (06172210100102605), Pinelliae Rhizoma Praeparatum (06191610600200712), Aurantii Fructus (06157040100202002), Platycodonis Radix (06174110100303003), Trichosanthis Semen (06174040600200000), Citri Reticulatae Pericarpium Viride (06157040400406001), Armeniacae Semen Amarum (06156140600100004), Glycyrrhizae Radix et Rhizoma (06156310300203002)	Armeniacae Semen Amarum; Pinelliae Rhizoma Praeparatum[processing with licorice and limewater]; Trichosanthis Semen[removed of withered seeds]; Bupleuri Radix; Platycodonis Radix; Glycyrrhizae Radix et Rhizoma[thick slices]; Citri Reticulatae Pericarpium Viride[thick slices or cut into shreds]; Aurantii Fructus[thin slices]; Scutellariae Radix[thin slices, decocting]
177	Harmonizing and Releasing Formula	Lesser-yang-harmonizing Formula	0600310165	Cold Aconite Decoction	Effective Prescriptions Handed Down for Generations of Physicians	Aconiti Lateralis Radix Tostus (06153710400303221), Zingiberis Rhizoma Recens (06193510500403009)	Aconiti Lateralis Radix Tostus[pieces, stir-frying with sand]; Zingiberis Recens Rhizoma[thick slices]
178	Harmonizing and Releasing Formula	Lesser-yang-harmonizing Formula	0600310172	Spleen-clearing Decoction	Revised Prescriptions to Aid the Living	Citri Reticulatae Pericarpium Viride (06157040400406001), Magnoliae Officinalis Cortex Zingibere (06154120500206343), Atractylodis Macrocephalae Rhizoma (06174410500203003), Tsaoko Fructus (06193540200400114), Bupleuri Radix (06164310101003008), Poria (06400210100403009), Pinelliae Rhizoma Praeparatum (06191610600200712), Scutellariae Radix (06172210100102605), Glycyrrhizae Radix et Rhizoma Praeparata cum Melle (06156310300203354)	Pinelliae Rhizoma Praeparatum[processing with licorice and limewater]; Tsaoko Fructus[stir-fried then removed of proper exciple and preserving kernel]; Poria[breaking into pieces or thick slices]; Magnoliae Officinalis Cortex Zingibere[cut into shreds,stir-fried with ginger juice]; Atractylodis Macrocephalae Rhizoma; Bupleuri Radix[thick slices]; Glycyrrhizae Radix et Rhizoma Praeparata cum Melle[thick slices,stir-fried with honey]; Citri Reticulatae Pericarpium Viride[thick slices or cut into shreds]; Scutellariae Radix[thin slices, decocting]

Continued the table

No.	Main Category	Sub-category	Code of Formula	Name of Formula	Source of Formula	Components and Codes	Specifications and Requirements for Delivering
179	Harmonizing and Releasing Formula	Lesser-yang-harmonizing Formula	0600310189	Ginseng, Bupleurum and Peony Decoction	Introduction on Medicine	Ginseng Radix et Rhizoma (06164210300102000), Bupleuri Radix (06164310101003008), Paeoniae Radix Alba (06153710100202008), Scutellariae Radix (06172210100102605), Anemarrhenae Rhizoma (06192910500303001), Ophiopogonis Radix (06192910400300001), Rehmanniae Radix (06172410400103009), Aurantii Fructus (06157040100202002), Glycyrrhizae Radix et Rhizoma (06156310300203002)	Ophiopogonis Radix; Bupleuri Radix; Anemarrhenae Rhizoma; Rehmanniae Radix; Glycyrrhizae Radix et Rhizoma[thick slices]; Ginseng Radix et Rhizoma; Paeoniae Radix Alba; Aurantii Fructus[thin slices]; Scutellariae Radix[thin slices, decocting]
180	Harmonizing and Releasing Formula	Lesser-yang-harmonizing Formula	0600310196	Malaria-chasing Decoction	Jing-Yue's Collected Works	Polygoni Multiflori Radix Praeparata (06152310400103695), Angelicae Sinensis Radix (06164310100302003), Glycyrrhizae Radix et Rhizoma (06156310300203002), Pinelliae Rhizoma Praeparatum (06191610600200712), Citri Reticulatae Pericarpium Viride (06157040400406001), Citri Reticulatae Pericarpium (06157040400306004), Bupleuri Radix (06164310101003008)	Pinelliae Rhizoma Praeparatum[processing with licorice and limewater]; Citri Reticulatae Pericarpium[cut into shreds]; Glycyrrhizae Radix et Rhizoma; Bupleuri Radix[thick slices]; Polygoni Multiflori Radix Praeparata[thick slices or breaking into pieces, stewed or steamed with black bean juice]; Citri Reticulatae Pericarpium Viride[thick slices or cut into shreds]; Angelicae Sinensis Radix[thin slices]
181	Harmonizing and Releasing Formula	Lesser-yang-harmonizing Formula	0600310202	Yang-upbearing Fire-dissipating Decoction	Six Texts on Cold Damage	Ginseng Radix et Rhizoma (06164210300102000), Angelicae Sinensis Radix (06164310100302003), Paeoniae Radix Alba (06153710100202008), Scutellariae Radix (06172210100102605), Ophiopogonis Radix (06192910400300001), Atractylodis Macrocephalae Rhizoma (06174410500203003), Bupleuri Radix (06164310101003008), Citri Reticulatae Pericarpium (06157040400306004), Poria (06400210100403009), Glycyrrhizae Radix et Rhizoma (06156310300203002)	Ophiopogonis Radix; Poria[breaking into pieces or thick slices]; Citri Reticulatae Pericarpium[cut into shreds]; Atractylodis Macrocephalae Rhizoma; Bupleuri Radix; Glycyrrhizae Radix et Rhizoma[thick slices]; Ginseng Radix et Rhizoma; Angelicae Sinensis Radix; Paeoniae Radix Alba[thin slices]; Scutellariae Radix[thin slices, decocting]

Continued the table

No.	Main Category	Sub-category	Code of Formula	Name of Formula	Source of Formula	Components and Codes	Specifications and Requirements for Delivering
182	Harmonizing and Releasing Formula	Lesser-yang-harmonizing Formula	0600310219	Modified Spleen-clearing Decoction	Effective Prescriptions Handed Down for Generations of Physicians	Bupleuri Radix (06164310101003008), Scutellariae Radix (06172210100102605), Ginseng Radix et Rhizoma (06164210300102000), Glycyrrhizae Radix et Rhizoma (06156310300203002), Pinelliae Rhizoma Praeparatum cum Zingibere et Alumine (06191610600200729), Zingiberis Rhizoma Recens (06193510500403009), Jujubae Fructus (06159640200100000), Magnoliae Officinalis Cortex (06154120500206008), Atractylodis Rhizoma (06174410500303000), Poria (06400210100403009), Tsaoko Fructus (06193540200400114), Pogostemonis Herba (06172250500104007), Citri Reticulatae Pericarpium (06157040400306004), Persicae Ramulus (06156120200104008), Salicis Ramulus (06150520200103005), Lycii Cortex (06172320600100008), Mume Fructus (06156140200200005)	Mume Fructus; Pinelliae Rhizoma Praeparatum cum Zingibere et Alumine[processing with ginger and alum]; Tsaoko Fructus[stir-fried then removed of proper exciple and preserved kernel]; Poria[breaking into pieces or thick slices]; Salicis Ramulus[pieces]; Lycii Cortex[removed of wooden cores]; Pogostemonis Herba; Persicae Ramulus[cut into segments]; Magnoliae Officinalis Cortex; Citri Reticulatae Pericarpium[cut into shreds]; Jujubae Fructus[splitting or removing cores]; Bupleuri Radix; Glycyrrhizae Radix et Rhizoma; Zingiberis Rhizoma Recens; Atractylodis Rhizoma[thick slices]; Ginseng Radix et Rhizoma[thin slices]; Scutellariae Radix[thin slices, decocting]
183	Harmonizing and Releasing Formula	Liver-spleen-harmonizing Formula	0600320010	Cold-limbs Powder	Treatise on Cold Damage	Glycyrrhizae Radix et Rhizoma Praeparata cum Melle (06156310300203354), Aurantii Fructus Immaturus Preparatus (06157040100102210), Bupleuri Radix (06164310101003008), Paeoniae Radix Alba (06153710100202008)	Bupleuri Radix[thick slices]; Glycyrrhizae Radix et Rhizoma Praeparata cum Melle[thick slices,stir-fried with honey]; Paeoniae Radix Alba[thin slices]; Aurantii Fructus Immaturus Preparatus[thin slices, stir-fried with bran]

Continued the table

No.	Main Category	Sub-category	Code of Formula	Name of Formula	Source of Formula	Components and Codes	Specifications and Requirements for Delivering
184	Harmonizing and Releasing Formula	Liver-spleen-harmonizing Formula	0600320027	Peripatetic Powder	Formulary of the Bureau of Taiping People's Welfare Pharmacy	Bupleuri Radix (06164310101003008), Atractylodis Macrocephalae Rhizoma (06174410500203003), Paeoniae Radix Alba (06153710100202008), Glycyrrhizae Radix et Rhizoma Praeparata cum Melle (06156310300203354), Angelicae Sinensis Radix (06164310100302003), Poria (06400210100403009), Zingiberis Rhizoma Torrefactus (06193510500403801), Menthae Haplocalycis Herba (06172250500704009)	Poria[breaking into pieces or thick slices]; Menthae Haplocalycis Herba [cut into segments]; Bupleuri Radix; Atractylodis Macrocephalae Rhizoma[thick slices]; Glycyrrhizae Radix et Rhizoma Praeparata cum Melle[thick slices,stir-fried with honey]; Zingiberis Rhizoma Torrefactus[thick slices or breaking into pieces, Roasted]; Paeoniae Radix Alba; Angelicae Sinensis Radix[thin slices]
185	Harmonizing and Releasing Formula	Liver-spleen-harmonizing Formula	0600320034	Black Peripatetic Powder	Six Books of Medical Synopsis	Bupleuri Radix (06164310101003008), Paeoniae Radix Alba (06153710100202008), Angelicae Sinensis Radix (06164310100302003), Atractylodis Macrocephalae Rhizoma (06174410500203003), Poria (06400210100403009), Glycyrrhizae Radix et Rhizoma Praeparata cum Melle (06156310300203354), Rehmanniae Radix (06172410400103009), Zingiberis Rhizoma Torrefactus (06193510500403801), Menthae Haplocalycis Herba (06172250500704009)	Poria[breaking into pieces or thick slices]; Menthae Haplocalycis Herba [cut into segments]; Bupleuri Radix; Atractylodis Macrocephalae Rhizoma; Rehmanniae Radix[thick slices]; Glycyrrhizae Radix et Rhizoma Praeparata cum Melle[thick slices,stir-fried with honey]; Zingiberis Rhizoma Torrefactus[thick slices or breaking into pieces, Roasted]; Paeoniae Radix Alba; Angelicae Sinensis Radix[thin slices]
186	Harmonizing and Releasing Formula	Liver-spleen-harmonizing Formula	0600320041	Depression-opening Jade-planting Decoction	Fu Qing-zhu's Obstetrics and Gynaecology	Angelicae Sinensis Radix Vinatus (06164310100302317), Paeoniae Radix Alba Vinatus (06153710100202312), Atractylodis Macrocephalae Rhizoma Tostus (06174410500203263), Poria (06400210100403009), Moutan Cortex Vinatus (06153720600102319), Cyperi Rhizoma Vinatus (06191310500103310), Trichosanthis Radix (06174010100103002)	Poria[breaking into pieces or thick slices]; Trichosanthis Radix[thick slices]; Atractylodis Macrocephalae Rhizoma Tostus[thick slices, stir-fried with earth]; Cyperi Rhizoma Vinatus[thick slices or, stir-fried with wine]; Angelicae Sinensis Radix Vinatus[thin slices, stir-fried with wine]; Paeoniae Radix Alba Vinatus[thin slices, stir-fried with wine]; Moutan Cortex Vinatus[thin slices, stir-fried with wine]

Continued the table

No.	Main Category	Sub-category	Code of Formula	Name of Formula	Source of Formula	Components and Codes	Specifications and Requirements for Delivering
187	Harmonizing and Releasing Formula	Liver-spleen-harmonizing Formula	0600320058	Pain and Diarrhoea Formula	Danxi's Experiential Therapy	Atractylodis Macrocephalae Rhizoma Praeparatum (06174410500203218), Paeoniae Radix Alba Tostus (06153710100202114), Citri Reticulatae Pericarpium (06157040400306004), Saposhnikoviae Radix (06164310100503004)	Citri Reticulatae Pericarpium[cut into shreds]; Saposhnikoviae Radix[thick slices]; Atractylodis Macrocephalae Rhizoma Praeparatum[thick slices,stir-fried with honey then stir-fried with bran]; Paeoniae Radix Alba Tostus[thin slices,stir-fried until yellow]
188	Harmonizing and Releasing Formula	Liver-spleen-harmonizing Formula	0600320065	Supplemented Peripatetic Powder	Abstract for Chinese Internal Medicine	Angelicae Sinensis Radix (06164310100302003), Paeoniae Radix Alba (06153710100202008), Poria (06400210100403009), Atractylodis Macrocephalae Rhizoma Praeparatum (06174410500203218), Bupleuri Radix (06164310101003008), Moutan Cortex (06153720600102005), Gardeniae Fructus Praeparatus (06173540200107118), Glycyrrhizae Radix et Rhizoma Praeparata cum Melle (06156310300203354)	Poria[breaking into pieces or thick slices]; Gardeniae Fructus Praeparatus[rubbed into bits,stir-fried until yellow]; Bupleuri Radix[thick slices]; Glycyrrhizae Radix et Rhizoma Praeparata cum Melle[thick slices,stir-fried with honey]; Atractylodis Macrocephalae Rhizoma Praeparatum[thick slices,stir-fried with honey then stir-fried with bran]; Angelicae Sinensis Radix; Paeoniae Radix Alba; Moutan Cortex[thin slices]
189	Harmonizing and Releasing Formula	Liver-spleen-harmonizing Formula	0600320072	Liver-supplementing Powder	Longmu's Ophthalmology Secretly Handed Down	Ginseng Radix et Rhizoma (06164210300102000), Poria (06400210100403009), Schisandrae Chinensis Fructus (06154140200200007), Chuanxiong Rhizoma (06164310500103002), Ligustici Rhizoma et Radix (06164310300203001), Asari Radix et Rhizoma (06152010300104005), Leonuri Fructus (06172240200100003)	Schisandrae Chinensis Fructus; Leonuri Fructus; Poria[breaking into pieces or thick slices]; Asari Radix et Rhizoma[cut into segments]; Chuanxiong Rhizoma; Ligustici Rhizoma et Radix[thick slices]; Ginseng Radix et Rhizoma[thin slices]

Continued the table

No.	Main Category	Sub-category	Code of Formula	Name of Formula	Source of Formula	Components and Codes	Specifications and Requirements for Delivering
190	Harmonizing and Releasing Formula	Gastrointestine-harmonizing Formula	0600330057	Bupleurum Malaria Interrup-ting Decoction	Golden Mirror of the Medical Ancestors	Bupleuri Radix (06164310101003008), Arecae Semen (06191440600102002), Persicae Semen Aquosus (06156140600300824), Mume Fructus (06156140200200005), Pinelliae Rhizoma Praeparatum cum Zingibere et Alumine (06191610600200729), Ginseng Radix et Rhizoma (06164210300102000), Glycyrrhizae Radix et Rhizoma (06156310300203002), Scutellariae Radix (06172210100102605), Zingiberis Rhizoma Recens (06193510500403009), Jujubae Fructus (06159640200100000), Dichroae Radix (06155610100102002)	Mume Fructus; Persicae Semen Aquosus[soaked in boiling soup to remove seed coats]; Pinelliae Rhizoma Praeparatum cum Zingibere et Alumine[processing with ginger and alum]; Jujubae Fructus[splitting or removing cores]; Bupleuri Radix; Glycyrrhizae Radix et Rhizoma; Zingiberis Recens Rhizoma[thick slices]; Arecae Semen; Ginseng Radix et Rhizoma; Dichroae Radix[thin slices]; Scutellariae Radix[thin slices, decocting]
191	Harmonizing and Releasing Formula	Gastrointestine-harmonizing Formula	0600330064	Blood-cooling Intestine-clea-ring Powder	Supplemented Essential of Guan Ju Prescriptions	Rehmanniae Radix (06172410400103009), Angelicae Sinensis Radix (06164310100302003), Paeoniae Radix Alba (06153710100202008), Saposhnikoviae Radix (06164310100503004), Cimicifugae Rhizoma (06153710500103004), Schizonepetae Herba (06172250500404008), Scutellariae Radix Tostus (06172210100102117), Coptidis Rhizoma (06153710500302001), Cyperi Rhizoma Praeparata cum Melle, Chuanxiong Rhizoma (06164310500103002), Glycyrrhizae Radix et Rhizoma (06156310300203002)	Cyperi Rhizoma Praeparata cum Melle; Schizonepetae Herba[cut into segments]; Rehmanniae Radix; Saposhnikoviae Radix; Cimicifugae Rhizoma; Chuanxiong Rhizoma; Glycyrrhizae Radix et Rhizoma[thick slices]; Angelicae Sinensis Radix; Paeoniae Radix Alba; Coptidis Rhizoma[thin slices]; Scutellariae Radix Tostus[thin slices,stir-fried until yellow]
192	Harmonizing and Releasing Formula	Gastrointestine-harmonizing Formula	0600330071	Fresh Ginger Heart-draining Decoction	Treatise on Cold Damage	Zingiberis Rhizoma Recens (06193510500403009), Glycyrrhizae Radix et Rhizoma Praeparata cum Melle (06156310300203354), Ginseng Radix et Rhizoma (06164210300102000), Zingiberis Rhizoma (06193510500203005), Scutellariae Radix (06172210100102605), Pinelliae Rhizoma Praeparatum (06191610600200712), Coptidis Rhizoma (06153710500302001), Jujubae Fructus (06159640200100000)	Pinelliae Rhizoma Praeparatum[processing with licorice and limewater]; Jujubae Fructus[splitting or removing cores]; Zingiberis Recens Rhizoma[thick slices]; Glycyrrhizae Radix et Rhizoma Praeparata cum Melle[thick slices,stir-fried with honey]; Zingiberis Rhizoma[thick slices or breaking into pieces]; Ginseng Radix et Rhizoma; Coptidis Rhizoma[thin slices]; Scutellariae Radix[thin slices, decocting]

Continued the table

No.	Main Category	Sub-category	Code of Formula	Name of Formula	Source of Formula	Components and Codes	Specifications and Requirements for Delivering
193	Harmonizing and Releasing Formula	Gastrointestine-harmonizing Formula	0600330088	Dried Ginger, Skullcap, Coptis and Ginseng Decoction	Treatise on Cold Damage	Zingiberis Rhizoma (06193510500203005), Scutellariae Radix (06172210100102605), Coptidis Rhizoma (06153710500302001), Ginseng Radix et Rhizoma (06164210300102000)	Zingiberis Rhizoma[thick slices or breaking into pieces]; Coptidis Rhizoma; Ginseng Radix et Rhizoma[thin slices]; Scutellariae Radix[thin slices, decocting]
194	Harmonizing and Releasing Formula	Gastrointestine-harmonizing Formula	0600330095	Dried Ginger, Ginseng and Pinellia Decoction	Synopsis of the Golden Chamber	Zingiberis Rhizoma (06193510500203005), Ginseng Radix et Rhizoma (06164210300102000), Pinelliae Rhizoma Praeparatum (06191610600200712)	Pinelliae Rhizoma Praeparatum[processing with licorice and limewater]; Zingiberis Rhizoma[thick slices or breaking into pieces]; Ginseng Radix et Rhizoma[thin slices]
195	Harmonizing and Releasing Formula	Gastrointestine-harmonizing Formula	0600330118	Magnolia Bark, Fresh Ginger, Pinellia, Licorice and Ginseng Decoction	Treatise on Cold Damage	Magnoliae Officinalis Cortex Zingibere (06154120500206343), Zingiberis Rhizoma Recens (06193510500403009), Pinelliae Rhizoma Praeparatum (06191610600200712), Ginseng Radix et Rhizoma (06164210300102000), Glycyrrhizae Radix et Rhizoma Praeparata cum Melle (06156310300203354)	Pinelliae Rhizoma Praeparatum[processing with licorice and limewater]; Magnoliae Officinalis Cortex Zingibere[cut into shreds,stir-fried with ginger juice]; Zingiberis Recens Rhizoma[thick slices]; Glycyrrhizae Radix et Rhizoma Praeparata cum Melle[thick slices,stir-fried with honey]; Ginseng Radix et Rhizoma[thin slices]
196	Harmonizing and Releasing Formula	Gastrointestine-harmonizing Formula	0600330125	Wai Tai Scutellaria Decoction	Arcane Essentials from the Imperial Library	Scutellariae Radix (06172210100102605), Ginseng Radix et Rhizoma (06164210300102000), Zingiberis Rhizoma (06193510500203005), Cinnamomi Ramulus (06154520200103001), Pinelliae Rhizoma Praeparatum (06191610600200712), Jujubae Fructus (06159640200100000)	Pinelliae Rhizoma Praeparatum[processing with licorice and limewater]; Jujubae Fructus[splitting or removing cores]; Cinnamomi Ramulus[thick slices]; Zingiberis Rhizoma[thick slices or breaking into pieces]; Ginseng Radix et Rhizoma[thin slices]; Scutellariae Radix[thin slices, decocting]

Continued the table

No.	Main Category	Sub-category	Code of Formula	Name of Formula	Source of Formula	Components and Codes	Specifications and Requirements for Delivering
197	Harmonizing and Releasing Formula	Gastrointestine-harmonizing Formula	0600330132	Coptis Decoction	Treatise on Cold Damage	Coptidis Rhizoma (06153710500302001), Glycyrrhizae Radix et Rhizoma Praeparata cum Melle (06156310300203354), Zingiberis Rhizoma (06193510500203005), Cinnamomi Ramulus (06154520200103001), Ginseng Radix et Rhizoma (06164210300102000), Pinelliae Rhizoma Praeparatum cum Zingibere et Alumine (06191610600200729), Jujubae Fructus (06159640200100000)	Pinelliae Rhizoma Praeparatum cum Zingibere et Alumine[processing with ginger and alum]; Jujubae Fructus[splitting or removing cores]; Cinnamomi Ramulus[thick slices]; Glycyrrhizae Radix et Rhizoma Praeparata cum Melle[thick slices,stir-fried with honey]; Zingiberis Rhizoma[thick slices or breaking into pieces]; Coptidis Rhizoma; Ginseng Radix et Rhizoma[thin slices]
198	Harmonizing and Releasing Formula	Gastrointestine-harmonizing Formula	0600330149	Open-air Fresh Ginger Stomach-Nourishing Decoction	Mirror for Medicine From Ancient to Modern	Atractylodis Rhizoma (06174410500303000), Magnoliae Officinalis Cortex Zingibere (06154120500206343), Citri Reticulatae Pericarpium (06157040400306004), Tsaoko Fructus (06193540200400114), Pinelliae Rhizoma Praeparatum cum Zingibere et Alumine (06191610600200729), Ginseng Radix et Rhizoma (06164210300102000), Poria (06400210100403009), Pogostemonis Herba (06172250500104007), Glycyrrhizae Radix et Rhizoma Praeparata cum Melle (06156310300203354), Mume Fructus (06156140200200005), Jujubae Fructus (06159640200100000)	Mume Fructus; Pinelliae Rhizoma Praeparatum cum Zingibere et Alumine[processing with ginger and alum]; Tsaoko Fructus[stir-fryied then removed of proper exciple and preserving kernel]; Poria[breaking into pieces or thick slices]; Pogostemonis Herba[cut into segments]; Citri Reticulatae Pericarpium[cut into shreds]; Magnoliae Officinalis Cortex Zingibere[cut into shreds,stir-fried with ginger juice]; Jujubae Fructus[splitting or removing cores]; Atractylodis Rhizoma[thick slices]; Glycyrrhizae Radix et Rhizoma Praeparata cum Melle[thick slices,stir-fried with honey]; Ginseng Radix et Rhizoma[thin slices]

Continued the table

No.	Main Category	Sub-category	Code of Formula	Name of Formula	Source of Formula	Components and Codes	Specifications and Requirements for Delivering
199	Heat-clearing Formula	Qi-aspect-clearing Formula	0600410018	White Tiger Decoction	Treatise on Cold Damage	Gypsum Fibrosum (06326110100107008), Anemarrhenae Rhizoma (06192910500303001), Glycyrrhizae Radix et Rhizoma Praeparata cum Melle (06156310300203354), Oryzae Semen (06191240600100004)	Oryzae Semen; Gypsum Fibrosum [coarse powder]; Anemarrhenae Rhizoma[thick slices]; Glycyrrhizae Radix et Rhizoma Praeparata cum Melle[thick slices,stir-fried with honey]
200	Heat-clearing Formula	Qi-aspect-clearing Formula	0600410025	Bamboo Leaf and Gypsum Decoction	Treatise on Cold Damage	Lophatheri Herba (06191221200104005), Gypsum Fibrosum (06326110100107008), Ophiopogonis Radix (06192910400300001), Ginseng Radix et Rhizoma (06164210300102000), Pinelliae Rhizoma Praeparatum (06191610600200712), Oryzae Semen (06191240600100004), Glycyrrhizae Radix et Rhizoma Praeparata cum Melle (06156310300203354)	Ophiopogonis Radix; Oryzae Semen; Pinelliae Rhizoma Praeparatum[processing with licorice and limewater]; Gypsum Fibrosum[coarse powder]; Lophatheri Herba[cut into segments]; Glycyrrhizae Radix et Rhizoma Praeparata cum Melle[thick slices,stir-fried with honey]; Ginseng Radix et Rhizoma[thin slices]
201	Heat-clearing Formula	Qi-aspect-clearing Formula	0600410032	White Tiger Decoction Plus Cinnamon Twig	Synopsis of the Golden Chamber	Anemarrhenae Rhizoma (06192910500303001), Glycyrrhizae Radix et Rhizoma Praeparata cum Melle (06156310300203354), Gypsum Fibrosum (06326110100107008), Oryzae Semen (06191240600100004), Cinnamomi Ramulus (06154520200103001)	Oryzae Semen; Gypsum Fibrosum [coarse powder]; Anemarrhenae Rhizoma; Cinnamomi Ramulus[thick slices]; Glycyrrhizae Radix et Rhizoma Praeparata cum Melle[thick slices,stir-fried with honey]
202	Heat-clearing Formula	Qi-aspect-clearing Formula	0600410049	White Tiger Decoction Plus Ginseng	Treatise on Cold Damage	Anemarrhenae Rhizoma (06192910500303001), Gypsum Fibrosum (06326110100107008), Glycyrrhizae Radix et Rhizoma Praeparata cum Melle (06156310300203354), Oryzae Semen (06191240600100004), Ginseng Radix et Rhizoma (06164210300102000)	Oryzae Semen; Gypsum Fibrosum [coarse powder]; Anemarrhenae Rhizoma[thick slices]; Glycyrrhizae Radix et Rhizoma Praeparata cum Melle[thick slices,stir-fried with honey]; Ginseng Radix et Rhizoma[thin slices]

Continued the table

No.	Main Category	Sub-category	Code of Formula	Name of Formula	Source of Formula	Components and Codes	Specifications and Requirements for Delivering
203	Heat-clearing Formula	Qi-aspect-clearing Formula	0600410056	Bitterness-relieving Decoction	Secret Book of the Orchid Chamber	Platycodonis Radix (06174110100303003), Forsythiae Fructus (06171240200200001), Carthami Flos (06174430200100006), Asari Radix et Rhizoma (06152010300104005), Angelicae Sinensis Radix (06164310100302003), Glycyrrhizae Radix et Rhizoma Praeparata cum Melle (06156310300203354), Gentianae Radix et Rhizoma (06171410300104008), Atractylodis Rhizoma (06174410500303000), Coptidis Rhizoma (06153710500302001), Notopterygii Rhizoma et Radix (06164310300103004), Cimicifugae Rhizoma (06153710500103004), Bupleuri Radix (06164310101003008), Saposhnikoviae Radix (06164310100503004), Ligustici Rhizoma et Radix (06164310300203001), Anemarrhenae Rhizoma (06192910500303001), Rehmanniae Radix (06172410400103009), Phellodendri Chinensis Cortex (06157020500206008), Scutellariae Radix (06172210100102605), Chuanxiong Rhizoma (06164310500103002)	Forsythiae Fructus; Carthami Flos; Asari Radix et Rhizoma; Gentianae Radix et Rhizoma[cut into segments]; Phellodendri Chinensis Cortex[cut into shreds]; Platycodonis Radix; Atractylodis Rhizoma; Notopterygii Rhizoma et Radix; Cimicifugae Rhizoma; Bupleuri Radix; Saposhnikoviae Radix; Ligustici Rhizoma et Radix; Anemarrhenae Rhizoma; Rehmanniae Radix; Chuanxiong Rhizoma[thick slices]; Glycyrrhizae Radix et Rhizoma Praeparata cum Melle[thick slices,stir-fried with honey]; Angelicae Sinensis Radix; Coptidis Rhizoma[thin slices]; Scutellariae Radix[thin slices, decocting]
204	Heat-clearing Formula	Qi-aspect-clearing Formula	0600410063	Gardenia Super Miraculous Powder	Revealing the Mystery of the Origin of Eye Diseases	Serpentis Periostracum (06225120100104008), Cassiae Semen (06156340600500006), Chuanxiong Rhizoma (06164310500103002), Schizonepetae Spica (06172230700100009), Chrysanthemi Flos (06174430100200004), Tribuli Fructus Tostus (06156940200100110), Eriocauli Flos (06192230100104007), Saposhnikoviae Radix (06164310100503004), Notopterygii Rhizoma et Radix (06164310300103004), Gardeniae Fructus (06173540200107002), Buddlejae Flos (06171330300100001), Glycyrrhizae Radix et Rhizoma (06156310300203002), Viticis Fructus (06172140200100006), Equiseti Hiemalis Herba (06130550500104002), Scutellariae Radix (06172210100102605)	Cassiae Semen; Schizonepetae Spica; Chrysanthemi Flos; Buddlejae Flos; Viticis Fructus; Tribuli Fructus Tostus[stir-fried until yellow]; Gardeniae Fructus[rubbed into bits]; Serpentis Periostracum; Eriocauli Flos; Equiseti Hiemalis Herba[cut into segments]; Chuanxiong Rhizoma; Saposhnikoviae Radix; Notopterygii Rhizoma et Radix; Glycyrrhizae Radix et Rhizoma[thick slices]; Scutellariae Radix[thin slices, decocting]

Continued the table

No.	Main Category	Sub-category	Code of Formula	Name of Formula	Source of Formula	Components and Codes	Specifications and Requirements for Delivering
205	Heat-clearing Formula	Qi-aspect-clearing Formula	0600410070	Pus in Eyeball Formual	Lecture Notes for Chinese Ophthalmology	Rhei Radix et Rhizoma (06152310300103009), Trichosanthis Semen (06174040600200000), Gypsum Fibrosum (06326110100107008), Natrii Sulfas Exsiccatus (06326410100200007), Aurantii Fructus Immaturus (06157040100102005), Gardeniae Fructus (06173540200107002), Prunellae Spica (06172240200300007), Lonicerae Japonicae Flos (06173630200200008), Scutellariae Radix (06172210100102605), Trichosanthis Radix (06174010100103002), Lophatheri Herba (06191221200104005)	Natrii Sulfas Exsiccatus; Prunellae Spica; Lonicerae Japonicae Flos; Gardeniae Fructus[rubbed into bits]; Gypsum Fibrosum[coarse powder]; Trichosanthis Semen[removed of withered seeds]; Lophatheri Herba[-cut into segments]; Trichosanthis Radix[thick slices]; Rhei Radix et Rhizoma[thick slices or breaking into pieces]; Aurantii Fructus Immaturus[thin slices]; Scutellariae Radix[thin slices, decocting]
206	Heat-clearing Formula	Qi-aspect-clearing Formula	0600410087	Gardenia and Fermented Soybean Decoction	Treatise on Cold Damage	Gardeniae Fructus (06173540200107002), Sojae Semen Praeparatum (06156390800300876)	Sojae Semen Praeparatum[fermented]; Gardeniae Fructus[rubbed into bits]
207	Heat-clearing Formula	Qi-aspect-clearing Formula	0600410094	Gardenia, Licorice and Fermented Soybean Decoction	Treatise on Cold Damage	Gardeniae Fructus (06173540200107002), Sojae Semen Praeparatum (06156390800300876), Glycyrrhizae Radix et Rhizoma Praeparata cum Melle (06156310300203354)	Sojae Semen Praeparatum[fermented]; Gardeniae Fructus[rubbed into bits]; Glycyrrhizae Radix et Rhizoma Praeparata cum Melle[thick slices,stir-fried with honey]
208	Heat-clearing Formula	Qi-aspect-clearing Formula	0600410100	Gardenia and Dried Ginger Decoction	Treatise on Cold Damage	Gardeniae Fructus (06173540200107002), Zingiberis Rhizoma (06193510500203005)	Gardeniae Fructus[rubbed into bits]; Zingiberis Rhizoma[thick slices or breaking into pieces]
209	Heat-clearing Formula	Qi-aspect-clearing Formula	0600410117	Gardenia and Magnolia Bark Decoction	Treatise on Cold Damage	Gardeniae Fructus (06173540200107002), Magnoliae Officinalis Cortex Zingibere (06154120500206343), Aurantii Fructus Immaturus Preparatus (06157040100102210)	Gardeniae Fructus[rubbed into bits]; Magnoliae Officinalis Cortex Zingibere[cut into shreds,stir-fried with ginger juice]; Aurantii Fructus Immaturus Preparatus[thin slices, stir-fried with bran]
210	Heat-clearing Formula	Qi-aspect-clearing Formula	0600410124	Gardenia, Gingerand Fermented Soybean Decoction	Treatise on Cold Damage	Gardeniae Fructus (06173540200107002), Zingiberis Rhizoma Recens (06193510500403009), Sojae Semen Praeparatum (06156390800300876)	Sojae Semen Praeparatum[fermented]; Gardeniae Fructus[rubbed into bits]; Zingiberis Rhizoma Recens [thick slices]

Continued the table

No.	Main Category	Sub-category	Code of Formula	Name of Formula	Source of Formula	Components and Codes	Specifications and Requirements for Delivering
211	Heat-clearing Formula	Qi-aspect-clearing Formula	0600410131	Immature Orange Fruit, Gardenia and Fermented Soybean Decoction	Treatise on Cold Damage	Aurantii Fructus Immaturus (06157040100102005), Gardeniae Fructus (06173540200107002), Sojae Semen Praeparatum (06156390800300876)	Sojae Semen Praeparatum[fermented]; Gardeniae Fructus[rubbed into bits]; Aurantii Fructus Immaturus[thin slices]
212	Heat-clearing Formula	Nutrient-aspect-clearing and Blood-cooling Formula	0600420017	Nutrient-clearing Decoction	Detailed Analysis of Warm Disease	Bubali Cornu (06220220200103002), Ophiopogonis Radix (06192910400300001), Rehmanniae Radix (06172410400103009), Scrophulariae Radix (06172410100102005), Salviae Miltiorrhizae Radix et Rhizoma (06172210300103006), Bamubusae Folium Immatura (06191220700200002), Coptidis Rhizoma (06153710500302001), Lonicerae Japonicae Flos (06173630200200008), Forsythiae Fructus (06171240200200001)	Ophiopogonis Radix; Bamubusae Folium Immatura; Lonicerae Japonicae Flos; Forsythiae Fructus; Bubali Cornu[pieces]; Rehmanniae Radix; Salviae Miltiorrhizae Radix et Rhizoma[thick slices]; Scrophulariae Radix; Coptidis Rhizoma[thin slices]
213	Heat-clearing Formula	Nutrient-aspect-clearing and Blood-cooling Formula	0600420024	Palace-clearing Decoction	Detailed Analysis of Warm Disease	Scrophulariae Radix (06172410100102005), Nelumbinis Plumula (06153240900100001), Bamubusae Folium Immatura (06191220700200002), Forsythiae Fructus (06171240600100000), Bubali Cornu (06220220200103002), Ophiopogonis Radix (06192910400300001)	Nelumbinis Plumula; Bamubusae Folium Immatura; Forsythiae Fructus; Ophiopogonis Radix; Bubali Cornu[pieces]; Scrophulariae Radix[thin slices]
214	Heat-clearing Formula	Nutrient-aspect-clearing and Blood-cooling Formula	0600420031	Nutrient-cooling Qi-Clearing Decoction	Outline for Pattern Identification and Treatment on Scarlatina	Bubali Cornu (06220220200103002), Dendrobii Caulis Recens (06193920900108006), Gypsum Fibrosum (06326110100107008), Rehmanniae Radix (06172410400103009), Menthae Haplocalycis Herba (06172250500704009), Glycyrrhizae Radix et Rhizoma (06156310300203002), Coptidis Rhizoma (06153710500302001), Gardeniae Fructus Praeparatus (06173540200107125), Moutan Cortex (06153720600102005), Paeoniae Radix Rubra (06153710100303002), Scrophulariae Radix (06172410100102005), Forsythiae Fructus (06171240200200001), Lophatheri Herba (06191221200104005), Imperatae Rhizoma (06191210500104006), Phragmitis Rhizoma (06191210500204003)	Forsythiae Fructus; Gardeniae Fructus Praeparatus[rubbed into bits,stir-fried until brown]; Gypsum Fibrosum[coarse powder]; Dendrobii Caulis Recens[In fresh]; Bubali Cornu[pieces]; Lophatheri Herba; Imperatae Rhizoma; Phragmitis Rhizoma[cut into segments]; Menthae Haplocalycis Herba[cut into segments]; Rehmanniae Radix; Glycyrrhizae Radix et Rhizoma; Paeoniae Radix Rubra[thick slices]; Coptidis Rhizoma; Moutan Cortex; Scrophulariae Radix[thin slices]

Continued the table

No.	Main Category	Sub-category	Code of Formula	Name of Formula	Source of Formula	Components and Codes	Specifications and Requirements for Delivering
215	Heat-clearing Formula	Nutrient-aspect-clearing and Blood-cooling Formula	0600420048	Ecchymosis-dissipating Decoction	Detailed Analysis of Warm Disease	Gypsum Fibrosum (06326110100107008), Anemarrhenae Rhizoma (06192910500303001), Glycyrrhizae Radix et Rhizoma (06156310300203002), Scrophulariae Radix (06172410100102005), Bubali Cornu (06220220200103002), Oryzae Semen (06191240600100004)	Oryzae Semen; Gypsum Fibrosum [coarse powder]; Bubali Cornu[pieces]; Anemarrhenae Rhizoma; Glycyrrhizae Radix et Rhizoma[thick slices]; Scrophulariae Radix[thin slices]
216	Heat-clearing Formula	Nutrient-aspect-clearing and Blood-cooling Formula	0600420055	Ecchymosis-dissipating Toxin-releasing Decoction	Orthodox Manual of External Medicine	Scrophulariae Radix (06172410100102005), Anemarrhenae Rhizoma (06192910500303001), Gypsum Fibrosum (06326110100107008), Glycyrrhizae Praeparatus Pulvis (06156310300203996), Coptidis Rhizoma (06153710500302001), Cimicifugae Rhizoma (06153710500103004), Forsythiae Fructus (06171240200200001), Arctii Fructus (06174440200200002), Glycyrrhizae Radix et Rhizoma (06156310300203002)	Forsythiae Fructus; Arctii Fructus; Gypsum Fibrosum[coarse powder]; Anemarrhenae Rhizoma; Cimicifugae Rhizoma; Glycyrrhizae Radix et Rhizoma[thick slices]; Glycyrrhizae Praeparatus Pulvis[thick slices, Special processing]; Scrophulariae Radix; Coptidis Rhizoma[thin slices]
217	Heat-clearing Formula	Nutrient-aspect-clearing and Blood-cooling Formula	0600420062	Heat-clearing Rehmanniae Decoction	Straight Theory of Children's Diseases	Rehmanniae Radix Praeparata (06172410400103610), Corni Fructus (06164440400100006), Dioscoreae Rhizoma (06193210500103007), Moutan Cortex (06153720600102005), Poria (06400210100403009), Alismatis Rhizoma (06190810600103001), Bupleuri Radix (06164310101003008), Menthae Haplocalycis Herba (06172250500704009)	Poria[breaking into pieces or thick slices]; Corni Fructus[Remove kernel]; Menthae Haplocalycis Herba[cut into segments]; Dioscoreae Rhizoma; Alismatis Rhizoma; Bupleuri Radix-[thick slices]; Rehmanniae Radix Praeparata[thick slices, stewed or steamed with wine]; Moutan Cortex-[thin slices]
218	Heat-clearing Formula	Nutrient-aspect-clearing and Blood-cooling Formula	0600420079	Heat-clearing Blood-regulating Decoction	Mirror for Medicine From Ancient to Modern	Angelicae Sinensis Radix (06164310100302003), Chuanxiong Rhizoma (06164310500103002), Paeoniae Radix Alba (06153710100202008), Rehmanniae Radix (06172410400103009), Coptidis Rhizoma (06153710500302001), Cyperi Rhizoma (06191310500103006), Persicae Semen (06156140600300008), Carthami Flos (06174430200100006), Corydalis Rhizoma (06154710600103002), Moutan Cortex (06153720600102005), Curcumae Rhizoma (06193510500703000)	Persicae Semen; Carthami Flos; Chuanxiong Rhizoma; Rehmanniae Radix; Corydalis Rhizoma; Curcumae Rhizoma[thick slices]; Cyperi Rhizoma[thick slices or]; Angelicae Sinensis Radix; Paeoniae Radix Alba; Coptidis Rhizoma; Moutan Cortex-[thin slices]

Continued the table

No.	Main Category	Sub-category	Code of Formula	Name of Formula	Source of Formula	Components and Codes	Specifications and Requirements for Delivering
219	Heat-clearing Formula	Nutrient-aspect-clearing and Blood-cooling Formula	0600420086	Rhinoceros Horn and Rehmannia Decoction	Important Prescriptions Worth a Thousand Gold for Emergency	Paeoniae Radix Alba (06153710100202008), Rehmanniae Radix (06172410400103009), Moutan Cortex (06153720600102005), Bubali Cornu (06220220200103002)	Bubali Cornu[pieces]; Rehmanniae Radix[thick slices]; Paeoniae Radix Alba; Moutan Cortex[thin slices]
220	Heat-clearing Formula	Nutrient-aspect-clearing and Blood-cooling Formula	0600420093	Rice Bean and Angelica Decoction	Synopsis of the Golden Chamber	Vignae Semen (06156340600100008), Angelicae Sinensis Radix (06164310100302003)	Vignae Semen; Angelicae Sinensis Radix[thin slices]
221	Heat-clearing Formula	Nutrient-aspect-clearing and Blood-cooling Formula	0600420109	Stephania and Rehmannia Decoction	Synopsis of the Golden Chamber	Rehmanniae Radix (06172410400103009), Stephaniae Tetrandrae Radix (06154010100103008), Cinnamomi Ramulus (06154520200103001), Saposhnikoviae Radix (06164310100503004), Glycyrrhizae Radix et Rhizoma (06156310300203002)	Rehmanniae Radix; Stephaniae Tetrandrae Radix; Cinnamomi Ramulus; Saposhnikoviae Radix; Glycyrrhizae Radix et Rhizoma[thick slices]
222	Heat-clearing Formula	Nutrient-aspect-clearing and Blood-cooling Formula	0600420116	Fresh Four Ingredients Decoction	The Great Compendium of Medical Prescriptions	Rehmanniae Radix (06172410400103009), Paeoniae Radix Rubra (06153710100303002), Chuanxiong Rhizoma (06164310500103002), Angelicae Sinensis Radix (06164310100302003), Saposhnikoviae Radix (06164310100503004), Scutellariae Radix (06172210100102605)	Rehmanniae Radix; Paeoniae Radix Rubra; Chuanxiong Rhizoma; Saposhnikoviae Radix[thick slices]; Angelicae Sinensis Radix[thin slices]; Scutellariae Radix[thin slices, decocting]
223	Heat-clearing Formula	Heat-clearing and Detoxicating Formula	0600430092	Internal Coursing Coptis Decoction	Collection of Writting on the Mechanism of Disease, Suitability of Qi, and Safeguarding of Life Discussed in Plain Questions	Coptidis Rhizoma (06153710500302001), Gardeniae Fructus (06173540200107002), Scutellariae Radix (06172210100102605), Platycodonis Radix (06174110100303003), Aucklandiae Radix (06174410100303004), Arecae Semen (06191440600102002), Forsythiae Fructus (06171240200200001), Paeoniae Radix Alba Vinatus (06153710100202312), Menthae Haplocalycis Herba (06172250500704009), Glycyrrhizae Radix et Rhizoma (06156310300203002), Angelicae Sinensis Radix (06164310100302003)	Forsythiae Fructus; Gardeniae Fructus[rubbed into bits]; Menthae Haplocalycis Herba[cut into segments]; Platycodonis Radix; Aucklandiae Radix; Glycyrrhizae Radix et Rhizoma[thick slices]; Coptidis Rhizoma; Arecae Semen; Angelicae Sinensis Radix[thin slices]; Scutellariae Radix[thin slices, decocting]; Paeoniae Radix Alba Vinatus[thin slices, stir-fried with wine]

Continued the table

No.	Main Category	Sub-category	Code of Formula	Name of Formula	Source of Formula	Components and Codes	Specifications and Requirements for Delivering
224	Heat-clearing Formula	Heat-clearing and Detoxicating Formula	0600430108	Epidemic Red Eye Formula	Academic Experience Collection of Famous Ophthalmology Expert Yao Heqing	Notopterygii Rhizoma et Radix (06164310300103004), Menthae Haplocalycis Herba (06172250500704009), Gardeniae Fructus Praeparatus (06173540200107118), Paeoniae Radix Rubra (06153710100303002), Forsythiae Fructus (06171240200200001), Arctii Fructus Praeparatus (06174440200200118), Angelicae Sinensis Radix (06164310100302003), Rhei Radix et Rhizoma (06152310300103009), Scutellariae Radix (06172210100102605), Saposhnikoviae Radix (06164310100503004), Chuanxiong Rhizoma (06164310500103002), Glycyrrhizae Radix et Rhizoma (06156310300203002)	Forsythiae Fructus; Arctii Fructus Praeparatus[stir-fried until yellow]; Gardeniae Fructus Praeparatus[rubbed into bits,stir-fried until yellow]; Menthae Haplocalycis Herba[cut into segments]; Notopterygii Rhizoma et Radix; Paeoniae Radix Rubra; Saposhnikoviae Radix; Chuanxiong Rhizoma; Glycyrrhizae Radix et Rhizoma[thick slices]; Rhei Radix et Rhizoma[thick slices or breaking into pieces]; Angelicae Sinensis Radix[thin slices]; Scutellariae Radix[thin slices, decocting]
225	Heat-clearing Formula	Heat-clearing and Detoxicating Formula	0600430115	Five-ingredient Toxin-eliminating Decoction with Rhubarb and Tree Penny Root Bark Decoction	Golden Mirror of the Medical Ancestors Synopsis of the Golden Chamber	Lonicerae Japonicae Flos (06173630200200008), Taraxaci Herba (06174450100404004), Chrysanthemi Indici Flos (06174430100300001), Rhei Radix et Rhizoma (06152310300103009), Violae Herba (06161450100107000), Semiaquilegiae Radix (06153710400200001), Moutan Cortex (06153720600102005), Benincasae Semen (06174040600400004), Persicae Semen (06156140600300008), Natrii Sulfas (06326410100100000)	Lonicerae Japonicae Flos; Chrysanthemi Indici Flos; Semiaquilegiae Radix; Benincasae Semen; Persicae Semen; Natrii Sulfas; Violae Herba [fragmenting]; Taraxaci Herba[cut into segments]; Rhei Radix et Rhizoma[thick slices or breaking into pieces]; Moutan Cortex[thin slices]

Continued the table

No.	Main Category	Sub-category	Code of Formula	Name of Formula	Source of Formula	Components and Codes	Specifications and Requirements for Delivering
226	Heat-clearing Formula	Heat-clearing and Detoxicating Formula	0600430122	Four-normalizing Cooling Decoction	Precious Book of Ophthalmology	Angelicae Sinensis Radix (06164310100302003), Gentianae Radix et Rhizoma Vinatus (06171410300104312), Scutellariae Radix (06172210100102605), Mori Cortex Mellitus (06151220600106352), Rehmanniae Radix (06172410400103009), Plantaginis Semen (06173440600100002), Paeoniae Radix Rubra (06153710100303002), Aurantii Fructus (06157040100202002), Glycyrrhizae Radix et Rhizoma Praeparata cum Melle (06156310300203354), Rhei Radix et Rhizoma Cocta Vinata (06152310300103610), Saposhnikoviae Radix (06164310100503004), Chuanxiong Rhizoma (06164310500103002), Coptidis Rhizoma Vinatus (06153710500302315), Equiseti Hiemalis Herba (06130550500104002), Notopterygii Rhizoma et Radix (06164310300103004), Bupleuri Radix (06164310101003008)	Plantaginis Semen; Equiseti Hiemalis Herba[cut into segments]; Gentianae Radix et Rhizoma Vinatus[cut into segments, stir-fried with wine]; Mori Cortex Mellitus[cut into shreds,stir-fried with honey]; Rehmanniae Radix; Paeoniae Radix Rubra; Saposhnikoviae Radix; Chuanxiong Rhizoma; Notopterygii Rhizoma et Radix; Bupleuri Radix[thick slices]; Glycyrrhizae Radix et Rhizoma Praeparata cum Melle[thick slices,stir-fried with honey]; Rhei Radix et Rhizoma Cocta Vinata[thick slices or breaking into pieces, stewed or steamed with wine]; Angelicae Sinensis Radix; Aurantii Fructus[thin slices]; Scutellariae Radix[thin slices, decocting]; Coptidis Rhizoma Vinatus[thin slices, stir-fried with wine]
227	Heat-clearing Formula	Heat-clearing and Detoxicating Formula	0600430139	Four Wonderful Herbs Resting Hero Decoction	New Compilation of Empirical Prescriptions	Scrophulariae Radix (06172410100102005), Lonicerae Japonicae Flos (06173630200200008), Angelicae Sinensis Radix (06164310100302003), Glycyrrhizae Radix et Rhizoma (06156310300203002)	Lonicerae Japonicae Flos; Glycyrrhizae Radix et Rhizoma[thick slices]; Scrophulariae Radix; Angelicae Sinensis Radix[thin slices]
228	Heat-clearing Formula	Heat-clearing and Detoxicating Formula	0600430146	Dyers Woad Leaf Arnebia Root Decoction	Manual of Clinical Surgery of Integration of Chinese and Western Medicine	Isatidis Folium (06154920700107002), Arnebiae Radix (06172010100102007), Agrimoniae Herba (06156150500104002), Rhei Radix et Rhizoma (06152310300103009), Forsythiae Fructus (06171240200200001), Coptidis Rhizoma (06153710500302001), Moutan Cortex (06153720600102005), Prunellae Spica (06172240200300007), Taraxaci Herba (06174450100404004)	Forsythiae Fructus; Prunellae Spica; Isatidis Folium[fragmenting]; Agrimoniae Herba; Taraxaci Herba[cut into segments]; Rhei Radix et Rhizoma[thick slices or breaking into pieces]; Arnebiae Radix; Coptidis Rhizoma; Moutan Cortex[thin slices]

Continued the table

No.	Main Category	Sub-category	Code of Formula	Name of Formula	Source of Formula	Components and Codes	Specifications and Requirements for Delivering
229	Heat-clearing Formula	Heat-clearing and Detoxicating Formula	0600430153	Papules Outthrust Cool-releasing Decoction	Chinese paediatrics	Mori Folium (06151220700107006), Chrysanthemi Flos (06174430100200004), Menthae Haplocalycis Herba (06172250500704009), Forsythiae Fructus (06171240200200001), Arctii Fructus (06174440200200002), Paeoniae Radix Rubra (06153710100303002), Cicadae Periostracum (06210820100100007), Violae Herba (06161450100107000), Croci Stigma (06193330600100000), Coptidis Rhizoma (06153710500302001)	Chrysanthemi Flos; Forsythiae Fructus; Arctii Fructus; Cicadae Periostracum; Croci Stigma; Mori Folium[rubbed into bits]; Violae Herba[-fragmenting]; Menthae Haplocalycis Herba[cut into segments]; Paeoniae Radix Rubra[thick slices]; Coptidis Rhizoma[thin slices]
230	Heat-clearing Formula	Heat-clearing and Detoxicating Formula	0600430160	Pus-draining Powder	Orthodox Manual of External Medicine	Astragali Radix (06156310100603002), Manis Squama Acetatus (06220420300100325), Chuanxiong Rhizoma (06164310500103002), Angelicae Sinensis Radix (06164310100302003), Gleditsiae Spina (06156320300103004)	Manis Squama Acetatus[stir-fried with sand then quenched with vinegar]; Astragali Radix; Chuanxiong Rhizoma; Gleditsiae Spina[thick slices]; Angelicae Sinensis Radix[thin slices]
231	Heat-clearing Formula	Heat-clearing and Detoxicating Formula	0600430177	Throat-clearing Phlegm-precipitating Decoction	Chinese paediatrics	Scrophulariae Radix (06172410100102005), Platycodonis Radix (06174110100303003), Arctii Fructus (06174440200200002), Glycyrrhizae Radix et Rhizoma (06156310300203002), Fritillariae Thunbergii Bulbus (06192910700603000), Trichosanthis Fructus (06174040200105002), Belamcandae Rhizoma (06193310500202004), Schizonepetae Herba (06172250500404008), Aristolochiae Fructus (06152040200107004)	Arctii Fructus; Aristolochiae Fructus[fragmenting]; Schizonepetae Herba[cut into segments]; Trichosanthis Fructus[cut into shreds or breaking into pieces]; Platycodonis Radix; Glycyrrhizae Radix et Rhizoma[thick slices]; Fritillariae Thunbergii Bulbus[thick slices or fragmenting]; Scrophulariae Radix; Belamcandae Rhizoma[thin slices]

Continued the table

No.	Main Category	Sub-category	Code of Formula	Name of Formula	Source of Formula	Components and Codes	Specifications and Requirements for Delivering
232	Heat-clearing Formula	Heat-clearing and Detoxicating Formula	0600430184	Throat-cleaning Dual Harmonizing Decoction	Collected Purple Pearl of Laryngology	Schizonepetae Herba (06172250500404008), Puerariae Lobatae Radix (06156310100803006), Lonicerae Japonicae Flos (06173630200200008), Peucedani Radix (06164310100702001), Angelicae Sinensis Radix (06164310100302003), Paeoniae Radix Rubra (06153710100303002), Rehmanniae Radix (06172410400103009), Moutan Cortex (06153720600102005), Fritillariae Cirrhosae Bulbus (06192910700200001), Platycodonis Radix (06174110100303003), Scrophulariae Radix (06172410100102005), Poria (06400210100403009), Junci Medulla (06192720300104001), Glycyrrhizae Radix et Rhizoma (06156310300203002)	Lonicerae Japonicae Flos; Fritillariae Cirrhosae Bulbus; Poria[breaking into pieces or thick slices]; Schizonepetae Herba; Junci Medulla[cut into segments]; Puerariae Lobatae Radix; Paeoniae Radix Rubra; Rehmanniae Radix; Platycodonis Radix; Glycyrrhizae Radix et Rhizoma[thick slices]; Peucedani Radix; Angelicae Sinensis Radix; Moutan Cortex; Scrophulariae Radix[thin slices]
233	Heat-clearing Formula	Heat-clearing and Detoxicating Formula	0600430191	Throat-clearing Diaphragm-di-sinhibiting Decoction	Elaboration of External Medicine	Forsythiae Fructus (06171240200200001), Gardeniae Fructus Praeparatus (06173540200107118), Scutellariae Radix (06172210100102605), Menthae Haplocalycis Herba (06172250500704009), Schizonepetae Herba (06172250500404008), Saposhnikoviae Radix (06164310100503004), Arctii Fructus (06174440200200002), Natrii Sulfas (06326410100100000), Glycyrrhizae Radix et Rhizoma (06156310300203002), Lonicerae Japonicae Flos (06173630200200008), Scrophulariae Radix (06172410100102005), Rhei Radix et Rhizoma (06152310300103009), Platycodonis Radix (06174110100303003), Coptidis Rhizoma (06153710500302001)	Forsythiae Fructus; Arctii Fructus; Natrii Sulfas; Lonicerae Japonicae Flos; Gardeniae Fructus Praeparatus[rubbed into bits,stir-fried until yellow]; Schizonepetae Herba[cut into segments]; Menthae Haplocalycis Herba[cut into segments]; Saposhnikoviae Radix; Glycyrrhizae Radix et Rhizoma; Platycodonis Radix[thick slices]; Rhei Radix et Rhizoma[thick slices or breaking into pieces]; Scrophulariae Radix; Coptidis Rhizoma[thin slices]; Scutellariae Radix[thin slices, decocting]
234	Heat-clearing Formula	Heat-clearing and Detoxicating Formula	0600430207	Stomach-cleaning Toxin-releasing Decoction	Experience Record for Poxes	Angelicae Sinensis Radix (06164310100302003), Coptidis Rhizoma (06153710500302001), Rehmanniae Radix (06172410400103009), Trichosanthis Radix (06174010100103002), Forsythiae Fructus (06171240200200001), Cimicifugae Rhizoma (06153710500103004), Moutan Cortex (06153720600102005), Paeoniae Radix Rubra (06153710100303002)	Forsythiae Fructus; Rehmanniae Radix; Trichosanthis Radix; Cimicifugae Rhizoma; Paeoniae Radix Rubra[thick slices]; Angelicae Sinensis Radix; Coptidis Rhizoma; Moutan Cortex-[thin slices]

Continued the table

No.	Main Category	Sub-category	Code of Formula	Name of Formula	Source of Formula	Components and Codes	Specifications and Requirements for Delivering
235	Heat-clearing Formula	Heat-clearing and Detoxicating Formula	0600430214	Gallbladder-clearing Decoction	Wondrous Lantern for Peering into the Origin and Development of Miscellaneous Disease	Artemisiae Annuae Herba (06174450500604004), Chrysanthemi Flos (06174430100200004), Menthae Haplocalycis Herba (06172250500704009), Forsythiae Fructus (06171240200200001), Ilicis Kaushue Folium (06158520700300005), Nelumbinis Folium (06153220700106007)	Chrysanthemi Flos; Forsythiae Fructus; Ilicis Kaushue Folium; Artemisiae Annuae Herba[cut into segments]; Menthae Haplocalycis Herba[cut into segments]; Nelumbinis Folium[cut into shreds]
236	Heat-clearing Formula	Heat-clearing and Detoxicating Formula	0600430221	Toxin-releasing Blood-activating Decoction	Correction on Errors in Medical Works	Forsythiae Fructus (06171240200200001), Puerariae Lobatae Radix (06156310100803006), Bupleuri Radix (06164310101003008), Aurantii Fructus (06157040100202002), Angelicae Sinensis Radix (06164310100302003), Paeoniae Radix Rubra (06153710100303002), Rehmanniae Radix (06172410400103009), Carthami Flos (06174430200100006), Persicae Semen (06156140600300008), Glycyrrhizae Radix et Rhizoma (06156310300203002)	Forsythiae Fructus; Carthami Flos; Persicae Semen; Puerariae Lobatae Radix; Bupleuri Radix; Paeoniae Radix Rubra; Rehmanniae Radix; Glycyrrhizae Radix et Rhizoma[thick slices]; Aurantii Fructus; Angelicae Sinensis Radix[thin slices]
237	Heat-clearing Formula	Heat-clearing and Detoxicating Formula	0600430238	Gardenia Golden Flower Pill	National Empirical Recipe of Chinese Patent Medicine	Gardeniae Fructus (06173540200107002), Lonicerae Japonicae Flos (06173630200200008), Scutellariae Radix (06172210100102605), Phellodendri Chinensis Cortex (06157020500206008), Rhei Radix et Rhizoma (06152310300103009), Coptidis Rhizoma (06153710500302001), Anemarrhenae Rhizoma (06192910500303001), Trichosanthis Radix (06174010100103002)	Lonicerae Japonicae Flos; Gardeniae Fructus[rubbed into bits]; Phellodendri Chinensis Cortex[cut into shreds]; Anemarrhenae Rhizoma; Trichosanthis Radix[thick slices]; Rhei Radix et Rhizoma[thick slices or breaking into pieces]; Coptidis Rhizoma[thin slices]; Scutellariae Radix[thin slices, decocting]

Continued the table

No.	Main Category	Sub-category	Code of Formula	Name of Formula	Source of Formula	Components and Codes	Specifications and Requirements for Delivering
238	Heat-clearing Formula	Heat-clearing and Detoxicating Formula	0600430245	Scourge-clearing Toxin-vanquishing Decoction	Achievements Regarding Epidemic Rashs	Gypsum Fibrosum (06326110100107008), Rehmanniae Radix (06172410400103009), Bubali Cornu (06220220200103002), Coptidis Rhizoma (06153710500302001), Gardeniae Fructus (06173540200107002), Platycodonis Radix (06174110100303003), Scutellariae Radix (06172210100102605), Anemarrhenae Rhizoma (06192910500303001), Paeoniae Radix Rubra (06153710100303002), Scrophulariae Radix (06172410100102005), Forsythiae Fructus (06171240200200001), Lophatheri Herba (06191221200104005), Glycyrrhizae Radix et Rhizoma (06156310300203002), Moutan Cortex (06153720600102005)	Forsythiae Fructus; Gardeniae Fructus[rubbed into bits]; Gypsum Fibrosum[coarse powder]; Bubali Cornu[pieces]; Lophatheri Herba[cut into segments]; Rehmanniae Radix; Platycodonis Radix; Anemarrhenae Rhizoma; Paeoniae Radix Rubra; Glycyrrhizae Radix et Rhizoma[thick slices]; Coptidis Rhizoma; Scrophulariae Radix; Moutan Cortex[thin slices]; Scutellariae Radix[thin slices, decocting]
239	Heat-clearing Formula	Heat-clearing and Detoxicating Formula	0600430252	Rhizoma Dioscoreae Toxin-transforming Decoction	Experience Gained in Treating External Sores	Dioscoreae Hypoglaucae Rhizoma (06193210500303001), Angelicae Sinensis Radix (06164310100402000), Moutan Cortex (06153720600102005), Achyranthis Bidentatae Radix (06152510100204009), Stephaniae Tetrandrae Radix (06154010100103008), Chaenomelis Fructus (06156140200302006), Coicis Semen (06191240500100005), Gentianae Macrophyllae Radix (06171410100103003)	Coicis Semen; Dioscoreae Hypoglaucae Rhizoma[pieces]; Achyranthis Bidentatae Radix[cut into segments]; Stephaniae Tetrandrae Radix; Gentianae Macrophyllae Radix[thick slices]; Angelicae Sinensis Radix; Moutan Cortex; Chaenomelis Fructus[thin slices]
240	Heat-clearing Formula	Heat-clearing and Detoxicating Formula	0600430269	Lonicera Toxin-releasing Decoction	Experience Gained in Treating External Sores	Lonicerae Japonicae Flos (06173630200200008), Violae Herba (06161450100107000), Bubali Cornu (06220220200103002), Poria (06400210100403009), Forsythiae Fructus (06171240200200001), Moutan Cortex (06153720600102005), Coptidis Rhizoma (06153710500302001), Prunellae Spica (06172240200300007)	Lonicerae Japonicae Flos; Forsythiae Fructus; Prunellae Spica; Poria[breaking into pieces or thick slices]; Violae Herba[fragmenting]; Bubali Cornu[pieces]; Moutan Cortex; Coptidis Rhizoma[thin slices]
241	Heat-clearing Formula	Heat-clearing and Detoxicating Formula	0600430276	Rhinoceros Bezoar Pill	Life-saving Manual of Diagnosis and Treatment of External Disease	Bovis Calculus (06220240100100000), Moschus (06220640100100008), Olibanum (06157290200200006), Myrrha (06157290200100009)	Bovis Calculus; Moschus; Olibanum; Myrrha

Continued the table

No.	Main Category	Sub-category	Code of Formula	Name of Formula	Source of Formula	Components and Codes	Specifications and Requirements for Delivering
242	Heat-clearing Formula	Heat-clearing and Detoxicating Formula	0600430283	Golden Like Toxin-releasing Powder	Mystical Prescription for Welling and Flat-Abscess	Platycodonis Radix (06174110100303003), Glycyrrhizae Radix et Rhizoma (06156310300203002), Coptidis Rhizoma (06153710500302001), Scutellariae Radix Tostus (06172210100102117), Phellodendri Chinensis Cortex (06157020500206008), Gardeniae Fructus Praeparatus (06173540200107118)	Gardeniae Fructus Praeparatus[rubbed into bits,stir-fried until yellow]; Phellodendri Chinensis Cortex[cut into shreds]; Platycodonis Radix; Glycyrrhizae Radix et Rhizoma[thick slices]; Coptidis Rhizoma[thin slices]; Scutellariae Radix Tostus[thin slices,stir-fried until yellow]
243	Heat-clearing Formula	Heat-clearing and Detoxicating Formula	0600430290	Heart-draining Decoction	Synopsis of the Golden Chamber	Rhei Radix et Rhizoma (06152310300103009), Coptidis Rhizoma (06153710500302001), Scutellariae Radix (06172210100102605)	Rhei Radix et Rhizoma[thick slices or breaking into pieces]; Coptidis Rhizoma[thin slices]; Scutellariae Radix[thin slices, decocting]
244	Heat-clearing Formula	Heat-clearing and Detoxicating Formula	0600430306	Alum Decoction	Synopsis of the Golden Chamber	Alumen (06326310100100003)	Alumen
245	Heat-clearing Formula	Heat-clearing and Detoxicating Formula	0600430313	Licorice Decoction	Treatise on Cold Damage	Glycyrrhizae Radix et Rhizoma (06156310300203002)	Glycyrrhizae Radix et Rhizoma[thick slices]
246	Heat-clearing Formula	Heat-clearing and Detoxicating Formula	0600430337	Pus-expelling Decoction	Synopsis of the Golden Chamber	Platycodonis Radix (06174110100303003), Glycyrrhizae Radix et Rhizoma (06156310300203002), Zingiberis Rhizoma Recens (06193510500403009), Jujubae Fructus (06159640200100000)	Jujubae Fructus[splitting or removing cores]; Platycodonis Radix; Glycyrrhizae Radix et Rhizoma; Zingiberis Rhizoma Recens [thick slices]
247	Heat-clearing Formula	Heat-clearing and Detoxicating Formula	0600430344	Cimicifuga and Turtle Shell Decoction	Synopsis of the Golden Chamber	Cimicifugae Rhizoma (06153710500103004), Angelicae Sinensis Radix (06164310100302003), Zanthoxyli Pericarpium (06157040400200005), Glycyrrhizae Radix et Rhizoma (06156310300203002), Realgar (06310310100107858), Trionycis Carapax Praeparatum (06225620300100324)	Trionycis Carapax Praeparatum[stir-fried with sand then quenched with vinegar]; Realgar [powder, ground with water]; Zanthoxyli Pericarpium[removeed of capsicum and fruit handle]; Cimicifugae Rhizoma; Glycyrrhizae Radix et Rhizoma[thick slices]; Angelicae Sinensis Radix[thin slices]

Continued the table

No.	Main Category	Sub-category	Code of Formula	Name of Formula	Source of Formula	Components and Codes	Specifications and Requirements for Delivering
248	Heat-clearing Formula	Heat-clearing and Detoxicating Formula	0600430351	Realgar Fumigant	Synopsis of the Golden Chamber	Realgar (06310310100107858)	Realgar[powder, ground with water]
249	Heat-clearing Formula	Heat-clearing and Detoxicating Formula	0600430368	Uncaria Powder	Experiential Prescription for Universal Relief	Uncariae Ramulus cum Uncis (06173520200104003), Citri Reticulatae Pericarpium (06157040400306004), Pinelliae Rhizoma Praeparatum (06191610600200712), Ophiopogonis Radix (06192910400300001), Poria (06400210100403009), Poria cum Pini Radix (06400210100505000), Ginseng Radix et Rhizoma (06164210300102000), Chrysanthemi Flos (06174430100200004), Saposhnikoviae Radix (06164310100503004), Glycyrrhizae Radix et Rhizoma Praeparata cum Melle (06156310300203354), Gypsum Fibrosum (06326110100107008), Zingiberis Rhizoma Recens (06193510500403009)	Ophiopogonis Radix; Chrysanthemi Flos; Pinelliae Rhizoma Praeparatum[processing with licorice and limewater]; Poria cum Pini Radix-[breaking into pieces]; Poria[breaking into pieces or thick slices]; Gypsum Fibrosum[coarse powder]; Uncariae Ramulus cum Uncis[cut into segments]; Citri Reticulatae Pericarpium[cut into shreds]; Saposhnikoviae Radix; Zingiberis Rhizoma Recens [thick slices]; Glycyrrhizae Radix et Rhizoma Praeparata cum Melle[thick slices,stir-fried with honey]; Ginseng Radix et Rhizoma[thin slices]
250	Heat-clearing Formula	Heat-clearing and Detoxicating Formula	0600430375	Upper-body-clearing Ledebouriella Decoction	Restoration of Health from the Myraid Diseases	Saposhnikoviae Radix (06164310100503004), Schizonepetae Herba (06172250500404008), Forsythiae Fructus (06171240200200001), Gardeniae Fructus (06173540200107002), Coptidis Rhizoma (06153710500302001), Scutellariae Radix Praeparata (06172210100102315), Menthae Haplocalycis Herba (06172250500704009), Chuanxiong Rhizoma (06164310500103002), Angelicae Dahuricae Radix (06164310100203003), Platycodonis Radix (06174110100303003), Aurantii Fructus (06157040100202002), Glycyrrhizae Radix et Rhizoma (06156310300203002)	Forsythiae Fructus; Gardeniae Fructus[rubbed into bits]; Schizonepetae Herba[cut into segments]; Menthae Haplocalycis Herba[cut into segments]; Saposhnikoviae Radix; Chuanxiong Rhizoma; Angelicae Dahuricae Radix; Platycodonis Radix; Glycyrrhizae Radix et Rhizoma[thick slices]; Coptidis Rhizoma; Aurantii Fructus[thin slices]; Scutellariae Radix Praeparata[thin slices, stir-fried with wine]

Continued the table

No.	Main Category	Sub-category	Code of Formula	Name of Formula	Source of Formula	Components and Codes	Specifications and Requirements for Delivering
251	Heat-clearing Formula	Heat-clearing and Detoxicating Formula	0600430382	Health Restoration Diaphragm-cooling Powder	Wondrous Lantern for Peering into the Origin and Development of Miscellaneous Disease	Forsythiae Fructus (06171240200200001), Scutellariae Radix (06172210100102605), Coptidis Rhizoma (06153710500302001), Gardeniae Fructus (06173540200107002), Platycodonis Radix (06174110100303003), Menthae Haplocalycis Herba (06172250500704009), Angelicae Sinensis Radix (06164310100302003), Rehmanniae Radix (06172410400103009), Aurantii Fructus (06157040100202002), Paeoniae Radix Rubra (06153710100303002), Glycyrrhizae Radix et Rhizoma (06156310300203002)	Forsythiae Fructus; Gardeniae Fructus[rubbed into bits]; Menthae Haplocalycis Herba[cut into segments]; Platycodonis Radix; Rehmanniae Radix; Paeoniae Radix Rubra; Glycyrrhizae Radix et Rhizoma[thick slices]; Coptidis Rhizoma; Angelicae Sinensis Radix; Aurantii Fructus[thin slices]; Scutellariae Radix[thin slices, decocting]
252	Heat-clearing Formula	Heat-clearing and Detoxicating Formula	0600430399	Supplemented Dahurian and Fritillary Powder	Restoration of Health from the Myraid Diseases	Trichosanthis Radix (06174010100103002), Lonicerae Japonicae Flos (06173630200200008), Gleditsiae Spina (06156320300103004), Manis Squama (06220420300100004), Angelicae Sinensis Radix (06164310100402000), Angelicae Dahuricae Radix (06164310100203003), Trichosanthis Semen (06174040600200000), Fritillariae Thunbergii Bulbus (06192910700603000), Glycyrrhizae Radix et Rhizoma (06156310300203002)	Lonicerae Japonicae Flos; Manis Squama; Trichosanthis Semen[removed of withered seeds]; Trichosanthis Radix; Gleditsiae Spina; Angelicae Dahuricae Radix; Glycyrrhizae Radix et Rhizoma[thick slices]; Fritillariae Thunbergii Bulbus[thick slices or fragmenting]; Angelicae Sinensis Radix[thin slices]
253	Heat-clearing Formula	Heat-clearing and Detoxicating Formula	0600430405	Dragon Stone Powder	Formulary of the Bureau of Taiping People's Welfare Pharmacy	Cinnabaris (06310210100107851), Calcitum (06326610100305003), Borneolum Syntheticum (06160890800100009)	Borneolum Syntheticum; Calcitum[breaking into pieces]; Cinnabaris[powder, ground with water]

Continued the table

No.	Main Category	Sub-category	Code of Formula	Name of Formula	Source of Formula	Components and Codes	Specifications and Requirements for Delivering
254	Heat-clearing Formula	Heat-clearing and Detoxicating Formula	0600430412	Shrub Chastetree Fruit Powder	Effective Recipes from Renzhai House	Cimicifugae Rhizoma (06153710500103004), Akebiae Caulis (06153820100203001), Paeoniae Radix Rubra (06153710100303002), Mori Cortex (06151220600106000), Ophiopogonis Radix (06192910400300001), Rehmanniae Radix (06172410400103009), Peucedani Radix (06164310100702001), Chrysanthemi Flos (06174430100200004), Poria (06400210100403009), Viticis Fructus (06172140200100006), Glycyrrhizae Radix et Rhizoma Praeparata cum Melle (06156310300203354), Zingiberis Rhizoma Recens (06193510500403009), Jujubae Fructus (06159640200100000)	Ophiopogonis Radix; Chrysanthemi Flos; Viticis Fructus; Poria[breaking into pieces or thick slices]; Akebiae Caulis[pieces]; Mori Cortex[cut into shreds]; Jujubae Fructus[split or remove cored]; Cimicifugae Rhizoma; Paeoniae Radix Rubra; Rehmanniae Radix; Zingiberis Rhizoma Recens [thick slices]; Glycyrrhizae Radix et Rhizoma Praeparata cum Melle[thick slices,stir-fried with honey]; Peuce-dani Radix[thin slices]
255	Heat-clearing Formula	Heat-clearing and Detoxicating Formula	0600430429	Up-per-body-clea-ring Fire-purging Decoction	Secret Book of the Orchid Chamber	Schizonepetae Herba (06172250500404008), Chuanxiong Rhizoma (06164310500103002), Viticis Fructus (06172140200100006), Angelicae Sinensis Radix (06164310100302003), Atractylodis Rhizoma (06174410500303000), Coptidis Rhizoma Vinatus (06153710500302315), Rehmanniae Radix (06172410400103009), Ligustici Rhizoma et Radix (06164310300203001), Glycyrrhizae Radix et Rhizoma (06156310300203002), Cimicifugae Rhizoma (06153710500103004), Saposhnikoviae Radix (06164310100503004), Phellodendri Chinensis Cortex Vinatus (06157020500206312), Glycyrrhizae Radix et Rhizoma Praeparata cum Melle (06156310300203354), Astragali Radix (06156310100603002), Scutellariae Radix Praeparata (06172210100102315), Anemarrhenae Rhizoma (06192910500303001), Notopterygii Rhizoma et Radix (06164310300103004), Bupleuri Radix (06164310101003008), Carthami Flos (06174430200100006), Asari Radix et Rhizoma (06152010300104005)	Viticis Fructus; Carthami Flos; Schizonepetae Herba; Asari Radix et Rhizoma[cut into segments]; Phello-dendri Chinensis Cortex Vinatus[cut into shreds, stir-fried with wine]; Chuanxiong Rhizoma; Atractylodis Rhizoma; Rehmanniae Radix; Ligu-stici Rhizoma et Radix; Glycyrrhizae Radix et Rhizoma; Cimicifugae Rhi-zoma; Saposhnikoviae Radix; Astrag-ali Radix; Anemarrhenae Rhizoma; Notopterygii Rhizoma et Radix; Bupleuri Radix[thick slices]; Glycyr-rhizae Radix et Rhizoma Praeparata cum Melle[thick slices,stir-fried with honey]; Angelicae Sinensis Radix[thin slices]; Coptidis Rhizoma Vina-tus[thin slices, stir-fried with wine]; Scutellariae Radix Praeparata[thin slices, stir-fried with wine]

Continued the table

No.	Main Category	Sub-category	Code of Formula	Name of Formula	Source of Formula	Components and Codes	Specifications and Requirements for Delivering
256	Heat-clearing Formula	Heat-clearing and Detoxicating Formula	0600430436	Five Blessings Toxin-resolving Pill	Formulary of the Bureau of Taiping People's Welfare Pharmacy	Platycodonis Radix (06174110100303003), Scrophulariae Radix (06172410100102005), Indigo Naturalis (06199990800100879), Natrii Sulfas Exsiccatus (06326410100200007), Ginseng Radix et Rhizoma (06164210300102000), Poria (06400210100403009), Glycyrrhizae Radix et Rhizoma (06156310300203002), Moschus (06220640100100008)	Indigo Naturalis; Natrii Sulfas Exsiccatus; Moschus; Poria[breaking into pieces or thick slices]; Platycodonis Radix; Glycyrrhizae Radix et Rhizoma[thick slices]; Scrophulariae Radix; Ginseng Radix et Rhizoma[thin slices]
257	Heat-clearing Formula	Heat-clearing and Detoxicating Formula	0600430443	Rhinoceros Horn and Cimicifuga Decoction	Experiential Prescription for Universal Relief	Bubali Cornu (06220220200103002), Cimicifugae Rhizoma (06153710500103004), Saposhnikoviae Radix (06164310100503004), Notopterygii Rhizoma et Radix (06164310300103004), Chuanxiong Rhizoma (06164310500103002), Typhonii Rhizoma (06191610600300009), Angelicae Dahuricae Radix (06164310100203003), Scutellariae Radix (06172210100102605), Glycyrrhizae Radix et Rhizoma (06156310300203002)	Typhonii Rhizoma; Bubali Cornu[pieces]; Cimicifugae Rhizoma; Saposhnikoviae Radix; Notopterygii Rhizoma et Radix; Chuanxiong Rhizoma; Angelicae Dahuricae Radix; Glycyrrhizae Radix et Rhizoma[thick slices]; Scutellariae Radix[thin slices, decocting]
258	Heat-clearing Formula	Heat-clearing and Detoxicating Formula	0600430450	Rhinoceros Horn Toxin-eliminating Decoction	Clustering of Medical Prescription	Arctii Fructus Praeparatus (06174440200200118), Saposhnikoviae Radix (06164310100503004), Schizonepetae Spica (06172230700100009), Glycyrrhizae Radix et Rhizoma Praeparata cum Melle (06156310300203354), Bubali Cornu (06220220200103002)	Schizonepetae Spica; Arctii Fructus Praeparatus[stir-fried until yellow]; Bubali Cornu[pieces]; Saposhnikoviae Radix[thick slices]; Glycyrrhizae Radix et Rhizoma Praeparata cum Melle[thick slices,stir-fried with honey]
259	Heat-clearing Formula	Heat-clearing and Detoxicating Formula	0600430467	Immortal Surplus Grains Decoction	Introduction on Medicine	Smilacis Glabrae Rhizoma (06192910500102000), Saposhnikoviae Radix (06164310100503004), Chaenomelis Fructus (06156140200302006), Akebiae Caulis (06153820100203001), Coicis Semen (06191240500100005), Dictamni Cortex (06157020600103009), Lonicerae Japonicae Flos (06173630200200008), Gleditsiae Spina (06156320300103004)	Coicis Semen; Lonicerae Japonicae Flos; Akebiae Caulis[pieces]; Saposhnikoviae Radix; Dictamni Cortex; Gleditsiae Spina[thick slices]; Smilacis Glabrae Rhizoma; Chaenomelis Fructus[thin slices]

Continued the table

No.	Main Category	Sub-category	Code of Formula	Name of Formula	Source of Formula	Components and Codes	Specifications and Requirements for Delivering
260	Heat-clearing Formula	Heat-clearing and Detoxicating Formula	0600430474	Yu Chi Powder	Formulary of the Bureau of Taiping People's Welfare Pharmacy	Angelicae Sinensis Radix (06164310100302003), Ligustici Rhizoma et Radix (06164310300203001), Lycii Cortex (06172320600100008), Saposhnikoviae Radix (06164310100503004), Angelicae Dahuricae Radix (06164310100203003), Sophorae Flos Tostus (06156330200100119), Chuanxiong Rhizoma (06164310500103002), Glycyrrhizae Radix et Rhizoma Praeparata cum Melle (06156310300203354), Cimicifugae Rhizoma (06153710500103004), Asari Radix et Rhizoma (06152010300104005)	Sophorae Flos Tostus[stir-fried until yellow]; Lycii Cortex[removed of wooden cores]; Asari Radix et Rhizoma[cut into segments]; Ligustici Rhizoma et Radix; Saposhnikoviae Radix; Angelicae Dahuricae Radix; Chuanxiong Rhizoma; Cimicifugae Rhizoma[thick slices]; Glycyrrhizae Radix et Rhizoma Praeparata cum Melle[thick slices,stir-fried with honey]; Angelicae Sinensis Radix[thin slices]
261	Heat-clearing Formula	Heat-clearing and Detoxicating Formula	0600430481	Struggling Achievement Powder	Effective Prescriptions Handed Down for Generations of Physicians	Anemarrhenae Rhizoma (06192910500303001), Fritillariae Thunbergii Bulbus (06192910700603000), Bupleuri Radix (06164310101003008), Dichroae Radix (06155610100102002), Glycyrrhizae Radix et Rhizoma (06156310300203002), Gardeniae Fructus (06173540200107002), Arecae Semen (06191440600102002), Cicadae Periostracum (06210820100100007), Lycii Cortex (06172320600100008)	Cicadae Periostracum; Gardeniae Fructus[rubbed into bits]; Lycii Cortex[removed of wooden cores]; Anemarrhenae Rhizoma; Bupleuri Radix; Glycyrrhizae Radix et Rhizoma[thick slices]; Fritillariae Thunbergii Bulbus[thick slices or fragmenting]; Dichroae Radix; Arecae Semen[thin slices]
262	Heat-clearing Formula	Heat-clearing and Detoxicating Formula	0600430498	Blow-in Powder for Throat	Restoration of Health from the Myraid Diseases	Chalcanthitum (06326510100100007), Alumen (06326310100100003), Natrii Sulfas (06326410100100000), Borneolum Syntheticum (06160890800100009), Sophorae Tonkinensis Radix et Rhizoma (06156310300103005), Cinnabaris (06310210100107851), Galli Gigerii Endothelium Corneum (06224140900100001)	Chalcanthitum; Alumen; Natrii Sulfas; Borneolum Syntheticum; Cinnabaris[powder, ground with water]; Sophorae Tonkinensis Radix et Rhizoma[thick slices]; Galli Gigerii Endothelium Corneum[washed]

Continued the table

No.	Main Category	Sub-category	Code of Formula	Name of Formula	Source of Formula	Components and Codes	Specifications and Requirements for Delivering
263	Heat-clearing Formula	Heat-clearing and Detoxicating Formula	0600430504	Bovine Bezoar Pill for Detoxification	Summary for Infant Preservation	Bovis Calculus (06220240100100000), Glycyrrhizae Radix et Rhizoma (06156310300203002), Lonicerae Japonicae Flos (06173630200200008), Paridis Rhizoma (06192910500402001)	Bovis Calculus; Lonicerae Japonicae Flos; Glycyrrhizae Radix et Rhizoma[thick slices]; Paridis Rhizoma[thin slices]
264	Heat-clearing Formula	Heat-clearing and Detoxicating Formula	0600430511	Wine-Steamed Coptis Pill	Book to Safeguard Life Arranged Accor-ding to Classified Patterns	Coptidis Rhizoma Vinatus (06153710500302315)	Coptidis Rhizoma Vinatus[thin slices, stir-fried with wine]
265	Heat-clearing Formula	Heat-clearing and Detoxicating Formula	0600430528	Pox-Thinning Rabbit Blood Pill	Mirror for Medicine From Ancient to Modern	Lepus Sanguinem, Realgar (06310310100107858)	Lepus Sanguinem; Realgar[powder, ground with water]
266	Heat-clearing Formula	Bowel and Visceral Heat-clearing Formula	0600440015	Rednees-remo-ving Powder	Key to Medicines and Patterns of Children's Diseases	Rehmanniae Radix (06172410400103009), Clematidis Armandii Caulis (06153720100103007), Glycyrrhizae Radix et Rhizoma (06156310300203002), Lophatheri Herba (06191221200104005)	Lophatheri Herba[cutting into segments]; Rehmanniae Radix; Clematidis Armandii Caulis; Glycyrrhizae Radix et Rhizoma[thick slices]
267	Heat-clearing Formula	Bowel and Visceral Heat-clearing Formula	0600440022	Gentian Li-ver-draining Decoction	Formulary of the Bureau of Taiping People's Welfare Pharmacy	Gentianae Radix et Rhizoma Vinatus (06171410300104312), Scutellariae Radix Tostus (06172210100102117), Gardeniae Fructus Praeparatus (06173540200107118), Alismatis Rhizoma (06190810600103001), Akebiae Caulis (06153820100203001), Angelicae Sinensis Radix (06164310100302003), Rehmanniae Radix Vinatus (06172410400103313), Bupleuri Radix (06164310101003008), Plantaginis Semen Salatus (06173440600100330), Glycyrrhizae Radix et Rhizoma (06156310300203002)	Plantaginis Semen Salatus[stir-fried with salt]; Gardeniae Fructus Praeparatus[rubbed into bits,stir-fried until yellow]; Akebiae Caulis[pieces]; Gentianae Radix et Rhizoma Vinatus [cut into segments, stir-fried with wine]; Alismatis Rhizoma; Bupleuri Radix; Glycyrrhizae Radix et Rhizoma[thick slices]; Rehmanniae Radix Vinatus[thick slices, stir-fried with wine]; Angelicae Sinensis Radix[thin slices]; Scutellariae Radix Tostus[thin slices,stir-fried until yellow]

Continued the table

No.	Main Category	Sub-category	Code of Formula	Name of Formula	Source of Formula	Components and Codes	Specifications and Requirements for Delivering
268	Heat-clearing Formula	Bowel and Visceral Heat-clearing Formula	0600440039	Left Metal Pill	Danxi's Experiential Therapy	Coptidis Rhizoma (06153710500302001), Euodiae Fructus (06157040200300004)	Euodiae Fructus; Coptidis Rhizoma[thin slices]
269	Heat-clearing Formula	Bowel and Visceral Heat-clearing Formula	0600440046	Phragmites Stem Decoction	Arcane Essentials from the Imperial Library	Phragmitis Rhizoma (06191210500204003), Coicis Semen (06191240500100005), Benincasae Semen (06174040600400004), Persicae Semen (06156140600300008)	Coicis Semen; Benincasae Semen; Persicae Semen; Phragmitis Rhizoma[cut into segments]
270	Heat-clearing Formula	Bowel and Visceral Heat-clearing Formula	0600440053	White-draining Powder	Key to Medicines and Patterns of Children's Diseases	Mori Cortex Mellitus (06151220600106352), Lycii Cortex (06172320600100008), Glycyrrhizae Radix et Rhizoma Praeparata cum Melle (06156310300203354), Oryzae Semen (06191240600100004)	Oryzae Semen; Lycii Cortex[removed of wooden cores]; Mori Cortex Mellitus[cut into shreds,stir-fried with honey]; Glycyrrhizae Radix et Rhizoma Praeparata cum Melle[thick slices,stir-fried with honey]
271	Heat-clearing Formula	Bowel and Visceral Heat-clearing Formula	0600440060	Stomach-clearing Powder	Treatise on Spleen and Stomach	Rehmanniae Radix (06172410400103009), Angelicae Sinensis Radix (06164310100302003), Moutan Cortex (06153720600102005), Coptidis Rhizoma (06153710500302001), Cimicifugae Rhizoma (06153710500103004)	Rehmanniae Radix; Cimicifugae Rhizoma[thick slices]; Angelicae Sinensis Radix; Moutan Cortex; Coptidis Rhizoma[thin slices]
272	Heat-clearing Formula	Bowel and Visceral Heat-clearing Formula	0600440077	Jade Lady Decoction	Jing-Yue's Collected Works	Gypsum Fibrosum (06326110100107008), Rehmanniae Radix Praeparata (06172410400103610), Ophiopogonis Radix (06192910400300001), Anemarrhenae Rhizoma (06192910500303001), Achyranthis Bidentatae Radix (06152510100204009)	Ophiopogonis Radix; Gypsum Fibrosum[coarse powder]; Achyranthis Bidentatae Radix[cut into segments]; Anemarrhenae Rhizoma[thick slices]; Rehmanniae Radix Praeparata[thick slices, stewed or steamed with wine]
273	Heat-clearing Formula	Bowel and Visceral Heat-clearing Formula	0600440084	Pueraria, Scutellaria, and Coptis Decoction	Treatise on Cold Damage	Puerariae Lobatae Radix (06156310100803006), Scutellariae Radix (06172210100102605), Coptidis Rhizoma (06153710500302001), Glycyrrhizae Radix et Rhizoma Praeparata cum Melle (06156310300203354)	Puerariae Lobatae Radix[thick slices]; Glycyrrhizae Radix et Rhizoma Praeparata cum Melle[thick slices,stir-fried with honey]; Coptidis Rhizoma[thin slices]; Scutellariae Radix[thin slices, decocting]

Continued the table

No.	Main Category	Sub-category	Code of Formula	Name of Formula	Source of Formula	Components and Codes	Specifications and Requirements for Delivering
274	Heat-clearing Formula	Bowel and Visceral Heat-clearing Formula	0600440091	Peony Decoction	Collection of Writting on the Mechanism of Disease, Suitability of Qi, and Safeguarding of Life Discussed in Plain Questions	Paeoniae Radix Alba (06153710100202008), Angelicae Sinensis Radix (06164310100302003), Coptidis Rhizoma (06153710500302001), Arecae Semen (06191440600102002), Aucklandiae Radix (06174410100303004), Glycyrrhizae Radix et Rhizoma Praeparata cum Melle (06156310300203354), Rhei Radix et Rhizoma (06152310300103009), Scutellariae Radix (06172210100102605), Cinnamomi Cortex (06154520500100007)	Cinnamomi Cortex[removed of rough barks]; Aucklandiae Radix[thick slices]; Glycyrrhizae Radix et Rhizoma Praeparata cum Melle[thick slices,stir-fried with honey]; Rhei Radix et Rhizoma[thick slices or breaking into pieces]; Paeoniae Radix Alba; Angelicae Sinensis Radix; Coptidis Rhizoma; Arecae Semen[thin slices]; Scutellariae Radix[thin slices, decocting]
275	Heat-clearing Formula	Bowel and Visceral Heat-clearing Formula	0600440107	Pulsatilla Decoction	Treatise on Cold Damage	Pulsatillae Radix (06153710100102001), Phellodendri Chinensis Cortex (06157020500206008), Coptidis Rhizoma (06153710500302001), Fraxini Cortex (06171220500106005)	Phellodendri Chinensis Cortex; Fraxini Cortex[cut into shreds]; Pulsatillae Radix; Coptidis Rhizoma[thin slices]
276	Heat-clearing Formula	Bowel and Visceral Heat-clearing Formula	0600440114	Scutellaria Decoction	Treatise on Cold Damage	Scutellariae Radix (06172210100102605), Paeoniae Radix Alba (06153710100202008), Glycyrrhizae Radix et Rhizoma Praeparata cum Melle (06156310300203354), Jujubae Fructus (06159640200100000)	Jujubae Fructus[splitting or removing cores]; Glycyrrhizae Radix et Rhizoma Praeparata cum Melle[thick slices,stir-fried with honey]; Paeoniae Radix Alba[thin slices]; Scutellariae Radix[thin slices, decocting]
277	Heat-clearing Formula	Bowel and Visceral Heat-clearing Formula	0600440121	Green-blue-Draining Pill	Key to Medicines and Patterns of Children's Diseases	Angelicae Sinensis Radix (06164310100302003), Gentianae Radix et Rhizoma (06171410300104008), Chuanxiong Rhizoma (06164310500103002), Gardeniae Fructus (06173540200107002), Rhei Radix et Rhizoma Cocta Vinata (06152310300103610), Notopterygii Rhizoma et Radix (06164310300103004), Saposhnikoviae Radix (06164310100503004)	Gardeniae Fructus[rubbed into bits]; Gentianae Radix et Rhizoma[cut into segments]; Chuanxiong Rhizoma; Notopterygii Rhizoma et Radix; Saposhnikoviae Radix[thick slices]; Rhei Radix et Rhizoma Cocta Vinata[thick slices or breaking into pieces, stewed or steamed with wine]; Angelicae Sinensis Radix[thin slices]

Continued the table

No.	Main Category	Sub-category	Code of Formula	Name of Formula	Source of Formula	Components and Codes	Specifications and Requirements for Delivering
278	Heat-clearing Formula	Bowel and Visceral Heat-clearing Formula	0600440138	Angelica, Gentian, and Aloe Pill	Prescriptions and Exposition of the Yellow Emperor's Plain Questions	Angelicae Sinensis Radix Vinatus (06164310100302317), Gentianae Radix et Rhizoma Vinatus (06171410300104312), Gardeniae Fructus Praeparatus (06173540200107125), Coptidis Rhizoma Vinatus (06153710500302315), Scutellariae Radix Praeparata (06172210100102315), Phellodendri Chinensis Cortex Praeparatus (06157020500206336), Rhei Radix et Rhizoma Vinatus (06152310300103313), Indigo Naturalis (06199990800100879), Aloe (06192990800105000), Aucklandiae Radix (06174410100303004), Moschus (06220640100100008)	Indigo Naturalis; Moschus; Gardeniae Fructus Praeparatus[rubbed into bits,stir-fried until brown]; Gentianae Radix et Rhizoma Vinatus[cut into segments, stir-fried with wine]; Phellodendri Chinensis Cortex Praeparatus[cut into shreds, stir-fried with salt]; Aloe[chopped into fragmenting]; Aucklandiae Radix[thick slices]; Rhei Radix et Rhizoma Vinatus[thick slices or breaking into pieces, stir-fried with wine]; Angelicae Sinensis Radix Vinatus; Coptidis Rhizoma Vinatus; Scutellariae Radix Praeparata[thin slices, stir-fried with wine]
279	Heat-clearing Formula	Bowel and Visceral Heat-clearing Formula	0600440152	Channel-clearing Powder	Fu Qing-Zhu's Obstetrics and Gynaecology	Moutan Cortex (06153720600102005), Lycii Cortex (06172320600100008), Paeoniae Radix Alba Vinatus (06153710100202312), Rehmanniae Radix Praeparata (06172410400103610), Artemisiae Annuae Herba (06174450500604004), Phellodendri Chinensis Cortex Praeparatus (06157020500206336), Poria (06400210100403009)	Poria[breaking into pieces or thick slices]; Lycii Cortex[removed of wooden cores]; Artemisiae Annuae Herba[cut into segments]; Phellodendri Chinensis Cortex Praeparatus[cut into shreds, stir-fried with salt]; Rehmanniae Radix Praeparata[thick slices, stewed or steamed with wine]; Moutan Cortex[thin slices]; Paeoniae Radix Alba Vinatus[thin slices, stir-fried with wine]

Continued the table

No.	Main Category	Sub-category	Code of Formula	Name of Formula	Source of Formula	Components and Codes	Specifications and Requirements for Delivering
280	Heat-clearing Formula	Bowel and Visceral Heat-clearing Formula	0600440169	Heat-clearing Spleen-draining Powder	Golden Mirror of the Medical Ancestors	Gardeniae Fructus Praeparatus (06173540200107118), Gypsum Ustum (06326110100107510), Scutellariae Radix (06172210100102605), Coptidis Rhizoma Praeparatum Cum Succo Zingiberis (06153710500302346), Rehmanniae Radix (06172410400103009), Poria (06400210100403009)	Poria[breaking into pieces or thick slices]; Gardeniae Fructus Praeparatus[rubbing into bits,stir-fried until yellow]; Gypsum Ustum[powder,calcined openly]; Rehmanniae Radix[thick slices]; Scutellariae Radix[thin slices, decocting]; Coptidis Rhizoma Praeparatum Cum Succo Zingiberis[thin slices,stir-fried with ginger juice]
281	Heat-clearing Formula	Bowel and Visceral Heat-clearing Formula	0600440176	Wind-dispersing Heat-clearing Decoction	Chinese Otorhinolaryngology	Schizonepetae Herba (06172250500404008), Saposhnikoviae Radix (06164310100503004), Arctii Fructus (06174440200200002), Glycyrrhizae Radix et Rhizoma (06156310300203002), Forsythiae Fructus (06171240200200001), Lonicerae Japonicae Flos (06173630200200008), Mori Cortex (06151220600106000), Paeoniae Radix Rubra (06153710100303002), Platycodonis Radix (06174110100303003), Scrophulariae Radix (06172410100102005), Trichosanthis Radix (06174010100103002), Fritillariae Thunbergii Bulbus (06192910700603000), Scutellariae Radix (06172210100102605)	Arctii Fructus; Forsythiae Fructus; Lonicerae Japonicae Flos; Schizonepetae Herba[cut into segments]; Mori Cortex[cut into shreds]; Saposhnikoviae Radix; Glycyrrhizae Radix et Rhizoma; Paeoniae Radix Rubra; Platycodonis Radix; Trichosanthis Radix[thick slices]; Fritillariae Thunbergii Bulbus[thick slices or fragmenting]; Scrophulariae Radix[thin slices]; Scutellariae Radix[thin slices, decocting]
282	Heat-clearing Formula	Bowel and Visceral Heat-clearing Formula	0600440183	Yellow Draining Pill	Key to Medicines and Patterns of Children's Diseases	Pogostemonis Herba (06172250500104007), Gardeniae Fructus (06173540200107002), Gypsum Fibrosum (06326110100107008), Glycyrrhizae Radix et Rhizoma (06156310300203002), Saposhnikoviae Radix (06164310100503004)	Gardeniae Fructus[rubbed into bits]; Gypsum Fibrosum[coarse powder]; Pogostemonis Herba[cut into segments]; Glycyrrhizae Radix et Rhizoma; Saposhnikoviae Radix[thick slices]

Continued the table

No.	Main Category	Sub-category	Code of Formula	Name of Formula	Source of Formula	Components and Codes	Specifications and Requirements for Delivering
283	Heat-clearing Formula	Bowel and Visceral Heat-clearing Formula	0600440190	Aconite Heart-draining Decoction	Treatise on Cold Damage	Rhei Radix et Rhizoma (06152310300103009), Coptidis Rhizoma (06153710500302001), Scutellariae Radix (06172210100102605), Aconiti Lateralis Radix Tostus (06153710400303221)	Aconiti Lateralis Radix Tostus[pieces, stir-fried with sand]; Rhei Radix et Rhizoma[thick slices or breaking into pieces]; Coptidis Rhizoma[thin slices]; Scutellariae Radix[thin slices, decocting]
284	Heat-clearing Formula	Bowel and Visceral Heat-clearing Formula	0600440206	Liver-draining Decoction	Longmu's Ophthalmology Secretly Handed Down	Haliotidis Concha (06206120300207009), Rhei Radix et Rhizoma (06152310300103009), Platycodonis Radix (06174110100303003), Plantaginis Semen (06173440600100002), Natrii Sulfas (06326410100100000), Saigae Tataricae Cornu (06220220200203009), Saposhnikoviae Radix (06164310100503004)	Plantaginis Semen; Natrii Sulfas; Haliotidis Concha[fragmenting]; Saigae Tataricae Cornu[pieces]; Platycodonis Radix; Saposhnikoviae Radix[thick slices]; Rhei Radix et Rhizoma[thick slices or breaking into pieces]
285	Heat-clearing Formula	Bowel and Visceral Heat-clearing Formula	0600440213	Liver-draining Powder	Essentials of Ophthalmology Anonymous	Angelicae Sinensis Radix (06164310100402000), Rhei Radix et Rhizoma (06152310300103009), Scutellariae Radix (06172210100102605), Anemarrhenae Rhizoma (06192910500303001), Platycodonis Radix (06174110100303003), Leonuri Fructus (06172240200100003), Natrii Sulfas (06326410100100000), Plantaginis Semen (06173440600100002), Saposhnikoviae Radix (06164310100503004), Paeoniae Radix Rubra (06153710100303002), Gardeniae Fructus (06173540200107002), Forsythiae Fructus (06171240200200001), Menthae Haplocalycis Herba (06172250500704009)	Leonuri Fructus; Natrii Sulfas; Plantaginis Semen; Forsythiae Fructus; Gardeniae Fructus[rubbed into bits]; Menthae Haplocalycis Herba[cut into segments]; Anemarrhenae Rhizoma; Platycodonis Radix; Saposhnikoviae Radix; Paeoniae Radix Rubra[thick slices]; Rhei Radix et Rhizoma[thick slices or breaking into pieces]; Angelicae Sinensis Radix[thin slices]; Scutellariae Radix[thin slices, decocting]

Continued the table

No.	Main Category	Sub-category	Code of Formula	Name of Formula	Source of Formula	Components and Codes	Specifications and Requirements for Delivering
286	Heat-clearing Formula	Bowel and Visceral Heat-clearing Formula	0600440220	Lung-draining Decoction	Summary for Chinese Ophthalmology	Gypsum Fibrosum (06326110100107008), Paeoniae Radix Rubra (06153710100303002), Scutellariae Radix Tostus (06172210100102117), Mori Cortex Mellitus (06151220600106352), Aurantii Fructus (06157040100202002), Akebiae Caulis (06153820100203001), Forsythiae Fructus (06171240200200001), Schizonepetae Herba (06172250500404008), Saposhnikoviae Radix (06164310100503004), Gardeniae Fructus (06173540200107002), Angelicae Dahuricae Radix (06164310100203003), Notopterygii Rhizoma et Radix (06164310300103004), Glycyrrhizae Radix et Rhizoma (06156310300203002)	Forsythiae Fructus; Gardeniae Fructus[rubbed into bits]; Gypsum Fibrosum[coarse powder]; Akebiae Caulis[pieces]; Schizonepetae Herba[cut into segments]; Mori Cortex Mellitus[cut into shreds,stir-fried with honey]; Paeoniae Radix Rubra; Saposhnikoviae Radix; Angelicae Dahuricae Radix; Notopterygii Rhizoma et Radix; Glycyrrhizae Radix et Rhizoma[thick slices]; Aurantii Fructus[thin slices]; Scutellariae Radix Tostus[thin slices,stir-fried until yellow]
287	Heat-clearing Formula	Bowel and Visceral Heat-clearing Formula	0600440237	Gardenia Liver-clearing Decoction	Orthodox Manual of External Medicine	Arctii Fructus (06174440200200002), Bupleuri Radix (06164310101003008), Chuanxiong Rhizoma (06164310500103002), Paeoniae Radix Alba (06153710100202008), Gypsum Fibrosum (06326110100107008), Angelicae Sinensis Radix (06164310100302003), Gardeniae Fructus (06173540200107002), Moutan Cortex (06153720600102005), Scutellariae Radix (06172210100102605), Coptidis Rhizoma (06153710500302001), Glycyrrhizae Radix et Rhizoma (06156310300203002)	Arctii Fructus; Gardeniae Fructus[rubbed into bits]; Gypsum Fibrosum[coarse powder]; Bupleuri Radix; Chuanxiong Rhizoma; Glycyrrhizae Radix et Rhizoma[thick slices]; Paeoniae Radix Alba; Angelicae Sinensis Radix; Moutan Cortex; Coptidis Rhizoma[thin slices]; Scutellariae Radix[thin slices, decocting]
288	Heat-clearing Formula	Bowel and Visceral Heat-clearing Formula	0600440244	Chrysanthemum Fetid Cassia Powder	Revealing the Mystery of the Origin of Eye Diseases	Cassiae Semen (06156340600500006), Haliotidis Concha (06206120300207009), Equiseti Hiemalis Herba (06130550500104002), Saposhnikoviae Radix (06164310100503004), Notopterygii Rhizoma et Radix (06164310300103004), Viticis Fructus (06172140200100006), Chrysanthemi Flos (06174430100200004), Glycyrrhizae Radix et Rhizoma Praeparata cum Melle (06156310300203354), Chuanxiong Rhizoma (06164310500103002), Gypsum Fibrosum (06326110100107008), Scutellariae Radix (06172210100102605)	Cassiae Semen; Viticis Fructus; Chrysanthemi Flos; Gypsum Fibrosum[coarse powder]; Haliotidis Concha[fragmenting]; Equiseti Hiemalis Herba[cut into segments]; Saposhnikoviae Radix; Notopterygii Rhizoma et Radix; Chuanxiong Rhizoma[thick slices]; Glycyrrhizae Radix et Rhizoma Praeparata cum Melle[thick slices,stir-fried with honey]; Scutellariae Radix[thin slices, decocting]

Continued the table

No.	Main Category	Sub-category	Code of Formula	Name of Formula	Source of Formula	Components and Codes	Specifications and Requirements for Delivering
289	Heat-clearing Formula	Bowel and Visceral Heat-clearing Formula	0600440251	Kidney nourishing Gate-opening Pill	Secret Book of the Orchid Chamber	Cinnamomi Cortex (06154520500100007), Phellodendri Chinensis Cortex (06157020500206008), Anemarrhenae Rhizoma (06192910500303001)	Cinnamomi Cortex[removed of rough barks]; Phellodendri Chinensis Cortex[cut into shreds]; Anemarrhenae Rhizoma[thick slices]
290	Heat-clearing Formula	Bowel and Visceral Heat-clearing Formula	0600440268	Pepperweed and Jujube Lung-draining Decoction	Synopsis of the Golden Chamber	Descurainiae Semen/ Lepidii Semen (06154940600300006), Jujubae Fructus (06159640200100000)	Descurainiae Semen/ Lepidii Semen; Jujubae Fructus[splitting or removing cores]
291	Heat-clearing Formula	Bowel and Visceral Heat-clearing Formula	0600440275	New Tangerine Bupleurum Coptis Decoction	Summary for Chinese Ophthalmology	Bupleuri Radix (06164310101003008), Coptidis Rhizoma (06153710500302001), Scutellariae Radix (06172210100102605), Paeoniae Radix Rubra (06153710100303002), Viticis Fructus (06172140200100006), Gardeniae Fructus (06173540200107002), Gentianae Radix et Rhizoma (06171410300104008), Akebiae Caulis (06153820100203001), Glycyrrhizae Radix et Rhizoma (06156310300203002), Schizonepetae Herba (06172250500404008), Saposhnikoviae Radix (06164310100503004)	Viticis Fructus; Gardeniae Fructus[rubbed into bits]; Akebiae Caulis[pieces]; Gentianae Radix et Rhizoma; Schizonepetae Herba[cut into segments]; Bupleuri Radix; Paeoniae Radix Rubra; Glycyrrhizae Radix et Rhizoma; Saposhnikoviae Radix-[thick slices]; Coptidis Rhizoma[thin slices]; Scutellariae Radix[thin slices, decocting]
292	Heat-clearing Formula	Bowel and Visceral Heat-clearing Formula	0600440282	Pulsatilla Decoction Plus Licorice and Ass Hide Glue	Synopsis of the Golden Chamber	Pulsatillae Radix (06153710100102001), Glycyrrhizae Radix et Rhizoma (06156310300203002), Asini Corii Colla (06220340200100969), Fraxini Cortex (06171220500106005), Coptidis Rhizoma (06153710500302001), Phellodendri Chinensis Cortex (06157020500206008)	Asini Corii Colla[processing into glue]; Fraxini Cortex; Phellodendri Chinensis Cortex[cut into shreds]; Glycyrrhizae Radix et Rhizoma[thick slices]; Pulsatillae Radix; Coptidis Rhizoma[thin slices]
293	Heat-clearing Formula	Bowel and Visceral Heat-clearing Formula	0600440305	Coptis and Aconite Six-to-one Decoction	The Orthodox Tradition of Medicine	Coptidis Rhizoma (06153710500302001), Aconiti Lateralis Radix Tostus (06153710400303221)	Aconiti Lateralis Radix Tostus[pieces, stir-fried with sand]; Coptidis Rhizoma[thin slices]

Continued the table

No.	Main Category	Sub-category	Code of Formula	Name of Formula	Source of Formula	Components and Codes	Specifications and Requirements for Delivering
294	Heat-clearing Formula	Bowel and Visceral Heat-clearing Formula	0600440312	Yang-Upbearing Dampness-dispelling and Blood-harmonizing Decoction	Secret Book of the Orchid Chamber	Rehmanniae Radix (06172410400103009), Moutan Cortex (06153720600102005), Glycyrrhizae Radix et Rhizoma Praeparata cum Melle (06156310300203354), Glycyrrhizae Radix et Rhizoma (06156310300203002), Paeoniae Radix Alba (06153710100202008), Astragali Radix (06156310100603002), Cimicifugae Rhizoma (06153710500103004), Rehmanniae Radix Praeparata (06172410400103610), Angelicae Sinensis Radix (06164310100302003), Atractylodis Rhizoma (06174410500303000), Gentianae Macrophyllae Radix (06171410100103003), Cinnamomi Cortex (06154520500100007), Citri Reticulatae Pericarpium (06157040400306004)	Cinnamomi Cortex[removed of rough barks]; Citri Reticulatae Pericarpium[cut into shreds]; Rehmanniae Radix; Glycyrrhizae Radix et Rhizoma; Astragali Radix; Cimicifugae Rhizoma; Atractylodis Rhizoma; Gentianae Macrophyllae Radix[thick slices]; Rehmanniae Radix Praeparata[thick slices, stewed or steamed with wine]; Glycyrrhizae Radix et Rhizoma Praeparata cum Melle[thick slices,stir-fried with honey]; Moutan Cortex; Paeoniae Radix Alba; Angelicae Sinensis Radix[thin slices]
295	Heat-clearing Formula	Bowel and Visceral Heat-clearing Formula	0600440329	Decoction for Clearing Heat from Stomach	Restoration of Health from the Myraid Diseases	Angelicae Sinensis Radix (06164310100302003), Chuanxiong Rhizoma (06164310500103002), Paeoniae Radix Rubra (06153710100303002), Rehmanniae Radix (06172410400103009), Coptidis Rhizoma (06153710500302001), Moutan Cortex (06153720600102005), Gardeniae Fructus (06173540200107002), Saposhnikoviae Radix (06164310100503004), Schizonepetae Herba (06172250500404008), Menthae Haplocalycis Herba (06172250500704009), Glycyrrhizae Radix et Rhizoma (06156310300203002)	Gardeniae Fructus[rubbed into bits]; Schizonepetae Herba[cut into segments]; Menthae Haplocalycis Herba[cut into segments]; Chuanxiong Rhizoma; Paeoniae Radix Rubra; Rehmanniae Radix; Saposhnikoviae Radix; Glycyrrhizae Radix et Rhizoma[thick slices]; Angelicae Sinensis Radix; Coptidis Rhizoma; Moutan Cortex[thin slices]
296	Heat-clearing Formula	Bowel and Visceral Heat-clearing Formula	0600440336	Supplemented Redness-removing Powder	Effective Recipes from Renzhai House	Rehmanniae Radix (06172410400103009), Akebiae Caulis (06153820100203001), Scutellariae Radix (06172210100102605), Glycyrrhizae Radix et Rhizoma (06156310300203002), Plantaginis Semen (06173440600100002), Gardeniae Fructus (06173540200107002), Chuanxiong Rhizoma (06164310500103002), Paeoniae Radix Rubra (06153710100303002)	Plantaginis Semen; Gardeniae Fructus[rubbed into bits]; Akebiae Caulis[pieces]; Rehmanniae Radix; Glycyrrhizae Radix et Rhizoma; Chuanxiong Rhizoma; Paeoniae Radix Rubra[thick slices]; Scutellariae Radix[thin slices, decocting]

Continued the table

No.	Main Category	Sub-category	Code of Formula	Name of Formula	Source of Formula	Components and Codes	Specifications and Requirements for Delivering
297	Heat-clearing Formula	Bowel and Visceral Heat-clearing Formula	0600440350	Infantile Heart-clearing Pill	Effective Recipes from Renzhai House of Children's Disease	Ginseng Radix et Rhizoma (06164210300102000), Poria cum Pini Radix (06400210100505000), Saposhnikoviae Radix (06164310100503004), Cinnabaris (06310210100107851), Bupleuri Radix (06164310101003008)	Poria cum Pini Radix[breaking into pieces]; Cinnabaris[powder, ground with water]; Saposhnikoviae Radix; Bupleuri Radix[thick slices]; Ginseng Radix et Rhizoma[thin slices]
298	Heat-clearing Formula	Bowel and Visceral Heat-clearing Formula	0600440367	Nine-ingredient Heart-clearing Pill	Supplement to Medical Theory	Typhae Pollen (06190130500100000), Bubali Cornu (06220220200103002), Scutellariae Radix (06172210100102605), Bovis Calculus (06220240100100000), Saigae Tataricae Cornu (06220220200203009), Moschus (06220640100100008), Borneolum Syntheticum (06160890800100009), Realgar (06310310100107858)	Typhae Pollen; Bovis Calculus; Moschus; Borneolum Syntheticum; Bubali Cornu; Saigae Tataricae Cornu[pieces]; Realgar[powder, ground with water]; Scutellariae Radix[thin slices, decocting]
299	Heat-clearing Formula	Bowel and Visceral Heat-clearing Formula	0600440374	Intestine-clearing Decoction	Longevity and Life Preservation	Angelicae Sinensis Radix (06164310100302003), Rehmanniae Radix (06172410400103009), Gardeniae Fructus Praeparatus (06173540200107118), Coptidis Rhizoma (06153710500302001), Paeoniae Radix Rubra (06153710100303002), Phellodendri Chinensis Cortex (06157020500206008), Dianthi Herba (06153150500104005), Poria (06400210100403009), Akebiae Caulis (06153820100203001), Polygoni Avicularis Herba (06152350500104000), Anemarrhenae Rhizoma (06192910500303001), Glycyrrhizae Radix et Rhizoma (06156310300203002), Ophiopogonis Radix (06192910400300001)	Ophiopogonis Radix; Poria[breaking into pieces or thick slices]; Gardeniae Fructus Praeparatus[rubbed into bits,stir-fried until yellow]; Akebiae Caulis[pieces]; Dianthi Herba; Polygoni Avicularis Herba[cut into segments]; Phellodendri Chinensis Cortex[cut into shreds]; Rehmanniae Radix; Paeoniae Radix Rubra; Anemarrhenae Rhizoma; Glycyrrhizae Radix et Rhizoma[thick slices]; Angelicae Sinensis Radix; Coptidis Rhizoma[thin slices]
300	Heat-clearing Formula	Deficiency-heat-clearing Formula	0600450014	Sweet Wormwood and Turtle Shell Decoction	Detailed Analysis of Warm Disease	Trionycis Carapax (06225620300100003), Artemisiae Annuae Herba (06174450500604004), Rehmanniae Radix (06172410400103009), Anemarrhenae Rhizoma (06192910500303001), Moutan Cortex (06153720600102005)	Trionycis Carapax[boiled and removed of skin and flesh]; Artemisiae Annuae Herba[cut into segments]; Rehmanniae Radix; Anemarrhenae Rhizoma[thick slices]; Moutan Cortex[thin slices]

Continued the table

No.	Main Category	Sub-category	Code of Formula	Name of Formula	Source of Formula	Components and Codes	Specifications and Requirements for Delivering
301	Heat-clearing Formula	Deficiency-heat-clearing Formula	0600450021	Bone-clearing Powder	Criterion for Pattern Identification and Treatment	Stellariae Radix (06153110100103006), Picrorhizae Rhizoma (06172410500102001), Gentianae Macrophyllae Radix (06171410100103003), Trionycis Carapax Praeparatum (06225620300100324), Lycii Cortex (06172320600100008), Artemisiae Annuae Herba (06174450500604004), Anemarrhenae Rhizoma (06192910500303001), Glycyrrhizae Radix et Rhizoma (06156310300203002)	Trionycis Carapax Praeparatum[stir-fried with sand then quenched with vinegar]; Lycii Cortex[removed of wooden cores]; Artemisiae Annuae Herba[cut into segments]; Stellariae Radix; Gentianae Macrophyllae Radix; Anemarrhenae Rhizoma; Glycyrrhizae Radix et Rhizoma[thick slices]; Picrorhizae Rhizoma[thin slices]
302	Heat-clearing Formula	Deficiency-heat-clearing Formula	0600450038	Angelica Six Yellows Decoction	Secret Book of the Orchid Chamber	Angelicae Sinensis Radix (06164310100302003), Rehmanniae Radix (06172410400103009), Phellodendri Chinensis Cortex (06157020500206008), Coptidis Rhizoma (06153710500302001), Rehmanniae Radix Praeparata (06172410400103610), Astragali Radix (06156310100603002), Scutellariae Radix (06172210100102605)	Phellodendri Chinensis Cortex[cut into shreds]; Rehmanniae Radix; Astragali Radix[thick slices]; Rehmanniae Radix Praeparata[thick slices, stewed or steamed with wine]; Angelicae Sinensis Radix; Coptidis Rhizoma[thin slices]; Scutellariae Radix[thin slices, decocting]
303	Heat-clearing Formula	Deficiency-heat-clearing Formula	0600450045	Large Gentian and Turtle Shell Powder	Precious Mirror of Health	Lycii Cortex (06172320600100008), Bupleuri Radix (06164310101003008), Trionycis Carapax Praeparatum (06225620300100324), Gentianae Macrophyllae Radix (06171410100103003), Anemarrhenae Rhizoma (06192910500303001), Angelicae Sinensis Radix (06164310100302003), Artemisiae Annuae Herba (06174450500604004), Mume Fructus (06156140200200005)	Mume Fructus; Trionycis Carapax Praeparatum[stir-fried with sand then quenched with vinegar]; Lycii Cortex[removed of wooden cores]; Artemisiae Annuae Herba[cut into segments]; Bupleuri Radix; Gentianae Macrophyllae Radix; Anemarrhenae Rhizoma[thick slices]; Angelicae Sinensis Radix[thin slices]
304	Heat-clearing Formula	Deficiency-heat-clearing Formula	0600450052	Yin-preserving Decoction	Jing-Yue's Collected Works	Rehmanniae Radix (06172410400103009), Rehmanniae Radix Praeparata (06172410400103610), Scutellariae Radix (06172210100102605), Phellodendri Chinensis Cortex (06157020500206008), Paeoniae Radix Alba (06153710100202008), Dipsaci Radix (06173910100103006), Glycyrrhizae Radix et Rhizoma (06156310300203002), Dioscoreae Rhizoma (06193210500103007)	Phellodendri Chinensis Cortex[cut into shreds]; Rehmanniae Radix; Dipsaci Radix; Glycyrrhizae Radix et Rhizoma; Dioscoreae Rhizoma[thick slices]; Rehmanniae Radix Praeparata[thick slices, stewed or steamed with wine]; Paeoniae Radix Alba[thin slices]; Scutellariae Radix[thin slices, decocting]

Continued the table

No.	Main Category	Sub-category	Code of Formula	Name of Formula	Source of Formula	Components and Codes	Specifications and Requirements for Delivering
305	Heat-clearing Formula	Deficiency-heat-clearing Formula	0600450069	Bupleurum Bone-clearing Powder	Golden Mirror of the Medical Ancestors	Gentianae Macrophyllae Radix (06171410100103003), Anemarrhenae Rhizoma (06192910500303001), Glycyrrhizae Radix et Rhizoma Praeparata cum Melle (06156310300203354), Picrorhizae Rhizoma (06172410500102001), Trionycis Carapax (06225620300100003), Artemisiae Annuae Herba (06174450500604004), Bupleuri Radix (06164310101003008), Lycii Cortex (06172320600100008), Allii Macrostemonis Bulbus (06192910700800003), Suis Medullae Spinalis (06220530100100002), Suis Fellis Pulvis (06220530200100001), Hominis Urinae (06220140100200000)	Allii Macrostemonis Bulbus; Suis Medullae Spinalis; Suis Fellis Pulvis; Hominis Urinae; Trionycis Carapax[boiled and removing skin and flesh]; Lycii Cortex[removed of wooden cores]; Artemisiae Annuae Herba[cut into segments]; Gentianae Macrophyllae Radix; Anemarrhenae Rhizoma; Bupleuri Radix[thick slices]; Glycyrrhizae Radix et Rhizoma Praeparata cum Melle[thick slices,stir-fried with honey]; Picrorhizae Rhizoma[thin slices]
306	Heat-clearing Formula	Deficiency-heat-clearing Formula	0600450076	Lily Bulb Lotion	Synopsis of the Golden Chamber	Lilii Bulbus (06192910700500002)	Lilii Bulbus
307	Heat-clearing Formula	Deficiency-heat-clearing Formula	0600450083	Lily Bulb and Rehmannia Decoction	Synopsis of the Golden Chamber	Lilii Bulbus (06192910700500002), Rehmanniae Radix (06172410400103009)	Lilii Bulbus; Rehmanniae Radix[thick slices]
308	Heat-clearing Formula	Deficiency-heat-clearing Formula	0600450090	Lily Bulb and Talcum Powder	Synopsis of the Golden Chamber	Lilii Bulbus (06192910700500002), Talcum (06322110100107002)	Lilii Bulbus; Talcum[fragmenting or fine powder]
309	Tonifying and Replenishing Formula	Qi-tonifying Formula	0600710309	True-securing Decoction	Criterion for Pattern Identification and Treatment	Astragali Radix Praeparata cum Melle (06156310100603354), Ziziphi Spinosae Semen (06159640600100006), Ginseng Radix et Rhizoma (06164210300102000), Paeoniae Radix Alba (06153710100202008), Angelicae Sinensis Radix (06164310100302003), Rehmanniae Radix (06172410400103009), Poria (06400210100403009), Glycyrrhizae Radix et Rhizoma (06156310300203002), Citri Reticulatae Pericarpium (06157040400306004)	Poria[breaking into pieces or thick slices]; Ziziphi Spinosae Semen[removed of residual shell nuclei and mashed when used]; Citri Reticulatae Pericarpium[cut into shreds]; Rehmanniae Radix; Glycyrrhizae Radix et Rhizoma[thick slices]; Astragali Radix Praeparata cum Melle[thick slices,stir-fried with honey]; Ginseng Radix et Rhizoma; Paeoniae Radix Alba; Angelicae Sinensis Radix[thin slices]

Continued the table

No.	Main Category	Sub-category	Code of Formula	Name of Formula	Source of Formula	Components and Codes	Specifications and Requirements for Delivering
310	Tonifying and Replenishing Formula	Qi-tonifying Formula	0600710316	Pure Ginseng Decoction	Pathfinder Prescriptions	Ginseng Radix et Rhizoma (06164210300102000)	Ginseng Radix et Rhizoma[thin slices]
311	Tonifying and Replenishing Formula	Qi-tonifying Formula	0600710323	Fetal Origin Decoction	Jing-Yue's Collected Works	Ginseng Radix et Rhizoma (06164210300102000), Angelicae Sinensis Radix (06164310100302003), Eucommiae Cortex (06155920500106006), Paeoniae Radix Alba (06153710100202008), Rehmanniae Radix Praeparata (06172410400103610), Atractylodis Macrocephalae Rhizoma (06174410500203003), Glycyrrhizae Radix et Rhizoma Praeparata cum Melle (06156310300203354), Citri Reticulatae Pericarpium (06157040400306004)	Eucommiae Cortex[breaking into pieces or cut into shreds]; Citri Reticulatae Pericarpium[cut into shreds]; Atractylodis Macrocephalae Rhizoma[thick slices]; Rehmanniae Radix Praeparata[thick slices, stewed or steamed with wine]; Glycyrrhizae Radix et Rhizoma Praeparata cum Melle[thick slices,stir-fried with honey]; Ginseng Radix et Rhizoma; Angelicae Sinensis Radix; Paeoniae Radix Alba[thin slices]
312	Tonifying and Replenishing Formula	Qi-tonifying Formula	0600710330	Qi-benifiting Urine-Abducting Decoction	Chinese Gyniatrics	Adenophorae Radix (06174110100103009), Atractylodis Macrocephalae Rhizoma (06174410500203003), Lablab Semen Album (06156340600400009), Poria (06400210100403009), Cinnamomi Ramulus (06154520200103001), Cimicifugae Rhizoma Mellitus (06153710500103356), Platycodonis Radix (06174110100303003), Tetrapanacis Medulla (06164220300103006), Linderae Radix (06154510400102003)	Lablab Semen Album; Poria[breaking into pieces or thick slices]; Adenophorae Radix; Atractylodis Macrocephalae Rhizoma; Cinnamomi Ramulus; Platycodonis Radix; Tetrapanacis Medulla[thick slices]; Cimicifugae Rhizoma Mellitus[thick slices,stir-fried with honey]; Linderae Radix[thin slices]

Continued the table

No.	Main Category	Sub-category	Code of Formula	Name of Formula	Source of Formula	Components and Codes	Specifications and Requirements for Delivering
313	Tonifying and Replenishing Formula	Qi-tonifying Formula	0600710347	Origin-regulating Kidney Qi Pill	Orthodox Manual of External Medicine	Rehmanniae Radix Vinatus (06172410400103313), Corni Fructus (06164440400100006), Dioscoreae Rhizoma (06193210500103007), Moutan Cortex (06153720600102005), Poria (06400210100403009), Ginseng Radix et Rhizoma (06164210300102000), Angelicae Sinensis Radix (06164310100302003), Alismatis Rhizoma (06190810600103001), Ophiopogonis Radix (06192910400300001), Draconis Os (06338110100105009), Lycii Cortex (06172320600100008), Aucklandiae Radix (06174410100303004), Amomi Fructus (06193540200300001), Phellodendri Chinensis Cortex Praeparatus (06157020500206336), Anemarrhenae Rhizoma (06192910500303001)	Ophiopogonis Radix; Amomi Fructus; Draconis Os[breaking into pieces]; Poria[breaking into pieces or thick slices]; Corni Fructus[removed of kernel]; Lycii Cortex[removed of wooden cores]; Phellodendri Chinensis Cortex Praeparatus[cut into shreds, stir-fried with salt]; Dioscoreae Rhizoma; Alismatis Rhizoma; Aucklandiae Radix; Anemarrhenae Rhizoma[thick slices]; Rehmanniae Radix Vinatus[thick slices, stir-fried with wine]; Moutan Cortex; Ginseng Radix et Rhizoma; Angelicae Sinensis Radix[thin slices]
314	Tonifying and Replenishing Formula	Qi-tonifying Formula	0600710354	Origin-regulating Powder	Experiential Book of Safeguard Children	Dioscoreae Rhizoma (06193210500103007), Ginseng Radix et Rhizoma (06164210300102000), Poria (06400210100403009), Poria cum Pini Radix (06400210100505000), Atractylodis Macrocephalae Rhizoma (06174410500203003), Paeoniae Radix Alba (06153710100202008), Rehmanniae Radix Praeparata (06172410400103610), Angelicae Sinensis Radix (06164310100302003), Astragali Radix (06156310100603002), Chuanxiong Rhizoma (06164310500103002), Glycyrrhizae Radix et Rhizoma (06156310300203002), Acori Tatarinowii Rhizoma (06191610500203004)	Poria cum Pini Radix[breaking into pieces]; Poria[breaking into pieces or thick slices]; Dioscoreae Rhizoma; Atractylodis Macrocephalae Rhizoma; Astragali Radix; Chuanxiong Rhizoma; Glycyrrhizae Radix et Rhizoma; Acori Tatarinowii Rhizoma[thick slices]; Rehmanniae Radix Praeparata[thick slices, stewed or steamed with wine]; Ginseng Radix et Rhizoma; Paeoniae Radix Alba; Angelicae Sinensis Radix[thin slices]
315	Tonifying and Replenishing Formula	Qi-tonifying Formula	0600710361	Metropolis Qi Pill	Comprehensive Medicine According to Master Zhang	Rehmanniae Radix Praeparata (06172410400103610), Corni Fructus (06164440400100006), Dioscoreae Rhizoma (06193210500103007), Moutan Cortex (06153720600102005), Poria (06400210100403009), Alismatis Rhizoma (06190810600103001), Schisandrae Chinensis Fructus (06154140200200007)	Schisandrae Chinensis Fructus; Poria[breaking into pieces or thick slices]; Corni Fructus[removed of kernel]; Dioscoreae Rhizoma; Alismatis Rhizoma[thick slices]; Rehmanniae Radix Praeparata[thick slices, stewed or steamed with wine]; Moutan Cortex[thin slices]

Continued the table

No.	Main Category	Sub-category	Code of Formula	Name of Formula	Source of Formula	Components and Codes	Specifications and Requirements for Delivering
316	Tonifying and Replenishing Formula	Qi-tonifying Formula	0600710378	Astragalus Angelica Powder	Golden Mirror of the Medical Ancestors	Ginseng Radix et Rhizoma (06164210300102000), Astragali Radix (06156310100603002), Atractylodis Macrocephalae Rhizoma (06174410500203003), Paeoniae Radix Alba (06153710100202008), Glycyrrhizae Radix et Rhizoma (06156310300203002), Alpiniae Oxyphyllae Fructus (06193540200500005), Angelicae Sinensis Radix (06164310100302003), Zingiberis Rhizoma Recens (06193510500403009), Jujubae Fructus (06159640200100000), Suis Vesicae	Suis Vesicae; Alpiniae Oxyphyllae Fructus[removed of shells]; Jujubae Fructus[split or removed of cores]; Astragali Radix; Atractylodis Macrocephalae Rhizoma; Glycyrrhizae Radix et Rhizoma; Zingiberis Rhizoma Recens [thick slices]; Ginseng Radix et Rhizoma; Paeoniae Radix Alba; Angelicae Sinensis Radix[thin slices]
317	Tonifying and Replenishing Formula	Qi-tonifying Formula	0600710385	Astragalus and Turtle Shell Powder	Formulary of the Bureau of Taiping People's Welfare Pharmacy	Ginseng Radix et Rhizoma (06164210300102000), Cinnamomi Cortex (06154520500100007), Platycodonis Radix (06174110100303003), Rehmanniae Radix (06172410400103009), Pinelliae Rhizoma Praeparatum (06191610600200712), Asteris Radix et Rhizoma (06174410300103008), Anemarrhenae Rhizoma (06192910500303001), Paeoniae Radix Rubra (06153710100303002), Astragali Radix (06156310100603002), Glycyrrhizae Radix et Rhizoma Praeparata cum Melle (06156310300203354), Mori Cortex (06151220600106000), Asparagi Radix (06192910400202008), Trionycis Carapax Praeparatum (06225620300100324), Gentianae Macrophyllae Radix (06171410100103003), Poria (06400210100403009), Lycii Cortex (06172320600100008), Bupleuri Radix (06164310101003008)	Pinelliae Rhizoma Praeparatum[processing with licorice and limewater]; Trionycis Carapax Praeparatum[stir-fried with sand then quenched with vinegar]; Poria[breaking into pieces or thick slices]; Cinnamomi Cortex[removed of rough barks]; Lycii Cortex[removed of wooden cores]; Mori Cortex[cut into shreds]; Platycodonis Radix; Rehmanniae Radix; Anemarrhenae Rhizoma; Paeoniae Radix Rubra; Astragali Radix; Gentianae Macrophyllae Radix; Bupleuri Radix[thick slices]; Glycyrrhizae Radix et Rhizoma Praeparata cum Melle[thick slices,stir-fried with honey]; Asteris Radix et Rhizoma[thick slices or cut into segments]; Ginseng Radix et Rhizoma; Asparagi Radix[thin slices]
318	Qi-regulating Formula	Qi-moving Formula	0601110399	Poria Decoction	Arcane Essentials from the Imperial Library	Poria (06400210100403009), Ginseng Radix et Rhizoma (06164210300102000), Atractylodis Macrocephalae Rhizoma (06174410500203003), Aurantii Fructus Immaturus (06157040100102005), Citri Reticulatae Pericarpium (06157040400306004), Zingiberis Rhizoma Recens (06193510500403009)	Poria[breaking into pieces or thick slices]; Citri Reticulatae Pericarpium[cut into shreds]; Atractylodis Macrocephalae Rhizoma; Zingiberis Rhizoma Recens [thick slices]; Ginseng Radix et Rhizoma; Aurantii Fructus Immaturus[thin slices]

Continued the table

No.	Main Category	Sub-category	Code of Formula	Name of Formula	Source of Formula	Components and Codes	Specifications and Requirements for Delivering
319	Qi-regulating Formula	Qi-moving Formula	0601110405	Immature O-range Fruit and Peony Decoction	Synopsis of the Golden Chamber	Aurantii Fructus Immaturus (06157040100102005), Paeoniae Radix Alba (06153710100202008)	Aurantii Fructus Immaturus; Paeoniae Radix Alba[thin slices]
320	Qi-regulating Formula	Qi-moving Formula	0601110412	Immature Orange and Atractylodes Decoction	Synopsis of the Golden Chamber	Aurantii Fructus Immaturus (06157040100102005), Atractylodis Macrocephalae Rhizoma (06174410500203003)	Atractylodis Macrocephalae Rhizoma[thick slices]; Aurantii Fructus Immaturus[thin slices]
321	Qi-regulating Formula	Qi-moving Formula	0601110429	Magnolia Bark Three Ingredients Decoction	Synopsis of the Golden Chamber	Magnoliae Officinalis Cortex (06154120500206008), Rhei Radix et Rhizoma (06152310300103009), Aurantii Fructus Immaturus (06157040100102005)	Magnoliae Officinalis Cortex[cut into shreds]; Rhei Radix et Rhizoma[thick slices or breaking into pieces]; Aurantii Fructus Immaturus[thin slices]
322	Qi-regulating Formula	Qi-moving Formula	0601110436	Tangerine Peel, Orange Fruit and Fresh Ginger Decoction	Synopsis of the Golden Chamber	Citri Reticulatae Pericarpium (06157040400306004), Zingiberis Rhizoma Recens (06193510500403009), Aurantii Fructus Immaturus (06157040100102005)	Citri Reticulatae Pericarpium[cut into shreds]; Zingiberis Rhizoma Recens[thick slices]; Aurantii Fructus Immaturus[thin slices]
323	Qi-regulating Formula	Qi-moving Formula	0601110443	Mysterious Decoction	Arcane Essentials from the Imperial Library	Ephedrae Herba (06141021000104008), Perillae Folium (06172220700107009), Citri Reticulatae Pericarpium (06157040400306004), Bupleuri Radix (06164310101003008), Armeniacae Semen Amarum (06156140600100004)	Armeniacae Semen Amarum; Perillae Folium[fragmenting]; Ephedrae Herba[cut into segments]; Citri Reticulatae Pericarpium[cut into shreds]; Bupleuri Radix[thick slices]
324	Qi-regulating Formula	Qi-moving Formula	0601110467	Eight Ingredients Qi-normalizing Powder	Revised Prescriptions to Aid the Living	Atractylodis Macrocephalae Rhizoma (06174410500203003), Poria (06400210100403009), Citri Reticulatae Pericarpium Viride (06157040400406001), Angelicae Dahuricae Radix (06164310100203003), Citri Reticulatae Pericarpium (06157040400306004), Linderae Radix (06154510400102003), Ginseng Radix et Rhizoma (06164210300102000), Glycyrrhizae Radix et Rhizoma Praeparata cum Melle (06156310300203354)	Poria[breaking into pieces or thick slices]; Citri Reticulatae Pericarpium[cut into shreds]; Atractylodis Macrocephalae Rhizoma; Angelicae Dahuricae Radix[thick slices]; Glycyrrhizae Radix et Rhizoma Praeparata cum Melle[thick slices,stir-fried with honey]; Citri Reticulatae Pericarpium Viride[thick slices or cut into shreds]; Linderae Radix; Ginseng Radix et Rhizoma[thin slices]

Continued the table

No.	Main Category	Sub-category	Code of Formula	Name of Formula	Source of Formula	Components and Codes	Specifications and Requirements for Delivering
325	Qi-regulating Formula	Qi-moving Formula	0601110474	Heart-qi-separating Decoction	Effective Recipes from Renzhai House	Perillae Folium (06172220700107009), Pinelliae Rhizoma Praeparatum cum Zingibere et Alumine (06191610600200729), Aurantii Fructus (06157040100202002), Citri Reticulatae Pericarpium Viride (06157040400406001), Citri Exocarpium Rubrum (06157040400507005), Arecae Pericarpium (06191440400204005), Mori Cortex (06151220600106000), Akebiae Caulis (06153820100203001), Poria (06400210100403009), Aucklandiae Radix (06174410100303004), Arecae Semen (06191440600102002), Curcumae Rhizoma (06193510500703000), Ophiopogonis Radix (06192910400300001), Platycodonis Radix (06174110100303003), Cinnamomi Cortex (06154520500100007), Cyperi Rhizoma (06191310500103006), Pogostemonis Herba (06172250500104007), Glycyrrhizae Radix et Rhizoma Praeparata cum Melle (06156310300203354)	Ophiopogonis Radix; Pinelliae Rhizoma Praeparatum cum Zingibere et Alumine[processing with ginger and alum]; Poria[breaking into pieces or thick slices]; Citri Exocarpium Rubrum[breaking to pieces]; Perillae Folium[fragmenting]; Akebiae Caulis[pieces]; Cinnamomi Cortex[removed of rough barks]; Arecae Pericarpium; Pogostemonis Herba[cut into segments]; Mori Cortex[cut into shreds]; Aucklandiae Radix; Curcumae Rhizoma; Platycodonis Radix-[thick slices]; Glycyrrhizae Radix et Rhizoma Praeparata cum Melle[thick slices,stir-fried with honey]; Cyperi Rhizoma[thick slices or]; Citri Reticulatae Pericarpium Viride[thick slices or cut into shreds]; Aurantii Fructus; Arecae Semen[thin slices]
326	Qi-regulating Formula	Qi-moving Formula	0601110481	Supplemented Four-Seven Decoction	Restoration of Health from the Myraid Diseases	Poria (06400210100403009), Magnoliae Officinalis Cortex Zingibere (06154120500206343), Perillae Caulis (06172220900103009), Pinelliae Rhizoma Praeparatum cum Zingibere et Alumine (06191610600200729), Citri Exocarpium Rubrum (06157040400507005), Citri Reticulatae Pericarpium Viride (06157040400406001), Aurantii Fructus Immaturus (06157040100102005), Amomi Fructus (06193540200300001), Arisaematis Rhizoma Praeparatum (06191610600100722), Massa Medicata Fermentata Tostus (06199990800300118), Amomi Rotundus Fructus (06193540200200004), Arecae Semen (06191440600102002), Alpiniae Oxyphyllae Fructus (06193540200500005)	Amomi Fructus; Amomi Rotundus Fructus; Pinelliae Rhizoma Praeparatum cum Zingibere et Alumine; Arisaematis Rhizoma Praeparatum[processing with ginger and alum]; Massa Medicata Fermentata Tostus[stir-fried]; Poria[breaking into pieces or thick slices]; Citri Exocarpium Rubrum[breaking to pieces]; Alpiniae Oxyphyllae Fructus[removed of shells]; Magnoliae Officinalis Cortex Zingibere[cut into shreds,stir-fried with ginger juice]; Perillae Caulis[thick slices]; Citri Reticulatae Pericarpium Viride[thick slices or cut into shreds]; Aurantii Fructus Immaturus; Arecae Semen[thin slices]

Continued the table

No.	Main Category	Sub-category	Code of Formula	Name of Formula	Source of Formula	Components and Codes	Specifications and Requirements for Delivering
327	Dampness-dispelling Formula	Dampness-draining Diuretic Formula	0601530067	Stomach-calming Poria Five Decoction	Effective Prescriptions Handed Down for Generations of Physicians	Atractylodis Rhizoma Praeparatum (06174410500303215), Magnoliae Officinalis Cortex Zingibere (06154120500206343), Citri Reticulatae Pericarpium (06157040400306004), Glycyrrhizae Radix et Rhizoma Praeparata cum Melle (06156310300203354), Zingiberis Rhizoma Recens (06193510500403009), Jujubae Fructus (06159640200100000), Cinnamomi Ramulus (06154520200103001), Atractylodis Macrocephalae Rhizoma (06174410500203003), Alismatis Rhizoma (06190810600103001), Poria (06400210100403009), Polyporus (06400210100203005)	Poria[breaking into pieces or thick slices]; Citri Reticulatae Pericarpium[cut into shreds]; Magnoliae Officinalis Cortex Zingibere[cut into shreds,stir-fried with ginger juice]; Jujubae Fructus[splitting or removing cores]; Zingiberis Rhizoma Recens; Cinnamomi Ramulus; Atractylodis Macrocephalae Rhizoma; Alismatis Rhizoma; Polyporus[thick slices]; Atractylodis Rhizoma Praeparatum[thick slices, stir-fried with bran]; Glycyrrhizae Radix et Rhizoma Praeparata cum Melle[thick slices,stir-fried with honey]
328	Dampness-dispelling Formula	Dampness-draining Diuretic Formula	0601530074	Five Spirits Decoction	Records for Pattern Identification	Poria (06400210100403009), Lonicerae Japonicae Flos (06173630200200008), Achyranthis Bidentatae Radix (06152510100204009), Plantaginis Semen (06173440600100002), Violae Herba (06161450100107000)	Lonicerae Japonicae Flos; Plantaginis Semen; Poria[breaking into pieces or thick slices]; Violae Herba[fragmenting]; Achyranthis Bidentatae Radix [cut into segments]
329	Dampness-dispelling Formula	Dampness-draining Diuretic Formula	0601530104	Supplemented Power of Five Ingredients with Poria	Golden Mirror of the Medical Ancestors	Corydalis Rhizoma (06154710600103002), Atractylodis Macrocephalae Rhizoma Tostus (06174410500203263), Alismatis Rhizoma (06190810600103001), Clematidis Armandii Caulis (06153720100103007), Foeniculi Fructus Praeparatus (06164340200100339), Poria (06400210100403009), Citri Reticulatae Semen (06157040600100006), Cinnamomi Cortex (06154520500100007), Arecae Semen (06191440600102002), Polyporus (06400210100203005)	Citri Reticulatae Semen; Foeniculi Fructus Praeparatus[stir-fried with salt]; Poria[breaking into pieces or thick slices]; Cinnamomi Cortex[removed of rough barks]; Corydalis Rhizoma; Alismatis Rhizoma; Clematidis Armandii Caulis; Polyporus[thick slices]; Atractylodis Macrocephalae Rhizoma Tostus[thick slices, stir-fried with earth]; Arecae Semen[thin slices]

Continued the table

No.	Main Category	Sub-category	Code of Formula	Name of Formula	Source of Formula	Components and Codes	Specifications and Requirements for Delivering
330	Dampness-dispelling Formula	Dampness-draining Diuretic Formula	0601530111	Aquilaria Powder	Treatise on Diseases, Patterns, and Prescriptions Related to Unification of the Three Etiologies	Aquilariae Lignum Resinatum (06162320400105008), Citri Reticulatae Pericarpium (06157040400306004), Angelicae Sinensis Radix Tostus (06164310100302119), Paeoniae Radix Alba (06153710100202008), Glycyrrhizae Radix et Rhizoma Praeparata cum Melle (06156310300203354), Pyrrosiae Folium (06135620700104005), Talcum Pulvis (06322110100107859), Malvae Fructus (06160040200100004), Vaccariae Semen (06153140600100007)	Malvae Fructus; Vaccariae Semen; Talcum Pulvis[powder, ground with water]; Pyrrosiae Folium[cut into segments]; Citri Reticulatae Pericarpium[cut into shreds]; Aquilariae Lignum Resinatum[chopped into fragmenting]; Glycyrrhizae Radix et Rhizoma Praeparata cum Melle[thick slices,stir-fried with honey]; Paeoniae Radix Alba[thin slices]; Angelicae Sinensis Radix Tostus[thin slices, stir-fried]
331	Dampness-dispelling Formula	Dampness-draining Diuretic Formula	0601530128	Lung-clearing Decoction	Summary and Supplement for Identification and Treatment	Scutellariae Radix (06172210100102605), Mori Cortex (06151220600106000), Ophiopogonis Radix (06192910400300001), Plantaginis Semen (06173440600100002), Akebiae Caulis (06153820100203001), Gardeniae Fructus (06173540200107002), Poria (06400210100403009), Alismatis Rhizoma (06190810600103001)	Ophiopogonis Radix; Plantaginis Semen; Poria[breaking into pieces or thick slices]; Gardeniae Fructus[rubbed into bits]; Akebiae Caulis[pieces]; Mori Cortex[cut into shreds]; Alismatis Rhizoma[thick slices]; Scutellariae Radix[thin slices, decocting]
332	Dampness-dispelling Formula	Dampness-draining Diuretic Formula	0601530135	Rhizoma Dioscoreae Decoction for Dampness-Percolating	Experience Gained in Treating External Sores	Dioscoreae Hypoglaucae Rhizoma (06193210500303001), Poria (06400210100403009), Coicis Semen (06191240500100005), Alismatis Rhizoma (06190810600103001), Talcum Pulvis (06322110100107859), Phellodendri Chinensis Cortex (06157020500206008), Moutan Cortex (06153720600102005), Tetrapanacis Medulla (06164220300103006)	Coicis Semen; Poria[breaking into pieces or thick slices]; Dioscoreae Hypoglaucae Rhizoma[pieces]; Talcum Pulvis[powder, ground with water]; Phellodendri Chinensis Cortex[cut into shreds]; Alismatis Rhizoma; Tetrapanacis Medulla[thick slices]; Moutan Cortex[thin slices]
333	Dampness-dispelling Formula	Dampness-draining Diuretic Formula	0601530142	Five-peel Powder Decoction	Collected Works of Safeguard Life of Measles	Arecae Pericarpium (06191440400204005), Poriae Cutis (06400210100300001), Citri Reticulatae Pericarpium (06157040400306004), Acanthopanacis Cortex (06164220600103003), Zingiberis Rhizoma Cortex (06193520600100005)	Poriae Cutis; Arecae Pericarpium[cut into segments]; Citri Reticulatae Pericarpium[cut into shreds]; Acanthopanacis Cortex[thick slices]; Zingiberis Rhizoma Cortex[peeled off skin]

Continued the table

No.	Main Category	Sub-category	Code of Formula	Name of Formula	Source of Formula	Components and Codes	Specifications and Requirements for Delivering
334	Dampness-dispelling Formula	Dampness-draining Diuretic Formula	0601530159	Supplemented Five Stranguries Powder	Golden Mirror of the Medical Ancestors	Gardeniae Fructus Praeparatus (06173540200107125), Poria (06400210100403009), Angelicae Sinensis Radix (06164310100302003), Paeoniae Radix Alba (06153710100202008), Scutellariae Radix (06172210100102605), Glycyrrhizae Radix et Rhizoma (06156310300203002), Rehmanniae Radix (06172410400103009), Alismatis Rhizoma (06190810600103001), Plantaginis Semen (06173440600100002), Talcum (06322110100107002), Akebiae Caulis (06153820100203001)	Plantaginis Semen; Poria[breaking into pieces or thick slices]; Gardeniae Fructus Praeparatus[rubbed into bits,stir-fried until brown]; Talcum[-fragmenting or fine powder]; Akebiae Caulis[pieces]; Glycyrrhizae Radix et Rhizoma; Rehmanniae Radix; Alismatis Rhizoma[thick slices]; Angelicae Sinensis Radix; Paeoniae Radix Alba[thin slices]; Scutellariae Radix[thin slices, decocting]
335	Dampness-dispelling Formula	Dampness-draining Diuretic Formula	0601530166	Spring Pond Decoction	Effective Prescriptions Handed Down for Generations of Physicians	Ginseng Radix et Rhizoma (06164210300102000), Atractylodis Macrocephalae Rhizoma (06174410500203003), Poria (06400210100403009), Alismatis Rhizoma (06190810600103001), Polyporus (06400210100203005)	Poria[breaking into pieces or thick slices]; Atractylodis Macrocephalae Rhizoma; Alismatis Rhizoma; Polyporus[thick slices]; Ginseng Radix et Rhizoma[thin slices]
336	Dampness-dispelling Formula	Dampness-draining Diuretic Formula	0601530173	Power of Five Ingredients with Poria and Virgate Wormwood	Synopsis of the Golden Chamber	Artemisiae Scopariae Herba (06174450500707002), Cinnamomi Ramulus (06154520200103001), Polyporus (06400210100203005), Poria (06400210100403009), Alismatis Rhizoma (06190810600103001), Atractylodis Macrocephalae Rhizoma (06174410500203003)	Poria[breaking into pieces or thick slices]; Artemisiae Scopariae Herba[break or cutting into fragmenting]; Cinnamomi Ramulus; Polyporus; Alismatis Rhizoma; Atractylodis Macrocephalae Rhizoma[thick slices]
337	Dampness-dispelling Formula	Dampness-draining Diuretic Formula	0601530180	Fortifying and Securing Decoction	Fu Qing-Zhu's Obstetrics and Gynaecology	Ginseng Radix et Rhizoma (06164210300102000), Poria (06400210100403009), Atractylodis Macrocephalae Rhizoma Tostus (06174410500203263), Morindae Officinalis Radix Salatus (06173510100104630), Coicis Semen Tostus (06191240500100111)	Coicis Semen Tostus[stir-fried until yellow]; Poria[breaking into pieces or thick slices]; Morindae Officinalis Radix Salatus[cut into segments, steamed with salt]; Atractylodis Macrocephalae Rhizoma Tostus[thick slices, stir-fried with earth]; Ginseng Radix et Rhizoma[thin slices]

Continued the table

No.	Main Category	Sub-category	Code of Formula	Name of Formula	Source of Formula	Components and Codes	Specifications and Requirements for Delivering
338	Dampness-dispelling Formula	Dampness-draining Diuretic Formula	0601530197	Spleen-invigorating and Oedema-alleviating Decoction	Heart-Approach to Obstetrics	Ginseng Radix et Rhizoma (06164210300102000), Poria (06400210100403009), Atractylodis Macrocephalae Rhizoma Tostus (06174410500203263), Angelicae Sinensis Radix (06164310100302003), Chuanxiong Rhizoma (06164310500103002), Arecae Pericarpium (06191440400204005), Perillae Folium (06172220700107009), Citri Reticulatae Pericarpium (06157040400306004), Glycyrrhizae Radix et Rhizoma Praeparata cum Melle (06156310300203354), Zingiberis Rhizoma Cortex (06193520600100005)	Poria[breaking into pieces or thick slices]; Perillae Folium[fragmenting]; Arecae Pericarpium[cut into segments]; Citri Reticulatae Pericarpium[cut into shreds]; Chuanxiong Rhizoma[thick slices]; Atractylodis Macrocephalae Rhizoma Tostus[thick slices, stir-fried with earth]; Glycyrrhizae Radix et Rhizoma Praeparata cum Melle[thick slices,stir-fried with honey]; Ginseng Radix et Rhizoma; Angelicae Sinensis Radix[thin slices]; Zingiberis Rhizoma Cortex[peeled off skin]
339	Dampness-dispelling Formula	Dampness-draining Diuretic Formula	0601530210	Carp Soup	Important Prescriptions Worth a Thousand Gold for Emergency	Cyprinus, Atractylodis Macrocephalae Rhizoma (06174410500203003), Zingiberis Rhizoma Recens (06193510500403009), Paeoniae Radix Alba (06153710100202008), Angelicae Sinensis Radix (06164310100302003), Poria (06400210100403009)	Cyprinus; Poria[breaking into pieces or thick slices]; Atractylodis Macrocephalae Rhizoma; Zingiberis Rhizoma Recens[thick slices]; Paeoniae Radix Alba; Angelicae Sinensis Radix[thin slices]
340	Dampness-dispelling Formula	Dampness-draining Diuretic Formula	0601530227	Cinnamon Twig Decoction Minus Cinnamon Twig Plus Poria and White Atractylodes	Treatise on Cold Damage	Paeoniae Radix Alba (06153710100202008), Glycyrrhizae Radix et Rhizoma Praeparata cum Melle (06156310300203354), Zingiberis Rhizoma Recens (06193510500403009), Atractylodis Macrocephalae Rhizoma (06174410500203003), Poria (06400210100403009), Jujubae Fructus (06159640200100000)	Poria[breaking into pieces or thick slices]; Jujubae Fructus[splitting or removing cores]; Zingiberis Rhizoma Recens; Atractylodis Macrocephalae Rhizoma[thick slices]; Glycyrrhizae Radix et Rhizoma Praeparata cum Melle[thick slices,stir-fried with honey]; Paeoniae Radix Alba[thin slices]

Continued the table

No.	Main Category	Sub-category	Code of Formula	Name of Formula	Source of Formula	Components and Codes	Specifications and Requirements for Delivering
341	Dampness-dispelling Formula	Dampness-draining Diuretic Formula	0601530234	Cluster Mallow Fruit and Poria Powder	Synopsis of the Golden Chamber	Malvae Fructus (06160040200100004), Poria (06400210100403009)	Malvae Fructus; Poria[breaking into pieces or thick slices]
342	Dampness-dispelling Formula	Dampness-draining Diuretic Formula	0601530241	Stephania and Poria Decoction	Synopsis of the Golden Chamber	Stephaniae Tetrandrae Radix (06154010100103008), Astragali Radix (06156310100603002), Cinnamomi Ramulus (06154520200103001), Poria (06400210100403009), Glycyrrhizae Radix et Rhizoma (06156310300203002)	Poria[breaking into pieces or thick slices]; Stephaniae Tetrandrae Radix; Astragali Radix; Cinnamomi Ramulus; Glycyrrhizae Radix et Rhizoma[thick slices]
343	Digestive Formula	Digestion-promoting and Stagnation-resolving Formula	0601710094	Accumulations Dispersing Pill	Comprehensive Recording of Sage-like Benefit	Pharbitidis Semen (06171740600100005), Citri Reticulatae Pericarpium Viride (06157040400406001), Caryophylli Flos (06163430300100009), Aucklandiae Radix (06174410100303004), Ammoniacum Sal (06333310100100003), Aquilariae Lignum Resinatum (06162320400105008), Arecae Semen (06191440600102002), Zingiberis Rhizoma (06193510500203005), Crotonis Semen Pulveratum (06157740200100832), Cinnamomi Cortex (06154520500100007)	Pharbitidis Semen; Caryophylli Flos; Ammoniacum Sal; Crotonis Semen Pulveratum[Crystallized or beaten into powder]; Cinnamomi Cortex[removed of rough barks]; Aquilariae Lignum Resinatum[chopped into fragmenting]; Aucklandiae Radix[thick slices]; Zingiberis Rhizoma[thick slices or breaking into pieces]; Citri Reticulatae Pericarpium Viride[thick slices or cut into shreds]; Arecae Semen[thin slices]
344	Digestive Formula	Digestion-promoting and Stagnation-resolving Formula	0601710100	Major Middle-harmonizing Decoction	Jing-Yue's Collected Works	Citri Reticulatae Pericarpium (06157040400306004), Aurantii Fructus Immaturus (06157040100102005), Amomi Fructus (06193540200300001), Crataegi Fructus (06156140200100008), Hordei Fructus Germinatus (06191290800200868), Magnoliae Officinalis Cortex (06154120500206008), Alismatis Rhizoma (06190810600103001)	Amomi Fructus; Hordei Fructus Germinatus[sprouting]; Crataegi Fructus[removed of kernel]; Citri Reticulatae Pericarpium; Magnoliae Officinalis Cortex[cut into shreds]; Alismatis Rhizoma[thick slices]; Aurantii Fructus Immaturus[thin slices]

Continued the table

No.	Main Category	Sub-category	Code of Formula	Name of Formula	Source of Formula	Components and Codes	Specifications and Requirements for Delivering
345	Digestive Formula	Digestion-promoting and Stagnation-resolving Formula	0601710117	Major Special Fragrant Powder	Effective Recipes from Renzhai House	Sparganii Rhizoma (06190310600102009), Curcumae Rhizoma (06193510500703000), Citri Reticulatae Pericarpium Viride (06157040400406001), Citri Reticulatae Pericarpium (06157040400306004), Pinelliae Rhizoma Fermentata (06199990800500877), Pogostemonis Herba (06172250500104007), Platycodonis Radix (06174110100303003), Alpiniae Oxyphyllae Fructus (06193540200500005), Aurantii Fructus Praeparatus (06157040100202217), Cyperi Rhizoma Praeparatum (06191310500103327), Glycyrrhizae Radix et Rhizoma Praeparata cum Melle (06156310300203354)	Pinelliae Rhizoma Fermentata[fermenting]; Alpiniae Oxyphyllae Fructus[removing shells]; Pogostemonis Herba[cutting into segments]; Citri Reticulatae Pericarpium[cutting into shreds]; Curcumae Rhizoma; Platycodonis Radix[thick slices]; Glycyrrhizae Radix et Rhizoma Praeparata cum Melle[thick slices, stir-frying with honey]; Cyperi Rhizoma Praeparatum[thick slices or, stir-frying with vinegar]; Citri Reticulatae Pericarpium Viride[thick slices or cutting into shreds]; Sparganii Rhizoma[thin slices]; Aurantii Fructus Praeparatus[thin slices, stir-frying with bran]
346	Digestive Formula	Digestion-promoting and Stagnation-resolving Formula	0601710124	Stagnation-Abducting Decoction	Medical Recording of Children's Diseases	Crataegi Fructus Praeparatus (06156140200100121), Massa Medicata Fermentata Praeparatus (06199990800300125), Hordei Fructus Germinatus Tostus (06191290800200110), Arecae Semen (06191440600102002), Forsythiae Fructus (06171240200200001), Raphani Semen (06154940600200009), Citri Reticulatae Pericarpium (06157040400306004), Pinelliae Rhizoma Praeparatum cum Zingibere et Alumine (06191610600200729), Cyperi Rhizoma (06191310500103006), Glycyrrhizae Radix et Rhizoma (06156310300203002)	Forsythiae Fructus; Raphani Semen; Pinelliae Rhizoma Praeparatum cum Zingibere et Alumine[processing with ginger and alum]; Massa Medicata Fermentata Praeparatus[stir-frying until brown]; Hordei Fructus Germinatus Tostus[stir-frying until yellow]; Crataegi Fructus Praeparatus[Remove kernel, stir-frying until brown]; Citri Reticulatae Pericarpium[cutting into shreds]; Glycyrrhizae Radix et Rhizoma[thick slices]; Cyperi Rhizoma[thick slices or]; Arecae Semen[thin slices]

Continued the table

No.	Main Category	Sub-category	Code of Formula	Name of Formula	Source of Formula	Components and Codes	Specifications and Requirements for Delivering
347	Digestive Formula	Digestion-promoting and Stagnation-resolving Formula	0601710131	Spleen-Regulating Decoction	Mirror for Medicine From Ancient to Modern	Atractylodis Rhizoma Tostus (06174410500303116), Citri Reticulatae Pericarpium (06157040400306004), Magnoliae Officinalis Cortex Zingibere (06154120500206343), Amomi Fructus Tostus (06193540200300117), Massa Medicata Fermentata Tostus (06199990800300118), Crataegi Fructus (06156140200100008), Hordei Fructus Germinatus Tostus (06191290800200110), Zingiberis Rhizoma (06193510500203005), Glycyrrhizae Radix et Rhizoma Praeparata cum Melle (06156310300203354)	Massa Medicata Fermentata Tostus[stir-frying]; Amomi Fructus Tostus; Hordei Fructus Germinatus Tostus[stir-frying until yellow]; Crataegi Fructus[Remove kernel]; Citri Reticulatae Pericarpium[cutting into shreds]; Magnoliae Officinalis Cortex Zingibere[cutting into shreds, stir-frying with ginger juice]; Atractylodis Rhizoma Tostus[thick slices, stir-frying until yellow]; Glycyrrhizae Radix et Rhizoma Praeparata cum Melle[thick slices, stir-frying with honey]; Zingiberis Rhizoma[thick slices or breaking into pieces]
348	Digestive Formula	Digestion-promoting and Stagnation-resolving Formula	0601710148	Modified Middle-Regulating Decoction	Six Texts on Cold Damage	Atractylodis Rhizoma (06174410500303000), Magnoliae Officinalis Cortex (06154120500206008), Citri Reticulatae Pericarpium (06157040400306004), Glycyrrhizae Radix et Rhizoma (06156310300203002), Atractylodis Macrocephalae Rhizoma (06174410500203003), Crataegi Fructus (06156140200100008), Massa Medicata Fermentata (06199990800300873), Aurantii Fructus Immaturus (06157040100102005), Tsaoko Fructus (06193540200400114), Coptidis Rhizoma (06153710500302001), Zingiberis Rhizoma (06193510500203005), Aucklandiae Radix (06174410100303004), Zingiberis Rhizoma Recens (06193510500403009)	Massa Medicata Fermentata[fermenting]; Tsaoko Fructus[stir-frying then removing proper exciple and preserving kernel]; Crataegi Fructus[Remove kernel]; Magnoliae Officinalis Cortex; Citri Reticulatae Pericarpium[cutting into shreds]; Atractylodis Rhizoma; Glycyrrhizae Radix et Rhizoma; Atractylodis Macrocephalae Rhizoma; Aucklandiae Radix; Zingiberis Rhizoma Recens[thick slices]; Zingiberis Rhizoma[thick slices or breaking into pieces]; Aurantii Fructus Immaturus; Coptidis Rhizoma[thin slices]

Continued the table

No.	Main Category	Sub-category	Code of Formula	Name of Formula	Source of Formula	Components and Codes	Specifications and Requirements for Delivering
349	Digestive Formula	Digestion-promoting and Stagnation-resolving Formula	0601710155	Internal Dispersion Powder	Restoration of Health from the Myraid Diseases	Citri Reticulatae Pericarpium (06157040400306004), Pinelliae Rhizoma Praeparatum cum Zingibere et Alumine (06191610600200729), Poria (06400210100403009), Aurantii Fructus Immaturus Preparatus (06157040100102210), Crataegi Fructus (06156140200100008), Massa Medicata Fermentata Tostus (06199990800300118), Amomi Fructus (06193540200300001), Cyperi Rhizoma (06191310500103006), Sparganii Rhizoma (06190310600102009), Curcumae Rhizoma (06193510500703000), Zingiberis Rhizoma (06193510500203005)	Amomi Fructus; Pinelliae Rhizoma Praeparatum cum Zingibere et Alumine[processing with ginger and alum]; Massa Medicata Fermentata Tostus[stir-frying]; Poria[breaking into pieces or thick slices]; Crataegi Fructus[Remove kernel]; Citri Reticulatae Pericarpium[cutting into shreds]; Curcumae Rhizoma[thick slices]; Cyperi Rhizoma[thick slices or]; Zingiberis Rhizoma[thick slices or breaking into pieces]; Sparganii Rhizoma[thin slices]; Aurantii Fructus Immaturus Preparatus[thin slices, stir-frying with bran]
350	Digestive Formula	Spleen-fortifying and Digestion-promoting Formula	0601720017	Spleen-Invigorating Pill	Criterion for Pattern Identification and Treatment	Atractylodis Macrocephalae Rhizoma Praeparatum (06174410500203218), Aucklandiae Radix (06174410100303004), Coptidis Rhizoma Vinatus (06153710500302315), Glycyrrhizae Radix et Rhizoma (06156310300203002), Poria (06400210100403009), Ginseng Radix et Rhizoma (06164210300102000), Massa Medicata Fermentata Tostus (06199990800300118), Citri Reticulatae Pericarpium (06157040400306004), Amomi Fructus (06193540200300001), Hordei Fructus Germinatus Tostus (06191290800200110), Crataegi Fructus (06156140200100008), Dioscoreae Rhizoma (06193210500103007), Myristicae Semen Torrefactus (06154440500100800)	Amomi Fructus; Myristicae Semen Torrefactus[roasting with bran]; Massa Medicata Fermentata Tostus[stir-frying]; Hordei Fructus Germinatus Tostus[stir-frying until yellow]; Poria[breaking into pieces or thick slices]; Crataegi Fructus[Remove kernel]; Citri Reticulatae Pericarpium[cutting into shreds]; Aucklandiae Radix; Glycyrrhizae Radix et Rhizoma; Dioscoreae Rhizoma[thick slices]; Atractylodis Macrocephalae Rhizoma Praeparatum[thick slices, stir-frying with honey then stir-frying with bran]; Ginseng Radix et Rhizoma[thin slices]; Coptidis Rhizoma Vinatus[thin slices, stir-frying with wine]

Continued the table

No.	Main Category	Sub-category	Code of Formula	Name of Formula	Source of Formula	Components and Codes	Specifications and Requirements for Delivering
351	Digestive Formula	Spleen-fortifying and Digestion-promoting Formula	0601720024	Immature Orange Fruit Glomus-Dispersing Pill	Secret Book of the Orchid Chamber	Zingiberis Rhizoma (06193510500203005), Glycyrrhizae Radix et Rhizoma Praeparata cum Melle (06156310300203354), Hordei Fructus Germinatus Fermentata (06191290800200875), Poria (06400210100403009), Atractylodis Macrocephalae Rhizoma (06174410500203003), Pinelliae Rhizoma Fermentata (06199990800500877), Ginseng Radix et Rhizoma (06164210300102000), Magnoliae Officinalis Cortex Zingibere (06154120500206343), Aurantii Fructus Immaturus (06157040100102005), Coptidis Rhizoma (06153710500302001)	Hordei Fructus Germinatus Fermentata; Pinelliae Rhizoma Fermentata[-fermenting]; Poria[breaking into pieces or thick slices]; Magnoliae Officinalis Cortex Zingibere[cutting into shreds, stir-frying with ginger juice]; Atractylodis Macrocephalae Rhizoma[thick slices]; Glycyrrhizae Radix et Rhizoma Praeparata cum Melle[thick slices, stir-frying with honey]; Zingiberis Rhizoma[thick slices or breaking into pieces]; Ginseng Radix et Rhizoma; Aurantii Fructus Immaturus; Coptidis Rhizoma[thin slices]
352	Heat-clearing Formula	Deficiency Heat-clearing Formula	0600450106	Talcum and Hematite Decoction	Synopsis of the Golden Chamber	Lilii Bulbus (06192910700500002), Talcum (06322110100107002), Haematitum (06314110100107003)	Lilii Bulbus; Haematitum[break to pieces]; Talcum[fragmenting or fine powder]
353	Heat-clearing Formula	Deficiency Heat-clearing Formula	0600450113	Lily Bulb and Egg Yolk Decoction	Synopsis of the Golden Chamber	Lilii Bulbus (06192910700500002), Vitellus	Lilii Bulbus; Vitellus
354	Heat-clearing Formula	Deficiency Heat-clearing Formula	0600450120	Lily Bulb and Anemarrhena Decoction	Synopsis of the Golden Chamber	Lilii Bulbus (06192910700500002), Anemarrhenae Rhizoma (06192910500303001)	Lilii Bulbus; Anemarrhenae Rhizoma[thick slices]
355	Heat-clearing Formula	Deficiency Heat-clearing Formula	0600450137	Three-Ingredient Skullcap Decoction	Important Prescriptions Worth a Thousand Gold for Emergency	Scutellariae Radix (06172210100102605), Sophorae Flavescentis Radix (06156310100303001), Rehmanniae Radix (06172410400103009)	Sophorae Flavescentis Radix; Rehmanniae Radix[thick slices]; Scutellariae Radix[thin slices, decocting]
356	Heat-clearing Formula	Deficiency Heat-clearing Formula	0600450144	Bamboo Shavings Major Pill	Synopsis of the Golden Chamber	Bambusae Caulis in Taenia (06191220900104001), Gypsum Fibrosum (06326110100107008), Cinnamomi Ramulus (06154520200103001), Cynanchi Atrati Radix et Rhizoma (06171610300204009), Glycyrrhizae Radix et Rhizoma (06156310300203002), Jujubae Fructus (06159640200100000)	Gypsum Fibrosum[coarse powder]; Cynanchi Atrati Radix et Rhizoma[cutting into segments]; Bambusae Caulis in Taenia[cutting into segments or]; Jujubae Fructus[splitting or removing cores]; Cinnamomi Ramulus; Glycyrrhizae Radix et Rhizoma[thick slices]

Continued the table

No.	Main Category	Sub-category	Code of Formula	Name of Formula	Source of Formula	Components and Codes	Specifications and Requirements for Delivering
357	Heat-clearing Formula	Deficiency Heat-clearing Formula	0600450151	Snakegourd Fruit and Oyster Shell Powder	Synopsis of the Golden Chamber	Trichosanthis Radix (06174010100103002), Ostreae Concha Praeparata (06205120300107515)	Ostreae Concha Praeparata[fragmenting, calcining openly]; Trichosanthis Radix[thick slices]
358	Heat-clearing Formula	Deficiency Heat-clearing Formula	0600450168	Clearing Away Fire and Tonifying Yin Decoction	Mirror for Medicine From Ancient to Modern	Angelicae Sinensis Radix (06164310100302003), Chuanxiong Rhizoma (06164310500103002), Paeoniae Radix Alba (06153710100202008), Rehmanniae Radix Praeparata (06172410400103610), Phellodendri Chinensis Cortex (06157020500206008), Anemarrhenae Rhizoma (06192910500303001), Trichosanthis Radix (06174010100103002), Glycyrrhizae Radix et Rhizoma (06156310300203002)	Phellodendri Chinensis Cortex[cutting into shreds]; Chuanxiong Rhizoma; Anemarrhenae Rhizoma; Trichosanthis Radix; Glycyrrhizae Radix et Rhizoma[thick slices]; Rehmanniae Radix Praeparata[thick slices, stewing orsteaming with wine]; Angelicae Sinensis Radix; Paeoniae Radix Alba[thin slices]
359	Heat-clearing Formula	Deficiency Heat-clearing Formula	0600450175	Clearing Away Li and Tonifying Kan Decoction	Longevity and Life Preservation	Rehmanniae Radix (06172410400103009), Rehmanniae Radix Praeparata (06172410400103610), Ophiopogonis Radix (06192910400300001), Angelicae Sinensis Radix Vinatus (06164310100302317), Paeoniae Radix Alba Vinatus (06153710100202312), Dioscoreae Rhizoma (06193210500103007), Moutan Cortex (06153720600102005), Glycyrrhizae Radix et Rhizoma Praeparata cum Melle (06156310300203354), Asparagi Radix (06192910400202008), Poria (06400210100403009), Corni Fructus Praeparatus (06164440400100617), Atractylodis Macrocephalae Rhizoma Tostus (06174410500203263), Alismatis Rhizoma Salatus (06190810600103339), Phellodendri Chinensis Cortex (06157020500206008), Anemarrhenae Rhizoma (06192910500303001)	Ophiopogonis Radix; Corni Fructus Praeparatus[stewing orsteaming with wine]; Poria[breaking into pieces or thick slices]; Phellodendri Chinensis Cortex[cutting into shreds]; Rehmanniae Radix; Dioscoreae Rhizoma; Anemarrhenae Rhizoma[thick slices]; Rehmanniae Radix Praeparata[thick slices, stewing orsteaming with wine]; Atractylodis Macrocephalae Rhizoma Tostus[thick slices, stir-frying with earth]; Glycyrrhizae Radix et Rhizoma Praeparata cum Melle[thick slices, stir-frying with honey]; Alismatis Rhizoma Salatus[thick slices, stir-frying with salt]; Moutan Cortex; Asparagi Radix[thin slices]; Angelicae Sinensis Radix Vinatus; Paeoniae Radix Alba Vinatus[thin slices, stir-frying with wine]

Continued the table

No.	Main Category	Sub-category	Code of Formula	Name of Formula	Source of Formula	Components and Codes	Specifications and Requirements for Delivering
360	Summerheat-dispelling Formula	Summerheat-dispelling Formula	0600510015	Collateral-Clearing Decoction	Detailed Analysis of Warm Disease	Nelumbinis Folium (06153220700106007), Lonicerae Japonicae Flos (06173630200200008), Luffae Pericarpium (06174040400604008), Citrulli Exocarpium (06174040400405001), Dolichoris Flos (06156330200200000), Bamubusae Folium Immatura (06191220700200002)	Lonicerae Japonicae Flos; Dolichoris Flos; Bamubusae Folium Immatura; Citrulli Exocarpium[breaking into pieces]; Luffae Pericarpium[cutting into segments]; Nelumbinis Folium[cutting into shreds]
361	Summerheat-dispelling Formula	Summerheat-dispelling Formula	0600510022	Mosla Powder	Formulary of the Bureau of Taiping People's Welfare Pharmacy	Moslae Herba (06172250500504005), Lablab Semen Album Praeparatum (06156340600400115), Magnoliae Officinalis Cortex Zingibere (06154120500206343)	Lablab Semen Album Praeparatum[stir-frying until yellow]; Moslae Herba[cutting into segments]; Magnoliae Officinalis Cortex Zingibere[cutting into shreds, stir-frying with ginger juice]
362	Summerheat-dispelling Formula	Summerheat-dispelling Formula	0600510039	Six-to-One Powder	Prescriptions and Exposition of the Yellow Emperor's Plain Questions	Talcum (06322110100107002), Glycyrrhizae Radix et Rhizoma (06156310300203002)	Talcum[fragmenting or fine powder]; Glycyrrhizae Radix et Rhizoma[thick slices]
363	Summerheat-dispelling Formula	Summerheat-dispelling Formula	0600510046	Cinnamon and Poria Sweet Dew Powder	Prescriptions and Exposition of the Yellow Emperor's Plain Questions	Poria (06400210100403009), Glycyrrhizae Radix et Rhizoma Praeparata cum Melle (06156310300203354), Atractylodis Macrocephalae Rhizoma (06174410500203003), Alismatis Rhizoma (06190810600103001), Cinnamomi Cortex (06154520500100007), Gypsum Fibrosum (06326110100107008), Calcitum (06326610100305003), Talcum (06322110100107002), Polyporus (06400210100203005)	Calcitum[breaking into pieces]; Poria[breaking into pieces or thick slices]; Gypsum Fibrosum[coarse powder]; Talcum[fragmenting or fine powder]; Cinnamomi Cortex[removing rough barks]; Atractylodis Macrocephalae Rhizoma; Alismatis Rhizoma; Polyporus[thick slices]; Glycyrrhizae Radix et Rhizoma Praeparata cum Melle[thick slices, stir-frying with honey]
364	Summerheat-dispelling Formula	Summerheat-dispelling Formula	0600510053	Wan's Summerheat-Clearing Qi-Replenishing Decoction	Warp and Woof of Warm-Heat Disease	Panacis Quinquefolii Radix (06164210100102002), Dendrobii Caulis (06193920900104008), Ophiopogonis Radix (06192910400300001), Coptidis Rhizoma (06153710500302001), Anemarrhenae Rhizoma (06192910500303001), Lophatheri Herba (06191221200104005), Nelumbinis Petiolus (06153220800100004), Glycyrrhizae Radix et Rhizoma (06156310300203002), Citrulli Exocarpium (06174040400405001), Oryzae Semen (06191240600100004)	Ophiopogonis Radix; Nelumbinis Petiolus; Oryzae Semen; Citrulli Exocarpium[breaking into pieces]; Dendrobii Caulis; Lophatheri Herba[cutting into segments]; Anemarrhenae Rhizoma; Glycyrrhizae Radix et Rhizoma[thick slices]; Panacis Quinquefolii Radix; Coptidis Rhizoma[thin slices]

Continued the table

No.	Main Category	Sub-category	Code of Formula	Name of Formula	Source of Formula	Components and Codes	Specifications and Requirements for Delivering
365	Summerheat-dispelling Formula	Summerheat-dispelling Formula	0600510060	Newly Supplemented Mosla Decoction	Detailed Analysis of Warm Disease	Moslae Herba (06172250500504005), Dolichoris Flos (06156330200200000), Magnoliae Officinalis Cortex Zingibere (06154120500206343), Lonicerae Japonicae Flos (06173630200200008), Forsythiae Fructus (06171240200200001)	Dolichoris Flos; Lonicerae Japonicae Flos; Forsythiae Fructus; Moslae Herba[cutting into segments]; Magnoliae Officinalis Cortex Zingibere[cutting into shreds, stir-frying with ginger juice]
366	Summerheat-dispelling Formula	Summerheat-dispelling Formula	0600510077	Summerheat-Clearing Decoction	Life-Saving Manual of Diagnosis and Treatment of External Disease	Forsythiae Fructus (06171240200200001), Trichosanthis Radix (06174010100103002), Paeoniae Radix Rubra (06153710100303002), Lonicerae Japonicae Flos (06173630200200008), Glycyrrhizae Radix et Rhizoma (06156310300203002), Talcum (06322110100107002), Plantaginis Semen (06173440600100002), Alismatis Rhizoma (06190810600103001)	Forsythiae Fructus; Lonicerae Japonicae Flos; Plantaginis Semen; Talcum[fragmenting or fine powder]; Trichosanthis Radix; Paeoniae Radix Rubra; Glycyrrhizae Radix et Rhizoma; Alismatis Rhizoma[thick slices]
367	Summerheat-dispelling Formula	Summerheat-dispelling Formula	0600510084	Jasper Jade Powder	Prescriptions and Exposition of the Yellow Emperor's Plain Questions	Talcum (06322110100107002), Glycyrrhizae Radix et Rhizoma (06156310300203002), Indigo Naturalis (06199990800100879)	Indigo Naturalis; Talcum[fragmenting or fine powder]; Glycyrrhizae Radix et Rhizoma[thick slices]
368	Summerheat-dispelling Formula	Summerheat-dispelling Formula	0600510091	Li's Summerheat-Clearing Qi-Replenishing Decoction	Treatise on Spleen and Stomach	Astragali Radix (06156310100603002), Atractylodis Rhizoma (06174410500303000), Cimicifugae Rhizoma (06153710500103004), Ginseng Radix et Rhizoma (06164210300102000), Alismatis Rhizoma (06190810600103001), Massa Medicata Fermentata Furfuritus (06199990800300217), Citri Reticulatae Pericarpium (06157040400306004), Atractylodis Macrocephalae Rhizoma (06174410500203003), Ophiopogonis Radix (06192910400300001), Angelicae Sinensis Radix (06164310100302003), Glycyrrhizae Radix et Rhizoma Praeparata cum Melle (06156310300203354), Citri Reticulatae Pericarpium Viride (06157040400406001), Phellodendri Chinensis Cortex (06157020500206008), Puerariae Lobatae Radix (06156310100803006), Schisandrae Chinensis Fructus (06154140200200007)	Ophiopogonis Radix; Schisandrae Chinensis Fructus; Massa Medicata Fermentata Furfuritus[stir-frying with bran]; Citri Reticulatae Pericarpium; Phellodendri Chinensis Cortex[cutting into shreds]; Astragali Radix; Atractylodis Rhizoma; Cimicifugae Rhizoma; Alismatis Rhizoma; Atractylodis Macrocephalae Rhizoma; Puerariae Lobatae Radix[thick slices]; Glycyrrhizae Radix et Rhizoma Praeparata cum Melle[thick slices, stir-frying with honey]; Citri Reticulatae Pericarpium Viride[thick slices or cutting into shreds]; Ginseng Radix et Rhizoma; Angelicae Sinensis Radix[thin slices]

Continued the table

No.	Main Category	Sub-category	Code of Formula	Name of Formula	Source of Formula	Components and Codes	Specifications and Requirements for Delivering
369	Summerheat-dispelling Formula	Summerheat-dispelling Formula	0600510107	Mosla and Poria Decoction	Medical Complete Books, Ancient and Modern	Moslae Herba (06172250500504005), Coptidis Rhizoma Praeparatum Cum Succo Zingiberis (06153710500302346), Magnoliae Officinalis Cortex Zingibere (06154120500206343), Lablab Semen Album Praeparatum (06156340600400115), Polyporus (06400210100203005), Alismatis Rhizoma (06190810600103001), Atractylodis Macrocephalae Rhizoma (06174410500203003), Poria (06400210100403009), Zingiberis Rhizoma Recens (06193510500403009)	Lablab Semen Album Praeparatum[stir-frying until yellow]; Poria[breaking into pieces or thick slices]; Moslae Herba[cutting into segments]; Magnoliae Officinalis Cortex Zingibere[cutting into shreds, stir-frying with ginger juice]; Polyporus; Alismatis Rhizoma; Atractylodis Macrocephalae Rhizoma; Zingiberis Rhizoma Recens[thick slices]; Coptidis Rhizoma Praeparatum Cum Succo Zingiberis[thin slices, stir-frying with ginger juice]
370	Summerheat-dispelling Formula	Summerheat-dispelling Formula	0600510114	Two Fragrant-Ingredients Powder	Guide Book for Laryngology of Cold Damage with Chart and Recipes in Rhymes	Perillae Folium (06172220700107009), Citri Reticulatae Pericarpium (06157040400306004), Atractylodis Rhizoma (06174410500303000), Moslae Herba (06172250500504005), Cyperi Rhizoma (06191310500103006), Magnoliae Officinalis Cortex (06154120500206008), Glycyrrhizae Radix et Rhizoma (06156310300203002), Lablab Semen Album (06156340600400009)	Lablab Semen Album; Perillae Folium[fragmenting]; Moslae Herba[cutting into segments]; Citri Reticulatae Pericarpium; Magnoliae Officinalis Cortex[cutting into shreds]; Atractylodis Rhizoma; Glycyrrhizae Radix et Rhizoma[thick slices]; Cyperi Rhizoma[thick slices or]
371	Summerheat-dispelling Formula	Summerheat-dispelling Formula	0600510121	Spleen-Reducing Decoction	Formulary of Universal Relief	Atractylodis Macrocephalae Rhizoma (06156340600400115)	Atractylodis Macrocephalae Rhizoma[stir-frying until yellow]
372	Interior-warming Formula	Middle-warming and Cold-dispelling Formula	0600610012	Middle-Regulating Pill	Treatise on Cold Damage	Ginseng Radix et Rhizoma (06164210300102000), Glycyrrhizae Radix et Rhizoma Praeparata cum Melle (06156310300203354), Atractylodis Macrocephalae Rhizoma (06174410500203003), Zingiberis Rhizoma (06193510500203005)	Atractylodis Macrocephalae Rhizoma[thick slices]; Glycyrrhizae Radix et Rhizoma Praeparata cum Melle[thick slices, stir-frying with honey]; Zingiberis Rhizoma[thick slices or breaking into pieces]; Ginseng Radix et Rhizoma[thin slices]

Continued the table

No.	Main Category	Sub-category	Code of Formula	Name of Formula	Source of Formula	Components and Codes	Specifications and Requirements for Delivering
373	Interior-warming Formula	Middle-warming and Cold-dispelling Formula	0600610029	Minor CentreCentre-Fortifying Decoction	Treatise on Cold Damage	Cinnamomi Ramulus (06154520200103001), Paeoniae Radix Alba (06153710100202008), Zingiberis Rhizoma Recens (06193510500403009), Jujubae Fructus (06159640200100000), Glycyrrhizae Radix et Rhizoma Praeparata cum Melle (06156310300203354), Maltosa	Maltosa; Jujubae Fructus[splitting or removing cores]; Cinnamomi Ramulus; Zingiberis Rhizoma Recens[thick slices]; Glycyrrhizae Radix et Rhizoma Praeparata cum Melle[thick slices, stir-frying with honey]; Paeoniae Radix Alba[thin slices]
374	Interior-warming Formula	Middle-warming and Cold-dispelling Formula	0600610036	Evodia Decoction	Treatise on Cold Damage	Euodiae Fructus Praeparatus (06157040200300370), Ginseng Radix et Rhizoma (06164210300102000), Zingiberis Rhizoma Recens (06193510500403009), Jujubae Fructus (06159640200100000)	Euodiae Fructus Praeparatus[stir-frying with licorice juice]; Jujubae Fructus[splitting or removing cores]; Zingiberis Rhizoma Recens[thick slices]; Ginseng Radix et Rhizoma[thin slices]
375	Interior-warming Formula	Middle-warming and Cold-dispelling Formula	0600610043	Major CentreCentre-Fortifying Decoction	Synopsis of the Golden Chamber	Zanthoxyli Pericarpium (06157040400200005), Zingiberis Rhizoma (06193510500203005), Ginseng Radix et Rhizoma (06164210300102000), Maltosa	Maltosa; Zanthoxyli Pericarpium[Remove capsicum and fruit handle]; Zingiberis Rhizoma[thick slices or breaking into pieces]; Ginseng Radix et Rhizoma[thin slices]
376	Interior-warming Formula	Middle-warming and Cold-dispelling Formula	0600610050	Angelica CentreCentre-Fortifying Decoction	Important Prescriptions Worth a Thousand Gold for Emergency	Angelicae Sinensis Radix (06164310100302003), Cinnamomi Cortex (06154520500100007), Paeoniae Radix Alba (06153710100202008), Zingiberis Rhizoma Recens (06193510500403009), Jujubae Fructus (06159640200100000), Glycyrrhizae Radix et Rhizoma Praeparata cum Melle (06156310300203354)	Cinnamomi Cortex[removing rough barks]; Jujubae Fructus[splitting or removing cores]; Zingiberis Rhizoma Recens[thick slices]; Glycyrrhizae Radix et Rhizoma Praeparata cum Melle[thick slices, stir-frying with honey]; Angelicae Sinensis Radix; Paeoniae Radix Alba[thin slices]
377	Interior-warming Formula	Middle-warming and Cold-dispelling Formula	0600610067	Aconite Middle-Regulating Pill	Formulary of the Bureau of Taiping People's Welfare Pharmacy	Aconiti Lateralis Radix Tostus (06153710400303221), Ginseng Radix et Rhizoma (06164210300102000), Zingiberis Rhizoma Praeparatum (06193510500203227), Glycyrrhizae Radix et Rhizoma Praeparata cum Melle (06156310300203354), Atractylodis Macrocephalae Rhizoma (06174410500203003)	Aconiti Lateralis Radix Tostus[pieces, stir-frying with sand]; Atractylodis Macrocephalae Rhizoma[thick slices]; Glycyrrhizae Radix et Rhizoma Praeparata cum Melle[thick slices, stir-frying with honey]; Zingiberis Rhizoma Praeparatum[thick slices or breaking into pieces, stir-frying with sand]; Ginseng Radix et Rhizoma[thin slices]

Continued the table

No.	Main Category	Sub-category	Code of Formula	Name of Formula	Source of Formula	Components and Codes	Specifications and Requirements for Delivering
378	Interior-warming Formula	Middle-warming and Cold-dispelling Formula	0600610074	Coptis Regulating Decoction	Secret Key to Patterns and Classified Prescriptions	Ginseng Radix et Rhizoma (06164210300102000), Atractylodis Macrocephalae Rhizoma (06174410500203003), Zingiberis Rhizoma (06193510500203005), Glycyrrhizae Radix et Rhizoma Praeparata cum Melle (06156310300203354), Coptidis Rhizoma (06153710500302001), Poria (06400210100403009)	Poria[breaking into pieces or thick slices]; Atractylodis Macrocephalae Rhizoma[thick slices]; Glycyrrhizae Radix et Rhizoma Praeparata cum Melle[thick slices, stir-frying with honey]; Zingiberis Rhizoma[thick slices or breaking into pieces]; Ginseng Radix et Rhizoma; Coptidis Rhizoma[thin slices]
379	Interior-warming Formula	Middle-warming and Cold-dispelling Formula	0600610081	Clove Powder	Treatise on Diseases, Patterns, and Prescriptions Related to Unification of the Three Etiologies	Caryophylli Flos (06163430300100009), Kaki Calyx (06170930800100009), Alpiniae Officinarum Rhizoma (06193510500602006), Glycyrrhizae Radix et Rhizoma Praeparata cum Melle (06156310300203354)	Caryophylli Flos; Kaki Calyx; Glycyrrhizae Radix et Rhizoma Praeparata cum Melle[thick slices, stir-frying with honey]; Alpiniae Officinarum Rhizoma[thin slices]
380	Interior-warming Formula	Middle-warming and Cold-dispelling Formula	0600610104	Clove Evodia Middle-Regulating Decoction	Golden Mirror of the Medical Ancestors	Caryophylli Flos (06163430300100009), Euodiae Fructus Praeparatus (06157040200300370), Codonopsis Radix (06174110100203006), Atractylodis Macrocephalae Rhizoma (06174410500203003), Zingiberis Rhizoma (06193510500203005), Glycyrrhizae Radix et Rhizoma Praeparata cum Melle (06156310300203354)	Caryophylli Flos; Euodiae Fructus Praeparatus[stir-frying with licorice juice]; Codonopsis Radix; Atractylodis Macrocephalae Rhizoma[thick slices]; Glycyrrhizae Radix et Rhizoma Praeparata cum Melle[thick slices, stir-frying with honey]; Zingiberis Rhizoma[thick slices or breaking into pieces]
381	Interior-warming Formula	Middle-warming and Cold-dispelling Formula	0600610111	Virgate Wormwood Middle-Regulating Decoction	Synopsis and Example of Yin Pattern	Artemisiae Scopariae Herba (06174450500707002), Zingiberis Rhizoma (06193510500203005), Ginseng Radix et Rhizoma (06164210300102000), Atractylodis Macrocephalae Rhizoma (06174410500203003), Glycyrrhizae Radix et Rhizoma Praeparata cum Melle (06156310300203354)	Artemisiae Scopariae Herba[break or cutting into fragmenting]; Atractylodis Macrocephalae Rhizoma[thick slices]; Glycyrrhizae Radix et Rhizoma Praeparata cum Melle[thick slices, stir-frying with honey]; Zingiberis Rhizoma[thick slices or breaking into pieces]; Ginseng Radix et Rhizoma[thin slices]

Continued the table

No.	Main Category	Sub-category	Code of Formula	Name of Formula	Source of Formula	Components and Codes	Specifications and Requirements for Delivering
382	Interior-warming Formula	Middle-warming and Cold-dispelling Formula	0600610128	Cinnamon Bark and Aconite Middle-Regulating Decoction	Treasured Mirror of Pattern Identification and Treatment	Cinnamomi Cortex (06154520500100007), Aconiti Lateralis Radix Tostus (06153710400303221), Codonopsis Radix (06174110100203006), Atractylodis Macrocephalae Rhizoma (06174410500203003), Zingiberis Rhizoma (06193510500203005), Glycyrrhizae Radix et Rhizoma Praeparata cum Melle (06156310300203354)	Aconiti Lateralis Radix Tostus[pieces, stir-frying with sand]; Cinnamomi Cortex[removing rough barks]; Codonopsis Radix; Atractylodis Macrocephalae Rhizoma[thick slices]; Glycyrrhizae Radix et Rhizoma Praeparata cum Melle[thick slices, stir-frying with honey]; Zingiberis Rhizoma[thick slices or breaking into pieces]
383	Interior-warming Formula	Middle-warming and Cold-dispelling Formula	0600610135	Aconite Main Root and Cinnamon Twig Decoction	Synopsis of the Golden Chamber	Acontiti Radix Cocta (06153710400103708), Cinnamomi Ramulus (06154520200103001), Paeoniae Radix Alba (06153710100202008), Glycyrrhizae Radix et Rhizoma Praeparata cum Melle (06156310300203354), Zingiberis Rhizoma Recens (06193510500403009), Jujubae Fructus (06159640200100000)	Acontiti Radix Cocta[pieces, decocting]; Jujubae Fructus[splitting or removing cores]; Cinnamomi Ramulus; Zingiberis Rhizoma Recens[thick slices]; Glycyrrhizae Radix et Rhizoma Praeparata cum Melle[thick slices, stir-frying with honey]; Paeoniae Radix Alba[thin slices]
384	Interior-warming Formula	Middle-warming and Cold-dispelling Formula	0600610142	Angelica, Fresh Ginger, and Goat Meat Decoction	Synopsis of the Golden Chamber	Angelicae Sinensis Radix (06164310100302003), Zingiberis Rhizoma Recens (06193510500403009), Caprae seu Ovis Musculus (06220210200105007)	Caprae seu Ovis Musculus[breaking into pieces]; Zingiberis Rhizoma Recens[thick slices]; Angelicae Sinensis Radix[thin slices]
385	Interior-warming Formula	Middle-warming and Cold-dispelling Formula	0600610159	Aconite and Rice Decoction	Synopsis of the Golden Chamber	Aconiti Lateralis Radix Tostus (06153710400303221), Pinelliae Rhizoma Praeparatum (06191610600200712), Glycyrrhizae Radix et Rhizoma (06156310300203002), Jujubae Fructus (06159640200100000), Oryzae Semen (06191240600100004)	Oryzae Semen; Pinelliae Rhizoma Praeparatum[processing with licorice and limewater]; Aconiti Lateralis Radix Tostus[pieces, stir-frying with sand]; Jujubae Fructus[splitting or removing cores]; Glycyrrhizae Radix et Rhizoma[thick slices]
386	Interior-warming Formula	Middle-warming and Cold-dispelling Formula	0600610166	Cold-Dispelling Fright-Assuaging Decoction	Compilation For Caring Children	Piperis Fructus (06150340200100008), Zingiberis Rhizoma Praeparatum (06193510500203227), Cinnamomi Cortex (06154520500100007)	Piperis Fructus; Cinnamomi Cortex-[removing rough barks]; Zingiberis Rhizoma Praeparatum[thick slices or breaking into pieces, stir-frying with sand]

Continued the table

No.	Main Category	Sub-category	Code of Formula	Name of Formula	Source of Formula	Components and Codes	Specifications and Requirements for Delivering
387	Interior-warming Formula	Middle-warming and Cold-dispelling Formula	0600610173	Virgate Wormwood, Atractylodes, and Aconite Decoction	Comprehension of Medicine	Artemisiae Scopariae Herba (06174450500707002), Atractylodis Macrocephalae Rhizoma (06174410500203003), Aconiti Lateralis Radix Praeparata (06153710400303009), Zingiberis Rhizoma (06193510500203005), Glycyrrhizae Radix et Rhizoma Praeparata cum Melle (06156310300203354), Cinnamomi Cortex (06154520500100007)	Artemisiae Scopariae Herba[break or cutting into fragmenting]; Aconiti Lateralis Radix Praeparata[pieces]; Cinnamomi Cortex[removing rough barks]; Atrac.tylodis Macrocephalae Rhizoma[thick slices]; Glycyrrhizae Radix et Rhizoma Praeparata cum Melle[thick slices, stir-frying with honey]; Zingiberis Rhizoma[thick slices or breaking into pieces]
388	Interior-warming Formula	Middle-warming and Cold-dispelling Formula	0600610180	Clove and Cinnamon Powder	Torch-Transmitting for Chinese External Medicine	Caryophylli Flos (06163430300100009), Cinnamomi Cortex (06154520500100007)	Caryophylli Flos; Cinnamomi Cortex-[removing rough barks]
389	Interior-warming Formula	Middle-warming and Cold-dispelling Formula	0600610197	Licorice, Dried Ginger, Poria and Atractylodes Decoction	Synopsis of the Golden Chamber	Poria (06400210100403009), Atractylodis Macrocephalae Rhizoma (06174410500203003), Zingiberis Rhizoma (06193510500203005), Glycyrrhizae Radix et Rhizoma (06156310300203002)	Poria[breaking into pieces or thick slices]; Atractylodis Macrocepha-lae Rhizoma; Glycyrrhizae Radix et Rhizoma[thick slices]; Zingiberis Rhizoma[thick slices or breaking into pieces]
390	Interior-warming Formula	Middle-warming and Cold-dispelling Formula	0600610203	Red Pill	Synopsis of the Golden Chamber	Poria (06400210100403009), Pinelliae Rhizoma Praeparatum cum Zingibere et Alu-mine (06191610600200729), Acontiti Radix Cocta (06153710400103708), Asari Radix et Rhizoma (06152010300104005), Cinnabaris (06310210100107851)	Pinelliae Rhizoma Praeparatum cum Zingibere et Alumine[processing with ginger and alum]; Poria[breaking into pieces or thick slices]; Acontiti Radix Cocta[pieces, decocting]; Cinna-baris[Powder, Grinding with water]; Asari Radix et Rhizoma[cutting into segments]

Continued the table

No.	Main Category	Sub-category	Code of Formula	Name of Formula	Source of Formula	Components and Codes	Specifications and Requirements for Delivering
391	Interior-warming Formula	Middle-warming and Cold-dispelling Formula	0600610210	Nine Pains Pill	Synopsis of the Golden Chamber	Aconiti Lateralis Radix Tostus (06153710400303221), Euphorbiae Ebracteolatae Radix Acetatus (06157710100203322), Crotonis Semen Pulveratum (06157740200100832), Ginseng Radix et Rhizoma (06164210300102000), Zingiberis Rhizoma (06193510500203005), Euodiae Fructus (06157040200300004)	Euodiae Fructus; Crotonis Semen Pulveratum[Crystallizing or beating into powder]; Aconiti Lateralis Radix Tostus[pieces, stir-frying with sand]; Euphorbiae Ebracteolatae Radix Acetatus[pieces, stir-frying with vinegar]; Zingiberis Rhizoma[thick slices or breaking into pieces]; Ginseng Radix et Rhizoma[thin slices]
392	Interior-warming Formula	Middle-warming and Cold-dispelling Formula	0600610227	Aconite Main Root and Halloysite Pill	Synopsis of the Golden Chamber	Acontiti Radix Cocta (06153710400103708), Zanthoxyli Pericarpium (06157040400200005), Zingiberis Rhizoma (06193510500203005), Aconiti Lateralis Radix Tostus (06153710400303221), Halloysitum Rubrum (06322310100107006)	Halloysitum Rubrum[fragmenting or fine powder]; Acontiti Radix Cocta[pieces, decocting]; Aconiti Lateralis Radix Tostus[pieces, stir-frying with sand]; Zanthoxyli Pericarpium[Remove capsicum and fruit handle]; Zingiberis Rhizoma[thick slices or breaking into pieces]
393	Interior-warming Formula	Middle-warming and Cold-dispelling Formula	0600610234	Aconite Main Root Decoction	Synopsis of the Golden Chamber	Acontiti Radix Cocta (06153710400103708), Mel (06210740100200005)	Mel; Acontiti Radix Cocta[pieces, decocting]
394	Interior-warming Formula	Middle-warming and Cold-dispelling Formula	0600610241	Licorice and Dried Ginger Decoction	Treatise on Cold Damage	Glycyrrhizae Radix et Rhizoma Praeparata cum Melle (06156310300203354), Zingiberis Rhizoma (06193510500203005)	Glycyrrhizae Radix et Rhizoma Praeparata cum Melle[thick slices, stir-frying with honey]; Zingiberis Rhizoma[thick slices or breaking into pieces]

Continued the table

No.	Main Category	Sub-category	Code of Formula	Name of Formula	Source of Formula	Components and Codes	Specifications and Requirements for Delivering
395	Interior-warming Formula	Middle-warming and Cold-dispelling Formula	0600610258	Calming Middle Powder	Formulary of the Bureau of Taiping People's Welfare Pharmacy	Corydalis Rhizoma (06154710600103002), Alpiniae Officinarum Rhizoma (06193510500602006), Zingiberis Rhizoma Praeparatum (06193510500203227), Foeniculi Fructus (06164340200100001), Cinnamomi Cortex (06154520500100007), Ostreae Concha Praeparata (06205120300107515), Glycyrrhizae Radix et Rhizoma Tostus (06156310300203118)	Foeniculi Fructus; Ostreae Concha Praeparata[fragmenting, calcining openly]; Cinnamomi Cortex[removing rough barks]; Corydalis Rhizoma[thick slices]; Glycyrrhizae Radix et Rhizoma Tostus[thick slices, stir-frying until yellow]; Zingiberis Rhizoma Praeparatum[thick slices or breaking into pieces, stir-frying with sand]; Alpiniae Officinarum Rhizoma[thin slices]
396	Interior-warming Formula	Middle-warming and Cold-dispelling Formula	0600610265	Reinforcing Yang and Assisting Stomach Decoction	Precious Mirror of Health	Zingiberis Rhizoma Praeparatum (06193510500203227), Ginseng Radix et Rhizoma (06164210300102000), Alpiniae Katsumadai Semen (06193540600100003), Glycyrrhizae Radix et Rhizoma Praeparata cum Melle (06156310300203354), Cinnamomi Cortex (06154520500100007), Paeoniae Radix Alba (06153710100202008), Citri Reticulatae Pericarpium (06157040400306004), Atractylodis Macrocephalae Rhizoma (06174410500203003), Euodiae Fructus (06157040200300004), Aconiti Lateralis Radix Tostus (06153710400303221), Alpiniae Oxyphyllae Fructus (06193540200500005)	Alpiniae Katsumadai Semen; Euodiae Fructus; Aconiti Lateralis Radix Tostus[pieces, stir-frying with sand]; Cinnamomi Cortex[removing rough barks]; Alpiniae Oxyphyllae Fructus[removing shells]; Citri Reticulatae Pericarpium[cutting into shreds]; Atractylodis Macrocephalae Rhizoma[thick slices]; Glycyrrhizae Radix et Rhizoma Praeparata cum Melle[thick slices, stir-frying with honey]; Zingiberis Rhizoma Praeparatum[thick slices or breaking into pieces, stir-frying with sand]; Ginseng Radix et Rhizoma; Paeoniae Radix Alba[thin slices]

Continued the table

No.	Main Category	Sub-category	Code of Formula	Name of Formula	Source of Formula	Components and Codes	Specifications and Requirements for Delivering
397	Interior-warming Formula	Middle-warming and Cold-dispelling Formula	0600610272	Harmonizing Stomach Decoction of Two Old Ingredients	Jing-Yue's Collected Works	Zingiberis Rhizoma (06193510500203005), Amomi Fructus (06193540200300001), Citri Reticulatae Pericarpium (06157040400306004), Pinelliae Rhizoma Praeparatum cum Zingibere et Alumine (06191610600200729), Poria (06400210100403009), Glycyrrhizae Radix et Rhizoma Praeparata cum Melle (06156310300203354)	Amomi Fructus; Pinelliae Rhizoma Praeparatum cum Zingibere et Alumine[processing with ginger and alum]; Poria[breaking into pieces or thick slices]; Citri Reticulatae Pericarpium[cutting into shreds]; Glycyrrhizae Radix et Rhizoma Praeparata cum Melle[thick slices, stir-frying with honey]; Zingiberis Rhizoma[thick slices or breaking into pieces]
398	Interior-warming Formula	Middle-warming and Cold-dispelling Formula	0600610289	Coiled Scallion Powder	Formulary of the Bureau of Taiping People's Welfare Pharmacy	Atractylodis Rhizoma Praeparatum (06174410500303901), Glycyrrhizae Radix et Rhizoma Praeparata cum Melle (06156310300203354), Corydalis Rhizoma (06154710600103002), Cinnamomi Cortex (06154520500100007), Zingiberis Rhizoma Praeparatum (06193510500203227), Amomi Fructus (06193540200300001), Erythrinae Cortex (06156320500306007), Arecae Semen (06191440600102002), Curcumae Rhizoma (06193510500703000), Sparganii Rhizoma (06190310600102009), Poria (06400210100403009), Citri Reticulatae Pericarpium Viride (06157040400406001), Allium Fistulosum Bulbus (06192910701000006)	Amomi Fructus; Allium Fistulosum Bulbus; Erythrinae Cortex[breaking into pieces or cutting into shreds]; Poria[breaking into pieces or thick slices]; Cinnamomi Cortex[removing rough barks]; Corydalis Rhizoma; Curcumae Rhizoma[thick slices]; Atractylodis Rhizoma Praeparatum[thick slices, Rinsing with rice water]; Glycyrrhizae Radix et Rhizoma Praeparata cum Melle[thick slices, stir-frying with honey]; Zingiberis Rhizoma Praeparatum[thick slices or breaking into pieces, stir-frying with sand]; Citri Reticulatae Pericarpium Viride[thick slices or cutting into shreds]; Arecae Semen; Sparganii Rhizoma[thin slices]
399	Interior-warming Formula	Middle-warming and Cold-dispelling Formula	0600610296	Miraculous and Fragrant Powder	Jing-Yue's Collected Works	Caryophylli Flos (06163430300100009), Amomi Rotundus Fructus (06193540200200004)	Caryophylli Flos; Amomi Rotundus Fructus

Continued the table

No.	Main Category	Sub-category	Code of Formula	Name of Formula	Source of Formula	Components and Codes	Specifications and Requirements for Delivering
400	Interior-warming Formula	Middle-jiao-warming and Cold-dispelling Formula	0600610302	Stomach Pass Decoction	Jing-Yue's Collected Works	Rehmanniae Radix Praeparata (06172410400103610), Dioscoreae Rhizoma Tostus (06193210500103113), Lablab Semen Album Praeparatum (06156340600400115), Glycyrrhizae Radix et Rhizoma Praeparata cum Melle (06156310300203354), Zingiberis Rhizoma (06193510500203005), Euodiae Fructus Praeparatus (06157040200300370), Atractylodis Macrocephalae Rhizoma Praeparatum (06174410500203218)	Lablab Semen Album Praeparatum[stir-frying until yellow]; Euodiae Fructus Praeparatus[stir-frying with licorice juice]; Rehmanniae Radix Praeparata[thick slices, stewing orsteaming with wine]; Dioscoreae Rhizoma Tostus[thick slices, stir-frying]; Glycyrrhizae Radix et Rhizoma Praeparata cum Melle[thick slices, stir-frying with honey]; Atractylodis Macrocephalae Rhizoma Praeparatum[thick slices, stir-frying with honey then stir-frying with bran]; Zingiberis Rhizoma[thick slices or breaking into pieces]
401	Interior-warming Formula	Middle-jiao-warming and Cold-dispelling Formula	0600610319	Five-Morality Pill	Jing-Yue's Collected Works	Psoraleae Fructus (06156340200200009), Euodiae Fructus Praeparatus (06157040200300370), Aucklandiae Radix (06174410100303004), Zingiberis Rhizoma (06193510500203005), Schisandrae Chinensis Fructus (06154140200200007)	Psoraleae Fructus; Schisandrae Chinensis Fructus; Euodiae Fructus Praeparatus[stir-frying with licorice juice]; Aucklandiae Radix[thick slices]; Zingiberis Rhizoma[thick slices or breaking into pieces]
402	Interior-warming Formula	Middle-jiao-warming and Cold-dispelling Formula	0600610326	Invigorating Origin-Qi Decoction	Black Pearl from Red River	Ginseng Radix et Rhizoma (06164210300102000), Atractylodis Macrocephalae Rhizoma (06174410500203003), Poria (06400210100403009), Psoraleae Fructus (06156340200200009), Cinnamomi Cortex (06154520500100007), Aconiti Lateralis Radix Praeparata (06153710400303009), Zingiberis Rhizoma (06193510500203005), Amomi Fructus (06193540200300001), Citri Reticulatae Pericarpium (06157040400306004)	Psoraleae Fructus; Amomi Fructus; Poria[breaking into pieces or thick slices]; Aconiti Lateralis Radix Praeparata[pieces]; Cinnamomi Cortex[removing rough barks]; Citri Reticulatae Pericarpium[cutting into shreds]; Atractylodis Macrocephalae Rhizoma[thick slices]; Zingiberis Rhizoma[thick slices or breaking into pieces]; Ginseng Radix et Rhizoma[thin slices]

Continued the table

No.	Main Category	Sub-category	Code of Formula	Name of Formula	Source of Formula	Components and Codes	Specifications and Requirements for Delivering
403	Interior-warming Formula	Middle-warming and Cold-dispelling Formula	0600610333	Middle Fullness Separating and Dispersing Decoction	Secret Book of the Orchid Chamber	Acontiti Radix Cocta (06153710400103708), Alismatis Rhizoma (06190810600103001), Coptidis Rhizoma (06153710500302001), Ginseng Radix et Rhizoma (06164210300102000), Citri Reticulatae Pericarpium Viride (06157040400406001), Angelicae Sinensis Radix (06164310100302003), Zingiberis Rhizoma Recens (06193510500403009), Ephedrae Herba (06141021000104008), Bupleuri Radix (06164310101003008), Zingiberis Rhizoma (06193510500203005), Litseae Fructus (06154540200100008), Alpiniae Oxyphyllae Fructus (06193540200500005), Pinelliae Praeparatum Rhizoma (06191610600200712), Poria (06400210100403009), Aucklandiae Radix (06174410100303004), Cimicifugae Rhizoma (06153710500103004), Astragali Radix (06156310100603002), Euodiae Fructus (06157040200300004), Magnoliae Officinalis Cortex (06154120500206008), Alpiniae Katsumadai Semen (06193540600100003), Phellodendri Chinensis Cortex (06157020500206008)	Litseae Fructus; Euodiae Fructus; Alpiniae Katsumadai Semen; Pinelliae Praeparatum Rhizoma[processing with licorice and limewater]; Poria[breaking into pieces or thick slices]; Acontiti Radix Cocta[pieces, decocting]; Alpiniae Oxyphyllae Fructus[removing shells]; Ephedrae Herba[cutting into segments]; Magnoliae Officinalis Cortex; Phellodendri Chinensis Cortex[cutting into shreds]; Alismatis Rhizoma; Zingiberis Rhizoma Recens; Bupleuri Radix; Aucklandiae Radix; Cimicifugae Rhizoma; Astragali Radix[thick slices]; Zingiberis Rhizoma[thick slices or breaking into pieces]; Citri Reticulatae Pericarpium Viride[thick slices or cutting into shreds]; Coptidis Rhizoma; Ginseng Radix et Rhizoma; Angelicae Sinensis Radix[thin slices]
404	Interior-warming Formula	Yang-returning and Counterflow-stemming Formula	0600620011	Cold-Extremities Decoction	Treatise on Cold Damage	Glycyrrhizae Radix et Rhizoma Praeparata cum Melle (06156310300203354), Aconiti Lateralis Radix Praeparata (06153710400303009), Zingiberis Rhizoma (06193510500203005)	Aconiti Lateralis Radix Praeparata[pieces]; Glycyrrhizae Radix et Rhizoma Praeparata cum Melle[thick slices,stir-frying with honey]; Zingiberis Rhizoma[thick slices or breaking into pieces]

Continued the table

No.	Main Category	Sub-category	Code of Formula	Name of Formula	Source of Formula	Components and Codes	Specifications and Requirements for Delivering
405	Interior-warming Formula	Yang-returning and Counterflow-stemming Formula	0600620028	Yang-Returning Emergency Decoction	Six Texts on Cold Damage	Aconiti Lateralis Radix Tostus (06153710400303696), Zingiberis Rhizoma (06193510500203005), Ginseng Radix et Rhizoma (06164210300102000), Glycyrrhizae Radix et Rhizoma Praeparata cum Melle (06156310300203354), Atractylodis Macrocephalae Rhizoma Praeparatum (06174410500203218), Cinnamomi Cortex (06154520500100007), Citri Reticulatae Pericarpium (06157040400306004), Schisandrae Chinensis Fructus (06154140200200007), Poria (06400210100403009), Pinelliae Rhizoma Praeparatum (06191610600200712), Zingiberis Rhizoma Recens (06193510500403009), Moschus (06220640100100008)	Schisandrae Chinensis Fructus; Moschus; Pinelliae Rhizoma Praeparatum[processing with licorice and limewater]; Poria[breaking into pieces or thick slices]; Aconiti Lateralis Radix Tostus[pieces, Rinsing with rice water then steaming]; Cinnamomi Cortex[removing rough barks]; Citri Reticulatae Pericarpium[cutting into shreds]; Zingiberis Rhizoma Recens[thick slices]; Glycyrrhizae Radix et Rhizoma Praeparata cum Melle[thick slices,stir-frying with honey]; Atractylodis Macrocephalae Rhizoma Praeparatum[thick slices,stir-frying with honey then stir-frying with bran]; Zingiberis Rhizoma[thick slices or breaking into pieces]; Ginseng Radix et Rhizoma[thin slices]
406	Interior-warming Formula	Yang-returning and Counterflow-stemming Formula	0600620035	Ginseng and Aconite Decoction	Revised Prescriptions to Aid the Living	Ginseng Radix et Rhizoma (06164210300102000), Aconiti Lateralis Radix Tostus (06153710400303221)	Aconiti Lateralis Radix Tostus[pieces, stir-frying with sand]; Ginseng Radix et Rhizoma[thin slices]
407	Interior-warming Formula	Yang-returning and Counterflow-stemming Formula	0600620042	Ginseng, Aconite, Dragon Bone, and Oyster Shell Counterflow-Stemming Decoction	Chinese paediatrics	Ginseng Radix et Rhizoma (06164210300102000), Aconiti Lateralis Radix Praeparata (06153710400303009), Draconis Os Ustus (06338110100105511), Paeoniae Radix Alba (06153710100202008), Glycyrrhizae Radix et Rhizoma Praeparata cum Melle (06156310300203354), Ostreae Concha Praeparata (06205120300107515)	Draconis Os Ustus[breaking into pieces,calcining openly]; Ostreae Concha Praeparata[fragmenting,-calcining openly]; Aconiti Lateralis Radix Praeparata[pieces]; Glycyrrhizae Radix et Rhizoma Praeparata cum Melle[thick slices,stir-frying with honey]; Ginseng Radix et Rhizoma; Paeoniae Radix Alba[thin slices]

Continued the table

No.	Main Category	Sub-category	Code of Formula	Name of Formula	Source of Formula	Components and Codes	Specifications and Requirements for Delivering
408	Interior-warming Formula	Yang-returning and Counterflow-stemming Formula	0600620059	Six-Ingredient Yang2-Returning Decoction	Jing-Yue's Collected Works	Ginseng Radix et Rhizoma (06164210300102000), Aconiti Lateralis Radix Tostus (06153710400303221), Zingiberis Rhizoma (06193510500203005), Glycyrrhizae Radix et Rhizoma Praeparata cum Melle (06156310300203354), Rehmanniae Radix Praeparata (06172410400103610), Angelicae Sinensis Radix (06164310100302003)	Aconiti Lateralis Radix Tostus[pieces, stir-frying with sand]; Rehmanniae Radix Praeparata[thick slices, stew-ing orsteaming with wine]; Glycyrrhi-zae Radix et Rhizoma Praeparata cum Melle[thick slices,stir-frying with honey]; Zingiberis Rhizoma[thick slices or breaking into pieces]; Ginseng Radix et Rhizoma; Angelicae Sinensis Radix[thin slices]
409	Interior-warming Formula	Yang-returning and Counterflow-stemming Formula	0600620066	White Relieving Decoction	Treatise on Cold Damage	Allium Fistulosum Bulbus (06192910701000006), Zingiberis Rhizoma (06193510500203005), Aconiti Lateralis Radix Praeparata (06153710400303009)	Allium Fistulosum Bulbus; Aconiti Lateralis Radix Praeparata[pieces]; Zingiberis Rhizoma[thick slices or breaking into pieces]
410	Interior-warming Formula	Yang-returning and Counterflow-stemming Formula	0600620073	White Relieving Decoction Plus Pig Gall	Treatise on Cold Damage	Allium Fistulosum Bulbus (06192910701000006), Zingiberis Rhizoma (06193510500203005), Aconiti Lateralis Radix Praeparata (06153710400303009), Hominis Urinae (06220140100200000), Suis Fellis (06220540100200008)	Allium Fistulosum Bulbus; Hominis Urinae; Suis Fellis; Aconiti Lateralis Radix Praeparata[pieces]; Zingiberis Rhizoma[thick slices or breaking into pieces]
411	Interior-warming Formula	Yang-returning and Counterflow-stemming Formula	0600620080	Poria Cold-Extremities Decoction	Treatise on Cold Damage	Poria (06400210100403009), Ginseng Radix et Rhizoma (06164210300102000), Aconiti Lateralis Radix Praeparata (06153710400303009), Glycyrrhizae Radix et Rhizoma Praeparata cum Melle (06156310300203354), Zingiberis Rhizoma (06193510500203005)	Poria[breaking into pieces or thick slices]; Aconiti Lateralis Radix Prae-parata[pieces]; Glycyrrhizae Radix et Rhizoma Praeparata cum Melle[thick slices,stir-frying with honey]; Zingiberis Rhizoma[thick slices or breaking into pieces]; Ginseng Radix et Rhizoma[thin slices]

Continued the table

No.	Main Category	Sub-category	Code of Formula	Name of Formula	Source of Formula	Components and Codes	Specifications and Requirements for Delivering
412	Interior-warming Formula	Yang-returning and Counterflow-stemming Formula	0600620097	Dried Ginger and Aconite Decoction	Treatise on Cold Damage	Zingiberis Rhizoma (06193510500203005), Aconiti Lateralis Radix Praeparata (06153710400303009)	Aconiti Lateralis Radix Praeparata[pieces]; Zingiberis Rhizoma[thick slices or breaking into pieces]
413	Interior-warming Formula	Yang-returning and Counterflow-stemming Formula	0600620103	Dredging Meridian Cold-Extremities Decoction	Treatise on Cold Damage	Glycyrrhizae Radix et Rhizoma Praeparata cum Melle (06156310300203354), Aconiti Lateralis Radix Praeparata (06153710400303009), Zingiberis Rhizoma (06193510500203005)	Aconiti Lateralis Radix Praeparata[pieces]; Glycyrrhizae Radix et Rhizoma Praeparata cum Melle[thick slices,stir-frying with honey]; Zingiberis Rhizoma[thick slices or breaking into pieces]
414	Interior-warming Formula	Yang-returning and Counterflow-stemming Formula	0600620110	Dredging Meridian Cold-Extremities Decoction Plus Pig Gall	Treatise on Cold Damage	Glycyrrhizae Radix et Rhizoma Praeparata cum Melle (06156310300203354), Aconiti Lateralis Radix Praeparata (06153710400303009), Zingiberis Rhizoma (06193510500203005), Suis Fellis (06220540100200008)	Suis Fellis; Aconiti Lateralis Radix Praeparata[pieces]; Glycyrrhizae Radix et Rhizoma Praeparata cum Melle[thick slices,stir-frying with honey]; Zingiberis Rhizoma[thick slices or breaking into pieces]
415	Interior-warming Formula	Yang-returning and Counterflow-stemming Formula	0600620127	Cold-Extremities Decoction Plus Ginseng	Treatise on Cold Damage	Glycyrrhizae Radix et Rhizoma Praeparata cum Melle (06156310300203354), Aconiti Lateralis Radix Praeparata (06153710400303009), Zingiberis Rhizoma (06193510500203005), Ginseng Radix et Rhizoma (06164210300102000)	Aconiti Lateralis Radix Praeparata[pieces]; Glycyrrhizae Radix et Rhizoma Praeparata cum Melle[thick slices,stir-frying with honey]; Zingiberis Rhizoma[thick slices or breaking into pieces]; Ginseng Radix et Rhizoma[thin slices]
416	Interior-warming Formula	Meridian-warming and Cold-dissipating Formula	0600630010	Angelica Cold-Extremities Decoction	Treatise on Cold Damage	Angelicae Sinensis Radix (06164310100302003), Cinnamomi Ramulus (06154520200103001), Paeoniae Radix Alba (06153710100202008), Asari Radix et Rhizoma (06152010300104005), Tetrapanacis Medulla (06164220300103006), Jujubae Fructus (06159640200100000), Glycyrrhizae Radix et Rhizoma Praeparata cum Melle (06156310300203354)	Asari Radix et Rhizoma[cutting into segments]; Jujubae Fructus[splitting or removing cores]; Cinnamomi Ramulus; Tetrapanacis Medulla[thick slices]; Glycyrrhizae Radix et Rhizoma Praeparata cum Melle[thick slices,stir-frying with honey]; Angelicae Sinensis Radix; Paeoniae Radix Alba[thin slices]

Continued the table

No.	Main Category	Sub-category	Code of Formula	Name of Formula	Source of Formula	Components and Codes	Specifications and Requirements for Delivering
417	Interior-warming Formula	Meridian-warming and Cold-dissipating Formula	0600630027	Harmonious Yang Decoction	Life-Saving Manual of Diagnosis and Treatment of External Disease	Rehmanniae Radix Praeparata (06172410400103610), Sinapis Semen (06154940600100002), Cervi Cornus Colla (06220640200100960), Zingiberis Rhizoma Carbonisatum (06193510500203418), Ephedrae Herba (06141021000104008), Cinnamomi Cortex (06154520500100007), Glycyrrhizae Radix et Rhizoma (06156310300203002)	Sinapis Semen; Cervi Cornus Colla[processing into glue]; Cinnamomi Cortex[removing rough barks]; Ephedrae Herba[cutting into segments]; Glycyrrhizae Radix et Rhizoma[thick slices]; Rehmanniae Radix Praeparata[thick slices, stewing orsteaming with wine]; Zingiberis Rhizoma Carbonisatum[thick slices or breaking into pieces,carbonizing by stir-frying]
418	Interior-warming Formula	Meridian-warming and Cold-dissipating Formula	0600630034	Minor Golden Pill	Life-Saving Manual of Diagnosis and Treatment of External Disease	Liquidambaris Resina (06155890200200000), Acontiti Kusnezoffii Radix Cocta (06153710400500705), Trogopteri Faeces (06221040100100005), Pheretima (06203110200104006), Momordicae Semen (06174040600107002), Myrrha (06157290200100009), Olibanum (06157290200200006), Moschus (06220640100100008), Angelicae Sinensis Radix (06164310101402009), Oryzae Glutinosae Semen (06191240500500003)	Liquidambaris Resina; Trogopteri Faeces; Myrrha; Olibanum; Moschus; Oryzae Glutinosae Semen; Acontiti Kusnezoffii Radix Cocta[decocting]; Momordicae Semen[removing shells and taking kernel then break in pieces]; Pheretima[cutting into segments]; Angelicae Sinensis Radix[thin slices]
419	Interior-warming Formula	Meridian-warming and Cold-dissipating Formula	0600630041	Foetus-Growing White Atractylodes Powder	Ye's Gynaecology for Pattern Identification and Treatment	Atractylodis Macrocephalae Rhizoma (06174410500203003), Chuanxiong Rhizoma (06164310500103002), Rehmanniae Radix Praeparata (06172410400103610), Asini Corii Colla (06220340200100969), Astragali Radix (06156310100603002), Angelicae Sinensis Radix (06164310100302003), Ostreae Concha (06205120300107003), Poria (06400210100403009), Artemisiae Argyi Folium (06174420700100002), Psoraleae Fructus (06156340200200009)	Psoraleae Fructus; Asini Corii Colla[processing into glue]; Poria[breaking into pieces or thick slices]; Ostreae Concha[fragmenting]; Artemisiae Argyi Folium[removing stems]; Atractylodis Macrocephalae Rhizoma; Chuanxiong Rhizoma; Astragali Radix[thick slices]; Rehmanniae Radix Praeparata[thick slices, stewing orsteaming with wine]; Angelicae Sinensis Radix[thin slices]

Continued the table

No.	Main Category	Sub-category	Code of Formula	Name of Formula	Source of Formula	Components and Codes	Specifications and Requirements for Delivering
420	Interior-warming Formula	Meridian-warming and Cold-dissipating Formula	0600630058	Astragalus and Cinnamon Twig Five Ingredients Decoction	Synopsis of the Golden Chamber	Astragali Radix (06156310100603002), Paeoniae Radix Alba (06153710100202008), Cinnamomi Ramulus (06154520200103001), Zingiberis Rhizoma Recens (06193510500403009), Jujubae Fructus (06159640200100000)	Jujubae Fructus[splitting or removing cores]; Astragali Radix; Cinnamomi Ramulus; Zingiberis Rhizoma Recens[thick slices]; Paeoniae Radix Alba[thin slices]
421	Interior-warming Formula	Meridian-warming and Cold-dissipating Formula	0600630065	Angelica Cold-Extremities Decoction Plus Evodia and Fresh Ginger	Treatise on Cold Damage	Angelicae Sinensis Radix (06164310100302003), Cinnamomi Ramulus (06154520200103001), Paeoniae Radix Alba (06153710100202008), Asari Radix et Rhizoma (06152010300104005), Jujubae Fructus (06159640200100000), Glycyrrhizae Radix et Rhizoma Praeparata cum Melle (06156310300203354), Tetrapanacis Medulla (06164220300103006), Euodiae Fructus (06157040200300004), Zingiberis Rhizoma Recens (06193510500403009), Vinum	Euodiae Fructus; Vinum; Asari Radix et Rhizoma[cutting into segments]; Jujubae Fructus[splitting or removing cores]; Cinnamomi Ramulus; Tetrapanacis Medulla; Zingiberis Rhizoma Recens[thick slices]; Glycyrrhizae Radix et Rhizoma Praeparata cum Melle[thick slices,stir-frying with honey]; Angelicae Sinensis Radix; Paeoniae Radix Alba[thin slices]
422	Interior-warming Formula	Meridian-warming and Cold-dissipating Formula	0600630072	Spider Power	Synopsis of the Golden Chamber	Aranea Ventricosa, Cinnamomi Ramulus (06154520200103001)	Aranea Ventricosa; Cinnamomi Ramulus[thick slices]
423	Interior-warming Formula	Meridian-warming and Cold-dissipating Formula	0600630096	Granary Emergency Powder	Treatise on Diseases, Patterns, and Prescriptions Related to Unification of the Three Etiologies	Gardeniae Fructus (06173540200107002), Aconiti Lateralis Radix Tostus (06153710400303221)	Gardeniae Fructus[rubbing into bits]; Aconiti Lateralis Radix Tostus[pieces, stir-frying with sand]

Continued the table

No.	Main Category	Sub-category	Code of Formula	Name of Formula	Source of Formula	Components and Codes	Specifications and Requirements for Delivering
424	Interior-warming Formula	Meridian-warming and Cold-dissipating Formula	0600630102	Ephedra and Cinnamon Twig Decoction	Jing-yue's Collceted works	Cinnamomi Cortex (06154520500100007), Angelicae Sinensis Radix (06164310100302003), Glycyrrhizae Radix et Rhizoma Praeparata cum Melle (06156310300203354), Citri Reticulatae Pericarpium (06157040400306004), Ephedrae Herba (06141021000104008)	Cinnamomi Cortex[removing rough barks]; Ephedrae Herba[cutting into segments]; Citri Reticulatae Pericarpium[cutting into shreds]; Glycyrrhizae Radix et Rhizoma Praeparata cum Melle[thick slices,stir-frying with honey]; Angelicae Sinensis Radix[thin slices]
425	Interior-warming Formula	Meridian-warming and Cold-dissipating Formula	0600630119	Three Qi Decoction	Jing-yue's Collceted works	Angelicae Sinensis Radix (06164310100302003), Lycii Fructus (06172340200200007), Eucommiae Cortex (06155920500106006), Rehmanniae Radix Praeparata (06172410400103610), Achyranthis Bidentatae Radix (06152510100204009), Poria (06400210100403009), Paeoniae Radix Alba Vinatus (06153710100202312), Cinnamomi Cortex (06154520500100007), Asari Radix et Rhizoma (06152010300104005), Angelicae Dahuricae Radix (06164310100203003), Glycyrrhizae Radix et Rhizoma Praeparata cum Melle (06156310300203354), Aconiti Lateralis Radix Praeparata (06153710400303009), Zingiberis Rhizoma Recens (06193510500403009)	Lycii Fructus; Eucommiae Cortex[breaking into pieces or cutting into shreds]; Poria[breaking into pieces or thick slices]; Aconiti Lateralis Radix Praeparata[pieces]; Cinnamomi Cortex[removing rough barks]; Achyranthis Bidentatae Radix; Asari Radix et Rhizoma[cutting into segments]; Angelicae Dahuricae Radix; Zingiberis Rhizoma Recens[thick slices]; Rehmanniae Radix Praeparata[thick slices, stewing orsteaming with wine]; Glycyrrhizae Radix et Rhizoma Praeparata cum Melle[thick slices,stir-frying with honey]; Angelicae Sinensis Radix[thin slices]; Paeoniae Radix Alba Vinatus[thin slices, stir-frying with wine]
426	Interior-warming Formula	Meridian-warming and Cold-dissipating Formula	0600630126	Chaenmeles and Evodia Powder	Introduction on Medicine	Zingiberis Rhizoma (06157040200300004)	Zingiberis Rhizoma

Continued the table

No.	Main Category	Sub-category	Code of Formula	Name of Formula	Source of Formula	Components and Codes	Specifications and Requirements for Delivering
427	Interior-warming Formula	Meridian-warming and Cold-dissipating Formula	0600630133	Fennel Kidney-Quieting Decoction	Mirror for Medicine From Ancient to Modern	Ginseng Radix et Rhizoma (06164210300102000), Atractylodis Macrocephalae Rhizoma (06174410500203003), Poria (06400210100403009), Alismatis Rhizoma (06190810600103001), Foeniculi Fructus (06164340200100001), Psoraleae Fructus (06156340200200009), Phellodendri Chinensis Cortex (06157020500206008), Aucklandiae Radix (06174410100303004), Arecae Semen (06191440600102002), Linderae Radix (06154510400102003), Cyperi Rhizoma (06191310500103006), Amomi Fructus (06193540200300001), Corydalis Rhizoma (06154710600103002), Cimicifugae Rhizoma (06153710500103004), Glycyrrhizae Radix et Rhizoma Praeparata cum Melle (06156310300203354), Litchi Semen (06159340600100005)	Foeniculi Fructus; Psoraleae Fructus; Amomi Fructus; Litchi Semen; Poria[breaking into pieces or thick slices]; Phellodendri Chinensis Cortex[cutting into shreds]; Atractylodis Macrocephalae Rhizoma; Alismatis Rhizoma; Aucklandiae Radix; Corydalis Rhizoma; Cimicifugae Rhizoma[thick slices]; Glycyrrhizae Radix et Rhizoma Praeparata cum Melle[thick slices,stir-frying with honey]; Cyperi Rhizoma[thick slices or]; Ginseng Radix et Rhizoma; Arecae Semen; Linderae Radix[thin slices]
428	Tonifying and Replenishing Formula	Qi-tonifying Formula	0600710019	Four Gentlemen Decoction	Formulary of the Bureau of Taiping People's Welfare Pharmacy	Ginseng Radix et Rhizoma (06164210300102000), Atractylodis Macrocephalae Rhizoma (06174410500203003), Poria (06400210100403009), Glycyrrhizae Radix et Rhizoma Praeparata cum Melle (06156310300203354)	Poria[breaking into pieces or thick slices]; Atractylodis Macrocephalae Rhizoma[thick slices]; Glycyrrhizae Radix et Rhizoma Praeparata cum Melle[thick slices,stir-frying with honey]; Ginseng Radix et Rhizoma[thin slices]

Continued the table

No.	Main Category	Sub-category	Code of Formula	Name of Formula	Source of Formula	Components and Codes	Specifications and Requirements for Delivering
429	Tonifying and Replenishing Formula	Qi-tonifying Formula	0600710026	Ginseng, Poria, and White Atractylodes Powder	Formulary of the Bureau of Taiping People's Welfare Pharmacy	Nelumbinis Semen (06153240600200001), Coicis Semen (06191240500100005), Amomi Fructus (06193540200300001), Platycodonis Radix (06174110100303003), Glycyrrhizae Radix et Rhizoma Praeparata cum Melle (06156310300203354), Lablab Semen Album Praeparatum (06156340600400115), Poria (06400210100403009), Ginseng Radix et Rhizoma (06164210300102000), Atractylodis Macrocephalae Rhizoma (06174410500203003), Dioscoreae Rhizoma (06193210500103007)	Coicis Semen; Amomi Fructus; Lablab Semen Album Praeparatum[stir-frying until yellow]; Poria[breaking into pieces or thick slices]; Nelumbinis Semen[Cut and removing cores]; Platycodonis Radix; Atractylodis Macrocephalae Rhizoma; Dioscoreae Rhizoma[thick slices]; Glycyrrhizae Radix et Rhizoma Praeparata cum Melle[thick slices,stir-frying with honey]; Ginseng Radix et Rhizoma[thin slices]
430	Tonifying and Replenishing Formula	Qi-tonifying Formula	0600710033	Middle-Tonifying Qi-Replenishing Decoction	Clarifying Doubts about Damage from Internal and External Causes	Astragali Radix (06156310100603002), Glycyrrhizae Radix et Rhizoma Praeparata cum Melle (06156310300203354), Ginseng Radix et Rhizoma (06164210300102000), Angelicae Sinensis Radix (06164310100302003), Citri Reticulatae Pericarpium (06157040400306004), Cimicifugae Rhizoma (06153710500103004), Bupleuri Radix (06164310101003008), Atractylodis Macrocephalae Rhizoma (06174410500203003)	Citri Reticulatae Pericarpium[cutting into shreds]; Astragali Radix; Cimicifugae Rhizoma; Bupleuri Radix; Atractylodis Macrocephalae Rhizoma[thick slices]; Glycyrrhizae Radix et Rhizoma Praeparata cum Melle[thick slices,stir-frying with honey]; Ginseng Radix et Rhizoma; Angelicae Sinensis Radix[thin slices]
431	Tonifying and Replenishing Formula	Qi-tonifying Formula	0600710040	Pulse-Reinforcing Powder	Revelation of Medicine	Ginseng Radix et Rhizoma (06164210300102000), Ophiopogonis Radix (06192910400300001), Schisandrae Chinensis Fructus (06154140200200007)	Ophiopogonis Radix; Schisandrae Chinensis Fructus; Ginseng Radix et Rhizoma[thin slices]
432	Tonifying and Replenishing Formula	Qi-tonifying Formula	0600710057	Jade Screen Powder	Clustering of Medical Prescription	Astragali Radix Praeparata cum Melle (06156310100603354), Atractylodis Macrocephalae Rhizoma (06174410500203003), Saposhnikoviae Radix (06164310100503004)	Atractylodis Macrocephalae Rhizoma; Saposhnikoviae Radix[thick slices]; Astragali Radix Praeparata cum Melle[thick slices,stir-frying with honey]

Continued the table

No.	Main Category	Sub-category	Code of Formula	Name of Formula	Source of Formula	Components and Codes	Specifications and Requirements for Delivering
433	Tonifying and Replenishing Formula	Qi-tonifying Formula	0600710064	Discharge-Ceasing Decoction	Fu Qing-zhu's Obstetrics and Gynaecology	Ginseng Radix et Rhizoma (06164210300102000), Atractylodis Macrocephalae Rhizoma Tostus (06174410500203263), Paeoniae Radix Alba Vinatus (06153710100202312), Dioscoreae Rhizoma Tostus (06193210500103113), Atractylodis Rhizoma Praeparatum (06174410500303215), Citri Reticulatae Pericarpium (06157040400306004), Bupleuri Radix (06164310101003008), Schizonepetae Spica Carbonisata (06172230700100412), Plantaginis Semen Vinatus (06173440600100316), Glycyrrhizae Radix et Rhizoma (06156310300203002)	Schizonepetae Spica Carbonisata[carbonizing by stir-frying]; Plantaginis Semen Vinatus[stir-frying with wine]; Citri Reticulatae Pericarpium[cutting into shreds]; Bupleuri Radix; Glycyrrhizae Radix et Rhizoma[thick slices]; Dioscoreae Rhizoma Tostus[thick slices, stir-frying]; Atractylodis Rhizoma Praeparatum[thick slices, stir-frying with bran]; Atractylodis Macrocephalae Rhizoma Tostus[thick slices, stir-frying with earth]; Ginseng Radix et Rhizoma[thin slices]; Paeoniae Radix Alba Vinatus[thin slices, stir-frying with wine]
434	Tonifying and Replenishing Formula	Qi-tonifying Formula	0600710071	Ginseng and Schisandra Decoction	Complete Work on Childrencoctionla e	Ginseng Radix et Rhizoma (06164210300102000), Poria (06400210100403009), Atractylodis Macrocephalae Rhizoma Praeparatum (06174410500203904), Schisandrae Chinensis Fructus (06154140200200007), Ophiopogonis Radix (06192910400300001), Glycyrrhizae Radix et Rhizoma Praeparata cum Melle (06156310300203354)	Schisandrae Chinensis Fructus; Ophiopogonis Radix; Poria[breaking into pieces or thick slices]; Atractylodis Macrocephalae Rhizoma Praeparatum[thick slices, Rinsing with rice water]; Glycyrrhizae Radix et Rhizoma Praeparata cum Melle[thick slices,stir-frying with honey]; Ginseng Radix et Rhizoma[thin slices]
435	Tonifying and Replenishing Formula	Qi-tonifying Formula	0600710088	Origin-Qi Preserving Decoction	Heart Mirror of Indiscriminate Love	Ginseng Radix et Rhizoma (06164210300102000), Astragali Radix (06156310100603002), Glycyrrhizae Radix et Rhizoma Praeparata cum Melle (06156310300203354), Cinnamomi Cortex (06154520500100007), Zingiberis Rhizoma Recens (06193510500403009)	Cinnamomi Cortex[removing rough barks]; Astragali Radix; Zingiberis Rhizoma Recens[thick slices]; Glycyrrhizae Radix et Rhizoma Praeparata cum Melle[thick slices,stir-frying with honey]; Ginseng Radix et Rhizoma[thin slices]

Continued the table

No.	Main Category	Sub-category	Code of Formula	Name of Formula	Source of Formula	Components and Codes	Specifications and Requirements for Delivering
436	Tonifying and Replenishing Formula	Qi-tonifying Formula	0600710095	Six Gentlemen Decoction	The Orthodox Tradition of Medicine	Ginseng Radix et Rhizoma (06164210300102000), Atractylodis Macrocephalae Rhizoma (06174410500203003), Poria (06400210100403009), Glycyrrhizae Radix et Rhizoma (06156310300203002), Citri Reticulatae Pericarpium (06157040400306004), Pinelliae Rhizoma Praeparatum cum Zingibere et Alumine (06191610600200729), Zingiberis Rhizoma Recens (06193510500403009), Jujubae Fructus (06159640200100000)	Pinelliae Rhizoma Praeparatum cum Zingibere et Alumine[processing with ginger and alum]; Poria[breaking into pieces or thick slices]; Citri Reticulatae Pericarpium[cutting into shreds]; Jujubae Fructus[splitting or removing cores]; Atractylodis Macrocephalae Rhizoma; Glycyrrhizae Radix et Rhizoma; Zingiberis Rhizoma Recens[thick slices]; Ginseng Radix et Rhizoma[thin slices]
437	Tonifying and Replenishing Formula	Qi-tonifying Formula	0600710101	Costusroot and Amomum Six Gentlemen Decoction	Treatise on Ancient and Modern Medical Prescriptions	Ginseng Radix et Rhizoma (06164210300102000), Atractylodis Macrocephalae Rhizoma (06174410500203003), Poria (06400210100403009), Glycyrrhizae Radix et Rhizoma Praeparata cum Melle (06156310300203354), Aucklandiae Radix (06174410100303004), Amomi Fructus (06193540200300001), Pinelliae Rhizoma Praeparatum cum Zingibere et Alumine (06191610600200729), Citri Reticulatae Pericarpium (06157040400306004), Zingiberis Rhizoma Recens (06193510500403009)	Amomi Fructus; Pinelliae Rhizoma Praeparatum cum Zingibere et Alumine[processing with ginger and alum]; Poria[breaking into pieces or thick slices]; Citri Reticulatae Pericarpium[cutting into shreds]; Atractylodis Macrocephalae Rhizoma; Aucklandiae Radix; Zingiberis Rhizoma Recens[thick slices]; Glycyrrhizae Radix et Rhizoma Praeparata cum Melle[thick slices,stir-frying with honey]; Ginseng Radix et Rhizoma[thin slices]
438	Tonifying and Replenishing Formula	Qi-tonifying Formula	0600710118	Supplemented Four Gentlemen Decoction	Treatise on Diseases, Patterns, and Prescriptions Related to Unification of the Three Etiologies	Ginseng Radix et Rhizoma (06164210300102000), Astragali Radix (06156310100603002), Poria (06400210100403009), Atractylodis Macrocephalae Rhizoma (06174410500203003), Glycyrrhizae Radix et Rhizoma Praeparata cum Melle (06156310300203354), Lablab Semen Album (06156340600400009)	Lablab Semen Album; Poria[breaking into pieces or thick slices]; Astragali Radix; Atractylodis Macrocephalae Rhizoma[thick slices]; Glycyrrhizae Radix et Rhizoma Praeparata cum Melle[thick slices,stir-frying with honey]; Ginseng Radix et Rhizoma[thin slices]

Continued the table

No.	Main Category	Sub-category	Code of Formula	Name of Formula	Source of Formula	Components and Codes	Specifications and Requirements for Delivering
439	Tonifying and Replenishing Formula	Qi-tonifying Formula	0600710125	Seven-Ingredient white atractylodes Powder	Key to Medicines and Patterns of Childrenrylodis Mac	Ginseng Radix et Rhizoma (06164210300102000), Poria (06400210100403009), Atractylodis Macrocephalae Rhizoma (06174410500203003), Pogostemonis Herba (06172250500104007), Aucklandiae Radix (06174410100303004), Glycyrrhizae Radix et Rhizoma (06156310300203002), Puerariae Lobatae Radix (06156310100803006)	Poria[breaking into pieces or thick slices]; Pogostemonis Herba[cutting into segments]; Atractylodis Macro-cephalae Rhizoma; Aucklandiae Ra-dix; Glycyrrhizae Radix et Rhizoma; Puerariae Lobatae Radix[thick slices]; Ginseng Radix et Rhizoma[thin slices]
440	Tonifying and Replenishing Formula	Qi-tonifying Formula	0600710132	Qi-Boosting Yang-Upbearing Networks Vessels-Freeing Formula	Research on TCM treatment of ocular fundus diseases	Ginseng Radix et Rhizoma (06164210300102000), Astragali Radix (06156310100603002), Paeoniae Radix Alba (06153710100202008), Atractylodis Macrocephalae Rhizoma (06174410500203003), Angelicae Sinensis Radix (06164310100302003), Viticis Fructus (06172140200100006), Anemarrhenae Rhizoma (06192910500303001), Cimicifugae Rhizoma (06153710500103004), Vespertilionis Faeces (06220740100100005), Spatholobi Caulis (06156320100103006), Glycyrrhizae Radix et Rhizoma (06156310300203002)	Viticis Fructus; Vespertilionis Faeces; Spatholobi Caulis[pieces]; Astragali Radix; Atractylodis Macrocephalae Rhizoma; Anemarrhenae Rhizoma; Cimicifugae Rhizoma; Glycyrrhi-zae Radix et Rhizoma[thick slices]; Ginseng Radix et Rhizoma; Paeoniae Radix Alba; Angelicae Sinensis Radix-[thin slices]
441	Tonifying and Replenishing Formula	Qi-tonifying Formula	0600710149	Origin-Qi Lifting Decoction	Jing-yue's Collected Works	Ginseng Radix et Rhizoma (06164210300102000), Astragali Radix Praeparata cum Melle (06156310100603354), Glycyrrhizae Radix et Rhizoma Praeparata cum Melle (06156310300203354), Cimicifugae Rhizoma Furfuritus (06153710500103219), Atractylodis Macrocephalae Rhizoma Praeparatum (06174410500203218)	Cimicifugae Rhizoma Furfuritus[thick slices, stir-frying with bran]; Astragali Radix Praeparata cum Melle; Glycyr-rhizae Radix et Rhizoma Praeparata cum Melle[thick slices,stir-frying with honey]; Atractylodis Macro-cephalae Rhizoma Praeparatum[thick slices,stir-frying with honey then stir-frying with bran]; Ginseng Radix et Rhizoma[thin slices]

Continued the table

No.	Main Category	Sub-category	Code of Formula	Name of Formula	Source of Formula	Components and Codes	Specifications and Requirements for Delivering
442	Tonifying and Replenishing Formula	Qi-tonifying Formula	0600710156	Qi-Replenishing Sharp and Bright Decoction	Dongyuannishing Sharp and Bright D	Astragali Radix (06156310100603002), Ginseng Radix et Rhizoma (06164210300102000), Glycyrrhizae Radix et Rhizoma Praeparata cum Melle (06156310300203354), Cimicifugae Rhizoma Furfuritus (06153710500103219), Viticis Fructus Praeparatus (06172140200100112), Paeoniae Radix Alba (06153710100202008), Phellodendri Chinensis Cortex (06157020500206008), Puerariae Lobatae Radix (06156310100803006)	Viticis Fructus Praeparatus[stir-frying]; Phellodendri Chinensis Cortex-[cutting into shreds]; Astragali Radix; Puerariae Lobatae Radix[thick slices]; Cimicifugae Rhizoma Furfuritus[thick slices, stir-frying with bran]; Glycyrrhizae Radix et Rhizoma Praeparata cum Melle[thick slices,stir-frying with honey]; Ginseng Radix et Rhizoma; Paeoniae Radix Alba[thin slices]
443	Tonifying and Replenishing Formula	Qi-tonifying Formula	0600710163	Raising the Sinking Decoction	Records of Chinese Medicine with Reference to Western Medicine	Astragali Radix (06156310100603002), Anemarrhenae Rhizoma (06192910500303001), Bupleuri Radix (06164310101003008), Platycodonis Radix (06174110100303003), Cimicifugae Rhizoma (06153710500103004)	Astragali Radix; Anemarrhenae Rhizoma; Bupleuri Radix; Platycodonis Radix; Cimicifugae Rhizoma[thick slices]
444	Tonifying and Replenishing Formula	Qi-tonifying Formula	0600710170	Yang-Raising Stomach-Replenishing Decoction	Clarifying Doubts about Damage from Internal and External Causes	Astragali Radix (06156310100603002), Pinelliae Rhizoma Praeparatum cum Zingibere et Alumine (06191610600200729), Ginseng Radix et Rhizoma (06164210300102000), Glycyrrhizae Radix et Rhizoma Praeparata cum Melle (06156310300203354), Angelicae Pubescentis Radix (06164310100802008), Saposhnikoviae Radix (06164310100503004), Paeoniae Radix Alba (06153710100202008), Notopterygii Rhizoma et Radix (06164310300103004), Citri Reticulatae Pericarpium (06157040400306004), Poria (06400210100403009), Bupleuri Radix (06164310101003008), Alismatis Rhizoma (06190810600103001), Atractylodis Macrocephalae Rhizoma (06174410500203003), Coptidis Rhizoma (06153710500302001), Zingiberis Rhizoma Recens (06193510500403009), Jujubae Fructus (06159640200100000)	Pinelliae Rhizoma Praeparatum cum Zingibere et Alumine[processing with ginger and alum]; Poria[breaking into pieces or thick slices]; Citri Reticulatae Pericarpium[cutting into shreds]; Jujubae Fructus[splitting or removing cores]; Astragali Radix; Saposhnikoviae Radix; Notopterygii Rhizoma et Radix; Bupleuri Radix; Alismatis Rhizoma; Atractylodis Macrocephalae Rhizoma; Zingiberis Rhizoma Recens[thick slices]; Glycyrrhizae Radix et Rhizoma Praeparata cum Melle[thick slices,stir-frying with honey]; Ginseng Radix et Rhizoma; Angelicae Pubescentis Radix; Paeoniae Radix Alba; Coptidis Rhizoma[thin slices]

Continued the table

No.	Main Category	Sub-category	Code of Formula	Name of Formula	Source of Formula	Components and Codes	Specifications and Requirements for Delivering
445	Tonifying and Replenishing Formula	Qi-tonifying Formula	0600710187	Qi-Tonifying Spleen-Moving Decoction	Criterion for Pattern Identification and Treatment	Ginseng Radix et Rhizoma (06164210300102000), Atractylodis Macrocephalae Rhizoma (06174410500203003), Poria (06400210100403009), Glycyrrhizae Radix et Rhizoma (06156310300203002), Astragali Radix Praeparata cum Melle (06156310100603354), Citri Exocarpium Rubrum (06157040400507005), Amomi Fructus (06193540200300001), Zingiberis Rhizoma Recens (06193510500403009), Jujubae Fructus (06159640200100000)	Amomi Fructus; Poria[breaking into pieces or thick slices]; Citri Exocarpium Rubrum[break to pieces]; Jujubae Fructus[splitting or removing cores]; Atractylodis Macrocephalae Rhizoma; Glycyrrhizae Radix et Rhizoma; Zingiberis Rhizoma Recens[thick slices]; Astragali Radix Praeparata cum Melle[thick slices,stir-frying with honey]; Ginseng Radix et Rhizoma[thin slices]
446	Tonifying and Replenishing Formula	Qi-tonifying Formula	0600710194	Lung-Tonifying Decoction	Meaningful Clustering of Key Prescription	Ginseng Radix et Rhizoma (06164210300102000), Astragali Radix (06156310100603002), Rehmanniae Radix Praeparata (06172410400103610), Schisandrae Chinensis Fructus (06154140200200007), Asteris Radix et Rhizoma (06174410300103008), Mori Cortex (06151220600106000)	Schisandrae Chinensis Fructus; Mori Cortex[cutting into shreds]; Astragali Radix[thick slices]; Rehmanniae Radix Praeparata[thick slices, stewing orsteaming with wine]; Asteris Radix et Rhizoma[thick slices or cutting into segments]; Ginseng Radix et Rhizoma[thin slices]
447	Tonifying and Replenishing Formula	Qi-tonifying Formula	0600710200	Fleeceflower and Ginseng Decoction	Jing-yue's Collected Works	Polygoni Multiflori Radix (06152310400103008), Ginseng Radix et Rhizoma (06164210300102000), Angelicae Sinensis Radix (06164310100302003), Citri Reticulatae Pericarpium (06157040400306004), Zingiberis Rhizoma Torrefactus (06193510500403801)	Citri Reticulatae Pericarpium[cutting into shreds]; Polygoni Multiflori Radix[thick slices or breaking into pieces]; Zingiberis Rhizoma Torrefactus[thick slices or breaking into pieces, Roasting]; Ginseng Radix et Rhizoma; Angelicae Sinensis Radix[thin slices]
448	Tonifying and Replenishing Formula	Qi-tonifying Formula	0600710217	Astragalus Centre-Fortifying Decoction	Synopsis of the Golden Chamber	Astragali Radix (06156310100603002), Paeoniae Radix Alba (06153710100202008), Cinnamomi Ramulus (06154520200103001), Glycyrrhizae Radix et Rhizoma Praeparata cum Melle (06156310300203354), Zingiberis Rhizoma Recens (06193510500403009), Jujubae Fructus (06159640200100000), Maltosa	Maltosa; Jujubae Fructus[splitting or removing cores]; Astragali Radix; Cinnamomi Ramulus; Zingiberis Rhizoma Recens[thick slices]; Glycyrrhizae Radix et Rhizoma Praeparata cum Melle[thick slices,stir-frying with honey]; Paeoniae Radix Alba[thin slices]

Continued the table

No.	Main Category	Sub-category	Code of Formula	Name of Formula	Source of Formula	Components and Codes	Specifications and Requirements for Delivering
449	Tonifying and Replenishing Formula	Qi-tonifying Formula	0600710224	Thoroughfare-Quieting Decoction	Records of Chinese Medicine with Reference to Western Medicine	Astragali Radix (06156310100603002), Draconis Os (06338110100105009), Ostreae Concha (06205120300107003), Rehmanniae Radix (06172410400103009), Paeoniae Radix Alba (06153710100202008), Sepiae Endoconcha (06207130100105008), Rubiae Radix et Rhizoma (06173510300103006), Dipsaci Radix (06173910100103006), Atractylodis Macrocephalae Rhizoma (06174410500203003)	Draconis Os[breaking into pieces]; Ostreae Concha[fragmenting]; Sepiae Endoconcha[chopping into fragmenting]; Astragali Radix; Rehmanniae Radix; Dipsaci Radix; Atractylodis Macrocephalae Rhizoma[thick slices]; Rubiae Radix et Rhizoma[thick slices or cutting into segments]; Paeoniae Radix Alba[thin slices]
450	Tonifying and Replenishing Formula	Qi-tonifying Formula	0600710231	Astragalus Decoction	Appendices to the Golden Chamber	Astragali Radix (06156310100603002), Citri Reticulatae Pericarpium (06157040400306004), Cannabis Fructus (06151240200300004), Mel (06210740100200005)	Cannabis Fructus; Mel; Citri Reticulatae Pericarpium[cutting into shreds]; Astragali Radix[thick slices]
451	Tonifying and Replenishing Formula	Qi-tonifying Formula	0600710248	Special Achievement Powder	Key to Medicines and Patterns of Children's Diseases	Ginseng Radix et Rhizoma (06164210300102000), Atractylodis Macrocephalae Rhizoma (06174410500203003), Poria (06400210100403009), Glycyrrhizae Radix et Rhizoma Praeparata cum Melle (06156310300203354), Citri Reticulatae Pericarpium (06157040400306004)	Poria[breaking into pieces or thick slices]; Citri Reticulatae Pericarpium[cutting into shreds]; Atractylodis Macrocephalae Rhizoma[thick slices]; Glycyrrhizae Radix et Rhizoma Praeparata cum Melle[thick slices,stir-frying with honey]; Ginseng Radix et Rhizoma[thin slices]
452	Tonifying and Replenishing Formula	Qi-tonifying Formula	0600710255	Angelica and Anaesthesia Decoction	Chinese Traumatology	Angelicae Sinensis Radix (06164310100302003), Rehmanniae Radix Praeparata (06172410400103610), Longan Arillus (06159340800100003), Paeoniae Radix Alba (06153710100202008), Salviae Miltiorrhizae Radix et Rhizoma (06172210300103006), Spatholobi Caulis (06156320100103006)	Longan Arillus; Spatholobi Caulis[pieces]; Salviae Miltiorrhizae Radix et Rhizoma[thick slices]; Rehmanniae Radix Praeparata[thick slices, stewing orsteaming with wine]; Angelicae Sinensis Radix; Paeoniae Radix Alba[thin slices]

Continued the table

No.	Main Category	Sub-category	Code of Formula	Name of Formula	Source of Formula	Components and Codes	Specifications and Requirements for Delivering
453	Tonifying and Replenishing Formula	Qi-tonifying Formula	0600710262	True-Preserving Decoction	Miraculous Book of Ten Prescriptions for Overstrain	Ginseng Radix et Rhizoma (06164210300102000), Astragali Radix (06156310100603002), Atractylodis Macrocephalae Rhizoma (06174410500203003), Glycyrrhizae Radix et Rhizoma (06156310300203002), Poria (06400210100403009), Schisandrae Chinensis Fructus (06154140200200007), Angelicae Sinensis Radix (06164310100302003), Rehmanniae Radix (06172410400103009), Rehmanniae Radix Praeparata (06172410400103610), Asparagi Radix (06192910400202008), Ophiopogonis Radix (06192910400300001), Paeoniae Radix Alba (06153710100202008), Bupleuri Radix (06164310101003008), Magnoliae Officinalis Cortex (06154120500206008), Lycii Cortex (06172320600100008), Phellodendri Chinensis Cortex (06157020500206008), Anemarrhenae Rhizoma (06192910500303001), Citri Reticulatae Pericarpium (06157040400306004), Zingiberis Rhizoma Recens (06193510500403009), Jujubae Fructus (06159640200100000)	Schisandrae Chinensis Fructus; Ophiopogonis Radix; Poria[breaking into pieces or thick slices]; Lycii Cortex[removing wooden cores]; Magnoliae Officinalis Cortex; Phellodendri Chinensis Cortex; Citri Reticulatae Pericarpium[cutting into shreds]; Jujubae Fructus[splitting or removing cores]; Astragali Radix; Atractylodis Macrocephalae Rhizoma; Glycyrrhizae Radix et Rhizoma; Rehmanniae Radix; Bupleuri Radix; Anemarrhenae Rhizoma; Zingiberis Rhizoma Recens[thick slices]; Rehmanniae Radix Praeparata[thick slices, stewing orsteaming with wine]; Ginseng Radix et Rhizoma; Angelicae Sinensis Radix; Asparagi Radix; Paeoniae Radix Alba[thin slices]
454	Tonifying and Replenishing Formula	Qi-tonifying Formula	0600710279	Lung-Warming Nose-Drying Pill	Records for Pattern Identification	Ginseng Radix et Rhizoma (06164210300102000), Schizonepetae Herba (06172250500404008), Asari Radix et Rhizoma (06152010300104005), Chebulae Fructus (06163340200200009), Glycyrrhizae Radix et Rhizoma (06156310300203002), Platycodonis Radix (06174110100303003), Pseudoscinaenae Otolhum (06227230100100004)	Chebulae Fructus; Pseudoscinaenae Otolhum; Schizonepetae Herba; Asari Radix et Rhizoma[cutting into segments]; Glycyrrhizae Radix et Rhizoma; Platycodonis Radix[thick slices]; Ginseng Radix et Rhizoma[thin slices]

Continued the table

No.	Main Category	Sub-category	Code of Formula	Name of Formula	Source of Formula	Components and Codes	Specifications and Requirements for Delivering
455	Tonifying and Replenishing Formula	Qi-tonifying Formula	0600710286	Ginseng Spleen-Invigorating Decoction	Criterion for Pattern Identification and Treatment	Ginseng Radix et Rhizoma (06164210300102000), Atractylodis Macrocephalae Rhizoma Praeparatum (06174410500203218), Poria (06400210100403009), Dioscoreae Rhizoma (06193210500103007), Citri Reticulatae Pericarpium (06157040400306004), Aucklandiae Radix (06174410100303004), Amomi Fructus (06193540200300001), Astragali Radix Praeparata cum Melle (06156310100603354), Angelicae Sinensis Radix (06164310100302003), Polygalae Radix Praeparatum cum Succo Glycyrrhizae (06157510100104717), Ziziphi Spinosae Semen Praeparatum (06159640600100112)	Amomi Fructus; Ziziphi Spinosae Semen Praeparatum[stir-frying until yellow]; Poria[breaking into pieces or thick slices]; Polygalae Radix Praeparatum cum Succo Glycyrrhizae[cutting into segments, decocting with licorice juice]; Citri Reticulatae Pericarpium[cutting into shreds]; Dioscoreae Rhizoma; Aucklandiae Radix[thick slices]; Astragali Radix Praeparata cum Melle[thick slices,stir-frying with honey]; Atractylodis Macrocephalae Rhizoma Praeparatum[thick slices,stir-frying with honey then stir-frying with bran]; Ginseng Radix et Rhizoma; Angelicae Sinensis Radix[thin slices]
456	Tonifying and Replenishing Formula	Qi-tonifying Formula	0600710293	Five Atrophy Decoction	Comprehension of Medicine	Ginseng Radix et Rhizoma (06164210300102000), Atractylodis Macrocephalae Rhizoma (06174410500203003), Poria (06400210100403009), Glycyrrhizae Radix et Rhizoma Praeparata cum Melle (06156310300203354), Angelicae Sinensis Radix (06164310100302003), Coicis Semen (06191240500100005), Ophiopogonis Radix (06192910400300001), Phellodendri Chinensis Cortex (06157020500206008), Anemarrhenae Rhizoma (06192910500303001)	Coicis Semen; Ophiopogonis Radix; Poria[breaking into pieces or thick slices]; Phellodendri Chinensis Cortex[cutting into shreds]; Atractylodis Macrocephalae Rhizoma; Anemarrhenae Rhizoma[thick slices]; Glycyrrhizae Radix et Rhizoma Praeparata cum Melle[thick slices,stir-frying with honey]; Ginseng Radix et Rhizoma; Angelicae Sinensis Radix[thin slices]

Continued the table

No.	Main Category	Sub-category	Code of Formula	Name of Formula	Source of Formula	Components and Codes	Specifications and Requirements for Delivering
457	Tonifying and Replenishing Formula	Qi-tonifying Formula	0600710392	Heart-Clearing Lotus Seed Decoction	Formulary of the Bureau of Taiping People's Welfare Pharmacy	Scutellariae Radix (06172210100102605), Ophiopogonis Radix (06192910400300001), Lycii Cortex (06172320600100008), Plantaginis Semen (06173440600100002), Glycyrrhizae Radix et Rhizoma Praeparata cum Melle (06156310300203354), Nelumbinis Fructus (06153240200100008), Poria (06400210100403009), Astragali Radix Praeparata cum Melle (06156310100603354), Ginseng Radix et Rhizoma (06164210300102000)	Ophiopogonis Radix; Plantaginis Semen; Nelumbinis Fructus; Poria[breaking into pieces or thick slices]; Lycii Cortex[removing wooden cores]; Glycyrrhizae Radix et Rhizoma Praeparata cum Melle; Astragali Radix Praeparata cum Melle[thick slices,stir-frying with honey]; Ginseng Radix et Rhizoma[thin slices]; Scutellariae Radix[thin slices, decocting]
458	Tonifying and Replenishing Formula	Qi-tonifying Formula	0600710408	Generation-Preserving Decoction	Effective Prescriptions for Women	Ginseng Radix et Rhizoma (06164210300102000), Glycyrrhizae Radix et Rhizoma (06156310300203002), Atractylodis Macrocephalae Rhizoma (06174410500203003), Cyperi Rhizoma (06191310500103006), Linderae Radix (06154510400102003), Citri Exocarpium Rubrum (06157040400507005)	Citri Exocarpium Rubrum[break to pieces]; Glycyrrhizae Radix et Rhizoma; Atractylodis Macrocephalae Rhizoma[thick slices]; Cyperi Rhizoma[thick slices or]; Ginseng Radix et Rhizoma; Linderae Radix[thin slices]
459	Tonifying and Replenishing Formula	Qi-tonifying Formula	0600710415	Poria Heart-Tonifying Decoction	Treatise on Diseases, Patterns, and Prescriptions Related to Unification of the Three Etiologies	Poria (06400210100403009), Ginseng Radix et Rhizoma (06164210300102000), Peucedani Radix (06164310100702001), Pinelliae Rhizoma Praeparatum cum Zingibere et Alumine (06191610600200729), Chuanxiong Rhizoma (06164310500103002), Citri Reticulatae Pericarpium (06157040400306004), Aurantii Fructus Praeparatus (06157040100202217), Perillae Folium (06172220700107009), Platycodonis Radix (06174110100303003), Glycyrrhizae Radix et Rhizoma Praeparata cum Melle (06156310300203354), Zingiberis Rhizoma (06193510500203005), Angelicae Sinensis Radix (06164310100302003), Paeoniae Radix Alba (06153710100202008), Rehmanniae Radix Praeparata (06172410400103610)	Pinelliae Rhizoma Praeparatum cum Zingibere et Alumine[processing with ginger and alum]; Poria[breaking into pieces or thick slices]; Perillae Folium[fragmenting]; Citri Reticulatae Pericarpium[cutting into shreds]; Chuanxiong Rhizoma; Platycodonis Radix[thick slices]; Rehmanniae Radix Praeparata[thick slices, stewing orsteaming with wine]; Glycyrrhizae Radix et Rhizoma Praeparata cum Melle[thick slices,stir-frying with honey]; Zingiberis Rhizoma[thick slices or breaking into pieces]; Ginseng Radix et Rhizoma; Peucedani Radix; Angelicae Sinensis Radix; Paeoniae Radix Alba[thin slices]; Aurantii Fructus Praeparatus[thin slices, stir-frying with bran]

Continued the table

No.	Main Category	Sub-category	Code of Formula	Name of Formula	Source of Formula	Components and Codes	Specifications and Requirements for Delivering
460	Tonifying and Replenishing Formula	Qi-tonifying Formula	0600710422	Nine Immortals and Emperor Pastry	Restoration of Health from the Myraid Diseases	Nelumbinis Semen (06153240600200001), Dioscoreae Rhizoma Tostus (06193210500103113), Poria (06400210100403009), Coicis Semen (06191240500100005), Hordei Fructus Germinatus Tostus (06191290800200110), Lablab Semen Album (06156340600400009), Euryales Semen (06153240500100005), Kaki Mannosum (06170990800100003)	Coicis Semen; Lablab Semen Album; Euryales Semen; Kaki Mannosum; Hordei Fructus Germinatus Tostus[stir-frying until yellow]; Poria[breaking into pieces or thick slices]; Nelumbinis Semen[Cut and removing cores]; Dioscoreae Rhizoma Tostus[thick slices, stir-frying]
461	Tonifying and Replenishing Formula	Qi-tonifying Formula	0600710446	Mind-Concentrating Power	Clustering of Medical Prescription	Ginseng Radix et Rhizoma (06164210300102000), Atractylodis Macrocephalae Rhizoma (06174410500203003), Poria (06400210100403009), Dioscoreae Rhizoma (06193210500103007), Lablab Semen Album (06156340600400009), Oryzae Semen (06191240600100004), Anemarrhenae Rhizoma (06192910500303001), Rehmanniae Radix (06172410400103009), Glycyrrhizae Radix et Rhizoma (06156310300203002), Lophatheri Herba (06191221200104005), Lycii Cortex (06172320600100008), Ophiopogonis Radix (06192910400300001)	Lablab Semen Album; Oryzae Semen; Ophiopogonis Radix; Poria[breaking into pieces or thick slices]; Lycii Cortex[removing wooden cores]; Lophatheri Herba[cutting into segments]; Atractylodis Macrocephalae Rhizoma; Dioscoreae Rhizoma; Anemarrhenae Rhizoma; Rehmanniae Radix; Glycyrrhizae Radix et Rhizoma[thick slices]; Ginseng Radix et Rhizoma[thin slices]
462	Tonifying and Replenishing Formula	Qi-tonifying Formula	0600710453	Ginseng Flesh-Clearing Powder	Longevity and Life Preservation	Ginseng Radix et Rhizoma (06164210300102000), Atractylodis Macrocephalae Rhizoma (06174410500203003), Poria (06400210100403009), Angelicae Sinensis Radix (06164310100302003), Paeoniae Radix Rubra (06153710100303002), Bupleuri Radix (06164310101003008), Pinelliae Rhizoma Praeparatum (06191610600200712), Puerariae Lobatae Radix (06156310100803006), Glycyrrhizae Radix et Rhizoma (06156310300203002), Zingiberis Rhizoma Recens (06193510500403009), Jujubae Fructus (06159640200100000)	Pinelliae Rhizoma Praeparatum[processing with licorice and limewater]; Poria[breaking into pieces or thick slices]; Jujubae Fructus[splitting or removing cores]; Atractylodis Macrocephalae Rhizoma; Paeoniae Radix Rubra; Bupleuri Radix; Puerariae Lobatae Radix; Glycyrrhizae Radix et Rhizoma; Zingiberis Rhizoma Recens[thick slices]; Ginseng Radix et Rhizoma; Angelicae Sinensis Radix-[thin slices]

Continued the table

No.	Main Category	Sub-category	Code of Formula	Name of Formula	Source of Formula	Components and Codes	Specifications and Requirements for Delivering
463	Tonifying and Replenishing Formula	Qi-tonifying Formula	0600710460	Three-White Decoction	Introduction on Medicine	Paeoniae Radix Alba (06153710100202008), Atractylodis Macrocephalae Rhizoma (06174410500203003), Poria (06400210100403009), Glycyrrhizae Radix et Rhizoma (06156310300203002)	Poria[breaking into pieces or thick slices]; Atractylodis Macrocephalae Rhizoma; Glycyrrhizae Radix et Rhizoma[thick slices]; Paeoniae Radix Alba[thin slices]
464	Tonifying and Replenishing Formula	Qi-tonifying Formula	0600710477	Spleen-Longevity Decoction	Jing-Yue's Collected Works	Atractylodis Macrocephalae Rhizoma (06174410500203003), Angelicae Sinensis Radix (06164310100302003), Dioscoreae Rhizoma (06193210500103007), Glycyrrhizae Radix et Rhizoma Praeparata cum Melle (06156310300203354), Ziziphi Spinosae Semen (06159640600100006), Polygalae Radix Praeparatum cum Succo Glycyrrhizae (06157510100104717), Zingiberis Rhizoma Praeparatum (06193510500203227), Nelumbinis Semen (06153240600200001), Ginseng Radix et Rhizoma (06164210300102000)	Nelumbinis Semen[Cut and removing cores]; Ziziphi Spinosae Semen[Remove residual shell nuclei and mash when used]; Polygalae Radix Praeparatum cum Succo Glycyrrhizae[cutting into segments, decocting with licorice juice]; Atractylodis Macrocephalae Rhizoma; Dioscoreae Rhizoma[thick slices]; Glycyrrhizae Radix et Rhizoma Praeparata cum Melle[thick slices,stir-frying with honey]; Zingiberis Rhizoma Praeparatum[thick slices or breaking into pieces, stir-frying with sand]; Angelicae Sinensis Radix; Ginseng Radix et Rhizoma[thin slices]
465	Tonifying and Replenishing Formula	Qi-tonifying Formula	0600710484	Fourfold steaming Processed Chaenmeles Pill	Treatise on Diseases, Patterns, and Prescriptions Related to Unification of the Three Etiologies	Clematidis Radix et Rhizoma (06153710300104003), Descurainiae Semen/ Lepidii Semen (06154940600300006), Astragali Radix (06156310100603002), Dipsaci Radix (06173910100103006), Atractylodis Rhizoma (06174410500303000), Citri Reticulatae Pericarpium (06157040400306004), Linderae Radix (06154510400102003), Poriae Lignum (06400290100100009)	Descurainiae Semen/ Lepidii Semen; Poriae Lignum; Clematidis Radix et Rhizoma[cutting into segments]; Citri Reticulatae Pericarpium[cutting into shreds]; Astragali Radix; Dipsaci Radix; Atractylodis Rhizoma[thick slices]; Linderae Radix[thin slices]

Continued the table

No.	Main Category	Sub-category	Code of Formula	Name of Formula	Source of Formula	Components and Codes	Specifications and Requirements for Delivering
466	Tonifying and Replenishing Formula	Qi-tonifying Formula	0600710491	Tai He Pill	Restoration of Health from the Myraid Diseases	Ginseng Radix et Rhizoma (06164210300102000), Atractylodis Macrocephalae Rhizoma Tostus (06174410500203263), Poria (06400210100403009), Citri Reticulatae Pericarpium (06157040400306004), Pinelliae Rhizoma Fermentata (06199990800500877), Aurantii Fructus Immaturus Preparatus (06157040100102210), Coptidis Rhizoma Praeparatum Cum Succo Zingiberis (06153710500302346), Angelicae Sinensis Radix Vinatus (06164310100302317), Crataegi Fructus (06156140200100008), Aucklandiae Radix (06174410100303004), Paeoniae Radix Alba Vinatus (06153710100202312), Cyperi Rhizoma (06191310500103006), Massa Medicata Fermentata Tostus (06199990800300118), Hordei Fructus Germinatus Tostus (06191290800200110), Amomi Rotundus Fructus (06193540200200004), Longan Arillus (06159340800100003), Glycyrrhizae Radix et Rhizoma Praeparata cum Melle (06156310300203354)	Amomi Rotundus Fructus; Longan Arillus; Pinelliae Rhizoma Fermentata[fermenting]; Massa Medicata Fermentata Tostus[stir-frying]; Hordei Fructus Germinatus Tostus[stir-frying until yellow]; Poria[breaking into pieces or thick slices]; Crataegi Fructus[Remove kernel]; Citri Reticulatae Pericarpium[cutting into shreds]; Aucklandiae Radix[thick slices]; Atractylodis Macrocephalae Rhizoma Tostus[thick slices, stir-frying with earth]; Glycyrrhizae Radix et Rhizoma Praeparata cum Melle[thick slices,stir-frying with honey]; Cyperi Rhizoma[thick slices or]; Ginseng Radix et Rhizoma[thin slices]; Aurantii Fructus Immaturus Preparatus[thin slices, stir-frying with bran]; Coptidis Rhizoma Praeparatum Cum Succo Zingiberis[thin slices,stir-frying with ginger juice]; Angelicae Sinensis Radix Vinatus; Paeoniae Radix Alba Vinatus[thin slices, stir-frying with wine]
467	Tonifying and Replenishing Formula	Qi-tonifying Formula	0600710514	Dampness-purging Decoction	Danxi's Experiential Therapy	Atractylodis Macrocephalae Rhizoma Praeparatum (06174410500203218), Paeoniae Radix Alba Tostus (06153710100202114), Citri Reticulatae Pericarpium (06157040400306004), Saposhnikoviae Radix (06164310100503004), Cimicifugae Rhizoma (06153710500103004)	Citri Reticulatae Pericarpium[cutting into shreds]; Saposhnikoviae Radix; Cimicifugae Rhizoma[thick slices]; Atractylodis Macrocephalae Rhizoma Praeparatum[thick slices,stir-frying with honey then stir-frying with bran]; Paeoniae Radix Alba Tostus[thin slices,stir-frying until yellow]

Continued the table

No.	Main Category	Sub-category	Code of Formula	Name of Formula	Source of Formula	Components and Codes	Specifications and Requirements for Delivering
468	Tonifying and Replenishing Formula	Qi-tonifying Formula	0600710521	Stopping Attack of Malarial Decoction	Jing-yue's Collected Works	Ginseng Radix et Rhizoma (06164210300102000), Atractylodis Macrocephalae Rhizoma Praeparatum (06174410500203218), Angelicae Sinensis Radix (06164310100302003), Polygoni Multiflori Radix Praeparata (06152310400103695), Glycyrrhizae Radix et Rhizoma Praeparata cum Melle (06156310300203354)	Glycyrrhizae Radix et Rhizoma Praeparata cum Melle[thick slices,stir-frying with honey]; Atractylodis Macrocephalae Rhizoma Praeparatum[thick slices,stir-frying with honey then stir-frying with bran]; Polygoni Multiflori Radix Praeparata[thick slices or breaking into pieces, stewing or steaming with black bean juice]; Ginseng Radix et Rhizoma; Angelicae Sinensis Radix[thin slices]
469	Tonifying and Replenishing Formula	Qi-tonifying Formula	0600710538	Cimicifuga and Aconite Decoction	Clustering of Medical Prescription	Cimicifugae Rhizoma (06153710500103004), Puerariae Lobatae Radix (06156310100803006), Angelicae Dahuricae Radix (06164310100203003), Astragali Radix (06156310100603002), Glycyrrhizae Radix et Rhizoma Praeparata cum Melle (06156310300203354), Alpiniae Katsumadai Semen (06193540600100003), Ginseng Radix et Rhizoma (06164210300102000), Aconiti Lateralis Radix Tostus (06153710400303221), Alpiniae Oxyphyllae Fructus (06193540200500005)	Alpiniae Katsumadai Semen; Aconiti Lateralis Radix Tostus[pieces, stir-frying with sand]; Alpiniae Oxyphyllae Fructus[removing shells]; Cimicifugae Rhizoma; Puerariae Lobatae Radix; Angelicae Dahuricae Radix; Astragali Radix[thick slices]; Glycyrrhizae Radix et Rhizoma Praeparata cum Melle[thick slices,stir-frying with honey]; Ginseng Radix et Rhizoma[thin slices]
470	Tonifying and Replenishing Formula	Qi-tonifying Formula	0600710545	Four-Column Powder	Formulary of the Bureau of Taiping People's Welfare Pharmacy	Aconiti Lateralis Radix Tostus (06153710400303221), Aucklandiae Radix Torrefactus (06174410100303806), Poria (06400210100403009), Ginseng Radix et Rhizoma (06164210300102000)	Poria[breaking into pieces or thick slices]; Aconiti Lateralis Radix Tostus[pieces, stir-frying with sand]; Aucklandiae Radix Torrefactus[thick slices, Roasting]; Ginseng Radix et Rhizoma[thin slices]

Continued the table

No.	Main Category	Sub-category	Code of Formula	Name of Formula	Source of Formula	Components and Codes	Specifications and Requirements for Delivering
471	Tonifying and Replenishing Formula	Qi-tonifying Formula	0600710552	Stomach-Replenishing Yang-Raising Decoction	Secret Book of the Orchid Chamber	Bupleuri Radix (06164310101003008), Cimicifugae Rhizoma (06153710500103004), Glycyrrhizae Radix et Rhizoma Praeparata cum Melle (06156310300203354), Angelicae Sinensis Radix Vinatus (06164310100302317), Citri Reticulatae Pericarpium (06157040400306004), Ginseng Radix et Rhizoma (06164210300102000), Massa Medicata Fermentata (06199990800300873), Astragali Radix (06156310100603002), Atractylodis Macrocephalae Rhizoma (06174410500203003), Scutellariae Radix (06172210100102605)	Massa Medicata Fermentata[fermenting]; Citri Reticulatae Pericarpium[cutting into shreds]; Bupleuri Radix; Cimicifugae Rhizoma; Astragali Radix; Atractylodis Macrocephalae Rhizoma[thick slices]; Glycyrrhizae Radix et Rhizoma Praeparata cum Melle[thick slices,stir-frying with honey]; Ginseng Radix et Rhizoma[thin slices]; Scutellariae Radix[thin slices, decocting]; Angelicae Sinensis Radix Vinatus[thin slices, stir-frying with wine]
472	Tonifying and Replenishing Formula	Qi-tonifying Formula	0600710569	Ginseng Vessel-Restorative Powder	Longevity and Life Preservation	Ginseng Radix et Rhizoma (06164210300102000), Atractylodis Macrocephalae Rhizoma (06174410500203003), Ophiopogonis Radix (06192910400300001), Poria (06400210100403009), Schisandrae Chinensis Fructus (06154140200200007), Citri Reticulatae Pericarpium (06157040400306004), Pinelliae Rhizoma Praeparatum cum Zingibere et Alumine (06191610600200729), Bambusae Caulis in Taenia (06191220900104001), Glycyrrhizae Radix et Rhizoma (06156310300203002)	Ophiopogonis Radix; Schisandrae Chinensis Fructus; Pinelliae Rhizoma Praeparatum cum Zingibere et Alumine[processing with ginger and alum]; Poria[breaking into pieces or thick slices]; Bambusae Caulis in Taenia[cutting into segments or]; Citri Reticulatae Pericarpium[cutting into shreds]; Atractylodis Macrocephalae Rhizoma; Glycyrrhizae Radix et Rhizoma[thick slices]; Ginseng Radix et Rhizoma[thin slices]
473	Tonifying and Replenishing Formula	Qi-tonifying Formula	0600710576	Red Poria Decoction	Clustering of Experiential Therapy of Cold Damage with Manifestation and Root	Cinnamomi Ramulus (06191610600200712)	Cinnamomi Ramulus[processing with licorice and limewater]

Continued the table

No.	Main Category	Sub-category	Code of Formula	Name of Formula	Source of Formula	Components and Codes	Specifications and Requirements for Delivering
474	Tonifying and Replenishing Formula	Qi-tonifying Formula	0600710583	Ginseng and Astragalus Decoction	Restoration of Health from the Myraid Diseases	Glycyrrhizae Radix et Rhizoma Praeparata cum Melle (06164210300102000)	Glycyrrhizae Radix et Rhizoma Praeparata cum Melle[thin slices]
475	Tonifying and Replenishing Formula	Blood-tonifying Formula	0600720018	Four Ingredients Decoction	Immortal-Imparted Prescription for Injury-Smoothing and Bone-Seting	Rehmanniae Radix Praeparata (06172410400103610), Angelicae Sinensis Radix Vinatus (06164310100302317), Paeoniae Radix Alba (06153710100202008), Chuanxiong Rhizoma (06164310500103002)	Chuanxiong Rhizoma[thick slices]; Rehmanniae Radix Praeparata[thick slices, stewing orsteaming with wine]; Paeoniae Radix Alba[thin slices]; Angelicae Sinensis Radix Vinatus[thin slices, stir-frying with wine]
476	Tonifying and Replenishing Formula	Blood-tonifying Formula	0600720025	Angelica Blood-Tonifying Decoction	Clarifying Doubts about Damage from Internal and External Causes	Astragali Radix (06156310100603002), Angelicae Sinensis Radix Vinatus (06164310100302317)	Astragali Radix[thick slices]; Angelicae Sinensis Radix Vinatus[thin slices, stir-frying with wine]
477	Tonifying and Replenishing Formula	Blood-tonifying Formula	0600720032	Returning to Spleen Decoction	Clustering of Orthopaedics	Atractylodis Macrocephalae Rhizoma (06174410500203003), Angelicae Sinensis Radix (06164310100302003), Poria (06400210100403009), Astragali Radix Praeparata cum Melle (06156310100603354), Polygalae Radix (06157510100104007), Longan Arillus (06159340800100003), Ziziphi Spinosae Semen Praeparatum (06159640600100112), Ginseng Radix et Rhizoma (06164210300102000), Aucklandiae Radix (06174410100303004), Glycyrrhizae Radix et Rhizoma Praeparata cum Melle (06156310300203354), Zingiberis Rhizoma Recens (06193510500403009), Jujubae Fructus (06159640200100000)	Longan Arillus; Ziziphi Spinosae Semen Praeparatum[stir-frying until yellow]; Poria[breaking into pieces or thick slices]; Polygalae Radix[cutting into segments]; Jujubae Fructus[splitting or removing cores]; Atractylodis Macrocephalae Rhizoma; Aucklandiae Radix; Zingiberis Rhizoma Recens[thick slices]; Astragali Radix Praeparata cum Melle; Glycyrrhizae Radix et Rhizoma Praeparata cum Melle[thick slices,stir-frying with honey]; Angelicae Sinensis Radix; Ginseng Radix et Rhizoma[thin slices]
478	Tonifying and Replenishing Formula	Blood-tonifying Formula	0600720049	Sage Cure Decoction	Pluse, Cause, Symptom and Treatment	Rehmanniae Radix Praeparata (06172410400103610), Paeoniae Radix Alba (06153710100202008), Angelicae Sinensis Radix (06164310100302003), Chuanxiong Rhizoma (06164310500103002), Ginseng Radix et Rhizoma (06164210300102000), Astragali Radix (06156310100603002)	Chuanxiong Rhizoma; Astragali Radix[thick slices]; Rehmanniae Radix Praeparata[thick slices, stewing orsteaming with wine]; Paeoniae Radix Alba; Angelicae Sinensis Radix; Ginseng Radix et Rhizoma[thin slices]

Continued the table

No.	Main Category	Sub-category	Code of Formula	Name of Formula	Source of Formula	Components and Codes	Specifications and Requirements for Delivering
479	Tonifying and Replenishing Formula	Blood-tonifying Formula	0600720056	Peach Kernel and Carthamus Four Ingredients Decoction	Subtle Meaning of the Jade Swivel	Angelicae Sinensis Radix (06164310100302003), Rehmanniae Radix Praeparata (06172410400103610), Paeoniae Radix Alba (06153710100202008), Chuanxiong Rhizoma (06164310500103002), Persicae Semen Aquosus (06156140600300824), Carthami Flos (06174430200100006)	Carthami Flos; Persicae Semen Aquosus[soaking in boiling soup to remove seed coats]; Chuanxiong Rhizoma[thick slices]; Rehmanniae Radix Praeparata[thick slices, stewing orsteaming with wine]; Angelicae Sinensis Radix; Paeoniae Radix Alba[thin slices]
480	Tonifying and Replenishing Formula	Blood-tonifying Formula	0600720063	Minor Mutrient Decoction	Jing-yue's Collecled Works	Angelicae Sinensis Radix (06164310100302003), Rehmanniae Radix Praeparata (06172410400103610), Paeoniae Radix Alba Vinatus (06153710100202312), Dioscoreae Rhizoma Tostus (06193210500103113), Lycii Fructus (06172340200200007), Glycyrrhizae Radix et Rhizoma Praeparata cum Melle (06156310300203354)	Lycii Fructus; Rehmanniae Radix Praeparata[thick slices, stewing orsteaming with wine]; Dioscoreae Rhizoma Tostus[thick slices, stir-frying]; Glycyrrhizae Radix et Rhizoma Praeparata cum Melle[thick slices,stir-frying with honey]; Angelicae Sinensis Radix[thin slices]; Paeoniae Radix Alba Vinatus[thin slices, stir-frying with wine]
481	Tonifying and Replenishing Formula	Blood-tonifying Formula	0600720070	Major Original-Qi Tonifying Decoction	Jing-yue's Collecled Works	Ginseng Radix et Rhizoma (06164210300102000), Dioscoreae Rhizoma Tostus (06193210500103113), Rehmanniae Radix Praeparata (06172410400103610), Eucommiae Cortex (06155920500106006), Lycii Fructus (06172340200200007), Angelicae Sinensis Radix (06164310100302003), Corni Fructus (06164440400100006), Glycyrrhizae Radix et Rhizoma Praeparata cum Melle (06156310300203354)	Lycii Fructus; Eucommiae Cortex-[breaking into pieces or cutting into shreds]; Corni Fructus[Remove kernel]; Rehmanniae Radix Praeparata[thick slices, stewing orsteaming with wine]; Dioscoreae Rhizoma Tostus[thick slices, stir-frying]; Glycyrrhizae Radix et Rhizoma Praeparata cum Melle[thick slices,stir-frying with honey]; Ginseng Radix et Rhizoma; Angelicae Sinensis Radix[thin slices]

Continued the table

No.	Main Category	Sub-category	Code of Formula	Name of Formula	Source of Formula	Components and Codes	Specifications and Requirements for Delivering
482	Tonifying and Replenishing Formula	Blood-tonifying Formula	0600720094	Eight Precious Ingredients Motherwort Pill	Medical Complete Books, Ancient and Modern	Ginseng Radix et Rhizoma (06164210300102000), Atractylodis Macrocephalae Rhizoma Tostus (06174410500203263), Poria (06400210100403009), Angelicae Sinensis Radix Vinatus (06164310100302317), Paeoniae Radix Alba Acetatus (06153710100202329), Rehmanniae Radix Praeparata (06172410400103610), Glycyrrhizae Radix et Rhizoma Praeparata cum Melle (06156310300203354), Leonuri Herba (06172250500604002), Chuanxiong Rhizoma (06164310500103002)	Poria[breaking into pieces or thick slices]; Leonuri Herba[cutting into segments]; Chuanxiong Rhizoma[thick slices]; Rehmanniae Radix Praeparata[thick slices, stewing orsteaming with wine]; Atractylodis Macrocephalae Rhizoma Tostus[thick slices, stir-frying with earth]; Glycyrrhizae Radix et Rhizoma Praeparata cum Melle[thick slices,stir-frying with honey]; Ginseng Radix et Rhizoma[thin slices]; Paeoniae Radix Alba Acetatus[thin slices,stir-frying with vinegar]; Angelicae Sinensis Radix Vinatus[thin slices, stir-frying with wine]
483	Tonifying and Replenishing Formula	Blood-tonifying Formula	0600720100	Blood-Nourishing Decoction	Formulary of the Bureau of Taiping People's Welfare Pharmacy	Verbenae Herba (06172150500104000), Schizonepetae Spica (06172230700100009), Angelicae Sinensis Radix Tostus (06164310100302119), Cinnamomi Cortex (06154520500100007), Moutan Cortex (06153720600102005), Paeoniae Radix Rubra (06153710100303002), Chuanxiong Rhizoma (06164310500103002), Aurantii Fructus (06157040100202002)	Schizonepetae Spica; Cinnamomi Cortex[removing rough barks]; Verbenae Herba[cutting into segments]; Paeoniae Radix Rubra; Chuanxiong Rhizoma[thick slices]; Moutan Cortex; Aurantii Fructus[thin slices]; Angelicae Sinensis Radix Tostus[thin slices, stir-frying]
484	Tonifying and Replenishing Formula	Blood-tonifying Formula	0600720117	Menses-Stabilizing Decoction	Fu Qing-zhu's Obstetrics and Gynaecology	Angelicae Sinensis Radix Vinatus (06164310100302317), Rehmanniae Radix Praeparata (06172410400103610), Poria (06400210100403009), Dioscoreae Rhizoma (06193210500103007), Paeoniae Radix Alba Vinatus (06153710100202312), Cuscutae Semen Tostus (06171740600200118), Bupleuri Radix (06164310101003008), Schizonepetae Spica Carbonisata (06172230700100412)	Schizonepetae Spica Carbonisata[-carbonizing by stir-frying]; Cuscutae Semen Tostus[stir-frying until yellow]; Poria[breaking into pieces or thick slices]; Dioscoreae Rhizoma; Bupleuri Radix[thick slices]; Rehmanniae Radix Praeparata[thick slices, stewing orsteaming with wine]; Angelicae Sinensis Radix Vinatus; Paeoniae Radix Alba Vinatus[thin slices, stir-frying with wine]

Continued the table

No.	Main Category	Sub-category	Code of Formula	Name of Formula	Source of Formula	Components and Codes	Specifications and Requirements for Delivering
485	Tonifying and Replenishing Formula	Blood-tonifying Formula	0600720124	Four of Cuttlefish Bone to One of Madder Pill	Yellow Emperorfish Bone to One o	Sepiae Endoconcha (06207130100105008), Rubiae Radix et Rhizoma (06173510300103006)	Sepiae Endoconcha[chopping into fragmenting]; Rubiae Radix et Rhizoma[thick slices or cutting into segments]
486	Tonifying and Replenishing Formula	Blood-tonifying Formula	0600720131	Four Ingredients Five-Seeds Decoction	Clustering of Medical Prescription	Rehmanniae Radix Praeparata (06172410400103610), Angelicae Sinensis Radix (06164310100302003), Kochiae Fructus (06152440200100003), Paeoniae Radix Alba (06153710100202008), Chuanxiong Rhizoma (06164310500103002), Cuscutae Semen (06171740600200002), Rubi Fructus (06156140200800007), Lycii Fructus (06172340200200007), Plantaginis Semen (06173440600100002)	Kochiae Fructus; Cuscutae Semen; Rubi Fructus; Lycii Fructus; Plantaginis Semen; Chuanxiong Rhizoma[thick slices]; Rehmanniae Radix Praeparata[thick slices, stewing orsteaming with wine]; Angelicae Sinensis Radix; Paeoniae Radix Alba[thin slices]
487	Tonifying and Replenishing Formula	Blood-tonifying Formula	0600720148	Blood Engendering Marrow-Tonifying Decoction	Supplemented Essential of Chinese osteo-traumatology	Rehmanniae Radix (06172410400103009), Paeoniae Radix Alba (06153710100202008), Chuanxiong Rhizoma (06164310500103002), Astragali Radix (06156310100603002), Eucommiae Cortex (06155920500106006), Acanthopanacis Cortex (06164220600103003), Achyranthis Bidentatae Radix (06152510100204009), Carthami Flos (06174430200100006), Angelicae Sinensis Radix (06164310100302003), Dipsaci Radix (06173910100103006)	Carthami Flos; Eucommiae Cortex[breaking into pieces or cutting into shreds]; Achyranthis Bidentatae Radix[cutting into segments]; Rehmanniae Radix; Chuanxiong Rhizoma; Astragali Radix; Acanthopanacis Cortex; Dipsaci Radix[thick slices]; Paeoniae Radix Alba; Angelicae Sinensis Radix[thin slices]
488	Tonifying and Replenishing Formula	Blood-tonifying Formula	0600720155	Blood- Tonifying Pain-Relieving Decoction	Restoration of Health from the Myraid Diseases	Angelicae Sinensis Radix (06164310100302003), Chuanxiong Rhizoma (06164310500103002), Rehmanniae Radix Praeparata (06172410400103610), Paeoniae Radix Alba Vinatus (06153710100202312), Corydalis Rhizoma (06154710600103002), Persicae Semen (06156140600300008), Carthami Flos (06174430200100006), Cyperi Rhizoma (06191310500103006), Citri Reticulatae Pericarpium Viride Furfuritus (06157040400406216), Lycopi Herba (06172250500304001), Moutan Cortex (06153720600102005)	Persicae Semen; Carthami Flos; Lycopi Herba[cutting into segments]; Chuanxiong Rhizoma; Corydalis Rhizoma[thick slices]; Rehmanniae Radix Praeparata[thick slices, stewing orsteaming with wine]; Cyperi Rhizoma[thick slices or]; Citri Reticulatae Pericarpium Viride Furfuritus[thick slices or cutting into shreds, stir-frying with bran]; Angelicae Sinensis Radix; Moutan Cortex[thin slices]; Paeoniae Radix Alba Vinatus[thin slices, stir-frying with wine]

Continued the table

No.	Main Category	Sub-category	Code of Formula	Name of Formula	Source of Formula	Components and Codes	Specifications and Requirements for Delivering
489	Tonifying and Replenishing Formula	Blood-tonifying Formula	0600720162	Blood-Nourishing Skin-Moistening Decoction	Complete Book of Diagnosis and Treatment of External Diseases	Angelicae Sinensis Radix (06164310100302003), Rehmanniae Radix Praeparata (06172410400103610), Rehmanniae Radix (06172410400103009), Astragali Radix (06156310100603002), Asparagi Radix (06192910400202008), Ophiopogonis Radix (06192910400300001), Cimicifugae Rhizoma (06153710500103004), Scutellariae Radix (06172210100102605), Persicae Semen (06156140600300008), Carthami Flos (06174430200100006), Trichosanthis Radix (06174010100103002)	Ophiopogonis Radix; Persicae Semen; Carthami Flos; Rehmanniae Radix; Astragali Radix; Cimicifugae Rhizoma; Trichosanthis Radix[thick slices]; Rehmanniae Radix Praeparata[thick slices, stewing orsteaming with wine]; Angelicae Sinensis Radix; Asparagi Radix[thin slices]; Scutellariae Radix[thin slices, decocting]
490	Tonifying and Replenishing Formula	Blood-tonifying Formula	0600720179	Wondrous Response True-Nourishing Pill	Treatise on Diseases, Patterns, and Prescriptions Related to Unification of the Three Etiologies	Angelicae Sinensis Radix (06164310100302003), Gastrodiae Rhizoma (06193910600102008), Chuanxiong Rhizoma (06164310500103002), Notopterygii Rhizoma et Radix (06164310300103004), Paeoniae Radix Alba (06153710100202008), Rehmanniae Radix Praeparata (06172410400103610)	Chuanxiong Rhizoma; Notopterygii Rhizoma et Radix[thick slices]; Rehmanniae Radix Praeparata[thick slices, stewing orsteaming with wine]; Angelicae Sinensis Radix; Gastrodiae Rhizoma; Paeoniae Radix Alba[thin slices]
491	Tonifying and Replenishing Formula	Blood-tonifying Formula	0600720186	Schizonepeta Spike Four Ingredients Decoction	Golden Mirror of the Medical Ancestors	Angelicae Sinensis Radix (06164310100302003), Chuanxiong Rhizoma (06164310500103002), Paeoniae Radix Alba (06153710100202008), Rehmanniae Radix Praeparata (06172410400103610), Schizonepetae Spica (06172230700100009)	Schizonepetae Spica; Chuanxiong Rhizoma[thick slices]; Rehmanniae Radix Praeparata[thick slices, stewing orsteaming with wine]; Angelicae Sinensis Radix; Paeoniae Radix Alba[thin slices]
492	Tonifying and Replenishing Formula	Blood-tonifying Formula	0600720193	Wind-Eliminating Impairment-Repairing Decoction	Revealing the Mystery of the Origin of Eye Diseases	Rehmanniae Radix Praeparata (06172410400103610), Angelicae Sinensis Radix (06164310100302003), Paeoniae Radix Alba (06153710100202008), Chuanxiong Rhizoma (06164310500103002), Ligustici Rhizoma et Radix (06164310300203001), Peucedani Radix (06164310100702001), Saposhnikoviae Radix (06164310100503004)	Chuanxiong Rhizoma; Ligustici Rhizoma et Radix; Saposhnikoviae Radix[thick slices]; Rehmanniae Radix Praeparata[thick slices, stewing orsteaming with wine]; Angelicae Sinensis Radix; Paeoniae Radix Alba; Peucedani Radix[thin slices]

Continued the table

No.	Main Category	Sub-category	Code of Formula	Name of Formula	Source of Formula	Components and Codes	Specifications and Requirements for Delivering
493	Tonifying and Replenishing Formula	Blood-tonifying Formula	0600720209	Blood-Cooling Four Ingredients Decoction	Restoration of Health from the Myraid Diseases	Angelicae Sinensis Radix (06164310100302003), Rehmanniae Radix (06172410400103009), Chuanxiong Rhizoma (06164310500103002), Paeoniae Radix Alba Vinatus (06153710100202312), Scutellariae Radix Praeparata (06172210100102315), Poria (06400210100403009), Citri Reticulatae Pericarpium (06157040400306004), Carthami Flos (06174430200100006), Glycyrrhizae Radix et Rhizoma (06156310300203002)	Carthami Flos; Poria[breaking into pieces or thick slices]; Citri Reticulatae Pericarpium[cutting into shreds]; Rehmanniae Radix; Chuanxiong Rhizoma; Glycyrrhizae Radix et Rhizoma[thick slices]; Angelicae Sinensis Radix[thin slices]; Paeoniae Radix Alba Vinatus; Scutellariae Radix Praeparata[thin slices, stir-frying with wine]
494	Tonifying and Replenishing Formula	Blood-tonifying Formula	0600720216	Blood-Cooling Rehmannia Decoction	Treatise on Spleen and Stomach	Phellodendri Chinensis Cortex (06157020500206008), Anemarrhenae Rhizoma Praeparatum (06192910500303339), Citri Reticulatae Pericarpium Viride (06157040400406001), Sophorae Fructus Tostus (06156340200300112), Angelicae Sinensis Radix (06164310100302003), Rehmanniae Radix Praeparata (06172410400103610)	Sophorae Fructus Tostus[stir-frying until yellow]; Phellodendri Chinensis Cortex[cutting into shreds]; Rehmanniae Radix Praeparata[thick slices, stewing orsteaming with wine]; Anemarrhenae Rhizoma Praeparatum[thick slices, stir-frying with salt]; Citri Reticulatae Pericarpium Viride[thick slices or cutting into shreds]; Angelicae Sinensis Radix[thin slices]
495	Tonifying and Replenishing Formula	Blood-tonifying Formula	0600720223	Cooked Rehmannia Fleeceflower Root Decoction	Clinical Guide for Chinese Ophthalmology	Rehmanniae Radix Praeparata (06172410400103610), Polygoni Multiflori Radix Praeparata (06152310400103695), Polygonati Rhizoma (06192910500603002), Scrophulariae Radix (06172410100102005), Lycii Fructus (06172340200200007), Magnetitum (06314410100107004)	Lycii Fructus; Magnetitum[break to pieces]; Polygonati Rhizoma[thick slices]; Rehmanniae Radix Praeparata[thick slices, stewing orsteaming with wine]; Polygoni Multiflori Radix Praeparata[thick slices or breaking into pieces, stewing or steaming with black bean juice]; Scrophulariae Radix[thin slices]
496	Tonifying and Replenishing Formula	Blood-tonifying Formula	0600720247	Angelica Powder	Synopsis of the Golden Chamber	Angelicae Sinensis Radix (06164310100302003), Paeoniae Radix Alba (06153710100202008), Scutellariae Radix (06172210100102605), Chuanxiong Rhizoma (06164310500103002), Atractylodis Macrocephalae Rhizoma (06174410500203003)	Chuanxiong Rhizoma; Atractylodis Macrocephalae Rhizoma[thick slices]; Angelicae Sinensis Radix; Paeoniae Radix Alba[thin slices]; Scutellariae Radix[thin slices, decocting]

Continued the table

No.	Main Category	Sub-category	Code of Formula	Name of Formula	Source of Formula	Components and Codes	Specifications and Requirements for Delivering
497	Tonifying and Replenishing Formula	Blood-tonifying Formula	0600720254	Angelica Decoction	Taiping Holy Prescriptions for Universal Relief	Angelicae Sinensis Radix (06164310100302003), Ginseng Radix et Rhizoma (06164210300102000), Asini Corii Colla (06220340200100969), Glycyrrhizae Radix et Rhizoma Praeparata cum Melle (06156310300203354)	Asini Corii Colla[processing into glue]; Glycyrrhizae Radix et Rhizoma Praeparata cum Melle[thick slic-es,stir-frying with honey]; Angelicae Sinensis Radix; Ginseng Radix et Rhizoma[thin slices]
498	Tonifying and Replenishing Formula	Blood-tonifying Formula	0600720261	Menses-Regulating Jade-Planting Decoction	Wanses-Regulating	Angelicae Sinensis Radix Vinatus (06164310100302317), Euodiae Fructus Tostus (06157040200300110), Chuanxiong Rhizoma (06164310500103002), Cyperi Rhizoma Praeparatum (06191310500103327), Rehmanniae Radix Praeparata (06172410400103610), Paeoniae Radix Alba Vinatus (06153710100202312), Poria (06400210100403009), Moutan Cortex (06153720600102005), Corydalis Rhizoma (06154710600103002), Citri Reticulatae Pericarpium (06157040400306004)	Euodiae Fructus Tostus[stir-frying until yellow]; Poria[breaking into pieces or thick slices]; Citri Reticula-tae Pericarpium[cutting into shreds]; Chuanxiong Rhizoma; Corydalis Rhizoma[thick slices]; Rehmanniae Radix Praeparata[thick slices, stew-ing orsteaming with wine]; Cyperi Rhizoma Praeparatum[thick slices or,stir-frying with vinegar]; Moutan Cortex[thin slices]; Angelicae Sin-ensis Radix Vinatus; Paeoniae Radix Alba Vinatus[thin slices, stir-frying with wine]
499	Tonifying and Replenishing Formula	Blood-tonifying Formula	0600720285	Ass Hide Glue and Mugwort Four Ingredients Decoction	Restoration of Health from the Myraid Diseases	Angelicae Sinensis Radix (06164310100302003), Chuanxiong Rhizoma (06164310500103002), Paeoniae Radix Alba Vinatus (06153710100202312), Rehmanniae Radix Praeparata (06172410400103610), Asini Corii Colla Tostus (06220340200100945), Scutellariae Radix (06172210100102605), Atractylodis Macrocephalae Rhizoma (06174410500203003), Amomi Fructus (06193540200300001), Cyperi Rhizoma Praeparatum (06191310500103327), Artemisiae Argyi Folium (06174420700100002), Oryzae Glutinosae Semen (06191240500500003)	Amomi Fructus; Oryzae Glutinosae Semen; Asini Corii Colla Tostus[pro-cessing into glue then stir-frying with clamshell powder]; Artemisiae Argyi Folium[removing stems]; Chuanxiong Rhizoma; Atractylodis Macrocephalae Rhizoma[thick slices]; Rehmanniae Radix Praeparata[thick slices, stew-ing orsteaming with wine]; Cyperi Rhizoma Praeparatum[thick slices or,stir-frying with vinegar]; Angelicae Sinensis Radix[thin slices]; Scutellari-ae Radix[thin slices, decocting]; Paeo-niae Radix Alba Vinatus[thin slices, stir-frying with wine]

Continued the table

No.	Main Category	Sub-category	Code of Formula	Name of Formula	Source of Formula	Components and Codes	Specifications and Requirements for Delivering
500	Tonifying and Replenishing Formula	Blood-tonifying Formula	0600720292	Twotoothed Achyranthes Root Decoction	Jing-yue's Collected Works	Achyranthis Bidentatae Radix (06152510100204009), Angelicae Sinensis Radix (06164310100302003), Citri Reticulatae Pericarpium (06157040400306004)	Achyranthis Bidentatae Radix[cutting into segments]; Citri Reticulatae Pericarpium[cutting into shreds]; Angelicae Sinensis Radix[thin slices]
501	Tonifying and Replenishing Formula	Blood-tonifying Formula	0600720308	Life-Preserving Blood-Activating	Secret Book of the Orchid Chamber	Carthami Flos (06174430200100006), Viticis Fructus (06172140200100006), Asari Radix et Rhizoma (06152010300104005), Rehmanniae Radix (06172410400103009), Rehmanniae Radix Praeparata (06172410400103610), Ligustici Rhizoma et Radix (06164310300203001), Chuanxiong Rhizoma (06164310500103002), Saposhnikoviae Radix (06164310100503004), Notopterygii Rhizoma et Radix (06164310300103004), Angelicae Pubescentis Radix (06164310100802008), Glycyrrhizae Radix et Rhizoma Praeparata cum Melle (06156310300203354), Bupleuri Radix (06164310101003008), Angelicae Sinensis Radix Vinatus, Puerariae Lobatae Radix (06156310100803006), Paeoniae Radix Alba (06153710100202008), Cimicifugae Rhizoma (06153710500103004)	Carthami Flos; Viticis Fructus; Angelicae Sinensis Radix Vinatus; Asari Radix et Rhizoma[cutting into segments]; Rehmanniae Radix; Ligustici Rhizoma et Radix; Chuanxiong Rhizoma; Saposhnikoviae Radix; Notopterygii Rhizoma et Radix; Bupleuri Radix; Puerariae Lobatae Radix; Cimicifugae Rhizoma[thick slices]; Rehmanniae Radix Praeparata[thick slices, stewing orsteaming with wine]; Glycyrrhizae Radix et Rhizoma Praeparata cum Melle[thick slices,stir-frying with honey]; Angelicae Pubescentis Radix; Paeoniae Radix Alba[thin slices]
502	Tonifying and Replenishing Formula	Blood-tonifying Formula	0600720315	Ginseng and White Atractylodes Decoction	Danxi's Experiential Therapy	Rehmanniae Radix Praeparata (06172410400103610), Angelicae Sinensis Radix Vinatus (06164310100302317), Paeoniae Radix Alba (06153710100202008), Chuanxiong Rhizoma (06164310500103002), Ginseng Radix et Rhizoma (06164210300102000), Atractylodis Macrocephalae Rhizoma (06174410500203003), Pinelliae Rhizoma Praeparatum (06191610600200712), Citri Reticulatae Pericarpium (06157040400306004), Glycyrrhizae Radix et Rhizoma (06156310300203002)	Pinelliae Rhizoma Praeparatum[processing with licorice and limewater]; Citri Reticulatae Pericarpium[cutting into shreds]; Chuanxiong Rhizoma; Atractylodis Macrocephalae Rhizoma; Glycyrrhizae Radix et Rhizoma[thick slices]; Rehmanniae Radix Praeparata[thick slices, stewing orsteaming with wine]; Paeoniae Radix Alba; Ginseng Radix et Rhizoma[thin slices]; Angelicae Sinensis Radix Vinatus[thin slices, stir-frying with wine]

Continued the table

No.	Main Category	Sub-category	Code of Formula	Name of Formula	Source of Formula	Components and Codes	Specifications and Requirements for Delivering
503	Tonifying and Replenishing Formula	Blood-tonifying Formula	0600720322	Four Ingredients Gentian Decoction	Castle Raid of Medical War	Rehmanniae Radix Praeparata (06172410400103610), Angelicae Sinensis Radix Vinatus (06164310100302317), Paeoniae Radix Alba (06153710100202008), Chuanxiong Rhizoma (06164310500103002), Notopterygii Rhizoma et Radix (06164310300103004), Saposhnikoviae Radix (06164310100503004), Gentianae Radix et Rhizoma (06171410300104008), Stephaniae Tetrandrae Radix (06154010100103008)	Gentianae Radix et Rhizoma[cutting into segments]; Chuanxiong Rhizoma; Notopterygii Rhizoma et Radix; Saposhnikoviae Radix; Stephaniae Tetrandrae Radix[thick slices]; Rehmanniae Radix Praeparata[thick slices, stewing orsteaming with wine]; Paeoniae Radix Alba[thin slices]; Angelicae Sinensis Radix Vinatus[thin slices, stir-frying with wine]
504	Tonifying and Replenishing Formula	Blood-tonifying Formula	0600720339	Dredging Lactation Decoction	Six Essentials of Medicine	Suis Ungulae, Tetrapanacis Medulla (06164220300103006), Chuanxiong Rhizoma (06164310500103002), Manis Squama (06220420300100004), Glycyrrhizae Radix et Rhizoma (06156310300203002), Angelicae Sinensis Radix (06164310101402009)	Suis Ungulae; Manis Squama; Tetrapanacis Medulla; Chuanxiong Rhizoma; Glycyrrhizae Radix et Rhizoma[thick slices]; Angelicae Sinensis Radix[thin slices]
505	Tonifying and Replenishing Formula	Blood-tonifying Formula	0600720346	Ligusticum, Angelica and Turtle Shell Powder	Effective Recipes from Renzhai House	Angelicae Sinensis Radix (06164310100302003), Chuanxiong Rhizoma (06164310500103002), Paeoniae Radix Alba (06153710100202008), Citri Reticulatae Pericarpium Viride (06157040400406001), Citri Reticulatae Pericarpium (06157040400306004), Poria (06400210100403009), Pinelliae Rhizoma Praeparatum (06191610600200712), Trionycis Carapax Praeparatum (06225620300100324)	Pinelliae Rhizoma Praeparatum[processing with licorice and limewater]; Trionycis Carapax Praeparatum[stir-frying with sand then quenching with vinegar]; Poria[breaking into pieces or thick slices]; Citri Reticulatae Pericarpium[cutting into shreds]; Chuanxiong Rhizoma[thick slices]; Citri Reticulatae Pericarpium Viride[thick slices or cutting into shreds]; Angelicae Sinensis Radix; Paeoniae Radix Alba[thin slices]

Continued the table

No.	Main Category	Sub-category	Code of Formula	Name of Formula	Source of Formula	Components and Codes	Specifications and Requirements for Delivering
506	Tonifying and Replenishing Formula	Blood-tonifying Formula	0600720353	Ligusticum and Angelica Decoction	Experiential Prescription for Universal Relief	Chuanxiong Rhizoma (06164310500103002), Angelicae Sinensis Radix (06164310100302003)	Chuanxiong Rhizoma[thick slices]; Angelicae Sinensis Radix[thin slices]
507	Tonifying and Replenishing Formula	Blood-tonifying Formula	0600720360	Three Harmonizations Decoction	Confucians' Duties to Parents	Rehmanniae Radix (06172410400103009), Angelicae Sinensis Radix (06164310100302003), Paeoniae Radix Alba (06153710100202008), Chuanxiong Rhizoma (06164310500103002), Forsythiae Fructus (06171240200200001), Scutellariae Radix (06172210100102605), Rhei Radix et Rhizoma (06152310300103009), Gardeniae Fructus (06173540200107002), Natrii Sulfas (06326410100100000), Menthae Haplocalycis Herba (06172250500704009), Glycyrrhizae Radix et Rhizoma (06156310300203002)	Forsythiae Fructus; Natrii Sulfas; Gardeniae Fructus[rubbing into bits]; Menthae Haplocalycis Herba[Short cutting into segments]; Rehmanniae Radix; Chuanxiong Rhizoma; Glycyrrhizae Radix et Rhizoma[thick slices]; Rhei Radix et Rhizoma[thick slices or breaking into pieces]; Angelicae Sinensis Radix; Paeoniae Radix Alba[thin slices]; Scutellariae Radix[thin slices, decocting]
508	Tonifying and Replenishing Formula	Blood-tonifying Formula	0600720377	Origin-Restorative Nutrient-Nourishing Decoction	Longevity and Life Preservation	Polygalae Radix (06157510100104007), Ginseng Radix et Rhizoma (06164210300102000), Ziziphi Spinosae Semen Praeparatum (06159640600100112), Astragali Radix Praeparata cum Melle (06156310100603354), Schizonepetae Herba (06172250500404008), Paeoniae Radix Alba Vinatus (06153710100202312), Angelicae Sinensis Radix (06164310100302003), Sanguisorbae Radix (06156110100103003), Atractylodis Macrocephalae Rhizoma (06174410500203003), Glycyrrhizae Radix et Rhizoma (06156310300203002)	Ziziphi Spinosae Semen Praeparatum[stir-frying until yellow]; Polygalae Radix; Schizonepetae Herba[cutting into segments]; Sanguisorbae Radix; Atractylodis Macrocephalae Rhizoma; Glycyrrhizae Radix et Rhizoma[thick slices]; Astragali Radix Praeparata cum Melle[thick slices,stir-frying with honey]; Ginseng Radix et Rhizoma; Angelicae Sinensis Radix[thin slices]; Paeoniae Radix Alba Vinatus[thin slices, stir-frying with wine]

Continued the table

No.	Main Category	Sub-category	Code of Formula	Name of Formula	Source of Formula	Components and Codes	Specifications and Requirements for Delivering
509	Tonifying and Replenishing Formula	Blood-tonifying Formula	0600720384	Supplemented Returning to Spleen Decoction	Clustering of Orthopaedics	Atractylodis Macrocephalae Rhizoma (06174410500203003), Angelicae Sinensis Radix (06164310100302003), Poria (06400210100403009), Astragali Radix Praeparata cum Melle (06156310100603354), Polygalae Radix (06157510100104007), Longan Arillus (06159340800100003), Ziziphi Spinosae Semen Praeparatum (06159640600100112), Ginseng Radix et Rhizoma (06164210300102000), Aucklandiae Radix (06174410100303004), Glycyrrhizae Radix et Rhizoma Praeparata cum Melle (06156310300203354), Zingiberis Rhizoma Recens (06193510500403009), Jujubae Fructus (06159640200100000), Bupleuri Radix (06164310101003008), Gardeniae Fructus (06173540200107002)	Longan Arillus; Ziziphi Spinosae Semen Praeparatum[stir-frying until yellow]; Poria[breaking into pieces or thick slices]; Gardeniae Fructus[rubbing into bits]; Polygalae Radix[cutting into segments]; Jujubae Fructus[splitting or removing cores]; Atractylodis Macrocephalae Rhizoma; Aucklandiae Radix; Zingiberis Rhizoma Recens; Bupleuri Radix-[thick slices]; Astragali Radix Praeparata cum Melle; Glycyrrhizae Radix et Rhizoma Praeparata cum Melle[thick slices,stir-frying with honey]; Angelicae Sinensis Radix; Ginseng Radix et Rhizoma[thin slices]
510	Tonifying and Replenishing Formula	Qi-blood-tonifying Formula	0600730017	Eight-Precious Ingredients Decoction	Empirical Prescriptions from the Auspicious Bamboo Hall	Ginseng Radix et Rhizoma (06164210300102000), Atractylodis Macrocephalae Rhizoma (06174410500203003), Poria (06400210100403009), Angelicae Sinensis Radix (06164310100302003), Chuanxiong Rhizoma (06164310500103002), Paeoniae Radix Alba (06153710100202008), Rehmanniae Radix Praeparata (06172410400103610), Glycyrrhizae Radix et Rhizoma Praeparata cum Melle (06156310300203354)	Poria[breaking into pieces or thick slices]; Atractylodis Macrocephalae Rhizoma; Chuanxiong Rhizoma[thick slices]; Rehmanniae Radix Praeparata[thick slices, stewing orsteaming with wine]; Glycyrrhizae Radix et Rhizoma Praeparata cum Melle[thick slices,stir-frying with honey]; Ginseng Radix et Rhizoma; Angelicae Sinensis Radix; Paeoniae Radix Alba[thin slices]

Continued the table

No.	Main Category	Sub-category	Code of Formula	Name of Formula	Source of Formula	Components and Codes	Specifications and Requirements for Delivering
511	Tonifying and Replenishing Formula	Qi-blood-tonifying Formula	0600730024	Honey-Fried Licorice Decoction	Treatise on Cold Damage	Glycyrrhizae Radix et Rhizoma Praeparata cum Melle (06156310300203354), Zingiberis Rhizoma Recens (06193510500403009), Cinnamomi Ramulus (06154520200103001), Ginseng Radix et Rhizoma (06164210300102000), Rehmanniae Radix (06172410400103009), Asini Corii Colla (06220340200100969), Ophiopogonis Radix (06192910400300001), Cannabis Fructus (06151240200300004), Jujubae Fructus (06159640200100000), Vinum	Ophiopogonis Radix; Cannabis Fructus; Vinum; Asini Corii Colla[processing into glue]; Jujubae Fructus[splitting or removing cores]; Zingiberis Rhizoma Recens; Cinnamomi Ramulus; Rehmanniae Radix[thick slices]; Glycyrrhizae Radix et Rhizoma Praeparata cum Melle[thick slices,stir-frying with honey]; Ginseng Radix et Rhizoma[thin slices]
512	Tonifying and Replenishing Formula	Qi-blood-tonifying Formula	0600730031	Ten Major Tonics Decoction	Formulary of the Bureau of Taiping People's Welfare Pharmacy	Ginseng Radix et Rhizoma (06164210300102000), Cinnamomi Cortex (06154520500100007), Chuanxiong Rhizoma (06164310500103002), Rehmanniae Radix Praeparata (06172410400103610), Poria (06400210100403009), Atractylodis Macrocephalae Rhizoma (06174410500203003), Glycyrrhizae Radix et Rhizoma Praeparata cum Melle (06156310300203354), Astragali Radix (06156310100603002), Angelicae Sinensis Radix (06164310100302003), Paeoniae Radix Alba (06153710100202008), Zingiberis Rhizoma Recens (06193510500403009), Jujubae Fructus (06159640200100000)	Poria[breaking into pieces or thick slices]; Cinnamomi Cortex[removing rough barks]; Jujubae Fructus[splitting or removing cores]; Chuanxiong Rhizoma; Atractylodis Macrocephalae Rhizoma; Astragali Radix; Zingiberis Rhizoma Recens[thick slices]; Rehmanniae Radix Praeparata[thick slices, stewing orsteaming with wine]; Glycyrrhizae Radix et Rhizoma Praeparata cum Melle[thick slices,stir-frying with honey]; Ginseng Radix et Rhizoma; Angelicae Sinensis Radix; Paeoniae Radix Alba[thin slices]

Continued the table

No.	Main Category	Sub-category	Code of Formula	Name of Formula	Source of Formula	Components and Codes	Specifications and Requirements for Delivering
513	Tonifying and Replenishing Formula	Qi-blood-tonifying Formula	0600730048	Ginseng Nutrient-Nourishing Decoction	Formulary of the Bureau of Taiping People's Welfare Pharmacy	Angelicae Sinensis Radix (06164310100302003), Paeoniae Radix Alba (06153710100202008), Astragali Radix (06156310100603002), Ginseng Radix et Rhizoma (06164210300102000), Atractylodis Macrocephalae Rhizoma (06174410500203003), Rehmanniae Radix Praeparata (06172410400103610), Poria (06400210100403009), Polygalae Radix Praeparatum cum Succo Glycyrrhizae (06157510100104717), Citri Reticulatae Pericarpium (06157040400306004), Glycyrrhizae Radix et Rhizoma Praeparata cum Melle (06156310300203354), Schisandrae Chinensis Fructus (06154140200200007), Zingiberis Rhizoma Recens (06193510500403009), Jujubae Fructus (06159640200100000), Cinnamomi Cortex (06154520500100007)	Schisandrae Chinensis Fructus; Poria[breaking into pieces or thick slices]; Cinnamomi Cortex[removing rough barks]; Polygalae Radix Praeparatum cum Succo Glycyrrhizae[cutting into segments, decocting with licorice juice]; Citri Reticulatae Pericarpium[cutting into shreds]; Jujubae Fructus[splitting or removing cores]; Astragali Radix; Atractylodis Macrocephalae Rhizoma; Zingiberis Rhizoma Recens[thick slices]; Rehmanniae Radix Praeparata[thick slices, stewing orsteaming with wine]; Glycyrrhizae Radix et Rhizoma Praeparata cum Melle[thick slices,stir-frying with honey]; Angelicae Sinensis Radix; Paeoniae Radix Alba; Ginseng Radix et Rhizoma[thin slices]
514	Tonifying and Replenishing Formula	Qi-blood-tonifying Formula	0600730055	Lactation Pill	Fu Qing-zhu's Obstetrics and Gynaecology	Ginseng Radix et Rhizoma (06164210300102000), Astragali Radix (06156310100603002), Angelicae Sinensis Radix (06164310100302003), Ophiopogonis Radix (06192910400300001), Platycodonis Radix (06174110100303003), Akebiae Caulis (06153820100203001), Suis Ungulae	Ophiopogonis Radix; Suis Ungulae; Akebiae Caulis[pieces]; Astragali Radix; Platycodonis Radix[thick slices]; Ginseng Radix et Rhizoma; Angelicae Sinensis Radix[thin slices]

Continued the table

No.	Main Category	Sub-category	Code of Formula	Name of Formula	Source of Formula	Components and Codes	Specifications and Requirements for Delivering
515	Tonifying and Replenishing Formula	Qi-blood-tonifying Formula	0600730062	Rock of Mount Tai Foetus-Quieting Powder	Medical Complete Books, Ancient and Modern	Ginseng Radix et Rhizoma (06164210300102000), Astragali Radix (06156310100603002), Angelicae Sinensis Radix (06164310100302003), Dipsaci Radix (06173910100103006), Scutellariae Radix (06172210100102605), Chuanxiong Rhizoma (06164310500103002), Paeoniae Radix Alba (06153710100202008), Rehmanniae Radix Praeparata (06172410400103610), Atractylodis Macrocephalae Rhizoma (06174410500203003), Glycyrrhizae Radix et Rhizoma Praeparata cum Melle (06156310300203354), Amomi Fructus (06193540200300001), Oryzae Glutinosae Semen (06191240500500003)	Amomi Fructus; Oryzae Glutinosae Semen; Astragali Radix; Dipsaci Radix; Chuanxiong Rhizoma; Atractylodis Macrocephalae Rhizoma[thick slices]; Rehmanniae Radix Praeparata[thick slices, stewing orsteaming with wine]; Glycyrrhizae Radix et Rhizoma Praeparata cum Melle[thick slices,stir-frying with honey]; Ginseng Radix et Rhizoma; Angelicae Sinensis Radix; Paeoniae Radix Alba[thin slices]; Scutellariae Radix[thin slices, decocting]
516	Tonifying and Replenishing Formula	Qi-blood-tonifying Formula	0600730086	Supplemented Sage Cure Decoction	Golden Mirror of the Medical Ancestors	Ginseng Radix et Rhizoma (06164210300102000), Astragali Radix (06156310100603002), Angelicae Sinensis Radix (06164310100302003), Chuanxiong Rhizoma (06164310500103002), Rehmanniae Radix Praeparata (06172410400103610), Paeoniae Radix Alba (06153710100202008), Eucommiae Cortex (06155920500106006), Dipsaci Radix (06173910100103006), Amomi Fructus (06193540200300001)	Amomi Fructus; Eucommiae Cortex-[breaking into pieces or cutting into shreds]; Astragali Radix; Chuanxiong Rhizoma; Dipsaci Radix[thick slices]; Rehmanniae Radix Praeparata[thick slices, stewing orsteaming with wine]; Ginseng Radix et Rhizoma; Angelicae Sinensis Radix; Paeoniae Radix Alba[thin slices]
517	Tonifying and Replenishing Formula	Qi-blood-tonifying Formula	0600730093	Sinew-Strengthening Blood-Nourishing Decoction	Supplemented Essential of Chinese osteo-traumatology	Angelicae Sinensis Radix (06164310100302003), Chuanxiong Rhizoma (06164310500103002), Paeoniae Radix Alba (06153710100202008), Dipsaci Radix (06173910100103006), Carthami Flos (06174430200100006), Rehmanniae Radix (06172410400103009), Moutan Cortex (06153720600102005), Eucommiae Cortex (06155920500106006), Achyranthis Bidentatae Radix (06152510100204009)	Carthami Flos; Eucommiae Cortex[breaking into pieces or cutting into shreds]; Achyranthis Bidentatae Radix[cutting into segments]; Chuanxiong Rhizoma; Dipsaci Radix; Rehmanniae Radix[thick slices]; Angelicae Sinensis Radix; Paeoniae Radix Alba; Moutan Cortex[thin slices]

Continued the table

No.	Main Category	Sub-category	Code of Formula	Name of Formula	Source of Formula	Components and Codes	Specifications and Requirements for Delivering
518	Tonifying and Replenishing Formula	Qi-blood-tonifying Formula	0600730109	Internal Expulsion Toxin-Dispersing Powder	Orthodox Manual of External Medicine	Ginseng Radix et Rhizoma (06164210300102000), Chuanxiong Rhizoma (06164310500103002), Astragali Radix (06156310100603002), Paeoniae Radix Alba (06153710100202008), Angelicae Sinensis Radix (06164310100302003), Atractylodis Macrocephalae Rhizoma (06174410500203003), Poria (06400210100403009), Lonicerae Japonicae Flos (06173630200200008), Angelicae Dahuricae Radix (06164310100203003), Glycyrrhizae Radix et Rhizoma (06156310300203002), Gleditsiae Spina (06156320300103004), Platycodonis Radix (06174110100303003)	Lonicerae Japonicae Flos; Poria[breaking into pieces or thick slices]; Chuanxiong Rhizoma; Astragali Radix; Atractylodis Macrocephalae Rhizoma; Angelicae Dahuricae Radix; Glycyrrhizae Radix et Rhizoma; Gleditsiae Spina; Platycodonis Radix[thick slices]; Ginseng Radix et Rhizoma; Paeoniae Radix Alba; Angelicae Sinensis Radix[thin slices]
519	Tonifying and Replenishing Formula	Qi-blood-tonifying Formula	0600730123	Angelica, Clematidi Internal Expulsion Powder	Orthodox Manual of External Medicine	Chuanxiong Rhizoma (06164310500103002), Angelicae Sinensis Radix (06164310100302003), Paeoniae Radix Alba (06153710100202008), Rehmanniae Radix Praeparata (06172410400103610), Coicis Semen (06191240500100005), Chaenomelis Fructus (06156140200302006), Stephaniae Tetrandrae Radix (06154010100103008), Trichosanthis Radix (06174010100103002), Lonicerae Japonicae Flos (06173630200200008), Dictamni Cortex (06157020600103009), Ginseng Radix et Rhizoma (06164210300102000), Atractylodis Macrocephalae Rhizoma (06174410500203003), Glycyrrhizae Radix et Rhizoma (06156310300203002), Clematidis Radix et Rhizoma (06153710300104003), Achyranthis Bidentatae Radix (06152510100204009), Smilacis Glabrae Rhizoma (06192910500102000)	Coicis Semen; Lonicerae Japonicae Flos; Clematidis Radix et Rhizoma; Achyranthis Bidentatae Radix[cutting into segments]; Chuanxiong Rhizoma; Stephaniae Tetrandrae Radix; Trichosanthis Radix; Dictamni Cortex; Atractylodis Macrocephalae Rhizoma; Glycyrrhizae Radix et Rhizoma[thick slices]; Rehmanniae Radix Praeparata[thick slices, stewing orsteaming with wine]; Angelicae Sinensis Radix; Paeoniae Radix Alba; Chaenomelis Fructus; Ginseng Radix et Rhizoma; Smilacis Glabrae Rhizoma[thin slices]

Continued the table

No.	Main Category	Sub-category	Code of Formula	Name of Formula	Source of Formula	Components and Codes	Specifications and Requirements for Delivering
520	Tonifying and Replenishing Formula	Qi-blood-tonifying Formula	0600730130	Effective Internal Expulsion Powder	Orthodox Manual of External Medicine	Angelicae Sinensis Radix (06164310100302003), Atractylodis Macrocephalae Rhizoma (06174410500203003), Astragali Radix (06156310100603002), Ginseng Radix et Rhizoma (06164210300102000), Paeoniae Radix Alba (06153710100202008), Poria (06400210100403009), Citri Reticulatae Pericarpium (06157040400306004), Aconiti Lateralis Radix Praeparata (06153710400303009), Aucklandiae Radix (06174410100303004), Glycyrrhizae Radix et Rhizoma Praeparata cum Melle (06156310300203354), Chuanxiong Rhizoma (06164310500103002), Manis Squama (06220420300100004), Jujubae Fructus (06159640200100000), Zingiberis Rhizoma Torrefactus (06193510500403801)	Manis Squama; Poria[breaking into pieces or thick slices]; Aconiti Lateralis Radix Praeparata[pieces]; Citri Reticulatae Pericarpium[cutting into shreds]; Jujubae Fructus[splitting or removing cores]; Atractylodis Macrocephalae Rhizoma; Astragali Radix; Aucklandiae Radix; Chuanxiong Rhizoma[thick slices]; Glycyrrhizae Radix et Rhizoma Praeparata cum Melle[thick slices,stir-frying with honey]; Zingiberis Rhizoma Torrefactus[thick slices or breaking into pieces, Roasting]; Angelicae Sinensis Radix; Ginseng Radix et Rhizoma; Paeoniae Radix Alba[thin slices]
521	Tonifying and Replenishing Formula	Qi-blood-tonifying Formula	0600730147	congenital constitution G-eat Creation Pill	Orthodox Manual of External Medicine	Hominis Placenta (06220140100105008), Rehmanniae Radix Praeparata (06172410400103610), Angelicae Sinensis Radix (06164310100302003), Poria (06400210100403009), Ginseng Radix et Rhizoma (06164210300102000), Lycii Fructus (06172340200200007), Cuscutae Semen (06171740600200002), Cistanches Herba (06172821100103006), Polygonati Rhizoma (06192910500603002), Atractylodis Macrocephalae Rhizoma (06174410500203003), Polygoni Multiflori Radix Praeparata (06152310400103695), Cyathulae Radix (06152510100102008), Curculiginis Rhizoma (06193010500104000), Drynariae Rhizoma (06135610500103001), Morindae Officinalis Radix (06173510100100007), Psoraleae Fructus Praeparatus (06156340200200337), Polygalae Radix Praeparatum cum Succo Glycyrrhizae (06157510100104717), Aucklandiae Radix (06174410100303004), Halitum (06332110100100000), Caryophylli Flos (06163430300100009), Diospyros Fructus	Lycii Fructus; Cuscutae Semen; Morindae Officinalis Radix; Halitum; Caryophylli Flos; Diospyros Fructus; Psoraleae Fructus Praeparatus[stir-frying with salt]; Poria[breaking into pieces or thick slices]; Curculiginis Rhizoma[cutting into segments]; Polygalae Radix Praeparatum cum Succo Glycyrrhizae[cutting into segments, decocting with licorice juice]; Hominis Placenta[chopping into fragmenting or fine powder]; Cistanches Herba; Polygonati Rhizoma; Atractylodis Macrocephalae Rhizoma; Drynariae Rhizoma; Aucklandiae Radix[thick slices]; Rehmanniae Radix Praeparata[thick slices, stewing orsteaming with wine]; Polygoni Multiflori Radix Praeparata[thick slices or breaking into pieces, stewing or steaming with black bean juice]; Angelicae Sinensis Radix; Ginseng Radix et Rhizoma; Cyathulae Radix[thin slices]

Continued the table

No.	Main Category	Sub-category	Code of Formula	Name of Formula	Source of Formula	Components and Codes	Specifications and Requirements for Delivering
522	Tonifying and Replenishing Formula	Qi-blood-tonifying Formula	0600730154	Angelica and Peony Decoction	Important Prescriptions Worth a Thousand Gold for Emergency	Angelicae Sinensis Radix (06164310100302003), Paeoniae Radix Alba (06153710100202008), Ginseng Radix et Rhizoma (06164210300102000), Cinnamomi Cortex (06154520500100007), Zingiberis Rhizoma Recens (06193510500403009), Glycyrrhizae Radix et Rhizoma (06156310300203002), Jujubae Fructus (06159640200100000), Rehmanniae Radix (06172410400103009)	Cinnamomi Cortex[removing rough barks]; Jujubae Fructus[splitting or removing cores]; Zingiberis Rhizoma Recens; Glycyrrhizae Radix et Rhizoma; Rehmanniae Radix[thick slices]; Angelicae Sinensis Radix; Paeoniae Radix Alba; Ginseng Radix et Rhizoma[thin slices]
523	Tonifying and Replenishing Formula	Qi-blood-tonifying Formula	0600730161	Yang-Assisting, Blood-Harmonizing and Qi-tonifying Decoction	Treatise on Spleen and Stomach	Glycyrrhizae Radix et Rhizoma Praeparata cum Melle (06156310300203354), Astragali Radix (06156310100603002), Angelicae Sinensis Radix (06164310100302003), Saposhnikoviae Radix (06164310100503004), Viticis Fructus (06172140200100006), Angelicae Dahuricae Radix (06164310100203003), Bupleuri Radix (06164310101003008), Cimicifugae Rhizoma (06153710500103004)	Viticis Fructus; Astragali Radix; Saposhnikoviae Radix; Angelicae Dahuricae Radix; Bupleuri Radix; Cimicifugae Rhizoma[thick slices]; Glycyrrhizae Radix et Rhizoma Praeparata cum Melle[thick slices,stir-frying with honey]; Angelicae Sinensis Radix[thin slices]
524	Tonifying and Replenishing Formula	Qi-blood-tonifying Formula	0600730178	Fetal Longevity Pill	Records of Chinese Medicine with Reference to Western Medicine	Cuscutae Semen Tostus (06171740600200118), Taxilli Herba (06151921200103009), Dipsaci Radix (06173910100103006), Asini Corii Colla (06220340200100969)	Asini Corii Colla[processing into glue]; Cuscutae Semen Tostus[stir-frying until yellow]; Dipsaci Radix[thick slices]; Taxilli Herba[thick slices or short cutting into segments]
525	Tonifying and Replenishing Formula	Qi-blood-tonifying Formula	0600730185	Abdomen-Quieting Decoction	Fu Qing-zhu's Obstetrics and Gynaecology	Angelicae Sinensis Radix (06164310100302003), Rehmanniae Radix Praeparata (06172410400103610), Ginseng Radix et Rhizoma (06164210300102000), Ophiopogonis Radix (06192910400300001), Asini Corii Colla (06220340200100969), Dioscoreae Rhizoma Tostus (06193210500103113), Dipsaci Radix (06173910100103006), Glycyrrhizae Radix et Rhizoma (06156310300203002), Cinnamomi Cortex (06154520500100007)	Ophiopogonis Radix; Asini Corii Colla[processing into glue]; Cinnamomi Cortex[removing rough barks]; Dipsaci Radix; Glycyrrhizae Radix et Rhizoma[thick slices]; Rehmanniae Radix Praeparata[thick slices, stewing orsteaming with wine]; Dioscoreae Rhizoma Tostus[thick slices, stir-frying]; Angelicae Sinensis Radix; Ginseng Radix et Rhizoma[thin slices]

Continued the table

No.	Main Category	Sub-category	Code of Formula	Name of Formula	Source of Formula	Components and Codes	Specifications and Requirements for Delivering
526	Tonifying and Replenishing Formula	Qi-blood-tonifying Formula	0600730192	Sinew-Tonifying Pill	Golden Mirror of the Medical Ancestors	Acanthopanacis Cortex (06164220600103003), Cnidii Fructus (06164340200300005), Aquilariae Lignum Resinatum (06162320400105008), Caryophylli Flos (06163430300100009), Cyathulae Radix (06152510100102008), Poria (06400210100403009), Nelumbinis Stamen (06153230500100006), Cistanches Herba (06172821100103006), Cuscutae Semen (06171740600200002), Angelicae Sinensis Radix (06164310100302003), Rehmanniae Radix Praeparata (06172410400103610), Moutan Cortex (06153720600102005), Chaenomelis Fructus (06156140200302006), Dioscoreae Rhizoma (06193210500103007), Ginseng Radix et Rhizoma (06164210300102000), Aucklandiae Radix (06174410100303004)	Cnidii Fructus; Caryophylli Flos; Nelumbinis Stamen; Cuscutae Semen; Poria[breaking into pieces or thick slices]; Aquilariae Lignum Resinatum[chopping into fragmenting]; Acanthopanacis Cortex; Cistanches Herba; Dioscoreae Rhizoma; Aucklandiae Radix[thick slices]; Rehmanniae Radix Praeparata[thick slices, stewing orsteaming with wine]; Cyathulae Radix; Angelicae Sinensis Radix; Moutan Cortex; Chaenomelis Fructus; Ginseng Radix et Rhizoma[thin slices]
527	Tonifying and Replenishing Formula	Qi-blood-tonifying Formula	0600730208	Dioscorea Pill	Synopsis of the Golden Chamber	Dioscoreae Rhizoma (06193210500103007), Angelicae Sinensis Radix (06164310100302003), Cinnamomi Ramulus (06154520200103001), Massa Medicata Fermentata (06199990800300873), Rehmanniae Radix (06172410400103009), Ginseng Radix et Rhizoma (06164210300102000), Sojae Semen Germination (06156390800200862), Glycyrrhizae Radix et Rhizoma (06156310300203002), Chuanxiong Rhizoma (06164310500103002), Paeoniae Radix Alba (06153710100202008), Atractylodis Macrocephalae Rhizoma (06174410500203003), Ophiopogonis Radix (06192910400300001), Armeniacae Semen Amarum (06156140600100004), Bupleuri Radix (06164310101003008), Platycodonis Radix (06174110100303003), Poria (06400210100403009), Asini Corii Colla (06220340200100969), Zingiberis Rhizoma (06193510500203005), Ampelopsis Radix (06159710400103009), Saposhnikoviae Radix (06164310100503004), Jujubae Fructus (06159640200100000)	Ophiopogonis Radix; Armeniacae Semen Amarum; Massa Medicata Fermentata[fermenting]; Asini Corii Colla[processing into glue]; Sojae Semen Germination[sprouting]; Poria[breaking into pieces or thick slices]; Jujubae Fructus[splitting or removing cores]; Dioscoreae Rhizoma; Cinnamomi Ramulus; Rehmanniae Radix; Glycyrrhizae Radix et Rhizoma; Chuanxiong Rhizoma; Atractylodis Macrocephalae Rhizoma; Bupleuri Radix; Platycodonis Radix; Ampelopsis Radix; Saposhnikoviae Radix[thick slices]; Zingiberis Rhizoma[thick slices or breaking into pieces]; Angelicae Sinensis Radix; Ginseng Radix et Rhizoma; Paeoniae Radix Alba[thin slices]

Continued the table

No.	Main Category	Sub-category	Code of Formula	Name of Formula	Source of Formula	Components and Codes	Specifications and Requirements for Delivering
528	Tonifying and Replenishing Formula	Qi-blood-tonifying Formula	0600730215	Yin-Tonifying Qi-Replenishing Decoction	Jing-yue's Collecled Works	Rehmanniae Radix Praeparata (06172410400103610), Ginseng Radix et Rhizoma (06164210300102000), Angelicae Sinensis Radix (06164310100302003), Cimicifugae Rhizoma (06153710500103004), Dioscoreae Rhizoma Tostus (06193210500103113), Bupleuri Radix (06164310101003008), Glycyrrhizae Radix et Rhizoma Praeparata cum Melle (06156310300203354), Citri Reticulatae Pericarpium (06157040400306004)	Citri Reticulatae Pericarpium[cutting into shreds]; Cimicifugae Rhizoma; Bupleuri Radix[thick slices]; Rehmanniae Radix Praeparata[thick slices, stewing orsteaming with wine]; Dioscoreae Rhizoma Tostus[thick slices, stir-frying]; Glycyrrhizae Radix et Rhizoma Praeparata cum Melle[thick slices,stir-frying with honey]; Ginseng Radix et Rhizoma; Angelicae Sinensis Radix[thin slices]
529	Tonifying and Replenishing Formula	Qi-blood-tonifying Formula	0600730222	Primordial-Qi-Securing Decoction	Introduction on Medicine	Ginseng Radix et Rhizoma (06164210300102000), Dioscoreae Rhizoma (06193210500103007), Angelicae Sinensis Radix (06164310100302003), Astragali Radix (06156310100603002), Phellodendri Chinensis Cortex (06157020500206008), Rehmanniae Radix Praeparata (06172410400103610), Atractylodis Macrocephalae Rhizoma (06174410500203003), Alismatis Rhizoma (06190810600103001), Corni Fructus (06164440400100006), Psoraleae Fructus (06156340200200009), Schisandrae Chinensis Fructus (06154140200200007), Citri Reticulatae Pericarpium (06157040400306004), Poria (06400210100403009), Eucommiae Cortex (06155920500106006), Glycyrrhizae Radix et Rhizoma (06156310300203002)	Psoraleae Fructus; Schisandrae Chinensis Fructus; Eucommiae Cortex-[breaking into pieces or cutting into shreds]; Poria[breaking into pieces or thick slices]; Corni Fructus[Remove kernel]; Phellodendri Chinensis Cortex; Citri Reticulatae Pericarpium[cutting into shreds]; Dioscoreae Rhizoma; Astragali Radix; Atractylodis Macrocephalae Rhizoma; Alismatis Rhizoma; Glycyrrhizae Radix et Rhizoma[thick slices]; Rehmanniae Radix Praeparata[thick slices, stewing orsteaming with wine]; Ginseng Radix et Rhizoma; Angelicae Sinensis Radix[thin slices]

Continued the table

No.	Main Category	Sub-category	Code of Formula	Name of Formula	Source of Formula	Components and Codes	Specifications and Requirements for Delivering
530	Tonifying and Replenishing Formula	Qi-blood-tonifying Formula	0600730239	Supplemented Major Tonics Decoction	Restoration of Health from the Myraid Diseases	Astragali Radix Praeparata cum Melle (06156310100603354), Ginseng Radix et Rhizoma (06164210300102000), Atractylodis Macrocephalae Rhizoma (06174410500203003), Poria (06400210100403009), Angelicae Sinensis Radix Vinatus (06164310100302317), Chuanxiong Rhizoma (06164310500103002), Paeoniae Radix Alba Vinatus (06153710100202312), Aconiti Lateralis Radix Torrefactus (06153710400303801), Aquilariae Lignum Resinatum (06162320400105008), Aucklandiae Radix (06174410100303004), Acontiti Radix Cocta (06153710400103708), Achyranthis Bidentatae Radix Vinatus (06152510100204313), Eucommiae Cortex Vinatus (06155920500106310), Chaenomelis Fructus (06156140200302006), Saposhnikoviae Radix (06164310100503004), Notopterygii Rhizoma et Radix (06164310300103004), Angelicae Pubescentis Radix (06164310100802008), Coicis Semen (06191240500100005), Cinnamomi Cortex (06154520500100007), Glycyrrhizae Radix et Rhizoma (06156310300203002)	Coicis Semen; Eucommiae Cortex Vinatus[breaking into pieces or cutting into shreds, stir-frying with wine]; Poria[breaking into pieces or thick slices]; Acontiti Radix Cocta[pieces, decocting]; Trogopteri Faeces Torrefactus[pieces, Roasting]; Cinnamomi Cortex[removing rough barks]; Achyranthis Bidentatae Radix Vinatus[cutting into segments, stir-frying with wine]; Aquilariae Lignum Resinatum[chopping into fragmenting]; Atractylodis Macrocephalae Rhizoma; Chuanxiong Rhizoma; Aucklandiae Radix; Saposhnikoviae Radix; Notopterygii Rhizoma et Radix; Glycyrrhizae Radix et Rhizoma[thick slices]; Astragali Radix Praeparata cum Melle[thick slices,stir-frying with honey]; Ginseng Radix et Rhizoma; Chaenomelis Fructus; Angelicae Pubescentis Radix[thin slices]; Angelicae Sinensis Radix Vinatus; Paeoniae Radix Alba Vinatus[thin slices, stir-frying with wine]
531	Tonifying and Replenishing Formula	Qi-blood-tonifying Formula	0600730246	Two Meter Plaster	Jing-yue's Collecled Works	Ginseng Radix et Rhizoma (06164210300102000), Rehmanniae Radix Praeparata (06172410400103610)	Rehmanniae Radix Praeparata[thick slices, stewing orsteaming with wine]; Ginseng Radix et Rhizoma[thin slices]

Continued the table

No.	Main Category	Sub-category	Code of Formula	Name of Formula	Source of Formula	Components and Codes	Specifications and Requirements for Delivering
532	Tonifying and Replenishing Formula	Qi-blood-tonifying Formula	0600730253	Ginseng and Angelica Replenishing Original-Qi Decoction	Restoration of Health from the Myraid Diseases	Ginseng Radix et Rhizoma (06164210300102000), Angelicae Sinensis Radix (06164310100302003), Paeoniae Radix Alba (06153710100202008), Rehmanniae Radix Praeparata (06172410400103610), Poria (06400210100403009), Ophiopogonis Radix (06192910400300001), Schisandrae Chinensis Fructus (06154140200200007), Citri Reticulatae Pericarpium (06157040400306004), Phellodendri Chinensis Vinatus (06157020500206312), Anemarrhenae Rhizoma Vinatus (06192910500303315), Glycyrrhizae Radix et Rhizoma (06156310300203002)	Ophiopogonis Radix; Schisandrae Chinensis Fructus; Poria[breaking into pieces or thick slices]; Citri Reticulatae Pericarpium[cutting into shreds]; Phellodendri Chinensis Vinatus[cutting into shreds, stir-frying with wine]; Glycyrrhizae Radix et Rhizoma[thick slices]; Rehmanniae Radix Praeparata[thick slices, stewing orsteaming with wine]; Anemarrhenae Rhizoma Vinatus[thick slices, stir-frying with wine]; Ginseng Radix et Rhizoma; Angelicae Sinensis Radix; Paeoniae Radix Alba[thin slices]
533	Tonifying and Replenishing Formula	Qi-blood-tonifying Formula	0600730260	Dual Harmonizing Decoction	Formulary of the Bureau of Taiping Peoplenensis Radix; Paeon	Paeoniae Radix Alba (06153710100202008), Angelicae Sinensis Radix Vinatus (06164310100302317), Astragali Radix Praeparata cum Melle (06156310100603354), Chuanxiong Rhizoma (06164310500103002), Rehmanniae Radix Praeparata (06172410400103610), Glycyrrhizae Radix et Rhizoma Praeparata cum Melle (06156310300203354), Cinnamomi Cortex (06154520500100007)	Cinnamomi Cortex[removing rough barks]; Chuanxiong Rhizoma[thick slices]; Rehmanniae Radix Praeparata[thick slices, stewing orsteaming with wine]; Astragali Radix Praeparata cum Melle; Glycyrrhizae Radix et Rhizoma Praeparata cum Melle[thick slices,stir-frying with honey]; Paeoniae Radix Alba[thin slices]; Angelicae Sinensis Radix Vinatus[thin slices, stir-frying with wine]

Continued the table

No.	Main Category	Sub-category	Code of Formula	Name of Formula	Source of Formula	Components and Codes	Specifications and Requirements for Delivering
534	Tonifying and Replenishing Formula	Qi-blood-tonifying Formula	0600730277	Qi-Normalizing Middle-Harmoniz ng Decoction	Precious Mirror of Health	Astragali Radix (06156310100603002), Ginseng Radix et Rhizoma (06164210300102000), Glycyrrhizae Radix et Rhizoma Praeparata cum Melle (06156310300203354), Atractylodis Macrocephalae Rhizoma (06174410500203003), Citri Reticulatae Pericarpium (06157040400306004), Angelicae Sinensis Radix (06164310100302003), Paeoniae Radix Alba (06153710100202008), Cimicifugae Rhizoma (06153710500103004), Bupleuri Radix (06164310101003008), Asari Radix et Rhizoma (06152010300104005), Viticis Fructus (06172140200100006), Chuanxiong Rhizoma (06164310500103002)	Viticis Fructus; Asari Radix et Rhizoma[cutting into segments]; Citri Reticulatae Pericarpium[cutting into shreds]; Astragali Radix; Atractylodis Macrocephalae Rhizoma; Cimicifugae Rhizoma; Bupleuri Radix; Chuanxiong Rhizoma[thick slices]; Glycyrrhizae Radix et Rhizoma Praeparata cum Melle[thick slices,stir-frying with honey]; Ginseng Radix et Rhizoma; Angelicae Sinensis Radix; Paeoniae Radix Alba[thin slices]
535	Tonifying and Replenishing Formula	Qi-blood-tonifying Formula	0600730284	Yin-Tonifying Spleen-Invigorating Decoction	Restoration of Health from the Myraid Diseases	Angelicae Sinensis Radix Vinatus (06164310100302317), Chuanxiong Rhizoma (06164310500103002), Paeoniae Radix Alba Vinatus (06153710100202312), Ginseng Radix et Rhizoma (06164210300102000), Atractylodis Macrocephalae Rhizoma (06174410500203003), Rehmanniae Radix Vinatus (06172410400103313), Poria (06400210100403009), Citri Reticulatae Pericarpium (06157040400306004), Pinelliae Rhizoma Praeparatum cum Zingibere et Alumine (06191610600200729), Glycyrrhizae Radix et Rhizoma Praeparata cum Melle (06156310300203354), Ophiopogonis Radix (06192910400300001), Polygalae Radix (06157510100104007), Poria cum Pini Radix (06400210100505000)	Ophiopogonis Radix; Pinelliae Rhizoma Praeparatum cum Zingibere et Alumine[processing with ginger and alum]; Poria cum Pini Radix[breaking into pieces]; Poria[breaking into pieces or thick slices]; Polygalae Radix[cutting into segments]; Citri Reticulatae Pericarpium[cutting into shreds]; Chuanxiong Rhizoma; Atractylodis Macrocephalae Rhizoma[thick slices]; Glycyrrhizae Radix et Rhizoma Praeparata cum Melle[thick slices,stir-frying with honey]; Rehmanniae Radix Vinatus[thick slices, stir-frying with wine]; Ginseng Radix et Rhizoma[thin slices]; Angelicae Sinensis Radix Vinatus; Paeoniae Radix Alba Vinatus[thin slices, stir-frying with wine]

Continued the table

No.	Main Category	Sub-category	Code of Formula	Name of Formula	Source of Formula	Components and Codes	Specifications and Requirements for Delivering
536	Tonifying and Replenishing Formula	Qi-blood-tonifying Formula	0600730291	Angelica and Astragalus Decoction	The Orthodox Tradition of Medicine	Angelicae Sinensis Radix (06164310100302003), Paeoniae Radix Alba (06153710100202008), Astragali Radix (06156310100603002), Ginseng Radix et Rhizoma (06164210300102000), Cimicifugae Rhizoma (06153710500103004)	Astragali Radix; Cimicifugae Rhizoma[thick slices]; Angelicae Sinensis Radix; Paeoniae Radix Alba; Ginseng Radix et Rhizoma[thin slices]
537	Tonifying and Replenishing Formula	Qi-blood-tonifying Formula	0600730307	Delivery-Achieving Powder	Danxi's Experiential Therapy	Arecae Pericarpium (06191440400204005), Ginseng Radix et Rhizoma (06164210300102000), Citri Reticulatae Pericarpium (06157040400306004), Atractylodis Macrocephalae Rhizoma (06174410500203003), Paeoniae Radix Alba (06153710100202008), Perillae Folium (06172220700107009), Glycyrrhizae Radix et Rhizoma Praeparata cum Melle (06156310300203354), Angelicae Sinensis Radix (06164310100302003), Allium Fistulosum Folium, Aurantii Fructus (06157040100202002), Amomi Fructus (06193540200300001)	Allium Fistulosum Folium; Amomi Fructus; Perillae Folium[fragmenting]; Arecae Pericarpium[cutting into segments]; Citri Reticulatae Pericarpium[cutting into shreds]; Atractylodis Macrocephalae Rhizoma[thick slices]; Glycyrrhizae Radix et Rhizoma Praeparata cum Melle[thick slices,stir-frying with honey]; Ginseng Radix et Rhizoma; Paeoniae Radix Alba; Angelicae Sinensis Radix; Aurantii Fructus[thin slices]
538	Tonifying and Replenishing Formula	Qi-blood-tonifying Formula	0600730314	Deficiency-Tonifying Decoction	Introduction on Medicine	Ginseng Radix et Rhizoma (06164210300102000), Atractylodis Macrocephalae Rhizoma (06174410500203003), Angelicae Sinensis Radix (06164310100302003), Chuanxiong Rhizoma (06164310500103002), Astragali Radix (06156310100603002), Citri Reticulatae Pericarpium (06157040400306004), Glycyrrhizae Radix et Rhizoma (06156310300203002)	Citri Reticulatae Pericarpium[cutting into shreds]; Atractylodis Macrocephalae Rhizoma; Chuanxiong Rhizoma; Astragali Radix; Glycyrrhizae Radix et Rhizoma[thick slices]; Ginseng Radix et Rhizoma; Angelicae Sinensis Radix[thin slices]

Continued the table

No.	Main Category	Sub-category	Code of Formula	Name of Formula	Source of Formula	Components and Codes	Specifications and Requirements for Delivering
539	Tonifying and Replenishing Formula	Qi-blood-tonifying Formula	0600730321	Supplemented Eight-Precious Ingredients Decoction	Medical Complete Books, Ancient and Modern	Ginseng Radix et Rhizoma (06164210300102000), Atractylodis Macrocephalae Rhizoma (06174410500203003), Poria (06400210100403009), Glycyrrhizae Radix et Rhizoma Praeparata cum Melle (06156310300203354), Angelicae Sinensis Radix (06164310100302003), Rehmanniae Radix (06172410400103009), Astragali Radix (06156310100603002), Chuanxiong Rhizoma (06164310500103002), Paeoniae Radix Alba (06153710100202008), Bupleuri Radix (06164310101003008), Moutan Cortex (06153720600102005), Cyperi Rhizoma (06191310500103006)	Poria[breaking into pieces or thick slices]; Atractylodis Macrocephalae Rhizoma; Rehmanniae Radix; Astragali Radix; Chuanxiong Rhizoma; Bupleuri Radix[thick slices]; Glycyrrhizae Radix et Rhizoma Praeparata cum Melle[thick slices,stir-frying with honey]; Cyperi Rhizoma[thick slices or]; Ginseng Radix et Rhizoma; Angelicae Sinensis Radix; Paeoniae Radix Alba; Moutan Cortex[thin slices]
540	Tonifying and Replenishing Formula	Qi-blood-tonifying Formula	0600730338	Stomach Wind Decoction	Formulary of the Bureau of Taiping People's Welfare Pharmacy	Atractylodis Macrocephalae Rhizoma (06174410500203003), Chuanxiong Rhizoma (06164310500103002), Ginseng Radix et Rhizoma (06164210300102000), Paeoniae Radix Alba (06153710100202008), Angelicae Sinensis Radix (06164310100302003), Cinnamomi Cortex (06154520500100007), Poria (06400210100403009)	Poria[breaking into pieces or thick slices]; Cinnamomi Cortex[removing rough barks]; Atractylodis Macrocephalae Rhizoma; Chuanxiong Rhizoma[thick slices]; Ginseng Radix et Rhizoma; Paeoniae Radix Alba; Angelicae Sinensis Radix[thin slices]
541	Tonifying and Replenishing Formula	Yin-tonifying Formula	0600740016	Six-Ingredient Rehmannia Pill	Key to Medicines and Patterns of Childrenuanxiong Rh	Rehmanniae Radix Praeparata (06172410400103610), Corni Fructus (06164440400100006), Dioscoreae Rhizoma (06193210500103007), Moutan Cortex (06153720600102005), Poria (06400210100403009), Alismatis Rhizoma (06190810600103001)	Poria[breaking into pieces or thick slices]; Corni Fructus[Remove kernel]; Dioscoreae Rhizoma; Alismatis Rhizoma[thick slices]; Rehmanniae Radix Praeparata[thick slices, stewing orsteaming with wine]; Moutan Cortex[thin slices]

Continued the table

No.	Main Category	Sub-category	Code of Formula	Name of Formula	Source of Formula	Components and Codes	Specifications and Requirements for Delivering
542	Tonifying and Replenishing Formula	Yin-tonifying Formula	0600740023	Left-Restoring Pill	Jing-yue's Collected Works	Rehmanniae Radix Praeparata (06172410400103610), Dioscoreae Rhizoma Tostus (06193210500103113), Corni Fructus (06164440400100006), Lycii Fructus (06172340200200007), Cuscutae Semen Salsa (06171740600200330), Cyathulae Radix Vinatus (06152510100102312), Cervi Cornus Colla Tostus (06220640200100236), Testudinis Carapax et Plastrum Colla Tostus (06225240200100233)	Lycii Fructus; Cervi Cornus Colla Tostus; Testudinis Carapax et Plastrum Colla Tostus[stir-frying with clamshell powder]; Cuscutae Semen Salsa[stir-frying with salt]; Corni Fructus[Remove kernel]; Rehmanniae Radix Praeparata[thick slices, stewing or steaming with wine]; Dioscoreae Rhizoma Tostus[thick slices, stir-frying]; Cyathulae Radix Vinatus[thin slices, stir-frying with wine]
543	Tonifying and Replenishing Formula	Yin-tonifying Formula	0600740030	Major Yin Tonifying Pill	Danxi's Experiential Therapy	Anemarrhenae Rhizoma Praeparatum (06192910500303339), Phellodendri Chinensis Cortex Praeparatus (06157020500206336), Rehmanniae Radix Praeparata (06172410400103610), Testudinis Carapax et Plastrum Praeparatum (06225220300100326), Suis Medullae Spinalis (06220530100100002)	Suis Medullae Spinalis; Testudinis Carapax et Plastrum Praeparatum[stir-frying with sand then quenching with vinegar]; Phellodendri Chinensis Cortex Praeparatus[cut into shreds, stir-frying with salt]; Rehmanniae Radix Praeparata[thick slices, stewing or steaming with wine]; Anemarrhenae Rhizoma Praeparatum[thick slices, stir-frying with salt]
544	Tonifying and Replenishing Formula	Yin-tonifying Formula	0600740047	All-Along Decoction	Supplement to the Classified Case Records of Famous Physicians	Glehniae Radix (06164310100104003), Ophiopogonis Radix (06192910400300001), Angelicae Sinensis Radix (06164310100302003), Rehmanniae Radix (06172410400103009), Lycii Fructus (06172340200200007), Toosendan Fructus (06157340200100001)	Ophiopogonis Radix; Lycii Fructus; Toosendan Fructus; Glehniae Radix[cutting into segments]; Rehmanniae Radix[thick slices]; Angelicae Sinensis Radix[thin slices]

Continued the table

No.	Main Category	Sub-category	Code of Formula	Name of Formula	Source of Formula	Components and Codes	Specifications and Requirements for Delivering
545	Tonifying and Replenishing Formula	Yin-tonifying Formula	0600740054	Anemarrhena, Phellodendron, and Rehmannia Pill	Investigations of Medical Prescriptions	Anemarrhenae Rhizoma Praeparatum (06192910500303339), Phellodendri Chinensis Cortex Praeparatus (06157020500206336), Rehmanniae Radix Praeparata (06172410400103610), Dioscoreae Rhizoma (06193210500103007), Corni Fructus (06164440400100006), Poria (06400210100403009), Alismatis Rhizoma (06190810600103001), Moutan Cortex (06153720600102005)	Poria[breaking into pieces or thick slices]; Corni Fructus[Remove kernel]; Phellodendri Chinensis Cortex Praeparatus[cut into shreds, stir-frying with salt]; Dioscoreae Rhizoma; Alismatis Rhizoma[thick slices]; Rehmanniae Radix Praeparata[thick slices, stewing or steaming with wine]; Anemarrhenae Rhizoma Praeparatum[thick slices, stir-frying with salt]; Moutan Cortex[thin slices]
546	Tonifying and Replenishing Formula	Yin-tonifying Formula	0600740061	Ophiopogon and Rehmannia Pill	Longevity and Life Preservation	Corni Fructus (06164440400100006), Dioscoreae Rhizoma (06193210500103007), Alismatis Rhizoma (06190810600103001), Moutan Cortex (06153720600102005), Poria (06400210100403009), Rehmanniae Radix Praeparata (06172410400103610), Ophiopogonis Radix (06192910400300001), Schisandrae Chinensis Fructus (06154140200200007)	Ophiopogonis Radix; Schisandrae Chinensis Fructus; Poria[breaking into pieces or thick slices]; Corni Fructus[Remove kernel]; Dioscoreae Rhizoma; Alismatis Rhizoma[thick slices]; Rehmanniae Radix Praeparata[thick slices, stewing or steaming with wine]; Moutan Cortex[thin slices]
547	Tonifying and Replenishing Formula	Yin-tonifying Formula	0600740078	Lycium Berry, Chrysanthemum, and Rehmannia Pill	Collected Works of Measles	Rehmanniae Radix Praeparata (06172410400103610), Corni Fructus (06164440400100006), Dioscoreae Rhizoma (06193210500103007), Moutan Cortex (06153720600102005), Poria (06400210100403009), Alismatis Rhizoma (06190810600103001), Lycii Fructus (06172340200200007), Chrysanthemi Flos (06174430100200004)	Lycii Fructus; Chrysanthemi Flos; Poria[breaking into pieces or thick slices]; Corni Fructus[Remove kernel]; Dioscoreae Rhizoma; Alismatis Rhizoma[thick slices]; Rehmanniae Radix Praeparata[thick slices, stewing or steaming with wine]; Moutan Cortex[thin slices]

Continued the table

No.	Main Category	Sub-category	Code of Formula	Name of Formula	Source of Formula	Components and Codes	Specifications and Requirements for Delivering
548	Tonifying and Replenishing Formula	Yin-tonifying Formula	0600740085	Sweet Dew Decoction	Formulary of the Bureau of Taiping Peopleernel]; Dioscoreae	Rehmanniae Radix (06172410400103009), Rehmanniae Radix Praeparata (06172410400103610), Artemisiae Scopariae Herba (06174450500707002), Aurantii Fructus Praeparatus (06157040100202217), Scutellariae Radix (06172210100102605), Eriobotryae Folium (06156120700206004), Glycyrrhizae Radix et Rhizoma Praeparata cum Melle (06156310300203354), Dendrobii Caulis (06193920900104008), Asparagi Radix (06192910400202008), Ophiopogonis Radix (06192910400300001)	Ophiopogonis Radix; Artemisiae Scopariae Herba[break or cut into fragmenting]; Dendrobii Caulis[cutting into segments]; Eriobotryae Folium[cut into shreds]; Rehmanniae Radix[thick slices]; Rehmanniae Radix Praeparata[thick slices, stewing or steaming with wine]; Glycyrrhizae Radix et Rhizoma Praeparata cum Melle[thick slices,stir-frying with honey]; Asparagi Radix[thin slices]; Scutellariae Radix[thin slices, decocting]; Aurantii Fructus Praeparatus[thin slices, stir-frying with bran]
549	Tonifying and Replenishing Formula	Yin-tonifying Formula	0600740092	Rehmannia and Lycium Root-Bark Decoction	Fu Qing-zhu's Obstetrics and Gynaecology	Rehmanniae Radix Vinatus (06172410400103313), Scrophulariae Radix (06172410100102005), Lycii Cortex (06172320600100008), Ophiopogonis Radix (06192910400300001), Asini Corii Colla (06220340200100969), Paeoniae Radix Alba Vinatus (06153710100202312)	Ophiopogonis Radix; Asini Corii Colla[processing into glue]; Lycii Cortex[removing wooden cores]; Rehmanniae Radix Vinatus[thick slices, stir-frying with wine]; Scrophulariae Radix[thin slices]; Paeoniae Radix Alba Vinatus[thin slices, stir-frying with wine]
550	Tonifying and Replenishing Formula	Yin-tonifying Formula	0600740108	Prepared Rehmannia, Scrophularia, Chrysanthemum Decoction	Famous Formuas, Ancient and Modern	Rehmanniae Radix Praeparata (06172410400103610), Scrophulariae Radix (06172410100102005), Chrysanthemi Flos (06174430100200004), Gypsum Fibrosum (06326110100107008), Cimicifugae Rhizoma (06153710500103004), Mel (06210740100200005)	Chrysanthemi Flos; Mel; Gypsum Fibrosum[coarse powder]; Cimicifugae Rhizoma[thick slices]; Rehmanniae Radix Praeparata[thick slices, stewing or steaming with wine]; Scrophulariae Radix[thin slices]

Continued the table

No.	Main Category	Sub-category	Code of Formula	Name of Formula	Source of Formula	Components and Codes	Specifications and Requirements for Delivering
551	Tonifying and Replenishing Formula	Yin-tonifying Formula	0600740115	Dendrobium Night Vision Pill	Empirical Prescriptions from the Auspicious Bamboo Hall	Asparagi Radix (06192910400202008), Ophiopogonis Radix (06192910400300001), Ginseng Radix et Rhizoma (06164210300102000), Poria (06400210100403009), Rehmanniae Radix Praeparata (06172410400103610), Rehmanniae Radix (06172410400103009), Dioscoreae Rhizoma (06193210500103007), Lycii Fructus (06172340200200007), Achyranthis Bidentatae Radix Vinatus (06152510100204313), Dendrobii Caulis (06193920900104008), Cassiae Semen Praeparatum (06156340600500112), Armeniacae Semen Amarum Praeparatum (06156140600100110), Chrysanthemi Flos (06174430100200004), Cuscutae Semen (06171740600200002), Saigae Tataricae Cornu (06220220200203009), Cistanches Herba (06172821100103006), Schisandrae Chinensis Fructus (06154140200200007), Saposhnikoviae Radix (06164310100503004), Glycyrrhizae Radix et Rhizoma Praeparata cum Melle (06156310300203354), Astragali Complanati Semen (06156340600600003), Tribuli Fructus Tostus (06156940200100110), Coptidis Rhizoma (06153710500302001), Aurantii Fructus Praeparatus (06157040100202217), Chuanxiong Rhizoma (06164310500103002), Bubali Cornu (06220220200103002), Celosiae Semen (06152540600100006)	Ophiopogonis Radix; Lycii Fructus; Chrysanthemi Flos; Cuscutae Semen; Schisandrae Chinensis Fructus; Astragali Complanati Semen; Celosiae Semen; Cassiae Semen Praeparatum; Armeniacae Semen Amarum Praeparatum; Tribuli Fructus Tostus[stir-frying until yellow]; Poria[breaking into pieces or thick slices]; Saigae Tataricae Cornu; Bubali Cornu[pieces]; Dendrobii Caulis[cutting into segments]; Achyranthis Bidentatae Radix Vinatus[cutting into segments, stir-frying with wine]; Rehmanniae Radix; Dioscoreae Rhizoma; Cistanches Herba; Saposhnikoviae Radix; Chuanxiong Rhizoma[thick slices]; Rehmanniae Radix Praeparata[thick slices, stewing or steaming with wine]; Glycyrrhizae Radix et Rhizoma Praeparata cum Melle[thick slices,stir-frying with honey]; Asparagi Radix; Ginseng Radix et Rhizoma; Coptidis Rhizoma[thin slices]; Aurantii Fructus Praeparatus[thin slices, stir-frying with bran]

Continued the table

No.	Main Category	Sub-category	Code of Formula	Name of Formula	Source of Formula	Components and Codes	Specifications and Requirements for Delivering
552	Tonifying and Replenishing Formula	Yin-tonifying Formula	0600740122	Lung-Tonifying Ass Hide Glue Decoction	Key to Medicines and Patterns of Childrenma; Coptidi	Asini Corii Colla (06220340200100969), Arctii Fructus Praeparatus (06174440200200118), Glycyrrhizae Radix et Rhizoma Praeparata cum Melle (06156310300203354), Aristolochiae Fructus (06152040200107004), Armeniacae Semen Amarum Praeparatum (06156140600100110), Oryzae Glutinosae Semen Tostus (06191240500500119)	Asini Corii Colla[processing into glue]; Arctii Fructus Praeparatus; Armeniacae Semen Amarum Praeparatum; Oryzae Glutinosae Semen Tostus[stir-frying until yellow]; Aristolochiae Fructus[fragmenting]; Glycyrrhizae Radix et Rhizoma Praeparata cum Melle[thick slices,stir-frying with honey]
553	Tonifying and Replenishing Formula	Yin-tonifying Formula	0600740139	Double Supreme Pill	Wonderful Prescriptions of Conserving Health	Ligustri Lucidi Fructus (06171240200100004), Ecliptae Herba (06174450501004001)	Ligustri Lucidi Fructus; Ecliptae Herba[cutting into segments]
554	Tonifying and Replenishing Formula	Yin-tonifying Formula	0600740146	Liver-Tonifying Decoction	Six Essentials of Medicine	Angelicae Sinensis Radix (06164310100302003), Paeoniae Radix Alba (06153710100202008), Chuanxiong Rhizoma (06164310500103002), Rehmanniae Radix (06172410400103009), Ziziphi Spinosae Semen (06159640600100006), Chaenomelis Fructus (06156140200302006), Glycyrrhizae Radix et Rhizoma (06156310300203002)	Ziziphi Spinosae Semen[Remove residual shell nuclei and mash when used]; Chuanxiong Rhizoma; Rehmanniae Radix; Glycyrrhizae Radix et Rhizoma[thick slices]; Angelicae Sinensis Radix; Paeoniae Radix Alba; Chaenomelis Fructus[thin slices]
555	Tonifying and Replenishing Formula	Yin-tonifying Formula	0600740153	Madder Root Powder	Revised Prescriptions to Aid the Living	Rubiae Radix et Rhizoma (06173510300103006), Scutellariae Radix (06172210100102605), Asini Corii Colla Tostus (06220340200100945), Platycladi Cacumen (06140621200100001), Rehmanniae Radix (06172410400103009), Glycyrrhizae Radix et Rhizoma Praeparata cum Melle (06156310300203354)	Asini Corii Colla Tostus[processing into glue then stir-frying with clamshell powder]; Platycladi Cacumen[removing hard stems]; Rehmanniae Radix[thick slices]; Glycyrrhizae Radix et Rhizoma Praeparata cum Melle[thick slices,stir-frying with honey]; Rubiae Radix et Rhizoma[thick slices or cutting into segments]; Scutellariae Radix[thin slices, decocting]

Continued the table

No.	Main Category	Sub-category	Code of Formula	Name of Formula	Source of Formula	Components and Codes	Specifications and Requirements for Delivering
556	Tonifying and Replenishing Formula	Yin-tonifying Formula	0600740160	Eyes-Brightening Rehmannia Pill	Supplemented Essential of Chinese osteo-traumatology	Rehmanniae Radix (06172410400103009), Dioscoreae Rhizoma (06193210500103007), Alismatis Rhizoma (06190810600103001), Angelicae Sinensis Radix (06164310100302003), Corni Fructus (06164440400100006), Moutan Cortex (06153720600102005), Poria (06400210100403009), Lycii Fructus (06172340200200007), Chrysanthemi Flos (06174430100200004), Haliotidis Concha (06206120300207009), Tribuli Fructus (06156940200100004)	Lycii Fructus; Chrysanthemi Flos; Tribuli Fructus; Poria[broken into pieces or thick slices]; Haliotidis Concha[fragmenting]; Corni Fructus[Remove kernel]; Rehmanniae Radix; Dioscoreae Rhizoma; Alismatis Rhizoma[thick slices]; Angelicae Sinensis Radix; Moutan Cortex[thin slices]
557	Tonifying and Replenishing Formula	Yin-tonifying Formula	0600740177	Yin-Securing Decoction	Jing-yue's Collected Works	Ginseng Radix et Rhizoma (06164210300102000), Rehmanniae Radix Praeparata (06172410400103610), Dioscoreae Rhizoma Tostus (06193210500103113), Corni Fructus (06164440400100006), Polygalae Radix Praeparatum cum Succo Glycyrrhizae (06157510100104717), Glycyrrhizae Radix et Rhizoma Praeparata cum Melle (06156310300203354), Schisandrae Chinensis Fructus (06154140200200007), Cuscutae Semen Salsa (06171740600200330)	Schisandrae Chinensis Fructus; Cuscutae Semen Salsa[stir-frying with salt]; Corni Fructus[Remove kernel]; Polygalae Radix Praeparatum cum Succo Glycyrrhizae[cutting into segments, decocting with licorice juice]; Rehmanniae Radix Praeparata[thick slices, stewing or steaming with wine]; Dioscoreae Rhizoma Tostus[thick slices, stir-frying]; Glycyrrhizae Radix et Rhizoma Praeparata cum Melle[thick slices,stir-frying with honey]; Ginseng Radix et Rhizoma[thin slices]
558	Tonifying and Replenishing Formula	Yin-tonifying Formula	0600740184	Decoction for Openinig Pylorus	Treatise on Spleen and Stomach	Rehmanniae Radix (06172410400103009), Rehmanniae Radix Praeparata (06172410400103610), Persicae Semen (06156140600300008), Carthami Flos (06174430200100006), Angelicae Sinensis Radix (06164310100302003), Glycyrrhizae Radix et Rhizoma Praeparata cum Melle (06156310300203354), Cimicifugae Rhizoma (06153710500103004)	Persicae Semen; Carthami Flos; Rehmanniae Radix; Cimicifugae Rhizoma[thick slices]; Rehmanniae Radix Praeparata[thick slices, stewing or steaming with wine]; Glycyrrhizae Radix et Rhizoma Praeparata cum Melle[thick slices,stir-frying with honey]; Angelicae Sinensis Radix[thin slices]

Continued the table

No.	Main Category	Sub-category	Code of Formula	Name of Formula	Source of Formula	Components and Codes	Specifications and Requirements for Delivering
559	Tonifying and Replenishing Formula	Yin-tonifying Formula	0600740191	Mutual-Promoting upper and lower Decoction	Secret Record in Stone Room	Rehmanniae Radix Praeparata (06172410400103610), Corni Fructus (06164440400100006), Polygonati Odorati Rhizoma (06192910500203004), Ginseng Radix et Rhizoma (06164210300102000), Scrophulariae Radix (06172410100102005), Glehniae Radix (06164310100104003), Angelicae Sinensis Radix (06164310100302003), Ophiopogonis Radix (06192910400300001), Schisandrae Chinensis Fructus (06154140200200007), Achyranthis Bidentatae Radix (06152510100204009), Plantaginis Semen (06173440600100002)	Ophiopogonis Radix; Schisandrae Chinensis Fructus; Plantaginis Semen; Corni Fructus[Remove kernel]; Glehniae Radix; Achyranthis Bidentatae Radix[cutting into segments]; Rehmanniae Radix Praeparata[thick slices, stewing or steaming with wine]; Polygonati Odorati Rhizoma[thick slices or cutting into segments]; Ginseng Radix et Rhizoma; Scrophulariae Radix; Angelicae Sinensis Radix[thin slices]
560	Tonifying and Replenishing Formula	Yin-tonifying Formula	0600740207	Moonlight Pill	Comprehension of Medicine	Asparagi Radix Praeparata (06192910400202602), Ophiopogonis Radix Praeparata (06192910400300605), Rehmanniae Radix Vinatus (06172410400103313), Rehmanniae Radix Praeparata (06172410400103610), Dioscoreae Rhizoma cum Lactum (06193210500103694), Poria Praeparata (06400210100403696), Stemonae Radix Praeparata (06192810400103605), Glehniae Radix Praeparata (06164310100104607), Fritillariae Cirrhosae Bulbus Praeparata (06192910700200605), Asini Corii Colla (06220340200100969), Notoginseng Radix et Rhizoma (06164210300207002), Lutrae Jecur (06220830200100002), Chrysanthemi Flos (06174430100200004), Mori Folium (06151220700107006)	Lutrae Jecur; Chrysanthemi Flos; Asini Corii Colla[processing into glue]; Ophiopogonis Radix Praeparata; Fritillariae Cirrhosae Bulbus Praeparata[steaming]; Poria Praeparata[broken into pieces or thick slices, steaming with milk]; Mori Folium[rubbed into bits]; Notoginseng Radix et Rhizoma[Fine powder]; Glehniae Radix Praeparata[cutting into segments, steaming]; Stemonae Radix Praeparata[thick slices, steaming]; Dioscoreae Rhizorna curn Lactum [thick slices, steaming with milk]; Rehmanniae Radix Praeparata[thick slices, stewing or steaming with wine]; Rehmanniae Radix Vinatus[thick slices, stir-frying with wine]; Asparagi Radix Praeparata[thin slices, steaming]

Continued the table

No.	Main Category	Sub-category	Code of Formula	Name of Formula	Source of Formula	Components and Codes	Specifications and Requirements for Delivering
561	Tonifying and Replenishing Formula	Yin-tonifying Formula	0600740214	Metal-Nourishing Decoction	Wondrous Lantern for Peering into the Origin and Development of Miscellaneous Disease	Anemarrhenae Rhizoma (06192910500303001), Mori Cortex (06151220600106000), Rehmanniae Radix (06172410400103009), Asini Corii Colla (06220340200100969), Adenophorae Radix (06174110100103009), Armeniacae Semen Amarum Aquosus (06156140600100820), Mel (06210740100200005), Ophiopogonis Radix (06192910400300001)	Mel; Ophiopogonis Radix; Armeniacae Semen Amarum Aquosus[soaking in boiling soup to remove seed coats]; Asini Corii Colla[processing into glue]; Mori Cortex[cut into shreds]; Anemarrhenae Rhizoma; Rehmanniae Radix; Adenophorae Radix[thick slices]
562	Tonifying and Replenishing Formula	Yin-tonifying Formula	0600740221	Stomach-Nourishing Fluid-Increasing Decoction	Chinese paediatrics	Dendrobii Caulis (06193920900104008), Glehniae Radix (06164310100104003), Polygonati Odorati Rhizoma (06192910500203004), Mume Fructus (06156140200200609), Paeoniae Radix Alba (06153710100202008), Glycyrrhizae Radix et Rhizoma (06156310300203002)	Mume Fructus[steaming to soft then removing core]; Dendrobii Caulis; Glehniae Radix[cutting into segments]; Glycyrrhizae Radix et Rhizoma[thick slices]; Polygonati Odorati Rhizoma[thick slices or cutting into segments]; Paeoniae Radix Alba[thin slices]
563	Tonifying and Replenishing Formula	Yin-tonifying Formula	0600740238	Essence-Nourishing Jade-Planting Decoction	Fu Qing-zhu's Obstetrics and Gynaecology	Angelicae Sinensis Radix (06164310100302003), Rehmanniae Radix Praeparata (06172410400103610), Paeoniae Radix Alba Vinatus (06153710100202312), Corni Fructus (06164440400100006)	Corni Fructus[Remove kernel]; Rehmanniae Radix Praeparata[thick slices, stewing or steaming with wine]; Angelicae Sinensis Radix[thin slices]; Paeoniae Radix Alba Vinatus[thin slices, stir-frying with wine]
564	Tonifying and Replenishing Formula	Yin-tonifying Formula	0600740245	Clear Sea Pill	Fu Qing-zhu's Obstetrics and Gynaecology	Corni Fructus (06164440400100006), Rehmanniae Radix Praeparata (06172410400103610), Dioscoreae Rhizoma Tostus (06193210500103113), Atractylodis Macrocephalae Rhizoma Tostus (06174410500203263), Paeoniae Radix Alba Vinatus (06153710100202312), Moutan Cortex (06153720600102005), Ophiopogonis Radix (06192910400300001), Schisandrae Chinensis Fructus (06154140200200007), Mori Folium (06151220700107006), Scrophulariae Radix (06172410100102005), Lycii Cortex (06172320600100008), Glehniae Radix (06164310100104003), Dendrobii Caulis (06193920900104008), Draconis Os (06338110100105009)	Ophiopogonis Radix; Schisandrae Chinensis Fructus; Draconis Os[broken into pieces]; Mori Folium[rubbed into bits]; Corni Fructus[Remove kernel]; Lycii Cortex[removing wooden cores]; Glehniae Radix; Dendrobii Caulis[cutting into segments]; Rehmanniae Radix Praeparata[thick slices, stewing or steaming with wine]; Dioscoreae Rhizoma Tostus[thick slices, stir-frying]; Atractylodis Macrocephalae Rhizoma Tostus[thick slices, stir-frying with earth]; Moutan Cortex; Scrophulariae Radix[thin slices]; Paeoniae Radix Alba Vinatus[thin slices, stir-frying with wine]

Continued the table

No.	Main Category	Sub-category	Code of Formula	Name of Formula	Source of Formula	Components and Codes	Specifications and Requirements for Delivering
565	Tonifying and Replenishing Formula	Yin-tonifying Formula	0600740252	Water-Nourishing Liver-Clearing Decoction	Compilation of Doctorr-Clearing Decoct	Rehmanniae Radix Praeparata (06172410400103610), Corni Fructus (06164440400100006), Poria (06400210100403009), Angelicae Sinensis Radix (06164310100302003), Dioscoreae Rhizoma (06193210500103007), Moutan Cortex (06153720600102005), Alismatis Rhizoma (06190810600103001), Paeoniae Radix Alba (06153710100202008), Bupleuri Radix (06164310101003008), Gardeniae Fructus (06173540200107002), Ziziphi Spinosae Semen (06159640600100006)	Poria[broken into pieces or thick slices]; Gardeniae Fructus[rubbed into bits]; Corni Fructus[Remove kernel]; Ziziphi Spinosae Semen[Remove residual shell nuclei and mash when used]; Dioscoreae Rhizoma; Alismatis Rhizoma; Bupleuri Radix[thick slices]; Rehmanniae Radix Praeparata[thick slices, stewing or steaming with wine]; Angelicae Sinensis Radix; Moutan Cortex; Paeoniae Radix Alba[thin slices]
566	Tonifying and Replenishing Formula	Yin-tonifying Formula	0600740269	Yin-Forming Decoction	Jing-yue's Collecled Works	Rehmanniae Radix (06172410400103009), Rehmanniae Radix Praeparata (06172410400103610), Achyranthis Bidentatae Radix (06152510100204009), Polyporus (06400210100203005), Alismatis Rhizoma (06190810600103001), Phellodendri Chinensis Cortex (06157020500206008), Anemarrhenae Rhizoma (06192910500303001), Phaseoli Radiati Semen (06156340600900004), Gentianae Radix et Rhizoma (06171410300104008), Plantaginis Semen (06173440600100002)	Phaseoli Radiati Semen; Plantaginis Semen; Achyranthis Bidentatae Radix; Gentianae Radix et Rhizoma[cutting into segments]; Phellodendri Chinensis Cortex[cut into shreds]; Rehmanniae Radix; Polyporus; Alismatis Rhizoma; Anemarrhenae Rhizoma[thick slices]; Rehmanniae Radix Praeparata[thick slices, stewing or steaming with wine]
567	Tonifying and Replenishing Formula	Yin-tonifying Formula	0600740276	Supplemente Ophiopogon Decoction	Records of Chinese Medicine with Reference to Western Medicine	Ophiopogonis Radix (06192910400300001), Codonopsis Radix (06174110100203006), Pinelliae Rhizoma Praeparatum cum Alumine (06191610600200736), Dioscoreae Rhizoma (06193210500103007), Paeoniae Radix Alba (06153710100202008), Salviae Miltiorrhizae Radix et Rhizoma (06172210300103006), Glycyrrhizae Radix et Rhizoma (06156310300203002), Persicae Semen (06156140600300008), Jujubae Fructus (06159640200100000)	Ophiopogonis Radix; Persicae Semen; Pinelliae Rhizoma Praeparatum cum Alumine[processing with alum]; Jujubae Fructus[splitting or removing cores]; Codonopsis Radix; Dioscoreae Rhizoma; Salviae Miltiorrhizae Radix et Rhizoma; Glycyrrhizae Radix et Rhizoma[thick slices]; Paeoniae Radix Alba[thin slices]

Continued the table

No.	Main Category	Sub-category	Code of Formula	Name of Formula	Source of Formula	Components and Codes	Specifications and Requirements for Delivering
568	Tonifying and Replenishing Formula	Yin-tonifying Formula	0600740283	Modified In tial Yin Decoction	Jing-yue's Collecled Works	Rehmanniae Radix (06172410400103009), Paeoniae Radix Alba (06153710100202008), Ophiopogonis Radix (06192910400300001), Rehmanniae Radix Praeparata (06172410400103610), Anemarrhenae Rhizoma (06192910500303001), Lycii Cortex (06172320600100008), Glycyrrhizae Radix et Rhizoma Praeparata cum Melle (06156310300203354)	Ophiopogonis Radix; Lycii Cortex[removing wooden cores]; Rehmanniae Radix; Anemarrhenae Rhizoma[thick slices]; Rehmanniae Radix Praeparata[thick slices, stewing or steaming with wine]; Glycyrrhizae Radix et Rhizoma Praeparata cum Melle[thick slices,stir-frying with honey]; Paeoniae Radix Alba[thin slices]
569	Tonifying and Replenishing Formula	Yin-tonifying Formula	0600740290	Returning to Kidney Pill	Jing-yue's Collecled Works	Rehmanniae Radix Praeparata (06172410400103610), Lycii Fructus (06172340200200007), Corni Fructus (06164440400100006), Cuscutae Semen (06171740600200002), Poria (06400210100403009), Angelicae Sinensis Radix (06164310100302003), Dioscoreae Rhizoma (06193210500103007), Eucommiae Cortex Praeparatus (06155920500106334)	Lycii Fructus; Cuscutae Semen; Eucommiae Cortex Praeparatus[broken into pieces or cut into shreds, stir-frying with salt]; Poria[broken into pieces or thick slices]; Corni Fructus[Remove kernel]; Dioscoreae Rhizoma[thick slices]; Rehmanniae Radix Praeparata[thick slices, stewing or steaming with wine]; Angelicae Sinensis Radix[thin slices]
570	Tonifying and Replenishing Formula	Yin-tonifying Formula	0600740306	Zuoci40306ing Formula	Revised and Expanded Discussion of Warm-Heat Disease	Rehmanniae Radix Praeparata (06172410400103610), Corni Fructus (06164440400100006), Dioscoreae Rhizoma (06193210500103007), Alismatis Rhizoma (06190810600103001), Poria (06400210100403009), Moutan Cortex (06153720600102005), Magnetitum Praeparatus (06314410100107523), Acori Tatarinowii Rhizoma (06191610500203004), Schisandrae Chinensis Fructus (06154140200200007)	Schisandrae Chinensis Fructus; Poria[broken into pieces or thick slices]; Magnetitum Praeparatus[Powder, calcining and quenching]; Corni Fructus[Remove kernel]; Dioscoreae Rhizoma; Alismatis Rhizoma; Acori Tatarinowii Rhizoma[thick slices]; Rehmanniae Radix Praeparata[thick slices, stewing or steaming with wine]; Moutan Cortex[thin slices]
571	Tonifying and Replenishing Formula	Yin-tonifying Formula	0600740313	Peony and Lico:ice Decoction	Treatise on Cold Damage	Paeoniae Radix Alba (06153710100202008), Glycyrrhizae Radix et Rhizoma Praeparata cum Melle (06156310300203354)	Glycyrrhizae Radix et Rhizoma Praeparata cum Melle[thick slices,stir-frying with honey]; Paeoniae Radix Alba[thin slices]

Continued the table

No.	Main Category	Sub-category	Code of Formula	Name of Formula	Source of Formula	Components and Codes	Specifications and Requirements for Delivering
572	Tonifying and Replenishing Formula	Yin-tonifying Formula	0600740320	Hidden Tiger Pill	Danxi's Experiential Therapy	Phellodendri Chinensis Cortex Praeparatus (06157020500206336), Anemarrhenae Rhizoma (06192910500303001), Rehmanniae Radix Praeparata (06172410400103610), Testudinis Carapax et Plastrum (06225220300100005), Paeoniae Radix Alba Tostus (06153710100202114), Citri Reticulatae Pericarpium (06157040400306004), Cynomorii Herba (06164121100102001), Achyranthis Bidentatae Radix (06152510100204009), Angelicae Sinensis Radix (06164310100302003), Canis Os (06220930100100000)	Canis Os; Testudinis Carapax et Plastrum[boiled and removed skin and flesh]; Achyranthis Bidentatae Radix[cutting into segments]; Citri Reticulatae Pericarpium[cut into shreds]; Phellodendri Chinensis Cortex Praeparatus[cut into shreds, stir-frying with salt]; Anemarrhenae Rhizoma[thick slices]; Rehmanniae Radix Praeparata[thick slices, stewing or steaming with wine]; Cynomorii Herba; Angelicae Sinensis Radix[thin slices]; Paeoniae Radix Alba Tostus[thin slices,stir-frying until yellow]
573	Tonifying and Replenishing Formula	Yin-tonifying Formula	0600740337	Yin-Benefiting Decoction	Systematized Patterns with Clear-Cut	Corni Fructus (06164440400100006), Rehmanniae Radix Praeparata (06172410400103610), Moutan Cortex (06153720600102005), Paeoniae Radix Alba (06153710100202008), Ophiopogonis Radix (06192910400300001), Schisandrae Chinensis Fructus (06154140200200007), Dioscoreae Rhizoma (06193210500103007), Alismatis Rhizoma (06190810600103001), Junci Medulla (06192720300104001), Lycii Cortex (06172320600100008), Nelumbinis Semen (06153240600200001)	Ophiopogonis Radix; Schisandrae Chinensis Fructus; Nelumbinis Semen[Cut and removing cores]; Corni Fructus[Remove kernel]; Lycii Cortex[removing wooden cores]; Junci Medulla[cutting into segments]; Dioscoreae Rhizoma; Alismatis Rhizoma[thick slices]; Rehmanniae Radix Praeparata[thick slices, stewing or steaming with wine]; Moutan Cortex; Paeoniae Radix Alba[thin slices]
574	Tonifying and Replenishing Formula	Yin-tonifying Formula	0600740344	Yin-Nourishing Dampness-Dispelling Decoctio	Orthodox Manual of External Medicine	Chuanxiong Rhizoma (06164310500103002), Angelicae Sinensis Radix (06164310100302003), Paeoniae Radix Alba (06153710100202008), Rehmanniae Radix Praeparata (06172410400103610), Bupleuri Radix (06164310101003008), Scutellariae Radix (06172210100102605), Citri Reticulatae Pericarpium (06157040400306004), Anemarrhenae Rhizoma (06192910500303001), Fritillariae Cirrhosae Bulbus (06192910700200001), Alismatis Rhizoma (06190810600103001), Lycii Cortex (06172320600100008), Glycyrrhizae Radix et Rhizoma (06156310300203002)	Fritillariae Cirrhosae Bulbus; Lycii Cortex[removing wooden cores]; Citri Reticulatae Pericarpium[cut into shreds]; Chuanxiong Rhizoma; Bupleuri Radix; Anemarrhenae Rhizoma; Alismatis Rhizoma; Glycyrrhizae Radix et Rhizoma[thick slices]; Rehmanniae Radix Praeparata[thick slices, stewing or steaming with wine]; Angelicae Sinensis Radix; Paeoniae Radix Alba[thin slices]; Scutellariae Radix[thin slices, decocting]

Continued the table

No.	Main Category	Sub-category	Code of Formula	Name of Formula	Source of Formula	Components and Codes	Specifications and Requirements for Delivering
575	Tonifying and Replenishing Formula	Yin-tonifying Formula	0600740351	Jade Fluid Decoction	Records of Chinese Medicine with Reference to Western Medicine	Astragali Radix (06156310100603002), Anemarrhenae Rhizoma (06192910500303001), Galli Gigerii Endothelium Corneum (06224140900100001), Puerariae Lobatae Radix (06156310100803006), Schisandrae Chinensis Fructus (06154140200200007), Trichosanthis Radix (06174010100103002), Dioscoreae Rhizoma (06193210500103007)	Schisandrae Chinensis Fructus; Astragali Radix; Anemarrhenae Rhizoma; Puerariae Lobatae Radix; Trichosanthis Radix; Dioscoreae Rhizoma[thick slices]; Galli Gigerii Endothelium Corneum[Wash]
576	Tonifying and Replenishing Formula	Yin-tonifying Formula	0600740375	Pigskin Decoction	Treatise on Cold Damage	Suis Corium, Oryzae Semen Pulvis, Mel (06210740100200005)	Suis Corium; Oryzae Semen Pulvis; Mel
577	Tonifying and Replenishing Formula	Yin-tonifying Formula	0600740382	Yin-Tonifying Treasured Decoction	Restoration of Health from the Myraid Diseases	Angelicae Sinensis Radix Vinatus (06164310100302317), Atractylodis Macrocephalae Rhizoma (06174410500203003), Paeoniae Radix Alba Vinatus (06153710100202312), Poria (06400210100403009), Citri Reticulatae Pericarpium (06157040400306004), Anemarrhenae Rhizoma (06192910500303001), Fritillariae Cirrhosae Bulbus (06192910700200001), Cyperi Rhizoma (06191310500103006), Lycii Cortex (06172320600100008), Ophiopogonis Radix (06192910400300001), Menthae Haplocalycis Herba (06172250500704009), Bupleuri Radix Vinatus (06164310100903316), Glycyrrhizae Radix et Rhizoma (06156310300203002), Zingiberis Rhizoma Torrefactus (06193510500403801)	Fritillariae Cirrhosae Bulbus; Ophiopogonis Radix; Poria[broken into pieces or thick slices]; Lycii Cortex-[removing wooden cores]; Menthae Haplocalycis Herba[Short cutting into segments]; Citri Reticulatae Pericarpium[cut into shreds]; Atractylodis Macrocephalae Rhizoma; Anemarrhenae Rhizoma; Glycyrrhizae Radix et Rhizoma[thick slices]; Bupleuri Radix Vinatus[thick slices, stir-frying with wine]; Cyperi Rhizoma[thick slices or]; Zingiberis Rhizoma Torrefactus[thick slices or broken into pieces, Roasting]; Angelicae Sinensis Radix Vinatus; Paeoniae Radix Alba Vinatus[thin slices, stir-frying with wine]

Continued the table

No.	Main Category	Sub-category	Code of Formula	Name of Formula	Source of Formula	Components and Codes	Specifications and Requirements for Delivering
578	Tonifying and Replenishing Formula	Yin-tonifying Formula	0600740399	Yin-Tonifying Fire-Reducing Decoction	Restoration of Health from the Myraid Diseases	Angelicae Sinensis Radix Vinatus (06164310100302317), Paeoniae Radix Alba Vinatus (06153710100202312), Rehmanniae Radix (06172410400103009), Rehmanniae Radix Praeparata (06172410400103610), Asparagi Radix (06192910400202008), Ophiopogonis Radix (06192910400300001), Atractylodis Macrocephalae Rhizoma (06174410500203003), Citri Reticulatae Pericarpium (06157040400306004), Phellodendri Chinensis Cortex (06157020500206008), Anemarrhenae Rhizoma (06192910500303001), Glycyrrhizae Radix et Rhizoma Praeparata cum Melle (06156310300203354)	Ophiopogonis Radix; Citri Reticulatae Pericarpium; Phellodendri Chinensis Cortex[cut into shreds]; Rehmanniae Radix; Atractylodis Macrocephalae Rhizoma; Anemarrhenae Rhizoma[thick slices]; Rehmanniae Radix Praeparata[thick slices, stewing or steaming with wine]; Glycyrrhizae Radix et Rhizoma Praeparata cum Melle[thick slices,stir-frying with honey]; Asparagi Radix[thin slices]; Angelicae Sinensis Radix Vinatus; Paeoniae Radix Alba Vinatus[thin slices, stir-frying with wine]
579	Tonifying and Replenishing Formula	Yin-tonifying Formula	0600740405	Deer Horn Pill	The Orthodox Tradition of Medicine	Cervi Cornus Colla Tostus (06220640200100236), Cervi Cornu Degelatinatum (06220640200100830), Cuscutae Semen Vinatus (06171740600200613), Platycladi Semen (06140640500100009), Rehmanniae Radix Praeparata (06172410400103610), Poria (06400210100403009), Psoraleae Fructus (06156340200200009)	Psoraleae Fructus; Cervi Cornu Degelatinatum[Crystallizing or beating into powder]; Cuscutae Semen Vinatus[steaming with wine]; Cervi Cornus Colla Tostus[stir-frying with clamshell powder]; Poria[broken into pieces or thick slices]; Platycladi Semen[removing residual testa]; Rehmanniae Radix Praeparata[thick slices, stewing or steaming with wine]
580	Tonifying and Replenishing Formula	Yin-tonifying Formula	0600740412	Bupleurum Four Ingredients Decoction	Collection of Writting on the Mechanism of Disease, Suitability of Qi, and Safeguarding of Life Discussed in Plain Questions	Chuanxiong Rhizoma (06164310500103002), Rehmanniae Radix Praeparata (06172410400103610), Angelicae Sinensis Radix (06164310100302003), Paeoniae Radix Alba (06153710100202008), Bupleuri Radix (06164310101003008), Ginseng Radix et Rhizoma (06164210300102000), Scutellariae Radix (06172210100102605), Glycyrrhizae Radix et Rhizoma (06156310300203002), Pinelliae Rhizoma Praeparatum (06191610600200712), Massa Medicata Fermentata (06199990800300873)	Massa Medicata Fermentata[fermenting]; Pinelliae Rhizoma Praeparatum[processing with licorice and limewater]; Chuanxiong Rhizoma; Bupleuri Radix; Glycyrrhizae Radix et Rhizoma[thick slices]; Rehmanniae Radix Praeparata[thick slices, stewing or steaming with wine]; Angelicae Sinensis Radix; Paeoniae Radix Alba; Ginseng Radix et Rhizoma[thin slices]; Scutellariae Radix[thin slices, decocting]

Continued the table

No.	Main Category	Sub-category	Code of Formula	Name of Formula	Source of Formula	Components and Codes	Specifications and Requirements for Delivering
581	Tonifying and Replenishing Formula	Yin-tonifying Formula	0600740429	Single Piose Antler Decoction	New Edition on Universal Relief	Cervi Cornu Pantotrichum (06220620200201003)	Cervi Cornu Pantotrichum[Extremely thin slices]
582	Tonifying and Replenishing Formula	Yin-tonifying Formula	0600740436	Ancient Temple Heart-Kidney Pill	Supplement to Danxi's Experiential Therapy	Rehmanniae Radix Praeparata (06172410400103610), Rehmanniae Radix (06172410400103009), Dioscoreae Rhizoma (06193210500103007), Poria cum Pini Radix (06400210100505000), Corni Fructus Praeparatus (06164440400100617), Lycii Fructus (06172340200200007), Testudinis Carapax et Plastrum Praeparatum (06225220300100326), Achyranthis Bidentatae Radix (06152510100204009), Cervi Cornu Pantotrichum (06220620200201003), Angelicae Sinensis Radix Vinatus (06164310100302317), Alismatis Rhizoma (06190810600103001), Phellodendri Chinensis Cortex (06157020500206008), Cinnabaris (06310210100107851), Coptidis Rhizoma (06153710500302001), Glycyrrhizae Radix et Rhizoma (06156310300203002), Moutan Cortex (06153720600102005)	Lycii Fructus; Corni Fructus Praeparatus[stewing or steaming with wine]; Testudinis Carapax et Plastrum Praeparatum[stir-frying with sand then quenching with vinegar]; Poria cum Pini Radix[broken into pieces]; Cervi Cornu Pantotrichum[Extremely thin slices]; Cinnabaris[Powder, Ground with water]; Achyranthis Bidentatae Radix[cutting into segments]; Phellodendri Chinensis Cortex[cut into shreds]; Rehmanniae Radix; Dioscoreae Rhizoma; Alismatis Rhizoma; Glycyrrhizae Radix et Rhizoma[thick slices]; Rehmanniae Radix Praeparata[thick slices, stewing or steaming with wine]; Coptidis Rhizoma; Moutan Cortex[thin slices]; Angelicae Sinensis Radix Vinatus[thin slices, stir-frying with wine]
583	Tonifying and Replenishing Formula	Yin-tonifying Formula	0600740443	Fine Jade Paste	Hong's Collected Empirical Prescriptions	Ginseng Radix et Rhizoma (06164210300102000), Rehmanniae Radix (06172410400103009), Poria (06400210100403009), Mel (06210740100200005)	Mel; Poria[broken into pieces or thick slices]; Rehmanniae Radix[thick slices]; Ginseng Radix et Rhizoma[thin slices]

Continued the table

No.	Main Category	Sub-category	Code of Formula	Name of Formula	Source of Formula	Components and Codes	Specifications and Requirements for Delivering
584	Tonifying and Replenishing Formula	Yin-tonifying Formula	0600740450	Fluid-Promoting Blood-Nourishing Decoction	Mirror for Medicine From Ancient to Modern	Angelicae Sinensis Radix (06164310100302003), Chuanxiong Rhizoma (06164310500103002), Paeoniae Radix Alba (06153710100202008), Rehmanniae Radix (06172410400103009), Anemarrhenae Rhizoma (06192910500303001), Phellodendri Chinensis Cortex (06157020500206008), Ophiopogonis Radix (06192910400300001), Nelumbinis Fructus (06153240200100008), Trichosanthis Radix (06174010100103002), Coptidis Rhizoma (06153710500302001), Mume Fructus (06156140200200005), Menthae Haplocalycis Herba (06172250500704009), Glycyrrhizae Radix et Rhizoma Praeparata cum Melle (06156310300203354)	Ophiopogonis Radix; Nelumbinis Fructus; Mume Fructus; Menthae Haplocalycis Herba[Short cutting into segments]; Phellodendri Chinensis Cortex[cut into shreds]; Chuanxiong Rhizoma; Rehmanniae Radix; Anemarrhenae Rhizoma; Trichosanthis Radix[thick slices]; Glycyrrhizae Radix et Rhizoma Praeparata cum Melle[thick slices,stir-frying with honey]; Angelicae Sinensis Radix; Paeoniae Radix Alba; Coptidis Rhizoma[thin slices]
585	Tonifying and Replenishing Formula	Yin-tonifying Formula	0600740467	Dual Tonifying Pill	Pathfinder Prescriptions	Rehmanniae Radix Praeparata (06172410400103610), Cuscutae Semen (06171740600200002)	Cuscutae Semen; Rehmanniae Radix Praeparata[thick slices, stewing or steaming with wine]
586	Tonifying and Replenishing Formula	Yin-tonifying Formula	0600740474	Angelica and Pilose Antler Pill for Increasing and Replenishing	Effective Prescriptions Handed Down for Generations of Physicians	Rehmanniae Radix Praeparata (06172410400103610), Cervi Cornu Pantotrichum (06220620200201003), Schisandrae Chinensis Fructus (06154140200200007), Dioscoreae Rhizoma (06193210500103007), Corni Fructus (06164440400100006), Aconiti Lateralis Radix Tostus (06153710400303221), Cyathulae Radix Vinatus (06152510100102312), Poria (06400210100403009), Moutan Cortex (06153720600102005), Alismatis Rhizoma (06190810600103001), Angelicae Sinensis Radix (06164310100302003), Coptidis Rhizoma (06153710500302001)	Schisandrae Chinensis Fructus; Poria[broken into pieces or thick slices]; Cervi Cornu Pantotrichum[Extremely thin slices]; Aconiti Lateralis Radix Tostus[pieces, stir-frying with sand]; Corni Fructus[Remove kernel]; Dioscoreae Rhizoma; Alismatis Rhizoma[thick slices]; Rehmanniae Radix Praeparata[thick slices, stewing or steaming with wine]; Moutan Cortex; Angelicae Sinensis Radix; Coptidis Rhizoma[thin slices]; Cyathulae Radix Vinatus[thin slices, stir-frying with wine]

Continued the table

No.	Main Category	Sub-category	Code of Formula	Name of Formula	Source of Formula	Components and Codes	Specifications and Requirements for Delivering
587	Tonifying and Replenishing Formula	Yin-tonifying Formula	0600740481	Ten Thousand Gold Powder	Clustering of Medical Prescription	Dipsaci Radix (06173910100103006), Eucommiae Cortex Praeparatus (06155920500106334), Saposhnikoviae Radix (06164310100503004), Achyranthis Bidentatae Radix Vinatus (06152510100204313), Asari Radix et Rhizoma (06152010300104005), Poria (06400210100403009), Ginseng Radix et Rhizoma (06164210300102000), Cinnamomi Ramulus (06154520200103001), Angelicae Sinensis Radix (06164310100302003), Glycyrrhizae Radix et Rhizoma Praeparata cum Melle (06156310300203354), Chuanxiong Rhizoma (06164310500103002), Angelicae Pubescentis Radix (06164310100802008), Gentianae Macrophyllae Radix (06171410100103003), Rehmanniae Radix Praeparata (06172410400103610)	Eucommiae Cortex Praeparatus[broken into pieces or cut into shreds, stir-frying with salt]; Poria[broken into pieces or thick slices]; Asari Radix et Rhizoma[cutting into segments]; Achyranthis Bidentatae Radix Vinatus[cutting into segments, stir-frying with wine]; Dipsaci Radix; Saposhnikoviae Radix; Cinnamomi Ramulus; Chuanxiong Rhizoma; Gentianae Macrophyllae Radix[thick slices]; Rehmanniae Radix Praeparata[thick slices, stewing or steaming with wine]; Glycyrrhizae Radix et Rhizoma Praeparata cum Melle[thick slices,stir-frying with honey]; Ginseng Radix et Rhizoma; Angelicae Sinensis Radix; Angelicae Pubescentis Radix-[thin slices]
588	Tonifying and Replenishing Formula	Yang-tonifying Formula	0600750015	Kidney Qi Pill	Synopsis of the Golden Chamber	Rehmanniae Radix (06172410400103009), Dioscoreae Rhizoma (06193210500103007), Corni Fructus (06164440400100006), Moutan Cortex (06153720600102005), Alismatis Rhizoma (06190810600103001), Poria (06400210100403009), Cinnamomi Ramulus (06154520200103001), Aconiti Lateralis Radix Tostus (06153710400303221)	Poria[broken into pieces or thick slices]; Aconiti Lateralis Radix Tostus[pieces, stir-frying with sand]; Corni Fructus[Remove kernel]; Rehmanniae Radix; Dioscoreae Rhizoma; Alismatis Rhizoma; Cinnamomi Ramulus[thick slices]; Moutan Cortex[thin slices]

Continued the table

No.	Main Category	Sub-category	Code of Formula	Name of Formula	Source of Formula	Components and Codes	Specifications and Requirements for Delivering
589	Tonifying and Replenishing Formula	Yang-tonifying Formula	0600750022	Right-Restoring Pill	Jing-yue's Collecled Works	Rehmanniae Radix Praeparata (06172410400103610), Dioscoreae Rhizoma Praeparatum (06193210500103212), Corni Fructus Tostus (06164440400100112), Lycii Fructus Tostus (06172340200200113), Cuscutae Semen Salsa (06171740600200330), Cervi Cornus Colla Tostus (06220640200100236), Cinnamomi Cortex (06154520500100007), Eucommiae Cortex Praeparatum cum Succo Zingiberis (06155920500106341), Angelicae Sinensis Radix (06164310100302003), Aconiti Lateralis Radix Tostus (06153710400303221)	Corni Fructus Tostus; Lycii Fructus Tostus[stir-frying until yellow]; Cervi Cornus Colla Tostus[stir-frying with clamshell powder]; Cuscutae Semen Salsa[stir-frying with salt]; Eucommiae Cortex Praeparatum cum Succo Zingiberis[broken into pieces or cut into shreds,stir-frying with ginger]; Aconiti Lateralis Radix Tostus[pieces, stir-frying with sand]; Cinnamomi Cortex-[removing rough barks]; Rehmanniae Radix Praeparata[thick slices, stewing or steaming with wine]; Dioscoreae Rhizoma Praeparatum[thick slices, stir-frying with bran]; Angelicae Sinensis Radix[thin slices]
590	Tonifying and Replenishing Formula	Yang-tonifying Formula	0600750039	Life Saver Kidney Qi Pill	Revised Prescriptions to Aid the Living	Rehmanniae Radix Praeparata (06172410400103610), Dioscoreae Rhizoma Tostus (06193210500103113), Corni Fructus (06164440400100006), Poria (06400210100403009), Alismatis Rhizoma (06190810600103001), Moutan Cortex (06153720600102005), Cinnamomi Cortex (06154520500100007), Cyathulae Radix (06152510100102008), Plantaginis Semen (06173440600100002), Aconiti Lateralis Radix Tostus (06153710400303221)	Plantaginis Semen; Poria[broken into pieces or thick slices]; Aconiti Lateralis Radix Tostus[pieces, stir-frying with sand]; Corni Fructus[Remove kernel]; Cinnamomi Cortex[removing rough barks]; Alismatis Rhizoma[thick slices]; Rehmanniae Radix Praeparata[thick slices, stewing or steaming with wine]; Dioscoreae Rhizoma Tostus[thick slices, stir-frying]; Moutan Cortex; Cyathulae Radix[thin slices]

Continued the table

No.	Main Category	Sub-category	Code of Formula	Name of Formula	Source of Formula	Components and Codes	Specifications and Requirements for Delivering
591	Tonifying and Replenishing Formula	Yang-tonifying Formula	0600750053	Ten Supplements Pill	Revised Prescriptions to Aid the Living	Rehmanniae Radix Praeparata (06172410400103610), Dioscoreae Rhizoma Tostus (06193210500103113), Corni Fructus (06164440400100006), Alismatis Rhizoma (06190810600103001), Poria (06400210100403009), Moutan Cortex (06153720600102005), Cinnamomi Cortex (06154520500100007), Schisandrae Chinensis Fructus (06154140200200007), Aconiti Lateralis Radix Tostus (06153710400303221), Cervi Cornu Pantotrichum (06220620200201003)	Schisandrae Chinensis Fructus; Poria[broken into pieces or thick slices]; Cervi Cornu Pantotrichum[Extremely thin slices]; Aconiti Lateralis Radix Tostus[pieces, stir-frying with sand]; Corni Fructus[Remove kernel]; Cinnamomi Cortex[removing rough barks]; Alismatis Rhizoma[thick slices]; Rehmanniae Radix Praeparata[thick slices, stewing or steaming with wine]; Dioscoreae Rhizoma Tostus[thick slices, stir-frying]; Moutan Cortex[thin slices]
592	Tonifying and Replenishing Formula	Yang-tonifying Formula	0600750060	Young Maid Pill	Formulary of the Bureau of Taiping People, iae Radix Praepar	Juglandis Semen (06150740600100002), Psoraleae Fructus (06156340200200009), Eucommiae Cortex Praeparatum cum Succo Zingiberis (06155920500106341), Allii Sativi Bulbus (06192910700100004)	Juglandis Semen; Psoraleae Fructus; Allii Sativi Bulbus; Eucommiae Cortex Praeparatum cum Succo Zingiberis[broken into pieces or cut into shreds,stir-frying with ginger]
593	Tonifying and Replenishing Formula	Yang-tonifying Formula	0600750084	Five Happinesses Decoction	Jing-yue's Collecled Works	Rehmanniae Radix Praeparata (06172410400103610), Angelicae Sinensis Radix (06164310100302003), Ginseng Radix et Rhizoma (06164210300102000), Atractylodis Macrocephalae Rhizoma Praeparatum (06174410500203218), Glycyrrhizae Radix et Rhizoma Praeparata cum Melle (06156310300203354), Polygalae Radix Praeparatum cum Succo Glycyrrhizae (06157510100104717), Ziziphi Spinosae Semen (06159640600100006)	Ziziphi Spinosae Semen[Remove residual shell nuclei and mash when used]; Polygalae Radix Praeparatum cum Succo Glycyrrhizae[cutting into segments, decocting with licorice juice]; Rehmanniae Radix Praeparata[thick slices, stewing or steaming with wine]; Glycyrrhizae Radix et Rhizoma Praeparata cum Melle[thick slices,stir-frying with honey]; Atractylodis Macrocephalae Rhizoma Praeparatum[thick slices,stir-frying with honey then stir-frying with bran]; Angelicae Sinensis Radix; Ginseng Radix et Rhizoma[thin slices]

Continued the table

No.	Main Category	Sub-category	Code of Formula	Name of Formula	Source of Formula	Components and Codes	Specifications and Requirements for Delivering
594	Tonifying and Replenishing Formula	Yang-tonifying Formula	0600750091	Right-Restoring Decoction	Jing-yue's Collecled Works	Rehmanniae Radix Praeparata (06172410400103610), Dioscoreae Rhizoma Tostus (06193210500103113), Lycii Fructus (06172340200200007), Corni Fructus (06164440400100006), Glycyrrhizae Radix et Rhizoma Praeparata cum Melle (06156310300203354), Eucommiae Cortex Praeparatum cum Succo Zingiberis (06155920500106341), Cinnamomi Cortex (06154520500100007), Aconiti Lateralis Radix Tostus (06153710400303221)	Lycii Fructus; Eucommiae Cortex Praeparatum cum Succo Zingiberis[broken into pieces or cut into shreds,stir-frying with ginger]; Aconiti Lateralis Radix Tostus[pieces, stir-frying with sand]; Corni Fructus[Remove kernel]; Cinnamomi Cortex[removing rough barks]; Rehmanniae Radix Praeparata[thick slices, stewing or steaming with wine]; Dioscoreae Rhizoma Tostus[thick slices, stir-frying]; Glycyrrhizae Radix et Rhizoma Praeparata cum Melle[thick slices,stir-frying with honey]
595	Tonifying and Replenishing Formula	Yang-tonifying Formula	0600750107	Internal Tonification Pill	Essential of Womenion Pill	Cervi Cornu Pantotrichum (06220620200201003), Cuscutae Semen (06171740600200002), Astragali Complanati Semen (06156340600600003), Astragali Radix (06156310100603002), Cinnamomi Cortex (06154520500100007), Mantidis O?theca (06210440100100601), Cistanches Herba (06172821100103006), Aconiti Lateralis Radix Tostus (06153710400303221), Tribuli Fructus (06156940200100004), Asteris Radix et Rhizoma (06174410300103008), Poria cum Pini Radix (06400210100505000)	Cuscutae Semen; Astragali Complanati Semen; Tribuli Fructus; Mantidis O?theca[steaming]; Poria cum Pini Radix[broken into pieces]; Cervi Cornu Pantotrichum[Extremely thin slices]; Aconiti Lateralis Radix Tostus[pieces, stir-frying with sand]; Cinnamomi Cortex[removing rough barks]; Astragali Radix; Cistanches Herba[thick slices]; Asteris Radix et Rhizoma[thick slices or cutting into segments]
596	Tonifying and Replenishing Formula	Yang-tonifying Formula	0600750114	kidney Tonifying Rehmannia Pill	Experiential Book of Safeguard Children	Rehmanniae Radix Praeparata (06172410400103610), Alismatis Rhizoma (06190810600103001), Moutan Cortex (06153720600102005), Corni Fructus Praeparatus (06164440400100617), Cyathulae Radix (06152510100102008), Dioscoreae Rhizoma (06193210500103007), Cervi Cornu Pantotrichum (06220620200201003), Poria (06400210100403009)	Corni Fructus Praeparatus[stewing or steaming with wine]; Poria[broken into pieces or thick slices]; Cervi Cornu Pantotrichum[Extremely thin slices]; Alismatis Rhizoma; Dioscoreae Rhizoma[thick slices]; Rehmanniae Radix Praeparata[thick slices, stewing or steaming with wine]; Moutan Cortex; Cyathulae Radix[thin slices]

Continued the table

No.	Main Category	Sub-category	Code of Formula	Name of Formula	Source of Formula	Components and Codes	Specifications and Requirements for Delivering
597	Tonifying and Replenishing Formula	Yang-tonifying Formula	0600750121	Kidney-Tonifying Sinew-Strengthening Decoction	Supplemented Essential of Chinese osteo-traumatology	Rehmanniae Radix Praeparata (06172410400103610), Angelicae Sinensis Radix (06164310100302003), Achyranthis Bidentatae Radix (06152510100204009), Corni Fructus (06164440400100006), Poria (06400210100403009), Dipsaci Radix (06173910100103006), Eucommiae Cortex (06155920500106006), Paeoniae Radix Alba (06153710100202008), Acanthopanacis Cortex (06164220600103003), Citri Reticulatae Pericarpium Viride (06157040400406001)	Eucommiae Cortex[broken into pieces or cut into shreds]; Poria[broken into pieces or thick slices]; Corni Fructus[Remove kernel]; Achyranthis Bidentatae Radix[cutting into segments]; Dipsaci Radix; Acanthopanacis Cortex[thick slices]; Rehmanniae Radix Praeparata[thick slices, stewing or steaming with wine]; Citri Reticulatae Pericarpium Viride[thick slices or cut into shreds]; Angelicae Sinensis Radix; Paeoniae Radix Alba[thin slices]
598	Tonifying and Replenishing Formula	Yang-tonifying Formula	0600750138	Kidney- Tonifying Foetus-Quieting Decoction	Chinese Gyniatrics	Ginseng Radix et Rhizoma (06164210300102000), Atractylodis Macrocephalae Rhizoma (06174410500203003), Eucommiae Cortex (06155920500106006), Dipsaci Radix (06173910100103006), Cibotii Rhizoma (06131910500103006), Alpiniae Oxyphyllae Fructus (06193540200500005), Asini Corii Colla Tostus (06220340200100945), Artemisiae Argyi Folium (06174420700100002), Cuscutae Semen (06171740600200002), Psoraleae Fructus (06156340200200009)	Cuscutae Semen; Psoraleae Fructus; Asini Corii Colla Tostus[processing into glue then stir-frying with clamshell powder]; Eucommiae Cortex[broken into pieces or cut into shreds]; Alpiniae Oxyphyllae Fructus[removing shells]; Artemisiae Argyi Folium[removing stems]; Atractylodis Macrocephalae Rhizoma; Dipsaci Radix; Cibotii Rhizoma[thick slices]; Ginseng Radix et Rhizoma[thin slices]
599	Tonifying and Replenishing Formula	Yang-tonifying Formula	0600750145	Liver-Regulating Decoction	Fu Qing-zhu's Obstetrics and Gynaecology	Angelicae Sinensis Radix (06164310100302003), Paeoniae Radix Alba Vinatus (06153710100202312), Corni Fructus (06164440400100006), Asini Corii Colla Tostus (06220340200100945), Morindae Officinalis Radix Salatus (06173510100104630), Glycyrrhizae Radix et Rhizoma (06156310300203002), Dioscoreae Rhizoma Tostus (06193210500103113)	Asini Corii Colla Tostus[processing into glue then stir-frying with clamshell powder]; Corni Fructus[Remove kernel]; Morindae Officinalis Radix Salatus[cutting into segments, steaming with salt]; Glycyrrhizae Radix et Rhizoma[thick slices]; Dioscoreae Rhizoma Tostus[thick slices, stir-frying]; Angelicae Sinensis Radix[thin slices]; Paeoniae Radix Alba Vinatus[thin slices, stir-frying with wine]

Continued the table

No.	Main Category	Sub-category	Code of Formula	Name of Formula	Source of Formula	Components and Codes	Specifications and Requirements for Delivering
600	Tonifying and Replenishing Formula	Yang-tonifying Formula	0600750152	Matchless Dioscorea Pill	Important Prescriptions Worth a Thousand Gold for Emergency	Dioscoreae Rhizoma (06193210500103007), Cistanches Herba (06172821100103006), Schisandrae Chinensis Fructus (06154140200200007), Cuscutae Semen (06171740600200002), Eucommiae Cortex (06155920500106006), Achyranthis Bidentatae Radix (06152510100204009), Alismatis Rhizoma (06190810600103001), Rehmanniae Radix (06172410400103009), Corni Fructus (06164440400100006), Poria cum Pini Radix (06400210100505000), Morindae Officinalis Radix (06173510100100007), Halloysitum Rubrum (06322310100107006)	Schisandrae Chinensis Fructus; Cuscutae Semen; Morindae Officinalis Radix; Poria cum Pini Radix[broken into pieces]; Eucommiae Cortex[broken into pieces or cut into shreds]; Halloysitum Rubrum[fragmenting or fine powder]; Corni Fructus[Remove kernel]; Achyranthis Bidentatae Radix[cutting into segments]; Dioscoreae Rhizoma; Cistanches Herba; Alismatis Rhizoma; Rehmanniae Radix[thick slices]
601	Tonifying and Replenishing Formula	Yang-tonifying Formula	0600750169	Four-Ingredient Yang-Returning Decoction	Jing-yue's Collected Works	Ginseng Radix et Rhizoma (06164210300102000), Aconiti Lateralis Radix Tostus (06153710400303221), Zingiberis Rhizoma Praeparatum (06193510500203227), Glycyrrhizae Radix et Rhizoma Praeparata cum Melle (06156310300203354)	Aconiti Lateralis Radix Tostus[pieces, stir-frying with sand]; Glycyrrhizae Radix et Rhizoma Praeparata cum Melle[thick slices,stir-frying with honey]; Zingiberis Rhizoma Praeparatum[thick slices or broken into pieces, stir-frying with sand]; Ginseng Radix et Rhizoma[thin slices]
602	Tonifying and Replenishing Formula	Yang-tonifying Formula	0600750176	Kidney-Warming Pill	Introduction on Medicine	Morindae Officinalis Radix (06173510100100007), Angelicae Sinensis Radix (06164310100302003), Cuscutae Semen (06171740600200002), Cervi Cornu Pantotrichum (06220620200201003), Alpiniae Oxyphyllae Fructus (06193540200500005), Eucommiae Cortex (06155920500106006), Rehmanniae Radix (06172410400103009), Poria cum Pini Radix (06400210100505000), Dioscoreae Rhizoma (06193210500103007), Polygalae Radix (06157510100104007), Cnidii Fructus (06164340200300005), Dipsaci Radix (06173910100103006), Corni Fructus (06164440400100006), Rehmanniae Radix Praeparata (06172410400103610)	Morindae Officinalis Radix; Cuscutae Semen; Cnidii Fructus; Poria cum Pini Radix[broken into pieces]; Eucommiae Cortex[broken into pieces or cut into shreds]; Cervi Cornu Pantotrichum[Extremely thin slices]; Corni Fructus[Remove kernel]; Alpiniae Oxyphyllae Fructus[removing shells]; Polygalae Radix[cutting into segments]; Rehmanniae Radix; Dioscoreae Rhizoma; Dipsaci Radix[thick slices]; Rehmanniae Radix Praeparata[thick slices, stewing or steaming with wine]; Angelicae Sinensis Radix[thin slices]

Continued the table

No.	Main Category	Sub-category	Code of Formula	Name of Formula	Source of Formula	Components and Codes	Specifications and Requirements for Delivering
603	Tonifying and Replenishing Formula	Yang-tonifying Formula	0600750183	Unicorn-Rearing Pill	Jing-yue's Collecled Works	Ginseng Radix et Rhizoma (06164210300102000), Atractylodis Macrocephalae Rhizoma Tostus (06174410500203263), Poria (06400210100403009), Angelicae Sinensis Radix (06164310100302003), Glycyrrhizae Radix et Rhizoma Praeparata cum Melle (06156310300203354), Paeoniae Radix Alba Vinatus (06153710100202312), Chuanxiong Rhizoma (06164310500103002), Rehmanniae Radix Praeparata (06172410400103610), Cuscutae Semen Salsa (06171740600200330), Eucommiae Cortex Vinatus (06155920500106310), Cervi Cornu Degelatinatum (06220640200100830), Zanthoxyli Pericarpium (06157040400200005)	Cervi Cornu Degelatinatum[Crystallizing or beating into powder]; Cuscutae Semen Salsa[stir-frying with salt]; Eucommiae Cortex Vinatus[broken into pieces or cut into shreds, stir-frying with wine]; Poria[broken into pieces or thick slices]; Zanthoxyli Pericarpium[Remove capsicum and fruit handle]; Chuanxiong Rhizoma[thick slices]; Rehmanniae Radix Praeparata[thick slices, stewing or steaming with wine]; Atractylodis Macrocephalae Rhizoma Tostus[thick slices, stir-frying with earth]; Glycyrrhizae Radix et Rhizoma Praeparata cum Melle[thick slices,stir-frying with honey]; Ginseng Radix et Rhizoma; Angelicae Sinensis Radix[thin slices]; Paeoniae Radix Alba Vinatus[thin slices, stir-frying with wine]
604	Tonifying and Replenishing Formula	Yang-tonifying Formula	0600750190	Two-Immortals Decoction	Chinese gynaecology	Curculiginis Rhizoma (06193010500104000), Epimedii Folium (06153920700206003), Morindae Officinalis Radix (06173510100100007), Angelicae Sinensis Radix (06164310100302003), Phellodendri Chinensis Cortex (06157020500206008), Anemarrhenae Rhizoma (06192910500303001)	Morindae Officinalis Radix; Curculiginis Rhizoma[cutting into segments]; Epimedii Folium; Phellodendri Chinensis Cortex[cut into shreds]; Anemarrhenae Rhizoma[thick slices]; Angelicae Sinensis Radix[thin slices]

Continued the table

No.	Main Category	Sub-category	Code of Formula	Name of Formula	Source of Formula	Components and Codes	Specifications and Requirements for Delivering
605	Tonifying and Replenishing Formula	Yang-tonifying Formula	0600750206	Sinew strengthening Bone-Joining Pill	The Great Compendium of Chinese osteo-traumatology	Angelicae Sinensis Radix (06164310100302003), Chuanxiong Rhizoma (06164310500103002), Paeoniae Radix Alba (06153710100202008), Rehmanniae Radix Praeparata (06172410400103610), Eucommiae Cortex (06155920500106006), Dipsaci Radix (06173910100103006), Acanthopanacis Cortex (06164220600103003), Drynariae Rhizoma (06135610500103001), Cinnamomi Ramulus (06154520200103001), Notoginseng Radix et Rhizoma (06164210300207002), Astragali Radix (06156310100603002), Canis Os (06220930100100000), Psoraleae Fructus (06156340200200009), Cuscutae Semen (06171740600200002), Codonopsis Radix (06174110100203006), Chaenomelis Fructus (06156140200302006), Siphonostegiae Herba (06172450100304009), Eupolyphaga/ Steleophaga (06210210100100006)	Canis Os; Psoraleae Fructus; Cuscutae Semen; Eupolyphaga/ Steleophaga; Eucommiae Cortex[broken into pieces or cut into shreds]; Notoginseng Radix et Rhizoma[Fine powder]; Siphonostegiae Herba[cutting into segments]; Chuanxiong Rhizoma; Dipsaci Radix; Acanthopanacis Cortex; Drynariae Rhizoma; Cinnamomi Ramulus; Astragali Radix; Codonopsis Radix[thick slices]; Rehmanniae Radix Praeparata[thick slices, stewing or steaming with wine]; Angelicae Sinensis Radix; Paeoniae Radix Alba; Chaenomelis Fructus[thin slices]
606	Tonifying and Replenishing Formula	Yang-tonifying Formula	0600750213	Kidney-Tonifying Eyes-Brightening Pill	Essentials of Ophthalmology Anonymous	Chuanxiong Rhizoma (06164310500103002), Angelicae Sinensis Radix (06164310100302003), Rehmanniae Radix Praeparata (06172410400103610), Chrysanthemi Flos (06174430100200004), Dioscoreae Rhizoma (06193210500103007), Anemarrhenae Rhizoma (06192910500303001), Acori Tatarinowii Rhizoma (06191610500203004), Phellodendri Chinensis Cortex (06157020500206008), Halitum (06332110100100000), Polygalae Radix (06157510100104007), Tribuli Fructus (06156940200100004), Morindae Officinalis Radix (06173510100100007), Schisandrae Chinensis Fructus (06154140200200007), Paeoniae Radix Alba (06153710100202008), Mantidis O?theca (06210440100100601), Leonuri Fructus (06172240200100003), Cuscutae Semen (06171740600200002), Celosiae Semen (06152540600100006), Buddlejae Flos (06171330300100001), Lycii Fructus (06172340200200007), Cistanches Herba (06172821100103006), Haliotidis Concha (06206120300207009)	Chrysanthemi Flos; Halitum; Tribuli Fructus; Morindae Officinalis Radix; Schisandrae Chinensis Fructus; Leonuri Fructus; Cuscutae Semen; Celosiae Semen; Buddlejae Flos; Lycii Fructus; Mantidis O?theca[steaming]; Haliotidis Concha[fragmenting]; Polygalae Radix[cutting into segments]; Phellodendri Chinensis Cortex[cut into shreds]; Chuanxiong Rhizoma; Dioscoreae Rhizoma; Anemarrhenae Rhizoma; Acori Tatarinowii Rhizoma; Cistanches Herba[thick slices]; Rehmanniae Radix Praeparata[thick slices, stewing or steaming with wine]; Angelicae Sinensis Radix; Paeoniae Radix Alba[thin slices]

Continued the table

No.	Main Category	Sub-category	Code of Formula	Name of Formula	Source of Formula	Components and Codes	Specifications and Requirements for Delivering
607	Tonifying and Replenishing Formula	Yang-tonifying Formula	0600750220	Kidney- Tonifying Blood- Activating Decoction	The Great Compendium of Chinese osteo-traumatology	Rehmanniae Radix Praeparata (06172410400103610), Eucommiae Cortex (06155920500106006), Lycii Fructus (06172340200200007), Psoraleae Fructus (06156340200200009), Myrrha (06157290200100009), Cuscutae Semen (06171740600200002), Angelicae Sinensis Radix (06164310100402000), Corni Fructus (06164440400100006), Carthami Flos (06174430200100006), Angelicae Pubescentis Radix (06164310100802008), Cistanches Herba (06172821100103006)	Lycii Fructus; Psoraleae Fructus; Myrrha; Cuscutae Semen; Carthami Flos; Eucommiae Cortex[broken into pieces or cut into shreds]; Corni Fructus[Remove kernel]; Cistanches Herba[thick slices]; Rehmanniae Radix Praeparata[thick slices, stewing or steaming with wine]; Angelicae Sinensis Radix; Angelicae Pubescentis Radix[thin slices]
608	Tonifying and Replenishing Formula	Yang-tonifying Formula	0600750237	Nutrient-Nourishing Kidney-Invigorating Decoction	Fu Qing-zhu's Obstetrics and Gynaecology	Angelicae Sinensis Radix (06164310100302003), Saposhnikoviae Radix (06164310100503004), Angelicae Pubescentis Radix (06164310100802008), Cinnamomi Cortex (06154520500100007), Eucommiae Cortex (06155920500106006), Dipsaci Radix (06173910100103006), Taxilli Herba (06151921200103009)	Eucommiae Cortex[broken into pieces or cut into shreds]; Cinnamomi Cortex[removing rough barks]; Saposhnikoviae Radix; Dipsaci Radix[thick slices]; Taxilli Herba[thick slices or short cutting into segments]; Angelicae Sinensis Radix; Angelicae Pubescentis Radix[thin slices]
609	Tonifying and Replenishing Formula	Yang-tonifying Formula	0600750244	Kidney-Benifiting Menses-Regulating Decoction	Chinese Gyniatrics	Eucommiae Cortex (06155920500106006), Dipsaci Radix (06173910100103006), Rehmanniae Radix Praeparata (06172410400103610), Angelicae Sinensis Radix (06164310100302003), Paeoniae Radix Alba Tostus (06153710100202114), Leonuri Herba (06172250500604002), Artemisiae Argyi Folium Carbonisatum (06174420700100415), Morindae Officinalis Radix (06173510100100007), Linderae Radix (06154510400102003)	Morindae Officinalis Radix; Eucommiae Cortex[broken into pieces or cut into shreds]; Artemisiae Argyi Folium Carbonisatum[removing stems,-carbonizing by stir-frying]; Leonuri Herba[cutting into segments]; Dipsaci Radix[thick slices]; Rehmanniae Radix Praeparata[thick slices, stewing or steaming with wine]; Angelicae Sinensis Radix; Linderae Radix[thin slices]; Paeoniae Radix Alba Tostus[thin slices,stir-frying until yellow]

Continued the table

No.	Main Category	Sub-category	Code of Formula	Name of Formula	Source of Formula	Components and Codes	Specifications and Requirements for Delivering
610	Tonifying and Replenishing Formula	Yang-tonifying Formula	0600750251	Uterus-Warming Decoction	Fu Qing-zhu's Obstetrics and Gynaecology	Cuscutae Semen (06171740600200002), Morindae Officinalis Radix (06173510100100007), Psoraleae Fructus (06156340200200009), Cinnamomi Cortex (06154520500100007), Aconiti Lateralis Radix Praeparata (06153710400303009), Ginseng Radix et Rhizoma (06164210300102000), Atractylodis Macrocephalae Rhizoma (06174410500203003), Euryales Semen (06153240500100005), Dioscoreae Rhizoma (06193210500103007), Eucommiae Cortex (06155920500106006)	Cuscutae Semen; Morindae Officinalis Radix; Psoraleae Fructus; Euryales Semen; Eucommiae Cortex[broken into pieces or cut into shreds]; Aconiti Lateralis Radix Praeparata[pieces]; Cinnamomi Cortex[removing rough barks]; Atractylodis Macrocephalae Rhizoma; Dioscoreae Rhizoma[thick slices]; Ginseng Radix et Rhizoma[thin slices]
611	Tonifying and Replenishing Formula	Yang-tonifying Formula	0600750268	Cinnamon Twig and Licorice Decoction	Treatise on Cold Damage	Cinnamomi Ramulus (06154520200103001), Glycyrrhizae Radix et Rhizoma Praeparata cum Melle (06156310300203354)	Cinnamomi Ramulus[thick slices]; Glycyrrhizae Radix et Rhizoma Praeparata cum Melle[thick slices,stir-frying with honey]
612	Tonifying and Replenishing Formula	Yang-tonifying Formula	0600750275	Cinnamon Twig Decoction Minus Peony Plus Dichroae Folium, Dragon Bone, and Oyster Shell	Treatise on Cold Damage	Cinnamomi Ramulus (06154520200103001), Glycyrrhizae Radix et Rhizoma Praeparata cum Melle (06156310300203354), Zingiberis Rhizoma Recens (06193510500403009), Ostreae Concha (06205120300107003), Draconis Os (06338110100105009), Jujubae Fructus (06159640200100000), Dichroae Folium (06155621200104001)	Draconis Os[broken into pieces]; Ostreae Concha[fragmenting]; Dichroae Folium[cutting into segments]; Jujubae Fructus[splitting or removing cores]; Cinnamomi Ramulus; Zingiberis Rhizoma Recens[thick slices]; Glycyrrhizae Radix et Rhizoma Praeparata cum Melle[thick slices,stir-frying with honey]
613	Tonifying and Replenishing Formula	Yang-tonifying Formula	0600750282	Otter liver Powder	Handbook of Prescriptions for Emergency	Lutrae Jecur (06220830200100002)	Lutrae Jecur

Continued the table

No.	Main Category	Sub-category	Code of Formula	Name of Formula	Source of Formula	Components and Codes	Specifications and Requirements for Delivering
614	Tonifying and Replenishing Formula	Yang-tonifying Formula	0600750299	Magnetite and Sheep Kidney Pill	Zhu's Clustering of Empirical Prescriptions	Magnetitum Praeparatus (06314410100107523), Zanthoxyli Pericarpium (06157040400200005), Bulbophyllum Radiatum Herba, Saposhnikoviae Radix (06164310100503004), Atractylodis Macrocephalae Rhizoma (06174410500203003), Poria (06400210100403009), Asari Radix et Rhizoma (06152010300104005), Dioscoreae Rhizoma (06193210500103007), Chuanxiong Rhizoma (06164310500103002), Polygalae Radix (06157510100104007), Acontiti Radix Cocta (06153710400103708), Aucklandiae Radix (06174410100303004), Angelicae Sinensis Radix (06164310100302003), Cuscutae Semen Tostus (06171740600200118), Astragali Radix (06156310100603002), Cervi Cornu Pantotrichum (06220620200201003), Cinnamomi Cortex (06154520500100007), Rehmanniae Radix Praeparata (06172410400103610), Acori Tatarinowii Rhizoma (06191610500203004)	Bulbophyllum Radiatum Herba; Cuscutae Semen Tostus[stir-frying until yellow]; Poria[broken into pieces or thick slices]; Cervi Cornu Pantotrichum[Extremely thin slices]; Acontiti Radix Cocta[pieces, decocting]; Magnetitum Praeparatus[Powder, calcining and quenching]; Zanthoxyli Pericarpium[Remove capsicum and fruit handle]; Cinnamomi Cortex[removing rough barks]; Asari Radix et Rhizoma; Polygalae Radix[cutting into segments]; Saposhnikoviae Radix; Atractylodis Macrocephalae Rhizoma; Dioscoreae Rhizoma; Chuanxiong Rhizoma; Aucklandiae Radix; Astragali Radix; Acori Tatarinowii Rhizoma[thick slices]; Rehmanniae Radix Praeparata[thick slices, stewing or steaming with wine]; Angelicae Sinensis Radix-[thin slices]
615	Tonifying and Replenishing Formula	Yang-tonifying Formula	0600750305	Piose Antler and Aconite Decoction	Clustering of Medical Prescription	Cervi Cornu Pantotrichum (06220620200201003), Aconiti Lateralis Radix Tostus (06153710400303221)	Cervi Cornu Pantotrichum[Extremely thin slices]; Aconiti Lateralis Radix Tostus[pieces, stir-frying with sand]

Continued the table

No.	Main Category	Sub-category	Code of Formula	Name of Formula	Source of Formula	Components and Codes	Specifications and Requirements for Delivering
616	Tonifying and Replenishing Formula	Yin-yang-tonifying Formula	0600760014	Rehmannia Decoction	Comprehensive Recording of Sage-like Benefit	Rehmanniae Radix Praeparata (06172410400103610), Morindae Officinalis Radix (06173510100100007), Corni Fructus (06164440400100006), Dendrobii Caulis (06193920900104008), Cistanches Herba Vinatus (06172821100103310), Aconiti Lateralis Radix Tostus (06153710400303221), Dendrobii Caulis (06193920900104008), Schisandrae Chinensis Fructus Tostus (06154140200200113), Cinnamomi Cortex (06154520500100007), Poria (06400210100403009), Ophiopogonis Radix (06192910400300001), Acori Tatarinowii Rhizoma (06191610500203004), Polygalae Radix (06157510100104007), Zingiberis Rhizoma Recens (06193510500403009), Jujubae Fructus (06159640200100000)	Morindae Officinalis Radix; Ophiopogonis Radix; Schisandrae Chinensis Fructus Tostus[stir-frying]; Poria[broken into pieces or thick slices]; Aconiti Lateralis Radix Tostus[pieces, stir-frying with sand]; Corni Fructus[Remove kernel]; Cinnamomi Cortex[removing rough barks]; Dendrobii Caulis; Dendrobii Caulis; Polygalae Radix[cutting into segments]; Jujubae Fructus[splitting or removing cores]; Acori Tatarinowii Rhizoma; Zingiberis Rhizoma Recens[thick slices]; Rehmanniae Radix Praeparata[thick slices, stewing or steaming with wine]; Cistanches Herba Vinatus[thick slices, stir-frying with wine]
617	Tonifying and Replenishing Formula	Yin-yang-tonifying Formula	0600760021	Tortoise Shell and Deerhorn Two-Immortals Glue	Medical Handbook	Cervi Cornu (06220620200103000), Testudinis Carapax et Plastrum (06225220300100005), Ginseng Radix et Rhizoma (06164210300102000), Lycii Fructus (06172340200200007)	Lycii Fructus; Testudinis Carapax et Plastrum[boiled and removed skin and flesh]; Cervi Cornu[thick slices or]; Ginseng Radix et Rhizoma[thin slices]

Continued the table

No.	Main Category	Sub-category	Code of Formula	Name of Formula	Source of Formula	Components and Codes	Specifications and Requirements for Delivering
618	Tonifying and Replenishing Formula	Yin-yang-tonifying Formula	0600760038	Heaven-Supplementing Great Creation Pill	Comprehension of Medicine	Ginseng Radix et Rhizoma (06164210300102000), Atractylodis Macrocephalae Rhizoma Tostus (06174410500203263), Angelicae Sinensis Radix Vinatus (06164310100302317), Ziziphi Spinosae Semen Praeparatum (06159640600100112), Astragali Radix Praeparata cum Melle (06156310100603354), Polygalae Radix Praeparatum cum Succo Glycyrrhizae (06157510100104717), Paeoniae Radix Alba Vinatus (06153710100202312), Dioscoreae Rhizoma cum Lactum (06193210500103694), Poria Praeparata (06400210100403696), Lycii Fructus Vinatus (06172340200200618), Hominis Placenta (06220140100105008), Testudinis Carapax et Plastrum Colla (06225240200100967), Cervi Cornus Colla (06220640200100960), Rehmanniae Radix Praeparata (06172410400103610)	Testudinis Carapax et Plastrum Colla; Cervi Cornus Colla[processing into glue]; Lycii Fructus Vinatus[steaming with wine]; Ziziphi Spinosae Semen Praeparatum[stir-frying until yellow]; Poria Praeparata[broken into pieces or thick slices, steaming with milk]; Polygalae Radix Praeparatum cum Succo Glycyrrhizae[cutting into segments, decocting with licorice juice]; Hominis Placenta[chopping into fragmenting or fine powder]; Dioscoreae Rhizoma cum Lactum[thick slices, steaming with milk]; Rehmanniae Radix Praeparata[thick slices, stewing or steaming with wine]; Atractylodis Macrocephalae Rhizoma Tostus[thick slices, stir-frying with earth]; Astragali Radix Praeparata cum Melle[thick slices,stir-frying with honey]; Ginseng Radix et Rhizoma[thin slices]; Angelicae Sinensis Radix Vinatus; Paeoniae Radix Alba Vinatus[thin slices, stir-frying with wine]
619	Tonifying and Replenishing Formula	Yin-yang-tonifying Formula	0600760045	Seven-Jewel Beard-Blackening Pill	Compendium of Materia Medica	Polygoni Multiflori Radix Praeparata (06152310400103695), Poria (06400210100403009), Achyranthis Bidentatae Radix (06152510100204009), Angelicae Sinensis Radix Vinatus (06164310100302317), Lycii Fructus (06172340200200007), Cuscutae Semen (06171740600200002), Psoraleae Fructus Praeparata (06156340200200993)	Lycii Fructus; Cuscutae Semen; Psoraleae Fructus Praeparata[stir-frying with black Sesame]; Poria[broken into pieces or thick slices]; Achyranthis Bidentatae Radix[cutting into segments]; Polygoni Multiflori Radix Praeparata[thick slices or broken into pieces, stewing or steaming with black bean juice]; Angelicae Sinensis Radix Vinatus[thin slices, stir-frying with wine]

Continued the table

No.	Main Category	Sub-category	Code of Formula	Name of Formula	Source of Formula	Components and Codes	Specifications and Requirements for Delivering
620	Tonifying and Replenishing Formula	Yin-yang-tonifying Formula	0600760052	Five-Seed Progeny Pill	Wonderful Prescriptions of Conserving Health	Lycii Fructus (06172340200200007), Cuscutae Semen Vinatus (06171740600200613), Rubi Fructus (06156140200800007), Schisandrae Chinensis Fructus (06154140200200007), Plantaginis Semen (06173440600100002)	Lycii Fructus; Rubi Fructus; Schisandrae Chinensis Fructus; Plantaginis Semen; Cuscutae Semen Vinatus[steaming with wine]
621	Tonifying and Replenishing Formula	Yin-yang-tonifying Formula	0600760069	Steady Gait Hidden Tiger Pill	Supplemented Essential of Chinese osteo-traumatology	Testudinis Carapax et Plastrum Colla Tostus (06225240200100233), Cervi Cornus Colla Tostus (06220640200100236), Canis Os Praeparata (06220930100100314), Polygoni Multiflori Radix Praeparata (06152310400103695), Cyathulae Radix Vinatus (06152510100102312), Eucommiae Cortex Praeparatum cum Succo Zingiberis (06155920500106341), Cynomorii Herba (06164121100102001), Clematidis Radix et Rhizoma (06153710300104003), Angelicae Sinensis Radix (06164310100302003), Phellodendri Chinensis Cortex Praeparatus (06157020500206336), Ginseng Radix et Rhizoma (06164210300102000), Notopterygii Rhizoma et Radix (06164310300103004), Paeoniae Radix Alba Tostus (06153710100202114), Atractylodis Macrocephalae Rhizoma Tostus (06174410500203263), Rehmanniae Radix Praeparata (06172410400103610), Aconiti Lateralis Radix Praeparata (06153710400303009), Zingiberis Rhizoma Recens (06193510500403009), Coptidis Rhizoma (06153710500302001), Glycyrrhizae Radix et Rhizoma (06156310300203002)	Testudinis Carapax et Plastrum Colla Tostus; Cervi Cornus Colla Tostus[stir-frying with clamshell powder]; Canis Os Praeparata[stir-frying with wine]; Eucommiae Cortex Praeparatum cum Succo Zingiberis[broken into pieces or cut into shreds,stir-frying with ginger]; Aconiti Lateralis Radix Praeparata[pieces]; Clematidis Radix et Rhizoma[cutting into segments]; Phellodendri Chinensis Cortex Praeparatus[cut into shreds, stir-frying with salt]; Notopterygii Rhizoma et Radix; Zingiberis Rhizoma Recens; Glycyrrhizae Radix et Rhizoma[thick slices]; Rehmanniae Radix Praeparata[thick slices, stewing or steaming with wine]; Atractylodis Macrocephalae Rhizoma Tostus[thick slices, stir-frying with earth]; Polygoni Multiflori Radix Praeparata[thick slices or broken into pieces, stewing or steaming with black bean juice]; Cynomorii Herba; Angelicae Sinensis Radix; Ginseng Radix et Rhizoma; Coptidis Rhizoma[thin slices]; Paeoniae Radix Alba Tostus[thin slices,stir-frying until yellow]; Cyathulae Radix Vinatus[thin slices, stir-frying with wine]

Continued the table

No.	Main Category	Sub-category	Code of Formula	Name of Formula	Source of Formula	Components and Codes	Specifications and Requirements for Delivering
622	Tonifying and Replenishing Formula	Yin-yang-tonifying Formula	0600760076	Peony, Licorice and Aconite Decoction	Treatise on Cold Damage	Paeoniae Radix Alba (06153710100202008), Glycyrrhizae Radix et Rhizoma Praeparata cum Melle (06156310300203354), Aconiti Lateralis Radix Tostus (06153710400303221)	Aconiti Lateralis Radix Tostus[pieces, stir-frying with sand]; Glycyrrhizae Radix et Rhizoma Praeparata cum Melle[thick slices,stir-frying with honey]; Paeoniae Radix Alba[thin slices]
623	Tonifying and Replenishing Formula	Yin-yang-tonifying Formula	0600760083	Yin-Regulating Decoction	Jing-yue's Collecled Works	Rehmanniae Radix Praeparata (06172410400103610), Angelicae Sinensis Radix (06164310100302003), Glycyrrhizae Radix et Rhizoma Praeparata cum Melle (06156310300203354), Zingiberis Rhizoma (06193510500203005), Cinnamomi Cortex (06154520500100007)	Cinnamomi Cortex[removing rough barks]; Rehmanniae Radix Praeparata[thick slices, stewing or steaming with wine]; Glycyrrhizae Radix et Rhizoma Praeparata cum Melle[thick slices,stir-frying with honey]; Zingiberis Rhizoma[thick slices or broken into pieces]; Angelicae Sinensis Radix[thin slices]
624	Tonifying and Replenishing Formula	Yin-yang-tonifying Formula	0600760090	Yin-Setting Decoction	Jing-yue's Collecled Works	Rehmanniae Radix Praeparata (06172410400103610), Achyranthis Bidentatae Radix (06152510100204009), Glycyrrhizae Radix et Rhizoma Praeparata cum Melle (06156310300203354), Alismatis Rhizoma (06190810600103001), Cinnamomi Cortex (06154520500100007), Aconiti Lateralis Radix Tostus (06153710400303221)	Aconiti Lateralis Radix Tostus[pieces, stir-frying with sand]; Cinnamomi Cortex[removing rough barks]; Achyranthis Bidentatae Radix[cutting into segments]; Alismatis Rhizoma[thick slices]; Rehmanniae Radix Praeparata[thick slices, stewing or steaming with wine]; Glycyrrhizae Radix et Rhizoma Praeparata cum Melle[thick slices,stir-frying with honey]

Continued the table

No.	Main Category	Sub-category	Code of Formula	Name of Formula	Source of Formula	Components and Codes	Specifications and Requirements for Delivering
625	Tonifying and Replenishing Formula	Yin-yang-tonifying Formula	0600760106	Jiuyuan Heart-Kidney Pill	The Great Compendium of Medical Prescriptions	Achyranthis Bidentatae Radix (06152510100204009), Rehmanniae Radix Praeparata (06172410400103610), Cistanches Herba Vinatus (06172821100103310), Cervi Cornu Pantotrichum (06220620200201003), Aconiti Lateralis Radix Tostus (06153710400303221), Schisandrae Chinensis Fructus (06154140200200007), Ginseng Radix et Rhizoma (06164210300102000), Polygalae Radix (06157510100104007), Astragali Radix Praeparata cum Melle (06156310100603354), Poria cum Pini Radix (06400210100505000), Dioscoreae Rhizoma Tostus (06193210500103113), Angelicae Sinensis Radix Vinatus (06164310100302317), Draconis Os Ustus (06338110100105511), Cuscutae Semen Vinatus (06171740600200613)	Schisandrae Chinensis Fructus; Cuscutae Semen Vinatus[steaming with wine]; Poria cum Pini Radix[broken into pieces]; Draconis Os Ustus[broken into pieces,calcining openly]; Cervi Cornu Pantotrichum[Extremely thin slices]; Aconiti Lateralis Radix Tostus[pieces, stir-frying with sand]; Achyranthis Bidentatae Radix; Polygalae Radix[cutting into segments]; Rehmanniae Radix Praeparata[thick slices, stewing or steaming with wine]; Dioscoreae Rhizoma Tostus[thick slices, stir-frying]; Astragali Radix Praeparata cum Melle[thick slices,stir-frying with honey]; Cistanches Herba Vinatus[thick slices, stir-frying with wine]; Ginseng Radix et Rhizoma[thin slices]; Angelicae Sinensis Radix Vinatus[thin slices, stir-frying with wine]

Continued the table

No.	Main Category	Sub-category	Code of Formula	Name of Formula	Source of Formula	Components and Codes	Specifications and Requirements for Delivering
626	Tonifying and Replenishing Formula	Yin-yang-tonifying Formula	0600760113	Decocted Peel Pill	Formulary of the Bureau of Taiping People Angelicae Sinensis	Angelicae Sinensis Radix (06164310100302003), Dioscoreae Hypoglaucae Rhizoma (06193210500303001), Magnoliae Officinalis Cortex Zingibere (06154120500206343), Cistanches Herba Vinatus (06172821100103310), Cinnamomi Cortex (06154520500100007), Aconiti Lateralis Radix Tostus (06153710400303221), Morindae Officinalis Radix (06173510100100007), Actinolitum (06320110100100005), Achyranthis Bidentatae Radix Vinatus (06152510100204313), Eucommiae Cortex (06155920500106006), Euodiae Fructus (06157040200300004), Cervi Cornu Pantotrichum (06220620200201003), Zingiberis Rhizoma Praeparatum (06193510500203227), Cuscutae Semen Vinatus (06171740600200613), Sparganii Rhizoma (06190310600102009), Glycyrrhizae Radix et Rhizoma Praeparata cum Melle (06156310300203354), Citri Reticulatae Pericarpium (06157040400306004)	Morindae Officinalis Radix; Actinolitum; Euodiae Fructus; Cuscutae Semen Vinatus[steaming with wine]; Eucommiae Cortex[broken into pieces or cut into shreds]; Cervi Cornu Pantotrichum[Extremely thin slices]; Dioscoreae Hypoglaucae Rhizoma[pieces]; Aconiti Lateralis Radix Tostus[pieces, stir-frying with sand]; Cinnamomi Cortex[removing rough barks]; Achyranthis Bidentatae Radix Vinatus[cutting into segments, stir-frying with wine]; Citri Reticulatae Pericarpium[cut into shreds]; Magnoliae Officinalis Cortex Zingibere[cut into shreds,stir-frying with ginger juice]; Glycyrrhizae Radix et Rhizoma Praeparata cum Melle[thick slices,stir-frying with honey]; Cistanches Herba Vinatus[thick slices, stir-frying with wine]; Zingiberis Rhizoma Praeparatum[thick slices or broken into pieces, stir-frying with sand]; Angelicae Sinensis Radix; Sparganii Rhizoma[thin slices]

Continued the table

No.	Main Category	Sub-category	Code of Formula	Name of Formula	Source of Formula	Components and Codes	Specifications and Requirements for Delivering
627	Tonifying and Replenishing Formula	Yin-yang-tonifying Formula	0600760120	Great Creation Pill	Collected Synopsis of Prescriptions	Hominis Placenta (06220140100105008), Rehmanniae Radix (06172410400103009), Testudinis Carapax et Plastrum (06225220300100005), Eucommiae Cortex (06155920500106006), Asparagi Radix (06192910400202008), Phellodendri Chinensis Cortex Vinatus (06157020500206312), Achyranthis Bidentatae Radix (06152510100204009), Ophiopogonis Radix (06192910400300001), Angelicae Sinensis Radix (06164310100302003), Ginseng Radix et Rhizoma (06164210300102000), Schisandrae Chinensis Fructus (06154140200200007)	Ophiopogonis Radix; Schisandrae Chinensis Fructus; Eucommiae Cortex[broken into pieces or cut into shreds]; Testudinis Carapax et Plastrum[boiled and removed skin and flesh]; Achyranthis Bidentatae Radix[cutting into segments]; Phellodendri Chinensis Cortex Vinatus[cut into shreds, stir-frying with wine]; Hominis Placenta[chopping into fragmenting or fine powder]; Rehmanniae Radix[thick slices]; Asparagi Radix; Angelicae Sinensis Radix; Ginseng Radix et Rhizoma[thin slices]
628	Tonifying and Replenishing Formula	Yin-yang-tonifying Formula	0600760137	Piose Antler Major Tonics Decoction	Formulary of the Bureau of Taiping Peoplepieces]; Asparagi R	Cervi Cornu Pantotrichum (06220620200201003), Astragali Radix Praeparata cum Melle (06156310100603354), Angelicae Sinensis Radix Vinatus (06164310100302317), Poria (06400210100403009), Cistanches Herba Vinatus (06172821100103310), Eucommiae Cortex (06155920500106006), Ginseng Radix et Rhizoma (06164210300102000), Paeoniae Radix Alba (06153710100202008), Cinnamomi Cortex (06154520500100007), Dendrobii Caulis (06193920900104008), Aconiti Lateralis Radix Tostus (06153710400303221), Schisandrae Chinensis Fructus (06154140200200007), Pinelliae Praeparatum Rhizoma (06191610600200712), Atractylodis Macrocephalae Rhizoma (06174410500203003), Glycyrrhizae Radix et Rhizoma (06156310300203002), Rehmanniae Radix Praeparata (06172410400103610)	Schisandrae Chinensis Fructus; Pinelliae Praeparatum Rhizoma[processing with licorice and limewater]; Eucommiae Cortex[broken into pieces or cut into shreds]; Poria[broken into pieces or thick slices]; Cervi Cornu Pantotrichum[Extremely thin slices]; Aconiti Lateralis Radix Tostus[pieces, stir-frying with sand]; Cinnamomi Cortex[removing rough barks]; Dendrobii Caulis[cutting into segments]; Atractylodis Macrocephalae Rhizoma; Glycyrrhizae Radix et Rhizoma[thick slices]; Rehmanniae Radix Praeparata[thick slices, stewing or steaming with wine]; Astragali Radix Praeparata cum Melle[thick slices,stir-frying with honey]; Cistanches Herba Vinatus[thick slices, stir-frying with wine]; Ginseng Radix et Rhizoma; Paeoniae Radix Alba[thin slices]; Angelicae Sinensis Radix Vinatus[thin slices, stir-frying with wine]

Continued the table

No.	Main Category	Sub-category	Code of Formula	Name of Formula	Source of Formula	Components and Codes	Specifications and Requirements for Delivering
629	Securing and Astringent Formula	Exterior-securing Anhidrotic Formula	0600810016	Oyster Shell Powder	Formulary of the Bureau of Taiping Peopleix Alba[thin slices	Astragali Radix (06156310100603002), Ephedrae Radix et Rhizoma (06141010300103002), Ostreae Concha Praeparata (06205120300107515), Tritici Levis Fructus (06191240200100008)	Tritici Levis Fructus; Ostreae Concha Praeparata[fragmenting,calcining openly]; Astragali Radix; Ephedrae Radix et Rhizoma[thick slices]
630	Securing and Astringent Formula	Lung-constraining and Cough-suppressing Formula	0600820015	Nine Immortals Powder	Precious Mirror of Health	Ginseng Radix et Rhizoma (06164210300102000), Farfarae Flos (06174430300100005), Mori Cortex (06151220600106000), Platycodonis Radix (06174110100303003), Asini Corii Colla (06220340200100969), Schisandrae Chinensis Fructus (06154140200200007), Mume Fructus (06156140200200609), Fritillariae Cirrhosae Bulbus (06192910700200001), Papaveris Pericarpium Praeparatus Cum Melle (06154740400106354)	Schisandrae Chinensis Fructus; Fritillariae Cirrhosae Bulbus; Asini Corii Colla[processing into glue]; Mume Fructus[steaming to soft then removing core]; Farfarae Flos[removing stems]; Mori Cortex[cut into shreds]; Papaveris Pericarpium Praeparatus Cum Melle[cut into shreds,stir-frying with honey]; Platycodonis Radix[thick slices]; Ginseng Radix et Rhizoma[thin slices]
631	Securing and Astringent Formula	Intestines-astringing and Collapse-relieving Formula	0600830014	True Man Zang Organ-Nourishing Decoction	Formulary of the Bureau of Taiping Peopleing Formulat Rhizom	Ginseng Radix et Rhizoma (06164210300102000), Angelicae Sinensis Radix (06164310100302003), Atractylodis Macrocephalae Rhizoma (06174410500203003), Myristicae Semen Torrefactus (06154440500100800), Cinnamomi Cortex (06154520500100007), Glycyrrhizae Radix et Rhizoma Praeparata cum Melle (06156310300203354), Paeoniae Radix Alba (06153710100202008), Aucklandiae Radix (06174410100303004), Chebulae Fructus (06163340200200009), Papaveris Pericarpium Praeparatus Cum Melle (06154740400106354)	Chebulae Fructus; Myristicae Semen Torrefactus[roasting with bran]; Cinnamomi Cortex[removing rough barks]; Papaveris Pericarpium Praeparatus Cum Melle[cut into shreds,stir-frying with honey]; Atractylodis Macrocephalae Rhizoma; Aucklandiae Radix[thick slices]; Glycyrrhizae Radix et Rhizoma Praeparata cum Melle[thick slices,stir-frying with honey]; Ginseng Radix et Rhizoma; Angelicae Sinensis Radix; Paeoniae Radix Alba[thin slices]
632	Securing and Astringent Formula	Intestines-astringing and Collapse-relieving Formula	0600830021	Four Miracle Pill	Abstract for Chinese internal medicine	Myristicae Semen (06154440500100008), Psoraleae Fructus (06156340200200009), Schisandrae Chinensis Fructus (06154140200200007), Euodiae Fructus (06157040200300004)	Myristicae Semen; Psoraleae Fructus; Schisandrae Chinensis Fructus; Euodiae Fructus

Continued the table

No.	Main Category	Sub-category	Code of Formula	Name of Formula	Source of Formula	Components and Codes	Specifications and Requirements for Delivering
633	Securing and Astringent Formula	Intestines-astringing and Collapse-relieving Formula	0600830038	Peach Blossom Decoction	Treatise on Cold Damage	Halloysitum Rubrum (06322310100107006), Zingiberis Rhizoma (06193510500203005), Oryzae Semen (06191240600100004)	Oryzae Semen; Halloysitum Rubrum[fragmenting or fine powder]; Zingiberis Rhizoma[thick slices or broken into pieces]
634	Securing and Astringent Formula	Intestines-astringing and Collapse-relieving Formula	0600830045	Carriage-Halting Pill	Arcane Essentials from the Imperial Library	Coptidis Rhizoma (06153710500302001), Asini Corii Colla (06220340200100969), Angelicae Sinensis Radix (06164310100302003), Zingiberis Rhizoma (06193510500203005)	Asini Corii Colla[processing into glue]; Zingiberis Rhizoma[thick slices or broken into pieces]; Coptidis Rhizoma; Angelicae Sinensis Radix[thin slices]
635	Securing and Astringent Formula	Intestines-astringing and Collapse-relieving Formula	0600830052	Halloysite Pill	Book to Safeguard Life Arranged According to Classified Patterns	Coptidis Rhizoma (06153710500302001), Angelicae Sinensis Radix (06164310100302003), Halloysitum Rubrum (06322310100107006), Zingiberis Rhizoma Praeparatum (06193510500203227)	Halloysitum Rubrum[fragmenting or fine powder]; Zingiberis Rhizoma Praeparatum[thick slices or broken into pieces, stir-frying with sand]; Coptidis Rhizoma; Angelicae Sinensis Radix[thin slices]
636	Securing and Astringent Formula	Intestines-astringing and Collapse-relieving Formula	0600830069	Halloysite and Limonite Decoction	Treatise on Cold Damage	Halloysitum Rubrum (06322310100107006), Limonitum (06317110100100001)	Halloysitum Rubrum[fragmenting or fine powder]; Limonitum[Remove miscellaneous stone]
637	Securing and Astringent Formula	Intestines-astringing and Collapse-relieving Formula	0600830076	Warmed Needle Pill	Mirror for Medicine From Ancient to Modern	Plumbum Rubrum (06310110100200005), Cinnabaris (06310210100107851), Alumen Ustum (06326310100100515)	Plumbum Rubrum; Alumen Ustum[-calcining openly]; Cinnabaris[Powder, Ground with water]
638	Securing and Astringent Formula	Intestines-astringing and Collapse-relieving Formula	0600830083	Eight-Column Powder	Restoration of Health from the Myraid Diseases	Ginseng Radix et Rhizoma (06164210300102000), Atractylodis Macrocephalae Rhizoma (06174410500203003), Myristicae Semen Torrefactus (06154440500100800), Zingiberis Rhizoma (06193510500203005), Chebulae Fructus Torrefactus (06163340200300808), Aconiti Lateralis Radix Torrefactus (06153710400303801), Papaveris Pericarpium Praeparatus Cum Melle (06154740400106354), Glycyrrhizae Radix et Rhizoma Praeparata cum Melle (06156310300203354)	Myristicae Semen Torrefactus[roasting with bran]; Aconiti Lateralis Radix Torrefactus[pieces, Roasting]; Chebulae Fructus Torrefactus[Remove kernel, Roasting]; Papaveris Pericarpium Praeparatus Cum Melle[cut into shreds,stir-frying with honey]; Atractylodis Macrocephalae Rhizoma[thick slices]; Glycyrrhizae Radix et Rhizoma Praeparata cum Melle[thick slices,stir-frying with honey]; Zingiberis Rhizoma[thick slices or broken into pieces]; Ginseng Radix et Rhizoma[thin slices]

Continued the table

No.	Main Category	Sub-category	Code of Formula	Name of Formula	Source of Formula	Components and Codes	Specifications and Requirements for Delivering
639	Securing and Astringent Formula	Intestines-astringing and Collapse-relieving Formula	0600830090	Fresh and Cooked Ingredients Decoction	Oral Tradition Theory of Safeguard Children	Papaveris Pericarpium (06154740400106002), Citri Reticulatae Pericarpium (06157040400306004), Glycyrrhizae Radix et Rhizoma (06156310300203002), Mume Fructus (06156140200200005), Jujubae Fructus (06159640200100000), Astragali Radix (06156310100603002), Atractylodis Macrocephalae Rhizoma (06174410500203003), Angelicae Sinensis Radix (06164310100302003), Zingiberis Rhizoma Recens (06193510500403009), Aucklandiae Radix (06174410100303004), Chebulae Fructus (06163340200200009), Sojae Semen Nigrum (06156340600800007)	Mume Fructus; Chebulae Fructus; Sojae Semen Nigrum; Papaveris Pericarpium; Citri Reticulatae Pericarpium[cut into shreds]; Jujubae Fructus[splitting or removing cores]; Glycyrrhizae Radix et Rhizoma; Astragali Radix; Atractylodis Macrocephalae Rhizoma; Zingiberis Rhizoma Recens; Aucklandiae Radix[thick slices]; Angelicae Sinensis Radix[thin slices]
640	Securing and Astringent Formula	Essence-astringing and Enuresis-checking Formula	0600840013	Mantis Egg-Case Powder	Amplification on Materia Medica	Mantidis O?theca (06210440100100601), Polygalae Radix (06157510100104007), Acori Tatarinowii Rhizoma (06191610500203004), Ginseng Radix et Rhizoma (06164210300102000), Poria cum Pini Radix (06400210100505000), Angelicae Sinensis Radix (06164310100302003), Draconis Os (06338110100105009), Testudinis Carapax et Plastrum Praeparatum (06225220300100326)	Mantidis O?theca[steaming]; Testudinis Carapax et Plastrum Praeparatum[stir-frying with sand then quenching with vinegar]; Poria cum Pini Radix; Draconis Os[broken into pieces]; Polygalae Radix[cutting into segments]; Acori Tatarinowii Rhizoma[thick slices]; Ginseng Radix et Rhizoma; Angelicae Sinensis Radix-[thin slices]
641	Securing and Astringent Formula	Essence-astringing and Enuresis-checking Formula	0600840020	Kidney-Tonifying Thoroughfare-Securing Pill	Famous Formuas, Ancient and Modern	Cuscutae Semen (06171740600200002), Dipsaci Radix (06173910100103006), Atractylodis Macrocephalae Rhizoma (06174410500203003), Cervi Cornu Degelatinatum (06220640200100830), Morindae Officinalis Radix (06173510100100007), Lycii Fructus (06172340200200007), Rehmanniae Radix Praeparata (06172410400103610), Amomi Fructus (06193540200300001), Eucommiae Cortex (06155920500106006), Angelicae Sinensis Radix (06164310100302003), Asini Corii Colla (06220340200100969), Codonopsis Radix (06174110100203006), Jujubae Fructus (06159640200100000)	Cuscutae Semen; Morindae Officinalis Radix; Lycii Fructus; Amomi Fructus; Cervi Cornu Degelatinatum[Crystallizing or beating into powder]; Asini Corii Colla[processing into glue]; Eucommiae Cortex[broken into pieces or cut into shreds]; Jujubae Fructus[splitting or removing cores]; Dipsaci Radix; Atractylodis Macrocephalae Rhizoma; Codonopsis Radix[thick slices]; Rehmanniae Radix Praeparata[thick slices, stewing or steaming with wine]; Angelicae Sinensis Radix[thin slices]

Continued the table

No.	Main Category	Sub-category	Code of Formula	Name of Formula	Source of Formula	Components and Codes	Specifications and Requirements for Delivering
642	Securing and Astringent Formula	Essence-astringing and Enuresis-checking Formula	0600840037	Urination-Reducing Pill	Weination-Reducinitage Prescriptions	Linderae Radix (06154510400102003), Alpiniae Oxyphyllae Semen Praeparatum (06193540200500333), Dioscoreae Rhizoma (06193210500103007)	Alpiniae Oxyphyllae Semen Praeparatum[removing shells, stir-frying with salt]; Dioscoreae Rhizoma[thick slices]; Linderae Radix[thin slices]
643	Securing and Astringent Formula	Essence-astringing and Enuresis-checking Formula	0600840044	Golden Lock Semen-Securing Pill	Collected Exegesis of Prescriptions	Astragali Complanati Semen (06156340600600003), Euryales Semen (06153240500100005), Nelumbinis Stamen (06153230500100006), Draconis Os Ustus (06338110100105511), Ostreae Concha Praeparata (06205120300107515)	Astragali Complanati Semen; Euryales Semen; Nelumbinis Stamen; Draconis Os Ustus[broken into pieces,-calcining openly]; Ostreae Concha Praeparata[fragmenting,calcining openly]
644	Securing and Astringent Formula	Essence-astringing and Enuresis-checking Formula	0600840051	Cinnamon Twig Decoction Plus Dragon Bone and Oyster Shell	Synopsis of the Golden Chamber	Cinnamomi Ramulus (06154520200103001), Paeoniae Radix Alba (06153710100202008), Zingiberis Rhizoma Recens (06193510500403009), Glycyrrhizae Radix et Rhizoma (06156310300203002), Draconis Os (06338110100105009), Ostreae Concha (06205120300107003), Jujubae Fructus (06159640200100000)	Draconis Os[broken into pieces]; Ostreae Concha[fragmenting]; Jujubae Fructus[splitting or removing cores]; Cinnamomi Ramulus; Zingiberis Rhizoma Recens; Glycyrrhizae Radix et Rhizoma[thick slices]; Paeoniae Radix Alba[thin slices]
645	Securing and Astringent Formula	Essence-astringing and Enuresis-checking Formula	0600840068	Tian Xiong Powder	Synopsis of the Golden Chamber	Aconiti Lateralis Radix Tostus (06153710400303221), Atractylodis Macrocephalae Rhizoma (06174410500203003), Cinnamomi Ramulus (06154520200103001), Draconis Os (06338110100105009)	Draconis Os[broken into pieces]; Aconiti Lateralis Radix Tostus[pieces, stir-frying with sand]; Atractylodis Macrocephalae Rhizoma; Cinnamomi Ramulus[thick slices]
646	Securing and Astringent Formula	Essence-astringing and Enuresis-checking Formula	0600840075	Coptis Heart-Clearing Decoction	Mirror for Medicine From Ancient to Modern	Coptidis Rhizoma (06153710500302001), Rehmanniae Radix (06172410400103009), Angelicae Sinensis Radix Vinatus (06164310100302317), Glycyrrhizae Radix et Rhizoma Praeparata cum Melle (06156310300203354), Poria cum Pini Radix (06400210100505000), Ziziphi Spinosae Semen (06159640600100006), Polygalae Radix (06157510100104007), Ginseng Radix et Rhizoma (06164210300102000), Nelumbinis Fructus (06153240200100008)	Nelumbinis Fructus; Poria cum Pini Radix[broken into pieces]; Ziziphi Spinosae Semen[Remove residual shell nuclei and mash when used]; Polygalae Radix[cutting into segments]; Rehmanniae Radix[thick slices]; Glycyrrhizae Radix et Rhizoma Praeparata cum Melle[thick slices,stir-frying with honey]; Coptidis Rhizoma; Ginseng Radix et Rhizoma[thin slices]; Angelicae Sinensis Radix Vinatus[thin slices, stir-frying with wine]

Continued the table

No.	Main Category	Sub-category	Code of Formula	Name of Formula	Source of Formula	Components and Codes	Specifications and Requirements for Delivering
647	Securing and Astringent Formula	Essence-astringing and Enuresis-checking Formula	0600840082	Chicken Intestine Powder	Effective Recipes from Renzhai House of Children's Disease	Galli Intestinus, Ostreae Concha (06205120300107003), Poria (06400210100403009), Mantidis O?theca (06210440100100601), Cinnamomi Cortex (06154520500100007), Draconis Os (06338110100105009), Zingiberis Rhizoma Recens (06193510500403009), Jujubae Fructus (06159640200100000)	Galli Intestinus; Mantidis O?theca[steaming]; Draconis Os[broken into pieces]; Poria[broken into pieces or thick slices]; Ostreae Concha[-fragmenting]; Cinnamomi Cortex-[removing rough barks]; Jujubae Fructus[splitting or removing cores]; Zingiberis Rhizoma Recens[thick slices]
648	Securing and Astringent Formula	Essence-astringing and Enuresis-checking Formula	0600840099	Origin-Qi Compacting Decoction	Jing-yue's Collected Works	Polygalae Radix (06157510100104007), Dioscoreae Rhizoma Tostus (06193210500103113), Euryales Semen Tostus (06153240500100111), Ziziphi Spinosae Semen Praeparatum (06159640600100112), Atractylodis Macrocephalae Rhizoma Praeparatum (06174410500203218), Poria (06400210100403009), Glycyrrhizae Radix et Rhizoma Praeparata cum Melle (06156310300203354), Ginseng Radix et Rhizoma (06164210300102000), Schisandrae Chinensis Fructus (06154140200200007), Rosae Laevigatae Fructus (06156140200500006)	Schisandrae Chinensis Fructus; Euryales Semen Tostus[stir-frying]; Ziziphi Spinosae Semen Praeparatum[stir-frying until yellow]; Poria[broken into pieces or thick slices]; Polygalae Radix[cutting into segments]; ; Dioscoreae Rhizoma Tostus[thick slices, stir-frying]; Glycyrrhizae Radix et Rhizoma Praeparata cum Melle[thick slices,stir-frying with honey]; Atractylodis Macrocephalae Rhizoma Praeparatum[thick slices,stir-frying with honey then stir-frying with bran]; Ginseng Radix et Rhizoma[thin slices]
649	Securing and Astringent Formula	Flooding-stemming and Discharge-checking Formula	0600850012	Thoroughfare-Securing Decoction	Records of Chinese Medicine with Reference to Western Medicine	Atractylodis Macrocephalae Rhizoma Praeparatum (06174410500203218), Astragali Radix (06156310100603002), Draconis Os Ustus (06338110100105511), Ostreae Concha Praeparata (06205120300107515), Corni Fructus (06164440400100006), Paeoniae Radix Alba (06153710100202008), Sepiae Endoconcha (06207130100105008), Rubiae Radix et Rhizoma (06173510300103006), Trachycarpi Petiolus Carbonisatus (06191420800100428), Galla Chinensis (06158390900100008)	Galla Chinensis; Trachycarpi Petiolus Carbonisatus[carbonizing by calcining]; Draconis Os Ustus[broken into pieces,calcining openly]; Ostreae Concha Praeparata[fragmenting,calcining openly]; Corni Fructus[Remove kernel]; Sepiae Endoconcha[chopping into fragmenting]; Astragali Radix[thick slices]; Atractylodis Macrocephalae Rhizoma Praeparatum[thick slices,stir-frying with honey then stir-frying with bran]; Rubiae Radix et Rhizoma[thick slices or cutting into segments]; Paeoniae Radix Alba[thin slices]

Continued the table

No.	Main Category	Sub-category	Code of Formula	Name of Formula	Source of Formula	Components and Codes	Specifications and Requirements for Delivering
650	Securing and Astringent Formula	Flooding-stemming and Discharge-checking Formula	0600850029	Transforming Yellow Decoction	Fu Qing-zhu's Obstetrics and Gynaecology	Dioscoreae Rhizoma Tostus (06193210500103113), Euryales Semen Furfuritus (06153240500100210), Phellodendri Chinensis Cortex Praeparatus (06157020500206336), Plantaginis Semen Vinatus (06173440600100316), Ginkgo Semen (06140240500100001)	Euryales Semen Furfuritus[stir-frying with bran]; Plantaginis Semen Vinatus[stir-frying with wine]; Ginkgo Semen[removing shells]; Phellodendri Chinensis Cortex Praeparatus[cut into shreds, stir-frying with salt]; Dioscoreae Rhizoma Tostus[thick slices, stir-frying]
651	Securing and Astringent Formula	Flooding-stemming and Discharge-checking Formula	0600850036	Menses-Astringing Decoction	Hao-Ya's Complete Book Respecting Life	Phellodendri Chinensis Cortex (06157020500206008), Paeoniae Radix Alba (06153710100202008), Scutellariae Radix (06172210100102605), Testudinis Carapax et Plastrum Colla Tostus (06225240200100233), Asini Corii Colla (06220340200100969), Ailanthi Cortex (06157120600106007), Cyperi Rhizoma (06191310500103006), Sanguisorbae Radix (06156110100103003), Astragali Radix (06156310100603002)	Asini Corii Colla[processing into glue]; Testudinis Carapax et Plastrum Colla Tostus[stir-frying with clam-shell powder]; Phellodendri Chinensis Cortex[cut into shreds]; Ailanthi Cortex[cut into shreds or cutting into segments]; Sanguisorbae Radix; Astragali Radix[thick slices]; Cyperi Rhizoma[thick slices or]; Paeoniae Radix Alba[thin slices]; Scutellariae Radix[thin slices, decocting]
652	Securing and Astringent Formula	Flooding-stemming and Discharge-checking Formula	0600850043	Menses-Astringing Pill	Danxi's Experiential Therapy	Scutellariae Radix Tostus (06172210100102117), Paeoniae Radix Alba Tostus (06153710100202114), Testudinis Carapax et Plastrum Praeparatum (06225220300100326), Ailanthi Cortex (06157120600106007), Phellodendri Chinensis Cortex (06157020500206008), Cyperi Rhizoma (06191310500103006)	Testudinis Carapax et Plastrum Praeparatum[stir-frying with sand then quenching with vinegar]; Phellodendri Chinensis Cortex[cut into shreds]; Ailanthi Cortex[cut into shreds or cutting into segments]; Cyperi Rhizoma[thick slices or]; Scutellariae Radix Tostus; Paeoniae Radix Alba Tostus[thin slices,stir-frying until yellow]
653	Securing and Astringent Formula	Flooding-stemming and Discharge-checking Formula	0600850050	Root-Securing Flood-Stanching Decoction	Fu Qing-zhu's Obstetrics and Gynaecology	Rehmanniae Radix Praeparata (06172410400103610), Atractylodis Macrocephalae Rhizoma Tostus (06174410500203263), Astragali Radix (06156310100603002), Angelicae Sinensis Radix (06164310100302003), Zingiberis Rhizoma Praeparatum (06193510500203227), Ginseng Radix et Rhizoma (06164210300102000)	Astragali Radix[thick slices]; Rehmanniae Radix Praeparata[thick slices, stewing or steaming with wine]; Atractylodis Macrocephalae Rhizoma Tostus[thick slices, stir-frying with earth]; Zingiberis Rhizoma Praeparatum[thick slices or broken into pieces, stir-frying with sand]; Angelicae Sinensis Radix; Ginseng Radix et Rhizoma[thin slices]

Continued the table

No.	Main Category	Sub-category	Code of Formula	Name of Formula	Source of Formula	Components and Codes	Specifications and Requirements for Delivering
654	Tranquillizing Formula	Settling Tranquillizing Formula	0600910013	Cinnamon Twig, Licorice, Dragon Bone and Oyster Shell Decoction	Treatise on Cold Damage	Cinnamomi Ramulus (06154520200103001), Glycyrrhizae Radix et Rhizoma Praeparata cum Melle (06156310300203354), Draconis Os (06338110100105009), Ostreae Concha (06205120300107003)	Draconis Os[broken into pieces]; Ostreae Concha[fragmenting]; Cinnamomi Ramulus[thick slices]; Glycyrrhizae Radix et Rhizoma Praeparata cum Melle[thick slices,stir-frying with honey]
655	Tranquillizing Formula	Settling Tranquillizing Formula	0600910020	Vomiting Arresting Pill	New book of Paediatrics	Caryophylli Flos (06163430300100009), Scorpio (06215110100100004), Pinelliae Rhizoma Praeparatum cum Zingibere et Alumine (06191610600200729), Jujubae Fructus (06159640200100000)	Caryophylli Flos; Scorpio; Pinelliae Rhizoma Praeparatum cum Zingibere et Alumine[processing with ginger and alum]; Jujubae Fructus[splitting or removing cores]
656	Tranquillizing Formula	Settling Tranquillizing Formula	0600910037	Cinnabar Spirit-Quieting Pill	Clarifying Doubts about Damage from Internal and External Causes	Cinnabaris (06310210100107851), Coptidis Rhizoma (06153710500302001), Glycyrrhizae Radix et Rhizoma Praeparata cum Melle (06156310300203354), Rehmanniae Radix (06172410400103009), Angelicae Sinensis Radix (06164310100302003)	Cinnabaris[Powder, Ground with water]; Rehmanniae Radix[thick slices]; Glycyrrhizae Radix et Rhizoma Praeparata cum Melle[thick slices,stir-frying with honey]; Coptidis Rhizoma; Angelicae Sinensis Radix[thin slices]
657	Tranquillizing Formula	Settling Tranquillizing Formula	0600910044	Fright-Settling Pill	Golden Mirror of the Medical Ancestors	Poria cum Pini Radix (06400210100505000), Ophiopogonis Radix (06192910400300001), Cinnabaris (06310210100107851), Polygalae Radix (06157510100104007), Acori Tatarinowii Rhizoma (06191610500203004), Ziziphi Spinosae Semen Praeparatum (06159640600100112), Bovis Calculus (06220240100100000), Coptidis Rhizoma (06153710500302001), Margarita (06299940100100009), Arisaema Cum Bile (06191610600100999), Uncariae Ramulus cum Uncis (06173520200104003), Bambusae Concretio Silicea (06191290900100006), Bubali Cornu (06220220200103002), Glycyrrhizae Radix et Rhizoma (06156310300203002)	Ophiopogonis Radix; Bovis Calculus; Margarita; Bambusae Concretio Silicea; Arisaema Cum Bile[processing with bile]; Ziziphi Spinosae Semen Praeparatum[stir-frying until yellow]; Poria cum Pini Radix[broken into pieces]; Bubali Cornu[pieces]; Cinnabaris[Powder, Ground with water]; Polygalae Radix; Uncariae Ramulus cum Uncis[cutting into segments]; Acori Tatarinowii Rhizoma; Glycyrrhizae Radix et Rhizoma[thick slices]; Coptidis Rhizoma[thin slices]

Continued the table

No.	Main Category	Sub-category	Code of Formula	Name of Formula	Source of Formula	Components and Codes	Specifications and Requirements for Delivering
658	Tranquillizing Formula	Enriching and Nourishing Tranquillizing Formula	0600920012	Celestial Emperor Heart-Tonifying Pill	Revised Effective Prescriptions for Women	Cinnabaris (06310210100107851), Ginseng Radix et Rhizoma (06164210300102000), Poria (06400210100403009), Scrophulariae Radix (06172410100102005), Salviae Miltiorrhizae Radix et Rhizoma (06172210300103006), Platycodonis Radix (06174110100303003), Polygalae Radix (06157510100104007), Angelicae Sinensis Radix (06164310100302003), Ziziphi Spinosae Semen Praeparatum (06159640600100112), Schisandrae Chinensis Fructus (06154140200200007), Ophiopogonis Radix (06192910400300001), Asparagi Radix (06192910400202008), Platycladi Semen (06140640500100009), Rehmanniae Radix (06172410400103009)	Schisandrae Chinensis Fructus; Ophiopogonis Radix; Ziziphi Spinosae Semen Praeparatum[stir-frying until yellow]; Poria[broken into pieces or thick slices]; Cinnabaris[Powder, Ground with water]; Platycladi Semen[removing residual testa]; Polygalae Radix[cutting into segments]; Salviae Miltiorrhizae Radix et Rhizoma; Platycodonis Radix; Rehmanniae Radix[thick slices]; Ginseng Radix et Rhizoma; Scrophulariae Radix; Angelicae Sinensis Radix; Asparagi Radix[thin slices]
659	Tranquillizing Formula	Enriching and Nourishing Tranquillizing Formula	0600920029	Spine Date Seed Decoction	Synopsis of the Golden Chamber	Ziziphi Spinosae Semen Praeparatum (06159640600100112), Glycyrrhizae Radix et Rhizoma (06156310300203002), Anemarrhenae Rhizoma (06192910500303001), Poria (06400210100403009), Chuanxiong Rhizoma (06164310500103002)	Ziziphi Spinosae Semen Praeparatum[stir-frying until yellow]; Poria[broken into pieces or thick slices]; Glycyrrhizae Radix et Rhizoma; Anemarrhenae Rhizoma; Chuanxiong Rhizoma[thick slices]
660	Tranquillizing Formula	Enriching and Nourishing Tranquillizing Formula	0600920036	Coptis and Ass Hide Glue Decoction	Treatise on Cold Damage	Coptidis Rhizoma (06153710500302001), Asini Corii Colla (06220340200100969), Vitellus, Paeoniae Radix Alba (06153710100202008), Scutellariae Radix (06172210100102605)	Vitellus; Asini Corii Colla[processing into glue]; Coptidis Rhizoma; Paeoniae Radix Alba[thin slices]; Scutellariae Radix[thin slices, decocting]
661	Tranquillizing Formula	Enriching and Nourishing Tranquillizing Formula	0600920043	Spirit-Tranquillizing Mind-Stabilizing Pill	Comprehension of Medicine	Poria (06400210100403009), Poria cum Pini Radix (06400210100505000), Polygalae Radix (06157510100104007), Ginseng Radix et Rhizoma (06164210300102000), Acori Tatarinowii Rhizoma (06191610500203004), Draconis Dens (06338110100205006)	Poria cum Pini Radix; Draconis Dens[broken into pieces]; Poria[broken into pieces or thick slices]; Polygalae Radix[cutting into segments]; Acori Tatarinowii Rhizoma[thick slices]; Ginseng Radix et Rhizoma[thin slices]

Continued the table

No.	Main Category	Sub-category	Code of Formula	Name of Formula	Source of Formula	Components and Codes	Specifications and Requirements for Delivering
662	Tranquillizing Formula	Enriching and Nourishing Tranquillizing Formula	0600920050	Heart-Nourishing Decoction	Effective Recipes from Renzhai House	Astragali Radix Praeparata cum Melle (06156310100603354), Poria (06400210100403009), Poria cum Pini Radix (06400210100505000), Angelicae Sinensis Radix (06164310100302003), Chuanxiong Rhizoma (06164310500103002), Glycyrrhizae Radix et Rhizoma Praeparata cum Melle (06156310300203354), Pinelliae Rhizoma Fermentata (06199990800500877), Platycladi Semen (06140640500100009), Polygalae Radix Praeparatum cum Succo Glycyrrhizae (06157510100104717), Ziziphi Spinosae Semen Praeparatum (06159640600100112), Schisandrae Chinensis Fructus (06154140200200007), Ginseng Radix et Rhizoma (06164210300102000), Cinnamomi Cortex (06154520500100007), Zingiberis Rhizoma Recens (06193510500403009), Jujubae Fructus (06159640200100000)	Schisandrae Chinensis Fructus; Pinelliae Rhizoma Fermentata[fermenting]; Ziziphi Spinosae Semen Praeparatum[stir-frying until yellow]; Poria cum Pini Radix[broken into pieces]; Poria[broken into pieces or thick slices]; Platycladi Semen[removing residual testa]; Cinnamomi Cortex[removing rough barks]; Polygalae Radix Praeparatum cum Succo Glycyrrhizae[cutting into segments, decocting with licorice juice]; Jujubae Fructus[splitting or removing cores]; Chuanxiong Rhizoma; Zingiberis Rhizoma Recens[thick slices]; Astragali Radix Praeparata cum Melle; Glycyrrhizae Radix et Rhizoma Praeparata cum Melle[thick slices,stir-frying with honey]; Angelicae Sinensis Radix; Ginseng Radix et Rhizoma[thin slices]
663	Tranquillizing Formula	Enriching and Nourishing Tranquillizing Formula	0600920067	Arborvitae Seed Heart-Nourishing Pill	Complete Medical Records	Platycladi Semen (06140640500100009), Lycii Fructus (06172340200200007), Ophiopogonis Radix (06192910400300001), Angelicae Sinensis Radix (06164310100302003), Acori Tatarinowii Rhizoma (06191610500203004), Poria cum Pini Radix (06400210100505000), Scrophulariae Radix (06172410100102005), Rehmanniae Radix Praeparata (06172410400103610), Glycyrrhizae Radix et Rhizoma (06156310300203002)	Lycii Fructus; Ophiopogonis Radix; Poria cum Pini Radix[broken into pieces]; Platycladi Semen[removing residual testa]; Acori Tatarinowii Rhizoma; Glycyrrhizae Radix et Rhizoma[thick slices]; Rehmanniae Radix Praeparata[thick slices, stewing or steaming with wine]; Angelicae Sinensis Radix; Scrophulariae Radix[thin slices]
664	Tranquillizing Formula	Enriching and Nourishing Tranquillizing Formula	0600920074	Licorice, Wheat, and Jujube Decoction	Synopsis of the Golden Chamber	Glycyrrhizae Radix et Rhizoma (06156310300203002), Tritici Fructus (06191240200200005), Jujubae Fructus (06159640200100000)	Tritici Fructus; Jujubae Fructus[splitting or removing cores]; Glycyrrhizae Radix et Rhizoma[thick slices]

Continued the table

No.	Main Category	Sub-category	Code of Formula	Name of Formula	Source of Formula	Components and Codes	Specifications and Requirements for Delivering
665	Tranquillizing Formula	Enriching and Nourishing Tranquillizing Formula	0600920081	Peaceful Interaction Pill	Comprehensive Medicine According to Master Han	Coptidis Rhizoma (06153710500302001), Cinnamomi Cortex (06154520500100007)	Cinnamomi Cortex[removing rough barks]; Coptidis Rhizoma[thin slices]
666	Tranquillizing Formula	Enriching and Nourishing Tranquillizing Formula	0600920098	Polygala Pill	Experiential Prescription for Universal Relief	Polygalae Radix (06157510100104007), Ginseng Radix et Rhizoma (06164210300102000), Poria (06400210100403009), Platycladi Semen (06140640500100009), Plantaginis Semen (06173440600100002), Cassiae Semen (06156340600500006), Asari Radix et Rhizoma (06152010300104005), Leonuri Fructus (06172240200100003)	Plantaginis Semen; Cassiae Semen; Leonuri Fructus; Poria[broken into pieces or thick slices]; Platycladi Semen[removing residual testa]; Polygalae Radix; Asari Radix et Rhizoma[cutting into segments]; Ginseng Radix et Rhizoma[thin slices]
667	Tranquillizing Formula	Enriching and Nourishing Tranquillizing Formula	0600920104	Mind-Stabilizing Pill	Arcane Essentials from the Imperial Library	Polygalae Radix (06157510100104007), Acori Tatarinowii Rhizoma (06191610500203004), Ginseng Radix et Rhizoma (06164210300102000), Poria (06400210100403009)	Poria[broken into pieces or thick slices]; Polygalae Radix[cutting into segments]; Acori Tatarinowii Rhizoma[thick slices]; Ginseng Radix et Rhizoma[thin slices]
668	Tranquillizing Formula	Enriching and Nourishing Tranquillizing Formula	0600920111	Root Poria Powder	Golden Mirror of the Medical Ancestors	Poria cum Pini Radix (06400210100505000), Ginseng Radix et Rhizoma (06164210300102000), Astragali Radix (06156310100603002), Paeoniae Radix Rubra (06153710100303002), Achyranthis Bidentatae Radix (06152510100204009), Succinum (06338110100400005), Draconis Dens (06338110100205006), Rehmanniae Radix (06172410400103009), Cinnamomi Cortex (06154520500100007), Angelicae Sinensis Radix (06164310100302003)	Succinum; Poria cum Pini Radix; Draconis Dens[broken into pieces]; Cinnamomi Cortex[removing rough barks]; Achyranthis Bidentatae Radix[cutting into segments]; Astragali Radix; Paeoniae Radix Rubra; Rehmanniae Radix[thick slices]; Ginseng Radix et Rhizoma; Angelicae Sinensis Radix[thin slices]
669	Tranquillizing Formula	Enriching and Nourishing Tranquillizing Formula	0600920128	Spleen-Benifiting Fright-Settling Pill	Golden Mirror of the Medical Ancestors	Ginseng Radix et Rhizoma (06164210300102000), Atractylodis Macrocephalae Rhizoma Tostus (06174410500203263), Poria (06400210100403009), Cinnabaris (06310210100107851), Uncariae Ramulus cum Uncis (06173520200104003), Glycyrrhizae Radix et Rhizoma (06156310300203002)	Poria[broken into pieces or thick slices]; Cinnabaris[Powder, Ground with water]; Uncariae Ramulus cum Uncis[cutting into segments]; Glycyrrhizae Radix et Rhizoma[thick slices]; Atractylodis Macrocephalae Rhizoma Tostus[thick slices, stir-frying with earth]; Ginseng Radix et Rhizoma[thin slices]

Continued the table

No.	Main Category	Sub-category	Code of Formula	Name of Formula	Source of Formula	Components and Codes	Specifications and Requirements for Delivering
670	Tranquillizing Formula	Enriching and Nourishing Tranquillizing Formula	0600920135	Two-Miracle Interaction Pill	Introduction on Medicine	Poria cum Pini Radix (06400210100505000), Coicis Semen (06191240500100005), Ziziphi Spinosae Semen (06159640600100006), Lycii Fructus (06172340200200007), Atractylodis Macrocephalae Rhizoma (06174410500203003), Massa Medicata Fermentata (06199990800300873), Platycladi Semen (06140640500100009), Euryales Semen (06153240500100005), Rehmanniae Radix (06172410400103009), Ophiopogonis Radix (06192910400300001), Angelicae Sinensis Radix (06164310100302003), Ginseng Radix et Rhizoma (06164210300102000), Citri Reticulatae Pericarpium (06157040400306004), Paeoniae Radix Alba (06153710100202008), Poria (06400210100403009), Amomi Fructus (06193540200300001)	Coicis Semen; Lycii Fructus; Euryales Semen; Ophiopogonis Radix; Amomi Fructus; Massa Medicata Fermentata[fermenting]; Poria cum Pini Radix[broken into pieces]; Poria[broken into pieces or thick slices]; Ziziphi Spinosae Semen[Remove residual shell nuclei and mash when used]; Platycladi Semen[removing residual testa]; Citri Reticulatae Pericarpium[-cut into shreds]; Atractylodis Macrocephalae Rhizoma; Rehmanniae Radix[thick slices]; Angelicae Sinensis Radix; Ginseng Radix et Rhizoma; Paeoniae Radix Alba[thin slices]
671	Tranquillizing Formula	Enriching and Nourishing Tranquillizing Formula	0600920142	Star-Surround Pill	Pathfinder Prescriptions	Cervi Cornu Pantotrichum (06220620200201003), Corni Fructus (06164440400100006), Angelicae Sinensis Radix (06164310100302003), Moschus (06220640100100008)	Moschus; Cervi Cornu Pantotrichum[Extremely thin slices]; Corni Fructus[Remove kernel]; Angelicae Sinensis Radix[thin slices]
672	Tranquillizing Formula	Enriching and Nourishing Tranquillizing Formula	0600920159	Interaction Pill	Hong's Collected Empirical Prescriptions	Poria cum Pini Radix (06400210100505000), Cyperi Rhizoma (06191310500103006)	Poria cum Pini Radix[broken into pieces]; Cyperi Rhizoma[thick slices or]
673	Tranquillizing Formula	Enriching and Nourishing Tranquillizing Formula	0600920166	Kernels and Cooked Rehmannia Powder	Introduction on Medicine	Ginseng Radix et Rhizoma (06164210300102000), Aurantii Fructus (06157040100202002), Schisandrae Chinensis Fructus (06154140200200007), Cinnamomi Cortex (06154520500100007), Corni Fructus (06164440400100006), Chrysanthemi Flos (06174430100200004), Poria cum Pini Radix (06400210100505000), Lycii Fructus (06172340200200007), Platycladi Semen (06140640500100009), Rehmanniae Radix Praeparata (06172410400103610)	Schisandrae Chinensis Fructus; Chrysanthemi Flos; Lycii Fructus; Poria cum Pini Radix[broken into pieces]; Corni Fructus[Remove kernel]; Platycladi Semen[removing residual testa]; Cinnamomi Cortex[removing rough barks]; Rehmanniae Radix Praeparata[thick slices, stewing or steaming with wine]; Ginseng Radix et Rhizoma; Aurantii Fructus[thin slices]

Continued the table

No.	Main Category	Sub-category	Code of Formula	Name of Formula	Source of Formula	Components and Codes	Specifications and Requirements for Delivering
674	Tranquillizing Formula	Enriching and Nourishing Tranquillizing Formula	0600920173	Four Ingredients Spirit-Quieting Decoction	Restoration of Health from the Myraid Diseases	Angelicae Sinensis Radix (06164310100302003), Paeoniae Radix Alba (06153710100202008), Rehmanniae Radix (06172410400103009), Rehmanniae Radix Praeparata (06172410400103610), Ginseng Radix et Rhizoma (06164210300102000), Atractylodis Macrocephalae Rhizoma (06174410500203003), Poria (06400210100403009), Ziziphi Spinosae Semen Praeparatum (06159640600100112), Coptidis Rhizoma Praeparatum Cum Succo Zingiberis (06153710500302346), Gardeniae Fructus Praeparatus (06173540200107118), Ophiopogonis Radix (06192910400300001), Bambusae Caulis in Taenia (06191220900104001), Mume Fructus (06156140200200005), Cinnabaris (06310210100107851), Jujubae Fructus (06159640200100000)	Ophiopogonis Radix; Mume Fructus; Ziziphi Spinosae Semen Praeparatum[stir-frying until yellow]; Poria[broken into pieces or thick slices]; Gardeniae Fructus Praeparatus[rubbed into bits,stir-frying until yellow]; Cinnabaris[Powder, Ground with water]; Bambusae Caulis in Taenia[cutting into segments or]; Jujubae Fructus[splitting or removing cores]; Rehmanniae Radix; Atractylodis Macrocephalae Rhizoma[thick slices]; Rehmanniae Radix Praeparata[thick slices, stewing or steaming with wine]; Angelicae Sinensis Radix; Paeoniae Radix Alba; Ginseng Radix et Rhizoma[thin slices]; Coptidis Rhizoma Praeparatum Cum Succo Zingiberis[thin slices,stir-frying with ginger juice]
675	Orifice-opening Formula	Cool Orifice-opening Formula	0601010019	Peaceful Palace Bovine Bezoar Pill	Detailed Analysis of Warm Disease	Bovis Calculus (06220240100100000), Curcumae Radix (06193510400102002), Bubali Cornu (06220220200103002), Coptidis Rhizoma (06153710500302001), Cinnabaris (06310210100107851), Borneolum (d-Borneolum) (06154590800100007), Moschus (06220640100100008), Pulvis Concha Margaritifera Usta (06299940100107855), Gardeniae Fructus (06173540200107002), Realgar (06310310100107858), Scutellariae Radix (06172210100102605)	Bovis Calculus; Borneolum (d-Borneolum); Moschus; Gardeniae Fructus[rubbed into bits]; Pulvis Concha Margaritifera Usta[Fine powder, Ground with water into finest powder]; Bubali Cornu[pieces]; Cinnabaris; Realgar[Powder, Ground with water]; Curcumae Radix; Coptidis Rhizoma[thin slices]; Scutellariae Radix[thin slices, decocting]

Continued the table

No.	Main Category	Sub-category	Code of Formula	Name of Formula	Source of Formula	Components and Codes	Specifications and Requirements for Delivering
676	Orifice-opening Formula	Cool Orifice-opening Formula	0601010026	Purple Snow	Arcane Essentials from the Imperial Library	Gypsum Fibrosum (06326110100107008), Calcitum (06326610100305003), Talcum (06322110100107002), Magnetitum (06314410100107004), Scrophulariae Radix (06172410100102005), Saigae Tataricae Cornu (06220220200203009), Bubali Cornu (06220220200103002), Cimicifugae Rhizoma (06153710500103004), Aquilariae Lignum Resinatum (06162320400105008), Caryophylli Flos (06163430300100009), Aucklandiae Radix (06174410100303004), Glycyrrhizae Radix et Rhizoma (06156310300203002), Cinnabaris (06310210100107851), Natrii Sulfas (06326410100100000), Moschus (06220640100100008)	Caryophylli Flos; Natrii Sulfas; Moschus; Calcitum[broken into pieces]; Magnetitum[break to pieces]; Gypsum Fibrosum[coarse powder]; Talcum[fragmenting or fine powder]; Saigae Tataricae Cornu; Bubali Cornu[pieces]; Cinnabaris[Powder, Ground with water]; Aquilariae Lignum Resinatum[chopping into fragmenting]; Cimicifugae Rhizoma; Aucklandiae Radix; Glycyrrhizae Radix et Rhizoma[thick slices]; Scrophulariae Radix[thin slices]
677	Orifice-opening Formula	Cool Orifice-opening Formula	0601010033	Supreme Treasured Pill	Fine Prescriptions of Su's and Shen's	Bubali Cornu (06220220200103002), Eretmochelydis Carapax (06225720300100000), Succinum (06338110100400005), Cinnabaris (06310210100107851), Realgar (06310310100107858), Bovis Calculus (06220240100100000), Borneolum Syntheticum (06160890800100009), Moschus (06220640100100008), Benzoinum (06171190200100002)	Eretmochelydis Carapax; Succinum; Bovis Calculus; Borneolum Syntheticum; Moschus; Benzoinum; Bubali Cornu[pieces]; Cinnabaris; Realgar[Powder, Ground with water]
678	Orifice-opening Formula	Cool Orifice-opening Formula	0601010040	Wan1010040ce - opening Formulainum. Bovis	Heart-Approach for Poxes from a Family Tradition	Bovis Calculus (06220240100100000), Cinnabaris (06310210100107851), Coptidis Rhizoma (06153710500302001), Scutellariae Radix (06172210100102605), Gardeniae Fructus (06173540200107002), Curcumae Radix (06193510400102002)	Bovis Calculus; Gardeniae Fructus[rubbed into bits]; Cinnabaris[Powder, Ground with water]; Coptidis Rhizoma; Curcumae Radix[thin slices]; Scutellariae Radix[thin slices, decocting]

Continued the table

No.	Main Category	Sub-category	Code of Formula	Name of Formula	Source of Formula	Components and Codes	Specifications and Requirements for Delivering
679	Orifice-opening Formula	Cool Orifice-opening Formula	0601010057	Infantile Health Restoration Pill	Jing Xiu Hall's Drug Theory	Fritillariae Cirrhosae Bulbus (06192910700200001), Citri Reticulatae Pericarpium (06157040400306004), Aucklandiae Radix (06174410100303004), Amomi Rotundus Fructus (06193540200200004), Aurantii Fructus (06157040100202002), Pinelliae Rhizoma Praeparatum (06191610600200712), Aquilariae Lignum Resinatum (06162320400105008), Bambusae Concretio Silicea (06191290900100006), Bombyx Batryticatus (06210910100100005), Scorpio (06215110100100004), Santali Albi Lignum (06151820400107001), Bovis Calculus (06220240100100000), Moschus (06220640100100008), Arisaema Cum Bile (06191610600100999), Uncariae Ramulus cum Uncis (06173520200104003), Rhei Radix et Rhizoma (06152310300103009), Gastrodiae Rhizoma (06193910600102008), Glycyrrhizae Radix et Rhizoma (06156310300203002), Cinnabaris (06310210100107851)	Fritillariae Cirrhosae Bulbus; Amomi Rotundus Fructus; Bambusae Concretio Silicea; Bombyx Batryticatus; Scorpio; Bovis Calculus; Moschus; Pinelliae Rhizoma Praeparatum[processing with licorice and limewater]; Arisaema Cum Bile[processing with bile]; Cinnabaris[Powder, Ground with water]; Uncariae Ramulus cum Uncis[cutting into segments]; Citri Reticulatae Pericarpium[cut into shreds]; Aquilariae Lignum Resinatum; Santali Albi Lignum[chopping into fragmenting]; Aucklandiae Radix; Glycyrrhizae Radix et Rhizoma[thick slices]; Rhei Radix et Rhizoma[thick slices or broken into pieces]; Aurantii Fructus; Gastrodiae Rhizoma[thin slices]
680	Orifice-opening Formula	Cool Orifice-opening Formula	0601010064	Dragon-Embracing Pill	Key to Medicines and Patterns of Children's Diseases	Arisaema Cum Bile (06191610600100999), Bambusae Concretio Silicea (06191290900100006), Cinnabaris (06310210100107851), Realgar (06310310100107858), Moschus (06220640100100008), Bovis Calculus (06220240100100000)	Bambusae Concretio Silicea; Moschus; Bovis Calculus; Arisaema Cum Bile[processing with bile]; Cinnabaris; Realgar[Powder, Ground with water]

Continued the table

No.	Main Category	Sub-category	Code of Formula	Name of Formula	Source of Formula	Components and Codes	Specifications and Requirements for Delivering
681	Orifice-opening Formula	Cool Orifice-opening Formula	0601010071	Gentian Spirit-Quieting Pill	Prescriptions of Imperial Mechanical Institution	Poria cum Pini Radix (06400210100505000), Ginseng Radix et Rhizoma (06164210300102000), Ophiopogonis Radix (06192910400300001), Bubali Cornu Pulveratus (06220220200107000), Cinnabaris (06310210100107851), Lycii Cortex (06172320600100008), Glycyrrhizae Radix et Rhizoma (06156310300203002), Mori Cortex (06151220600106000), Natrii Sulfas (06326410100100000), Borneolum Syntheticum (06160890800100009), Bovis Calculus (06220240100100000), Moschus (06220640100100008)	Ophiopogonis Radix; Natrii Sulfas; Borneolum Syntheticum; Bovis Calculus; Moschus; Poria cum Pini Radix[broken into pieces]; Bubali Cornu Pulveratus[coarse powder]; Cinnabaris[Powder, Ground with water]; Lycii Cortex[removing wooden cores]; Mori Cortex[cut into shreds]; Glycyrrhizae Radix et Rhizoma[thick slices]; Ginseng Radix et Rhizoma[thin slices]
682	Orifice-opening Formula	Cool Orifice-opening Formula	0601010088	Bovine Bezoar Dragon-Embracing Pill	Treatise and Prescriptions on Infantile Maculosus and Poxes for Emergency	Bambusae Concretio Silicea (06191290900100006), Bovis Calculus (06220240100100000), Realgar (06310310100107858), Cinnabaris (06310210100107851), Moschus (06220640100100008), Arisaema Cum Bile (06191610600100999)	Bambusae Concretio Silicea; Bovis Calculus; Moschus; Arisaema Cum Bile[processing with bile]; Realgar; Cinnabaris[Powder, Ground with water]
683	Orifice-opening Formula	Cool Orifice-opening Formula	0601010095	Bovine Bezoar Paste	Collection of Writting on the Mechanism of Disease, Suitability of Qi, and Safeguarding of Life Discussed in Plain Questions	Bovis Calculus (06220240100100000), Cinnabaris (06310210100107851), Curcumae Radix (06193510400102002), Borneolum Syntheticum (06160890800100009), Glycyrrhizae Radix et Rhizoma (06156310300203002), Moutan Cortex (06153720600102005)	Bovis Calculus; Borneolum Syntheticum; Cinnabaris[Powder, Ground with water]; Glycyrrhizae Radix et Rhizoma[thick slices]; Curcumae Radix; Moutan Cortex[thin slices]

Continued the table

No.	Main Category	Sub-category	Code of Formula	Name of Formula	Source of Formula	Components and Codes	Specifications and Requirements for Delivering
684	Orifice-opening Formula	Cool Orifice-opening Formula	0601010101	Bovine Bezoar Diaphragm-Cooling Pill	Formulary of the Bureau of Taiping Peoplennabaris[Powder, Gr	Bovis Calculus (06220240100100000), Arisaema Cum Bile (06191610600100999), Glycyrrhizae Radix et Rhizoma Praeparata cum Melle (06156310300203354), Fluoritum (06330110100107001), Moschus (06220640100100008), Borneolum Syntheticum (06160890800100009), Natrii Sulfas Exsiccatus (06326410100200007), Calcitum (06326610100305003), Gypsum Fibrosum (06326110100107008)	Bovis Calculus; Moschus; Borneolum Syntheticum; Natrii Sulfas Exsiccatus; Arisaema Cum Bile[processing with bile]; Calcitum[broken into pieces]; Gypsum Fibrosum[coarse powder]; Fluoritum[fragmenting]; Glycyrrhizae Radix et Rhizoma Praeparata cum Melle[thick slices,stir-frying with honey]
685	Orifice-opening Formula	Cool Orifice-opening Formula	0601010118	Bovine Bezoar Heart-Clearing Pill	Formulary of the Bureau of Taiping People's Welfare Pharmacy	Paeoniae Radix Alba (06153710100202008), Ophiopogonis Radix (06192910400300001), Scutellariae Radix (06172210100102605), Angelicae Sinensis Radix (06164310100302003), Saposhnikoviae Radix (06164310100503004), Atractylodis Macrocephalae Rhizoma (06174410500203003), Bupleuri Radix (06164310101003008), Platycodonis Radix (06174110100303003), Chuanxiong Rhizoma (06164310500103002), Poria (06400210100403009), Armeniacae Semen Amarum (06156140600100004), Massa Medicata Fermentata (06199990800300873), Typhae Pollen (06190130500100000), Ginseng Radix et Rhizoma (06164210300102000), Saigae Tataricae Cornu (06220220200203009), Moschus (06220640100100008), Borneolum Syntheticum (06160890800100009), Cinnamomi Cortex (06154520500100007), Sojae Semen Germination (06156390800200862), Asini Corii Colla (06220340200100969), Ampelopsis Radix (06159710400103009), Zingiberis Rhizoma (06193510500203005), Bovis Calculus (06220240100100000), Bubali Cornu (06220220200103002), Realgar (06310310100107858), Cinnabaris (0631021010010785	Ophiopogonis Radix; Armeniacae Semen Amarum; Typhae Pollen; Moschus; Borneolum Syntheticum; Bovis Calculus; Massa Medicata Fermentata[fermenting]; Asini Corii Colla[processing into glue]; Sojae Semen Germination[sprouting]; Poria[broken into pieces or thick slices]; Saigae Tataricae Cornu; Bubali Cornu[pieces]; Realgar; Cinnabaris[Powder, Ground with water]; Cinnamomi Cortex[removing rough barks]; Jujubae Fructus[splitting or removing cores]; Saposhnikoviae Radix; Atractylodis Macrocephalae Rhizoma; Bupleuri Radix; Platycodonis Radix; Chuanxiong Rhizoma; Ampelopsis Radix; Dioscoreae Rhizoma[thick slices]; Zingiberis Rhizoma[thick slices or broken into pieces]; Paeoniae Radix Alba; Angelicae Sinensis Radix; Ginseng Radix et Rhizoma[thin slices]; Scutellariae Radix[thin slices, decocting]

Continued the table

No.	Main Category	Sub-category	Code of Formula	Name of Formula	Source of Formula	Components and Codes	Specifications and Requirements for Delivering
686	Orifice-opening Formula	Warm Orifice-opening Formula	0601020018	Storax Pill	Arcane Essentials from the Imperial Library	Atractylodis Macrocephalae Rhizoma (06174410500203003), Cinnabaris (06310210100107851), Moschus (06220640100100008), Chebulae Fructus Torrefactus (06163340200300808), Cyperi Rhizoma (06191310500103006), Aquilariae Lignum Resinatum (06162320400105008), Aucklandiae Radix (06174410100303004), Caryophylli Flos (06163430300100009), Benzoinum (06171190200100002), Santali Albi Lignum (06151820400107001), Piperis Longui Fructus (06150340200200005), Bubali Cornu (06220220200103002), Olibanum (06157290200200006), Styrax (06155890200100003), Borneolum Syntheticum (06160890800100009)	Moschus; Caryophylli Flos; Benzoinum; Piperis Longui Fructus; Olibanum; Styrax; Borneolum Syntheticum; Bubali Cornu[pieces]; Cinnabaris[Powder, Ground with water]; Chebulae Fructus Torrefactus[Remove kernel, Roasting]; Aquilariae Lignum Resinatum; Santali Albi Lignum[chopping into fragmenting]; Atractylodis Macrocephalae Rhizoma; Aucklandiae Radix[thick slices]; Cyperi Rhizoma[thick slices or]
687	Orifice-opening Formula	Warm orifice-opening Formula	0601020025	Purple Gold Troch	Supplement to Danxi's Experiential Therapy	Cremastrae Pseudobulbus/ Pleiones Pseudobulbus (06193910800102006), Euphorbiae Pekinensis Radix (06157710100103004), Euphorbiae Semen Pulveratum (06157740600100838), Galla Chinensis (06158390900100008), Moschus (06220640100100008), Realgar (06310310100107858), Cinnabaris (06310210100107851)	Galla Chinensis; Moschus; Euphorbiae Semen Pulveratum[Crystallizing or beating into powder]; Realgar; Cinnabaris[Powder, Ground with water]; Euphorbiae Pekinensis Radix[thick slices]; Cremastrae Pseudobulbus/ Pleiones Pseudobulbus[thin slices]
688	Qi-regulating Formula	Qi-moving Formula	0601110016	Depression-Resolving Pill	Danxi's Experiential Therapy	Cyperi Rhizoma (06191310500103006), Chuanxiong Rhizoma (06164310500103002), Atractylodis Rhizoma (06174410500303000), Gardeniae Fructus (06173540200107002), Massa Medicata Fermentata (06199990800200876)	Massa Medicata Fermentata[fermenting]; Gardeniae Fructus[rubbed into bits]; Chuanxiong Rhizoma; Atractylodis Rhizoma[thick slices]; Cyperi Rhizoma[thick slices or]
689	Qi-regulating Formula	Qi-moving Formula	0601110023	Immature Orange Fruit, Chinese Chive, and Cinnamon Twig Decoction	Synopsis of the Golden Chamber	Aurantii Fructus Immaturus (06157040100102005), Allii Macrostemonis Bulbus (06192910700800003), Magnoliae Officinalis Cortex (06154120500206008), Cinnamomi Ramulus (06154520200103001), Trichosanthis Fructus (06174040200105002)	Allii Macrostemonis Bulbus; Magnoliae Officinalis Cortex[cut into shreds]; Trichosanthis Fructus[cut into shreds or broken into pieces]; Cinnamomi Ramulus[thick slices]; Aurantii Fructus Immaturus[thin slices]

Continued the table

No.	Main Category	Sub-category	Code of Formula	Name of Formula	Source of Formula	Components and Codes	Specifications and Requirements for Delivering
690	Qi-regulating Formula	Qi-moving Formula	0601110030	Pinellia and Magnolia Bark Decoction	Synopsis of the Golden Chamber	Pinelliae Rhizoma Praeparatum (06191610600200712), Magnoliae Officinalis Cortex (06154120500206008), Perillae Folium (06172220700107009), Poria (06400210100403009), Zingiberis Rhizoma Recens (06193510500403009)	Pinelliae Rhizoma Praeparatum[processing with licorice and limewater]; Poria[broken into pieces or thick slices]; Perillae Folium[fragmenting]; Magnoliae Officinalis Cortex[cut into shreds]; Zingiberis Rhizoma Recens[thick slices]
691	Qi-regulating Formula	Qi-moving Formula	0601110047	Toosendan Powder	Pocket Prescriptions	Toosendan Fructus (06157340200100001), Corydalis Rhizoma (06154710600103002)	Toosendan Fructus; Corydalis Rhizoma[thick slices]
692	Qi-regulating Formula	Qi-moving Formula	0601110054	Magnolia Bark Middle-Warming Decoction	Clarifying Doubts about Damage from Internal and External Causes	Magnoliae Officinalis Cortex Zingibere (06154120500206343), Citri Reticulatae Pericarpium (06157040400306004), Glycyrrhizae Radix et Rhizoma Praeparata cum Melle (06156310300203354), Poria (06400210100403009), Aucklandiae Radix (06174410100303004), Alpiniae Katsumadai Semen (06193540600100003), Zingiberis Rhizoma (06193510500203005), Zingiberis Rhizoma Recens (06193510500403009)	Alpiniae Katsumadai Semen; Poria[broken into pieces or thick slices]; Citri Reticulatae Pericarpium[cut into shreds]; Magnoliae Officinalis Cortex Zingibere[cut into shreds,stir-frying with ginger juice]; Aucklandiae Radix; Zingiberis Rhizoma Recens[thick slices]; Glycyrrhizae Radix et Rhizoma Praeparata cum Melle[thick slices,stir-frying with honey]; Zingiberis Rhizoma[thick slices or broken into pieces]
693	Qi-regulating Formula	Qi-moving Formula	0601110061	Heavenly Platform Lindera Powder	Comprehensive Recording of Sage-like Benefit	Linderae Radix (06154510400102003), Aucklandiae Radix (06174410100303004), Foeniculi Fructus (06164340200100001), Citri Reticulatae Pericarpium Viride (06157040400406001), Alpiniae Officinarum Rhizoma (06193510500602006), Arecae Semen (06191440600102002), Toosendan Fructus (06157340200100001), Crotonis Semen Pulveratum (06157740200100832)	Foeniculi Fructus; Toosendan Fructus; Crotonis Semen Pulveratum[Crystallizing or beating into powder]; Aucklandiae Radix[thick slices]; Citri Reticulatae Pericarpium Viride[thick slices or cut into shreds]; Linderae Radix; Alpiniae Officinarum Rhizoma; Arecae Semen[thin slices]

Continued the table

No.	Main Category	Sub-category	Code of Formula	Name of Formula	Source of Formula	Components and Codes	Specifications and Requirements for Delivering
694	Qi-regulating Formula	Qi-moving Formula	0601110078	Liver-Warming Decoction	Jing-yue's Collecled Works	Angelicae Sinensis Radix (06164310100302003), Lycii Fructus (06172340200200007), Foeniculi Fructus (06164340200100001), Cinnamomi Cortex (06154520500100007), Linderae Radix (06154510400102003), Aquilariae Lignum Resinatum (06162320400105008), Poria (06400210100403009), Zingiberis Rhizoma Recens (06193510500403009)	Lycii Fructus; Foeniculi Fructus; Poria[broken into pieces or thick slices]; Cinnamomi Cortex[removing rough barks]; Aquilariae Lignum Resinatum[chopping into fragmenting]; Zingiberis Rhizoma Recens[thick slices]; Angelicae Sinensis Radix; Linderae Radix[thin slices]
695	Qi-regulating Formula	Qi-moving Formula	0601110085	Qi normalizing Blood-Activating Decoction	The Great Compendium of Chinese osteo-traumatology	Perillae Caulis (06172220900103009), Magnoliae Officinalis Cortex (06154120500206008), Aurantii Fructus (06157040100202002), Amomi Fructus (06193540200300001), Angelicae Sinensis Radix (06164310100402000), Carthami Flos (06174430200100006), Aucklandiae Radix (06174410100303004), Paeoniae Radix Rubra Tostus (06153710100303118), Persicae Semen (06156140600300008), Sappan Lignum (06156320400103003), Cyperi Rhizoma (06191310500103006)	Amomi Fructus; Carthami Flos; Persicae Semen; Magnoliae Officinalis Cortex[cut into shreds]; Perillae Caulis; Aucklandiae Radix[thick slices]; Paeoniae Radix Rubra Tostus[thick slices,stir-frying until yellow]; Cyperi Rhizoma[thick slices or]; Sappan Lignum[thick slices or fine powder]; Aurantii Fructus; Angelicae Sinensis Radix[thin slices]
696	Qi-regulating Formula	Qi-moving Formula	0601110092	Aucklandia Qi-Normalizing Powder	Jing-yue's Collected Works	Aucklandiae Radix (06174410100303004), Cyperi Rhizoma (06191310500103006), Arecae Semen (06191440600102002), Citri Reticulatae Pericarpium Viride (06157040400406001), Citri Reticulatae Pericarpium (06157040400306004), Magnoliae Officinalis Cortex Zingibere (06154120500206343), Atractylodis Rhizoma (06174410500303000), Aurantii Fructus (06157040100202002), Amomi Fructus (06193540200300001), Glycyrrhizae Radix et Rhizoma Praeparata cum Melle (06156310300203354), Zingiberis Rhizoma Recens (06193510500403009)	Amomi Fructus; Citri Reticulatae Pericarpium[cut into shreds]; Magnoliae Officinalis Cortex Zingibere[cut into shreds,stir-frying with ginger juice]; Aucklandiae Radix; Atractylodis Rhizoma; Zingiberis Rhizoma Recens[thick slices]; Glycyrrhizae Radix et Rhizoma Praeparata cum Melle[thick slices,stir-frying with honey]; Cyperi Rhizoma[thick slices or]; Citri Reticulatae Pericarpium Viride[thick slices or cut into shreds]; Arecae Semen; Aurantii Fructus[thin slices]

Continued the table

No.	Main Category	Sub-category	Code of Formula	Name of Formula	Source of Formula	Components and Codes	Specifications and Requirements for Delivering
697	Qi-regulating Formula	Qi-moving Formula	0601110108	Trichosanthes, Chinese Chive, and Pinellia Decoction	Synopsis of the Golden Chamber	Trichosanthis Fructus (06174040200105002), Allii Macrostemonis Bulbus (06192910700800003), Pinelliae Rhizoma Praeparatum cum Zingibere et Alumine (06191610600200729), Vinum	Allii Macrostemonis Bulbus; Vinum; Pinelliae Rhizoma Praeparatum cum Zingibere et Alumine[processing with ginger and alum]; Trichosanthis Fructus[cut into shreds or broken into pieces]
698	Qi-regulating Formula	Qi-moving Formula	0601110115	Lindera Decoction	Outline for Womenmulaichosan	Linderae Radix (06154510400102003), Cyperi Rhizoma (06191310500103006), Aucklandiae Radix (06174410100303004), Angelicae Sinensis Radix (06164310100302003), Glycyrrhizae Radix et Rhizoma Praeparata cum Melle (06156310300203354)	Aucklandiae Radix[thick slices]; Glycyrrhizae Radix et Rhizoma Praeparata cum Melle[thick slices,stir-frying with honey]; Cyperi Rhizoma[thick slices or]; Linderae Radix; Angelicae Sinensis Radix[thin slices]
699	Qi-regulating Formula	Qi-moving Formula	0601110122	Bupleurum Liver-Clearing Decoction	Orthodox Manual of External Medicine	Bupleuri Radix (06164310101003008), Rehmanniae Radix (06172410400103009), Angelicae Sinensis Radix (06164310100302003), Paeoniae Radix Alba (06153710100202008), Forsythiae Fructus (06171240200200001), Arctii Fructus (06174440200200002), Scutellariae Radix (06172210100102605), Gardeniae Fructus (06173540200107002), Trichosanthis Radix (06174010100103002), Glycyrrhizae Radix et Rhizoma (06156310300203002), Saposhnikoviae Radix (06164310100503004), Chuanxiong Rhizoma (06164310500103002)	Forsythiae Fructus; Arctii Fructus; Gardeniae Fructus[rubbed into bits]; Bupleuri Radix; Rehmanniae Radix; Trichosanthis Radix; Glycyrrhizae Radix et Rhizoma; Saposhnikoviae Radix; Chuanxiong Rhizoma[thick slices]; Angelicae Sinensis Radix; Paeoniae Radix Alba[thin slices]; Scutellariae Radix[thin slices, decocting]
700	Qi-regulating Formula	Qi-moving Formula	0601110139	Bupleurum Liver-Soothing Powder	Criterion for Pattern Identification and Treatment	Citri Reticulatae Pericarpium Acetatus (06157040400306325), Bupleuri Radix (06164310101003008), Paeoniae Radix Alba (06153710100202008), Chuanxiong Rhizoma (06164310500103002), Cyperi Rhizoma (06191310500103006), Aurantii Fructus Praeparatus (06157040100202217), Glycyrrhizae Radix et Rhizoma Praeparata cum Melle (06156310300203354)	Citri Reticulatae Pericarpium Acetatus[cut into shreds,stir-frying with vinegar]; Bupleuri Radix; Chuanxiong Rhizoma[thick slices]; Glycyrrhizae Radix et Rhizoma Praeparata cum Melle[thick slices,stir-frying with honey]; Cyperi Rhizoma[thick slices or]; Paeoniae Radix Alba[thin slices]; Aurantii Fructus Praeparatus[thin slices, stir-frying with bran]

Continued the table

No.	Main Category	Sub-category	Code of Formula	Name of Formula	Source of Formula	Components and Codes	Specifications and Requirements for Delivering
701	Qi-regulating Formula	Qi-moving Formula	0601110146	Cyperus and Sparganium Pill	Revised Prescriptions to Aid the Living	Aucklandiae Radix (06174410100303004), Caryophylli Flos (06163430300100009), Sparganii Rhizoma (06190310600102009), Aurantii Fructus Praeparatus (06157040100202217), Curcumae Rhizoma Furfuritus (06193510500703215), Citri Reticulatae Pericarpium Viride (06157040400406001), Toosendan Fructus Praeparatus (06157340200100117), Foeniculi Fructus Praeparatus (06164340200100339)	Caryophylli Flos; Toosendan Fructus Praeparatus[stir-frying until yellow]; Foeniculi Fructus Praeparatus[stir-frying with salt]; Aucklandiae Radix[thick slices]; Curcumae Rhizoma Furfuritus[thick slices, stir-frying with bran]; Citri Reticulatae Pericarpium Viride[thick slices or cut into shreds]; Sparganii Rhizoma[thin slices]; Aurantii Fructus Praeparatus[thin slices, stir-frying with bran]
702	Qi-regulating Formula	Qi-moving Formula	0601110153	Diaphragm-Arousing Powder	Comprehension of Medicine	Glehniae Radix (06164310100104003), Poria (06400210100403009), Salviae Miltiorrhizae Radix et Rhizoma (06172210300103006), Fritillariae Cirrhosae Bulbus (06192910700200001), Curcumae Radix (06193510400102002), Amomi Fructus (06193540200300001), Nelumbinis Pedicellus (06153220700200002), Oryzae Testa	Fritillariae Cirrhosae Bulbus; Amomi Fructus; Nelumbinis Pedicellus; Oryzae Testa; Poria[broken into pieces or thick slices]; Glehniae Radix[cutting into segments]; Salviae Miltiorrhizae Radix et Rhizoma[thick slices]; Curcumae Radix[thin slices]
703	Qi-regulating Formula	Qi-moving Formula	0601110160	Tangerine Peel Pill	Handbook of Prescriptions for Emergency	Citri Reticulatae Pericarpium (06157040400306004), Cinnamomi Cortex (06154520500100007), Armeniacae Semen Amarum Aquosus (06156140600100820)	Armeniacae Semen Amarum Aquosus[soaking in boiling soup to remove seed coats]; Cinnamomi Cortex[removing rough barks]; Citri Reticulatae Pericarpium[cut into shreds]
704	Qi-regulating Formula	Qi-moving Formula	0601110177	Liver-Releasing Decoction	Jing-yue's Collected Works	Citri Reticulatae Pericarpium (06157040400306004), Pinelliae Rhizoma Praeparatum cum Zingibere et Alumine (06191610600200729), Magnoliae Officinalis Cortex (06154120500206008), Poria (06400210100403009), Perillae Folium (06172220700107009), Paeoniae Radix Alba (06153710100202008), Amomi Fructus (06193540200300001), Zingiberis Rhizoma Recens (06193510500403009)	Amomi Fructus; Pinelliae Rhizoma Praeparatum cum Zingibere et Alumine[processing with ginger and alum]; Poria[broken into pieces or thick slices]; Perillae Folium[fragmenting]; Citri Reticulatae Pericarpium; Magnoliae Officinalis Cortex[cut into shreds]; Zingiberis Rhizoma Recens[thick slices]; Paeoniae Radix Alba[thin slices]

Continued the table

No.	Main Category	Sub-category	Code of Formula	Name of Formula	Source of Formula	Components and Codes	Specifications and Requirements for Delivering
705	Qi-regulating Formula	Qi-moving Formula	0601110184	Four Milled Ingredients Decoction	Revised Prescriptions to Aid the Living	Ginseng Radix et Rhizoma (06164210300102000), Arecae Semen (06191440600102002), Aquilariae Lignum Resinatum (06162320400105008), Linderae Radix (06154510400102003)	Aquilariae Lignum Resinatum[chopping into fragmenting]; Ginseng Radix et Rhizoma; Arecae Semen; Linderae Radix[thin slices]
706	Qi-regulating Formula	Qi-moving Formula	0601110191	Five Ingredients Decoction	Investigations of Medical Prescriptions	Linderae Radix (06154510400102003), Aquilariae Lignum Resinatum (06162320400105008), Arecae Semen (06191440600102002), Aurantii Fructus Immaturus (06157040100102005), Aucklandiae Radix (06174410100303004)	Aquilariae Lignum Resinatum[chopping into fragmenting]; Aucklandiae Radix[thick slices]; Linderae Radix; Arecae Semen; Aurantii Fructus Immaturus[thin slices]
707	Qi-regulating Formula	Qi-moving Formula	0601110207	Six Ingredients Decoction	Effective Prescriptions Handed Down for Generations of Physicians	Aquilariae Lignum Resinatum (06162320400105008), Aucklandiae Radix (06174410100303004), Arecae Semen (06191440600102002), Linderae Radix (06154510400102003), Aurantii Fructus Immaturus (06157040100102005), Rhei Radix et Rhizoma (06152310300103009)	Aquilariae Lignum Resinatum[chopping into fragmenting]; Aucklandiae Radix[thick slices]; Rhei Radix et Rhizoma[thick slices or broken into pieces]; Arecae Semen; Linderae Radix; Aurantii Fructus Immaturus[thin slices]
708	Qi-regulating Formula	Qi-moving Formula	0601110214	Decocted Schizonepeta and Zedoray Rhizome Pill	Prescriptions of Imperial Mechanical Institution	Aucklandiae Radix (06174410100303004), Citri Reticulatae Pericarpium Viride (06157040400406001), Foeniculi Fructus Praeparatus (06164340200100339), Arecae Semen (06191440600102002), Aurantii Fructus Praeparatus (06157040100202217), Sparganii Rhizoma Praeparatum (06190310600102320), Curcumae Rhizoma Praeparatum (06193510500703796)	Foeniculi Fructus Praeparatus[stir-frying with salt]; Aucklandiae Radix[thick slices]; Curcumae Rhizoma Praeparatum[thick slices, boiling with vinegar]; Citri Reticulatae Pericarpium Viride[thick slices or cut into shreds]; Arecae Semen[thin slices]; Aurantii Fructus Praeparatus[thin slices, stir-frying with bran]; Sparganii Rhizoma Praeparatum[thin slices,stir-frying with vinegar]
709	Qi-regulating Formula	Qi-moving Formula	0601110221	Trichosanthes, Chinese Chive, and White wine Decoction	Synopsis of the Golden Chamber	Trichosanthis Fructus (06174040200105002), Allii Macrostemonis Bulbus (06192910700800003), Vinum	Allii Macrostemonis Bulbus; Vinum; Trichosanthis Fructus[cut into shreds or broken into pieces]
710	Qi-regulating Formula	Qi-moving Formula	0601110238	Qi-Freeing Powder	Correction on Errors in Medical Works	Bupleuri Radix (06164310101003008), Cyperi Rhizoma (06191310500103006), Chuanxiong Rhizoma (06164310500103002)	Bupleuri Radix; Chuanxiong Rhizoma[thick slices]; Cyperi Rhizoma[thick slices or]

Continued the table

No.	Main Category	Sub-category	Code of Formula	Name of Formula	Source of Formula	Components and Codes	Specifications and Requirements for Delivering
711	Qi-regulating Formula	Qi-moving Formula	0601110245	Qi-Righting Lindera and Cyperus Powder	Compendium of Medicine	Linderae Radix (06154510400102003), Cyperi Rhizoma (06191310500103006), Citri Reticulatae Pericarpium (06157040400306004), Perillae Folium (06172220700107009), Zingiberis Rhizoma (06193510500203005)	Perillae Folium[fragmenting]; Citri Reticulatae Pericarpium[cut into shreds]; Cyperi Rhizoma[thick slices or]; Zingiberis Rhizoma[thick slices or broken into pieces]; Linderae Radix[thin slices]
712	Qi-regulating Formula	Qi-moving Formula	0601110252	Lindera Powder	Key to Medicines and Patterns of Childrenberis Rhizo	Linderae Radix (06154510400102003), Cyperi Rhizoma (06191310500103006), Alpiniae Officinarum Rhizoma (06193510500602006), Paeoniae Radix Rubra (06153710100303002)	Paeoniae Radix Rubra[thick slices]; Cyperi Rhizoma[thick slices or]; Linderae Radix; Alpiniae Officinarum Rhizoma[thin slices]
713	Qi-regulating Formula	Qi-moving Formula	0601110269	Qi-Evening Powder	Golden Mirror of the Medical Ancestors	Citri Reticulatae Pericarpium (06157040400306004), Platycodonis Radix (06174110100303003), Zingiberis Rhizoma Praeparatum (06193510500203227), Amomi Fructus (06193540200300001), Glycyrrhizae Radix et Rhizoma Praeparata cum Melle (06156310300203354), Aucklandiae Radix (06174410100303004)	Amomi Fructus; Citri Reticulatae Pericarpium[cut into shreds]; Platycodonis Radix; Aucklandiae Radix-[thick slices]; Glycyrrhizae Radix et Rhizoma Praeparata cum Melle[thick slices,stir-frying with honey]; Zingiberis Rhizoma Praeparatum[thick slices or broken into pieces, stir-frying with sand]
714	Qi-regulating Formula	Qi-moving Formula	0601110276	Supplemented Lindera Decoction	Effective Prescriptions	Linderae Radix (06154510400102003), Cyperi Rhizoma (06191310500103006), Amomi Fructus (06193540200300001), Aucklandiae Radix (06174410100303004), Corydalis Rhizoma (06154710600103002), Glycyrrhizae Radix et Rhizoma (06156310300203002)	Amomi Fructus; Aucklandiae Radix; Corydalis Rhizoma; Glycyrrhizae Radix et Rhizoma[thick slices]; Cyperi Rhizoma[thick slices or]; Linderae Radix[thin slices]
715	Qi-regulating Formula	Qi-moving Formula	0601110283	Supplemented Immature Orange and Atractylodes Pill	Six Books of Medical Synopsis	Atractylodis Macrocephalae Rhizoma Praeparatum (06174410500203218), Aurantii Fructus Immaturus (06157040100102005), Pinelliae Rhizoma Praeparatum (06191610600200712), Massa Medicata Fermentata (06199990800300873), Atractylodis Rhizoma Tostus (06174410500303116), Raphani Semen Praeparatum (06154940600200115), Alpiniae Katsumadai Semen (06193540600100003), Coptidis Rhizoma (06153710500302001), Puerariae Flos (06156330100100004), Alismatis Rhizoma (06190810600103001)	Alpiniae Katsumadai Semen; Puerariae Flos; Massa Medicata Fermentata[fermenting]; Pinelliae Rhizoma Praeparatum[processing with licorice and limewater]; Raphani Semen Praeparatum[stir-frying until yellow]; Alismatis Rhizoma[thick slices]; Atractylodis Rhizoma Tostus[thick slices,stir-frying until yellow]; Atractylodis Macrocephalae Rhizoma Praeparatum[thick slices,stir-frying with honey then stir-frying with bran]; Aurantii Fructus Immaturus; Coptidis Rhizoma[thin slices]

Continued the table

No.	Main Category	Sub-category	Code of Formula	Name of Formula	Source of Formula	Components and Codes	Specifications and Requirements for Delivering
716	Qi-regulating Formula	Qi-moving Formula	0601110290	Bone-Righting Purple Gold Pill	Golden Mirror of the Medical Ancestors	Caryophylli Flos (06163430300100009), Aucklandiae Radix (06174410100303004), Draconis Sanguis (06191490200107006), Catechu (06156390800100001), Rhei Radix et Rhizoma Cocta Vinata (06152310300103610), Carthami Flos (06174430200100006), Angelicae Sinensis Radix (06164310100302003), Nelumbinis Semen (06153240600200001), Poria (06400210100403009), Paeoniae Radix Alba (06153710100202008), Moutan Cortex (06153720600102005), Glycyrrhizae Radix et Rhizoma (06156310300203002)	Caryophylli Flos; Catechu; Carthami Flos; Poria[broken into pieces or thick slices]; Nelumbinis Semen[-Cut and removing cores]; Draconis Sanguis[fragmenting or powder]; Aucklandiae Radix; Glycyrrhizae Radix et Rhizoma[thick slices]; Rhei Radix et Rhizoma Cocta Vinata[thick slices or broken into pieces, stewing or steaming with wine]; Angelicae Sinensis Radix; Paeoniae Radix Alba; Moutan Cortex[thin slices]
717	Qi-regulating Formula	Qi-moving Formula	0601110306	Aristolochia Stem Powder	Effective Prescriptions for Women	Aristolochiae Herba (06152050500104009), Cyperi Rhizoma (06191310500103006), Citri Reticulatae Pericarpium (06157040400306004), Glycyrrhizae Radix et Rhizoma (06156310300203002), Linderae Radix (06154510400102003), Zingiberis Rhizoma Recens (06193510500403009), Perillae Folium (06172220700107009), Chaenomelis Fructus (06156140200302006)	Perillae Folium[fragmenting]; Aristolochiae Herba[cutting into segments]; Citri Reticulatae Pericarpium[cut into shreds]; Glycyrrhizae Radix et Rhizoma; Zingiberis Rhizoma Recens[thick slices]; Cyperi Rhizoma[thick slices or]; Linderae Radix; Chaenomelis Fructus[thin slices]
718	Qi-regulating Formula	Qi-moving Formula	0601110313	Aquilariae Qi Transforming Pill	Criterion for Pattern Identification and Treatment	Rhei Radix et Rhizoma (06152310300103009), Scutellariae Radix (06172210100102605), Ginseng Radix et Rhizoma (06164210300102000), Atractylodis Macrocephalae Rhizoma (06174410500203003), Aquilariae Lignum Resinatum (06162320400105008)	Aquilariae Lignum Resinatum[chopping into fragmenting]; Atractylodis Macrocephalae Rhizoma[thick slices]; Rhei Radix et Rhizoma[thick slices or broken into pieces]; Ginseng Radix et Rhizoma[thin slices]; Scutellariae Radix[thin slices, decocting]
719	Qi-regulating Formula	Qi-moving Formula	0601110320	Aquilariae Stagnation-Transforming Pill	Essential Prescriptions of Longevity	Aquilariae Lignum Resinatum (06162320400105008), Curcumae Rhizoma (06193510500703000), Cyperi Rhizoma (06191310500103006), Citri Reticulatae Pericarpium (06157040400306004), Glycyrrhizae Radix et Rhizoma (06156310300203002), Aucklandiae Radix (06174410100303004), Amomi Fructus (06193540200300001), Pogostemonis Herba (06172250500104007), Hordei Fructus Germinatus Tostus (06191290800200110), Massa Medicata Fermentata (06199990800200876)	Amomi Fructus; Massa Medicata Fermentata[fermenting]; Hordei Fructus Germinatus Tostus[stir-frying until yellow]; Pogostemonis Herba[cutting into segments]; Citri Reticulatae Pericarpium[cut into shreds]; Aquilariae Lignum Resinatum[chopping into fragmenting]; Curcumae Rhizoma; Glycyrrhizae Radix et Rhizoma; Aucklandiae Radix[thick slices]; Cyperi Rhizoma[thick slices or]

Continued the table

No.	Main Category	Sub-category	Code of Formula	Name of Formula	Source of Formula	Components and Codes	Specifications and Requirements for Delivering
720	Qi-regulating Formula	Qi-moving Formula	0601110337	Lesser Galangal and Cyperus Pill	Collection of Effective Prescriptions	Alpiniae Officinarum Rhizoma (06193510500602006), Cyperi Rhizoma (06191310500103006)	Cyperi Rhizoma[thick slices or]; Alpiniae Officinarum Rhizoma[thin slices]
721	Qi-regulating Formula	Qi-moving Formula	0601110344	Origin-Restoring Qi-Freeing Powder	Formulary of the Bureau of Taiping People's Welfare Pharmacy	Citri Reticulatae Pericarpium (06157040400306004), Pharbitidis Semen (06171740600100005), Glycyrrhizae Radix et Rhizoma (06156310300203002), Corydalis Rhizoma (06154710600103002), Aucklandiae Radix (06174410100303004), Foeniculi Fructus (06164340200100001), Manis Squama (06220420300100004)	Pharbitidis Semen; Foeniculi Fructus; Manis Squama; Citri Reticulatae Pericarpium[cut into shreds]; Glycyrrhizae Radix et Rhizoma; Corydalis Rhizoma; Aucklandiae Radix[thick slices]
722	Qi-regulating Formula	Qi-moving Formula	0601110351	Sargassum Jade Flask Decoction	Orthodox Manual of External Medicine	Sargassum (06600110100104006), Fritillariae Thunbergii Bulbus (06192910700603000), Citri Reticulatae Pericarpium (06157040400306004), Laminariae Thallus/ Eckloniae Thallus (06600410100106001), Citri Reticulatae Pericarpium Viride (06157040400406001), Chuanxiong Rhizoma (06164310500103002), Angelicae Sinensis Radix (06164310100302003), Forsythiae Fructus (06171240200200001), Pinelliae Rhizoma Praeparatum (06191610600200712), Glycyrrhizae Radix et Rhizoma (06156310300203002), Angelicae Pubescentis Radix (06164310100802008)	Forsythiae Fructus; Pinelliae Rhizoma Praeparatum[processing with licorice and limewater]; Sargassum[cutting into segments]; Citri Reticulatae Pericarpium; Laminariae Thallus/ Eckloniae Thallus[cut into shreds]; Chuanxiong Rhizoma; Glycyrrhizae Radix et Rhizoma[thick slices]; Fritillariae Thunbergii Bulbus[thick slices or fragmenting]; Citri Reticulatae Pericarpium Viride[thick slices or cut into shreds]; Angelicae Sinensis Radix; Angelicae Pubescentis Radix-[thin slices]
723	Qi-regulating Formula	Qi-moving Formula	0601110368	Tangerine Seed Pill	Comprehension of Medicine	Citri Reticulatae Semen Praeparatum (06157040600100334), Toosendan Fructus (06157340200100001), Crataegi Fructus Tostus (06156140200100114), Cyperi Rhizoma Praeparatum (06191310500103327), Litchi Semen (06159340600100005), Foeniculi Fructus (06164340200100001), Massa Medicata Fermentata (06199990800300873)	Toosendan Fructus; Litchi Semen; Foeniculi Fructus; Massa Medicata Fermentata[fermenting]; Citri Reticulatae Semen Praeparatum[stir-frying with salt]; Crataegi Fructus Tostus[Remove kernel,stir-frying until yellow]; Cyperi Rhizoma Praeparatum[thick slices or,stir-frying with vinegar]

Continued the table

No.	Main Category	Sub-category	Code of Formula	Name of Formula	Source of Formula	Components and Codes	Specifications and Requirements for Delivering
724	Qi-regulating Formula	Qi-moving Formula	0601110375	Pain-Alleviating Pill	Valuable Experience in Obsterics	Achyranthis Bidentatae Radix (06152510100204009), Angelicae Sinensis Radix (06164310100302003), Cinnamomi Cortex (06154520500100007), Atractylodis Macrocephalae Rhizoma (06174410500203003), Astragali Radix (06156310100603002), Allii Macrostemonis Bulbus (06192910700800003), Angelicae Pubescentis Radix (06164310100802008), Zingiberis Rhizoma Recens (06193510500403009), Glycyrrhizae Radix et Rhizoma Praeparata cum Melle (06156310300203354)	Allii Macrostemonis Bulbus; Cinnamomi Cortex[removing rough barks]; Achyranthis Bidentatae Radix[cutting into segments]; Atractylodis Macrocephalae Rhizoma; Astragali Radix; Zingiberis Rhizoma Recens[thick slices]; Glycyrrhizae Radix et Rhizoma Praeparata cum Melle[thick slices,stir-frying with honey]; Angelicae Sinensis Radix; Angelicae Pubescentis Radix[thin slices]
725	Qi-regulating Formula	Qi-moving Formula	0601110382	Poria,Apricot Seed and Licorice Decoction	Synopsis of the Golden Chamber	Poria (06400210100403009), Armeniacae Semen Amarum Aquosus (06156140600100820), Glycyrrhizae Radix et Rhizoma (06156310300203002)	Armeniacae Semen Amarum Aquosus[soaking in boiling soup to remove seed coats]; Poria[broken into pieces or thick slices]; Glycyrrhizae Radix et Rhizoma[thick slices]
726	Qi-regulating Formula	Qi-moving Formula	0601110498	Platycodon and Orange Fruit Decoction	Effective Recipes from Renzhai House	Aurantii Fructus Praeparatus (06157040100202217), Platycodonis Radix (06174110100303003), Glycyrrhizae Radix et Rhizoma (06156310300203002)	Platycodonis Radix; Glycyrrhizae Radix et Rhizoma[thick slices]; Aurantii Fructus Praeparatus[thin slices, stir-frying with bran]
727	Qi-regulating Formula	Qi-moving Formula	0601110504	Tangerine Peel One Ingredient Decoction	Handbook of Prescriptions for Emergency	Citri Reticulatae Pericarpium (06157040400306004)	Citri Reticulatae Pericarpium[cut into shreds]
728	Qi-regulating Formula	Qi-moving Formula	0601110511	Bind-Opening Channel-Relaxing Decoction	Mirror for Medicine From Ancient to Modern	Perillae Folium (06172220700107009), Citri Reticulatae Pericarpium (06157040400306004), Cyperi Rhizoma Praeparatum (06191310500103327), Linderae Radix (06154510400102003), Chuanxiong Rhizoma (06164310500103002), Atractylodis Rhizoma Praeparatum (06174410500303901), Notopterygii Rhizoma et Radix (06164310300103004), Arisaematis Rhizoma Praeparatum (06191610600100722), Pinelliae Rhizoma Praeparatum (06191610600200712), Angelicae Sinensis Radix (06164310100302003), Cinnamomi Ramulus (06154520200103001), Glycyrrhizae Radix et Rhizoma (06156310300203002)	Pinelliae Rhizoma Praeparatum[processing with licorice and limewater]; Arisaematis Rhizoma Praeparatum[processing with ginger and alum]; Perillae Folium[fragmenting]; Citri Reticulatae Pericarpium[cut into shreds]; Chuanxiong Rhizoma; Notopterygii Rhizoma et Radix; Cinnamomi Ramulus; Glycyrrhizae Radix et Rhizoma[thick slices]; Atractylodis Rhizoma Praeparatum[thick slices, Rinsing with rice water]; Cyperi Rhizoma Praeparatum[thick slices or,stir-frying with vinegar]; Linderae Radix; Angelicae Sinensis Radix[thin slices]

Continued the table

No.	Main Category	Sub-category	Code of Formula	Name of Formula	Source of Formula	Components and Codes	Specifications and Requirements for Delivering
729	Qi-regulating Formula	Qi-moving Formula	0601110528	Immediate Resting Powder	Mirror for Medicine From Ancient to Modern	Angelicae Sinensis Radix (06164310100302003), Cinnamomi Cortex (06154520500100007), Corydalis Rhizoma Tostus (06154710600103118), Eucommiae Cortex Praeparatum cum Succo Zingiberis (06155920500106341), Foeniculi Fructus (06164340200100001), Aucklandiae Radix (06174410100303004), Pharbitidis Semen (06171740600100005)	Foeniculi Fructus; Pharbitidis Semen; Eucommiae Cortex Praeparatum cum Succo Zingiberis[broken into pieces or cut into shreds,stir-frying with ginger]; Cinnamomi Cortex[removing rough barks]; Aucklandiae Radix[thick slices]; Corydalis Rhizoma Tostus[thick slices, stir-frying]; Angelicae Sinensis Radix[thin slices]
730	Qi-regulating Formula	Qi-moving Formula	0601110535	Immediate Effect Public Relief Pill	New Edition on Universal Relief	Santali Albi Lignum (06151820400107001), Arecae Semen (06191440600102002), Zingiberis Rhizoma (06193510500203005), Atractylodis Rhizoma (06174410500303000), Magnoliae Officinalis Cortex (06154120500206008), Cyperi Rhizoma (06191310500103006), Massa Medicata Fermentata Tostus (06199990800300118), Citri Reticulatae Pericarpium (06157040400306004), Pinelliae Rhizoma Praeparatum cum Zingibere et Alumine (06191610600200729), Piperis Fructus (06150340200100008), Citri Reticulatae Pericarpium Viride (06157040400406001), Aucklandiae Radix (06174410100303004)	Piperis Fructus; Pinelliae Rhizoma Praeparatum cum Zingibere et Alumine[processing with ginger and alum]; Massa Medicata Fermentata Tostus[stir-frying]; Magnoliae Officinalis Cortex; Citri Reticulatae Pericarpium[cut into shreds]; Santali Albi Lignum[chopping into fragmenting]; Atractylodis Rhizoma; Aucklandiae Radix[thick slices]; Cyperi Rhizoma[thick slices or]; Zingiberis Rhizoma[thick slices or broken into pieces]; Citri Reticulatae Pericarpium Viride[thick slices or cut into shreds]; Arecae Semen[thin slices]
731	Qi-regulating Formula	Qi-moving Formula	0601110542	Decoction for Six Stagnations	Mirror for Medicine From Ancient to Modern	Cyperi Rhizoma (06191310500103006), Atractylodis Rhizoma Tostus (06174410500303116), Massa Medicata Fermentata Tostus (06199990800300118), Gardeniae Fructus Praeparatus (06173540200107118), Forsythiae Fructus (06171240200200001), Citri Reticulatae Pericarpium (06157040400306004), Chuanxiong Rhizoma (06164310500103002), Fritillariae Thunbergii Bulbus (06192910700603000), Aurantii Fructus Praeparatus (06157040100202217), Poria (06400210100403009), Perillae Caulis (06172220900103009), Glycyrrhizae Radix et Rhizoma (06156310300203002)	Forsythiae Fructus; Massa Medicata Fermentata Tostus[stir-frying]; Poria[broken into pieces or thick slices]; Gardeniae Fructus Praeparatus[rubbed into bits,stir-frying until yellow]; Citri Reticulatae Pericarpium[cut into shreds]; Chuanxiong Rhizoma; Perillae Caulis; Glycyrrhizae Radix et Rhizoma[thick slices]; Atractylodis Rhizoma Tostus[thick slices,stir-frying until yellow]; Cyperi Rhizoma[thick slices or]; Fritillariae Thunbergii Bulbus[thick slices or fragmenting]; Aurantii Fructus Praeparatus[thin slices, stir-frying with bran]

Continued the table

No.	Main Category	Sub-category	Code of Formula	Name of Formula	Source of Formula	Components and Codes	Specifications and Requirements for Delivering
732	Qi-regulating Formula	Qi-moving Formula	0601110559	Aucklandia Qi-Normalizing Decoction	Elucidation of Medicine	Aucklandiae Radix (06174410100303004), Magnoliae Officinalis Cortex Zingibere (06154120500206343), Citri Reticulatae Pericarpium Viride (06157040400406001), Citri Reticulatae Pericarpium (06157040400306004), Alpiniae Oxyphyllae Fructus (06193540200500005), Poria (06400210100403009), Alismatis Rhizoma (06190810600103001), Zingiberis Rhizoma Recens (06193510500403009), Pinelliae Rhizoma Praeparatum cum Zingibere et Alumine (06191610600200729), Euodiae Fructus Praeparatus (06157040200300370), Angelicae Sinensis Radix (06164310100302003), Cimicifugae Rhizoma (06153710500103004), Bupleuri Radix (06164310101003008), Alpiniae Katsumadai Semen (06193540600100003), Atractylodis Rhizoma Praeparatum (06174410500303901)	Alpiniae Katsumadai Semen; Pinelliae Rhizoma Praeparatum cum Zingibere et Alumine[processing with ginger and alum]; Euodiae Fructus Praeparatus[stir-frying with licorice juice]; Poria[broken into pieces or thick slices]; Alpiniae Oxyphyllae Fructus[removing shells]; Citri Reticulatae Pericarpium[cut into shreds]; Magnoliae Officinalis Cortex Zingibere[cut into shreds,stir-frying with ginger juice]; Aucklandiae Radix; Alismatis Rhizoma; Zingiberis Rhizoma Recens; Cimicifugae Rhizoma; Bupleuri Radix[thick slices]; Atractylodis Rhizoma Praeparatum[thick slices, Rinsing with rice water]; Citri Reticulatae Pericarpium Viride[thick slices or cut into shreds]; Angelicae Sinensis Radix[thin slices]
733	Qi-regulating Formula	Qi-moving Formula	0601110566	Chaenmeles and Evodia Decoction	Wondrous Lantern for Peering into the Origin and Development of Miscellaneous Disease	Chaenomelis Fructus (06156140200302006), Arecae Semen (06191440600102002), Euodiae Fructus (06157040200300004)	Euodiae Fructus; Chaenomelis Fructus; Arecae Semen[thin slices]
734	Qi-regulating Formula	Qi-moving Formula	0601110580	Thousand Gold Universal Relief Pill	New Edition on Universal Relief	Santali Albi Lignum (06151820400107001), Arecae Semen (06191440600102002), Cyperi Rhizoma (06191310500103006), Atractylodis Rhizoma (06174410500303000), Zingiberis Rhizoma (06193510500203005), Magnoliae Officinalis Cortex (06154120500206008), Citri Reticulatae Pericarpium (06157040400306004), Massa Medicata Fermentata (06199990800300873), Piperis Longui Fructus (06150340200200005), Caryophylli Flos (06163430300100009), Aurantii Fructus Immaturus Preparatus (06157040100102210), Moschus (06220640100100008)	Piperis Longui Fructus; Caryophylli Flos; Moschus; Massa Medicata Fermentata[fermenting]; Magnoliae Officinalis Cortex; Citri Reticulatae Pericarpium[cut into shreds]; Santali Albi Lignum[chopping into fragmenting]; Atractylodis Rhizoma[thick slices]; Cyperi Rhizoma[thick slices or]; Zingiberis Rhizoma[thick slices or broken into pieces]; Arecae Semen[thin slices]; Aurantii Fructus Immaturus Preparatus[thin slices, stir-frying with bran]

Continued the table

No.	Main Category	Sub-category	Code of Formula	Name of Formula	Source of Formula	Components and Codes	Specifications and Requirements for Delivering
735	Qi-regulating Formula	Qi-moving Formula	0601110597	Liver-Clearing Depression-Releasing Decoction	Cardinal Essentials of External Medicine	Ginseng Radix et Rhizoma (06164210300102000), Bupleuri Radix (06164310101003008), Atractylodis Macrocephalae Rhizoma (06174410500203003), Moutan Cortex (06153720600102005), Poria (06400210100403009), Citri Reticulatae Pericarpium (06157040400306004), Glycyrrhizae Radix et Rhizoma (06156310300203002), Angelicae Sinensis Radix (06164310100302003), Fritillariae Thunbergii Bulbus (06192910700603000), Chuanxiong Rhizoma (06164310500103002), Gardeniae Fructus Praeparatus (06173540200107118), Paeoniae Radix Rubra Tostus (06153710100303118), Rehmanniae Radix Praeparata (06172410400103610)	Poria[broken into pieces or thick slices]; Gardeniae Fructus Praeparatus[rubbed into bits,stir-frying until yellow]; Citri Reticulatae Pericarpium[cut into shreds]; Bupleuri Radix; Atractylodis Macrocephalae Rhizoma; Glycyrrhizae Radix et Rhizoma; Chuanxiong Rhizoma[thick slices]; Rehmanniae Radix Praeparata[thick slices, stewing or steaming with wine]; Paeoniae Radix Rubra Tostus[thick slices,stir-frying until yellow]; Fritillariae Thunbergii Bulbus[thick slices or fragmenting]; Ginseng Radix et Rhizoma; Moutan Cortex; Angelicae Sinensis Radix[thin slices]
736	Qi-regulating Formula	Qi-moving Formula	0601110603	Ginseng, Ligusticum and Angelica Decoction	Effective Recipes from Renzhai House	Angelicae Sinensis Radix (06164310100302003), Pinelliae Rhizoma Praeparatum cum Zingibere et Alumine (06191610600200729), Chuanxiong Rhizoma (06164310500103002), Curcumae Rhizoma (06193510500703000), Aucklandiae Radix (06174410100303004), Amomi Fructus (06193540200300001), Linderae Radix (06154510400102003), Glycyrrhizae Radix et Rhizoma Praeparata cum Melle (06156310300203354), Ginseng Radix et Rhizoma (06164210300102000), Cinnamomi Cortex (06154520500100007), Trogopteri Faeces (06221040100100005)	Amomi Fructus; Trogopteri Faeces; Pinelliae Rhizoma Praeparatum cum Zingibere et Alumine[processing with ginger and alum]; Cinnamomi Cortex[removing rough barks]; Chuanxiong Rhizoma; Curcumae Rhizoma; Aucklandiae Radix[thick slices]; Glycyrrhizae Radix et Rhizoma Praeparata cum Melle[thick slices,stir-frying with honey]; Angelicae Sinensis Radix; Linderae Radix; Ginseng Radix et Rhizoma[thin slices]
737	Qi-regulating Formula	Qi-moving Formula	0601110610	Godlike Decoction	Compendium of Medicine	Corydalis Rhizoma (06154710600103002), Angelicae Sinensis Radix (06164310100302003), Cinnamomi Cortex (06154520500100007), Eucommiae Cortex (06155920500106006)	Eucommiae Cortex[broken into pieces or cut into shreds]; Cinnamomi Cortex[removing rough barks]; Corydalis Rhizoma[thick slices]; Angelicae Sinensis Radix[thin slices]

Continued the table

No.	Main Category	Sub-category	Code of Formula	Name of Formula	Source of Formula	Components and Codes	Specifications and Requirements for Delivering
738	Qi-regulating Formula	Qi-moving Formula	0601110627	Three Harmonizations Power	Formulary of the Bureau of Taiping People's Welfare Pharmacy	Notopterygii Rhizoma et Radix (06164310300103004), Perillae Folium (06172220700107009), Aquilariae Lignum Resinatum (06162320400105008), Chaenomelis Fructus (06156140200302006), Arecae Pericarpium (06191440400204005), Chuanxiong Rhizoma (06164310500103002), Glycyrrhizae Radix et Rhizoma Tostus (06156310300203118), Citri Reticulatae Pericarpium (06157040400306004), Aucklandiae Radix (06174410100303004), Arecae Semen (06191440600102002), Atractylodis Macrocephalae Rhizoma (06174410500203003)	Perillae Folium[fragmenting]; Arecae Pericarpium[cutting into segments]; Citri Reticulatae Pericarpium[cut into shreds]; Aquilariae Lignum Resinatum[chopping into fragmenting]; Notopterygii Rhizoma et Radix; Chuanxiong Rhizoma; Aucklandiae Radix; Atractylodis Macrocephalae Rhizoma[thick slices]; Glycyrrhizae Radix et Rhizoma Tostus[thick slices,stir-frying until yellow]; Chaenomelis Fructus; Arecae Semen[thin slices]
739	Qi-regulating Formula	Qi-moving Formula	0601110634	Holy Acupuncture-Replaced Powder	Prescriptions and Exposition of the Yellow Emperorma; Aucklandiae Ra	Olibanum (06157290200200006), Myrrha (06157290200100009), Angelicae Sinensis Radix (06164310100302003), Angelicae Dahuricae Radix (06164310100203003), Chuanxiong Rhizoma (06164310500103002), Cantharis Oryzitus (06210510100200257)	Olibanum; Myrrha; Cantharis Oryzitus[stir-frying with rice]; Angelicae Dahuricae Radix; Chuanxiong Rhizoma[thick slices]; Angelicae Sinensis Radix[thin slices]
740	Qi-regulating Formula	Qi-moving Formula	0601110641	Ten General Pill	Supplement to Danxi's Experiential Therapy	Sparganii Rhizoma Praeparatum (06190310600102320), Curcumae Rhizoma (06193510500703000), Citri Reticulatae Pericarpium Viride (06157040400406001), Citri Reticulatae Pericarpium (06157040400306004), Tsaoko Fructus (06193540200400008), Dichroae Radix (06155610100102002), Amomi Fructus (06193540200300001), Arecae Semen (06191440600102002), Mume Fructus (06156140200200005), Pinelliae Rhizoma Praeparatum (06191610600200712)	Tsaoko Fructus; Amomi Fructus; Mume Fructus; Pinelliae Rhizoma Praeparatum[processing with licorice and limewater]; Citri Reticulatae Pericarpium[cut into shreds]; Curcumae Rhizoma[thick slices]; Citri Reticulatae Pericarpium Viride[thick slices or cut into shreds]; Dichroae Radix; Arecae Semen[thin slices]; Sparganii Rhizoma Praeparatum[thin slices,stir-frying with vinegar]

Continued the table

No.	Main Category	Sub-category	Code of Formula	Name of Formula	Source of Formula	Components and Codes	Specifications and Requirements for Delivering
741	Qi-regulating Formula	Qi-moving Formula	0601110658	Sixteen-Ingredient Qi Flow Decoction	Subtle Meaning of the Jade Swivel	Chuanxiong Rhizoma (06164310500103002), Angelicae Sinensis Radix (06164310100302003), Paeoniae Radix Rubra (06153710100303002), Saposhnikoviae Radix (06164310100503004), Ginseng Radix et Rhizoma (06164210300102000), Aucklandiae Radix (06174410100303004), Astragali Radix (06156310100603002), Cinnamomi Cortex (06154520500100007), Platycodonis Radix (06174110100303003), Angelicae Dahuricae Radix (06164310100203003), Arecae Semen (06191440600102002), Magnoliae Officinalis Cortex (06154120500206008), Linderae Radix (06154510400102003), Glycyrrhizae Radix et Rhizoma (06156310300203002), Perillae Folium (06172220700107009), Aurantii Fructus (06157040100202002)	Perillae Folium[fragmenting]; Cinnamomi Cortex[removing rough barks]; Magnoliae Officinalis Cortex[-cut into shreds]; Chuanxiong Rhizoma; Paeoniae Radix Rubra; Saposhnikoviae Radix; Aucklandiae Radix; Astragali Radix; Platycodonis Radix; Angelicae Dahuricae Radix; Glycyrrhizae Radix et Rhizoma[thick slices]; Angelicae Sinensis Radix; Ginseng Radix et Rhizoma; Arecae Semen; Linderae Radix; Aurantii Fructus[thin slices]
742	Qi-regulating Formula	Qi-moving Formula	0601110665	Decocted Costusroot Pill	Prescriptions of Imperial Mechanical Institution	Aucklandiae Radix (06174410100303004), Caryophylli Flos (06163430300100009), Chebulae Fructus (06163340200200009), Angelicae Sinensis Radix (06164310100302003), Pogostemonis Herba (06172250500104007), Coptidis Rhizoma (06153710500302001), Paeoniae Radix Alba (06153710100202008), Citri Reticulatae Pericarpium Viride (06157040400406001), Citri Reticulatae Pericarpium (06157040400306004), Glycyrrhizae Radix et Rhizoma Praeparata cum Melle (06156310300203354), Magnoliae Officinalis Cortex Zingibere (06154120500206343), Aurantii Fructus Immaturus Preparatus (06157040100102210), Zingiberis Rhizoma Praeparatum (06193510500203227), Olibanum (06157290200200006), Myristicae Semen (06154440500100008), Amomi Fructus (06193540200300001), Papaveris Pericarpium Praeparatus Cum Melle (06154740400106354)	Caryophylli Flos; Chebulae Fructus; Olibanum; Myristicae Semen; Amomi Fructus; Pogostemonis Herba[cutting into segments]; Citri Reticulatae Pericarpium[cut into shreds]; Magnoliae Officinalis Cortex Zingibere[cut into shreds,stir-frying with ginger juice]; Papaveris Pericarpium Praeparatus Cum Melle[cut into shreds,stir-frying with honey]; Aucklandiae Radix[thick slices]; Glycyrrhizae Radix et Rhizoma Praeparata cum Melle[thick slices,stir-frying with honey]; Zingiberis Rhizoma Praeparatum[thick slices or broken into pieces, stir-frying with sand]; Citri Reticulatae Pericarpium Viride[thick slices or cut into shreds]; Angelicae Sinensis Radix; Coptidis Rhizoma; Paeoniae Radix Alba[thin slices]; Aurantii Fructus Immaturus Preparatus[thin slices, stir-frying with bran]

Continued the table

No.	Main Category	Sub-category	Code of Formula	Name of Formula	Source of Formula	Components and Codes	Specifications and Requirements for Delivering
743	Qi-regulating Formula	Qi-moving Formula	0601110672	Styrax Inductive Pill	Subtle Meaning of the Jade Swivel	Atractylodis Macrocephalae Rhizoma (06174410500203003), Cinnabaris (06310210100107851), Moschus (06220640100100008), Chebulae Fructus Torrefactus (06163340200300808), Cyperi Rhizoma (06191310500103006), Aquilariae Lignum Resinatum (06162320400105008), Aucklandiae Radix (06174410100303004), Caryophylli Flos (06163430300100009), Benzoinum (06171190200100002), Santali Albi Lignum (06151820400107001), Piperis Longui Fructus (06150340200200005), Bubali Cornu (06220220200103002), Olibanum Praeparatum (06157290200200327), Styrax (06155890200100003), Borneolum Syntheticum (06160890800100009), Fuligo E Herbis (06199990900100007), Armeniacae Semen Amarum (06156140600100004), Aucklandiae Radix (06174410100303004), Caryophylli Flos (06163430300100009), Zingiberis Rhizoma (06193510500203005), Myristicae Semen (06154440500100008), Crotonis Semen Pulveratum (06157740200100832)	Moschus; Caryophylli Flos; Benzoinum; Piperis Longui Fructus; Styrax; Borneolum Syntheticum; Fuligo E Herbis; Armeniacae Semen Amarum; Caryophylli Flos; Myristicae Semen; Crotonis Semen Pulveratum[Crystallizing or beating into powder]; Olibanum Praeparatum[stir-frying with vinegar]; Bubali Cornu[pieces]; Cinnabaris[Powder, Ground with water]; Chebulae Fructus Torrefactus[Remove kernel, Roasting]; Aquilariae Lignum Resinatum; Santali Albi Lignum[chopping into fragmenting]; Atractylodis Macrocephalae Rhizoma; Aucklandiae Radix; Aucklandiae Radix[thick slices]; Cyperi Rhizoma[thick slices or]; Zingiberis Rhizoma[thick slices or broken into pieces]
744	Qi-regulating Formula	Qi-moving Formula	0601110689	Channel-Dredging Decoction	Restoration of Health from the Myraid Diseases	Angelicae Sinensis Radix (06164310100302003), Chuanxiong Rhizoma (06164310500103002), Paeoniae Radix Alba (06153710100202008), Rehmanniae Radix (06172410400103009), Cinnamomi Cortex (06154520500100007), Magnoliae Officinalis Cortex (06154120500206008), Aurantii Fructus (06157040100202002), Aurantii Fructus Immaturus (06157040100102005), Scutellariae Radix (06172210100102605), Sappan Lignum (06156320400103003), Carthami Flos (06174430200100006), Mume Fructus (06156140200200005)	Carthami Flos; Mume Fructus; Cinnamomi Cortex[removing rough barks]; Magnoliae Officinalis Cortex[-cut into shreds]; Chuanxiong Rhizoma; Rehmanniae Radix[thick slices]; Sappan Lignum[thick slices or fine powder]; Angelicae Sinensis Radix; Paeoniae Radix Alba; Aurantii Fructus; Aurantii Fructus Immaturus[thin slices]; Scutellariae Radix[thin slices, decocting]

Continued the table

No.	Main Category	Sub-category	Code of Formula	Name of Formula	Source of Formula	Components and Codes	Specifications and Requirements for Delivering
745	Qi-regulating Formula	Qi-moving Formula	0601110696	Stagnation-Dispersing Pill	Precious Mirror of Health	Pharbitidis Semen Praeparatum (06171740600100111), Trogopteri Faeces Tostus (06221040100100111), Cyperi Rhizoma Praeparatum (06191310500103327)	Pharbitidis Semen Praeparatum; Trogopteri Faeces Tostus[stir-frying until yellow]; Cyperi Rhizoma Praeparatum[thick slices or,stir-frying with vinegar]
746	Qi-regulating Formula	Qi-moving Formula	0601110702	Ligusticum and Lindera Decoction	Six Books of Medical Synopsis	Chuanxiong Rhizoma (06164310500103002), Linderae Radix (06154510400102003)	Chuanxiong Rhizoma[thick slices]; Linderae Radix[thin slices]
747	Qi-regulating Formula	Qi-moving Formula	0601110719	Ligusticum and Pinellia Decoction	Effective Recipes from Renzhai House	Chuanxiong Rhizoma (06164310500103002), Pinelliae Rhizoma Praeparatum (06191610600200712), Poria (06400210100403009), Citri Reticulatae Pericarpium Viride (06157040400406001), Citri Reticulatae Pericarpium (06157040400306004), Aurantii Fructus Praeparatus (06157040100202217), Atractylodis Macrocephalae Rhizoma (06174410500203003), Glycyrrhizae Radix et Rhizoma Praeparata cum Melle (06156310300203354)	Pinelliae Rhizoma Praeparatum[processing with licorice and limewater]; Poria[broken into pieces or thick slices]; Citri Reticulatae Pericarpium[cut into shreds]; Chuanxiong Rhizoma; Atractylodis Macrocephalae Rhizoma[thick slices]; Glycyrrhizae Radix et Rhizoma Praeparata cum Melle[thick slices,stir-frying with honey]; Citri Reticulatae Pericarpium Viride[thick slices or cut into shreds]; Aurantii Fructus Praeparatus[thin slices, stir-frying with bran]
748	Qi-regulating Formula	Qi-moving Formula	0601110726	Ligusticum and Asarum Phlegm-Abducting Decoction	Effective Prescriptions	Chuanxiong Rhizoma (06164310500103002), Asari Radix et Rhizoma (06152010300104005), Arisaematis Rhizoma Praeparatum (06191610600100722), Citri Reticulatae Pericarpium (06157040400306004), Poria (06400210100403009), Pinelliae Rhizoma Praeparatum cum Alumine (06191610600200736), Aurantii Fructus Immaturus Preparatus (06157040100102210), Glycyrrhizae Radix et Rhizoma (06156310300203002)	Pinelliae Rhizoma Praeparatum cum Alumine[processing with alum]; Arisaematis Rhizoma Praeparatum[processing with ginger and alum]; Poria[broken into pieces or thick slices]; Asari Radix et Rhizoma[cutting into segments]; Citri Reticulatae Pericarpium[cut into shreds]; Chuanxiong Rhizoma; Glycyrrhizae Radix et Rhizoma[thick slices]; Aurantii Fructus Immaturus Preparatus[thin slices, stir-frying with bran]

Continued the table

No.	Main Category	Sub-category	Code of Formula	Name of Formula	Source of Formula	Components and Codes	Specifications and Requirements for Delivering
749	Qi-regulating Formula	Qi-moving Formula	0601110733	Immature Orange Fruit and Ligusticum Decoction	Revised Prescriptions to Aid the Living	Aurantii Fructus Immaturus Preparatus (06157040100102210), Chuanxiong Rhizoma (06164310500103002), Glycyrrhizae Radix et Rhizoma Praeparata cum Melle (06156310300203354), Zingiberis Rhizoma Recens (06193510500403009), Jujubae Fructus (06159640200100000)	Jujubae Fructus[splitting or removing cores]; Chuanxiong Rhizoma; Zingiberis Rhizoma Recens[thick slices]; Glycyrrhizae Radix et Rhizoma Praeparata cum Melle[thick slices,stir-frying with honey]; Aurantii Fructus Immaturus Preparatus[thin slices, stir-frying with bran]
750	Qi-regulating Formula	Qi-moving Formula	0601110740	Perilla Decoction	Experiential Prescription for Universal Relief	Arecae Pericarpium (06191440400204005), Ginseng Radix et Rhizoma (06164210300102000), Chuanxiong Rhizoma (06164310500103002), Citri Reticulatae Pericarpium (06157040400306004), Paeoniae Radix Alba (06153710100202008), Angelicae Sinensis Radix (06164310100302003), Perillae Folium (06172220700107009), Glycyrrhizae Radix et Rhizoma Praeparata cum Melle (06156310300203354)	Perillae Folium[fragmenting]; Arecae Pericarpium[cutting into segments]; Citri Reticulatae Pericarpium[cut into shreds]; Chuanxiong Rhizoma[thick slices]; Glycyrrhizae Radix et Rhizoma Praeparata cum Melle[thick slices,stir-frying with honey]; Ginseng Radix et Rhizoma; Paeoniae Radix Alba; Angelicae Sinensis Radix[thin slices]
751	Qi-regulating Formula	Qi-moving Formula	0601110757	Jackinthepulpit and Patchouli Qi-Righting Powder	Introduction on Medicine	Pogostemonis Herba (06172250500104007), Perillae Folium (06172220700107009), Angelicae Dahuricae Radix (06164310100203003), Arecae Pericarpium (06191440400204005), Poria (06400210100403009), Magnoliae Officinalis Cortex Zingibere (06154120500206343), Atractylodis Macrocephalae Rhizoma (06174410500203003), Citri Reticulatae Pericarpium (06157040400306004), Pinelliae Rhizoma Fermentata (06199990800500877), Platycodonis Radix (06174110100303003), Glycyrrhizae Radix et Rhizoma Praeparata cum Melle (06156310300203354), Arisaematis Rhizoma Praeparatum (06191610600100722), Aucklandiae Radix (06174410100303004)	Pinelliae Rhizoma Fermentata[-fermenting]; Arisaematis Rhizoma Praeparatum[processing with ginger and alum]; Poria[broken into pieces or thick slices]; Perillae Folium[-fragmenting]; Pogostemonis Herba; Arecae Pericarpium[cutting into segments]; Citri Reticulatae Pericarpium[cut into shreds]; Magnoliae Officinalis Cortex Zingibere[cut into shreds,stir-frying with ginger juice]; Angelicae Dahuricae Radix; Atractylodis Macrocephalae Rhizoma; Platycodonis Radix; Aucklandiae Radix-[thick slices]; Glycyrrhizae Radix et Rhizoma Praeparata cum Melle[thick slices,stir-frying with honey]

Continued the table

No.	Main Category	Sub-category	Code of Formula	Name of Formula	Source of Formula	Components and Codes	Specifications and Requirements for Delivering
752	Qi-regulating Formula	Qi-moving Formula	0601110764	Depression-Opening Origincae Radix; Atrac	Introduction on Medicine	Atractylodis Macrocephalae Rhizoma (06174410500203003), Citri Reticulatae Pericarpium (06157040400306004), Citri Reticulatae Pericarpium Viride (06157040400406001), Cyperi Rhizoma (06191310500103006), Crataegi Fructus (06156140200100008), Costaziae Os (06218130100105004), Platycodonis Radix (06174110100303003), Poria (06400210100403009), Corydalis Rhizoma (06154710600103002), Massa Medicata Fermentata (06199990800300873), Amomi Fructus (06193540200300001), Hordei Fructus Germinatus (06191290800200868), Glycyrrhizae Radix et Rhizoma (06156310300203002)	Amomi Fructus; Massa Medicata Fermentata[fermenting]; Hordei Fructus Germinatus[sprouting]; Costaziae Os[broken into pieces]; Poria[broken into pieces or thick slices]; Crataegi Fructus[Remove kernel]; Citri Reticulatae Pericarpium[cut into shreds]; Atractylodis Macrocephalae Rhizoma; Platycodonis Radix; Corydalis Rhizoma; Glycyrrhizae Radix et Rhizoma[thick slices]; Cyperi Rhizoma[thick slices or]; Citri Reticulatae Pericarpium Viride[thick slices or cut into shreds]
753	Qi-regulating Formula	Qi-moving Formula	0601110771	Ligusticum and Cyperus Decoction	Danxi's Experiential Therapy	Chuanxiong Rhizoma (06164310500103002), Cyperi Rhizoma (06191310500103006)	Chuanxiong Rhizoma[thick slices]; Cyperi Rhizoma[thick slices or]
754	Qi-regulating Formula	Qi-moving Formula	0601110788	Sevenfold Processed Cyperus Pill	Introduction on Medicine	Cyperi Rhizoma Praeparatum cum Septem Condimentum	Cyperi Rhizoma Praeparatum cum Septem Condimentum
755	Qi-regulating Formula	Qi-moving Formula	0601110795	Three-in-One Decoction	Mirror for Medicine From Ancient to Modern	Ephedrae Herba (06141021000104008), Citri Reticulatae Pericarpium (06157040400306004), Linderae Radix (06154510400102003), Angelicae Dahuricae Radix (06164310100203003), Chuanxiong Rhizoma (06164310500103002), Aurantii Fructus Praeparatus (06157040100202217), Platycodonis Radix (06174110100303003), Zingiberis Rhizoma (06193510500203005), Bombyx Batryticatus (06210910100100005), Glycyrrhizae Radix et Rhizoma (06156310300203002), Pinelliae Rhizoma Praeparatum cum Zingibere et Alumine (06191610600200729), Poria (06400210100403009), Cyperi Rhizoma (06191310500103006), Perillae Folium (06172220700107009), Notopterygii Rhizoma et Radix (06164310300103004), Atractylodis Rhizoma (06174410500303000)	Bombyx Batryticatus; Pinelliae Rhizoma Praeparatum cum Zingibere et Alumine[processing with ginger and alum]; Poria[broken into pieces or thick slices]; Perillae Folium[fragmenting]; Ephedrae Herba[cutting into segments]; Citri Reticulatae Pericarpium[cut into shreds]; Angelicae Dahuricae Radix; Chuanxiong Rhizoma; Platycodonis Radix; Glycyrrhizae Radix et Rhizoma; Notopterygii Rhizoma et Radix; Atractylodis Rhizoma[thick slices]; Cyperi Rhizoma[thick slices or]; Zingiberis Rhizoma[thick slices or broken into pieces]; Linderae Radix[thin slices]; Aurantii Fructus Praeparatus[thin slices, stir-frying with bran]

Continued the table

No.	Main Category	Sub-category	Code of Formula	Name of Formula	Source of Formula	Components and Codes	Specifications and Requirements for Delivering
756	Qi-regulating Formula	Qi-moving Formula	0601110801	Major Seven-Qi Decoction	Prescriptions of Life-Saving Directions	Sparganii Rhizoma (06190310600102009), Curcumae Rhizoma (06193510500703000), Citri Reticulatae Pericarpium Viride (06157040400406001), Cyperi Rhizoma (06191310500103006), Citri Reticulatae Pericarpium (06157040400306004), Platycodonis Radix (06174110100303003), Pogostemonis Herba (06172250500104007), Cinnamomi Cortex (06154520500100007), Alpiniae Oxyphyllae Fructus (06193540200500005), Glycyrrhizae Radix et Rhizoma Praeparata cum Melle (06156310300203354)	Cinnamomi Cortex[removing rough barks]; Alpiniae Oxyphyllae Fructus[removing shells]; Pogostemonis Herba[cutting into segments]; Citri Reticulatae Pericarpium[cut into shreds]; Curcumae Rhizoma; Platycodonis Radix[thick slices]; Glycyrrhizae Radix et Rhizoma Praeparata cum Melle[thick slices,stir-frying with honey]; Cyperi Rhizoma[thick slices or]; Citri Reticulatae Pericarpium Viride[thick slices or cut into shreds]; Sparganii Rhizoma[thin slices]
757	Qi-regulating Formula	Qi-moving Formula	0601110818	Seven-Qi Decoction	Important Prescriptions Worth a Thousand Gold for Emergency	Pinelliae Praeparatum Rhizoma (06191610600200712), Ginseng Radix et Rhizoma (06164210300102000), Zingiberis Rhizoma Recens (06193510500403009), Cinnamomi Cortex (06154520500100007), Glycyrrhizae Radix et Rhizoma (06156310300203002)	Pinelliae Praeparatum Rhizoma[processing with licorice and limewater]; Cinnamomi Cortex[removing rough barks]; Zingiberis Rhizoma Recens; Glycyrrhizae Radix et Rhizoma[thick slices]; Ginseng Radix et Rhizoma[thin slices]
758	Qi-regulating Formula	Qi-moving Formula	0601110825	Fourfold Processed Cyperus Pill	Introduction on Medicine	Cyperi Rhizoma Praeparatum cum Quattuor Condimentum (06191310500103990)	Cyperi Rhizoma Praeparatum cum Quattuor Condimentum[thick slices or, processing with ginger, salt, wine and vinegar]
759	Qi-regulating Formula	Qi-moving Formula	0601110832	Qi-Pushing Powder	The Orthodox Tradition of Medicine	Wenyujin Rhizoma Concisum (06193510500303002), Aurantii Fructus Praeparatus (06157040100202217), Cinnamomi Cortex (06154520500100007), Glycyrrhizae Radix et Rhizoma Praeparata cum Melle (06156310300203354)	Cinnamomi Cortex[removing rough barks]; Wenyujin Rhizoma Concisum[thick slices]; Glycyrrhizae Radix et Rhizoma Praeparata cum Melle[thick slices,stir-frying with honey]; Aurantii Fructus Praeparatus[thin slices, stir-frying with bran]

Continued the table

No.	Main Category	Sub-category	Code of Formula	Name of Formula	Source of Formula	Components and Codes	Specifications and Requirements for Delivering
760	Qi-regulating Formula	Qi-moving Formula	0601110849	Middle-Regulating Qi-Regulating Decoction	Mirror for Medicine From Ancient to Modern	Atractylodis Rhizoma (06174410500303000), Atractylodis Macrocephalae Rhizoma (06174410500203003), Citri Reticulatae Pericarpium (06157040400306004), Magnoliae Officinalis Cortex Zingibere (06154120500206343), Aurantii Fructus (06157040100202002), Paeoniae Radix Alba Tostus (06153710100202114), Aucklandiae Radix (06174410100303004), Arecae Semen (06191440600102002)	Citri Reticulatae Pericarpium[cut into shreds]; Magnoliae Officinalis Cortex Zingibere[cut into shreds,stir-frying with ginger juice]; Atractylodis Rhizoma; Atractylodis Macrocephalae Rhizoma; Aucklandiae Radix[thick slices]; Aurantii Fructus; Arecae Semen[thin slices]; Paeoniae Radix Alba Tostus[thin slices,stir-frying until yellow]
761	Qi-regulating Formula	Qi-descending Formula	0601120015	Perilla Fruit Qi-Descending Decoction	Important Prescriptions Worth a Thousand Gold for Emergency	Perillae Fructus (06172240200200000), Citri Reticulatae Pericarpium (06157040400306004), Pinelliae Rhizoma Praeparatum (06191610600200712), Angelicae Sinensis Radix (06164310100302003), Peucedani Radix (06164310100702001), Cinnamomi Cortex (06154520500100007), Magnoliae Officinalis Cortex (06154120500206008), Glycyrrhizae Radix et Rhizoma (06156310300203002), Zingiberis Rhizoma Recens (06193510500403009), Jujubae Fructus (06159640200100000)	Perillae Fructus; Pinelliae Rhizoma Praeparatum[processing with licorice and limewater]; Cinnamomi Cortex[removing rough barks]; Citri Reticulatae Pericarpium; Magnoliae Officinalis Cortex[cut into shreds]; Jujubae Fructus[splitting or removing cores]; Glycyrrhizae Radix et Rhizoma; Zingiberis Rhizoma Recens[thick slices]; Angelicae Sinensis Radix; Peucedani Radix[thin slices]
762	Qi-regulating Formula	Qi-descending Formula	0601120022	Panting-Arresting Decoction	Essential Prescriptions of Longevity	Ginkgo Semen Tostus (06140240500100117), Ephedrae Herba (06141021000104008), Perillae Fructus (06172240200200000), Farfarae Flos (06174430300100005), Armeniacae Semen Amarum Aquosus (06156140600100820), Mori Cortex Mellitus (06151220600106352), Glycyrrhizae Radix et Rhizoma (06156310300203002), Scutellariae Radix Tostus (06172210100102117), Pinelliae Rhizoma Praeparatum (06191610600200712)	Perillae Fructus; Armeniacae Semen Amarum Aquosus[soaking in boiling soup to remove seed coats]; Pinelliae Rhizoma Praeparatum[processing with licorice and limewater]; Ginkgo Semen Tostus[removing shells,stir-frying until yellow]; Farfarae Flos[removing stems]; Ephedrae Herba[cutting into segments]; Mori Cortex Mellitus[cut into shreds,stir-frying with honey]; Glycyrrhizae Radix et Rhizoma[thick slices]; Scutellariae Radix Tostus[thin slices,stir-frying until yellow]

Continued the table

No.	Main Category	Sub-category	Code of Formula	Name of Formula	Source of Formula	Components and Codes	Specifications and Requirements for Delivering
763	Qi-regulating Formula	Qi-descending Formula	0601120039	Minor Pinellia Decoction	Synopsis of the Golden Chamber	Pinelliae Rhizoma Praeparatum (06191610600200712), Zingiberis Rhizoma Recens (06193510500403009)	Pinelliae Rhizoma Praeparatum[processing with licorice and limewater]; Zingiberis Rhizoma Recens[thick slices]
764	Qi-regulating Formula	Qi-descending Formula	0601120046	Inula and Hematite Decoction	Treatise on Cold Damage	Inulae Flos (06174430100100007), Haematitum (06314110100107003), Ginseng Radix et Rhizoma (06164210300102000), Zingiberis Rhizoma Recens (06193510500403009), Glycyrrhizae Radix et Rhizoma Praeparata cum Melle (06156310300203354), Jujubae Fructus (06159640200100000), Pinelliae Rhizoma Praeparatum (06191610600200712)	Pinelliae Rhizoma Praeparatum[processing with licorice and limewater]; Haematitum[break to pieces]; Inulae Flos[removing stems and leaf]; Jujubae Fructus[splitting or removing cores]; Zingiberis Rhizoma Recens[thick slices]; Glycyrrhizae Radix et Rhizoma Praeparata cum Melle[thick slices,stir-frying with honey]; Ginseng Radix et Rhizoma[thin slices]
765	Qi-regulating Formula	Qi-descending Formula	0601120053	Tangerine Peel and Bamboo Shavings Decoction	Synopsis of the Golden Chamber	Citri Reticulatae Pericarpium (06157040400306004), Bambusae Caulis in Taenia (06191220900104001), Ginseng Radix et Rhizoma (06164210300102000), Zingiberis Rhizoma Recens (06193510500403009), Glycyrrhizae Radix et Rhizoma (06156310300203002), Jujubae Fructus (06159640200100000)	Bambusae Caulis in Taenia[cutting into segments or]; Citri Reticulatae Pericarpium[cut into shreds]; Jujubae Fructus[splitting or removing cores]; Zingiberis Rhizoma Recens; Glycyrrhizae Radix et Rhizoma[thick slices]; Ginseng Radix et Rhizoma[thin slices]
766	Qi-regulating Formula	Qi-descending Formula	0601120060	Major Pinellia Decoction	Synopsis of the Golden Chamber	Pinelliae Rhizoma Praeparatum (06191610600200712), Ginseng Radix et Rhizoma (06164210300102000), Mel (06210740100200005)	Mel; Pinelliae Rhizoma Praeparatum[processing with licorice and limewater]; Ginseng Radix et Rhizoma[thin slices]
767	Qi-regulating Formula	Qi-descending Formula	0601120077	Clove and Persimmon Decoction	Symptom, Cause, Pluse and Treatment	Caryophylli Flos (06163430300100009), Kaki Calyx (06170930800100009), Ginseng Radix et Rhizoma (06164210300102000), Zingiberis Rhizoma Recens (06193510500403009)	Caryophylli Flos; Kaki Calyx; Zingiberis Rhizoma Recens[thick slices]; Ginseng Radix et Rhizoma[thin slices]

Continued the table

No.	Main Category	Sub-category	Code of Formula	Name of Formula	Source of Formula	Components and Codes	Specifications and Requirements for Delivering
768	Qi-regulating Formula	Qi-descending Formula	0601120084	Magnolia Bark and Ephedra Decoction	Synopsis of the Golden Chamber	Magnoliae Officinalis Cortex (06154120500206008), Ephedrae Herba (06141021000104008), Gypsum Fibrosum (06326110100107008), Armeniacae Semen Amarum (06156140600100004), Pinelliae Rhizoma Praeparatum (06191610600200712), Zingiberis Rhizoma (06193510500203005), Asari Radix et Rhizoma (06152010300104005), Tritici Fructus (06191240200200005), Schisandrae Chinensis Fructus (06154140200200007)	Armeniacae Semen Amarum; Tritici Fructus; Schisandrae Chinensis Fructus; Pinelliae Rhizoma Praeparatum[processing with licorice and limewater]; Gypsum Fibrosum[-coarse powder]; Ephedrae Herba; Asari Radix et Rhizoma[cutting into segments]; Magnoliae Officinalis Cortex[cut into shreds]; Zingiberis Rhizoma[thick slices or broken into pieces]
769	Qi-regulating Formula	Qi-descending Formula	0601120091	Minor Pinellia Decoction Plus Poria	Synopsis of the Golden Chamber	Pinelliae Rhizoma Praeparatum (06191610600200712), Poria (06400210100403009), Zingiberis Rhizoma Recens (06193510500403009)	Pinelliae Rhizoma Praeparatum[processing with licorice and limewater]; Poria[broken into pieces or thick slices]; Zingiberis Rhizoma Recens[thick slices]
770	Qi-regulating Formula	Qi-descending Formula	0601120107	Pinellia and Dried Ginger Decoction	Synopsis of the Golden Chamber	Pinelliae Rhizoma Praeparatum (06191610600200712), Zingiberis Rhizoma (06193510500203005)	Pinelliae Rhizoma Praeparatum[processing with licorice and limewater]; Zingiberis Rhizoma[thick slices or broken into pieces]
771	Qi-regulating Formula	Qi-descending Formula	0601120114	Poria, Cinnamon Twig, Licorice and Jujubes Decoction	Treatise on Cold Damage	Poria (06400210100403009), Cinnamomi Ramulus (06154520200103001), Glycyrrhizae Radix et Rhizoma Praeparata cum Melle (06156310300203354), Jujubae Fructus (06159640200100000)	Poria[broken into pieces or thick slices]; Jujubae Fructus[splitting or removing cores]; Cinnamomi Ramulus[thick slices]; Glycyrrhizae Radix et Rhizoma Praeparata cum Melle[thick slices,stir-frying with honey]
772	Qi-regulating Formula	Qi-descending Formula	0601120138	Modified Cinnamon Twig Decoction	Treatise on Cold Damage	Cinnamomi Ramulus (06154520200103001), Paeoniae Radix Alba (06153710100202008), Zingiberis Rhizoma Recens (06193510500403009), Glycyrrhizae Radix et Rhizoma Praeparata cum Melle (06156310300203354), Jujubae Fructus (06159640200100000)	Jujubae Fructus[splitting or removing cores]; Cinnamomi Ramulus; Zingiberis Rhizoma Recens[thick slices]; Glycyrrhizae Radix et Rhizoma Praeparata cum Melle[thick slices,stir-frying with honey]; Paeoniae Radix Alba[thin slices]

Continued the table

No.	Main Category	Sub-category	Code of Formula	Name of Formula	Source of Formula	Components and Codes	Specifications and Requirements for Delivering
773	Qi-regulating Formula	Qi-descending Formula	0601120152	Tangerine Peel Decoction	Synopsis of the Golden Chamber	Citri Reticulatae Pericarpium (06157040400306004), Zingiberis Rhizoma Recens (06193510500403009)	Citri Reticulatae Pericarpium[cut into shreds]; Zingiberis Rhizoma Recens[thick slices]
774	Qi-regulating Formula	Qi-descending Formula	0601120169	Tatarian Aster Root Decoction	An Complete Collection of Effective Prescriptions for Women	Glycyrrhizae Radix et Rhizoma (06156310300203002), Armeniacae Semen Amarum (06156140600100004), Asteris Radix et Rhizoma (06174410300103008), Mori Cortex (06151220600106000), Platycodonis Radix (06174110100303003), Asparagi Radix (06192910400202008)	Armeniacae Semen Amarum; Mori Cortex[cut into shreds]; Glycyrrhizae Radix et Rhizoma; Platycodonis Radix[thick slices]; Asteris Radix et Rhizoma[thick slices or cutting into segments]; Asparagi Radix[thin slices]
775	Qi-regulating Formula	Qi-descending Formula	0601120176	Qi-Separating Decoction	Ren-Zhai's Straight Directions of Prescriptions of Children's Disease	Platycodonis Radix (06174110100303003), Poria (06400210100403009), Citri Reticulatae Pericarpium (06157040400306004), Mori Cortex (06151220600106000), Arecae Pericarpium (06191440400204005), Aurantii Fructus (06157040100202002), Pinelliae Rhizoma Fermentata (06199990800500877), Perillae Fructus Praeparatus (06172240200200116), Perillae Folium (06172220700107009), Glycyrrhizae Radix et Rhizoma Praeparata cum Melle (06156310300203354), Tsaoko Fructus (06193540200400114)	Pinelliae Rhizoma Fermentata[fermenting]; Tsaoko Fructus[stir-frying then removing proper exciple and preserving kernel]; Perillae Fructus Praeparatus[stir-frying until yellow]; Poria[broken into pieces or thick slices]; Perillae Folium[fragmenting]; Arecae Pericarpium[cutting into segments]; Citri Reticulatae Pericarpium; Mori Cortex[cut into shreds]; Platycodonis Radix[thick slices]; Glycyrrhizae Radix et Rhizoma Praeparata cum Melle[thick slices,stir-frying with honey]; Aurantii Fructus[thin slices]
776	Blood-regulating Formula	Blood-activating and Stasis-dispelling Formula	0601210013	Peach Kernel Purgative Decoction	Treatise on Cold Damage	Persicae Semen Aquosus (06156140600300824), Cinnamomi Ramulus (06154520200103001), Rhei Radix et Rhizoma (06152310300103009), Natrii Sulfas (06326410100100000), Glycyrrhizae Radix et Rhizoma Praeparata cum Melle (06156310300203354)	Natrii Sulfas; Persicae Semen Aquosus[soaking in boiling soup to remove seed coats]; Cinnamomi Ramulus[thick slices]; Glycyrrhizae Radix et Rhizoma Praeparata cum Melle[thick slices,stir-frying with honey]; Rhei Radix et Rhizoma[thick slices or broken into pieces]

Continued the table

No.	Main Category	Sub-category	Code of Formula	Name of Formula	Source of Formula	Components and Codes	Specifications and Requirements for Delivering
777	Blood-regulating Formula	Blood-activating and Stasis-dispelling Formula	0601210020	House of Blood Stasis-Expelling Decoction	Correction on Errors in Medical Works	Angelicae Sinensis Radix (06164310100302003), Rehmanniae Radix (06172410400103009), Persicae Semen (06156140600300008), Carthami Flos (06174430200100006), Aurantii Fructus (06157040100202002), Paeoniae Radix Rubra (06153710100303002), Bupleuri Radix (06164310101003008), Glycyrrhizae Radix et Rhizoma (06156310300203002), Platycodonis Radix (06174110100303003), Chuanxiong Rhizoma (06164310500103002), Achyranthis Bidentatae Radix (06152510100204009)	Persicae Semen; Carthami Flos; Achyranthis Bidentatae Radix[cutting into segments]; Rehmanniae Radix; Paeoniae Radix Rubra; Bupleuri Radix; Glycyrrhizae Radix et Rhizoma; Platycodonis Radix; Chuanxiong Rhizoma[thick slices]; Angelicae Sinensis Radix; Aurantii Fructus[thin slices]
778	Blood-regulating Formula	Blood-activating and Stasis-dispelling Formula	0601210037	Yang-Tonifying Five- Returning Decoction	Correction on Errors in Medical Works	Astragali Radix (06156310100603002), Angelicae Sinensis Radix (06164310100402000), Paeoniae Radix Rubra (06153710100303002), Pheretima (06203110200104006), Chuanxiong Rhizoma (06164310500103002), Carthami Flos (06174430200100006), Persicae Semen (06156140600300008)	Carthami Flos; Persicae Semen; Pheretima[cutting into segments]; Astragali Radix; Paeoniae Radix Rubra; Chuanxiong Rhizoma[thick slices]; Angelicae Sinensis Radix[thin slices]
779	Blood-regulating Formula	Blood-activating and Stasis-dispelling Formula	0601210044	Origin-Restorative Blood-Activating Decoction	Elucidation of Medicine	Bupleuri Radix (06164310101003008), Trichosanthis Radix (06174010100103002), Angelicae Sinensis Radix (06164310100302003), Carthami Flos (06174430200100006), Glycyrrhizae Radix et Rhizoma (06156310300203002), Manis Squama Praeparata (06220420300100226), Rhei Radix et Rhizoma (06152310300103009), Persicae Semen (06156140600300008)	Carthami Flos; Persicae Semen; Manis Squama Praeparata[stir-frying with sand]; Bupleuri Radix; Trichosanthis Radix; Glycyrrhizae Radix et Rhizoma[thick slices]; Rhei Radix et Rhizoma[thick slices or broken into pieces]; Angelicae Sinensis Radix[thin slices]
780	Blood-regulating Formula	Blood-activating and Stasis-dispelling Formula	0601210051	Channel-Warming Decoction	Synopsis of the Golden Chamber	Euodiae Fructus Praeparatus (06157040200300370), Angelicae Sinensis Radix (06164310100302003), Paeoniae Radix Alba (06153710100202008), Chuanxiong Rhizoma (06164310500103002), Ginseng Radix et Rhizoma (06164210300102000), Cinnamomi Ramulus (06154520200103001), Asini Corii Colla (06220340200100969), Moutan Cortex (06153720600102005), Zingiberis Rhizoma Recens (06193510500403009), Glycyrrhizae Radix et Rhizoma (06156310300203002), Pinelliae Rhizoma Praeparatum (06191610600200712), Ophiopogonis Radix (06192910400300001)	Ophiopogonis Radix; Asini Corii Colla[processing into glue]; Pinelliae Rhizoma Praeparatum[processing with licorice and limewater]; Euodiae Fructus Praeparatus[stir-frying with licorice juice]; Chuanxiong Rhizoma; Cinnamomi Ramulus; Zingiberis Rhizoma Recens; Glycyrrhizae Radix et Rhizoma[thick slices]; Angelicae Sinensis Radix; Paeoniae Radix Alba; Ginseng Radix et Rhizoma; Moutan Cortex[thin slices]

Continued the table

No.	Main Category	Sub-category	Code of Formula	Name of Formula	Source of Formula	Components and Codes	Specifications and Requirements for Delivering
781	Blood-regulating Formula	Blood-activating and Stasis-dispelling Formula	0601210068	Generation and Transformation Decoction	Fu Qing-zhu's Obstetrics and Gynaecology	Angelicae Sinensis Radix (06164310100302003), Chuanxiong Rhizoma (06164310500103002), Persicae Semen Aquosus (06156140600300824), Zingiberis Rhizoma Praeparatum (06193510500203227), Glycyrrhizae Radix et Rhizoma Praeparata cum Melle (06156310300203354)	Persicae Semen Aquosus[soaking in boiling soup to remove seed coats]; Chuanxiong Rhizoma[thick slices]; Glycyrrhizae Radix et Rhizoma Praeparata cum Melle[thick slices,stir-frying with honey]; Zingiberis Rhizoma Praeparatum[thick slices or broken into pieces, stir-frying with sand]; Angelicae Sinensis Radix[thin slices]
782	Blood-regulating Formula	Blood-activating and Stasis-dispelling Formula	0601210075	Sudden Smile Powder	Fine Prescriptions of Su's and Shen's	Trogopteri Faeces (06221040100100005), Typhae Pollen (06190130500100000)	Trogopteri Faeces; Typhae Pollen
783	Blood-regulating Formula	Blood-activating and Stasis-dispelling Formula	0601210082	Cinnamon Twig and Poria Pill	Synopsis of the Golden Chamber	Cinnamomi Ramulus (06154520200103001), Poria (06400210100403009), Moutan Cortex (06153720600102005), Persicae Semen Aquosus (06156140600300824), Paeoniae Radix Alba (06153710100202008)	Persicae Semen Aquosus[soaking in boiling soup to remove seed coats]; Poria[broken into pieces or thick slices]; Cinnamomi Ramulus[thick slices]; Moutan Cortex; Paeoniae Radix Alba[thin slices]
784	Blood-regulating Formula	Blood-activating and Stasis-dispelling Formula	0601210099	Substitute Resistant and Withstanding Pill	Criterion for Pattern Identification and Treatment	Rhei Radix et Rhizoma (06152310300103009), Natrii Sulfas (06326410100100000), Persicae Semen Praeparatum (06156140600300114), Rehmanniae Radix (06172410400103009), Angelicae Sinensis Radix (06164310100402000), Manis Squama (06220420300100004), Cinnamomi Ramulus (06154520200103001)	Natrii Sulfas; Manis Squama; Persicae Semen Praeparatum[stir-frying until yellow]; Rehmanniae Radix; Cinnamomi Ramulus[thick slices]; Rhei Radix et Rhizoma[thick slices or broken into pieces]; Angelicae Sinensis Radix[thin slices]
785	Blood-regulating Formula	Blood-activating and Stasis-dispelling Formula	0601210105	Collaterals-Activating Efficacious Pill	Records of Chinese Medicine with Reference to Western Medicine	Angelicae Sinensis Radix (06164310100302003), Salviae Miltiorrhizae Radix et Rhizoma (06172210300103006), Olibanum (06157290200200006), Myrrha (06157290200100009)	Olibanum; Myrrha; Salviae Miltiorrhizae Radix et Rhizoma[thick slices]; Angelicae Sinensis Radix[thin slices]

Continued the table

No.	Main Category	Sub-category	Code of Formula	Name of Formula	Source of Formula	Components and Codes	Specifications and Requirements for Delivering
786	Blood-regulating Formula	Blood-activating and Stasis-dispelling Formula	0601210112	Lesser Abdomen Stasis-Expelling Decoction	Correction on Errors in Medical Works	Foeniculi Fructus Praeparatus (06164340200100339), Zingiberis Rhizoma Tostus (06193510500203111), Corydalis Rhizoma (06154710600103002), Myrrha (06157290200100009), Angelicae Sinensis Radix (06164310100302003), Cinnamomi Cortex (06154520500100007), Typhae Pollen (06190130500100000), Trogopteri Faeces Tostus (06221040100100111), Paeoniae Radix Rubra (06153710100303002)	Myrrha; Typhae Pollen; Trogopteri Faeces Tostus[stir-frying until yellow]; Foeniculi Fructus Praeparatus[stir-frying with salt]; Cinnamomi Cortex[removing rough barks]; Corydalis Rhizoma; Paeoniae Radix Rubra[thick slices]; Zingiberis Rhizoma Tostus[thick slices or broken into pieces,stir-frying until yellow]; Angelicae Sinensis Radix[thin slices]
787	Blood-regulating formula	Blood-activating and stasis-dispelling Formula	0601210129	Generalized Pain Stasis-Expelling Decoction	Correction on Errors in Medical Works	Gentianae Macrophyllae Radix (06171410100103003), Chuanxiong Rhizoma (06164310500103002), Persicae Semen Aquosus (06156140600300824), Carthami Flos (06174430200100006), Glycyrrhizae Radix et Rhizoma (06156310300203002), Notopterygii Rhizoma et Radix (06164310300103004), Myrrha Praeparata (06157290200100320), Angelicae Sinensis Radix (06164310100302003), Trogopteri Faeces Acetatus (06221040100100326), Cyperi Rhizoma Praeparatum (06191310500103327), Achyranthis Bidentatae Radix (06152510100204009), Pheretima (06203110200104006)	Carthami Flos; Persicae Semen Aquosus[soaking in boiling soup to remove seed coats]; Myrrha Praeparata; Trogopteri Faeces Acetatus[stir-frying with vinegar]; Achyranthis Bidentatae Radix; Pheretima[cutting into segments]; Gentianae Macrophyllae Radix; Chuanxiong Rhizoma; Glycyrrhizae Radix et Rhizoma; Notopterygii Rhizoma et Radix[thick slices]; Cyperi Rhizoma Praeparatum[thick slices or,stir-frying with vinegar]; Angelicae Sinensis Radix[thin slices]
788	Blood-regulating formula	Blood-activating and stasis-dispelling Formula	0601210136	Orifice-Openning Blood-Activating Decoction	Correction on Errors in Medical Works	Paeoniae Radix Rubra (06153710100303002), Chuanxiong Rhizoma (06164310500103002), Persicae Semen Aquosus (06156140600300824), Carthami Flos (06174430200100006), Allium Fistulosum Bulbus (06192910701000006), Zingiberis Rhizoma Recens (06193510500403009), Jujubae Fructus (06159640200100000), Moschus (06220640100100008), Vinum	Carthami Flos; Allium Fistulosum Bulbus; Moschus; Vinum; Persicae Semen Aquosus[soaking in boiling soup to remove seed coats]; Jujubae Fructus[splitting or removing cores]; Paeoniae Radix Rubra; Chuanxiong Rhizoma; Zingiberis Rhizoma Recens[thick slices]

Continued the table

No.	Main Category	Sub-category	Code of Formula	Name of Formula	Source of Formula	Components and Codes	Specifications and Requirements for Delivering
789	Blood-regulating formula	Blood-activating and stasis-dispelling Formula	0601210143	Major Mutrient Decoction	Jing-yue's Collecled Works	Angelicae Sinensis Radix (06164310100302003), Rehmanniae Radix Praeparata (06172410400103610), Lycii Fructus (06172340200200007), Glycyrrhizae Radix et Rhizoma Praeparata cum Melle (06156310300203354), Eucommiae Cortex (06155920500106006), Achyranthis Bidentatae Radix (06152510100204009), Cinnamomi Cortex (06154520500100007)	Lycii Fructus; Eucommiae Cortex[broken into pieces or cut into shreds]; Cinnamomi Cortex[removing rough barks]; Achyranthis Bidentatae Radix[cutting into segments]; Rehmanniae Radix Praeparata[thick slices, stewing or steaming with wine]; Glycyrrhizae Radix et Rhizoma Praeparata cum Melle[thick slices,stir-frying with honey]; Angelicae Sinensis Radix[thin slices]
790	Blood-regulating formula	Blood-activating and stasis-dispelling Formula	0601210150	Second Foumula for Ectopic Pregnancy	Chinese gynaecology	Sparganii Rhizoma (06190310600102009), Curcumae Rhizoma (06193510500703000), Salviae Miltiorrhizae Radix et Rhizoma (06172210300103006), Paeoniae Radix Rubra (06153710100303002), Persicae Semen (06156140600300008)	Persicae Semen; Curcumae Rhizoma; Salviae Miltiorrhizae Radix et Rhizoma; Paeoniae Radix Rubra[thick slices]; Sparganii Rhizoma[thin slices]
791	Blood-regulating formula	Blood-activating and stasis-dispelling Formula	0601210167	Infradiaphragmatic Stasis-Expelling Decoction	Correction on Errors in Medical Works	Trogopteri Faeces Acetatus (06221040100100326), Angelicae Sinensis Radix (06164310100302003), Chuanxiong Rhizoma (06164310500103002), Persicae Semen (06156140600300008), Moutan Cortex (06153720600102005), Paeoniae Radix Rubra (06153710100303002), Linderae Radix (06154510400102003), Corydalis Rhizoma (06154710600103002), Glycyrrhizae Radix et Rhizoma (06156310300203002), Cyperi Rhizoma (06191310500103006), Carthami Flos (06174430200100006), Aurantii Fructus (06157040100202002)	Persicae Semen; Carthami Flos; Trogopteri Faeces Acetatus[stir-frying with vinegar]; Chuanxiong Rhizoma; Paeoniae Radix Rubra; Corydalis Rhizoma; Glycyrrhizae Radix et Rhizoma[thick slices]; Cyperi Rhizoma[thick slices or]; Angelicae Sinensis Radix; Moutan Cortex; Linderae Radix; Aurantii Fructus[thin slices]
792	Blood-regulating formula	Blood-activating and stasis-dispelling Formula	0601210174	Stasis-freeing Decoction	Jing-yue's Collecled Works	Angelicae Sinensis Radix (06164310100402000), Carthami Flos (06174430200100006), Crataegi Fructus (06156140200100008), Linderae Radix (06154510400102003), Citri Reticulatae Pericarpium Viride (06157040400406001), Aucklandiae Radix (06174410100303004), Cyperi Rhizoma (06191310500103006), Alismatis Rhizoma (06190810600103001)	Carthami Flos; Crataegi Fructus[removed kernel]; Aucklandiae Radix; Alismatis Rhizoma[thick slices]; Cyperi Rhizoma[thick slices or]; Citri Reticulatae Pericarpium Viride[thick slices or cut into shreds]; Angelicae Sinensis Radix; Linderae Radix[thin slices]

Continued the table

No.	Main Category	Sub-category	Code of Formula	Name of Formula	Source of Formula	Components and Codes	Specifications and Requirements for Delivering
793	Blood-regulating formula	Blood-activating and stasis-dispelling Formula	0601210181	Stasis-expelling and Flood-stanching Decoction	Selections of Empirical Recipe in Anhui Province	Angelicae Sinensis Radix (06164310100302003), Chuanxiong Rhizoma (06164310500103002), Notoginseng Radix et Rhizoma (06164210300207002), Salviae Miltiorrhizae Radix et Rhizoma (06172210300103006), Myrrha Praeparata (06157290200100320), Trogopteri Faeces (06221040100100005), Moutan Cortex Carbonisatum (06153720600102418), Artemisiae Argyi Folium Carbonisatum (06174420700100415), Asini Corii Colla (06220340200100969), Typhae Pollen Carbonisatum (06190130500100413), Draconis Os Ustus (06338110100105511), Ostreae Concha Praeparata (06205120300107515), Sepiae Endoconcha (06207130100105008)	Trogopteri Faeces; Asini Corii Colla[processed into glue]; Typhae Pollen Carbonisatum[carbonized by stir-frying]; Myrrha Praeparata[stir-frying with vinegar]; Draconis Os Ustus[broken into pieces,-calcining openly]; Notoginseng Radix et Rhizoma[fine powder]; Ostreae Concha Praeparata[fragmenting,calcined openly]; Artemisiae Argyi Folium Carbonisatum[removed stems,-carbonized by stir-frying]; Sepiae Endoconcha[chopped into fragmenting]; Chuanxiong Rhizoma; Salviae Miltiorrhizae Radix et Rhizoma[thick slices]; Angelicae Sinensis Radix[thin slices]; Moutan Corten Faeces Carbonisatum[thin slices,carbonized by stir-frying]
794	Blood-regulating formula	Blood-activating and stasis-dispelling Formula	0601210198	Stasis-expelling and Blood-stanching Decoction	Fu Qing-zhu's Obstetrics and Gynaecology	Rhei Radix et Rhizoma (06152310300103009), Rehmanniae Radix Vinatus (06172410400103313), Angelicae Sinensis Radix (06164310100402000), Paeoniae Radix Rubra (06153710100303002), Moutan Cortex (06153720600102005), Aurantii Fructus (06157040100202002), Testudinis Carapax et Plastrum Praeparatum (06225220300100326), Persicae Semen Praeparatum (06156140600300114)	Persicae Semen Praeparatum[stir-frying until yellow]; Testudinis Carapax et Plastrum Praeparatum[stir-frying with sand then quenched with vinegar]; Paeoniae Radix Rubra[thick slices]; Rehmanniae Radix Vinatus[thick slices, stir-frying with wine]; Rhei Radix et Rhizoma[thick slices or broken into pieces]; Angelicae Sinensis Radix; Moutan Cortex; Aurantii Fructus[thin slices]

Continued the table

No.	Main Category	Sub-category	Code of Formula	Name of Formula	Source of Formula	Components and Codes	Specifications and Requirements for Delivering
795	Blood-regulating formula	Blood-activating and stasis-dispelling Formula	0601210204	Sinew-relaxing and Blood-activating Decoction	Supplemented Essential of Chinese osteo-traumatology	Notopterygii Rhizoma et Radix (06164310300103004), Saposhnikoviae Radix (06164310100503004), Schizonepetae Herba (06172250500404008), Angelicae Pubescentis Radix (06164310100802008), Angelicae Sinensis Radix (06164310100302003), Dipsaci Radix (06173910100103006), Citri Reticulatae Pericarpium Viride (06157040400406001), Achyranthis Bidentatae Radix (06152510100204009), Acanthopanacis Cortex (06164220600103003), Eucommiae Cortex (06155920500106006), Carthami Flos (06174430200100006), Aurantii Fructus (06157040100202002)	Carthami Flos; Eucommiae Cortex[broken into pieces or cut into shreds]; Schizonepetae Herba; Achyranthis Bidentatae Radix[cutting into segments]; Notopterygii Rhizoma et Radix; Saposhnikoviae Radix; Dipsaci Radix; Acanthopanacis Cortex[thick slices]; Citri Reticulatae Pericarpium Viride[thick slices or cut into shreds]; Angelicae Pubescentis Radix; Angelicae Sinensis Radix; Aurantii Fructus[thin slices]
796	Blood-regulating formula	Blood-activating and stasis-dispelling Formula	0601210211	Accumulations Transforming Pill	Wondrous Lantern for Peering into the Origin and Development of Miscellaneous Disease	Sparganii Rhizoma (06190310600102009), Curcumae Rhizoma (06193510500703000), Cyperi Rhizoma (06191310500103006), Sappan Lignum (06156320400103003), Trogopteri Faeces (06221040100100005), Arcae Concha (06205320300107007), Ferulae Resina (06164390200100006), Costaziae Os (06218130100105004), Arecae Semen (06191440600102002), Realgar (06310310100107858)	Trogopteri Faeces; Ferulae Resina; Costaziae Os[broken into pieces]; Arcae Concha[fragmenting]; Realgar[powder, ground with water]; Curcumae Rhizoma[thick slices]; Cyperi Rhizoma[thick slices or]; Sappan Lignum[thick slices or fine powder]; Sparganii Rhizoma; Arecae Semen[thin slices]
797	Blood-regulating formula	Blood-activating and stasis-dispelling Formula	0601210228	Corydalis Decoction	Revised Prescriptions to Aid the Living	Corydalis Rhizoma Praeparatum (06154710600103323), Angelicae Sinensis Radix Vinatus (06164310100302317), Typhae Pollen Tostus (06190130500100116), Paeoniae Radix Rubra (06153710100303002), Cinnamomi Cortex (06154520500100007), Olibanum Praeparatum (06157290200200327), Myrrha Praeparata (06157290200100320), Wenyujin Rhizoma Concisum (06193510500303002), Glycyrrhizae Radix et Rhizoma Praeparata cum Melle (06156310300203354)	Typhae Pollen Tostus[stir-frying until yellow]; Olibanum Praeparatum; Myrrha Praeparata[stir-frying with vinegar]; Cinnamomi Cortex[removed rough barks]; Paeoniae Radix Rubra; Wenyujin Rhizoma Concisum[thick slices]; Corydalis Rhizoma Praeparatum[thick slices, stir-frying or boiled with vinegar]; Glycyrrhizae Radix et Rhizoma Praeparata cum Melle[thick slices,stir-frying with honey]; Angelicae Sinensis Radix Vinatus[thin slices, stir-frying with wine]

Continued the table

No.	Main Category	Sub-category	Code of Formula	Name of Formula	Source of Formula	Components and Codes	Specifications and Requirements for Delivering
798	Blood-regulating formula	Blood-activating and stasis-dispelling Formula	0601210235	Nutrient-harmonizing Qi-freeing Powder	Lecture Notes for Chinese Traumatology	Angelicae Sinensis Radix (06164310100302003), Salviae Miltiorrhizae Radix et Rhizoma (06172210300103006), Cyperi Rhizoma (06191310500103006), Chuanxiong Rhizoma (06164310500103002), Corydalis Rhizoma (06154710600103002), Citri Reticulatae Pericarpium Viride (06157040400406001), Aurantii Fructus (06157040100202002), Curcumae Radix (06193510400102002), Pinelliae Rhizoma Praeparatum cum Zingibere et Alumine (06191610600200729), Aucklandiae Radix (06174410100303004), Anisi Stellati Fructus (06154140200100000)	Anisi Stellati Fructus; Pinelliae Rhizoma Praeparatum cum Zingibere et Alumine[processed with ginger and alum]; Salviae Miltiorrhizae Radix et Rhizoma; Chuanxiong Rhizoma; Corydalis Rhizoma; Aucklandiae Radix[thick slices]; Cyperi Rhizoma[thick slices or rubbing into bits]; Citri Reticulatae Pericarpium Viride[thick slices or cut into shreds]; Angelicae Sinensis Radix; Aurantii Fructus; Curcumae Radix[thin slices]
799	Blood-regulating formula	Blood-activating and stasis-dispelling Formula	0601210242	Li Dong Pill	Life-saving Manual of Diagnosis and Treatment of External Disease	Bovis Calculus (06220240100100000), Borneolum Syntheticum (06160890800100009), Moschus (06220640100100008), Ferulae Resina (06164390200100006), Rhei Radix et Rhizoma (06152310300103009), Catechu (06156390800100001), Draconis Sanguis (06191490200107006), Olibanum (06157290200200006), Myrrha (06157290200100009), Notoginseng Radix et Rhizoma (06164210300207002), Bambusae Concretio Silicea (06191290900100006), Combogia Gutti Praeparata (06160790200107991), Realgar (06310310100107858), Caprae Bloodes (06220240100200007)	Bovis Calculus; Borneolum Syntheticum; Moschus; Ferulae Resina; Catechu; Olibanum; Myrrha; Bambusae Concretio Silicea; Caprae Bloodes; Notoginseng Radix et Rhizoma[fine powder]; Draconis Sanguis[fragmenting or powder]; Combogia Gutti Praeparata[granule and powder, dissdved, filtered, concentrated and dried]; Realgar[powder, ground with water]; Rhei Radix et Rhizoma[thick slices or broken into pieces]
800	Blood-regulating formula	Blood-activating and stasis-dispelling Formula	0601210259	Peach Kernel and Carthamus Decoction	Suach Kernel and Car	Salviae Miltiorrhizae Radix et Rhizoma (06172210300103006), Paeoniae Radix Rubra (06153710100303002), Persicae Semen (06156140600300008), Carthami Flos (06174430200100006), Cyperi Rhizoma Praeparatum (06191310500103327), Corydalis Rhizoma (06154710600103002), Citri Reticulatae Pericarpium Viride (06157040400406001), Angelicae Sinensis Radix (06164310100302003), Chuanxiong Rhizoma (06164310500103002), Rehmanniae Radix (06172410400103009)	Persicae Semen; Carthami Flos; Salviae Miltiorrhizae Radix et Rhizoma; Paeoniae Radix Rubra; Corydalis Rhizoma; Chuanxiong Rhizoma; Rehmanniae Radix[thick slices]; Cyperi Rhizoma Praeparatum[thick slices or,stir-frying with vinegar]; Citri Reticulatae Pericarpium Viride[thick slices or cut into shreds]; Angelicae Sinensis Radix[thin slices]

Continued the table

No.	Main Category	Sub-category	Code of Formula	Name of Formula	Source of Formula	Components and Codes	Specifications and Requirements for Delivering
801	Blood-regulating Formula	Blood-activating and Stasis-dispelling Formula	0601210266	Nutrient-regulating Decoction	Effective Recipes from Renzhai House	Curcumae Rhizoma (06193510500703000), Chuanxiong Rhizoma (06164310500103002), Angelicae Sinensis Radix (06164310100302003), Rhei Radix et Rhizoma (06152310300103009), Paeoniae Radix Rubra (06153710100303002), Corydalis Rhizoma (06154710600103002), Dianthi Herba (06153150500104005), Arecae Semen (06191440600102002), Citri Reticulatae Pericarpium (06157040400306004), Arecae Pericarpium (06191440400204005), Descurainiae Semen Praeparatum/ Lepidii Semen Praeparatum (06154940600300112), Poria (06400210100403009), Mori Cortex (06151220600106000), Asari Radix et Rhizoma (06152010300104005), Cinnamomi Cortex (06154520500100007), Glycyrrhizae Radix et Rhizoma Praeparata cum Melle (06156310300203354), Angelicae Dahuricae Radix (06164310100203003)	Descurainiae Semen Praeparatum/ Lepidii Semen Praeparatum[stir-frying until yellow]; Poria[broken into pieces or thick slices]; Cinnamomi Cortex[removed rough barks]; Dianthi Herba; Arecae Pericarpium; Asari Radix et Rhizoma[cutting into segments]; Citri Reticulatae Pericarpium; Mori Cortex[cut into shreds]; Curcumae Rhizoma; Chuanxiong Rhizoma; Paeoniae Radix Rubra; Corydalis Rhizoma; Angelicae Dahuricae Radix-[thick slices]; Glycyrrhizae Radix et Rhizoma Praeparata cum Melle[thick slices,stir-frying with honey]; Rhei Radix et Rhizoma[thick slices or broken into pieces]; Angelicae Sinensis Radix; Arecae Semen[thin slices]
802	Blood-regulating Formula	Blood-activating and Stasis-dispelling Formula	0601210273	Thoroughfare-regulating Decoction	Records of Chinese Medicine with Reference to Western Medicine	Astragali Radix (06156310100603002), Codonopsis Radix (06174110100203006), Atractylodis Macrocephalae Rhizoma (06174410500203003), Dioscoreae Rhizoma (06193210500103007), Trichosanthis Radix (06174010100103002), Anemarrhenae Rhizoma (06192910500303001), Sparganii Rhizoma (06190310600102009), Curcumae Rhizoma Praeparatum (06193510500703796), Galli Gigerii Endothelium Corneum (06224140900100001)	Astragali Radix; Codonopsis Radix; Atractylodis Macrocephalae Rhizoma; Dioscoreae Rhizoma; Trichosanthis Radix; Anemarrhenae Rhizoma[thick slices]; Curcumae Rhizoma Praeparatum[thick slices, boiled with vinegar]; Sparganii Rhizoma[thin slices]; Galli Gigerii Endothelium Corneum[washed]

Continued the table

No.	Main Category	Sub-category	Code of Formula	Name of Formula	Source of Formula	Components and Codes	Specifications and Requirements for Delivering
803	Blood-regulating Formula	Blood-activating and Stasis-dispelling Formula	0601210280	Trachycarpi Petiolus Carbonisatus, Typhae Pollen Carbonisatum Powder	Chen-Su-An's Supplemented Explanation of Gynaecology	Trachycarpi Petiolus Carbonisatus (06191420800100428), Typhae Pollen Carbonisatum (06190130500100413), Angelicae Sinensis Radix Vinatus (06164310100302317), Chuanxiong Rhizoma (06164310500103002), Rehmanniae Radix (06172410400103009), Paeoniae Radix Alba Tostus (06153710100202114), Moutan Cortex (06153720600102005), Gentianae Macrophyllae Radix (06171410100103003), Lycopi Herba (06172250500304001), Eucommiae Cortex (06155920500106006), Scutellariae Radix (06172210100102605)	Trachycarpi Petiolus Carbonisatus [carbonized by calcining]; Typhae Pollen Carbonisatum[carbonized by stir-frying]; Eucommiae Cortex[broken into pieces or cut into shreds]; Lycopi Herba[cutting into segments]; Chuanxiong Rhizoma; Rehmanniae Radix; Gentianae Macrophyllae Radix[thick slices]; Moutan Cortex[thin slices]; Scutellariae Radix[thin slices, decocted]; Paeoniae Radix Alba Tostus[thin slices,stir-frying until yellow]; Angelicae Sinensis Radix Vinatus[thin slices, stir-frying with wine]
804	Blood-regulating Formula	Blood-activating and Stasis-dispelling Formula	0601210303	Harmonizing Nutrient and Pain-relieving Decoction	Supplemented Essential of Chinese osteo-traumatology	Paeoniae Radix Rubra (06153710100303002), Angelicae Sinensis Radix (06164310100402000), Chuanxiong Rhizoma (06164310500103002), Sappan Lignum (06156320400103003), Citri Reticulatae Pericarpium (06157040400306004), Persicae Semen (06156140600300008), Dipsaci Radix (06173910100103006), Linderae Radix (06154510400102003), Olibanum (06157290200200006), Myrrha (06157290200100009), Akebiae Caulis (06153820100203001), Glycyrrhizae Radix et Rhizoma (06156310300203002)	Persicae Semen; Olibanum; Myrrha; Akebiae Caulis[pieces]; Citri Reticulatae Pericarpium[cut into shreds]; Paeoniae Radix Rubra; Chuanxiong Rhizoma; Dipsaci Radix; Glycyrrhizae Radix et Rhizoma[thick slices]; Sappan Lignum[thick slices or fine powder]; Angelicae Sinensis Radix; Linderae Radix[thin slices]
805	Blood-regulating Formula	Blood-activating and Stasis-dispelling Formula	0601210310	Salvia Decoction	Post-antique Prescriptions in Rhymes	Salviae Miltiorrhizae Radix et Rhizoma (06172210300103006), Santali Albi Lignum (06151820400107001), Amomi Fructus (06193540200300001)	Amomi Fructus; Santali Albi Lignum[chopped into fragmenting]; Salviae Miltiorrhizae Radix et Rhizoma[thick slices]

Continued the table

No.	Main Category	Sub-category	Code of Formula	Name of Formula	Source of Formula	Components and Codes	Specifications and Requirements for Delivering
806	Blood-regulating Formula	Blood-activating and Stasis-dispelling Formula	0601210327	Seven Li Powder	Collection of Effective Prescriptions	Cinnabaris (06310210100107851), Moschus (06220640100100008), Borneolum Syntheticum (06160890800100009), Olibanum (06157290200200006), Carthami Flos (06174430200100006), Myrrha (06157290200100009), Draconis Sanguis (06191490200107006), Catechu (06156390800100001)	Moschus; Borneolum Syntheticum; Olibanum; Carthami Flos; Myrrha; Catechu; Draconis Sanguis[fragmenting or powder]; Cinnabaris[powder, ground with water]
807	Blood-regulating Formula	Blood-activating and Stasis-dispelling Formula	0601210334	Eight Li Powder	Golden Mirror of the Medical Ancestors	Sappan Lignum (06156320400103003), Pyritum Praeparatum (06312110100107524), Olibanum (06157290200200006), Myrrha (06157290200100009), Moschus (06220640100100008), Carthami Flos (06174430200100006), Caryophylli Flos (06163430300100009), Strychni Semen Praeparatum (06171340600100229), Draconis Sanguis (06191490200107006)	Olibanum; Myrrha; Moschus; Carthami Flos; Caryophylli Flos; Strychni Semen Praeparatum[stir-frying with sand]; Pyritum Praeparatum[fragmented, calcined and quenched]; Draconis Sanguis[fragmenting or powder]; Sappan Lignum[thick slices or fine powder]
808	Blood-regulating Formula	Blood-activating and Stasis-dispelling Formula	0601210341	Bone-joining and Blood-actiaving Decoction	Lecture Notes for Chinese Traumatology	Angelicae Sinensis Radix (06164310100402000), Paeoniae Radix Rubra (06153710100303002), Paeoniae Radix Alba (06153710100202008), Rehmanniae Radix (06172410400103009), Carthami Flos (06174430200100006), Eupolyphaga/ Steleophaga (06210210100100006), Drynariae Rhizoma (06135610500103001), Pyritum Praeparatum (06312110100107524), Dipsaci Radix (06173910100103006), Centellae Herba (06164350100104009), Olibanum Praeparatum (06157290200200327), Myrrha Praeparata (06157290200100320)	Carthami Flos; Eupolyphaga/ Steleophaga; Olibanum Praeparatum; Myrrha Praeparata[stir-frying with vinegar]; Pyritum Praeparatum[fragmented, calcined and quenched]; Centellae Herba[cutting into segments]; Paeoniae Radix Rubra; Rehmanniae Radix; Drynariae Rhizoma; Dipsaci Radix[thick slices]; Angelicae Sinensis Radix; Paeoniae Radix Alba[thin slices]

Continued the table

No.	Main Category	Sub-category	Code of Formula	Name of Formula	Source of Formula	Components and Codes	Specifications and Requirements for Delivering
809	Blood-regulating Formula	Blood-activating and Stasis-dispelling Formula	0601210358	New Injuries and Breakage-mending Decoction	Lecture Notes for Chinese Traumatology	Angelicae Sinensis Radix (06164310100402000), Eupolyphaga/ Steleophaga (06210210100100006), Olibanum (06157290200200006), Myrrha (06157290200100009), Salviae Miltiorrhizae Radix et Rhizoma (06172210300103006), Pyritum Praeparatum (06312110100107524), Drynariae Rhizoma (06135610500103001), Lycopi Herba (06172250500304001), Corydalis Rhizoma (06154710600103002), Sappan Lignum (06156320400103003), Dipsaci Radix (06173910100103006), Mori Ramulus (06151220200103003), Persicae Semen (06156140600300008)	Eupolyphaga/ Steleophaga; Olibanum; Myrrha; Persicae Semen; Pyritum Praeparatum[fragmented, calcined and quenched]; Lycopi Herba[cutting into segments]; Salviae Miltiorrhizae Radix et Rhizoma; Drynariae Rhizoma; Corydalis Rhizoma; Dipsaci Radix; Mori Ramulus[thick slices]; Sappan Lignum[thick slices or fine powder]; Angelicae Sinensis Radix[thin slices]
810	Blood-regulating Formula	Blood-activating and Stasis-dispelling Formula	0601210365	Bone-joining Purple Gold Pill	Fine Prescriptions for Mankind Relief of Wan's	Eupolyphaga/ Steleophaga (06210210100100006), Olibanum (06157290200200006), Myrrha (06157290200100009), Pyritum (06312110100107005), Drynariae Rhizoma (06135610500103001), Rhei Radix et Rhizoma (06152310300103009), Draconis Sanguis (06191490200107006), Borax (06324110100100001), Angelicae Sinensis Radix (06164310100402000)	Eupolyphaga/ Steleophaga; Olibanum; Myrrha; Borax; Pyritum [fragmenting]; Draconis Sanguis [fragmenting or powder]; Drynariae Rhizoma[thick slices]; Rhei Radix et Rhizoma[thick slices or broken into pieces]; Angelicae Sinensis Radix[thin slices]
811	Blood-regulating Formula	Blood-activating and Stasis-dispelling Formula	0601210372	Cockcrow Powder	Treasured Mirror of Oriental Medicine	Angelicae Sinensis Radix (06164310100402000), Persicae Semen (06156140600300008), Rhei Radix et Rhizoma Vinatus (06152310300103313)	Persicae Semen; Rhei Radix et Rhizoma Vinatus[thick slices or broken into pieces, stir-frying with wine]; Angelicae Sinensis Radix[thin slices]
812	Blood-regulating Formula	Blood-activating and Stasis-dispelling Formula	0601210389	Epiglottis and Stasis-expelling Decoction	Correction on Errors in Medical Works	Persicae Semen Praeparatum (06156140600300114), Carthami Flos (06174430200100006), Rehmanniae Radix (06172410400103009), Glycyrrhizae Radix et Rhizoma (06156310300203002), Platycodonis Radix (06174110100303003), Aurantii Fructus (06157040100202002), Paeoniae Radix Rubra (06153710100303002), Angelicae Sinensis Radix (06164310100302003), Bupleuri Radix (06164310101003008), Scrophulariae Radix (06172410100102005)	Carthami Flos; Persicae Semen Praeparatum[stir-frying until yellow]; Rehmanniae Radix; Glycyrrhizae Radix et Rhizoma; Platycodonis Radix; Paeoniae Radix Rubra; Bupleuri Radix[thick slices]; Aurantii Fructus; Angelicae Sinensis Radix; Scrophulariae Radix[thin slices]

Continued the table

No.	Main Category	Sub-category	Code of Formula	Name of Formula	Source of Formula	Components and Codes	Specifications and Requirements for Delivering
813	Blood-regulating Formula	Blood-activating and Stasis-dispelling Formula	0601210396	Major Red Pill	Immortal-imparted Prescription for Injury-smoothing and Bone-seting	Polygoni Multiflori Radix (06152310400103008), Acontiti Radix Cocta (06153710400103708), Arisaematis Rhizoma Praeparatum (06191610600100722), Paeoniae Radix Alba (06153710100202008), Angelicae Sinensis Radix Tostus (06164310100302263), Drynariae Rhizoma (06135610500103001), Achyranthis Bidentatae Radix Tostus (06152510100204115), Asari Radix et Rhizoma (06152010300104005), Vignae Semen (06156340600100008), Pyritum Praeparatum (06312110100107524), Mori Folium Immatura Carbonisatum (06159120700100422)	Vignae Semen; Mori Folium Immatura Carbonisatum[carbonized by calcining]; Arisaematis Rhizoma Praeparatum[processed with ginger and alum]; Pyritum Praeparatum [fragmented, calcined and quenched]; Acontiti Radix Cocta[pieces, decocted]; Asari Radix et Rhizoma[cutting into segments]; Achyranthis Bidentatae Radix Tostus[cutting into segments, stir-frying]; Drynariae Rhizoma[thick slices]; Polygoni Multiflori Radix[thick slices or broken into pieces]; Paeoniae Radix Alba[thin slices]; Angelicae Sinensis Radix Tostus[thin slices, stir-frying with earth]
814	Blood-regulating Formula	Blood-activating and Stasis-dispelling Formula	0601210402	Rhubarb Poria Pill	Enlightenment of Obstetrics	Rhei Radix et Rhizoma (06152310300103009), Poria (06400210100403009), Cinnamomi Ramulus (06154520200103001), Paeoniae Radix Alba (06153710100202008), Persicae Semen (06156140600300008), Moutan Cortex (06153720600102005)	Persicae Semen; Poria[broken into pieces or thick slices]; Cinnamomi Ramulus[thick slices]; Rhei Radix et Rhizoma[thick slices or broken into pieces]; Paeoniae Radix Alba; Moutan Cortex[thin slices]
815	Blood-regulating Formula	Blood-activating and Stasis-dispelling Formula	0601210419	Rhubarb and Ground Beetle Pill	Synopsis of the Golden Chamber	Rhei Radix et Rhizoma Cocta Vinata (06152310300103610), Eupolyphaga/ Steleophaga (06210210100100006), Hirudo Aquosus (06204110100104242), Tabanus Tostus (06211310100200115), Holotrichiae Larva Tostus (06211410100100115), Toxicodendri Resina (06158390200100418), Persicae Semen (06156140600300008), Armeniacae Semen Amarum Praeparatum (06156140600100110), Scutellariae Radix (06172210100102605), Rehmanniae Radix (06172410400103009), Paeoniae Radix Alba (06153710100202008), Glycyrrhizae Radix et Rhizoma (06156310300203002)	Eupolyphaga/ Steleophaga; Persicae Semen; Toxicodendri Resina[carbonized by stir-frying]; Tabanus Tostus; Holotrichiae Larva Tostus; Armeniacae Semen Amarum Praeparatum[stir-frying until yellow]; Hirudo Aquosus[cutting into segments, stir-frying with talc powder]; Rehmanniae Radix; Glycyrrhizae Radix et Rhizoma[thick slices]; Rhei Radix et Rhizoma Cocta Vinata[thick slices or broken into pieces, stewing or steaming with wine]; Paeoniae Radix Alba[thin slices]; Scutellariae Radix[thin slices, decocted]

Continued the table

No.	Main Category	Sub-category	Code of Formula	Name of Formula	Source of Formula	Components and Codes	Specifications and Requirements for Delivering
816	Blood-regulating Formula	Blood-activating and Stasis-dispelling Formula	0601210426	Blood-actiaving Pain-relieving Decoction	The Great Compendium of Chinese osteo-traumatology	Angelicae Sinensis Radix (06164310100302003), Chuanxiong Rhizoma (06164310500103002), Olibanum Praeparatum (06157290200200327), Sappan Lignum (06156320400103003), Carthami Flos (06174430200100006), Myrrha Praeparata (06157290200100320), Eupolyphaga/ Steleophaga (06210210100100006), Notoginseng Radix et Rhizoma (06164210300207002), Paeoniae Radix Rubra (06153710100303002), Citri Reticulatae Pericarpium (06157040400306004), Centellae Herba (06164350100104009), Cortex Cercis Chinensis (06156320500205003)	Carthami Flos; Eupolyphaga/ Steleophaga; Olibanum Praeparatum; Myrrha Praeparata[stir-frying with vinegar]; Cortex Cercis Chinensis[broken into pieces]; Notoginseng Radix et Rhizoma[Fine powder]; Centellae Herba[cutting into segments]; Citri Reticulatae Pericarpium[cut into shreds]; Chuanxiong Rhizoma; Paeoniae Radix Rubra[thick slices]; Sappan Lignum[thick slices or fine powder]; Angelicae Sinensis Radix-[thin slices]
817	Blood-regulating Formula	Blood-activating and Stasis-dispelling Formula	0601210433	Mugwort and Cyperus Uterus-warming Fill	Effective Recipes from Renzhai House	Artemisiae Argyi Folium (06174420700100002), Cyperi Rhizoma (06191310500103006), Angelicae Sinensis Radix (06164310100302003), Paeoniae Radix Alba Vinatus (06153710100202312), Dipsaci Radix (06173910100103006), Chuanxiong Rhizoma (06164310500103002), Rehmanniae Radix (06172410400103009), Euodiae Fructus (06157040200300004), Astragali Radix (06156310100603002), Zanthoxyli Pericarpium (06157040400200005), Cinnamomi Cortex (06154520500100007)	Euodiae Fructus; Zanthoxyli Pericarpium[removed capsicum and fruit handle]; Cinnamomi Cortex[removed rough barks]; Artemisiae Argyi Folium[removed stems]; Dipsaci Radix; Chuanxiong Rhizoma; Rehmanniae Radix; Astragali Radix[thick slices]; Cyperi Rhizoma[thick slices or]; Angelicae Sinensis Radix[thin slices]; Paeoniae Radix Alba Vinatus[thin slices, stir-frying with wine]
818	Blood-regulating Formula	Blood-activating and Stasis-dispelling Formula	0601210440	Chong He Immortal Paste	Clustering of Immortal-imparted Empirical Prescriptions of External Medicine	Cortex Cercis Chinensis (06156320500205003), Angelicae Pubescentis Radix (06164310100802008), Paeoniae Radix Rubra (06153710100303002), Angelicae Dahuricae Radix (06164310100203003), Acori Tatarinowii Rhizoma (06191610500203004)	Cortex Cercis Chinensis[broken into pieces]; Paeoniae Radix Rubra; Angelicae Dahuricae Radix; Acori Tatarinowii Rhizoma[thick slices]; Angelicae Pubescentis Radix[thin slices]

Continued the table

No.	Main Category	Sub-category	Code of Formula	Name of Formula	Source of Formula	Components and Codes	Specifications and Requirements for Delivering
819	Blood-regulating Formula	Blood-activating and Stasis-dispelling Formula	0601210457	Angelica and Peony Powder	Synopsis of the Golden Chamber	Angelicae Sinensis Radix (06164310100302003), Paeoniae Radix Alba (06153710100202008), Poria (06400210100403009), Atractylodis Macrocephalae Rhizoma (06174410500203003), Alismatis Rhizoma (06190810600103001), Chuanxiong Rhizoma (06164310500103002)	Poria[broken into pieces or thick slices]; Atractylodis Macrocephalae Rhizoma; Alismatis Rhizoma; Chuanxiong Rhizoma[thick slices]; Angelicae Sinensis Radix; Paeoniae Radix Alba[thin slices]
820	Blood-regulating Formula	Blood-activating and Stasis-dispelling Formula	0601210464	Ligusticum and Angelica Heart-draining Decoction	Wanses-Regulating	Angelicae Sinensis Radix (06164310100402000), Chuanxiong Rhizoma (06164310500103002), Typhae Pollen (06190130500100000), Moutan Cortex (06153720600102005), Cinnamomi Cortex (06154520500100007), Trogopteri Faeces (06221040100100005)	Typhae Pollen; Trogopteri Faeces; Cinnamomi Cortex[removed rough barks]; Chuanxiong Rhizoma[thick slices]; Angelicae Sinensis Radix; Moutan Cortex[thin slices]
821	Blood-regulating Formula	Blood-activating and Stasis-dispelling Formula	0601210471	Resistant and Withstanding Decoction	Treatise on Cold Damage	Hirudo (06204110100104006), Tabanus (06211310100100002), Rhei Radix et Rhizoma (06152310300103009), Persicae Semen (06156140600300008)	Tabanus; Persicae Semen; Hirudo[cutting into segments]; Rhei Radix et Rhizoma[thick slices or broken into pieces]
822	Blood-regulating Formula	Blood-activating and Stasis-dispelling Formula	0601210488	Blood-activating and Stasis-dissipating Decoction	Orthodox Manual of External Medicine	Angelicae Sinensis Radix (06164310100402000), Paeoniae Radix Rubra (06153710100303002), Persicae Semen (06156140600300008), Rhei Radix et Rhizoma Vinatus (06152310300103313), Chuanxiong Rhizoma (06164310500103002), Sappan Lignum (06156320400103003), Moutan Cortex (06153720600102005), Aurantii Fructus (06157040100202002), Trichosanthis Semen (06174040600200000), Arecae Semen (06191440600102002)	Persicae Semen; Trichosanthis Semen[removed withered seeds]; Paeoniae Radix Rubra; Chuanxiong Rhizoma[thick slices]; Rhei Radix et Rhizoma Vinatus[thick slices or broken into pieces, stir-frying with wine]; Sappan Lignum[thick slices or fine powder]; Angelicae Sinensis Radix; Moutan Cortex; Aurantii Fructus; Arecae Semen[thin slices]
823	Blood-regulating Formula	Blood-activating and Stasis-dispelling Formula	0601210495	Blood-activating Decoction	Longmu's Ophthalmology SecretlyHanded Down	Angelicae Sinensis Radix (06164310100302003), Rehmanniae Radix (06172410400103009), Chuanxiong Rhizoma (06164310500103002), Angelicae Dahuricae Radix (06164310100203003), Notopterygii Rhizoma et Radix (06164310300103004), Olibanum (06157290200200006), Myrrha (06157290200100009)	Olibanum; Myrrha; Rehmanniae Radix; Chuanxiong Rhizoma; Angelicae Dahuricae Radix; Notopterygii Rhizoma et Radix[thick slices]; Angelicae Sinensis Radix[thin slices]

Continued the table

No.	Main Category	Sub-category	Code of Formula	Name of Formula	Source of Formula	Components and Codes	Specifications and Requirements for Delivering
824	Blood-regulating Formula	Blood-activating and Stasis-dispelling Formula	0601210501	Menstruation-normalizing Decoction	Fu Qing-zhu's Obstetrics and Gynaecology	Angelicae Sinensis Radix (06164310100302003), Rehmanniae Radix Praeparata (06172410400103610), Paeoniae Radix Alba (06153710100202008), Moutan Cortex (06153720600102005), Poria (06400210100403009), Adenophorae Radix (06174110100103009), Schizonepetae Spica Carbonisata (06172230700100412)	Schizonepetae Spica Carbonisata[carbonized by stir-frying]; Poria[broken into pieces or thick slices]; Adenophorae Radix[thick slices]; Rehmanniae Radix Praeparata[thick slices, stewing or steaming with wine]; Angelicae Sinensis Radix; Paeoniae Radix Alba; Moutan Cortex[thin slices]
825	Blood-regulating Formula	Blood-activating and Stasis-dispelling Formula	0601210518	Peach Kernel Purgative Decoction	Treatise on Pestilence	Rhei Radix et Rhizoma (06152310300103009), Natrii Sulfas (06326410100100000), Persicae Semen (06156140600300008), Angelicae Sinensis Radix (06164310100302003), Paeoniae Radix Rubra (06153710100303002), Moutan Cortex (06153720600102005)	Natrii Sulfas; Persicae Semen; Paeoniae Radix Rubra[thick slices]; Rhei Radix et Rhizoma[thick slices or broken into pieces]; Angelicae Sinensis Radix; Moutan Cortex[thin slices]
826	Blood-regulating Formula	Blood-activating and Stasis-dispelling Formula	0601210525	Erythrina Decoction	Golden Mirror of the Medical Ancestors	Erythrinae Cortex (06156320500306007), Viciae Herba (06156350500204003), Olibanum (06157290200200006), Myrrha (06157290200100009), Angelicae Sinensis Radix (06164310100302003), Zanthoxyli Pericarpium (06157040400200005), Chuanxiong Rhizoma (06164310500103002), Carthami Flos (06174430200100006), Clematidis Radix et Rhizoma (06153710300104003), Angelicae Dahuricae Radix (06164310100203003), Glycyrrhizae Radix et Rhizoma (06156310300203002), Saposhnikoviae Radix (06164310100503004)	Olibanum; Myrrha; Carthami Flos; Erythrinae Cortex[broken into pieces or cut into shreds]; Zanthoxyli Pericarpium[removed capsicum and fruit handle]; Viciae Herba; Clematidis Radix et Rhizoma[cutting into segments]; Chuanxiong Rhizoma; Angelicae Dahuricae Radix; Glycyrrhizae Radix et Rhizoma; Saposhnikoviae Radix[thick slices]; Angelicae Sinensis Radix[thin slices]

Continued the table

No.	Main Category	Sub-category	Code of Formula	Name of Formula	Source of Formula	Components and Codes	Specifications and Requirements for Delivering
827	Blood-regulating Formula	Blood-activating and Stasis-dispelling Formula	0601210532	Channel-regulating Powder	Valuable Collection of Pregnancy and Child Rearing	Angelicae Sinensis Radix (06164310100302003), Cinnamomi Cortex (06154520500100007), Myrrha (06157290200100009), Succinum (06338110100400005), Paeoniae Radix Rubra (06153710100303002), Asari Radix et Rhizoma (06152010300104005), Moschus (06220640100100008)	Myrrha; Succinum; Moschus; Cinnamomi Cortex[removed rough barks]; Asari Radix et Rhizoma[cutting into segments]; Paeoniae Radix Rubra[thick slices]; Angelicae Sinensis Radix[thin slices]
828	Blood-regulating Formula	Blood-activating and Stasis-dispelling Formula	0601210549	Falling Flower Decoction	Jing-yue's Collecled Works	Angelicae Sinensis Radix (06164310100302003), Cinnamomi Cortex (06154520500100007), Chuanxiong Rhizoma (06164310500103002), Achyranthis Bidentatae Radix (06152510100204009), Plantaginis Semen (06173440600100002), Carthami Flos (06174430200100006)	Plantaginis Semen; Carthami Flos; Cinnamomi Cortex[removed rough barks]; Achyranthis Bidentatae Radix[cutting into segments]; Chuanxiong Rhizoma[thick slices]; Angelicae Sinensis Radix[thin slices]
829	Blood-regulating Formula	Blood-activating and Stasis-dispelling Formula	0601210556	Bind-dissipating and Pain-relieving Decoction	Fu Qing-zhu's Obstetrics and Gynaecology	Angelicae Sinensis Radix (06164310100302003), Crataegi Fructus Tostus (06156140200100114), Chuanxiong Rhizoma (06164310500103002), Moutan Cortex Tostus (06153720600100117), Schizonepetae Spica Carbonisata (06172230700100412), Persicae Semen (06156140600300008), Leonuri Herba (06172250500604002), Olibanum (06157290200200006)	Persicae Semen; Olibanum; Schizonepetae Spica Carbonisata[carbonized by stir-frying]; Moutan Cortex Tostus[stir-frying until yellow]; Crataegi Fructus Tostus[removed kernel,stir-frying until yellow]; Leonuri Herba[cutting into segments]; Chuanxiong Rhizoma[thick slices]; Angelicae Sinensis Radix[thin slices]
830	Blood-regulating Formula	Blood-activating and Stasis-dispelling Formula	0601210563	Stasis-dissipating Injury Decoction	Golden Mirror of the Medical Ancestors	Strychni Semen Praeparatum (06171340600100229), Carthami Flos (06174430200100006), Drynariae Rhizoma (06135610500103001), Glycyrrhizae Radix et Rhizoma (06156310300203002), Pinelliae Rhizoma (06191610600200002), Allium Fistulosum Radix Lateralis	Carthami Flos; Pinelliae Rhizoma; Allium Fistulosum Radix Lateralis; Strychni Semen Praeparatum[stir-frying with sand]; Drynariae Rhizoma; Glycyrrhizae Radix et Rhizoma[thick slices]

Continued the table

No.	Main Category	Sub-category	Code of Formula	Name of Formula	Source of Formula	Components and Codes	Specifications and Requirements for Delivering
831	Blood-regulating Formula	Blood-activating and Stasis-dispelling Formula	0601210570	Decocted Turtle Shell Pill	Synopsis of the Golden Chamber	Trionycis Carapax Praeparatum (06225620300100324), Belamcandae Rhizoma (06193310500202004), Scutellariae Radix (06172210100102605), Bupleuri Radix (06164310101003008), Armadillidium (06211810100100007), Zingiberis Rhizoma (06193510500203005), Rhei Radix et Rhizoma (06152310300103009), Paeoniae Radix Alba (06153710100202008), Cinnamomi Ramulus (06154520200103001), Descurainiae Semen/ Lepidii Semen (06154940600300006), Pyrrosiae Folium (06135620700104005), Magnoliae Officinalis Cortex (06154120500206008), Moutan Cortex (06153720600102005), Dianthi Herba (06153150500104005), Campsis Flos (06172530200100005), Pinelliae Rhizoma Praeparatum (06191610600200712), Ginseng Radix et Rhizoma (06164210300102000), Eupolyphaga/ Steleophaga (06210210100100006), Asini Corii Colla Tostus (06220340200100945), Vespae Nidus Praeparata (06210640900105114), Nitrum (06328110100100007), Catharsius (06211410100200006), Persicae Semen (06156140600300008)	Armadillidium; Descurainiae Semen/ Lepidii Semen; Campsis Flos; Eupolyphaga/ Steleophaga; Nitrum; Catharsius; Persicae Semen; Asini Corii Colla Tostus[processed into glue then stir-frying with clamshell powder]; Pinelliae Rhizoma Praeparatum[processed with licorice and limewater]; Trionycis Carapax Praeparatum[stir-frying with sand then quenched with vinegar]; Vespae Nidus Praeparata[broken into pieces,stir-frying until yellow]; Pyrrosiae Folium; Dianthi Herba[cutting into segments]; Magnoliae Officinalis Cortex[cut into shreds]; Bupleuri Radix; Cinnamomi Ramulus[thick slices]; Zingiberis Rhizoma; Rhei Radix et Rhizoma[thick slices or broken into pieces]; Belamcandae Rhizoma; Paeoniae Radix Alba; Moutan Cortex; Ginseng Radix et Rhizoma[thin slices]; Scutellariae Radix[thin slices, decocted]
832	Blood-regulating Formula	Blood-activating and Stasis-dispelling Formula	0601210587	Blood-cooling and Five Roots Decoction	Zhao Bingnan's Clinical Erperience Collection	Imperatae Rhizoma (06191210500104006), Trichosanthis Radix (06174010100103002), Rubiae Radix et Rhizoma (06173510300103006), Arnebiae Radix (06172010100102007), Isatidis Radix (06154910100103001)	Imperatae Rhizoma[cutting into segments]; Trichosanthis Radix; Isatidis Radix[thick slices]; Rubiae Radix et Rhizoma[thick slices or cutting into segments]; Arnebiae Radix[thin slices]

Continued the table

No.	Main Category	Sub-category	Code of Formula	Name of Formula	Source of Formula	Components and Codes	Specifications and Requirements for Delivering
833	Blood-regulating Formula	Blood-activating and Stasis-dispelling Formula	0601210594	Acanthopanax Decoction	Golden Mirror of the Medical Ancestors	Angelicae Sinensis Radix (06164310100302003), Myrrha (06157290200100009), Acanthopanacis Cortex (06164220600103003), Natrii Sulfas (06326410100100000), Citri Reticulatae Pericarpium Viride (06157040400406001), Zanthoxyli Pericarpium (06157040400200005), Cyperi Rhizoma (06191310500103006), Caryophylli Flos (06163430300100009), Moschus (06220640100100008), Allium Fistulosum Bulbus (06192910701000006), Lycii Cortex (06172320600100008), Moutan Cortex (06153720600102005)	Myrrha; Natrii Sulfas; Caryophylli Flos; Moschus; Allium Fistulosum Bulbus; Zanthoxyli Pericarpium[removed capsicum and fruit handle]; Lycii Cortex[removed wooden cores]; Acanthopanacis Cortex[thick slices]; Cyperi Rhizoma[thick slices]; Citri Reticulatae Pericarpium Viride[thick slices or cut into shreds]; Angelicae Sinensis Radix; Moutan Cortex[thin slices]
834	Blood-regulating Formula	Blood-activating and Stasis-dispelling Formula	0601210600	Stasis-precipitating Decoction	Synopsis of the Golden Chamber	Rhei Radix et Rhizoma (06152310300103009), Persicae Semen (06156140600300008), Eupolyphaga/ Steleophaga (06210210100100006)	Persicae Semen; Eupolyphaga/ Steleophaga; Rhei Radix et Rhizoma[thick slices or broken into pieces]
835	Blood-regulating Formula	Blood-activating and Stasis-dispelling Formula	0601210617	Rhubarb and Gansui Decoction	Synopsis of the Golden Chamber	Rhei Radix et Rhizoma (06152310300103009), Kansui Radix (06157710400100000), Asini Corii Colla (06220340200100969)	Kansui Radix; Asini Corii Colla[processed into glue]; Rhei Radix et Rhizoma[thick slices or broken into pieces]
836	Blood-regulating Formula	Blood-activating and Stasis-dispelling Formula	0601210624	Resistant and Withstanding Pill	Treatise on Cold Damage	Rhei Radix et Rhizoma Vinatus (06152310300103917), Tabanus (06211310100100002), Hirudo (06204110100104006), Persicae Semen (06156140600300008)	Tabanus; Persicae Semen; Hirudo[cutting into segments]; Rhei Radix et Rhizoma Vinatus[thick slices or broken into pieces, washed with wine]
837	Blood-regulating Formula	Blood-activating and Stasis-dispelling Formula	0601210631	Cattail Pollen and Talc Powder	Synopsis of the Golden Chamber	Typhae Pollen (06190130500100000), Talcum (06322110100107002)	Typhae Pollen; Talcum[fragmenting or fine powder]

Continued the table

No.	Main Category	Sub-category	Code of Formula	Name of Formula	Source of Formula	Components and Codes	Specifications and Requirements for Delivering
838	Blood-regulating Formula	Blood-activating and Stasis-dispelling Formula	0601210648	Trichosanthes Cucumeroides Radix Powder	Synopsis of the Golden Chamber	Trichosanthes Cucumeroides Radix, Paeoniae Radix Rubra (06153710100303002), Cinnamomi Ramulus (06154520200103001), Eupolyphaga/ Steleophaga (06210210100100006)	Trichosanthes Cucumeroides Radix; Eupolyphaga/ Steleophaga; Paeoniae Radix Rubra; Cinnamomi Ramulus[thick slices]
839	Blood-regulating Formula	Blood-activating and Stasis-dispelling Formula	0601210655	CowHerb Seed Powder	Synopsis of the Golden Chamber	Vaccariae Semen (06153140600100007), Mori Cortex (06151220600106000), Sambucus Folium Carbonisatum, Glycyrrhizae Radix et Rhizoma (06156310300203002), Magnoliae Officinalis Cortex (06154120500206008), Zanthoxyli Pericarpium (06157040400200005), Scutellariae Radix (06172210100102605), Zingiberis Rhizoma (06193510500203005), Paeoniae Radix Rubra (06153710100303002)	Vaccariae Semen; Sambucus Folium Carbonisatum; Zanthoxyli Pericarpium[removed capsicum and fruit handle]; Mori Cortex; Magnoliae Officinalis Cortex[cut into shreds]; Glycyrrhizae Radix et Rhizoma; Paeoniae Radix Rubra[thick slices]; Zingiberis Rhizoma[thick slices or broken into pieces]; Scutellariae Radix[thin slices, decocted]
840	Blood-regulating Formula	Blood-activating and Stasis-dispelling Formula	0601210662	Inula Decoction	Synopsis of the Golden Chamber	Inulae Flos (06174430100100007), Allii Ascalonici Bulbus	Allii Ascalonici Bulbus; Inulae Flos[removed stems and leaf]
841	Blood-regulating Formula	Blood-activating and Stasis-dispelling Formula	0601210679	Pig Oil and Hair Decoction	Synopsis of the Golden Chamber	Suis Oviductus, Crinis	Suis Oviductus; Crinis
842	Blood-regulating Formula	Blood-activating and Stasis-dispelling Formula	0601210686	Channel-soothing and Blood-activating	Restoration of Health from the Myraid Diseases	Angelicae Sinensis Radix Vinatus (06164310100302317), Paeoniae Radix Alba Vinatus (06153710100202312), Rehmanniae Radix Vinatus (06172410400103313), Atractylodis Rhizoma Praeparatum (06174410500303901), Achyranthis Bidentatae Radix Vinatus (06152510100204313), Citri Reticulatae Pericarpium (06157040400306004), Persicae Semen Praeparatum (06156140600300114), Clematidis Radix et Rhizoma Vinatus (06153710300104317), Chuanxiong Rhizoma (06164310500103002), Stephaniae Tetrandrae Radix (06154010100103008), Notopterygii Rhizoma et Radix (06164310300103004), Saposhnikoviae Radix (06164310100503004), Angelicae Dahuricae Radix (06164310100203003), Gentianae Radix et Rhizoma (06171410300104008), Poria (06400210100403009), Glycyrrhizae Radix et Rhizoma (06156310300203002), Zingiberis Rhizoma Recens (06193510500403009)	Persicae Semen Praeparatum[stir-frying until yellow]; Poria[broken into pieces or thick slices]; Gentianae Radix et Rhizoma[cutting into segments]; Achyranthis Bidentatae Radix Vinatus; Clematidis Radix et Rhizoma Vinatus[cutting into segments, stir-frying with wine]; Citri Reticulatae Pericarpium[cut into shreds]; Chuanxiong Rhizoma; Stephaniae Tetrandrae Radix; Notopterygii Rhizoma et Radix; Saposhnikoviae Radix; Angelicae Dahuricae Radix; Glycyrrhizae Radix et Rhizoma; Zingiberis Rhizoma Recens[thick slices]; Atractylodis Rhizoma Praeparatum[thick slices, rinsed with rice water]; Rehmanniae Radix Vinatus[thick slices, stir-frying with wine]; Angelicae Sinensis Radix Vinatus; Paeoniae Radix Alba Vinatus[thin slices, stir-frying with wine]

Continued the table

No.	Main Category	Sub-category	Code of Formula	Name of Formula	Source of Formula	Components and Codes	Specifications and Requirements for Delivering
843	Blood-regulating Formula	Blood-activating and Stasis-dispelling Formula	0601210693	Dredging and Removing Powder	Restoration of Health from the Myraid Diseases	Rhei Radix et Rhizoma (06152310300103009), Natrii Sulfas (06326410100100000), Aurantii Fructus (06157040100202002), Magnoliae Officinalis Cortex (06154120500206008), Angelicae Sinensis Radix (06164310100302003), Citri Reticulatae Pericarpium (06157040400306004), Akebiae Caulis (06153820100203001), Carthami Flos (06174430200100006), Sappan Lignum (06156320400103003), Glycyrrhizae Radix et Rhizoma (06156310300203002)	Natrii Sulfas; Carthami Flos; Akebiae Caulis[pieces]; Magnoliae Officinalis Cortex; Citri Reticulatae Pericarpium[cut into shreds]; Glycyrrhizae Radix et Rhizoma[thick slices]; Rhei Radix et Rhizoma[thick slices or broken into pieces]; Sappan Lignum[thick slices or fine powder]; Aurantii Fructus; Angelicae Sinensis Radix[thin slices]
844	Blood-regulating Formula	Blood-activating and Stasis-dispelling Formula	0601210709	Ligusticum and Angelica Blood-harmonizing Decoction	Mirror for Medicine From Ancient to Modern	Angelicae Sinensis Radix (06164310100302003), Chuanxiong Rhizoma (06164310500103002), Atractylodis Macrocephalae Rhizoma (06174410500203003), Poria (06400210100403009), Rehmanniae Radix Praeparata (06172410400103610), Citri Reticulatae Pericarpium (06157040400306004), Linderae Radix (06154510400102003), Cyperi Rhizoma (06191310500103006), Zingiberis Rhizoma Carbonisatum (06193510500203418), Leonuri Herba (06172250500604002), Moutan Cortex (06153720600102005), Glycyrrhizae Radix et Rhizoma (06156310300203002)	Poria[broken into pieces or thick slices]; Leonuri Herba[cutting into segments]; Citri Reticulatae Pericarpium[cut into shreds]; Chuanxiong Rhizoma; Atractylodis Macrocephalae Rhizoma; Glycyrrhizae Radix et Rhizoma[thick slices]; Rehmanniae Radix Praeparata[thick slices, stewing or steaming with wine]; Cyperi Rhizoma[thick slices or rubbing into bits]; Zingiberis Rhizoma Carbonisatum[thick slices or broken into pieces,carbonized by stir-frying]; Angelicae Sinensis Radix; Linderae Radix; Moutan Cortex[thin slices]
845	Blood-regulating Formula	Blood-activating and Stasis-dispelling Formula	0601210716	Angelica and Zedoray Rhizome Decoction for breaking Abdominal Mass	Mirror for Medicine From Ancient to Modern	Angelicae Sinensis Radix Vinatus (06164310100302317), Paeoniae Radix Rubra (06153710100303002), Paeoniae Radix Alba (06153710100202008), Citri Reticulatae Pericarpium Viride (06157040400406001), Sparganii Rhizoma Praeparatum (06190310600102320), Curcumae Rhizoma Praeparatum (06193510500703796), Cyperi Rhizoma Praeparatum (06191310500103327), Linderae Radix (06154510400102003), Cinnamomi Cortex (06154520500100007), Sappan Lignum (06156320400103003), Carthami Flos (06174430200100006)	Carthami Flos; Cinnamomi Cortex[removed rough barks]; Paeoniae Radix Rubra[thick slices]; Curcumae Rhizoma Praeparatum[thick slices, boiled with vinegar]; Cyperi Rhizoma Praeparatum[thick slices or,stir-frying with vinegar]; Sappan Lignum[thick slices or fine powder]; Citri Reticulatae Pericarpium Viride[thick slices or cut into shreds]; Paeoniae Radix Alba; Linderae Radix[thin slices]; Sparganii Rhizoma Praeparatum[thin slices,stir-frying with vinegar]; Angelicae Sinensis Radix Vinatus[thin slices, stir-frying with wine]

Continued the table

No.	Main Category	Sub-category	Code of Formula	Name of Formula	Source of Formula	Components and Codes	Specifications and Requirements for Delivering
846	Blood-regulating Formula	Blood-activating and Stasis-dispelling Formula	0601210723	Sickpillow-taking Powder	Mirror for Medicine From Ancient to Modern	Angelicae Sinensis Radix Vinatus (06164310100302317), Paeoniae Radix Alba Vinatus (06153710100202312), Chuanxiong Rhizoma (06164310500103002), Cinnamomi Cortex (06154520500100007), Corydalis Rhizoma (06154710600103002), Moutan Cortex (06153720600102005), Tyhae Pollen Tostus (06190130500100116), Trogopteri Faeces Tostus (06221040100100111), Myrrha (06157290200100009), Angelicae Dahuricae Radix (06164310100203003)	Myrrha; Tyhae Pollen Tostus; Trogopteri Faeces Tostus[stir-frying until yellow]; Cinnamomi Cortex[removed rough barks]; Chuanxiong Rhizoma; Corydalis Rhizoma; Angelicae Dahuricae Radix[thick slices]; Moutan Cortex[thin slices]; Angelicae Sinensis Radix Vinatus; Paeoniae Radix Alba Vinatus[thin slices, stir-frying with wine]
847	Blood-regulating Formula	Blood-activating and Stasis-dispelling Formula	0601210730	Hand-picking Powder	Pathfinder Prescriptions	Tsaoko Fructus (06193540200400008), Corydalis Rhizoma (06154710600103002), Trogopteri Faeces (06221040100100005), Myrrha (06157290200100009)	Tsaoko Fructus; Trogopteri Faeces; Myrrha; Corydalis Rhizoma[thick slices]
848	Blood-regulating Formula	Blood-activating and Stasis-dispelling Formula	0601210747	Channel-relaxing Decoction	An Complete Collection of Effective Prescriptions for Women	Wenyujin Rhizoma Concisum (06193510500303002), Glycyrrhizae Radix et Rhizoma (06156310300203002), Notopterygii Rhizoma et Radix (06164310300103004), Atractylodis Macrocephalae Rhizoma (06174410500203003), Erythrinae Cortex (06156320500306007), Angelicae Sinensis Radix (06164310100302003), Paeoniae Radix Rubra (06153710100303002)	Erythrinae Cortex[broken into pieces or cut into shreds]; Wenyujin Rhizoma Concisum; Glycyrrhizae Radix et Rhizoma; Notopterygii Rhizoma et Radix; Atractylodis Macrocephalae Rhizoma; Paeoniae Radix Rubra[thick slices]; Angelicae Sinensis Radix[thin slices]
849	Blood-regulating Formula	Blood-activating and Stasis-dispelling Formula	0601210754	Wind-dispersing and Blood-activating Decoction	Mirror for Medicine From Ancient to Modern	Angelicae Sinensis Radix (06164310100302003), Chuanxiong Rhizoma (06164310500103002), Clematidis Radix et Rhizoma (06153710300104003), Angelicae Dahuricae Radix (06164310100203003), Stephaniae Tetrandrae Radix (06154010100103008), Phellodendri Chinensis Cortex (06157020500206008), Arisaematis Rhizoma Praeparatum (06191610600100722), Atractylodis Rhizoma (06174410500303000), Notopterygii Rhizoma et Radix (06164310300103004), Cinnamomi Ramulus (06154520200103001), Carthami Flos (06174430200100006), Zingiberis Rhizoma Recens (06193510500403009)	Carthami Flos; Arisaematis Rhizoma Praeparatum[processed with ginger and alum]; Clematidis Radix et Rhizoma[cutting into segments]; Phellodendri Chinensis Cortex[cut into shreds]; Chuanxiong Rhizoma; Angelicae Dahuricae Radix; Stephaniae Tetrandrae Radix; Atractylodis Rhizoma; Notopterygii Rhizoma et Radix; Cinnamomi Ramulus; Zingiberis Rhizoma Recens[thick slices]; Angelicae Sinensis Radix[thin slices]

Continued the table

No.	Main Category	Sub-category	Code of Formula	Name of Formula	Source of Formula	Components and Codes	Specifications and Requirements for Delivering
850	Blood-regulating Formula	Blood-activating and Stasis-dispelling Formula	0601210761	Buddha's-hand-healing Powder	Experiential Prescription for Universal Relief	Angelicae Sinensis Radix (06164310100302003), Chuanxiong Rhizoma (06164310500103002)	Chuanxiong Rhizoma[thick slices]; Angelicae Sinensis Radix[thin slices]
851	Blood-regulating Formula	Blood-activating and Stasis-dispelling Formula	0601210778	Ginseng and Perilla Decoction Decoction	An Complete Collection of Effective Prescriptions for Women	Paeoniae Radix Alba Tostus (06164210300102000)	Paeoniae Radix Alba Tostus[thin slices]
852	Blood-regulating Formula	Hemostatic Formula	0601220012	Ten Ash Powder	Miraculous Book of Ten Prescriptions for Overstrain	Cirsii Japonici Herba Carbonisatus (06174450500104412), Cirsii Herba Carbonisata (06174450500204419), Platycladi Cacumen Carbonisatum (06140621200100414), Nelumbinis Folium Carbonisatum (06153220700107424), Rubiae Radix Et Rhizoma Carbonisatum (06173510300103419), Gardeniae Fructus Carbonisatum (06173540200107415), Imperatae Rhizoma Carbonisatum (06191210500104419), Rhei Radix et Rhizoma Carbonisata (06152310300103412), Moutan Cortex Carbonisatum (06153720600102418), Trachycarpi Petiolus Carbonisatus (06191420800100428)	Trachycarpi Petiolus Carbonisatus [carbonized by calcining]; Gardeniae Fructus Carbonisatum[fragmenting, carbonized by stir-frying]; Platycladi Cacumen Carbonisatum[removed hard stems,carbonized by stir-frying]; Cirsii Japonici Herba Carbonisatus; Cirsii Herba Carbonisata; Imperatae Rhizoma Carbonisatum[cutting into segments,carbonized by stir-frying]; Nelumbinis Folium Carbonisatum[cut into shreds,carbonized by calcining]; Rhei Radix et Rhizoma Carbonisata[thick slices or broken into pieces,carbonized by stir-frying]; Rubiae Radix Et Rhizoma Carbonisatum[thick slices or cutting into segments,carbonized by stir-frying]; Moutan Cortex Carbonisatum[thin slices,carbonized by stir-frying]
853	Blood-regulating Formula	Hemostatic Formula	0601220029	Hemoptysis Formula	Danxi's Experiential Therapy	Indigo Naturalis (06199990800100879), Trichosanthis Semen (06174040600200000), Gardeniae Fructus Carbonisatum (06173540200107415), Chebulae Fructus (06163340200200009), Meretricis Concha/ Cyclinae Concha (06205220300107000)	Indigo Naturalis; Chebulae Fructus; Meretricis Concha/ Cyclinae Concha[rubbed into bits]; Gardeniae Fructus Carbonisatum[fragmenting, carbonized by stir-frying]; Trichosanthis Semen[removed withered seeds]

Continued the table

No.	Main Category	Sub-category	Code of Formula	Name of Formula	Source of Formula	Components and Codes	Specifications and Requirements for Delivering
854	Blood-regulating Formula	Hemostatic Formula	0601220036	Small Thistle Decoction	Revised Prescriptions to Aid the Living	Rehmanniae Radix (06172410400103009), Cirsii Herba (06174450500204006), Talcum Pulvis (06322110100107859), Tetrapanacis Medulla (06164220300103006), Gardeniae Fructus (06173540200107002), Typhae Pollen Tostus (06190130500100116), Nelumbinis Rhizomatis Nodus (06153210500100008), Lophatheri Herba (06191221200104005), Angelicae Sinensis Radix (06164310100302003), Glycyrrhizae Radix et Rhizoma Praeparata cum Melle (06156310300203354)	Nelumbinis Rhizomatis Nodus; Typhae Pollen Tostus[stir-frying until yellow]; Gardeniae Fructus[rubbed into bits]; Talcum Pulvis[powder, ground with water]; Cirsii Herba; Lophatheri Herba[cutting into segments]; Rehmanniae Radix; Tetrapanacis Medulla[thick slices]; Glycyrrhizae Radix et Rhizoma Praeparata cum Melle[thick slices,stir-frying with honey]; Angelicae Sinensis Radix[thin slices]
855	Blood-regulating Formula	Hemostatic Formula	0601220043	Sophora Flower Powder	Experiential Prescription for Universal Relief	Sophorae Flos Tostus (06156330200100119), Platycladi Cacumen (06140621200100001), Schizonepetae Spica (06172230700100009), Aurantii Fructus Praeparatus (06157040100202217)	Schizonepetae Spica; Sophorae Flos Tostus[stir-frying until yellow]; Platycladi Cacumen[removed hard stems]; Aurantii Fructus Praeparatus[thin slices, stir-frying with bran]
856	Blood-regulating Formula	Hemostatic Formula	0601220050	Oven Yellow Earth Decoction	Synopsis of the Golden Chamber	Glycyrrhizae Radix et Rhizoma (06156310300203002), Rehmanniae Radix (06172410400103009), Atractylodis Macrocephalae Rhizoma (06174410500203003), Aconiti Lateralis Radix Tostus (06153710400303221), Asini Corii Colla (06220340200100969), Scutellariae Radix (06172210100102605), Terra Flava Usta (06399910100100001)	Terra Flava Usta; Asini Corii Colla[processed into glue]; Aconiti Lateralis Radix Tostus[pieces, stir-frying with sand]; Glycyrrhizae Radix et Rhizoma; Rehmanniae Radix; Atractylodis Macrocephalae Rhizoma[thick slices]; Scutellariae Radix[thin slices, decocted]
857	Blood-regulating Formula	Hemostatic Formula	0601220067	Sophora Fruit Pill	Formulary of the Bureau of Taiping People's Welfare Pharmacy	Sophorae Fructus (06156340200300006), Sanguisorbae Radix (06156110100103003), Scutellariae Radix (06172210100102605), Angelicae Sinensis Radix (06164310100302003), Aurantii Fructus Praeparatus (06157040100202217), Saposhnikoviae Radix (06164310100503004)	Sophorae Fructus; Sanguisorbae Radix; Saposhnikoviae Radix[thick slices]; Angelicae Sinensis Radix[thin slices]; Scutellariae Radix[thin slices, decocted]; Aurantii Fructus Praeparatus[thin slices, stir-frying with bran]

Continued the table

No.	Main Category	Sub-category	Code of Formula	Name of Formula	Source of Formula	Components and Codes	Specifications and Requirements for Delivering
858	Blood-regulating Formula	Hemostatic Formula	0601220074	Ass Hide Glue and Mugwort Decoction	Synopsis of the Golden Chamber	Chuanxiong Rhizoma (06164310500103002), Angelicae Sinensis Radix (06164310100302003), Asini Corii Colla (06220340200100969), Glycyrrhizae Radix et Rhizoma (06156310300203002), Artemisiae Argyi Folium (06174420700100002), Paeoniae Radix Alba (06153710100202008), Rehmanniae Radix (06172410400103009), Vinum	Vinum; Asini Corii Colla[processed into glue]; Artemisiae Argyi Folium[removed stems]; Chuanxiong Rhizoma; Glycyrrhizae Radix et Rhizoma; Rehmanniae Radix[thick slices]; Angelicae Sinensis Radix; Paeoniae Radix Alba[thin slices]
859	Blood-regulating Formula	Hemostatic Formula	0601220081	Poria Atractylodis Four Ingredients Decoction	Golden Mirror of the Medical Ancestors	Rehmanniae Radix Praeparata (06172410400103610), Angelicae Sinensis Radix (06164310100302003), Paeoniae Radix Alba (06153710100202008), Chuanxiong Rhizoma (06164310500103002), Scutellariae Radix (06172210100102605), Atractylodis Macrocephalae Rhizoma (06174410500203003)	Chuanxiong Rhizoma; Atractylodis Macrocephalae Rhizoma[thick slices]; Rehmanniae Radix Praeparata[thick slices, stewing or steaming with wine]; Angelicae Sinensis Radix; Paeoniae Radix Alba[thin slices]; Scutellariae Radix[thin slices, decocted]
860	Blood-regulating Formula	Hemostatic Formula	0601220098	Raw Cattail Pollen Decoction	Essentials of Six Channels for Chinese Ophthalmology	Typhae Pollen (06190130500100000), Ecliptae Herba (06174450501004001), Salviae Miltiorrhizae Radix et Rhizoma (06172210300103006), Curcumae Radix (06193510400102002), Moutan Cortex (06153720600102005), Rehmanniae Radix (06172410400103009), Schizonepetae Herba Carbonisatum (06172250500404411), Chuanxiong Rhizoma (06164310500103002)	Typhae Pollen; Ecliptae Herba[cutting into segments]; Schizonepetae Herba Carbonisatum[cutting into segments,carbonized by stir-frying]; Salviae Miltiorrhizae Radix et Rhizoma; Rehmanniae Radix; Chuanxiong Rhizoma[thick slices]; Curcumae Radix; Moutan Cortex[thin slices]
861	Blood-regulating Formula	Hemostatic Formula	0601220104	Peaceful Old Man Decoction	Fu Qing-zhu's Obstetrics and Gynaecology	Ginseng Radix et Rhizoma (06164210300102000), Astragali Radix (06156310100603002), Atractylodis Macrocephalae Rhizoma Tostus (06174410500203263), Angelicae Sinensis Radix (06164310100302003), Rehmanniae Radix Praeparata (06172410400103610), Corni Fructus (06164440400100006), Asini Corii Colla Tostus (06220340200100945), Schizonepetae Spica Carbonisata (06172230700100412), Cyperi Rhizoma (06191310500103006), Auriculariae Fructificatio Carbonisatum (06400520100100410), Glycyrrhizae Radix et Rhizoma (06156310300203002)	Asini Corii Colla Tostus[processed into glue then stir-frying with clamshell powder]; Schizonepetae Spica Carbonisata; Auriculariae Fructificatio Carbonisatum[carbonized by stir-frying]; Corni Fructus[removed kernel]; Astragali Radix; Glycyrrhizae Radix et Rhizoma[thick slices]; Rehmanniae Radix Praeparata[thick slices, stewing or steaming with wine]; Atractylodis Macrocephalae Rhizoma Tostus[thick slices, stir-frying with earth]; Cyperi Rhizoma[thick slices or rubbing into bits]; Ginseng Radix et Rhizoma; Angelicae Sinensis Radix[thin slices]

Continued the table

No.	Main Category	Sub-category	Code of Formula	Name of Formula	Source of Formula	Components and Codes	Specifications and Requirements for Delivering
862	Blood-regulating Formula	Hemostatic Formula	0601220111	Sophora Fruit and Sanguisorba Decoction	Criterion for Pattern Identification and Treatment	Sanguisorbae Radix (06156110100103003), Sophorae Fructus (06156340200300006), Paeoniae Radix Alba Tostus (06153710100202114), Gardeniae Fructus Praeparatus (06173540200107125), Aurantii Fructus Praeparatus (06157040100202217), Scutellariae Radix (06172210100102605), Schizonepetae Herba (06172250500404008)	Sophorae Fructus; Gardeniae Fructus Praeparatus[rubbed into bits,stir-frying until brown]; Schizonepetae Herba[cutting into segments]; Sanguisorbae Radix[thick slices]; Scutellariae Radix[thin slices, decocted]; Paeoniae Radix Alba Tostus[thin slices,stir-frying until yellow]; Aurantii Fructus Praeparatus[thin slices, stir-frying with bran]
863	Blood-regulating Formula	Hemostatic Formula	0601220128	Four Ingredients Pill	Yang's Familiy Heritage Prescriptions	Nelumbinis Folium (06153220700106007), Artemisiae Argyi Folium (06174420700100002), Platycladi Cacumen (06140621200100001), Rehmanniae Radix (06172410400103009)	Platycladi Cacumen[removed hard stems]; Artemisiae Argyi Folium[removed stems]; Nelumbinis Folium[cut into shreds]; Rehmanniae Radix[thick slices]
864	Blood-regulating Formula	Hemostatic Formula	0601220135	Blood-quieting Decoction	Chinese Ophthalmology	Agrimoniae Herba (06156150500104002), Ecliptae Herba (06174450501004001), Rehmanniae Radix (06172410400103009), Gardeniae Fructus Carbonisatum (06173540200107415), Paeoniae Radix Alba (06153710100202008), Bletillae Rhizoma (06193910600202005), Ampelopsis Radix (06159710400103009), Platycladi Cacumen (06140621200100001), Asini Corii Colla (06220340200100969), Imperatae Rhizoma (06191210500104006)	Asini Corii Colla[processed into glue]; Gardeniae Fructus Carbonisatum[-fragmenting,carbonized by stir-frying]; Platycladi Cacumen[removed hard stems]; Agrimoniae Herba; Ecliptae Herba; Imperatae Rhizoma[cutting into segments]; Rehmanniae Radix; Ampelopsis Radix[thick slices]; Paeoniae Radix Alba; Bletillae Rhizoma[thin slices]
865	Blood-regulating Formula	Hemostatic Formula	0601220142	Sanguisorba Pill	Formulary of Universal Relief	Sanguisorbae Radix (06156110100103003), Angelicae Sinensis Radix (06164310100302003), Asini Corii Colla (06220340200100969), Coptidis Rhizoma (06153710500302001), Chebulae Fructus (06163340200300006), Aucklandiae Radix (06174410100303004), Mume Fructus (06156140200200609)	Asini Corii Colla[processed into glue]; Mume Fructus[steamed to soft then removed core]; Chebulae Fructus[removed kernel]; Sanguisorbae Radix; Aucklandiae Radix[thick slices]; Angelicae Sinensis Radix; Coptidis Rhizoma[thin slices]

Continued the table

No.	Main Category	Sub-category	Code of Formula	Name of Formula	Source of Formula	Components and Codes	Specifications and Requirements for Delivering
866	Blood-regulating Formula	Hemostatic Formula	0601220159	Arborvitae Leaf Decoction	Synopsis of the Golden Chamber	Platycladi Cacumen (06140621200100001), Zingiberis Rhizoma (06193510500203005), Artemisiae Argyi Folium (06174420700100002)	Platycladi Cacumen[removed hard stems]; Artemisiae Argyi Folium[removed stems]; Zingiberis Rhizoma[thick slices or broken into pieces]
867	Blood-regulating Formula	Hemostatic Formula	0601220166	Talcum and Lepisma Powder	Synopsis of the Golden Chamber	Talcum (06322110100107002), Crinis Carbonisatus (06220140900100425), Lepisma	Lepisma; Crinis Carbonisatus[carbonized by calcining]; Talcum[fragmenting or fine powder]
868	Blood-regulating Formula	Hemostatic Formula	0601220173	Scutellaria and Peony Decoction	Clustering of Medical Prescription	Scutellariae Radix (06172210100102605), Paeoniae Radix Rubra (06153710100303002), Glycyrrhizae Radix et Rhizoma Praeparata cum Melle (06156310300203354)	Paeoniae Radix Rubra[thick slices]; Glycyrrhizae Radix et Rhizoma Praeparata cum Melle[thick slices,stir-frying with honey]; Scutellariae Radix[thin slices, decocted]
869	Blood-regulating Formula	Hemostatic Formula	0601220180	Stomach-calming Sanguisorba Decoction	Precious Mirror of Health	Atractylodis Rhizoma (06174410500303000), Cimicifugae Rhizoma (06153710500103004), Aconiti Lateralis Radix Tostus (06153710400303221), Sanguisorbae Radix (06156110100103003), Citri Reticulatae Pericarpium (06157040400306004), Magnoliae Officinalis Cortex (06154120500206008), Atractylodis Macrocephalae Rhizoma (06174410500203003), Zingiberis Rhizoma (06193510500203005), Poria (06400210100403009), Puerariae Lobatae Radix (06156310100803006), Glycyrrhizae Radix et Rhizoma Praeparata cum Melle (06156310300203354), Alpiniae Oxyphyllae Fructus (06193540200500005), Ginseng Radix et Rhizoma (06164210300102000), Angelicae Sinensis Radix (06164310100302003), Massa Medicata Fermentata Tostus (06199990800300118), Paeoniae Radix Alba (06153710100202008), Zingiberis Rhizoma Recens (06193510500403009), Jujubae Fructus (06159640200100000)	Massa Medicata Fermentata Tostus[stir-frying]; Poria[broken into pieces or thick slices]; Aconiti Lateralis Radix Tostus[pieces, stir-frying with sand]; Alpiniae Oxyphyllae Fructus[removed shells]; Citri Reticulatae Pericarpium; Magnoliae Officinalis Cortex[cut into shreds]; Jujubae Fructus[splitted or removed cores]; Atractylodis Rhizoma; Cimicifugae Rhizoma; Sanguisorbae Radix; Atractylodis Macrocephalae Rhizoma; Puerariae Lobatae Radix; Zingiberis Rhizoma Recens[thick slices]; Glycyrrhizae Radix et Rhizoma Praeparata cum Melle[thick slices,stir-frying with honey]; Zingiberis Rhizoma[thick slices or broken into pieces]; Ginseng Radix et Rhizoma; Angelicae Sinensis Radix; Paeoniae Radix Alba[thin slices]

Continued the table

No.	Main Category	Sub-category	Code of Formula	Name of Formula	Source of Formula	Components and Codes	Specifications and Requirements for Delivering
870	Blood-regulating Formula	Hemostatic Formula	0601220197	Seven-fresh Decoction	Restoration of Health from the Myraid Diseases	Rehmanniae Radix (06172410400103009), Nelumbinis Folium (06153220700106007), Nelumbinis Rhizoma, Allii Tuberosi Folium, Imperatae Rhizoma (06191210500104006), Zingiberis Rhizoma Recens (06193510500403009)	Nelumbinis Rhizoma; Allii Tuberosi Folium; Imperatae Rhizoma[cutting into segments]; Nelumbinis Folium[-cut into shreds]; Rehmanniae Radix; Zingiberis Rhizoma Recens[thick slices]
871	Blood-regulating Formula	Hemostatic Formula	0601220203	Gentian and Atractylodes Decoction	Secret Book of the Orchid Chamber	Gentianae Macrophyllae Radix (06171410100103003), Persicae Semen (06156140600300008), Gleditsiae Spina Tostus (06156320300103110), Atractylodis Rhizoma Praeparatum (06174410500303901), Saposhnikoviae Radix (06164310100503004), Phellodendri Chinensis Cortex (06157020500206008), Angelicae Sinensis Radix Vinatus (06164310100302317), Alismatis Rhizoma (06190810600103001), Arecae Semen (06191440600102002), Rhei Radix et Rhizoma (06152310300103009)	Persicae Semen; Phellodendri Chinensis Cortex[cut into shreds]; Gentianae Macrophyllae Radix; Saposhnikoviae Radix; Alismatis Rhizoma[thick slices]; Atractylodis Rhizoma Praeparatum[thick slices, rinsed with rice water]; Gleditsiae Spina Tostus[thick slices,stir-frying until yellow]; Rhei Radix et Rhizom-a[thick slices or broken into pieces]; Arecae Semen[thin slices]; Angelicae Sinensis Radix Vinatus[thin slices, stir-frying with wine]
872	Blood-regulating Formula	Hemostatic Formula	0601220210	Angelica Blood-harmonizing Powder	Treatise on Spleen and Stomach	Chuanxiong Rhizoma (06164310500103002), Citri Reticulatae Pericarpium Viride (06157040400406001), Sophorae Flos (06156330200100003), Schizonepetae Spica (06172230700100009), Rehmanniae Radix Praeparata (06172410400103610), Atractylodis Macrocephalae Rhizoma (06174410500203003), Angelicae Sinensis Radix (06164310101402009), Cimicifugae Rhizoma (06153710500103004)	Sophorae Flos; Schizonepetae Spica; Chuanxiong Rhizoma; Atractylodis Macrocephalae Rhizoma; Cimicifugae Rhizoma[thick slices]; Rehmanni-ae Radix Praeparata[thick slices, stewing or steaming with wine]; Citri Reticulatae Pericarpium Viride[thick slices or cut into shreds]; Angelicae Sinensis Radix[thin slices]
873	Blood-regulating Formula	Hemostatic Formula	0601220227	Magnolia Bark Decoction	Introduction on Medicine	Magnoliae Officinalis Cortex (06154120500206008), Zingiberis Rhizoma Recens (06193510500403009), Massa Medicata Fermentata (06199990800300873), Hordei Fructus Germinatus Tostus (06191290800200110), Schisandrae Chinensis Fructus (06154140200200007)	Schisandrae Chinensis Fructus; Massa Medicata Fermentata[fermented]; Hordei Fructus Germinatus Tos-tus[stir-frying until yellow]; Magnoliae Officinalis Cortex[cut into shreds]; Zin-giberis Rhizoma Recens[thick slices]

Continued the table

No.	Main Category	Sub-category	Code of Formula	Name of Formula	Source of Formula	Components and Codes	Specifications and Requirements for Delivering
874	Wind-treating Formula	External-wind-dispersing Formula	0601310010	Tea-blended Ligusticum Powder	Formulary of the Bureau of Taiping People's Welfare Pharmacy	Menthae Haplocalycis Herba (06172250500704009), Chuanxiong Rhizoma (06164310500103002), Schizonepetae Herba (06172250500404008), Asari Radix et Rhizoma (06152010300104005), Saposhnikoviae Radix (06164310100503004), Angelicae Dahuricae Radix (06164310100203003), Notopterygii Rhizoma et Radix (06164310300103004), Glycyrrhizae Radix et Rhizoma Praeparata cum Melle (06156310300203354), Camelliae Folium (06160620700100003)	Camelliae Folium; Schizonepetae Herba; Asari Radix et Rhizoma[cutting into segments]; Menthae Haplocalycis Herba[cut into short segments]; Chuanxiong Rhizoma; Saposhnikoviae Radix; Angelicae Dahuricae Radix; Notopterygii Rhizoma et Radix[thick slices]; Glycyrrhizae Radix et Rhizoma Praeparata cum Melle[thick slices,stir-frying with honey]
875	Wind-treating Formula	External-wind-dispersing Formula	0601310027	Major Gentian Decoction	Collection of Writting on the Mechanism of Disease, Suitability of Qi, and Safeguarding of Life Discussed in Plain Questions	Gentianae Macrophyllae Radix (06171410100103003), Glycyrrhizae Radix et Rhizoma (06156310300203002), Chuanxiong Rhizoma (06164310500103002), Angelicae Sinensis Radix (06164310100302003), Paeoniae Radix Alba (06153710100202008), Asari Radix et Rhizoma (06152010300104005), Notopterygii Rhizoma et Radix (06164310300103004), Saposhnikoviae Radix (06164310100503004), Scutellariae Radix (06172210100102605), Gypsum Fibrosum (06326110100107008), Angelicae Dahuricae Radix (06164310100203003), Atractylodis Macrocephalae Rhizoma (06174410500203003), Rehmanniae Radix (06172410400103009), Rehmanniae Radix Praeparata (06172410400103610), Poria (06400210100403009), Angelicae Pubescentis Radix (06164310100802008)	Poria[broken into pieces or thick slices]; Gypsum Fibrosum[coarse powder]; Asari Radix et Rhizoma[cutting into segments]; Gentianae Macrophyllae Radix; Glycyrrhizae Radix et Rhizoma; Chuanxiong Rhizoma; Notopterygii Rhizoma et Radix; Saposhnikoviae Radix; Angelicae Dahuricae Radix; Atractylodis Macrocephalae Rhizoma; Rehmanniae Radix[thick slices]; Rehmanniae Radix Praeparata[thick slices, stewing or steaming with wine]; Angelicae Sinensis Radix; Paeoniae Radix Alba; Angelicae Pubescentis Radix[thin slices]; Scutellariae Radix[thin slices, decocted]
876	Wind-treating Formula	External-wind-dispersing Formula	0601310034	Minor Collaterals Activating	Formulary of the Bureau of Taiping People's Welfare Pharmacy	Acontiti Radix Cocta (06153710400103708), Acontiti Kusnezoffii Radix Cocta (06153710400500705), Pheretima (06203110200104006), Arisaematis Rhizoma Praeparatum (06191610600100722), Olibanum Praeparatum (06157290200200327), Myrrha Praeparata (06157290200100320)	Acontiti Kusnezoffii Radix Cocta [decocted]; Arisaematis Rhizoma Praeparatum[processed with ginger and alum]; Olibanum Praeparatum; Myrrha Praeparata[stir-frying with vinegar]; Acontiti Radix Cocta[pieces, decocted]; Pheretima[cutting into segments]

Continued the table

No.	Main Category	Sub-category	Code of Formula	Name of Formula	Source of Formula	Components and Codes	Specifications and Requirements for Delivering
877	Wind-treating Formula	External-wind-dispersing Formula	0601310041	Pull Aright Powder	Yang's Familiy Heritage Prescriptions	Typhonii Rhizoma (06191610600300009), Bombyx Batryticatus (06210910100100005), Scorpio (06215110100100004)	Typhonii Rhizoma; Bombyx Batryticatus; Scorpio
878	Wind-treating Formula	External-wind-dispersing Formula	0601310058	True Jade Powder	Orthodox Manual of External Medicine	Arisaematis Rhizoma (06191610600100005), Saposhnikoviae Radix (06164310100503004), Angelicae Dahuricae Radix (06164310100203003), Gastrodiae Rhizoma (06193910600102008), Notopterygii Rhizoma et Radix (06164310300103004), Typhonii Rhizoma (06191610600300009)	Arisaematis Rhizoma; Typhonii Rhizoma; Saposhnikoviae Radix; Angelicae Dahuricae Radix; Notopterygii Rhizoma et Radix[thick slices]; Gastrodiae Rhizoma[thin slices]
879	Wind-treating Formula	External-wind-dispersing Formula	0601310065	Wind-dispersing Powder	Orthodox Manual of External Medicine	Angelicae Sinensis Radix (06164310100302003), Rehmanniae Radix (06172410400103009), Saposhnikoviae Radix (06164310100503004), Cicadae Periostracum (06210820100100007), Anemarrhenae Rhizoma (06192910500303001), Sophorae Flavescentis Radix (06156310100303001), Sesami Semen Nigrum (06172640600200004), Schizonepetae Herba (06172250500404008), Atractylodis Rhizoma (06174410500303000), Arctii Fructus (06174440200200002), Gypsum Fibrosum (06326110100107008), Glycyrrhizae Radix et Rhizoma (06156310300203002), Akebiae Caulis (06153820100203001)	Cicadae Periostracum; Sesami Semen Nigrum; Arctii Fructus; Gypsum Fibrosum[coarse powder]; Akebiae Caulis[pieces]; Schizonepetae Herba[cutting into segments]; Rehmanniae Radix; Saposhnikoviae Radix; Anemarrhenae Rhizoma; Sophorae Flavescentis Radix; Atractylodis Rhizoma; Glycyrrhizae Radix et Rhizoma[thick slices]; Angelicae Sinensis Radix[thin slices]
880	Wind-treating Formula	External-wind-dispersing Formula	0601310072	Xanthium Powder	Revised Prescriptions to Aid the Living	Angelicae Dahuricae Radix (06164310100203003), Magnoliae Flos (06154130300100000), Xanthii Fructus (06174440200300009), Menthae Haplocalycis Herba (06172250500704009)	Magnoliae Flos; Xanthii Fructus; Menthae Haplocalycis Herba[cut into short segments]; Angelicae Dahuricae Radix[thick slices]

Continued the table

No.	Main Category	Sub-category	Code of Formula	Name of Formula	Source of Formula	Components and Codes	Specifications and Requirements for Delivering
881	Wind-treating Formula	External-wind-dispersing Formula	0601310089	Wind-transforming Pill	Clustering of Medical Prescription	Notopterygii Rhizoma et Radix (06164310300103004), Angelicae Pubescentis Radix (06164310100802008), Saposhnikoviae Radix (06164310100503004), Glycyrrhizae Radix et Rhizoma (06156310300203002), Scorpio (06215110100100004), Ephedrae Herba (06141021000104008), Angelicae Dahuricae Radix (06164310100203003), Cinnamomi Ramulus (06154520200103001), Gleditsiae Sinensis Fructus (06156340200407002), Typhonii Rhizoma (06191610600300009), Acontiti Radix Cocta (06153710400103708), Ligustici Rhizoma et Radix (06164310300203001), Poria (06400210100403009), Chuanxiong Rhizoma (06164310500103002)	Scorpio; Typhonii Rhizoma; Poria[broken into pieces or thick slices]; Acontiti Radix Cocta[pieces, decocted]; Gleditsiae Sinensis Fructus[pounded to pieces]; Ephedrae Herba[cutting into segments]; Notopterygii Rhizoma et Radix; Saposhnikoviae Radix; Glycyrrhizae Radix et Rhizoma; Angelicae Dahuricae Radix; Cinnamomi Ramulus; Ligustici Rhizoma et Radix; Chuanxiong Rhizoma[thick slices]; Angelicae Pubescentis Radix[thin slices]
882	Wind-treating Formula	External-wind-dispersing Formula	0601310096	Dampness-dispelling Decoction	Summary for Chinese Ophthalmology	Forsythiae Fructus (06171240200200001), Plantaginis Semen (06173440600100002), Aurantii Fructus (06157040100202002), Scutellariae Radix (06172210100102605), Coptidis Rhizoma (06153710500302001), Citri Reticulatae Pericarpium (06157040400306004), Schizonepetae Herba (06172250500404008), Saposhnikoviae Radix (06164310100503004), Poria (06400210100403009), Talcum Pulvis (06322110100107859), Akebiae Caulis (06153820100203001), Glycyrrhizae Radix et Rhizoma (06156310300203002)	Forsythiae Fructus; Plantaginis Semen; Poria[broken into pieces or thick slices]; Akebiae Caulis[pieces]; Talcum Pulvis[powder, ground with water]; Schizonepetae Herba[cutting into segments]; Citri Reticulatae Pericarpium[cut into shreds]; Saposhnikoviae Radix; Glycyrrhizae Radix et Rhizoma[thick slices]; Aurantii Fructus; Coptidis Rhizoma[thin slices]; Scutellariae Radix[thin slices, decocted]

Continued the table

No.	Main Category	Sub-category	Code of Formula	Name of Formula	Source of Formula	Components and Codes	Specifications and Requirements for Delivering
883	Wind-treating Formula	External-wind-dispersing Formula	0601310119	Complexion-righting Decoction	Precious Book of Ophthalmology	Notopterygii Rhizoma et Radix (06164310300103004), Typhonii Rhizoma Praeparatum (06191610600302720), Saposhnikoviae Radix (06164310100503004), Gentianae Macrophyllae Radix (06171410100103003), Chaenomelis Fructus (06156140200302006), Arisaema Cum Bile (06191610600100999), Pinelliae Rhizoma Praeparatum cum Zingibere et Alumine (06191610600200729), Bombyx Batryticatus (06210910100100005), Glycyrrhizae Radix et Rhizoma (06156310300203002), Poriae Lignum (06400290100100009), Zingiberis Rhizoma Recens (06193510500403009)	Bombyx Batryticatus; Poriae Lignum; Arisaema Cum Bile[processed with bile]; Pinelliae Rhizoma Praeparatum cum Zingibere et Alumine[processed with ginger and alum]; Notopterygii Rhizoma et Radix; Saposhnikoviae Radix; Gentianae Macrophyllae Radix; Glycyrrhizae Radix et Rhizoma; Zingiberis Rhizoma Recens[thick slices]; Chaenomelis Fructus[thin slices]; Typhonii Rhizoma Praeparatum[thin slices, processed with ginger and alum]
884	Wind-treating Formula	External-wind-dispersing Formula	0601310126	Immortal Speech-restorative Pill	An Complete Collection of Effective Prescriptions for Women	Typhonii Rhizoma Praeparatum (06191610600302720), Acori Tatarinowii Rhizoma (06191610500203004), Polygalae Radix Praeparatum cum Succo Glycyrrhizae (06157510100104717), Gastrodiae Rhizoma (06193910600102008), Scorpio (06215110100100004), Notopterygii Rhizoma et Radix (06164310300103004), Bombyx Batryticatus Praeparatum (06210910100100210), Arisaema Cum Bile (06191610600100999), Aucklandiae Radix (06174410100303004), Menthae Haplocalycis Herba (06172250500704009)	Scorpio; Arisaema Cum Bile[processed with bile]; Bombyx Batryticatus Praeparatum[stir-frying with bran]; Polygalae Radix Praeparatum cum Succo Glycyrrhizae[cutting into segments, decocting with licorice juice]; Menthae Haplocalycis Herba [cut into short segments]; Acori Tatarinowii Rhizoma; Notopterygii Rhizoma et Radix; Aucklandiae Radix[thick slices]; Gastrodiae Rhizoma[thin slices]; Typhonii Rhizoma Praeparatum[thin slices, processed with ginger and alum]

Continued the table

No.	Main Category	Sub-category	Code of Formula	Name of Formula	Source of Formula	Components and Codes	Specifications and Requirements for Delivering
885	Wind-treating Formula	External-wind-dispersing Formula	0601310133	Yang-inhibiting Vinum and Coptis Decoction	Revealing the Mystery of the Origin of Eye Diseases	Rehmanniae Radix (06172410400103009), Angelicae Pubescentis Radix (06164310100802008), Phellodendri Chinensis Cortex (06157020500206008), Saposhnikoviae Radix (06164310100503004), Anemarrhenae Rhizoma (06192910500303001), Viticis Fructus (06172140200100006), Peucedani Radix (06164310100702001), Notopterygii Rhizoma et Radix (06164310300103004), Angelicae Dahuricae Radix (06164310100203003), Glycyrrhizae Radix et Rhizoma (06156310300203002), Scutellariae Radix Praeparata (06172210100102315), Calcitum (06326610100305003), Gardeniae Fructus (06173540200107002), Coptidis Rhizoma Vinatus (06153710500302315), Stephaniae Tetrandrae Radix (06154010100103008)	Viticis Fructus; Calcitum[broken into pieces]; Gardeniae Fructus[rubbed into bits]; Phellodendri Chinensis Cortex[cut into shreds]; Rehmanniae Radix; Saposhnikoviae Radix; Anemarrhenae Rhizoma; Notopterygii Rhizoma et Radix; Angelicae Dahuricae Radix; Glycyrrhizae Radix et Rhizoma; Stephaniae Tetrandrae Radix[thick slices]; Angelicae Pubescentis Radix; Peucedani Radix[thin slices]; Scutellariae Radix Praeparata; Coptidis Rhizoma Vinatus[thin slices, stir-frying with wine]
886	Wind-treating Formula	External-wind-dispersing Formula	0601310140	Angelica Decoction	Revised Prescriptions to Aid the Living	Angelicae Sinensis Radix (06164310100302003), Chuanxiong Rhizoma (06164310500103002), Paeoniae Radix Alba (06153710100202008), Rehmanniae Radix (06172410400103009), Saposhnikoviae Radix (06164310100503004), Schizonepetae Herba (06172250500404008), Astragali Radix (06156310100603002), Glycyrrhizae Radix et Rhizoma Praeparata cum Melle (06156310300203354), Tribuli Fructus Tostus (06156940200100110), Polygoni Multiflori Radix (06152310400103008), Zingiberis Rhizoma Recens (06193510500403009)	Tribuli Fructus Tostus[stir-frying until yellow]; Schizonepetae Herba[cutting into segments]; Chuanxiong Rhizoma; Rehmanniae Radix; Saposhnikoviae Radix; Astragali Radix; Zingiberis Rhizoma Recens[thick slices]; Glycyrrhizae Radix et Rhizoma Praeparata cum Melle[thick slices,stir-frying with honey]; Polygoni Multiflori Radix[thick slices or broken into pieces]; Angelicae Sinensis Radix; Paeoniae Radix Alba[thin slices]
887	Wind-treating Formula	External-wind-dispersing Formula	0601310157	Qingzhou White Pill	Formulary of the Bureau of Taiping People's Welfare Pharmacy	Arisaematis Rhizoma (06191610600100005), Pinelliae Rhizoma (06191610600200002), Typhonii Rhizoma (06191610600300009), Aconiti Radix (06153710400100004), Zingiberis Rhizoma Recens (06193510500403009)	Arisaematis Rhizoma; Pinelliae Rhizoma; Typhonii Rhizoma; Aconiti Radix; Zingiberis Rhizoma Recens[thick slices]

Continued the table

No.	Main Category	Sub-category	Code of Formula	Name of Formula	Source of Formula	Components and Codes	Specifications and Requirements for Delivering
888	Wind-treating Formula	External-wind-dispersing Formula	0601310164	Major Collaterals-activating Pill	Lan-Tai's Criterion	Bungarus Parvus (06225310200104002), Zaocys (06225110200104008), Clematidis Radix et Rhizoma (06153710300104003), Gastrodiae Rhizoma (06193910600102008), Scorpio (06215110100100004), Anemones Raddeanae Rhizoma (06153710500200000), Acontiti Kusnezoffii Radix Cocta (06153710400500705), Polygoni Multiflori Radix Praeparata (06152310400103695), Testudinis Carapax et Plastrum Praeparatum (06225220300100326), Ephedrae Herba (06141021000104008), Dryopteridis Crassirhizomatis Rhizoma (06134510500103005), Glycyrrhizae Radix et Rhizoma Praeparata cum Melle (06156310300203354), Notopterygii Rhizoma et Radix (06164310300103004), Cinnamomi Cortex (06154520500100007), Pogostemonis Herba (06172250500104007), Linderae Radix (06154510400102003), Coptidis Rhizoma (06153710500302001), Rehmanniae Radix Praeparata (06172410400103610), Rhei Radix et Rhizoma Cocta Vinata (06152310300103610), Aucklandiae Radix (06174410100303004), Aquilariae Lignum Resinatum (06162320400105008), Asari Radix et Rhizoma (06152010300104005), Paeoniae Radix Rubra (06153710100303002), Myrrha (06157290200100009), Caryophylli Flos (06163430300100009), Olibanum (06157290200200006), Bombyx Batryticatus (06210910100100005), Arisaematis Rhizoma Praeparatum (06191610600100722), Citri Reticulatae Pericarpium Viride (06157040400406001), Drynariae Rhizoma (06135610500103001), Amomi Rotundus Fructus (06193540200200004), Benzoinum Vinatus (06171190200100316), Aconiti Lateralis Radix Tostus (06153710400303221), Scutellariae Radix (06172210100102605), Poria (06400210100403009), Cyperi Rhizoma Vinatus (06191310500103310), Scrophulariae Radix (06172410100102005), Atractylodis Macrocephalae Rhizoma (06174410500203003)	Scorpio; Anemones Raddeanae Rhizoma; Myrrha; Caryophylli Flos; Olibanum; Bombyx Batryticatus; Amomi Rotundus Fructus; Acontiti Kusnezoffii Radix Cocta[decocted]; Arisaematis Rhizoma Praeparatum[processed with ginger and alum]; Testudinis Carapax et Plastrum Praeparatum[stir-frying with sand then quenching with vinegar]; Benzoinum Vinatus; Canis Os Praeparata[stir-frying with wine]; Poria[broken into pieces or thick slices]; Drac[fragmenting or powder]; Aconiti Lateralis Radix Tostus[pieces, stir-frying with sand]; Cinnamomi Cortex[removed rough barks]; Bungarus Parvus; Zaocys; Clematidis Radix et Rhizoma; Ephedrae Herba; Pogostemonis Herba; Asari Radix et Rhizoma[cutting into segments]; Aquilariae Lignum Resinatum[chopped into fragmenting]; Dryopteridis Crassirhizomatis Rhizoma; Notopterygii Rhizoma et Radix; Aucklandiae Radix; Paeoniae Radix Rubra; Drynariae Rhizoma; Atractylodis Macrocephalae Rhizoma; Saposhnikoviae Radix; Puerariae Lobatae Radix[thick slices]; Rehmanniae Radix Praeparata[thick slices, stewing or steaming with wine]; Glycyrrhiza Paeoniae Radix Rubra;Myrrha;Caryophylli Flos; Olibanum; Bombyx Batryticatus; Arisaematis Rhizoma Praeparatum[processing with ginger and alum]; Citri Reticulatae Pericarpium[cutting into shreds]; Drynariae Rhizoma[thick slices];Amomi Rotundus Fructus;Benzoinum Vinatus; Aconiti Lateralis Radix Tostus[pieces, stir-frying with sand];Scutellariae Radix[thin slices]; Poria[breaking into pieces or thick slices]; Cyperi Rhizoma Vinatus[thick slices or, stir-frying with wine];Scrophulariae Radix; Atractylodis Macrocephalae Rhizoma[thick slices]

Continued the table

No.	Main Category	Sub-category	Code of Formula	Name of Formula	Source of Formula	Components and Codes	Specifications and Requirements for Delivering
889	Wind-treating Formula	External-wind-dispersing Formula	0601310171	Three Yellows Decoction	Important Prescriptions Worth a Thousand Gold for Emergency	Ephedrae Herba (06141021000104008), Angelicae Pubescentis Radix (06164310100802008), Asari Radix et Rhizoma (06152010300104005), Scutellariae Radix (06172210100102605), Astragali Radix (06156310100603002)	Ephedrae Herba; Asari Radix et Rhizoma[cutting into segments]; Astragali Radix[thick slices]; Angelicae Pubescentis Radix[thin slices]; Scutellariae Radix[thin slices, decocted]
890	Wind-treating Formula	External-wind-dispersing Formula	0601310188	Life-prolonging Decoction	Arcane Essentials from the Imperial Library	Glycyrrhizae Radix et Rhizoma Praeparata cum Melle (06156310300203354), Cinnamomi Cortex (06154520500100007), Angelicae Sinensis Radix (06164310100302003), Ginseng Radix et Rhizoma (06164210300102000), Gypsum Fibrosum (06326110100107008), Zingiberis Rhizoma (06193510500203005), Ephedrae Herba (06141021000104008), Chuanxiong Rhizoma (06164310500103002), Armeniacae Semen Amarum (06156140600100004)	Armeniacae Semen Amarum; Gypsum Fibrosum[coarse powder]; Cinnamomi Cortex[removed rough barks]; Ephedrae Herba[cutting into segments]; Chuanxiong Rhizoma[thick slices]; Glycyrrhizae Radix et Rhizoma Praeparata cum Melle[thick slices,stir-frying with honey]; Zingiberis Rhizoma[thick slices or broken into pieces]; Angelicae Sinensis Radix; Ginseng Radix et Rhizoma[thin slices]
891	Wind-treating Formula	External-wind-dispersing Formula	0601310195	Eight Precious Ingredients Health Restoration Decoction	Zhu's Clustering of Empirical Prescriptions	Aconiti Lateralis Radix Tostus (06153710400303221), Ginseng Radix et Rhizoma (06164210300102000), Ephedrae Herba (06141021000104008), Scutellariae Radix (06172210100102605), Stephaniae Tetrandrae Radix (06154010100103008), Cyperi Rhizoma (06191310500103006), Armeniacae Semen Amarum Aquosus (06156140600100820), Chuanxiong Rhizoma (06164310500103002), Angelicae Sinensis Radix (06164310100302003), Poria cum Pini Radix (06400210100505000), Citri Reticulatae Pericarpium (06157040400306004), Saposhnikoviae Radix (06164310100503004), Paeoniae Radix Alba (06153710100202008), Aquilariae Lignum Resinatum (06162320400105008), Pinelliae Rhizoma Praeparatum (06191610600200712), Acontiti Radix Cocta (06153710400103708), Cinnamomi Ramulus (06154520200103001), Atractylodis Macrocephalae Rhizoma (06174410500203003), Linderae Radix (06154510400102003), Zingiberis Rhizoma (06193510500203005), Astragali Radix (06156310100603002), Glycyrrhizae Radix et Rhizoma (06156310300203002), Rehmanniae Radix Praeparata (06172410400103610), Rehmanniae Recens Radix (06172410400103009)	Armeniacae Semen Amarum Aquosus[soaked in boiling soup to remove seed coats]; Pinelliae Rhizoma Praeparatum[processed with licorice and limewater]; Poria cum Pini Radix[broken into pieces]; Acontiti Radix Cocta[pieces, decocted]; Aconiti Lateralis Radix Tostus[pieces, stir-frying with sand]; Ephedrae Herba[cutting into segments]; Citri Reticulatae Pericarpium[cut into shreds]; Aquilariae Lignum Resinatum[chopped into fragmenting]; Stephaniae Tetrandrae Radix; Chuanxiong Rhizoma; Saposhnikoviae Radix; Cinnamomi Ramulus; Atractylodis Macrocephalae Rhizoma; Astragali Radix; Glycyrrhizae Radix et Rhizoma; Rehmanniae Radix[thick slices]; Rehmanniae Radix Praeparata[thick slices, stewing or steaming with wine]; Cyperi Rhizoma[thick slices or rubbing into bits]; Zingiberis Rhizoma[thick slices or broken into pieces]; Ginseng Radix et Rhizoma; Angelicae Sinensis Radix; Paeoniae Radix Alba; Linderae Radix[thin slices]; Scutellariae Radix[thin slices, decocted]

Continued the table

No.	Main Category	Sub-category	Code of Formula	Name of Formula	Source of Formula	Components and Codes	Specifications and Requirements for Delivering
892	Wind-treating Formula	External-wind-dispersing Formula	0601310201	Stiff Silkworm Powder	Effective Prescriptions Handed Down for Generations of Physicians	Bombyx Batryticatus (06210910100100005), Glycyrrhizae Radix et Rhizoma (06156310300203002), Asari Radix et Rhizoma (06152010300104005), Inulae Flos (06174430100100007), Schizonepetae Herba (06172250500404008), Equiseti Hiemalis Herba (06130550500104002), Mori Folium (06151220700107006)	Bombyx Batryticatus; Mori Folium[rubbed into bits]; Inulae Flos[removed stems and leaf]; Asari Radix et Rhizoma; Schizonepetae Herba; Equiseti Hiemalis Herba[cutting into segments]; Glycyrrhizae Radix et Rhizoma[thick slices]
893	Wind-treating Formula	External-wind-dispersing Formula	0601310218	Decocted Peppermint Pill	Formulary of the Bureau of Taiping People's Welfare Pharmacy	Borneolum Syntheticum (06160890800100009), Menthae Haplocalycis Herba (06172250500704009), Chuanxiong Rhizoma (06164310500103002), Platycodonis Radix (06174110100303003), Glycyrrhizae Radix et Rhizoma (06156310300203002), Saposhnikoviae Radix (06164310100503004), Amomi Fructus (06193540200300001)	Borneolum Syntheticum; Amomi Fructus; Menthae Haplocalycis Herba[cut into short segments]; Chuanxiong Rhizoma; Platycodonis Radix; Glycyrrhizae Radix et Rhizoma; Saposhnikoviae Radix[thick slices]
894	Wind-treating Formula	External-wind-dispersing Formula	0601310225	Schizonepeta and Forsythia Decoction	Restoration of Health from the Myraid Diseases	Schizonepetae Herba (06172250500404008), Forsythiae Fructus (06171240200200001), Saposhnikoviae Radix (06164310100503004), Angelicae Sinensis Radix (06164310100302003), Chuanxiong Rhizoma (06164310500103002), Paeoniae Radix Alba (06153710100202008), Bupleuri Radix (06164310101003008), Aurantii Fructus (06157040100202002), Scutellariae Radix (06172210100102605), Gardeniae Fructus (06173540200107002), Angelicae Dahuricae Radix (06164310100203003), Platycodonis Radix (06174110100303003), Glycyrrhizae Radix et Rhizoma (06156310300203002)	Forsythiae Fructus; Gardeniae Fructus[rubbed into bits]; Schizonepetae Herba[cutting into segments]; Saposhnikoviae Radix; Chuanxiong Rhizoma; Bupleuri Radix; Angelicae Dahuricae Radix; Platycodonis Radix; Glycyrrhizae Radix et Rhizoma[thick slices]; Angelicae Sinensis Radix; Paeoniae Radix Alba; Aurantii Fructus[thin slices]; Scutellariae Radix-[thin slices, decocted]

Continued the table

No.	Main Category	Sub-category	Code of Formula	Name of Formula	Source of Formula	Components and Codes	Specifications and Requirements for Delivering
895	Wind-treating Formula	External-wind-dispersing Formula	0601310232	Qi-regulating and Wind-expelling Powder	Mirror for Medicine From Ancient to Modern	Citri Reticulatae Pericarpium Viride (06157040400406001), Citri Reticulatae Pericarpium (06157040400306004), Aurantii Fructus (06157040100202002), Platycodonis Radix (06174110100303003), Arisaematis Rhizoma Praeparatum (06191610600100722), Pinelliae Rhizoma Praeparatum cum Alumine (06191610600200736), Linderae Radix (06154510400102003), Gastrodiae Rhizoma (06193910600102008), Chuanxiong Rhizoma (06164310500103002), Angelicae Dahuricae Radix (06164310100203003), Saposhnikoviae Radix (06164310100503004), Schizonepetae Herba (06172250500404008), Notopterygii Rhizoma et Radix (06164310300103004), Angelicae Pubescentis Radix (06164310100802008), Paeoniae Radix Alba (06153710100202008), Glycyrrhizae Radix et Rhizoma (06156310300203002)	Pinelliae Rhizoma Praeparatum cum Alumine[processed with alum]; Arisaematis Rhizoma Praeparatum[processed with ginger and alum]; Schizonepetae Herba[cutting into segments]; Citri Reticulatae Pericarpium[cut into shreds]; Platycodonis Radix; Chuanxiong Rhizoma; Angelicae Dahuricae Radix; Saposhnikoviae Radix; Notopterygii Rhizoma et Radix; Glycyrrhizae Radix et Rhizoma[thick slices]; Citri Reticulatae Pericarpium Viride[thick slices or cut into shreds]; Aurantii Fructus; Linderae Radix; Gastrodiae Rhizoma; Angelicae Pubescentis Radix; Paeoniae Radix Alba[thin slices]
896	Wind-treating Formula	External-wind-dispersing Formula	0601310249	Beautiful Pond Qi-freeing Decoction	Secret Book of the Orchid Chamber	Astragali Radix (06156310100603002), Atractylodis Rhizoma (06174410500303000), Notopterygii Rhizoma et Radix (06164310300103004), Angelicae Pubescentis Radix (06164310100802008), Saposhnikoviae Radix (06164310100503004), Cimicifugae Rhizoma (06153710500103004), Puerariae Lobatae Radix (06156310100803006), Glycyrrhizae Radix et Rhizoma Praeparata cum Melle (06156310300203354), Ephedrae Herba (06141021000104008), Zanthoxyli Pericarpium (06157040400200005), Angelicae Dahuricae Radix (06164310100203003)	Zanthoxyli Pericarpium[removed capsicum and fruit handle]; Ephedrae Herba[cutting into segments]; Astragali Radix; Atractylodis Rhizoma; Notopterygii Rhizoma et Radix; Saposhnikoviae Radix; Cimicifugae Rhizoma; Puerariae Lobatae Radix; Angelicae Dahuricae Radix[thick slices]; Glycyrrhizae Radix et Rhizoma Praeparata cum Melle[thick slices,stir-frying with honey]; Angelicae Pubescentis Radix[thin slices]
897	Wind-treating Formula	External-wind-dispersing Formula	0601310256	Tranquility Decoction of Six Ingredients	Jing-yue's Collected Works	Citri Reticulatae Pericarpium (06157040400306004), Pinelliae Rhizoma Praeparatum (06191610600200712), Poria (06400210100403009), Glycyrrhizae Radix et Rhizoma (06156310300203002), Armeniacae Semen Amarum Aquosus (06156140600100820), Sinapis Semen (06154940600100002)	Sinapis Semen; Armeniacae Semen Amarum Aquosus[soaked in boiling soup to remove seed coats]; Pinelliae Rhizoma Praeparatum[processed with licorice and limewater]; Poria[broken into pieces or thick slices]; Citri Reticulatae Pericarpium[cut into shreds]; Glycyrrhizae Radix et Rhizoma[thick slices]

Continued the table

No.	Main Category	Sub-category	Code of Formula	Name of Formula	Source of Formula	Components and Codes	Specifications and Requirements for Delivering
898	Wind-treating Formula	External-wind-dispersing Formula	0601310263	Borneol Paste	Complete Medical Records	Amomi Fructus (06193540200300001), Menthae Haplocalycis Herba (06172250500704009), Glycyrrhizae Radix et Rhizoma (06156310300203002), Saposhnikoviae Radix (06164310100503004), Chuanxiong Rhizoma (06164310500103002), Platycodonis Radix (06174110100303003), Nitrum (06328110100100007), Borneolum Syntheticum (06160890800100009), Amomi Rotundus Fructus (06193540200200004)	Amomi Fructus; Nitrum; Borneolum Syntheticum; Amomi Rotundus Fructus; Menthae Haplocalycis Herba[cut into short segments]; Glycyrrhizae Radix et Rhizoma; Saposhnikoviae Radix; Chuanxiong Rhizoma; Platycodonis Radix[thick slices]
899	Wind-treating Formula	External-wind-dispersing Formula	0601310270	Costusroot Life-preserving Pill	Prescriptions of Imperial Mechanical Institution	Aucklandiae Radix (06174410100303004), Typhonii Rhizoma (06191610600300009), Cinnamomi Cortex (06154520500100007), Eucommiae Cortex (06155920500106006), Magnoliae Officinalis Cortex Zingibere (06154120500206343), Ligustici Rhizoma et Radix (06164310300203001), Angelicae Pubescentis Radix (06164310100802008), Notopterygii Rhizoma et Radix (06164310300103004), Erythrinae Cortex (06156320500306007), Angelicae Dahuricae Radix (06164310100203003), Chrysanthemi Flos (06174430100200004), Achyranthis Bidentatae Radix Vinatus (06152510100204313), Bungarus Parvus (06225310200104002), Scorpio (06215110100100004), Clematidis Radix et Rhizoma (06153710300104003), Gastrodiae Rhizoma (06193910600102008), Angelicae Sinensis Radix (06164310100302003), Viticis Fructus (06172140200100006), Canis Os Praeparata (06220930100100314), Arisaematis Rhizoma Praeparatum (06191610600100722), Saposhnikoviae Radix (06164310100503004), Dioscoreae Rhizoma (06193210500103007), Glycyrrhizae Radix et Rhizoma Praeparata cum Melle (06156310300203354), Gastrodiae Rhizoma (06193910600102008), Moschus (06220640100100008), Cinnabaris (06310210100107851)	Typhonii Rhizoma; Chrysanthemi Flos; Scorpio; Viticis Fructus; Moschus; Arisaematis Rhizoma Praeparatum[processed with ginger and alum]; Canis Os Praeparata[stir-frying with wine]; Eucommiae Cortex; Erythrinae Cortex[broken into pieces or cut into shreds]; Cinnabaris[powder, ground with water]; Cinnamomi Cortex[removed rough barks]; Bungarus Parvus; Clematidis Radix et Rhizoma[cutting into segments]; Achyranthis Bidentatae Radix Vinatus[cutting into segments, stir-frying with wine]; Magnoliae Officinalis Cortex Zingibere[cut into shreds,stir-frying with ginger juice]; Aucklandiae Radix; Ligustici Rhizoma et Radix; Notopterygii Rhizoma et Radix; Angelicae Dahuricae Radix; Saposhnikoviae Radix; Dioscoreae Rhizoma[thick slices]; Glycyrrhizae Radix et Rhizoma Praeparata cum Melle[thick slices,stir-frying with honey]; Angelicae Pubescentis Radix; Gastrodiae Rhizoma; Angelicae Sinensis Radix; Gastrodiae Rhizoma[thin slices]

Continued the table

No.	Main Category	Sub-category	Code of Formula	Name of Formula	Source of Formula	Components and Codes	Specifications and Requirements for Delivering
900	Wind-treating Formula	External-wind-dispersing Formula	0601310287	Upper-body-clearing and Pain-alleviating Decoction	Longevity and Life Preservation	Angelicae Sinensis Radix Vinatus (06164310100302317), Chuanxiong Rhizoma (06164310500103002), Angelicae Dahuricae Radix (06164310100203003), Asari Radix et Rhizoma (06152010300104005), Notopterygii Rhizoma et Radix (06164310300103004), Angelicae Pubescentis Radix (06164310100802008), Saposhnikoviae Radix (06164310100503004), Chrysanthemi Flos (06174430100200004), Viticis Fructus (06172140200100006), Atractylodis Rhizoma Praeparatum (06174410500303901), Ophiopogonis Radix (06192910400300001), Glycyrrhizae Radix et Rhizoma (06156310300203002), Scutellariae Radix Praeparata (06172210100102315), Zingiberis Rhizoma Recens (06193510500403009)	Chrysanthemi Flos; Viticis Fructus; Ophiopogonis Radix; Asari Radix et Rhizoma[cutting into segments]; Chuanxiong Rhizoma; Angelicae Dahuricae Radix; Notopterygii Rhizoma et Radix; Saposhnikoviae Radix; Glycyrrhizae Radix et Rhizoma; Zingiberis Rhizoma Recens[thick slices]; Atractylodis Rhizoma Praeparatum[thick slices, rinsed with rice water]; Angelicae Pubescentis Radix[thin slices]; Angelicae Sinensis Radix Vinatus; Scutellariae Radix Praeparata[thin slices, stir-frying with wine]
901	Wind-treating Formula	External-wind-dispersing Formula	0601310294	Cimicifuga and Coptis Decoction	Restoration of Health from the Myraid Diseases	Cimicifugae Rhizoma (06153710500103004), Puerariae Lobatae Radix (06156310100803006), Paeoniae Radix Alba (06153710100202008), Chuanxiong Rhizoma (06164310500103002), Atractylodis Rhizoma (06174410500303000), Menthae Haplocalycis Herba (06172250500704009), Schizonepetae Herba (06172250500404008), Scutellariae Radix Praeparata (06172210100102315), Bubali Cornu (06220220200103002), Angelicae Dahuricae Radix (06164310100203003), Glycyrrhizae Radix et Rhizoma (06156310300203002), Coptidis Rhizoma Vinatus (06153710500302315)	Bubali Cornu[pieces]; Schizonepetae Herba[cutting into segments]; Menthae Haplocalycis Herba[cut into short segments]; Cimicifugae Rhizoma; Puerariae Lobatae Radix; Chuanxiong Rhizoma; Atractylodis Rhizoma; Angelicae Dahuricae Radix; Glycyrrhizae Radix et Rhizoma[thick slices]; Paeoniae Radix Alba[thin slices]; Scutellariae Radix Praeparata; Coptidis Rhizoma Vinatus[thin slices, stir-frying with wine]

Continued the table

No.	Main Category	Sub-category	Code of Formula	Name of Formula	Source of Formula	Components and Codes	Specifications and Requirements for Delivering
902	Wind-treating Formula	External-wind-dispersing Formula	0601310300	Cimicifuga Stomach Wind Decoction	Introduction on Medicine	Cimicifugae Rhizoma (06153710500103004), Angelicae Dahuricae Radix (06164310100203003), Angelicae Sinensis Radix (06164310100302003), Puerariae Lobatae Radix (06156310100803006), Atractylodis Rhizoma (06174410500303000), Glycyrrhizae Radix et Rhizoma (06156310300203002), Bupleuri Radix (06164310101003008), Ligustici Rhizoma et Radix (06164310300203001), Notopterygii Rhizoma et Radix (06164310300103004), Phellodendri Chinensis Cortex (06157020500206008), Alpiniae Katsumadai Semen (06193540600100003), Ephedrae Herba (06141021000104008), Viticis Fructus (06172140200100006)	Alpiniae Katsumadai Semen; Viticis Fructus; Ephedrae Herba[cutting into segments]; Phellodendri Chinensis Cortex[cut into shreds]; Cimicifugae Rhizoma; Angelicae Dahuricae Radix; Puerariae Lobatae Radix; Atractylodis Rhizoma; Glycyrrhizae Radix et Rhizoma; Bupleuri Radix; Ligustici Rhizoma et Radix; Notopterygii Rhizoma et Radix[thick slices]; Angelicae Sinensis Radix[thin slices]
903	Wind-treating Formula	External-wind-dispersing Formula	0601310324	Wind-dispersing Decoction	Restoration of Health from the Myraid Diseases	Angelicae Sinensis Radix (06164310100302003), Chuanxiong Rhizoma (06164310500103002), Poria (06400210100403009), Citri Reticulatae Pericarpium (06157040400306004), Pinelliae Rhizoma Praeparatum cum Zingibere et Alumine (06191610600200729), Linderae Radix (06154510400102003), Cyperi Rhizoma (06191310500103006), Angelicae Dahuricae Radix (06164310100203003), Notopterygii Rhizoma et Radix (06164310300103004), Saposhnikoviae Radix (06164310100503004), Asari Radix et Rhizoma (06152010300104005), Cinnamomi Ramulus (06154520200103001), Glycyrrhizae Radix et Rhizoma (06156310300203002), Zingiberis Rhizoma Recens (06193510500403009)	Pinelliae Rhizoma Praeparatum cum Zingibere et Alumine[processed with ginger and alum]; Poria[broken into pieces or thick slices]; Asari Radix et Rhizoma[cutting into segments]; Citri Reticulatae Pericarpium[cut into shreds]; Chuanxiong Rhizoma; Angelicae Dahuricae Radix; Notopterygii Rhizoma et Radix; Saposhnikoviae Radix; Cinnamomi Ramulus; Glycyrrhizae Radix et Rhizoma; Zingiberis Rhizoma Recens[thick slices]; Cyperi Rhizoma[thick slices or]; Angelicae Sinensis Radix; Linderae Radix[thin slices]

Continued the table

No.	Main Category	Sub-category	Code of Formula	Name of Formula	Source of Formula	Components and Codes	Specifications and Requirements for Delivering
904	Wind-treating Formula	External-wind-dispersing Formula	0601310331	Toxin-eliminating and Infant-preserving Decoction	Heart-approach for Poxes from a Family Tradition	Cuscutae Herba (06171750500104003), Sojae Semen Nigrum (06156340600800007), Vignae Semen (06156340600100008), Cimicifugae Rhizoma (06153710500103004), Crataegi Fructus (06156140200100008), Schizonepetae Herba (06172250500404008), Saposhnikoviae Radix (06164310100503004), Rehmanniae Radix Vinatus (06172410400103313), Angelicae Pubescentis Radix (06164310100802008), Glycyrrhizae Radix et Rhizoma (06156310300203002), Angelicae Sinensis Radix Vinatus (06164310100302317), Paeoniae Radix Rubra (06153710100303002), Coptidis Rhizoma (06153710500302001), Platycodonis Radix (06174110100303003), Cinnabaris (06310210100107851), Arctii Fructus Praeparatus (06174440200200118), Luffae Fructus (06174040200704007)	Sojae Semen Nigrum; Vignae Semen; Arctii Fructus Praeparatus[stir-frying until yellow]; Cinnabaris[powder, ground with water]; Crataegi Fructus[removed kernel]; Cuscutae Herba; Schizonepetae Herba; Luffae Fructus[cutting into segments]; Cimicifugae Rhizoma; Saposhnikoviae Radix; Glycyrrhizae Radix et Rhizoma; Paeoniae Radix Rubra; Platycodonis Radix[thick slices]; Rehmanniae Radix Vinatus[thick slices, stir-frying with wine]; Angelicae Pubescentis Radix; Coptidis Rhizoma[thin slices]; Angelicae Sinensis Radix Vinatus[thin slices, stir-frying with wine]
905	Wind-treating Formula	External-wind-dispersing Formula	0601310348	Licorice and Platycodon Decoction	Mirror for Medicine From Ancient to Modern	Scrophulariae Radix (06172410100102005), Glycyrrhizae Radix et Rhizoma (06156310300203002), Platycodonis Radix (06174110100303003), Menthae Haplocalycis Herba (06172250500704009), Forsythiae Fructus (06171240200200001), Arctii Fructus (06174440200200002), Trichosanthis Radix (06174010100103002), Polygalae Radix (06157510100104007), Lithargyrum (06310110100100008)	Forsythiae Fructus; Arctii Fructus; Lithargyrum; Polygalae Radix[cutting into segments]; Menthae Haplocalycis Herba[cut into short segments]; Glycyrrhizae Radix et Rhizoma; Platycodonis Radix; Trichosanthis Radix[thick slices]; Scrophulariae Radix[thin slices]

Continued the table

No.	Main Category	Sub-category	Code of Formula	Name of Formula	Source of Formula	Components and Codes	Specifications and Requirements for Delivering
906	Wind-treating Formula	External-wind-dispersing Formula	0601310355	Apricot Seed and Perilla Decoction	Clustering of Medical Prescription	Citri Exocarpium Rubrum (06157040400507005), Perillae Folium (06172220700107009), Armeniacae Semen Amarum Aquosus (06156140600100820), Mori Cortex Mellitus (06151220600106352), Pinelliae Rhizoma Praeparatum (06191610600200712), Fritillariae Thunbergii Bulbus (06192910700603000), Atractylodis Macrocephalae Rhizoma (06174410500203003), Schisandrae Chinensis Fructus (06154140200200007), Glycyrrhizae Radix et Rhizoma Praeparata cum Melle (06156310300203354)	Schisandrae Chinensis Fructus; Armeniacae Semen Amarum Aquosus[soaked in boiling soup to remove seed coats]; Pinelliae Rhizoma Praeparatum[processed with licorice and limewater]; Citri Exocarpium Rubrum[broken to pieces]; Perillae Folium[fragmenting]; Mori Cortex Mellitus[cut into shreds,stir-frying with honey]; Atractylodis Macrocephalae Rhizoma[thick slices]; Glycyrrhizae Radix et Rhizoma Praeparata cum Melle[thick slices,stir-frying with honey]; Fritillariae Thunbergii Bulbus[thick slices or fragmenting]
907	Wind-treating Formula	External-wind-dispersing Formula	0601310362	Liver-washing and Eyes-brightening Powder	Restoration of Health from the Myraid Diseases	Angelicae Sinensis Radix (06164310100402000), Chuanxiong Rhizoma (06164310500103002), Paeoniae Radix Rubra (06153710100303002), Rehmanniae Radix (06172410400103009), Coptidis Rhizoma (06153710500302001), Scutellariae Radix (06172210100102605), Gardeniae Fructus (06173540200107002), Gypsum Fibrosum (06326110100107008), Forsythiae Fructus (06171240200200001), Saposhnikoviae Radix (06164310100503004), Schizonepetae Herba (06172250500404008), Menthae Haplocalycis Herba (06172250500704009), Notopterygii Rhizoma et Radix (06164310300103004), Viticis Fructus (06172140200100006), Chrysanthemi Flos (06174430100200004), Tribuli Fructus (06156940200100004), Cassiae Semen (06156340600500006), Platycodonis Radix (06174110100303003), Glycyrrhizae Radix et Rhizoma (06156310300203002)	Forsythiae Fructus; Viticis Fructus; Chrysanthemi Flos; Tribuli Fructus; Cassiae Semen; Gardeniae Fructus[rubbed into bits]; Gypsum Fibrosum[coarse powder]; Schizonepetae Herba[cutting into segments]; Menthae Haplocalycis Herba[cut into short segments]; Chuanxiong Rhizoma; Paeoniae Radix Rubra; Rehmanniae Radix; Saposhnikoviae Radix; Notopterygii Rhizoma et Radix; Platycodonis Radix; Glycyrrhizae Radix et Rhizoma[thick slices]; Angelicae Sinensis Radix; Coptidis Rhizoma[thin slices]; Scutellariae Radix[thin slices, decocted]

Continued the table

No.	Main Category	Sub-category	Code of Formula	Name of Formula	Source of Formula	Components and Codes	Specifications and Requirements for Delivering
908	Wind-treating Formula	External-wind-dispersing Formula	0601310379	Immediate Effect Powder	Secret Book of the Orchid Chamber	Asari Radix et Rhizoma (06152010300104005), Glycyrrhizae Radix et Rhizoma Praeparata cum Melle (06156310300203354), Cimicifugae Rhizoma (06153710500103004), Saposhnikoviae Radix (06164310100503004), Gentianae Radix et Rhizoma (06171410300104008)	Asari Radix et Rhizoma; Gentianae Radix et Rhizoma[cutting into segments]; Cimicifugae Rhizoma; Saposhnikoviae Radix[thick slices]; Glycyrrhizae Radix et Rhizoma Praeparata cum Melle[thick slices,stir-frying with honey]
909	Wind-treating Formula	External-wind-dispersing Formula	0601310386	Grassleaf Sweetflag and Polygala Powder	Important Prescriptions Worth a Thousand Gold for Emergency	Polygalae Radix (06157510100104007), Acori Tatarinowii Rhizoma (06191610500203004), Gleditsiae Fructus Abnormaliz (06156340200100002)	Gleditsiae Fructus Abnormaliz; Polygalae Radix[cutting into segments]; Acori Tatarinowii Rhizoma[thick slices]
910	Wind-treating Formula	External-wind-dispersing Formula	0601310393	Wind-curing Powder	An Complete Collection of Effective Prescriptions for Women	Schizonepetae Herba (06172250500404008)	Schizonepetae Herba[cutting into segments]
911	Wind-treating Formula	External-wind-dispersing Formula	0601310409	Lindera Qi-normalizing Powder	Treatise on Diseases, Patterns, and Prescriptions Related to Unification of the Three Etiologies	Linderae Radix (06154510400102003), Ephedrae Herba (06141021000104008), Citri Reticulatae Pericarpium (06157040400306004), Glycyrrhizae Radix et Rhizoma Praeparata cum Melle (06156310300203354), Chuanxiong Rhizoma (06164310500103002), Aurantii Fructus Praeparatus (06157040100202217), Bombyx Batryticatus Praeparatum (06210910100100210), Angelicae Dahuricae Radix (06164310100203003), Platycodonis Radix (06174110100303003), Zingiberis Rhizoma Praeparatum (06193510500203227)	Bombyx Batryticatus Praeparatum[stir-frying with bran]; Ephedrae Herba[cutting into segments]; Citri Reticulatae Pericarpium[cut into shreds]; Chuanxiong Rhizoma; Angelicae Dahuricae Radix; Platycodonis Radix[thick slices]; Glycyrrhizae Radix et Rhizoma Praeparata cum Melle[thick slices,stir-frying with honey]; Zingiberis Rhizoma Praeparatum[thick slices or broken into pieces, stir-frying with sand]; Linderae Radix[thin slices]; Aurantii Fructus Praeparatus[thin slices, stir-frying with bran]

Continued the table

No.	Main Category	Sub-category	Code of Formula	Name of Formula	Source of Formula	Components and Codes	Specifications and Requirements for Delivering
912	Wind-treating Formula	External-wind-dispersing Formula	0601310416	Minor Life-prolonging Decoction	Important Prescriptions Worth a Thousand Gold for Emergency	Ephedrae Herba (06141021000104008), Stephaniae Tetrandrae Radix (06154010100103008), Ginseng Radix et Rhizoma (06164210300102000), Scutellariae Radix (06172210100102605), Cinnamomi Cortex (06154520500100007), Glycyrrhizae Radix et Rhizoma (06156310300203002), Paeoniae Radix Alba (06153710100202008), Chuanxiong Rhizoma (06164310500103002), Armeniacae Semen Amarum (06156140600100004), Aconiti Lateralis Radix Praeparata (06153710400303009), Saposhnikoviae Radix (06164310100503004), Zingiberis Rhizoma Recens (06193510500403009)	Armeniacae Semen Amarum; Aconiti Lateralis Radix Praeparata[pieces]; Cinnamomi Cortex[removed rough barks]; Ephedrae Herba[cutting into segments]; Stephaniae Tetrandrae Radix; Glycyrrhizae Radix et Rhizoma; Chuanxiong Rhizoma; Saposhnikoviae Radix; Zingiberis Rhizoma Recens[thick slices]; Ginseng Radix et Rhizoma; Paeoniae Radix Alba[thin slices]; Scutellariae Radix[thin slices, decocted]
913	Wind-treating Formula	External-wind-dispersing Formula	0601310423	Blood-tonifying and Wind-expelling Decoction	Mirror for Medicine From Ancient to Modern	Angelicae Sinensis Radix (06164310100302003), Chuanxiong Rhizoma (06164310500103002), Rehmanniae Radix (06172410400103009), Saposhnikoviae Radix (06164310100503004), Schizonepetae Herba (06172250500404008), Asari Radix et Rhizoma (06152010300104005), Ligustici Rhizoma et Radix (06164310300203001), Viticis Fructus (06172140200100006), Pinelliae Rhizoma Praeparatum cum Zingibere et Alumine (06191610600200729), Gypsum Fibrosum (06326110100107008), Glycyrrhizae Radix et Rhizoma (06156310300203002), Inulae Flos (06174430100100007), Notopterygii Rhizoma et Radix (06164310300103004)	Viticis Fructus; Pinelliae Rhizoma Praeparatum cum Zingibere et Alumine[processed with ginger and alum]; Gypsum Fibrosum[coarse powder]; Inulae Flos[removed stems and leaf]; Schizonepetae Herba; Asari Radix et Rhizoma[cutting into segments]; Chuanxiong Rhizoma; Rehmanniae Radix; Saposhnikoviae Radix; Ligustici Rhizoma et Radix; Glycyrrhizae Radix et Rhizoma; Notopterygii Rhizoma et Radix[thick slices]; Angelicae Sinensis Radix[thin slices]
914	Wind-treating Formula	External-wind-dispersing Formula	0601310430	Black Soybean Wine	Handbook of Prescriptions for Emergency	Sojae Semen Nigrum (06156340600800007)	Sojae Semen Nigrum

Continued the table

No.	Main Category	Sub-category	Code of Formula	Name of Formula	Source of Formula	Components and Codes	Specifications and Requirements for Delivering
915	Wind-treating Formula	External-wind-dispersing Formula	0601310447	Major Saposhnikovia Decoction	Pathfinder Prescriptions	Saposhnikoviae Radix (06164310100503004), Atractylodis Macrocephalae Rhizoma (06174410500203003), Eucommiae Cortex (06155920500106006), Angelicae Sinensis Radix (06164310100302003), Rehmanniae Radix Praeparata (06172410400103610), Paeoniae Radix Alba (06153710100202008), Astragali Radix Praeparata cum Melle (06156310100603354), Notopterygii Rhizoma et Radix (06164310300103004), Achyranthis Bidentatae Radix (06152510100204009), Glycyrrhizae Radix et Rhizoma Praeparata cum Melle (06156310300203354), Ginseng Radix et Rhizoma (06164210300102000), Aconiti Lateralis Radix Tostus (06153710400303221), Chuanxiong Rhizoma (06164310500103002)	Eucommiae Cortex[broken into pieces or cut into shreds]; Aconiti Lateralis Radix Tostus[pieces, stir-frying with sand]; Achyranthis Bidentatae Radix[cutting into segments]; Saposhnikoviae Radix; Atractylodis Macrocephalae Rhizoma; Notopterygii Rhizoma et Radix; Chuanxiong Rhizoma[thick slices]; Rehmanniae Radix Praeparata[thick slices, stewing or steaming with wine]; Astragali Radix Praeparata cum Melle; Glycyrrhizae Radix et Rhizoma Praeparata cum Melle[thick slices,stir-frying with honey]; Angelicae Sinensis Radix; Paeoniae Radix Alba; Ginseng Radix et Rhizoma[thin slices]
916	Wind-treating Formula	Internal-wind-extinguishing Formula	0601320019	Antelope Horn and Uncaria Decoction	Revised Popular Guide to Discussion of Cold Damage	Saigae Tataricae Cornu (06220220200203009), Uncariae Ramulus cum Uncis (06173520200104003), Mori Folium (06151220700107006), Chrysanthemi Flos (06174430100200004), Rehmanniae Radix (06172410400103009), Paeoniae Radix Alba (06153710100202008), Fritillariae Cirrhosae Bulbus (06192910700200001), Bambusae Caulis in Taenia (06191220900104001), Poria cum Pini Radix (06400210100505000), Glycyrrhizae Radix et Rhizoma (06156310300203002)	Chrysanthemi Flos; Fritillariae Cirrhosae Bulbus; Poria cum Pini Radix[broken into pieces]; Mori Folium[rubbed into bits]; Saigae Tataricae Cornu[pieces]; Uncariae Ramulus cum Uncis[cutting into segments]; Bambusae Caulis in Taenia[cutting into segments or]; Rehmanniae Radix; Glycyrrhizae Radix et Rhizoma[thick slices]; Paeoniae Radix Alba[thin slices]
917	Wind-treating Formula	Internal-wind-extinguishing Formula	0601320026	Liver-settling and Wind-extinguishing Decoction	Records of Chinese Medicine with Reference to Western Medicine	Achyranthis Bidentatae Radix (06152510100204009), Haematitum (06314110100107003), Draconis Os (06338110100105009), Ostreae Concha (06205120300107003), Testudinis Carapax et Plastrum (06225220300100005), Paeoniae Radix Alba (06153710100202008), Scrophulariae Radix (06172410100102005), Asparagi Radix (06192910400202008), Toosendan Fructus (06157340200100001), Artemisiae Scopariae Herba (06174450500707002), Hordei Fructus Germinatus (06191290800200868), Glycyrrhizae Radix et Rhizoma (06156310300203002)	Toosendan Fructus; Hordei Fructus Germinatus[sprouted]; Draconis Os[broken into pieces]; Testudinis Carapax et Plastrum[boiled and removed skin and flesh]; Artemisiae Scopariae Herba[break or cut into fragmenting]; Haematitum[broken to pieces]; Ostreae Concha[fragmenting]; Achyranthis Bidentatae Radix-[cutting into segments]; Glycyrrhizae Radix et Rhizoma[thick slices]; Paeoniae Radix Alba; Scrophulariae Radix; Asparagi Radix[thin slices]

Continued the table

No.	Main Category	Sub-category	Code of Formula	Name of Formula	Source of Formula	Components and Codes	Specifications and Requirements for Delivering
918	Wind-treating Formula	Internal-wind-extinguishing Formula	0601320033	Gastrodia and Uncaria Decoction	New meaning of Miscellaneous Disease of Chinese internal medicine	Gastrodiae Rhizoma (06193910600102008), Uncariae Ramulus cum Uncis (06173520200104003), Haliotidis Concha (06206120300207009), Gardeniae Fructus (06173540200107002), Scutellariae Radix (06172210100102605), Cyathulae Radix (06152510100102008), Eucommiae Cortex (06155920500106006), Leonuri Herba (06172250500604002), Taxilli Herba (06151921200103009), Polygoni Multiflori Caulis (06152320100104007), Poria Cum Radix Pini Praeparata cum Cinnabaris (06400210100505888)	Poria Cum Radix Pini Praeparata cum Cinnabaris[broken into pieces, stirred and mixed with Zhusha (Cinnabar)]; Eucommiae Cortex[broken into pieces or cut into shreds]; Gardeniae Fructus[rubbed into bits]; Haliotidis Concha[fragmenting]; Uncariae Ramulus cum Uncis; Leonuri Herba; Polygoni Multiflori Caulis[cutting into segments]; Taxilli Herba[thick slices or cut into short segments]; Gastrodiae Rhizoma; Cyathulae Radix[thin slices]; Scutellariae Radix[thin slices, decocted]
919	Wind-treating Formula	Internal-wind-extinguishing Formula	0601320040	Major Wind-stabilizing Pill	Detailed Analysis of Warm Disease	Paeoniae Radix Alba (06153710100202008), Asini Corii Colla (06220340200100969), Testudinis Carapax et Plastrum (06225220300100005), Rehmanniae Radix (06172410400103009), Cannabis Fructus (06151240200300004), Schisandrae Chinensis Fructus (06154140200200007), Ostreae Concha (06205120300107003), Ophiopogonis Radix (06192910400300001), Glycyrrhizae Radix et Rhizoma Praeparata cum Melle (06156310300203354), Trionycis Carapax (06225620300100003), Vitellus	Cannabis Fructus; Schisandrae Chinensis Fructus; Ophiopogonis Radix; Vitellus; Asini Corii Colla[processed into glue]; Testudinis Carapax et Plastrum; Trionycis Carapax[boiled and removed skin and flesh]; Ostreae Concha[fragmenting]; Rehmanniae Radix[thick slices]; Glycyrrhizae Radix et Rhizoma Praeparata cum Melle[thick slices,stir-frying with honey]; Paeoniae Radix Alba[thin slices]
920	Wind-treating Formula	Internal-wind-extinguishing Formula	0601320057	Uncaria Decoction	The Orthodox Tradition of Medicine	Uncariae Ramulus cum Uncis (06173520200104003), Cicadae Periostracum (06210820100100007), Saposhnikoviae Radix (06164310100503004), Ginseng Radix et Rhizoma (06164210300102000), Ephedrae Herba (06141021000104008), Bombyx Batryticatus Praeparatum (06210910100100210), Gastrodiae Rhizoma (06193910600102008), Scorpio (06215110100100004), Glycyrrhizae Radix et Rhizoma Praeparata cum Melle (06156310300203354), Chuanxiong Rhizoma (06164310500103002)	Cicadae Periostracum; Scorpio; Bombyx Batryticatus Praeparatum[stir-frying with bran]; Uncariae Ramulus cum Uncis; Ephedrae Herba[cutting into segments]; Saposhnikoviae Radix; Chuanxiong Rhizoma[thick slices]; Glycyrrhizae Radix et Rhizoma Praeparata cum Melle[thick slices,stir-frying with honey]; Ginseng Radix et Rhizoma; Gastrodiae Rhizoma[thin slices]

Continued the table

No.	Main Category	Sub-category	Code of Formula	Name of Formula	Source of Formula	Components and Codes	Specifications and Requirements for Delivering
921	Wind-treating Formula	Internal-wind-extinguishing Formula	0601320064	Triple-armored and Pulse-restorative Decoction	Detailed Analysis of Warm Disease	Glycyrrhizae Radix et Rhizoma Praeparata cum Melle (06156310300203354), Rehmanniae Radix (06172410400103009), Paeoniae Radix Alba (06153710100202008), Ophiopogonis Radix (06192910400300001), Ostreae Concha (06205120300107003), Asini Corii Colla (06220340200100969), Cannabis Fructus (06151240200300004), Trionycis Carapax (06225620300100003), Testudinis Carapax et Plastrum (06225220300100005)	Ophiopogonis Radix; Cannabis Fructus; Asini Corii Colla[processed into glue]; Trionycis Carapax; Testudinis Carapax et Plastrum[boiled and removed skin and flesh]; Ostreae Concha[fragmenting]; Rehmanniae Radix[thick slices]; Glycyrrhizae Radix et Rhizoma Praeparata cum Melle[thick slices,stir-frying with honey]; Paeoniae Radix Alba[thin slices]
922	Wind-treating Formula	Internal-wind-extinguishing Formula	0601320071	Green Wind Antelope Horn Decoction	Golden Mirror of the Medical Ancestors	Scrophulariae Radix (06172410100102005), Saposhnikoviae Radix (06164310100503004), Poria (06400210100403009), Anemarrhenae Rhizoma (06192910500303001), Scutellariae Radix (06172210100102605), Asari Radix et Rhizoma (06152010300104005), Platycodonis Radix (06174110100303003), Saigae Tataricae Cornu (06220220200203009), Plantaginis Semen (06173440600100002), Rhei Radix et Rhizoma (06152310300103009)	Plantaginis Semen; Poria[broken into pieces or thick slices]; Saigae Tataricae Cornu[pieces]; Asari Radix et Rhizoma[cutting into segments]; Saposhnikoviae Radix; Anemarrhenae Rhizoma; Platycodonis Radix[thick slices]; Rhei Radix et Rhizoma[thick slices or broken into pieces]; Scrophulariae Radix[thin slices]; Scutellariae Radix[thin slices, decocted]
923	Wind-treating Formula	Internal-wind-extinguishing Formula	0601320088	Antelope Horn Decoction	Enriching the Meaning of the Wine of Medicine	Saigae Tataricae Cornu (06220220200203009), Testudinis Carapax et Plastrum (06225220300100005), Rehmanniae Radix (06172410400103009), Moutan Cortex (06153720600102005), Paeoniae Radix Alba (06153710100202008), Bupleuri Radix (06164310101003008), Menthae Haplocalycis Herba (06172250500704009), Chrysanthemi Flos (06174430100200004), Prunellae Spica (06172240200300007), Cicadae Periostracum (06210820100100007), Jujubae Fructus (06159640200100000), Haliotidis Concha (06206120300207009)	Chrysanthemi Flos; Prunellae Spica; Cicadae Periostracum; Testudinis Carapax et Plastrum[boiled and removed skin and flesh]; Haliotidis Concha[fragmenting]; Saigae Tataricae Cornu[pieces]; Menthae Haplocalycis Herba[cut into short segments]; Jujubae Fructus[split or removed cores]; Rehmanniae Radix; Bupleuri Radix[thick slices]; Moutan Cortex; Paeoniae Radix Alba[thin slices]

Continued the table

No.	Main Category	Sub-category	Code of Formula	Name of Formula	Source of Formula	Components and Codes	Specifications and Requirements for Delivering
924	Wind-treating Formula	Internal-wind-extinguishing Formula	0601320095	Liver Yang Nourishing Decoction	Enriching the Meaning of the Wine of Medicine	Rehmanniae Radix (06172410400103009), Paeoniae Radix Alba (06153710100202008), Moutan Cortex (06153720600102005), Ophiopogonis Radix Praeparatum cum Indigo Naturalis (06192910400300896), Dendrobii Caulis (06193920900104008), Gastrodiae Rhizoma (06193910600102008), Chrysanthemi Flos (06174430100200004), Haliotidis Concha (06206120300207009), Bupleuri Radix Acetatus (06164310101003329), Mori Folium (06151220700107006), Menthae Haplocalycis Herba (06172250500704009), Magnetitum (06314410100107004)	Chrysanthemi Flos; Ophiopogonis Radix Praeparatum cum Indigo Naturalis[stirred and mixed with Qingdai (Natural Indigo)]; Mori Folium[rubbed into bits]; Magnetitum[break to pieces]; Haliotidis Concha[fragmenting]; Dendrobii Caulis[cutting into segments]; Menthae Haplocalycis Herba[-cut into short segments]; Rehmanniae Radix[thick slices]; Bupleuri Radix Acetatus[thick slices,stir-frying with vinegar]; Paeoniae Radix Alba; Moutan Cortex; Gastrodiae Rhizoma[thin slices]
925	Wind-treating Formula	Internal-wind-extinguishing Formula	0601320101	Four Ingredients Wind-dispersing Decoction	Golden Mirror of the Medical Ancestors	Rehmanniae Radix (06172410400103009), Angelicae Sinensis Radix (06164310100302003), Schizonepetae Herba (06172250500404008), Saposhnikoviae Radix (06164310100503004), Paeoniae Radix Rubra (06153710100303002), Chuanxiong Rhizoma (06164310500103002), Dictamni Cortex (06157020600103009), Cicadae Periostracum (06210820100100007), Menthae Haplocalycis Herba (06172250500704009), Angelicae Pubescentis Radix (06164310100802008), Bupleuri Radix (06164310101003008), Jujubae Fructus (06159640200100000)	Cicadae Periostracum; Schizonepetae Herba[cutting into segments]; Menthae Haplocalycis Herba[cut into short segments]; Jujubae Fructus[split or removed cores]; Rehmanniae Radix; Saposhnikoviae Radix; Paeoniae Radix Rubra; Chuanxiong Rhizoma; Dictamni Cortex; Bupleuri Radix[thick slices]; Angelicae Sinensis Radix; Angelicae Pubescentis Radix[thin slices]
926	Wind-treating Formula	Internal-wind-extinguishing Formula	0601320118	Pregnancy-rescuing Convulsions-stopping Decoction	Records for Pattern Identification	Ginseng Radix et Rhizoma (06164210300102000), Angelicae Sinensis Radix (06164310100302003), Chuanxiong Rhizoma (06164310500103002), Schizonepetae Herba Carbonisatum (06172250500404411)	Schizonepetae Herba Carbonisatum [cutting into segments,carbonized by stir-frying]; Chuanxiong Rhizoma[thick slices]; Ginseng Radix et Rhizoma; Angelicae Sinensis Radix[thin slices]

Continued the table

No.	Main Category	Sub-category	Code of Formula	Name of Formula	Source of Formula	Components and Codes	Specifications and Requirements for Delivering
927	Wind-treating Formula	Internal-wind-extinguishing Formula	0601320125	Ass Hide Glue and Egg Yolk Decoction	Revised Popular Guide to Discussion of Cold Damage	Asini Corii Colla (06220340200100969), Vitellus, Rehmanniae Radix (06172410400103009), Paeoniae Radix Alba (06153710100202008), Poria cum Pini Radix (06400210100505000), Glycyrrhizae Radix et Rhizoma Praeparata cum Melle (06156310300203354), Haliotidis Concha (06206120300207009), Ostreae Concha (06205120300107003), Uncariae Ramulus cum Uncis (06173520200104003), Trachelospermi Caulis et Folium (06171521200104002)	Vitellus; Asini Corii Colla[processed into glue]; Poria cum Pini Radix[broken into pieces]; Haliotidis Concha; Ostreae Concha[fragmenting]; Uncariae Ramulus cum Uncis; Trachelospermi Caulis et Folium[cutting into segments]; Rehmanniae Radix[thick slices]; Glycyrrhizae Radix et Rhizoma Praeparata cum Melle[thick slices,stir-frying with honey]; Paeoniae Radix Alba[thin slices]
928	Wind-treating Formula	Internal-wind-extinguishing Formula	0601320132	Antelope Horn Decoction	Longmu's Ophthalmology SecretlyHanded Down	Saigae Tataricae Cornu (06220220200203009), Ginseng Radix et Rhizoma (06164210300102000), Poria (06400210100403009), Rhei Radix et Rhizoma (06152310300103009), Scrophulariae Radix (06172410100102005), Asparagi Radix (06192910400202008), Scutellariae Radix (06172210100102605), Plantaginis Semen (06173440600100002)	Plantaginis Semen; Poria[broken into pieces or thick slices]; Saigae Tataricae Cornu[pieces]; Rhei Radix et Rhizoma[thick slices or broken into pieces]; Ginseng Radix et Rhizoma; Scrophulariae Radix; Asparagi Radix-[thin slices]; Scutellariae Radix[thin slices, decocting]
929	Wind-treating Formula	Internal-wind-extinguishing Formula	0601320149	Wind-tracking and Toxin-releasing Decoction	Compendium of Medical Materials	Smilacis Glabrae Rhizoma (06192910500102000), Dictamni Cortex (06157020600103009), Lonicerae Japonicae Flos (06173630200200008), Coicis Semen (06191240500100005), Saposhnikoviae Radix (06164310100503004), Akebiae Caulis (06153820100203001), Chaenomelis Fructus (06156140200302006), Gleditsiae Sinensis Fructus (06156340200407002)	Lonicerae Japonicae Flos; Coicis Semen; Akebiae Caulis[pieces]; Gleditsiae Sinensis Fructus[pounded to pieces]; Dictamni Cortex; Saposhnikoviae Radix[thick slices]; Smilacis Glabrae Rhizoma; Chaenomelis Fructus[thin slices]
930	Wind-treating Formula	Internal-wind-extinguishing Formula	0601320156	Amber Dragon-embracing Pill	Experiential Book of Safeguard Children	Succinum (06338110100400005), Bambusae Concretio Silicea (06191290900100006), Santali Albi Lignum (06151820400107001), Ginseng Radix et Rhizoma (06164210300102000), Poria (06400210100403009), Glycyrrhizae Radix et Rhizoma (06156310300203002), Aurantii Fructus (06157040100202002), Aurantii Fructus Immaturus (06157040100102005), Cinnabaris (06310210100107851), Dioscoreae Rhizoma (06193210500103007), Arisaema Cum Bile (06191610600100999)	Succinum; Bambusae Concretio Silicea; Arisaema Cum Bile[processed with bile]; Poria[broken into pieces or thick slices]; Cinnabaris[powder, ground with water]; Santali Albi Lignum[chopped into fragmenting]; Glycyrrhizae Radix et Rhizoma; Dioscoreae Rhizoma[thick slices]; Ginseng Radix et Rhizoma; Aurantii Fructus; Aurantii Fructus Immaturus[thin slices]

Continued the table

No.	Main Category	Sub-category	Code of Formula	Name of Formula	Source of Formula	Components and Codes	Specifications and Requirements for Delivering
931	Dryness-treating Formula	External-dryness-diffusing Formula	0601410031	Dryness-clearing and Lung-rescuing Decoction	Axioms of Medicine	Mori Folium (06151220700107006), Eriobotryae Folium Praeparatum (06156120700206356), Ophiopogonis Radix (06192910400300001), Ginseng Radix et Rhizoma (06164210300102000), Glycyrrhizae Radix et Rhizoma (06156310300203002), Asini Corii Colla (06220340200100969), Gypsum Ustum (06326110100107510), Sesami Semen Nigrum Tostus (06172640600200110), Armeniacae Semen Amarum Praeparatum (06156140600100110)	Ophiopogonis Radix; Asini Corii Colla[processed into glue]; Sesami Semen Nigrum Tostus; Armeniacae Semen Amarum Praeparatum[stir-frying until yellow]; Mori Folium[rubbed into bits]; Gypsum Ustum[powder, calcined openly]; Eriobotryae Folium Praeparatum[cut into shreds,stir-frying with honey]; Glycyrrhizae Radix et Rhizoma[thick slices]; Ginseng Radix et Rhizoma[thin slices]
932	Dryness-treating Formula	External-dryness-diffusing Formula	0601410048	Forsythia and Mint Decoction	Detailed Analysis of Warm Disease	Forsythiae Fructus (06171240200200001), Menthae Haplocalycis Herba (06172250500704009), Gardeniae Fructus Praeparatus (06173540200107125), Platycodonis Radix (06174110100303003), Phaseoli Radiati Testa (06156340700200004), Glycyrrhizae Radix et Rhizoma (06156310300203002)	Forsythiae Fructus; Phaseoli Radiati Testa; Gardeniae Fructus Praeparatus[rubbed into bits,stir-frying until brown]; Menthae Haplocalycis Herba[cut into short segments]; Platycodonis Radix; Glycyrrhizae Radix et Rhizoma[thick slices]
933	Dryness-treating Formula	External-dryness-diffusing Formula	0601410055	Glehnia and Ophiopogon Decoction	Detailed Analysis of Warm Disease	Glehniae Radix (06164310100104003), Polygonati Odorati Rhizoma (06192910500203004), Glycyrrhizae Radix et Rhizoma (06156310300203002), Mori Folium (06151220700107006), Lablab Semen Album (06156340600400009), Trichosanthis Radix (06174010100103002), Ophiopogonis Radix (06192910400300001)	Lablab Semen Album; Ophiopogonis Radix; Mori Folium[rubbed into bits]; Glehniae Radix[cutting into segments]; Glycyrrhizae Radix et Rhizoma; Trichosanthis Radix[thick slices]; Polygonati Odorati Rhizoma[thick slices or cutting into segments]
934	Dryness-treating Formula	External-dryness-diffusing Formula	0601410062	Metal-clearing and Phlegm-transforming Decoction	Expanded Essentials of Miscellaneous Disease	Scutellariae Radix (06172210100102605), Gardeniae Fructus (06173540200107002), Platycodonis Radix (06174110100303003), Ophiopogonis Radix (06192910400300001), Fritillariae Thunbergii Bulbus (06192910700603000), Citri Exocarpium Rubrum (06157040400507005), Poria (06400210100403009), Mori Cortex (06151220600106000), Anemarrhenae Rhizoma (06192910500303001), Trichosanthis Semen (06174040600200000), Glycyrrhizae Radix et Rhizoma (06156310300203002)	Ophiopogonis Radix; Poria[broken into pieces or thick slices]; Gardeniae Fructus[rubbed into bits]; Citri Exocarpium Rubrum[broken to pieces]; Trichosanthis Semen[removed withered seeds]; Mori Cortex[cut into shreds]; Platycodonis Radix; Anemarrhenae Rhizoma; Glycyrrhizae Radix et Rhizoma[thick slices]; Fritillariae Thunbergii Bulbus[thick slices or fragmenting]; Scutellariae Radix[thin slices, decocted]

Continued the table

No.	Main Category	Sub-category	Code of Formula	Name of Formula	Source of Formula	Components and Codes	Specifications and Requirements for Delivering
935	Dryness-treating Formula	External-dryness-diffusing Formula	0601410079	Loquat Lung-clearing Decoction	The Great Compendium of External Medicine	Ginseng Radix et Rhizoma (06164210300102000), Eriobotryae Folium (06156120700206004), Glycyrrhizae Radix et Rhizoma (06156310300203002), Coptidis Rhizoma (06153710500302001), Mori Cortex (06151220600106000), Phellodendri Chinensis Cortex (06157020500206008)	Eriobotryae Folium; Mori Cortex; Phellodendri Chinensis Cortex[cut into shreds]; Glycyrrhizae Radix et Rhizoma[thick slices]; Ginseng Radix et Rhizoma; Coptidis Rhizoma[thin slices]
936	Dryness-treating Formula	Yin-enriching and Dryness-moistening Formula	0601420016	Fluid-increasing Decoction	Detailed Analysis of Warm Disease	Scrophulariae Radix (06172410100102005), Ophiopogonis Radix (06192910400300001), Rehmanniae Radix (06172410400103009)	Ophiopogonis Radix; Rehmanniae Radix[thick slices]; Scrophulariae Radix[thin slices]
937	Dryness-treating Formula	Yin-enriching and Dryness-moistening Formula	0601420023	Ophiopogon Decoction	Synopsis of the Golden Chamber	Pinelliae Rhizoma Praeparatum cum Alumine (06191610600200736), Ophiopogonis Radix (06192910400300001), Glycyrrhizae Radix et Rhizoma (06156310300203002), Ginseng Radix et Rhizoma (06164210300102000), Oryzae Semen (06191240600100004), Jujubae Fructus (06159640200100000)	Ophiopogonis Radix; Oryzae Semen; Pinelliae Rhizoma Praeparatum cum Alumine[processed with alum]; Jujubae Fructus[split or removed cores]; Glycyrrhizae Radix et Rhizoma[thick slices]; Ginseng Radix et Rhizoma[thin slices]
938	Dryness-treating Formula	Yin-enriching and Dryness-moistening Formula	0601420030	Stomach-benifiting Decoction	Detailed Analysis of Warm Disease	Glehniae Radix (06164310100104003), Ophiopogonis Radix (06192910400300001), Crystalli Saccharo (06199990800800007), Rehmanniae Radix (06172410400103009), Polygonati Odorati Rhizoma (06192910500203004)	Ophiopogonis Radix; Crystalli Saccharo; Glehniae Radix[cutting into segments]; Rehmanniae Radix[thick slices]; Polygonati Odorati Rhizoma[thick slices or cutting into segments]
939	Dryness-treating Formula	Yin-enriching and Dryness-moistening Formula	0601420047	Yin-nourishing and Lung-clearing Decoction	Jade Key to the Secluded Chamber	Rehmanniae Radix (06172410400103009), Ophiopogonis Radix (06192910400300001), Glycyrrhizae Radix et Rhizoma (06156310300203002), Scrophulariae Radix (06172410100102005), Fritillariae Thunbergii Bulbus (06192910700603000), Moutan Cortex (06153720600102005), Menthae Haplocalycis Herba (06172250500704009), Paeoniae Radix Alba Tostus (06153710100202114)	Ophiopogonis Radix; Menthae Haplocalycis Herba[cut into short segments]; Rehmanniae Radix; Glycyrrhizae Radix et Rhizoma[thick slices]; Fritillariae Thunbergii Bulbus[thick slices or fragmenting]; Scrophulariae Radix; Moutan Cortex[thin slices]; Paeoniae Radix Alba Tostus[thin slices,stir-frying until yellow]

Continued the table

No.	Main Category	Sub-category	Code of Formula	Name of Formula	Source of Formula	Components and Codes	Specifications and Requirements for Delivering
940	Dryness-treating Formula	Yin-enriching and Dryness-moistening Formula	0601420054	Lily Bulb Metal-securing Decoction	Shen-Zhai's Posthumous Work	Rehmanniae Radix (06172410400103009), Rehmanniae Radix Praeparata (06172410400103610), Ophiopogonis Radix (06192910400300001), Fritillariae Cirrhosae Bulbus (06192910700200001), Lilii Bulbus (06192910700500002), Angelicae Sinensis Radix (06164310100302003), Paeoniae Radix Alba (06153710100202008), Glycyrrhizae Radix et Rhizoma (06156310300203002), Scrophulariae Radix (06172410100102005), Platycodonis Radix (06174110100303003)	Ophiopogonis Radix; Fritillariae Cirrhosae Bulbus; Lilii Bulbus; Rehmanniae Radix; Glycyrrhizae Radix et Rhizoma; Platycodonis Radix[thick slices]; Rehmanniae Radix Praeparata[thick slices, stewing or steaming with wine]; Angelicae Sinensis Radix; Paeoniae Radix Alba; Scrophulariae Radix[thin slices]
941	Dryness-treating Formula	Yin-enriching and Dryness-moistening Formula	0601420061	Blood-cooling and Wind-dispersing Powder	Zhe Renkang's Clinical Experience Collection	Rehmanniae Radix (06172410400103009), Angelicae Sinensis Radix (06164310100302003), Schizonepetae Herba (06172250500404008), Cicadae Periostracum (06210820100100007), Anemarrhenae Rhizoma (06192910500303001), Sophorae Flavescentis Radix (06156310100303001), Tribuli Fructus (06156940200100004), Gypsum Fibrosum (06326110100107008), Glycyrrhizae Radix et Rhizoma (06156310300203002)	Cicadae Periostracum; Tribuli Fructus; Gypsum Fibrosum[coarse powder]; Schizonepetae Herba[cutting into segments]; Rehmanniae Radix; Anemarrhenae Rhizoma; Sophorae Flavescentis Radix; Glycyrrhizae Radix et Rhizoma[thick slices]; Angelicae Sinensis Radix[thin slices]
942	Dryness-treating Formula	Yin-enriching and Dryness-moistening Formula	0601420078	Blood-activating and Dryness-moistening and Fluid-promoting Decoction	Introduction on Medicine	Asparagi Radix (06192910400202008), Ophiopogonis Radix (06192910400300001), Schisandrae Chinensis Fructus (06154140200200007), Trichosanthis Semen (06174040600200000), Cannabis Fructus (06151240200300004), Glycyrrhizae Radix et Rhizoma (06156310300203002), Angelicae Sinensis Radix (06164310100302003), Rehmanniae Radix (06172410400103009), Rehmanniae Radix Praeparata (06172410400103610), Trichosanthis Radix (06174010100103002)	Ophiopogonis Radix; Schisandrae Chinensis Fructus; Cannabis Fructus; Trichosanthis Semen[removed withered seeds]; Glycyrrhizae Radix et Rhizoma; Rehmanniae Radix; Trichosanthis Radix[thick slices]; Rehmanniae Radix Praeparata[thick slices, stewing or steaming with wine]; Asparagi Radix; Angelicae Sinensis Radix[thin slices]

Continued the table

No.	Main Category	Sub-category	Code of Formula	Name of Formula	Source of Formula	Components and Codes	Specifications and Requirements for Delivering
943	Dryness-treating Formula	Yin-enriching and Dryness-moistening Formula	0601420085	Blood-engendering and Skin-moistening Decoction	The Orthodox Tradition of Medicine	Angelicae Sinensis Radix (06164310100302003), Rehmanniae Radix (06172410400103009), Rehmanniae Radix Praeparata (06172410400103610), Astragali Radix Praeparata cum Melle (06156310100603354), Asparagi Radix (06192910400202008), Ophiopogonis Radix (06192910400300001), Schisandrae Chinensis Fructus (06154140200200007), Scutellariae Radix Praeparata (06172210100102315), Trichosanthis Semen (06174040600200000), Persicae Semen (06156140600300008), Carthami Flos (06174430200100006), Cimicifugae Rhizoma (06153710500103004)	Ophiopogonis Radix; Schisandrae Chinensis Fructus; Persicae Semen; Carthami Flos; Trichosanthis Semen[removed withered seeds]; Rehmanniae Radix; Cimicifugae Rhizoma[thick slices]; Rehmanniae Radix Praeparata[thick slices, stewing or steaming with wine]; Astragali Radix Praeparata cum Melle[thick slices,stir-frying with honey]; Angelicae Sinensis Radix; Asparagi Radix[thin slices]; Scutellariae Radix Praeparata[thin slices, stir-frying with wine]
944	Dampness-dispelling Formula	Dampness-drying and Stomach-harmonizing Formula	0601510014	Stomach-calming Powder	Clustering of Medical Prescription	Atractylodis Rhizoma Praeparatum (06174410500303901), Magnoliae Officinalis Cortex Zingibere (06154120500206343), Citri Reticulatae Pericarpium (06157040400306004), Glycyrrhizae Radix et Rhizoma Praeparata cum Melle (06156310300203354), Jujubae Fructus (06159640200100000), Zingiberis Rhizoma Recens (06193510500403009)	Citri Reticulatae Pericarpium[cut into shreds]; Magnoliae Officinalis Cortex Zingibere[cut into shreds,stir-frying with ginger juice]; Jujubae Fructus[split or removed cores]; Zingiberis Rhizoma Recens[thick slices]; Atractylodis Rhizoma Praeparatum[thick slices, rinsed with rice water]; Glycyrrhizae Radix et Rhizoma Praeparata cum Melle[thick slices,stir-frying with honey]
945	Dampness-dispelling Formula	Dampness-drying and Stomach-harmonizing Formula	0601510021	Patchouli Qi-righting Powder	Formulary of the Bureau of Taiping People's Welfare Pharmacy	Arecae Pericarpium (06191440400204005), Angelicae Dahuricae Radix (06164310100203003), Perillae Folium (06172220700107009), Poria (06400210100403009), Atractylodis Macrocephalae Rhizoma (06174410500203003), Pinelliae Rhizoma Fermentata (06199990800500877), Citri Reticulatae Pericarpium (06157040400306004), Magnoliae Officinalis Cortex Zingibere (06154120500206343), Platycodonis Radix (06174110100303003), Pogostemonis Herba (06172250500104007), Glycyrrhizae Radix et Rhizoma Praeparata cum Melle (06156310300203354)	Pinelliae Rhizoma Fermentata[fermenting]; Poria[broken into pieces or thick slices]; Perillae Folium[-fragmenting]; Arecae Pericarpium; Pogostemonis Herba[cutting into segments]; Citri Reticulatae Pericarpium[cut into shreds]; Magnoliae Officinalis Cortex Zingibere[cut into shreds,stir-frying with ginger juice]; Angelicae Dahuricae Radix; Atractylodis Macrocephalae Rhizoma; Platycodonis Radix[thick slices]; Glycyrrhizae Radix et Rhizoma Praeparata cum Melle[thick slices,stir-frying with honey]

Continued the table

No.	Main Category	Sub-category	Code of Formula	Name of Formula	Source of Formula	Components and Codes	Specifications and Requirements for Delivering
946	Dampness-dispelling Formula	Dampness-drying and Stomach-harmonizing Formula	0601510038	Six Harmonizations Decoction	Formulary of the Bureau of Taiping People's Welfare Pharmacy	Amomi Fructus (06193540200300001), Pinelliae Rhizoma Praeparatum (06191610600200712), Armeniacae Semen Amarum Aquosus (06156140600100820), Ginseng Radix et Rhizoma (06164210300102000), Glycyrrhizae Radix et Rhizoma Praeparata cum Melle (06156310300203354), Poria (06400210100403009), Pogostemonis Herba (06172250500104007), Lablab Semen Album (06156340600400009), Chaenomelis Fructus (06156140200302006), Moslae Herba (06172250500504005), Magnoliae Officinalis Cortex Zingibere (06154120500206343), Zingiberis Rhizoma Recens (06193510500403009), Jujubae Fructus (06159640200100000)	Amomi Fructus; Lablab Semen Album; Armeniacae Semen Amarum Aquosus[soaked in boiling soup to remove seed coats]; Pinelliae Rhizoma Praeparatum[processed with licorice and limewater]; Poria[broken into pieces or thick slices]; Pogostemonis Herba; Moslae Herba[cutting into segments]; Magnoliae Officinalis Cortex Zingibere[cut into shreds,stir-frying with ginger juice]; Jujubae Fructus[split or removed cores]; Zingiberis Rhizoma Recens[thick slices]; Glycyrrhizae Radix et Rhizoma Praeparata cum Melle[thick slices,stir-frying with honey]; Ginseng Radix et Rhizoma; Chaenomelis Fructus[thin slices]
947	Dampness-dispelling Formula	Dampness-drying and Stomach-harmonizing Formula	0601510045	Life-preserving white atractylodes Powder	Prescriptions of Life-saving Directions	Atractylodis Macrocephalae Rhizoma (06174410500203003), Arecae Pericarpium (06191440400204005), Zingiberis Rhizoma Recens (06193510500403009), Citri Reticulatae Pericarpium (06157040400306004), Poria (06400210100403009)	Poria[broken into pieces or thick slices]; Arecae Pericarpium[cutting into segments]; Citri Reticulatae Pericarpium[cut into shreds]; Atractylodis Macrocephalae Rhizoma; Zingiberis Rhizoma Recens[thick slices]
948	Dampness-dispelling Formula	Dampness-drying and Stomach-harmonizing Formula	0601510052	Agastache, Pinellia, and Poria Decoction	Bases of Medicine	Pogostemonis Herba (06172250500104007), Magnoliae Officinalis Cortex (06154120500206008), Pinelliae Rhizoma Praeparatum cum Zingibere et Alumine (06191610600200729), Poria (06400210100403009), Armeniacae Semen Amarum (06156140600100004), Coicis Semen (06191240500100005), Polyporus (06400210100203005), Amomi Rotundus Fructus (06193540200200004), Sojae Semen Praeparatum (06156390800300876), Alismatis Rhizoma (06190810600103001), Tetrapanacis Medulla (06164220300103006)	Armeniacae Semen Amarum; Coicis Semen; Amomi Rotundus Fructus; Sojae Semen Praeparatum[fermented]; Pinelliae Rhizoma Praeparatum cum Zingibere et Alumine[processed with ginger and alum]; Poria[broken into pieces or thick slices]; Pogostemonis Herba[cutting into segments]; Magnoliae Officinalis Cortex[cut into shreds]; Polyporus; Alismatis Rhizoma; Tetrapanacis Medulla[thick slices]

Continued the table

No.	Main Category	Sub-category	Code of Formula	Name of Formula	Source of Formula	Components and Codes	Specifications and Requirements for Delivering
949	Dampness-dispelling Formula	Dampness-drying and Stomach-harmonizing Formula	0601510069	Priceless Qi-righting Powder	Formulary of the Bureau of Taiping People's Welfare Pharmacy	Magnoliae Officinalis Cortex Zingibere (06154120500206343), Pogostemonis Herba (06172250500104007), Glycyrrhizae Radix et Rhizoma (06156310300203002), Pinelliae Rhizoma Fermentata Tostus (06199990800500112), Atractylodis Rhizoma Praeparatum (06174410500303901), Citri Reticulatae Pericarpium (06157040400306004), Zingiberis Rhizoma Recens (06193510500403009)	Pinelliae Rhizoma Fermentata Tostus; Pogostemonis Herba[cutting into segments]; Citri Reticulatae Pericarpium[cut into shreds]; Magnoliae Officinalis Cortex Zingibere[cut into shreds,stir-frying with ginger juice]; Glycyrrhizae Radix et Rhizoma; Zingiberis Rhizoma Recens[thick slices]; Atractylodis Rhizoma Praeparatum[thick slices, rinsed with rice water]
950	Dampness-dispelling Formula	Dampness-drying and Stomach-harmonizing Formula	0601510076	Bupleurum and Stomach-calming Decoction	Supplemented Treatise and Prescriptions of Huangdi's Internal Classic	Bupleuri Radix (06164310101003008), Scutellariae Radix (06172210100102605), Ginseng Radix et Rhizoma (06164210300102000), Pinelliae Rhizoma Praeparatum (06191610600200712), Glycyrrhizae Radix et Rhizoma (06156310300203002), Citri Reticulatae Pericarpium (06157040400306004), Atractylodis Rhizoma Praeparatum (06174410500303901), Magnoliae Officinalis Cortex Zingibere (06154120500206343)	Pinelliae Rhizoma Praeparatum[processed with licorice and limewater]; Citri Reticulatae Pericarpium[cut into shreds]; Magnoliae Officinalis Cortex Zingibere[cut into shreds,stir-frying with ginger juice]; Bupleuri Radix; Glycyrrhizae Radix et Rhizoma[thick slices]; Atractylodis Rhizoma Praeparatum[thick slices, rinsed with rice water]; Ginseng Radix et Rhizoma[thin slices]; Scutellariae Radix[thin slices, decocted]
951	Dampness-dispelling Formula	Dampness-drying and Stomach-harmonizing Formula	0601510083	Life-rescuing Powder	Pathfinder Prescriptions	Citri Reticulatae Pericarpium (06157040400306004), Pogostemonis Herba (06172250500104007)	Pogostemonis Herba[cutting into segments]; Citri Reticulatae Pericarpium[cut into shreds]
952	Dampness-dispelling Formula	Dampness-drying and Stomach-harmonizing Formula	0601510090	Two Releasing Decoction	Compendium of Medicine	Myristicae Semen Torrefactus (06154440500100800), Myristicae Semen (06154440500100008), Alpiniae Katsumadai Semen (06193540600100003), Magnoliae Officinalis Cortex Zingibere (06154120500206343), Magnoliae Officinalis Cortex (06154120500206008), Glycyrrhizae Radix et Rhizoma Praeparata cum Melle (06156310300203354), Glycyrrhizae Radix et Rhizoma (06156310300203002), Zingiberis Rhizoma Torrefactus (06193510500403801), Zingiberis Rhizoma Recens (06193510500403009)	Myristicae Semen; Alpiniae Katsumadai Semen; Myristicae Semen Torrefactus[roasted with bran]; Magnoliae Officinalis Cortex[cut into shreds]; Magnoliae Officinalis Cortex Zingibere[cut into shreds,stir-frying with ginger juice]; Glycyrrhizae Radix et Rhizoma; Zingiberis Rhizoma Recens[thick slices]; Glycyrrhizae Radix et Rhizoma Praeparata cum Melle[thick slices,stir-frying with honey]; Zingiberis Rhizoma Torrefactus[thick slices or broken into pieces, roasted]

Continued the table

No.	Main Category	Sub-category	Code of Formula	Name of Formula	Source of Formula	Components and Codes	Specifications and Requirements for Delivering
953	Dampness-dispelling Formula	Dampness-drying and Stomach-harmonizing Formula	0601510106	Costusroot and Amomum Stomach-nourishing Decoction	Restoration of Health from the Myraid Diseases	Cyperi Rhizoma (06191310500103006), Amomi Fructus (06193540200300001), Atractylodis Rhizoma (06174410500303000), Magnoliae Officinalis Cortex Zingibere (06154120500206343), Citri Reticulatae Pericarpium (06157040400306004), Ginseng Radix et Rhizoma (06164210300102000), Atractylodis Macrocephalae Rhizoma (06174410500203003), Poria (06400210100403009), Aucklandiae Radix (06174410100303004), Amomi Rotundus Fructus (06193540200200004), Glycyrrhizae Radix et Rhizoma Praeparata cum Melle (06156310300203354)	Amomi Fructus; Amomi Rotundus Fructus; Poria[broken into pieces or thick slices]; Citri Reticulatae Pericarpium[cut into shreds]; Magnoliae Officinalis Cortex Zingibere[cut into shreds,stir-frying with ginger juice]; Atractylodis Rhizoma; Atractylodis Macrocephalae Rhizoma; Aucklandiae Radix[thick slices]; Glycyrrhizae Radix et Rhizoma Praeparata cum Melle[thick slices,stir-frying with honey]; Cyperi Rhizoma[thick slices or rubbing into bits]; Ginseng Radix et Rhizoma[thin slices]
954	Dampness-dispelling Formula	Heat-clearing and Dampness-dispelling Formula	0601520013	Virgate Wormwood Decoction	Treatise on Cold Damage	Artemisiae Scopariae Herba (06174450500707002), Gardeniae Fructus (06173540200107002), Rhei Radix et Rhizoma (06152310300103009)	Gardeniae Fructus[rubbed into bits]; Artemisiae Scopariae Herba[break or cut into fragmenting]; Rhei Radix et Rhizoma[thick slices or broken into pieces]
955	Dampness-dispelling Formula	Heat-clearing and Dampness-dispelling Formula	0601520020	Eight Ingredient Rectification Powder	Formulary of the Bureau of Taiping People's Welfare Pharmacy	Plantaginis Semen (06173440600100002), Dianthi Herba (06153150500104005), Polygoni Avicularis Herba (06152350500104000), Talcum (06322110100107002), Gardeniae Fructus (06173540200107002), Glycyrrhizae Radix et Rhizoma Praeparata cum Melle (06156310300203354), Akebiae Caulis (06153820100203001), Rhei Radix et Rhizoma Cocta Vinata (06152310300103610), Junci Medulla (06192720300104001)	Plantaginis Semen; Gardeniae Fructus[rubbed into bits]; Talcum[-fragmenting or fine powder]; Akebiae Caulis[pieces]; Dianthi Herba; Polygoni Avicularis Herba; Junci Medulla[cutting into segments]; Glycyrrhizae Radix et Rhizoma Praeparata cum Melle[thick slices,stir-frying with honey]; Rhei Radix et Rhizoma Cocta Vinata[thick slices or broken into pieces, stewing or steaming with wine]

Continued the table

No.	Main Category	Sub-category	Code of Formula	Name of Formula	Source of Formula	Components and Codes	Specifications and Requirements for Delivering
956	Dampness-dispelling Formula	Heat-clearing and Dampness-dispelling Formula	0601520037	Three Kernels Decoction	Detailed Analysis of Warm Disease	Armeniacae Semen Amarum Aquosus (06156140600100820), Talcum (06322110100107002), Tetrapanacis Medulla (06164220300103006), Amomi Rotundus Fructus (06193540200200004), Lophatheri Herba (06191221200104005), Magnoliae Officinalis Cortex (06154120500206008), Coicis Semen (06191240500100005), Pinelliae Rhizoma Praeparatum cum Zingibere et Alumine (06191610600200729)	Amomi Rotundus Fructus; Coicis Semen; Armeniacae Semen Amarum Aquosus[soaked in boiling soup to remove seed coats]; Pinelliae Rhizoma Praeparatum cum Zingibere et Alumine[processed with ginger and alum]; Talcum[fragmenting or fine powder]; Lophatheri Herba[cutting into segments]; Magnoliae Officinalis Cortex[cut into shreds]; Tetrapanacis Medulla[thick slices]
957	Dampness-dispelling Formula	Heat-clearing and Dampness-dispelling Formula	0601520044	Coptis and Magnolia Bark Decoction	Suixi House' Revised Treatise on Cholera	Magnoliae Officinalis Cortex Zingibere (06154120500206343), Coptidis Rhizoma Praeparatum Cum Succo Zingiberis (06153710500302346), Acori Tatarinowii Rhizoma (06191610500203004), Pinelliae Rhizoma Praeparatum cum Zingibere et Alumine (06191610600200729), Sojae Semen Praeparatum Tostus (06156390800300111), Gardeniae Fructus Praeparatus (06173540200107125), Phragmitis Rhizoma (06191210500204003)	Pinelliae Rhizoma Praeparatum cum Zingibere et Alumine[processed with ginger and alum]; Sojae Semen Praeparatum Tostus[stir-frying until yellow]; Gardeniae Fructus Praeparatus[rubbed into bits,stir-frying until brown]; Phragmitis Rhizoma[cutting into segments]; Magnoliae Officinalis Cortex Zingibere[cut into shreds,stir-frying with ginger juice]; Acori Tatarinowii Rhizoma[thick slices]; Coptidis Rhizoma Praeparatum Cum Succo Zingiberis[thin slices,stir-frying with ginger juice]

Continued the table

No.	Main Category	Sub-category	Code of Formula	Name of Formula	Source of Formula	Components and Codes	Specifications and Requirements for Delivering
958	Dampness-dispelling Formula	Heat-clearing and Dampness-dispelling Formula	0601520051	Pain-relieving Decoction	Secret Book of the Orchid Chamber	Notopterygii Rhizoma et Radix (06164310300103004), Saposhnikoviae Radix (06164310100503004), Cimicifugae Rhizoma (06153710500103004), Puerariae Lobatae Radix (06156310100803006), Atractylodis Macrocephalae Rhizoma Praeparatum (06174410500203218), Atractylodis Rhizoma Praeparatum (06174410500303215), Angelicae Sinensis Radix (06164310101402009), Ginseng Radix et Rhizoma (06164210300102000), Glycyrrhizae Radix et Rhizoma (06156310300203002), Sophorae Flavescentis Radix (06156310100303001), Scutellariae Radix Praeparata (06172210100102315), Anemarrhenae Rhizoma (06192910500303001), Artemisiae Scopariae Herba (06174450500707002), Polyporus (06400210100203005), Alismatis Rhizoma (06190810600103001)	Artemisiae Scopariae Herba[broken or cut into fragmenting]; Notopterygii Rhizoma et Radix; Saposhnikoviae Radix; Cimicifugae Rhizoma; Puerariae Lobatae Radix; Glycyrrhizae Radix et Rhizoma; Sophorae Flavescentis Radix; Anemarrhenae Rhizoma; Polyporus; Alismatis Rhizoma[thick slices]; Atractylodis Rhizoma Praeparatum[thick slices, stir-frying with bran]; Atractylodis Macrocephalae Rhizoma Praeparatum[thick slices,stir-frying with honey then stir-frying with bran]; Angelicae Sinensis Radix; Ginseng Radix et Rhizoma[thin slices]; Scutellariae Radix Praeparata[thin slices, stir-frying with wine]
959	Dampness-dispelling Formula	Heat-clearing and Dampness-dispelling Formula	0601520068	Two Wonderful Herbs Power	Danxi's Experiential Therapy	Phellodendri Chinensis Cortex Praeparatus (06157020500206336), Atractylodis Rhizoma Praeparatum (06174410500303215)	Phellodendri Chinensis Cortex Praeparatus[cut into shreds, stir-frying with salt]; Atractylodis Rhizoma Praeparatum[thick slices, stir-frying with bran]
960	Dampness-dispelling Formula	Heat-clearing and Dampness-dispelling Formula	0601520075	Supplemented Three Wonderful Herbs Pill	The Orthodox Tradition of Medicine	Phellodendri Chinensis Cortex (06157020500206008), Atractylodis Rhizoma Praeparatum (06174410500303901), Angelicae Sinensis Radix (06164310100402000), Cyathulae Radix (06152510100102008), Stephaniae Tetrandrae Radix (06154010100103008), Testudinis Carapax et Plastrum Praeparatum (06225220300100326), Dioscoreae Spongiosae Rhizoma (06193210500403008)	Testudinis Carapax et Plastrum Praeparatum[stir-frying with sand then quenched with vinegar]; Dioscoreae Spongiosae Rhizoma[pieces]; Phellodendri Chinensis Cortex[cut into shreds]; Stephaniae Tetrandrae Radix-[thick slices]; Atractylodis Rhizoma Praeparatum[thick slices, rinsed with rice water]; Angelicae Sinensis Radix; Cyathulae Radix[thin slices]

Continued the table

No.	Main Category	Sub-category	Code of Formula	Name of Formula	Source of Formula	Components and Codes	Specifications and Requirements for Delivering
961	Dampness-dispelling Formula	Heat-clearing and Dampness-dispelling Formula	0601520082	Five Stranguries Powder	Formulary of the Bureau of Taiping People's Welfare Pharmacy	Poria (06400210100403009), Angelicae Sinensis Radix (06164310100302003), Glycyrrhizae Radix et Rhizoma (06156310300203002), Paeoniae Radix Rubra (06153710100303002), Gardeniae Fructus (06173540200107002)	Poria[broken into pieces or thick slices]; Gardeniae Fructus[rubbed into bits]; Glycyrrhizae Radix et Rhizoma; Paeoniae Radix Rubra[thick slices]; Angelicae Sinensis Radix[thin slices]
962	Dampness-dispelling Formula	Heat-clearing and Dampness-dispelling Formula	0601520099	Scutellaria and Talcum Decoction	Detailed Analysis of Warm Disease	Amomi Rotundus Fructus (06193540200200004), Scutellariae Radix (06172210100102605), Talcum Pulvis (06322110100107859), Tetrapanacis Medulla (06164220300103006), Poriae Cutis (06400210100300001), Polyporus (06400210100203005), Arecae Pericarpium (06191440400204005)	Amomi Rotundus Fructus; Poriae Cutis; Talcum Pulvis[powder, ground with water]; Arecae Pericarpium[cutting into segments]; Tetrapanacis Medulla; Polyporus[thick slices]; Scutellariae Radix[thin slices, decocted]
963	Dampness-dispelling Formula	Heat-clearing and Dampness-dispelling Formula	0601520105	Impediment-diffusing Decoction	Detailed Analysis of Warm Disease	Stephaniae Tetrandrae Radix (06154010100103008), Armeniacae Semen Amarum Aquosus (06156140600100820), Talcum Pulvis (06322110100107859), Forsythiae Fructus (06171240200200001), Gardeniae Fructus (06173540200107002), Coicis Semen (06191240500100005), Pinelliae Rhizoma Praeparatum (06191610600200712), Bombycis Faeces (06210940100100002), Vignae Testa	Forsythiae Fructus; Coicis Semen; Bombycis Faeces; Vignae Testa; Armeniacae Semen Amarum Aquosus[soaked in boiling soup to remove seed coats]; Pinelliae Rhizoma Praeparatum[processed with licorice and limewater]; Gardeniae Fructus[rubbed into bits]; Talcum Pulvis[powder, ground with water]; Stephaniae Tetrandrae Radix[thick slices]
964	Dampness-dispelling Formula	Heat-clearing and Dampness-dispelling Formula	0601520112	Pyrrosia Powder	Arcane Essentials from the Imperial Library	Pyrrosiae Folium (06135620700104005), Malvae Fructus (06160040200100004), Dianthi Herba (06153150500104005), Talcum (06322110100107002), Plantaginis Semen (06173440600100002)	Malvae Fructus; Plantaginis Semen; Talcum[fragmenting or fine powder]; Pyrrosiae Folium; Dianthi Herba[cutting into segments]

Continued the table

No.	Main Category	Sub-category	Code of Formula	Name of Formula	Source of Formula	Components and Codes	Specifications and Requirements for Delivering
965	Dampness-dispelling Formula	Heat-clearing and Dampness-dispelling Formula	0601520129	Sweet Dew Detoxication Pill	Medical Arcane Efficacious Prescription	Talcum Pulvis (06322110100107859), Artemisiae Scopariae Herba (06174450500707002), Scutellariae Radix (06172210100102605), Acori Tatarinowii Rhizoma (06191610500203004), Akebiae Caulis (06153820100203001), Fritillariae Cirrhosae Bulbus (06192910700200001), Belamcandae Rhizoma (06193310500202004), Forsythiae Fructus (06171240200200001), Amomi Rotundus Fructus (06193540200200004), Pogostemonis Herba (06172250500104007), Menthae Haplocalycis Herba (06172250500704009)	Fritillariae Cirrhosae Bulbus; Forsythiae Fructus; Amomi Rotundus Fructus; Artemisiae Scopariae Herba[broken or cut into fragmenting]; Akebiae Caulis[pieces]; Talcum Pulvis[powder, ground with water]; Pogostemonis Herba[cutting into segments]; Menthae Haplocalycis Herba[cut into short segments]; Acori Tatarinowii Rhizoma[thick slices]; Belamcandae Rhizoma[thin slices]; Scutellariae Radix[thin slices, decocted]
966	Dampness-dispelling Formula	Heat-clearing and Dampness-dispelling Formula	0601520136	Flavescent Sophora Decoction	Experience Gained in Treating External Sores	Sophorae Flavescentis Radix (06156310100303001), Cnidii Fructus (06164340200300005), Angelicae Dahuricae Radix (06164310100203003), Lonicerae Japonicae Flos (06173630200200008), Chrysanthemi Indici Flos (06174430100300001), Phellodendri Chinensis Cortex (06157020500206008), Kochiae Fructus (06152440200100003), Acori Tatarinowii Rhizoma (06191610500203004)	Cnidii Fructus; Lonicerae Japonicae Flos; Chrysanthemi Indici Flos; Kochiae Fructus; Phellodendri Chinensis Cortex[cut into shreds]; Sophorae Flavescentis Radix; Angelicae Dahuricae Radix; Acori Tatarinowii Rhizoma[thick slices]
967	Dampness-dispelling Formula	Heat-clearing and Dampness-dispelling Formula	0601520143	Centre-clearing Decoction	Criterion for Pattern Identification and Treatment	Citri Reticulatae Pericarpium (06157040400306004), Pinelliae Rhizoma Praeparatum cum Zingibere et Alumine (06191610600200729), Poria (06400210100403009), Glycyrrhizae Radix et Rhizoma Praeparata cum Melle (06156310300203354), Gardeniae Fructus Praeparatus (06173540200107118), Coptidis Rhizoma (06153710500302001), Alpiniae Katsumadai Semen (06193540600100003)	Alpiniae Katsumadai Semen; Pinelliae Rhizoma Praeparatum cum Zingibere et Alumine[processed with ginger and alum]; Poria[broken into pieces or thick slices]; Gardeniae Fructus Praeparatus[rubbed into bits,stir-frying until yellow]; Citri Reticulatae Pericarpium[cut into shreds]; Glycyrrhizae Radix et Rhizoma Praeparata cum Melle[thick slices,stir-frying with honey]; Coptidis Rhizoma[thin slices]

Continued the table

No.	Main Category	Sub-category	Code of Formula	Name of Formula	Source of Formula	Components and Codes	Specifications and Requirements for Delivering
968	Dampness-dispelling Formula	Heat-clearing and Dampness-dispelling Formula	0601520150	Liver-clearing Strangury Decoction	Fu Qing-zhu's Obstetrics and Gynaecology	Paeoniae Radix Alba Acetatus (06153710100202329), Angelicae Sinensis Radix (06164310100302003), Rehmanniae Radix Vinatus (06172410400103313), Asini Corii Colla (06220340200100969), Moutan Cortex (06153720600102005), Phellodendri Chinensis Cortex (06157020500206008), Achyranthis Bidentatae Radix (06152510100204009), Sojae Semen Nigrum (06156340600800007), Cyperi Rhizoma Vinatus (06191310500103310), Jujubae Fructus (06159640200100000)	Sojae Semen Nigrum; Asini Corii Colla[processed into glue]; Achyranthis Bidentatae Radix[cutting into segments]; Phellodendri Chinensis Cortex[cut into shreds]; Jujubae Fructus[split or removed cores]; Rehmanniae Radix Vinatus[thick slices, stir-frying with wine]; Cyperi Rhizoma Vinatus[thick slices or, stir-frying with wine]; Angelicae Sinensis Radix; Moutan Cortex[thin slices]; Paeoniae Radix Alba Acetatus[thin slices,stir-frying with vinegar]
969	Dampness-dispelling Formula	Heat-clearing and Dampness-dispelling Formula	0601520174	Three Wonderful Herbs Pill	The Orthodox Tradition of Medicine	Phellodendri Chinensis Cortex (06157020500206008), Atractylodis Rhizoma Praeparatum (06174410500303901), Achyranthis Bidentatae Radix (06152510100204009)	Achyranthis Bidentatae Radix[cutting into segments]; Phellodendri Chinensis Cortex[cut into shreds]; Atractylodis Rhizoma Praeparatum[thick slices, rinsed with rice water]
970	Dampness-dispelling Formula	Heat-clearing and Dampness-dispelling Formula	0601520181	Five Wonderful Herbs Pill	Handbook of Historical Prescriptions	Atractylodis Rhizoma (06174410500303000), Phellodendri Chinensis Cortex (06157020500206008), Achyranthis Bidentatae Radix (06152510100204009), Coicis Semen (06191240500100005)	Coicis Semen; Achyranthis Bidentatae Radix[cutting into segments]; Phellodendri Chinensis Cortex[cut into shreds]; Atractylodis Rhizoma[thick slices]
971	Dampness-dispelling Formula	Heat-clearing and Dampness-dispelling Formula	0601520198	Toxin-transforming and Dampness-dispelling Decoction	Experience Gained in Treating External Sores	Angelicae Sinensis Radix (06164310100402000), Lycopi Herba (06172250500304001), Coicis Semen (06191240500100005), Moutan Cortex (06153720600102005), Paeoniae Radix Rubra (06153710100303002), Lonicerae Japonicae Flos (06173630200200008), Aurantii Fructus (06157040100202002), Tetrapanacis Medulla (06164220300103006)	Coicis Semen; Lonicerae Japonicae Flos; Lycopi Herba[cutting into segments]; Paeoniae Radix Rubra; Tetrapanacis Medulla[thick slices]; Angelicae Sinensis Radix; Moutan Cortex; Aurantii Fructus[thin slices]

Continued the table

No.	Main Category	Sub-category	Code of Formula	Name of Formula	Source of Formula	Components and Codes	Specifications and Requirements for Delivering
972	Dampness-dispelling Formula	Heat-clearing and Dampness-dispelling Formula	0601520211	Gardenia and Phellodendron Decoction	Treatise on Cold Damage	Gardeniae Fructus (06173540200107002), Glycyrrhizae Radix et Rhizoma Praeparata cum Melle (06156310300203354), Phellodendri Chinensis Cortex (06157020500206008)	Gardeniae Fructus[rubbed into bits]; Phellodendri Chinensis Cortex[cut into shreds]; Glycyrrhizae Radix et Rhizoma Praeparata cum Melle[thick slices,stir-frying with honey]
973	Dampness-dispelling Formula	Heat-clearing and Dampness-dispelling Formula	0601520228	Costusroot and Coptis Pill	Formulary of the Bureau of Taiping People's Welfare Pharmacy	Coptidis Rhizoma (06153710500302384), Aucklandiae Radix (06174410100303004)	Aucklandiae Radix[thick slices]; Coptidis Rhizoma[thin slices, stir-frying with Evodia fruit juice]
974	Dampness-dispelling Formula	Heat-clearing and Dampness-dispelling Formula	0601520235	Gentian Pill	Taiping Holy Prescriptions for Universal Relief	Gentianae Macrophyllae Radix (06171410100103003), Sophorae Flavescentis Radix (06156310100303001), Rhei Radix et Rhizoma (06152310300103009), Astragali Radix (06156310100603002), Saposhnikoviae Radix (06164310100503004), Rhapontici Radix (06174410100503008), Coptidis Rhizoma (06153710500302001), Zaocys Vinatus (06225110200104312)	Zaocys Vinatus[cutting into segments, stir-frying with wine]; Gentianae Macrophyllae Radix; Sophorae Flavescentis Radix; Astragali Radix; Saposhnikoviae Radix; Rhapontici Radix[thick slices]; Rhei Radix et Rhizoma[thick slices or broken into pieces]; Coptidis Rhizoma[thin slices]
975	Dampness-dispelling Formula	Heat-clearing and Dampness-dispelling Formula	0601520242	Discharge-checking Formula	Shibu House Unapologetic Prescription	Polyporus (06400210100203005), Poria (06400210100403009), Plantaginis Semen (06173440600100002), Alismatis Rhizoma (06190810600103001), Artemisiae Scopariae Herba (06174450500707002), Paeoniae Radix Rubra (06153710100303002), Moutan Cortex (06153720600102005), Phellodendri Chinensis Cortex (06157020500206008), Gardeniae Fructus (06173540200107002), Achyranthis Bidentatae Radix (06152510100204009)	Plantaginis Semen; Poria[broken into pieces or thick slices]; Gardeniae Fructus[rubbed into bits]; Artemisiae Scopariae Herba[broken or cut into fragmenting]; Achyranthis Bidentatae Radix[cutting into segments]; Phellodendri Chinensis Cortex[cut into shreds]; Polyporus; Alismatis Rhizoma; Paeoniae Radix Rubra[thick slices]; Moutan Cortex[thin slices]
976	Dampness-dispelling Formula	Heat-clearing and Dampness-dispelling Formula	0601520259	Rhubarb and Niter Decoction	Synopsis of the Golden Chamber	Rhei Radix et Rhizoma (06152310300103009), Nitrum (06328110100100007), Phellodendri Chinensis Cortex (06157020500206008), Gardeniae Fructus (06173540200107002)	Nitrum; Gardeniae Fructus[rubbed into bits]; Phellodendri Chinensis Cortex[cut into shreds]; Rhei Radix et Rhizoma[thick slices or broken into pieces]

Continued the table

No.	Main Category	Sub-category	Code of Formula	Name of Formula	Source of Formula	Components and Codes	Specifications and Requirements for Delivering
977	Dampness-dispelling Formula	Heat-clearing and Dampness-dispelling Formula	0601520266	Angelica, Fritillary and Lightyellow Sophora Pill	Synopsis of the Golden Chamber	Angelicae Sinensis Radix (06164310100302003), Fritillariae Thunbergii Bulbus (06192910700603000), Sophorae Flavescentis Radix (06156310100303001)	Sophorae Flavescentis Radix[thick slices]; Fritillariae Thunbergii Bulbus[thick slices or fragmenting]; Angelicae Sinensis Radix[thin slices]
978	Dampness-dispelling Formula	Heat-clearing and Dampness-dispelling Formula	0601520273	Alum Pill	Synopsis of the Golden Chamber	Alumen (06326310100100003), Armeniacae Semen Amarum (06156140600100004)	Alumen; Armeniacae Semen Amarum
979	Dampness-dispelling Formula	Heat-clearing and Dampness-dispelling Formula	0601520280	Poria and Halitium Decoction	Synopsis of the Golden Chamber	Poria (06400210100403009), Atractylodis Macrocephalae Rhizoma (06174410500203003), Halitum (06332110100100000)	Halitum; Poria[broken into pieces or thick slices]; Atractylodis Macrocephalae Rhizoma[thick slices]
980	Dampness-dispelling Formula	Heat-clearing and Dampness-dispelling Formula	0601520297	Golden Chamber Lightyellow Sophora Root Decoction	Synopsis of the Golden Chamber	Sophorae Flavescentis Radix (06156310100303001)	Sophorae Flavescentis Radix[thick slices]
981	Dampness-dispelling Formula	Heat-clearing and Dampness-dispelling Formula	0601520303	Hairyvein Agrimonia Sprout Decoction	Synopsis of the Golden Chamber	Agrimoniae Herba	Agrimoniae Herba
982	Dampness-dispelling Formula	Heat-clearing and Dampness-dispelling Formula	0601520310	Oyster Shell and Alisma Powder	Treatise on Cold Damage	Ostreae Concha (06205120300107003), Alismatis Rhizoma (06190810600103001), Dichroae Folium (06155621200104001), Descurainiae Semen/ Lepidii Semen (06154940600300006), Phytolaccae Radix (06152710100103009), Sargassum (06600110100104006), Trichosanthis Radix (06174010100103002)	Descurainiae Semen/ Lepidii Semen; Ostreae Concha[fragmenting]; Dichroae Folium; Sargassum[cutting into segments]; Alismatis Rhizoma; Trichosanthis Radix[thick slices]; Phytolaccae Radix[thick slices or broken into pieces]
983	Dampness-dispelling Formula	Heat-clearing and Dampness-dispelling Formula	0601520327	Stephania Decoction	Synopsis of the Golden Chamber	Stephaniae Tetrandrae Radix (06154010100103008), Gypsum Fibrosum (06326110100107008), Cinnamomi Ramulus (06154520200103001), Ginseng Radix et Rhizoma (06164210300102000)	Gypsum Fibrosum[coarse powder]; Stephaniae Tetrandrae Radix; Cinnamomi Ramulus[thick slices]; Ginseng Radix et Rhizoma[thin slices]

Continued the table

No.	Main Category	Sub-category	Code of Formula	Name of Formula	Source of Formula	Components and Codes	Specifications and Requirements for Delivering
984	Dampness-dispelling Formula	Heat-clearing and Dampness-dispelling Formula	0601520334	Niter and Alum Powder	Synopsis of the Golden Chamber	Nitrum (06328110100100007), Alumen Ustum (06326310100100515), Hordimi Fructus (06191240200400009)	Nitrum; Hordimi Fructus; Alumen Ustum[calcined openly]
985	Dampness-dispelling Formula	Heat-clearing and Dampness-dispelling Formula	0601520341	Euphorbia Helioscopia Decoction	Synopsis of the Golden Chamber	Euphorbiae Helioscopiae Herba (06157750100204004), Pinelliae Rhizoma Praeparatum (06191610600200712), Salviae Chinensis Herba, Zingiberis Rhizoma Recens (06193510500403009), Cynanchi Stauntonii Rhizoma et Radix (06171610300104002), Scutellariae Radix (06172210100102605), Ginseng Radix et Rhizoma (06164210300102000), Cinnamomi Ramulus (06154520200103001), Glycyrrhizae Radix et Rhizoma (06156310300203002)	Salviae Chinensis Herba; Pinelliae Rhizoma Praeparatum[processed with licorice and limewater]; Euphorbiae Helioscopiae Herba; Cynanchi Stauntonii Rhizoma et Radix[cutting into segments]; Zingiberis Rhizoma Recens; Cinnamomi Ramulus; Glycyrrhizae Radix et Rhizoma[thick slices]; Ginseng Radix et Rhizoma[thin slices]; Scutellariae Radix[thin slices, decocted]
986	Dampness-dispelling Formula	Heat-clearing and Dampness-dispelling Formula	0601520358	Gardenia and Rhubarb Decoction	Synopsis of the Golden Chamber	Gardeniae Fructus (06173540200107002), Rhei Radix et Rhizoma (06152310300103009), Aurantii Fructus Immaturus (06157040100102005), Sojae Semen Praeparatum (06156390800300876)	Sojae Semen Praeparatum[fermenting]; Gardeniae Fructus[rubbed into bits]; Rhei Radix et Rhizoma[thick slices or broken into pieces]; Aurantii Fructus Immaturus[thin slices]
987	Dampness-dispelling Formula	Heat-clearing and Dampness-dispelling Formula	0601520365	Yu Achievement Powder	Longevity and Life Preservation	Citri Reticulatae Pericarpium (06157040400306004), Pinelliae Rhizoma Praeparatum cum Zingibere et Alumine (06191610600200729), Poria (06400210100403009), Polyporus (06400210100203005), Alismatis Rhizoma (06190810600103001), Atractylodis Macrocephalae Rhizoma Praeparatum (06174410500203218), Akebiae Caulis (06153820100203001), Scutellariae Radix (06172210100102605), Cimicifugae Rhizoma (06153710500103004), Glycyrrhizae Radix et Rhizoma (06156310300203002), Gardeniae Fructus Praeparatus (06173540200107118)	Pinelliae Rhizoma Praeparatum cum Zingibere et Alumine[processed with ginger and alum]; Poria[broken into pieces or thick slices]; Gardeniae Fructus Praeparatus[rubbed into bits,stir-frying until yellow]; Akebiae Caulis[pieces]; Citri Reticulatae Pericarpium[cut into shreds]; Polyporus; Alismatis Rhizoma; Cimicifugae Rhizoma; Glycyrrhizae Radix et Rhizoma[thick slices]; Atractylodis Macrocephalae Rhizoma Praeparatum[thick slices,stir-frying with honey then stir-frying with bran]; Scutellariae Radix[thin slices, decocting]

Continued the table

No.	Main Category	Sub-category	Code of Formula	Name of Formula	Source of Formula	Components and Codes	Specifications and Requirements for Delivering
988	Dampness-dispelling Formula	Heat-clearing and Dampness-dispelling Formula	0601520372	Perfectly Sound Armand Clematis Stem Decoction	Taiping Holy Prescriptions for Universal Relief	Akebiae Caulis (06153820100203001), Poria (06400210100403009), Plantaginis Herba (06173450100104004), Talcum (06322110100107002), Dianthi Herba (06153150500104005)	Poria[broken into pieces or thick slices]; Talcum[fragmenting or fine powder]; Akebiae Caulis[pieces]; Plantaginis Herba; Dianthi Herba[cutting into segments]
989	Dampness-dispelling Formula	Heat-clearing and Dampness-dispelling Formula	0601520389	Heat-clearing and Dampness-purging Decoction	The Orthodox Tradition of Medicine	Atractylodis Rhizoma (06174410500303000), Phellodendri Chinensis Cortex Praeparatus (06157020500206336), Perillae Folium (06172220700107009), Paeoniae Radix Rubra (06153710100303002), Chaenomelis Fructus (06156140200302006), Alismatis Rhizoma (06190810600103001), Akebiae Caulis (06153820100203001), Stephaniae Tetrandrae Radix (06154010100103008), Arecae Semen (06191440600102002), Aurantii Fructus (06157040100202002), Cyperi Rhizoma (06191310500103006), Notopterygii Rhizoma et Radix (06164310300103004), Glycyrrhizae Radix et Rhizoma (06156310300203002)	Perillae Folium[fragmenting]; Akebiae Caulis[pieces]; Phellodendri Chinensis Cortex Praeparatus[cut into shreds, stir-frying with salt]; Atractylodis Rhizoma; Paeoniae Radix Rubra; Alismatis Rhizoma; Stephaniae Tetrandrae Radix; Notopterygii Rhizoma et Radix; Glycyrrhizae Radix et Rhizoma[thick slices]; Cyperi Rhizoma[thick slices or rubbing into bits]; Chaenomelis Fructus; Arecae Semen; Aurantii Fructus[thin slices]
990	Dampness-dispelling Formula	Dampness-draining Diuretic Formula	0601530012	Power of Five Ingredients with Poria	Treatise on Cold Damage	Cinnamomi Ramulus (06154520200103001), Polyporus (06400210100203005), Poria (06400210100403009), Alismatis Rhizoma (06190810600103001), Atractylodis Macrocephalae Rhizoma (06174410500203003)	Poria[broken into pieces or thick slices]; Cinnamomi Ramulus; Polyporus; Alismatis Rhizoma; Atractylodis Macrocephalae Rhizoma[thick slices]
991	Dampness-dispelling Formula	Dampness-draining Diuretic Formula	0601530029	Polyporus Decoction	Treatise on Cold Damage	Polyporus (06400210100203005), Poria (06400210100403009), Alismatis Rhizoma (06190810600103001), Asini Corii Colla (06220340200100969), Talcum Pulvis (06322110100107859)	Asini Corii Colla[processed into glue]; Poria[broken into pieces or thick slices]; Talcum Pulvis[powder, ground with water]; Polyporus; Alismatis Rhizoma[thick slices]

Continued the table

No.	Main Category	Sub-category	Code of Formula	Name of Formula	Source of Formula	Components and Codes	Specifications and Requirements for Delivering
992	Dampness-dispelling Formula	Dampness-draining Diuretic Formula	0601530036	Stephania and Astragalus Decoction	Synopsis of the Golden Chamber	Astragali Radix (06156310100603002), Stephaniae Tetrandrae Radix (06154010100103008), Glycyrrhizae Radix et Rhizoma Praeparata cum Melle (06156310300203354), Atractylodis Macrocephalae Rhizoma (06174410500203003), Zingiberis Rhizoma Recens (06193510500403009), Jujubae Fructus (06159640200100000)	Jujubae Fructus[split or removed cores]; Astragali Radix; Stephaniae Tetrandrae Radix; Atractylodis Macrocephalae Rhizoma; Zingiberis Rhizoma Recens[thick slices]; Glycyrrhizae Radix et Rhizoma Praeparata cum Melle[thick slices,stir-frying with honey]
993	Dampness-dispelling Formula	Dampness-draining Diuretic Formula	0601530043	Five-peel Powder	Hua's Treasured Classics	Zingiberis Rhizoma Cortex (06193520600100005), Mori Cortex (06151220600106000), Citri Reticulatae Pericarpium (06157040400306004), Arecae Pericarpium (06191440400204005), Poriae Cutis (06400210100300001)	Poriae Cutis; Arecae Pericarpium[cutting into segments]; Mori Cortex; Citri Reticulatae Pericarpium[cut into shreds]; Zingiberis Rhizoma Cortex-[peeled off skin]
994	Dampness-dispelling Formula	Dampness-draining Diuretic Formula	0601530050	Dampness-dispelling and Stomach-calming Poria Five Decoction	Orthodox Manual of External Medicine	Atractylodis Rhizoma (06174410500303000), Magnoliae Officinalis Cortex (06154120500206008), Citri Reticulatae Pericarpium (06157040400306004), Polyporus (06400210100203005), Alismatis Rhizoma (06190810600103001), Poria (06400210100403009), Atractylodis Macrocephalae Rhizoma (06174410500203003), Talcum (06322110100107002), Saposhnikoviae Radix (06164310100503004), Gardeniae Fructus (06173540200107002), Akebiae Caulis (06153820100203001), Cinnamomi Cortex (06154520500100007), Glycyrrhizae Radix et Rhizoma (06156310300203002), Junci Medulla (06192720300104001)	Poria[broken into pieces or thick slices]; Gardeniae Fructus[rubbed into bits]; Talcum[fragmenting or fine powder]; Akebiae Caulis[pieces]; Cinnamomi Cortex[removed rough barks]; Junci Medulla[cutting into segments]; Magnoliae Officinalis Cortex; Citri Reticulatae Pericarpium[cut into shreds]; Atractylodis Rhizoma; Polyporus; Alismatis Rhizoma; Atractylodis Macrocephalae Rhizoma; Saposhnikoviae Radix; Glycyrrhizae Radix et Rhizoma[thick slices]
995	Dampness-dispelling Formula	Dampness-draining Diuretic Formula	0601530258	Poria and Licorice Decoction	Treatise on Cold Damage	Poria (06400210100403009), Cinnamomi Ramulus (06154520200103001), Zingiberis Rhizoma Recens (06193510500403009), Glycyrrhizae Radix et Rhizoma Praeparata cum Melle (06156310300203354)	Poria[broken into pieces or thick slices]; Cinnamomi Ramulus; Zingiberis Rhizoma Recens[thick slices]; Glycyrrhizae Radix et Rhizoma Praeparata cum Melle[thick slices,stir-frying with honey]

Continued the table

No.	Main Category	Sub-category	Code of Formula	Name of Formula	Source of Formula	Components and Codes	Specifications and Requirements for Delivering
996	Dampness-dispelling Formula	Dampness-draining Diuretic Formula	0601530265	Poria and Alisma Decoction	Synopsis of the Golden Chamber	Poria (06400210100403009), Alismatis Rhizoma (06190810600103001), Atractylodis Macrocephalae Rhizoma (06174410500203003), Cinnamomi Ramulus (06154520200103001), Glycyrrhizae Radix et Rhizoma (06156310300203002), Zingiberis Rhizoma Recens (06193510500403009)	Poria[broken into pieces or thick slices]; Alismatis Rhizoma; Atractylodis Macrocephalae Rhizoma; Cinnamomi Ramulus; Glycyrrhizae Radix et Rhizoma; Zingiberis Rhizoma Recens[thick slices]
997	Dampness-dispelling Formula	Dampness-draining Diuretic Formula	0601530289	Stephania Decoction Minus Gypsum Plus Poria and Sodium Sulfate	Synopsis of the Golden Chamber	Stephaniae Tetrandrae Radix (06154010100103008), Cinnamomi Ramulus (06154520200103001), Ginseng Radix et Rhizoma (06164210300102000), Natrii Sulfas (06326410100100000), Poria (06400210100403009)	Natrii Sulfas; Poria[broken into pieces or thick slices]; Stephaniae Tetrandrae Radix; Cinnamomi Ramulus[thick slices]; Ginseng Radix et Rhizoma[thin slices]
998	Dampness-dispelling Formula	Dampness-draining Diuretic Formula	0601530296	Alisma Decoction	Synopsis of the Golden Chamber	Alismatis Rhizoma (06190810600103001), Atractylodis Macrocephalae Rhizoma (06174410500203003)	Alismatis Rhizoma; Atractylodis Macrocephalae Rhizoma[thick slices]
999	Dampness-dispelling Formula	Dampness-draining Diuretic Formula	0601530302	Polyporus Powder	Synopsis of the Golden Chamber	Polyporus (06400210100203005), Poria (06400210100403009), Atractylodis Macrocephalae Rhizoma (06174410500203003)	Poria[broken into pieces or thick slices]; Polyporus; Atractylodis Macrocephalae Rhizoma[thick slices]
1000	Dampness-dispelling Formula	Dampness-draining Diuretic Formula	0601530319	Rice Bean Decoction	Clustering of Medical Prescription	Vignae Semen (06156340600100008), Angelicae Sinensis Radix Tostus (06164310100302119), Phytolaccae Radix (06152710100103009), Alismatis Rhizoma (06190810600103001), Forsythiae Fructus (06171240200200001), Paeoniae Radix Rubra (06153710100303002), Stephaniae Tetrandrae Radix (06154010100103008), Polyporus (06400210100203005), Mori Cortex Mellitus (06151220600106352), Euphorbiae Helioscopiae Herba (06157750100204004)	Vignae Semen; Forsythiae Fructus; Euphorbiae Helioscopiae Herba[cutting into segments]; Mori Cortex Mellitus[cut into shreds,stir-frying with honey]; Alismatis Rhizoma; Paeoniae Radix Rubra; Stephaniae Tetrandrae Radix; Polyporus[thick slices]; Phytolaccae Radix[thick slices or broken into pieces]; Angelicae Sinensis Radix Tostus[thin slices, stir-frying]

Continued the table

No.	Main Category	Sub-category	Code of Formula	Name of Formula	Source of Formula	Components and Codes	Specifications and Requirements for Delivering
1001	Dampness-dispelling Formula	Dampness-draining Diuretic Formula	0601530326	Major Clearing Turbid Urine Decoction	Jing-yue's Collected Works	Poria (06400210100403009), Alismatis Rhizoma (06190810600103001), Akebiae Caulis (06153820100203001), Polyporus (06400210100203005), Gardeniae Fructus (06173540200107002), Aurantii Fructus (06157040100202002), Plantaginis Semen (06173440600100002)	Plantaginis Semen; Poria[broken into pieces or thick slices]; Gardeniae Fructus[rubbed into bits]; Akebiae Caulis[pieces]; Alismatis Rhizoma; Polyporus[thick slices]; Aurantii Fructus[thin slices]
1002	Dampness-dispelling Formula	Dampness-draining Diuretic Formula	0601530333	Dual Metal Decoction	Formulary of the Bureau of Taiping People's Welfare Pharmacy	Magnoliae Officinalis Cortex Zingibere (06154120500206343), Atractylodis Rhizoma Praeparatum (06174410500303901), Glycyrrhizae Radix et Rhizoma Praeparata cum Melle (06156310300203354), Citri Reticulatae Pericarpium (06157040400306004)	Citri Reticulatae Pericarpium[cut into shreds]; Magnoliae Officinalis Cortex Zingibere[cut into shreds,stir-frying with ginger juice]; Atractylodis Rhizoma Praeparatum[thick slices, rinsed with rice water]; Glycyrrhizae Radix et Rhizoma Praeparata cum Melle[thick slices,stir-frying with honey]
1003	Dampness-dispelling Formula	Dampness-draining Diuretic Formula	0601530340	Origin-restorative Pill	Treatise on Diseases, Patterns, and Prescriptions Related to Unification of the Three Etiologies	Aconiti Lateralis Radix Tostus (06153710400303221), Aucklandiae Radix Torrefactus (06174410100303806), Foeniculi Fructus (06164340200100001), Zanthoxyli Pericarpium Tostus (06157040400200111), Angelicae Pubescentis Radix (06164310100802008), Magnoliae Officinalis Cortex Zingibere (06154120500206343), Atractylodis Macrocephalae Rhizoma Praeparatum (06174410500203218), Citri Reticulatae Pericarpium (06157040400306004), Euodiae Fructus Tostus (06157040200300110), Cinnamomi Cortex (06154520500100007), Alismatis Rhizoma (06190810600103001), Myristicae Semen Torrefactus (06154440500100800), Arecae Semen (06191440600102002)	Foeniculi Fructus; Myristicae Semen Torrefactus[roasted with bran]; Zanthoxyli Pericarpium Tostus; Euodiae Fructus Tostus[stir-frying until yellow]; Aconiti Lateralis Radix Tostus[pieces, stir-frying with sand]; Cinnamomi Cortex[removed rough barks]; Citri Reticulatae Pericarpium[cut into shreds]; Magnoliae Officinalis Cortex Zingibere[cut into shreds,stir-frying with ginger juice]; Alismatis Rhizoma[thick slices]; Aucklandiae Radix Torrefactus[thick slices, Roasting]; Atractylodis Macrocephalae Rhizoma Praeparatum[thick slices,stir-frying with honey then stir-frying with bran]; Angelicae Pubescentis Radix; Arecae Semen[thin slices]

Continued the table

No.	Main Category	Sub-category	Code of Formula	Name of Formula	Source of Formula	Components and Codes	Specifications and Requirements for Delivering
1004	Dampness-dispelling Formula	Dampness-draining Diuretic Formula	0601530357	Ginseng and White Atractylodes Paste	Danxi's Experiential Therapy	Ginseng Radix et Rhizoma (06164210300102000), Atractylodis Macrocephalae Rhizoma (06174410500203003), Persicae Semen (06156140600300008), Citri Reticulatae Pericarpium (06157040400306004), Astragali Radix (06156310100603002), Poria (06400210100403009), Glycyrrhizae Radix et Rhizoma Praeparata cum Melle (06156310300203354)	Persicae Semen; Poria[broken into pieces or thick slices]; Citri Reticulatae Pericarpium[cut into shreds]; Atractylodis Macrocephalae Rhizoma; Astragali Radix[thick slices]; Glycyrrhizae Radix et Rhizoma Praeparata cum Melle[thick slices,stir-frying with honey]; Ginseng Radix et Rhizoma[thin slices]
1005	Dampness-dispelling Formula	Dampness-draining Diuretic Formula	0601530364	Wan's Power of Five Ingredients with Poria	Restoration of Health from the Myraid Diseases	Poria (06400210100403009), Atractylodis Macrocephalae Rhizoma (06174410500203003), Polyporus (06400210100203005), Alismatis Rhizoma (06190810600103001), Dioscoreae Rhizoma (06193210500103007), Citri Reticulatae Pericarpium (06157040400306004), Atractylodis Rhizoma Praeparatum (06174410500303901), Amomi Fructus Tostus (06193540200300117), Myristicae Semen Torrefactus (06154440500100800), Chebulae Fructus Torrefactus (06163340200300808), Cinnamomi Cortex (06154520500100007), Glycyrrhizae Radix et Rhizoma Praeparata cum Melle (06156310300203354)	Myristicae Semen Torrefactus[roasted with bran]; Amomi Fructus Tostus[stir-frying until yellow]; Poria[broken into pieces or thick slices]; Chebulae Fructus Torrefactus[removed kernel, roasted]; Cinnamomi Cortex[removed rough barks]; Citri Reticulatae Pericarpium[cut into shreds]; Atractylodis Macrocephalae Rhizoma; Polyporus; Alismatis Rhizoma; Dioscoreae Rhizoma[thick slices]; Atractylodis Rhizoma Praeparatum[thick slices, rinsed with rice water]; Glycyrrhizae Radix et Rhizoma Praeparata cum Melle[thick slices,stir-frying with honey]
1006	Dampness-dispelling Formula	Dampness-draining Diuretic Formula	0601530388	Distension-dispersing Decoction	Mirror for Medicine From Ancient to Modern	Atractylodis Macrocephalae Rhizoma (06174410500203003), Magnoliae Officinalis Cortex (06154120500206008), Citri Reticulatae Pericarpium (06157040400306004), Akebiae Caulis (06153820100203001), Arecae Semen (06191440600102002), Perillae Folium (06172220700107009), Glycyrrhizae Radix et Rhizoma (06156310300203002), Lygodii Spora (06131790100100007), Arecae Pericarpium (06191440400204005), Poria (06400210100403009), Aurantii Fructus (06157040100202002), Zingiberis Rhizoma Recens (06193510500403009), Jujubae Fructus (06159640200100000)	Lygodii Spora; Poria[broken into pieces or thick slices]; Perillae Folium[-fragmenting]; Akebiae Caulis[pieces]; Arecae Pericarpium[cutting into segments]; Magnoliae Officinalis Cortex; Citri Reticulatae Pericarpium[cut into shreds]; Jujubae Fructus[split or removed cores]; Atractylodis Macrocephalae Rhizoma; Glycyrrhizae Radix et Rhizoma; Zingiberis Rhizoma Recens[thick slices]; Arecae Semen; Aurantii Fructus[thin slices]

Continued the table

No.	Main Category	Sub-category	Code of Formula	Name of Formula	Source of Formula	Components and Codes	Specifications and Requirements for Delivering
1007	Dampness-dispelling Formula	Dampness-draining Diuretic Formula	0601530395	Tian Yi Pill	Comprehensive Medicine According to Master Han	Junci Medulla (06192720300104001), Poria (06400210100403009), Talcum (06322110100107002), Polyporus (06400210100203005), Alismatis Rhizoma (06190810600103001), Ginseng Radix et Rhizoma (06164210300102000)	Poria[broken into pieces or thick slices]; Talcum[fragmenting or fine powder]; Junci Medulla[cutting into segments]; Polyporus; Alismatis Rhizoma[thick slices]; Ginseng Radix et Rhizoma[thin slices]
1008	Dampness-dispelling Formula	Dampness-draining Diuretic Formula	0601530401	Three Hernia Decoction	The Orthodox Tradition of Medicine	Plantaginis Semen (06173440600100002), Foeniculi Fructus (06164340200100001), Glehniae Radix (06164310100104003), Allium Fistulosum Bulbus (06192910701000006)	Plantaginis Semen; Foeniculi Fructus; Allium Fistulosum Bulbus; Glehniae Radix[cutting into segments]
1009	Dampness-dispelling Formula	Dampness-draining Diuretic Formula	0601530418	Modified Stomach-calming Poria Five Decoction	Mirror for Medicine From Ancient to Modern	Atractylodis Rhizoma (06174410500303000), Citri Reticulatae Pericarpium (06157040400306004), Magnoliae Officinalis Cortex Zingibere (06154120500206343), Glycyrrhizae Radix et Rhizoma Praeparata cum Melle (06156310300203354), Polyporus (06400210100203005), Alismatis Rhizoma (06190810600103001), Atractylodis Macrocephalae Rhizoma (06174410500203003), Poria (06400210100403009), Massa Medicata Fermentata Tostus (06199990800300118), Crataegi Fructus (06156140200100008), Amomi Fructus (06193540200300001), Cyperi Rhizoma (06191310500103006), Arecae Semen (06191440600102002), Chaenomelis Fructus (06156140200302006), Arecae Pericarpium (06191440400204005), Pogostemonis Herba (06172250500104007), Pinelliae Rhizoma (06191610600200002), Raphani Semen (06154940600200009), Sparganii Rhizoma (06190310600102009), Curcumae Rhizoma (06193510500703000), Citri Reticulatae Pericarpium Viride (06157040400406001)	Amomi Fructus; Pinelliae Rhizoma; Raphani Semen; Massa Medicata Fermentata Tostus[stir-frying]; Poria[broken into pieces or thick slices]; Crataegi Fructus[removed kernel]; Arecae Pericarpium; Pogostemonis Herba[cutting into segments]; Citri Reticulatae Pericarpium[cut into shreds]; Magnoliae Officinalis Cortex Zingibere[cut into shreds,stir-frying with ginger juice]; Atractylodis Rhizoma; Polyporus; Alismatis Rhizoma; Atractylodis Macrocephalae Rhizoma; Curcumae Rhizoma[thick slices]; Glycyrrhizae Radix et Rhizoma Praeparata cum Melle[thick slices,stir-frying with honey]; Cyperi Rhizoma[thick slices or]; Citri Reticulatae Pericarpium Viride[thick slices or cut into shreds]; Arecae Semen; Chaenomelis Fructus; Sparganii Rhizoma[thin slices]

Continued the table

No.	Main Category	Sub-category	Code of Formula	Name of Formula	Source of Formula	Components and Codes	Specifications and Requirements for Delivering
1010	Dampness-dispelling Formula	Dampness-draining Diuretic Formula	0601530425	Yang-upbearing and Dampness-dispelling Decoction	Treatise on Spleen and Stomach	Glycyrrhizae Radix et Rhizoma (06156310300203002), Hordei Fructus Germinatus (06191290800200868), Citri Reticulatae Pericarpium (06157040400306004), Polyporus (06400210100203005), Alismatis Rhizoma (06190810600103001), Alpiniae Oxyphyllae Fructus (06193540200500005), Pinelliae Praeparatum Rhizoma (06191610600200712), Saposhnikoviae Radix (06164310100503004), Notopterygii Rhizoma et Radix (06164310300103004), Massa Medicata Fermentata (06199990800300873), Bupleuri Radix (06164310101003008), Cimicifugae Rhizoma (06153710500103004), Atractylodis Rhizoma (06174410500303000)	Massa Medicata Fermentata[fermented]; Pinelliae Praeparatum Rhizoma[processed with licorice and limewater]; Hordei Fructus Germinatus[sprouted]; Alpiniae Oxyphyllae Fructus[removed shells]; Citri Reticulatae Pericarpium[cut into shreds]; Glycyrrhizae Radix et Rhizoma; Polyporus; Alismatis Rhizoma; Saposhnikoviae Radix; Notopterygii Rhizoma et Radix; Bupleuri Radix; Cimicifugae Rhizoma; Atractylodis Rhizoma[thick slices]
1011	Dampness-dispelling Formula	Dampness-draining Diuretic Formula	0601530432	Twotoothed Achyranthes Decoction	Important Prescriptions Worth a Thousand Gold for Emergency	Achyranthis Bidentatae Radix Vinatus (06152510100204009), Dianthi Herba (06153150500104005), Talcum (06322110100107002), Vignae Semen (06156340600100008), Angelicae Sinensis Radix Vinatus (06164310100302003), Akebiae Caulis (06153820100203001), Malvae Fructus (06160040200100004)	Vignae Semen; Malvae Fructus; Talcum[fragmenting or fine powder]; Akebiae Caulis[pieces]; Achyranthis Bidentatae Radix Vinatus; Dianthi Herba[cutting into segments]; Angelicae Sinensis Radix Vinatus[thin slices]
1012	Dampness-dispelling Formula	Cold-dampness Warming and Resolving Formula	0601540011	Poria, Cinnamon Twig, Atractylodes, and Licorice Decoction	Treatise on Cold Damage	Poria (06400210100403009), Cinnamomi Ramulus (06154520200103001), Atractylodis Macrocephalae Rhizoma (06174410500203003), Glycyrrhizae Radix et Rhizoma Praeparata cum Melle (06156310300203354)	Poria[broken into pieces or thick slices]; Cinnamomi Ramulus; Atractylodis Macrocephalae Rhizoma[thick slices]; Glycyrrhizae Radix et Rhizoma Praeparata cum Melle[thick slices,stir-frying with honey]
1013	Dampness-dispelling Formula	Cold-dampness Warming and Resolving Formula	0601540028	True Warrior Decoction	Treatise on Cold Damage	Poria (06400210100403009), Paeoniae Radix Alba (06153710100202008), Atractylodis Macrocephalae Rhizoma (06174410500203003), Zingiberis Rhizoma Recens (06193510500403009), Aconiti Lateralis Radix Tostus (06153710400303221)	Poria[broken into pieces or thick slices]; Aconiti Lateralis Radix Tostus[pieces, stir-frying with sand]; Atractylodis Macrocephalae Rhizoma; Zingiberis Rhizoma Recens[thick slices]; Paeoniae Radix Alba[thin slices]

Continued the table

No.	Main Category	Sub-category	Code of Formula	Name of Formula	Source of Formula	Components and Codes	Specifications and Requirements for Delivering
1014	Dampness-dispelling Formula	Cold-dampness Warming and Resolving Formula	0601540035	Spleen-firming Power	Revised Prescriptions to Aid the Living	Magnoliae Officinalis Cortex Zingibere (06154120500206343), Atractylodis Macrocephalae Rhizoma (06174410500203003), Chaenomelis Fructus (06156140200302006), Aucklandiae Radix (06174410100303004), Tsaoko Fructus (06193540200400114), Arecae Semen (06191440600102002), Aconiti Lateralis Radix Tostus (06153710400303221), Poria (06400210100403009), Zingiberis Rhizoma (06193510500203005), Glycyrrhizae Radix et Rhizoma Praeparata cum Melle (06156310300203354), Zingiberis Rhizoma Recens (06193510500403009), Jujubae Fructus (06159640200100000)	Tsaoko Fructus[stir-frying then removed proper exciple and preserved kernel]; Poria[broken into pieces or thick slices]; Aconiti Lateralis Radix Tostus[pieces, stir-frying with sand]; Magnoliae Officinalis Cortex Zingibere[cut into shreds,stir-frying with ginger juice]; Jujubae Fructus[split or removed cores]; Atractylodis Macrocephalae Rhizoma; Aucklandiae Radix; Zingiberis Rhizoma Recens[thick slices]; Glycyrrhizae Radix et Rhizoma Praeparata cum Melle[thick slices,stir-frying with honey]; Zingiberis Rhizoma[thick slices or broken into pieces]; Chaenomelis Fructus; Arecae Semen[thin slices]
1015	Dampness-dispelling Formula	Cold-dampness Warming and Resolving Formula	0601540042	Rhizoma Dioscoreae Powder for Clearing Turbid Urine	Yang's Familiy Heritage Prescriptions	Alpiniae Oxyphyllae Fructus (06193540200500005), Dioscoreae Hypoglaucae Rhizoma (06193210500303001), Acori Tatarinowii Rhizoma (06191610500203004), Linderae Radix (06154510400102003), Halitium	Halitium; Dioscoreae Hypoglaucae Rhizoma[pieces]; Alpiniae Oxyphyllae Fructus[removed shells]; Acori Tatarinowii Rhizoma[thick slices]; Linderae Radix[thin slices]
1016	Dampness-dispelling Formula	Cold-dampness Warming and Resolving Formula	0601540059	Aconite Decoction	Treatise on Cold Damage	Aconiti Lateralis Radix Tostus (06153710400303221), Poria (06400210100403009), Ginseng Radix et Rhizoma (06164210300102000), Atractylodis Macrocephalae Rhizoma (06174410500203003), Paeoniae Radix Alba (06153710100202008)	Poria[broken into pieces or thick slices]; Aconiti Lateralis Radix Tostus[pieces, stir-frying with sand]; Atractylodis Macrocephalae Rhizoma[thick slices]; Ginseng Radix et Rhizoma; Paeoniae Radix Alba[thin slices]

Continued the table

No.	Main Category	Sub-category	Code of Formula	Name of Formula	Source of Formula	Components and Codes	Specifications and Requirements for Delivering
1017	Dampness-dispelling Formula	Cold-dampness Warming and Resolving Formula	0601540066	White Atractylodes Powder	Synopsis of the Golden Chamber	Atractylodis Macrocephalae Rhizoma (06174410500203003), Chuanxiong Rhizoma (06164310500103002), Zanthoxyli Pericarpium (06157040400200005), Ostreae Concha (06205120300107003)	Ostreae Concha[fragmenting]; Zanthoxyli Pericarpium[removed capsicum and fruit handle]; Atractylodis Macrocephalae Rhizoma; Chuanxiong Rhizoma[thick slices]
1018	Dampness-dispelling Formula	Cold-dampness Warming and Resolving Formula	0601540073	Pinellia and Ephedra Decoction	Synopsis of the Golden Chamber	Pinelliae Rhizoma Praeparatum (06191610600200712), Ephedrae Herba (06141021000104008)	Pinelliae Rhizoma Praeparatum[processed with licorice and limewater]; Ephedrae Herba[cutting into segments]
1019	Dampness-dispelling Formula	Cold-dampness Warming and Resolving Formula	0601540080	Cinnamon Twig, Poria, Schisandra and Licorice Decoction	Synopsis of the Golden Chamber	Poria (06400210100403009), Cinnamomi Ramulus (06154520200103001), Glycyrrhizae Radix et Rhizoma Praeparata cum Melle (06156310300203354), Schisandrae Chinensis Fructus (06154140200200007)	Schisandrae Chinensis Fructus; Poria[broken into pieces or thick slices]; Cinnamomi Ramulus[thick slices]; Glycyrrhizae Radix et Rhizoma Praeparata cum Melle[thick slices,stir-frying with honey]
1020	Dampness-dispelling Formula	Cold-dampness Warming and Resolving Formula	0601540097	Common Chidium Fruit Powder	Synopsis of the Golden Chamber	Cnidii Fructus (06164340200300005), Oryzae Semen Pulvis	Cnidii Fructus; Oryzae Semen Pulvis
1021	Dampness-dispelling Formula	Cold-dampness Warming and Resolving Formula	0601540103	Fresh Ginger and Licorice Decoction	Handbook of Prescriptions for Emergency	Zingiberis Rhizoma Recens (06193510500403009), Ginseng Radix et Rhizoma (06164210300102000), Jujubae Fructus (06159640200100000), Glycyrrhizae Radix et Rhizoma (06156310300203002)	Jujubae Fructus[split or removed cores]; Zingiberis Rhizoma Recens; Glycyrrhizae Radix et Rhizoma[thick slices]; Ginseng Radix et Rhizoma[thin slices]
1022	Dampness-dispelling Formula	Cold-dampness Warming and Resolving Formula	0601540110	Trichosanthes and Lilac Pink Pill	Synopsis of the Golden Chamber	Trichosanthis Radix (06174010100103002), Poria (06400210100403009), Dioscoreae Rhizoma (06193210500103007), Aconiti Lateralis Radix Tostus (06153710400303221), Dianthi Herba (06153150500104005)	Poria[broken into pieces or thick slices]; Aconiti Lateralis Radix Tostus[pieces, stir-frying with sand]; Dianthi Herba[cutting into segments]; Trichosanthis Radix; Dioscoreae Rhizoma[thick slices]

Continued the table

No.	Main Category	Sub-category	Code of Formula	Name of Formula	Source of Formula	Components and Codes	Specifications and Requirements for Delivering
1023	Dampness-dispelling Formula	Cold-dampness Warming and Resolving Formula	0601540127	Coix and Aconite Powder	Synopsis of the Golden Chamber	Coicis Semen (06191240500100005), Aconiti Lateralis Radix Tostus (06153710400303221)	Coicis Semen; Aconiti Lateralis Radix Tostus[pieces, stir-frying with sand]
1024	Dampness-dispelling Formula	Cold-dampness Warming and Resolving Formula	0601540141	Head-turning Powder	Mirror for Medicine From Ancient to Modern	Linderae Radix (06154510400102003), Ephedrae Herba (06141021000104008), Citri Reticulatae Pericarpium (06157040400306004), Glycyrrhizae Radix et Rhizoma Praeparata cum Melle (06156310300203354), Chuanxiong Rhizoma (06164310500103002), Aurantii Fructus Praeparatus (06157040100202217), Bombyx Batryticatus Praeparatum (06210910100100210), Angelicae Dahuricae Radix (06164310100203003), Platycodonis Radix (06174110100303003), Zingiberis Rhizoma (06193510500203005), Notopterygii Rhizoma et Radix (06164310300103004), Angelicae Pubescentis Radix (06164310100802008), Chaenomelis Fructus (06156140200302006)	Bombyx Batryticatus Praeparatum[stir-frying with bran]; Ephedrae Herba[cutting into segments]; Citri Reticulatae Pericarpium[cut into shreds]; Chuanxiong Rhizoma; Angelicae Dahuricae Radix; Platycodonis Radix; Notopterygii Rhizoma et Radix[thick slices]; Glycyrrhizae Radix et Rhizoma Praeparata cum Melle[thick slices,stir-frying with honey]; Zingiberis Rhizoma[thick slices or broken into pieces]; Linderae Radix; Angelicae Pubescentis Radix; Chaenomelis Fructus[thin slices]; Aurantii Fructus Praeparatus[thin slices, stir-frying with bran]
1025	Dampness-dispelling Formula	Cold-dampness Warming and Resolving Formula	0601540158	Capillaris Cold-extremities Decoction	Treatise on Subtle Meaning of Cold Damage	Glycyrrhizae Radix et Rhizoma (06156310300203002), Artemisiae Scopariae Herba (06174450500707002), Zingiberis Rhizoma (06193510500203005), Aconiti Lateralis Radix Praeparata (06153710400303009)	Artemisiae Scopariae Herba[broken or cut into fragmenting]; Aconiti Lateralis Radix Praeparata[pieces]; Glycyrrhizae Radix et Rhizoma[thick slices]; Zingiberis Rhizoma[thick slices or broken into pieces]
1026	Dampness-dispelling Formula	Cold-dampness Warming and Resolving Formula	0601540165	Caoguo and Aconite Decoction	Pocket Prescriptions	Tsaoko Fructus (06193540200400114), Aconiti Lateralis Radix Tostus (06153710400303221)	Tsaoko Fructus[stir-frying then removed proper exciple and preserved kernel]; Aconiti Lateralis Radix Tostus[pieces, stir-frying with sand]

Continued the table

No.	Main Category	Sub-category	Code of Formula	Name of Formula	Source of Formula	Components and Codes	Specifications and Requirements for Delivering
1027	Dampness-dispelling Formula	Cold-dampness Warming and Resolving Formula	0601540172	Dampness-percolating Decoction	Revised Prescriptions to Aid the Living	Atractylodis Macrocephalae Rhizoma (06174410500203003), Ginseng Radix et Rhizoma (06164210300102000), Zingiberis Rhizoma (06193510500203005), Paeoniae Radix Alba (06153710100202008), Aconiti Lateralis Radix Tostus (06153710400303221), Poria (06400210100403009), Cinnamomi Ramulus (06154520200103001), Glycyrrhizae Radix et Rhizoma Praeparata cum Melle (06156310300203354)	Poria[broken into pieces or thick slices]; Aconiti Lateralis Radix Tostus[pieces, stir-frying with sand]; Atractylodis Macrocephalae Rhizoma; Cinnamomi Ramulus[thick slices]; Glycyrrhizae Radix et Rhizoma Praeparata cum Melle[thick slices,stir-frying with honey]; Zingiberis Rhizoma[thick slices or broken into pieces]; Ginseng Radix et Rhizoma; Paeoniae Radix Alba[thin slices]
1028	Dampness-dispelling Formula	Wind-dispelling and Dampness-overcoming Formula	0601550010	Notopterygium Overcoming Dampness Decoction	Clarifying Doubts about Damage from Internal and External Causes	Notopterygii Rhizoma et Radix (06164310300103004), Angelicae Pubescentis Radix (06164310100802008), Saposhnikoviae Radix (06164310100503004), Ligustici Rhizoma et Radix (06164310300203001), Chuanxiong Rhizoma (06164310500103002), Viticis Fructus (06172140200100006), Glycyrrhizae Radix et Rhizoma Praeparata cum Melle (06156310300203354)	Viticis Fructus; Notopterygii Rhizoma et Radix; Saposhnikoviae Radix; Ligustici Rhizoma et Radix; Chuanxiong Rhizoma[thick slices]; Glycyrrhizae Radix et Rhizoma Praeparata cum Melle[thick slices,stir-frying with honey]; Angelicae Pubescentis Radix[thin slices]
1029	Dampness-dispelling Formula	Wind-dispelling and Dampness-overcoming Formula	0601550027	Pubescent Angelica and Taxillus Decoction	Important Prescriptions Worth a Thousand Gold for Emergency	Angelicae Pubescentis Radix (06164310100802008), Taxilli Herba (06151921200103009), Eucommiae Cortex (06155920500106006), Asari Radix et Rhizoma (06152010300104005), Gentianae Macrophyllae Radix (06171410100103003), Achyranthis Bidentatae Radix (06152510100204009), Poria (06400210100403009), Cinnamomi Cortex (06154520500100007), Saposhnikoviae Radix (06164310100503004), Chuanxiong Rhizoma (06164310500103002), Ginseng Radix et Rhizoma (06164210300102000), Glycyrrhizae Radix et Rhizoma (06156310300203002), Angelicae Sinensis Radix (06164310100302003), Paeoniae Radix Alba (06153710100202008), Rehmanniae Radix (06172410400103009)	Eucommiae Cortex[broken into pieces or cut into shreds]; Poria[broken into pieces or thick slices]; Cinnamomi Cortex[removed rough barks]; Asari Radix et Rhizoma; Achyranthis Bidentatae Radix[cutting into segments]; Gentianae Macrophyllae Radix; Saposhnikoviae Radix; Chuanxiong Rhizoma; Glycyrrhizae Radix et Rhizoma; Rehmanniae Radix[thick slices]; Taxilli Herba[thick slices or cut into short segments]; Angelicae Pubescentis Radix; Ginseng Radix et Rhizoma; Angelicae Sinensis Radix; Paeoniae Radix Alba[thin slices]

Continued the table

No.	Main Category	Sub-category	Code of Formula	Name of Formula	Source of Formula	Components and Codes	Specifications and Requirements for Delivering
1030	Dampness-dispelling Formula	Wind-dispelling and Dampness-overcoming Formula	0601550034	Impediment-alleviating Decoction	Yang's Familiy Heritage Prescriptions	Notopterygii Rhizoma et Radix (06164310300103004), Curcumae Longae Rhizoma (06193510500503006), Angelicae Sinensis Radix (06164310100302003), Paeoniae Radix Alba (06153710100202008), Astragali Radix Praeparata cum Melle (06156310100603354), Saposhnikoviae Radix (06164310100503004), Glycyrrhizae Radix et Rhizoma Praeparata cum Melle (06156310300203354), Zingiberis Rhizoma Recens (06193510500403009)	Notopterygii Rhizoma et Radix; Curcumae Longae Rhizoma; Saposhnikoviae Radix; Zingiberis Rhizoma Recens[thick slices]; Astragali Radix Praeparata cum Melle; Glycyrrhizae Radix et Rhizoma Praeparata cum Melle[thick slices,stir-frying with honey]; Angelicae Sinensis Radix; Paeoniae Radix Alba[thin slices]
1031	Dampness-dispelling Formula	Wind-dispelling and Dampness-overcoming Formula	0601550041	Aconite Main Tuber Decoction	Synopsis of the Golden Chamber	Ephedrae Herba (06141021000104008), Paeoniae Radix Alba (06153710100202008), Astragali Radix (06156310100603002), Acontiti Radix Cocta (06153710400103708), Glycyrrhizae Radix et Rhizoma Praeparata cum Melle (06156310300203354)	Acontiti Radix Cocta[pieces, decocted]; Ephedrae Herba[cutting into segments]; Astragali Radix[thick slices]; Glycyrrhizae Radix et Rhizoma Praeparata cum Melle[thick slices,stir-frying with honey]; Paeoniae Radix Alba[thin slices]
1032	Dampness-dispelling Formula	Wind-dispelling and Dampness-overcoming Formula	0601550058	Eight Immortals Peripatetic Decotion	Golden Mirror of the Medical Ancestors	Saposhnikoviae Radix (06164310100503004), Schizonepetae Herba (06172250500404008), Chuanxiong Rhizoma (06164310500103002), Glycyrrhizae Radix et Rhizoma (06156310300203002), Angelicae Sinensis Radix (06164310100302003), Phellodendri Chinensis Cortex (06157020500206008), Atractylodis Rhizoma (06174410500303000), Moutan Cortex (06153720600102005), Zanthoxyli Pericarpium (06157040400200005), Sophorae Flavescentis Radix (06156310100303001)	Zanthoxyli Pericarpium[removed capsicum and fruit handle]; Schizonepetae Herba[cutting into segments]; Phellodendri Chinensis Cortex[cut into shreds]; Saposhnikoviae Radix; Chuanxiong Rhizoma; Glycyrrhizae Radix et Rhizoma; Atractylodis Rhizoma; Sophorae Flavescentis Radix[thick slices]; Angelicae Sinensis Radix; Moutan Cortex[thin slices]

Continued the table

No.	Main Category	Sub-category	Code of Formula	Name of Formula	Source of Formula	Components and Codes	Specifications and Requirements for Delivering
1033	Dampness-dispelling Formula	Wind-dispelling and Dampness-overcoming Formula	0601550065	Three Impediment Decoction	An Complete Collection of Effective Prescriptions for Women	Dipsaci Radix (06173910100103006), Eucommiae Cortex (06155920500106006), Saposhnikoviae Radix (06164310100503004), Cinnamomi Cortex (06154520500100007), Asari Radix et Rhizoma (06152010300104005), Ginseng Radix et Rhizoma (06164210300102000), Poria (06400210100403009), Angelicae Sinensis Radix (06164310100302003), Paeoniae Radix Alba (06153710100202008), Glycyrrhizae Radix et Rhizoma (06156310300203002), Gentianae Macrophyllae Radix (06171410100103003), Rehmanniae Radix (06172410400103009), Chuanxiong Rhizoma (06164310500103002), Angelicae Pubescentis Radix (06164310100802008), Astragali Radix (06156310100603002), Cyathulae Radix (06152510100102008)	Eucommiae Cortex[broken into pieces or cut into shreds]; Poria[broken into pieces or thick slices]; Cinnamomi Cortex[removed rough barks]; Asari Radix et Rhizoma[cutting into segments]; Dipsaci Radix; Saposhnikoviae Radix; Glycyrrhizae Radix et Rhizoma; Gentianae Macrophyllae Radix; Rehmanniae Radix; Chuanxiong Rhizoma; Astragali Radix[thick slices]; Ginseng Radix et Rhizoma; Angelicae Sinensis Radix; Paeoniae Radix Alba; Angelicae Pubescentis Radix; Cyathulae Radix[thin slices]
1034	Dampness-dispelling Formula	Wind-dispelling and Dampness-overcoming Formula	0601550072	Coix Decoction	Wondrous Lantern for Peering into the Origin and Development of Miscellaneous Disease	Coicis Semen (06191240500100005), Chuanxiong Rhizoma (06164310500103002), Angelicae Sinensis Radix (06164310100302003), Zingiberis Rhizoma (06193510500203005), Cinnamomi Cortex (06154520500100007), Acontiti Radix Cocta (06153710400103708), Notopterygii Rhizoma et Radix (06164310300103004), Angelicae Pubescentis Radix (06164310100802008), Ephedrae Herba (06141021000104008), Saposhnikoviae Radix (06164310100503004), Atractylodis Macrocephalae Rhizoma (06174410500203003), Glycyrrhizae Radix et Rhizoma (06156310300203002)	Coicis Semen; Acontiti Radix Cocta[pieces, decocted]; Cinnamomi Cortex[removed rough barks]; Ephedrae Herba[cutting into segments]; Chuanxiong Rhizoma; Notopterygii Rhizoma et Radix; Saposhnikoviae Radix; Atractylodis Macrocephalae Rhizoma; Glycyrrhizae Radix et Rhizoma[thick slices]; Zingiberis Rhizoma[thick slices or broken into pieces]; Angelicae Sinensis Radix; Angelicae Pubescentis Radix[thin slices]

Continued the table

No.	Main Category	Sub-category	Code of Formula	Name of Formula	Source of Formula	Components and Codes	Specifications and Requirements for Delivering
1035	Dampness-dispelling Formula	Wind-dispelling and Dampness-overcoming Formula	0601550089	Saposhnikovia Decoction	Comprehensive Recording of Sage-like Benefit	Saposhnikoviae Radix (06164310100503004), Glycyrrhizae Radix et Rhizoma Praeparata cum Melle (06156310300203354), Scutellariae Radix (06172210100102605), Angelicae Sinensis Radix (06164310100302003), Poria (06400210100403009), Gentianae Macrophyllae Radix (06171410100103003), Puerariae Lobatae Radix (06156310100803006), Cinnamomi Ramulus (06154520200103001), Armeniacae Semen Amarum Praeparatum (06156140600100110), Ephedrae Herba (06141021000104008)	Armeniacae Semen Amarum Praeparatum[stir-frying until yellow]; Poria[broken into pieces or thick slices]; Ephedrae Herba[cutting into segments]; Saposhnikoviae Radix; Gentianae Macrophyllae Radix; Puerariae Lobatae Radix; Cinnamomi Ramulus[thick slices]; Glycyrrhizae Radix et Rhizoma Praeparata cum Melle[thick slices,stir-frying with honey]; Angelicae Sinensis Radix[thin slices]; Scutellariae Radix[thin slices, decocting]
1036	Dampness-dispelling Formula	Wind-dispelling and Dampness-overcoming Formula	0601550096	Saposhnikovia Root Decoction	Wondrous Lantern for Peering into the Origin and Development of Miscellaneous Disease	Saposhnikoviae Radix (06164310100503004), Atractylodis Macrocephalae Rhizoma (06174410500203003), Angelicae Sinensis Radix (06164310100302003), Curcumae Longae Rhizoma (06193510500503006), Astragali Radix (06156310100603002), Mori Ramulus (06151220200103003)	Saposhnikoviae Radix; Atractylodis Macrocephalae Rhizoma; Curcumae Longae Rhizoma; Astragali Radix; Mori Ramulus[thick slices]; Angelicae Sinensis Radix[thin slices]
1037	Dampness-dispelling Formula	Wind-dispelling and Dampness-overcoming Formula	0601550102	Saposhnikovia Powder	Longmu's Ophthalmology SecretlyHanded Down	Leonuri Fructus (06172240200100003), Saposhnikoviae Radix (06164310100503004), Platycodonis Radix (06174110100303003), Schisandrae Chinensis Fructus (06154140200200007), Anemarrhenae Rhizoma (06192910500303001), Scrophulariae Radix (06172410100102005), Rhei Radix et Rhizoma (06152310300103009), Asari Radix et Rhizoma (06152010300104005), Natrii Sulfas (06326410100100000), Plantaginis Semen (06173440600100002), Scutellariae Radix (06172210100102605)	Leonuri Fructus; Schisandrae Chinensis Fructus; Natrii Sulfas; Plantaginis Semen; Asari Radix et Rhizoma[cutting into segments]; Saposhnikoviae Radix; Platycodonis Radix; Anemarrhenae Rhizoma[thick slices]; Rhei Radix et Rhizoma[thick slices or broken into pieces]; Scrophulariae Radix[thin slices]; Scutellariae Radix-[thin slices, decocted]

Continued the table

No.	Main Category	Sub-category	Code of Formula	Name of Formula	Source of Formula	Components and Codes	Specifications and Requirements for Delivering
1038	Dampness-dispelling Formula	Wind-dispelling and Dampness-overcoming Formula	0601550119	Notopterygium Overcoming Wind Decoction	Revealing the Mystery of the Origin of Eye Diseases	Atractylodis Macrocephalae Rhizoma (06174410500203003), Aurantii Fructus (06157040100202002), Notopterygii Rhizoma et Radix (06164310300103004), Chuanxiong Rhizoma (06164310500103002), Angelicae Dahuricae Radix (06164310100203003), Angelicae Pubescentis Radix (06164310100802008), Saposhnikoviae Radix (06164310100503004), Peucedani Radix (06164310100702001), Platycodonis Radix (06174110100303003), Menthae Haplocalycis Herba (06172250500704009), Schizonepetae Herba (06172250500404008), Glycyrrhizae Radix et Rhizoma (06156310300203002), Bupleuri Radix (06164310101003008), Scutellariae Radix (06172210100102605)	Schizonepetae Herba[cutting into segments]; Menthae Haplocalycis Herba[cut into short segments]; Atractylodis Macrocephalae Rhizoma; Notopterygii Rhizoma et Radix; Chuanxiong Rhizoma; Angelicae Dahuricae Radix; Saposhnikoviae Radix; Platycodonis Radix; Glycyrrhizae Radix et Rhizoma; Bupleuri Radix[thick slices]; Aurantii Fructus; Angelicae Pubescentis Radix; Peucedani Radix[thin slices]; Scutellariae Radix[thin slices, decocted]
1039	Dampness-dispelling Formula	Wind-dispelling and Dampness-overcoming Formula	0601550133	Pain-relieving Paste	Criterion for Pattern Identification and Treatment	Hibisci Mutabilis Folium (06160020700106003), Cortex Cercis Chinensis (06156320500205003), Angelicae Pubescentis Radix (06164310100802008), Arisaematis Rhizoma (06191610600100005), Angelicae Dahuricae Radix (06164310100203003)	Arisaematis Rhizoma; Cortex Cercis Chinensis[broken into pieces]; Hibisci Mutabilis Folium[cut into shreds]; Angelicae Dahuricae Radix[thick slices]; Angelicae Pubescentis Radix[thin slices]
1040	Dampness-dispelling Formula	Wind-dispelling and Dampness-overcoming Formula	0601550140	Dampness-dispelling and Pain-relieving Decoction	Criterion for Pattern Identification and Treatment	Atractylodis Rhizoma Praeparatum (06174410500303901), Notopterygii Rhizoma et Radix (06164310300103004), Poria (06400210100403009), Alismatis Rhizoma (06190810600103001), Atractylodis Macrocephalae Rhizoma (06174410500203003), Citri Reticulatae Pericarpium (06157040400306004), Glycyrrhizae Radix et Rhizoma (06156310300203002)	Poria[broken into pieces or thick slices]; Citri Reticulatae Pericarpium[cut into shreds]; Notopterygii Rhizoma et Radix; Alismatis Rhizoma; Atractylodis Macrocephalae Rhizoma; Glycyrrhizae Radix et Rhizoma[thick slices]; Atractylodis Rhizoma Praeparatum[thick slices, rinsed with rice water]

Continued the table

No.	Main Category	Sub-category	Code of Formula	Name of Formula	Source of Formula	Components and Codes	Specifications and Requirements for Delivering
1041	Dampness-dispelling Formula	Wind-dispelling and Dampness-overcoming Formula	0601550157	Cinnamon Twig, Peony and Anemarrhena Decoction	Synopsis of the Golden Chamber	Cinnamomi Ramulus (06154520200103001), Paeoniae Radix Alba (06153710100202008), Glycyrrhizae Radix et Rhizoma (06156310300203002), Ephedrae Herba (06141021000104008), Zingiberis Rhizoma Recens (06193510500403009), Atractylodis Macrocephalae Rhizoma (06174410500203003), Anemarrhenae Rhizoma (06192910500303001), Saposhnikoviae Radix (06164310100503004), Aconiti Lateralis Radix Tostus (06153710400303221)	Aconiti Lateralis Radix Tostus[pieces, stir-frying with sand]; Ephedrae Herba[cutting into segments]; Cinnamomi Ramulus; Glycyrrhizae Radix et Rhizoma; Zingiberis Rhizoma Recens; Atractylodis Macrocephalae Rhizoma; Anemarrhenae Rhizoma; Saposhnikoviae Radix[thick slices]; Paeoniae Radix Alba[thin slices]
1042	Dampness-dispelling Formula	Wind-dispelling and Dampness-overcoming Formula	0601550188	White Atractylodes and Aconite Decoction	Synopsis of the Golden Chamber	Aconiti Lateralis Radix Tostus (06153710400303221), Atractylodis Macrocephalae Rhizoma (06174410500203003), Zingiberis Rhizoma Recens (06193510500403009), Glycyrrhizae Radix et Rhizoma Praeparata cum Melle (06156310300203354), Jujubae Fructus (06159640200100000)	Aconiti Lateralis Radix Tostus[pieces, stir-frying with sand]; Jujubae Fructus[split or removed cores]; Atractylodis Macrocephalae Rhizoma; Zingiberis Rhizoma Recens[thick slices]; Glycyrrhizae Radix et Rhizoma Praeparata cum Melle[thick slices,stir-frying with honey]
1043	Dampness-dispelling Formula	Wind-dispelling and Dampness-overcoming Formula	0601550195	Cinnamon Twig and Aconite Decoction	Treatise on Cold Damage	Aconiti Lateralis Radix Tostus (06153710400303221), Zingiberis Rhizoma Recens (06193510500403009), Glycyrrhizae Radix et Rhizoma Praeparata cum Melle (06156310300203354), Jujubae Fructus (06159640200100000), Cinnamomi Ramulus (06154520200103001)	Aconiti Lateralis Radix Tostus[pieces, stir-frying with sand]; Jujubae Fructus[split or removed cores]; Zingiberis Rhizoma Recens; Cinnamomi Ramulus[thick slices]; Glycyrrhizae Radix et Rhizoma Praeparata cum Melle[thick slices,stir-frying with honey]
1044	Dampness-dispelling Formula	Wind-dispelling and Dampness-overcoming Formula	0601550201	Licorice and Aconite Decoction	Treatise on Cold Damage	Glycyrrhizae Radix et Rhizoma Praeparata cum Melle (06156310300203354), Aconiti Lateralis Radix Tostus (06153710400303221), Atractylodis Macrocephalae Rhizoma (06174410500203003), Cinnamomi Ramulus (06154520200103001)	Aconiti Lateralis Radix Tostus[pieces, stir-frying with sand]; Atractylodis Macrocephalae Rhizoma; Cinnamomi Ramulus[thick slices]; Glycyrrhizae Radix et Rhizoma Praeparata cum Melle[thick slices,stir-frying with honey]

Continued the table

No.	Main Category	Sub-category	Code of Formula	Name of Formula	Source of Formula	Components and Codes	Specifications and Requirements for Delivering
1045	Dampness-dispelling Formula	Wind-dispelling and Dampness-overcoming Formula	0601550218	Two Atractylodes Decoction	Restoration of Health from the Myraid Diseases	Atractylodis Rhizoma Praeparatum (06174410500303901), Atractylodis Macrocephalae Rhizoma (06174410500203003), Arisaematis Rhizoma (06191610600100005), Citri Reticulatae Pericarpium (06157040400306004), Poria (06400210100403009), Cyperi Rhizoma (06191310500103006), Scutellariae Radix Praeparata (06172210100102315), Clematidis Radix et Rhizoma (06153710300104003), Notopterygii Rhizoma et Radix (06164310300103004), Glycyrrhizae Radix et Rhizoma (06156310300203002), Pinelliae Rhizoma Praeparatum cum Zingibere et Alumine (06191610600200729), Zingiberis Rhizoma Recens (06193510500403009)	Arisaematis Rhizoma; Pinelliae Rhizoma Praeparatum cum Zingibere et Alumine[processed with ginger and alum]; Poria[broken into pieces or thick slices]; Clematidis Radix et Rhizoma[cutting into segments]; Citri Reticulatae Pericarpium[cut into shreds]; Atractylodis Macrocephalae Rhizoma; Notopterygii Rhizoma et Radix; Glycyrrhizae Radix et Rhizoma; Zingiberis Rhizoma Recens[thick slices]; Atractylodis Rhizoma Praeparatum[thick slices, rinsed with rice water]; Cyperi Rhizoma[thick slices or]; Scutellariae Radix Praeparata[thin slices, stir-frying with wine]
1046	Dampness-dispelling Formula	Wind-dispelling and Dampness-overcoming Formula	0601550225	Areca and Perilla Powder	Complete Medical Records	Atractylodis Rhizoma (06174410500303000), Cyperi Rhizoma (06191310500103006), Perillae Folium (06172220700107009), Citri Reticulatae Pericarpium (06157040400306004), Chaenomelis Fructus (06156140200302006), Arecae Semen (06191440600102002), Notopterygii Rhizoma et Radix (06164310300103004), Achyranthis Bidentatae Radix (06152510100204009), Glycyrrhizae Radix et Rhizoma (06156310300203002)	Perillae Folium[fragmenting]; Achyranthis Bidentatae Radix[cutting into segments]; Citri Reticulatae Pericarpium[cut into shreds]; Atractylodis Rhizoma; Notopterygii Rhizoma et Radix; Glycyrrhizae Radix et Rhizoma[thick slices]; Cyperi Rhizoma[thick slices or]; Chaenomelis Fructus; Arecae Semen[thin slices]
1047	Dampness-dispelling Formula	Wind-dispelling and Dampness-overcoming Formula	0601550232	Atractylodes and Ledebouriella Decoction	Collection of Writting on the Mechanism of Disease, Suitability of Qi, and Safeguarding of Life Discussed in Plain Questions	Atractylodis Rhizoma (06174410500303000), Ephedrae Herba (06141021000104008), Saposhnikoviae Radix (06164310100503004), Zingiberis Rhizoma Recens (06193510500403009)	Ephedrae Herba[cutting into segments]; Atractylodis Rhizoma; Saposhnikoviae Radix; Zingiberis Rhizoma Recens[thick slices]

Continued the table

No.	Main Category	Sub-category	Code of Formula	Name of Formula	Source of Formula	Components and Codes	Specifications and Requirements for Delivering
1048	Dampness-dispelling Formula	Wind-dispelling and Dampness-overcoming Formula	0601550249	Dampness-Moving Qi Flow Powder	Collected Experiential Works to Safeguard Life	Atractylodis Rhizoma Tostus (06174410500303116), Notopterygii Rhizoma et Radix (06164310300103004), Coicis Semen (06191240500100005), Saposhnikoviae Radix (06164310100503004), Poria (06400210100403009), Acontiti Radix Cocta (06153710400103708)	Coicis Semen; Poria[broken into pieces or thick slices]; Acontiti Radix Cocta[pieces, decocted]; Notopterygii Rhizoma et Radix; Saposhnikoviae Radix[thick slices]; Atractylodis Rhizoma Tostus[thick slices,stir-frying until yellow]
1049	Dampness-dispelling Formula	Wind-dispelling and Dampness-overcoming Formula	0601550256	Wine-processed Angelica Decoction	Introduction on Medicine	Angelicae Sinensis Radix Vinatus (06164310100302317), Atractylodis Macrocephalae Rhizoma (06174410500203003), Scutellariae Radix Praeparata (06172210100102315), Paeoniae Radix Alba (06153710100202008), Chuanxiong Rhizoma (06164310500103002), Citri Reticulatae Pericarpium (06157040400306004), Gastrodiae Rhizoma (06193910600102008), Atractylodis Rhizoma (06174410500303000), Xanthii Fructus (06174440200300009), Glycyrrhizae Radix et Rhizoma (06156310300203002), Phellodendri Chinensis Cortex (06157020500206008), Saposhnikoviae Radix (06164310100503004)	Xanthii Fructus; Citri Reticulatae Pericarpium; Phellodendri Chinensis Cortex[cut into shreds]; Atractylodis Macrocephalae Rhizoma; Chuanxiong Rhizoma; Atractylodis Rhizoma; Glycyrrhizae Radix et Rhizoma; Saposhnikoviae Radix[thick slices]; Paeoniae Radix Alba; Gastrodiae Rhizoma[thin slices]; Angelicae Sinensis Radix Vinatus; Scutellariae Radix Praeparata[thin slices, stir-frying with wine]
1050	Dampness-dispelling Formula	Wind-dispelling and Dampness-overcoming Formula	0601550263	Efficacious Immortal Pain-dispelling Decoction	Mirror for Medicine From Ancient to Modern	Ephedrae Herba (06141021000104008), Paeoniae Radix Rubra (06153710100303002), Saposhnikoviae Radix (06164310100503004), Schizonepetae Herba (06172250500404008), Notopterygii Rhizoma et Radix (06164310300103004), Angelicae Pubescentis Radix (06164310100802008), Angelicae Dahuricae Radix (06164310100203003), Atractylodis Rhizoma (06174410500303000), Clematidis Radix et Rhizoma (06153710300104003), Scutellariae Radix (06172210100102605), Aurantii Fructus Immaturus (06157040100102005), Platycodonis Radix (06174110100303003), Puerariae Lobatae Radix (06156310100803006), Chuanxiong Rhizoma (06164310500103002), Glycyrrhizae Radix et Rhizoma (06156310300203002), Angelicae Sinensis Radix (06164310100402000), Cimicifugae Rhizoma (06153710500103004)	Ephedrae Herba; Schizonepetae Herba; Clematidis Radix et Rhizoma[cutting into segments]; Paeoniae Radix Rubra; Saposhnikoviae Radix; Notopterygii Rhizoma et Radix; Angelicae Dahuricae Radix; Atractylodis Rhizoma; Platycodonis Radix; Puerariae Lobatae Radix; Chuanxiong Rhizoma; Glycyrrhizae Radix et Rhizoma; Cimicifugae Rhizoma[thick slices]; Angelicae Pubescentis Radix; Aurantii Fructus Immaturus; Angelicae Sinensis Radix[thin slices]; Scutellariae Radix[thin slices, decocted]

Continued the table

No.	Main Category	Sub-category	Code of Formula	Name of Formula	Source of Formula	Components and Codes	Specifications and Requirements for Delivering
1051	Dampness-dispelling Formula	Wind-dispelling and Dampness-overcoming Formula	0601550270	Flesh-Clearing Powder	Effective Prescriptions Handed Down for Generations of Physicians	Bupleuri Radix (06164310101003008), Peucedani Radix (06164310100702001), Chuanxiong Rhizoma (06164310500103002), Aurantii Fructus Praeparatus (06157040100202217), Gotopterygii Rhizoma et Radix (06164310300103004), Angelicae Pubescentis Radix (06164310100802008), Poria (06400210100403009), Platycodonis Radix (06174110100303003), Ginseng Radix et Rhizoma (06164210300102000), Glycyrrhizae Radix et Rhizoma (06156310300203002), Gastrodiae Rhizoma (06193910600102008), Menthae Haplocalycis Herba (06172250500704009), Cicadae Periostracum (06210820100100007)	Cicadae Periostracum; Poria[broken into pieces or thick slices]; Menthae Haplocalycis Herba[Short cutting into segments]; Bupleuri Radix; Chuanxiong Rhizoma; Notopterygii Rhizoma et Radix; Platycodonis Radix; Glycyrrhizae Radix et Rhizoma[thick slices]; Peucedani Radix; Angelicae Pubescentis Radix; Ginseng Radix et Rhizoma; Gastrodiae Rhizoma[thin slices]; Aurantii Fructus Praeparatus[thin slices, stir-frying with bran]
1052	Dampness-dispelling Formula	Wind-dispelling and Dampness-overcoming Formula	0601550287	Blood-Activating Wind-Dispersing Decoction	Effective Recipes from Renzhai House	Angelicae Sinensis Radix (06164310100302003), Chuanxiong Rhizoma (06164310500103002), Angelicae Dahuricae Radix (06164310100203003), Asari Herba (06152010300104005), Tribuli Fructus Tostus (06156940200100110), Persicae Semen (06156140600300008), Paeoniae Radix Alba (06153710100202008), Pinelliae Rhizoma Praeparatum (06191610600200712), Trogopteri Faeces (06221040100100005), Glycyrrhizae Radix et Rhizoma (06156310300203002), Atractylodis Rhizoma Tostus (06174410500303116), Eucommiae Cortex Praeparatum cum Succo Zingiberis (06155920500106341), Cinnamomi Cortex (06154520500100007), Gastrodiae Rhizoma (06193910600102008), Coicis Semen (06191240500100005), Citri Exocarpium Rubrum (06157040400507005), Arecae Semen (06191440600102002), Magnoliae Officinalis Cortex Zingibere (06154120500206343), Aurantii Fructus Praeparatus (06157040100202217)	Persicae Semen; Trogopteri Faeces; Coicis Semen; Pinelliae Rhizoma Praeparatum[processing with licorice and limewater]; Tribuli Fructus Tostus[stir-frying until yellow]; Eucommiae Cortex Praeparatum cum Succo Zingiberis[broken into pieces or cut into shreds,stir-frying with ginger]; Citri Exocarpium Rubrum[break to pieces]; Cinnamomi Cortex[removing rough barks]; Asari Herba[cutting into segments]; Magnoliae Officinalis Cortex Zingibere[cut into shreds,stir-frying with ginger juice]; Chuanxiong Rhizoma; Angelicae Dahuricae Radix; Glycyrrhizae Radix et Rhizoma[thick slices]; Atractylodis Rhizoma Tostus[thick slices,stir-frying until yellow]; Angelicae Sinensis Radix; Paeoniae Radix Alba; Gastrodiae Rhizoma; Arecae Semen[thin slices]; Aurantii Fructus Praeparatus[thin slices, stir-frying with bran]

Continued the table

No.	Main Category	Sub-category	Code of Formula	Name of Formula	Source of Formula	Components and Codes	Specifications and Requirements for Delivering
1053	Dampness-dispelling Formula	Wind-dispelling and Dampness-overcoming Formula	0601550294	Major Notopterygium Decoction	Precious Mirror of Health	Notopterygii Rhizoma et Radix (06164310300103004), Cimicifugae Rhizoma (06153710500103004), Angelicae Pubescentis Radix (06164310100802008), Atractylodis Rhizoma (06174410500303000), Saposhnikoviae Radix (06164310100503004), Clematidis Radix et Rhizoma (06153710300104003), Atractylodis Macrocephalae Rhizoma (06174410500203003), Angelicae Sinensis Radix (06164310100302003), Poria (06400210100403009), Alismatis Rhizoma (06190810600103001)	Poria[broken into pieces or thick slices]; Clematidis Radix et Rhizoma[cutting into segments]; Notopterygii Rhizoma et Radix; Cimicifugae Rhizoma; Atractylodis Rhizoma; Saposhnikoviae Radix; Atractylodis Macrocephalae Rhizoma; Alismatis Rhizoma[thick slices]; Angelicae Pubescentis Radix; Angelicae Sinensis Radix[thin slices]
1054	Phlegm-dispelling Formula	Dampness-drying and Phlegm-resolving Formula	0601610011	Decoction of Two Old Ingredients	Formulary of the Bureau of Taiping Peopleulae Rhizoma; Atrac	Pinelliae Rhizoma Praeparatum (06191610600200712), Poria (06400210100403009), Citri Exocarpium Rubrum (06157040400507005), Glycyrrhizae Radix et Rhizoma Praeparata cum Melle (06156310300203354)	Pinelliae Rhizoma Praeparatum[processing with licorice and limewater]; Poria[broken into pieces or thick slices]; Citri Exocarpium Rubrum[break to pieces]; Glycyrrhizae Radix et Rhizoma Praeparata cum Melle[thick slices,stir-frying with honey]
1055	Phlegm-dispelling Formula	Dampness-drying and Phlegm-resolving Formula	0601610028	Gallbladder-Warming Decoction	Treatise on Diseases, Patterns, and Prescriptions Related to Unification of the Three Etiologies	Pinelliae Rhizoma Praeparatum cum Zingibere et Alumine (06191610600200729), Bambusae Caulis in Taenias Praeparatus cum Succo Zingiberis (06191220900104346), Aurantii Fructus Immaturus Preparatus (06157040100102210), Citri Reticulatae Pericarpium (06157040400306004), Glycyrrhizae Radix et Rhizoma Praeparata cum Melle (06156310300203354), Poria (06400210100403009), Zingiberis Rhizoma Recens (06193510500403009), Jujubae Fructus (06159640200100000)	Pinelliae Rhizoma Praeparatum cum Zingibere et Alumine[processing with ginger and alum]; Poria[broken into pieces or thick slices]; Bambusae Caulis in Taenias Praeparatus cum Succo Zingiberis[cutting into segments or,stir-frying with ginger]; Citri Reticulatae Pericarpium[cut into shreds]; Jujubae Fructus[splitting or removing cores]; Zingiberis Rhizoma Recens[thick slices]; Glycyrrhizae Radix et Rhizoma Praeparata cum Melle[thick slices,stir-frying with honey]; Aurantii Fructus Immaturus Preparatus[thin slices, stir-frying with bran]

Continued the table

No.	Main Category	Sub-category	Code of Formula	Name of Formula	Source of Formula	Components and Codes	Specifications and Requirements for Delivering
1056	Phlegm-dispelling Formula	Dampness-drying and Phlegm-resolving Formula	0601610035	Coptis Gallbladder-Warming Decoction	Systematic Differentiation of the Six Etiologies	Citri Reticulatae Pericarpium (06157040400306004), Pinelliae Rhizoma Praeparatum (06191610600200712), Poria (06400210100403009), Glycyrrhizae Radix et Rhizoma Praeparata cum Melle (06156310300203354), Bambusae Caulis in Taenia (06191220900104001), Aurantii Fructus Immaturus Preparatus (06157040100102210), Jujubae Fructus (06159640200100000), Coptidis Rhizoma	Coptidis Rhizoma; Pinelliae Rhizoma Praeparatum[processing with licorice and limewater]; Poria[broken into pieces or thick slices]; Bambusae Caulis in Taenia[cutting into segments or]; Citri Reticulatae Pericarpium[cut into shreds]; Jujubae Fructus[splitting or removing cores]; Glycyrrhizae Radix et Rhizoma Praeparata cum Melle[thick slices,stir-frying with honey]; Aurantii Fructus Immaturus Preparatus[thin slices, stir-frying with bran]
1057	Phlegm-dispelling Formula	Dampness-drying and Phlegm-resolving Formula	0601610042	Pathfinder Poria Pill	Pathfinder Prescriptions	Poria (06400210100403009), Aurantii Fructus Praeparatus (06157040100202217), Pinelliae Rhizoma Praeparatum (06191610600200712), Natrii Sulfas (06326410100100000), Zingiberis Rhizoma Recens (06193510500403009)	Natrii Sulfas; Pinelliae Rhizoma Praeparatum[processing with licorice and limewater]; Poria[broken into pieces or thick slices]; Zingiberis Rhizoma Recens[thick slices]; Aurantii Fructus Praeparatus[thin slices, stir-frying with bran]
1058	Phlegm-dispelling Formula	Dampness-drying and Phlegm-resolving Formula	0601610059	Phlegm-Abducting Decoction	Revised Prescriptions to Aid the Living	Pinelliae Rhizoma Praeparatum cum Zingibere et Alumine (06191610600200729), Arisaematis Rhizoma Praeparatum (06191610600100722), Aurantii Fructus Immaturus Preparatus (06157040100102210), Poria (06400210100403009), Citri Exocarpium Rubrum (06157040400507005), Glycyrrhizae Radix et Rhizoma Praeparata cum Melle (06156310300203354), Zingiberis Rhizoma Recens (06193510500403009)	Pinelliae Rhizoma Praeparatum cum Zingibere et Alumine; Arisaematis Rhizoma Praeparatum[processing with ginger and alum]; Poria[broken into pieces or thick slices]; Citri Exocarpium Rubrum[break to pieces]; Zingiberis Rhizoma Recens[thick slices]; Glycyrrhizae Radix et Rhizoma Praeparata cum Melle[thick slices,stir-frying with honey]; Aurantii Fructus Immaturus Preparatus[thin slices, stir-frying with bran]

Continued the table

No.	Main Category	Sub-category	Code of Formula	Name of Formula	Source of Formula	Components and Codes	Specifications and Requirements for Delivering
1059	Phlegm-dispelling Formula	Dampness-drying and Phlegm-resolving Formula	0601610066	Phlegm-Cleansing Decoction	Effective Prescriptions	Arisaematis Rhizoma Praeparata (06191610600100722), Pinelliae Rhizoma Praeparatum cum Zingibere et Alumine (06191610600200729), Aurantii Fructus Immaturus Preparatus (06157040100102210), Citri Exocarpium Rubrum (06157040400507005), Poria (06400210100403009), Acori Tatarinowii Rhizoma (06191610500203004), Ginseng Radix et Rhizoma (06164210300102000), Bambusae Caulis in Taenia (06191220900104001), Glycyrrhizae Radix et Rhizoma (06156310300203002), Zingiberis Rhizoma Recens (06193510500403009)	Arisaematis Rhizoma Praeparatum; Pinelliae Rhizoma Praeparatum cum Zingibere et Alumine[processing with ginger and alum]; Poria[broken into pieces or thick slices]; Citri Exocarpium Rubrum[break to pieces]; Bambusae Caulis in Taenia[cutting into segments or]; Acori Tatarinowii Rhizoma; Glycyrrhizae Radix et Rhizoma; Zingiberis Rhizoma Recens[thick slices]; Ginseng Radix et Rhizoma[thin slices]; Aurantii Fructus Immaturus Preparatus[thin slices, stir-frying with bran]
1060	Phlegm-dispelling Formula	Dampness-drying and Phlegm-resolving Formula	0601610073	Atractylodes and Cyperus Phlegm-Abducting Pill	Yeractylodes and Cyperus Phlegm-Abducting Pill-RaTreatment	Atractylodis Rhizoma (06174410500303000), Cyperi Rhizoma (06191310500103006), Aurantii Fructus (06157040100202002), Citri Reticulatae Pericarpium (06157040400306004), Poria (06400210100403009), Arisaema Cum Bile (06191610600100999), Glycyrrhizae Radix et Rhizoma (06156310300203002), Zingiberis Rhizoma Recens (06193510500403009), Massa Medicata Fermentata (06199990800300873)	Massa Medicata Fermentata[fermenting]; Arisaema Cum Bile[processing with bile]; Poria[broken into pieces or thick slices]; Citri Reticulatae Pericarpium[cut into shreds]; Atractylodis Rhizoma; Glycyrrhizae Radix et Rhizoma; Zingiberis Rhizoma Recens[thick slices]; Cyperi Rhizoma[thick slices or]; Aurantii Fructus[thin slices]
1061	Phlegm-dispelling Formula	Dampness-drying and Phlegm-resolving Formula	0601610080	Dan Xi's Formula to Treat Dampness-Phlegm	Danxi's Experiential Therapy	Atractylodis Rhizoma (06174410500303000), Pinelliae Rhizoma Praeparatum (06191610600200712), Atractylodis Macrocephalae Rhizoma (06174410500203003), Poria (06400210100403009), Talcum Pulvis (06322110100107859), Cyperi Rhizoma (06191310500103006), Chuanxiong Rhizoma (06164310500103002), Angelicae Sinensis Radix (06164310100302003)	Pinelliae Rhizoma Praeparatum[processing with licorice and limewater]; Poria[broken into pieces or thick slices]; Talcum Pulvis[Powder, Ground with water]; Atractylodis Rhizoma; Atractylodis Macrocephalae Rhizoma; Chuanxiong Rhizoma[thick slices]; Cyperi Rhizoma[thick slices or]; Angelicae Sinensis Radix[thin slices]

Continued the table

No.	Main Category	Sub-category	Code of Formula	Name of Formula	Source of Formula	Components and Codes	Specifications and Requirements for Delivering
1062	Phlegm-dispelling Formula	Dampness-drying and Phlegm-resolving Formula	0601610097	Depression-Opening Two Old Ingredients Decoction	Wanses-Regulating	Pinelliae Rhizoma Praeparatum cum Zingibere et Alumine (06191610600200729), Citri Reticulatae Pericarpium (06157040400306004), Poria (06400210100403009), Citri Reticulatae Pericarpium Viride Furfuritus (06157040400406216), Chuanxiong Rhizoma (06164310500103002), Curcumae Rhizoma Praeparatum (06193510500703796), Aucklandiae Radix (06174410100303004), Arecae Semen (06191440600102002), Atractylodis Rhizoma Praeparatum (06174410500303215), Glycyrrhizae Radix et Rhizoma (06156310300203002), Zingiberis Rhizoma Recens (06193510500403009), Cyperi Rhizoma (06191310500103006)	Pinelliae Rhizoma Praeparatum cum Zingibere et Alumine[processing with ginger and alum]; Poria[broken into pieces or thick slices]; Citri Reticulatae Pericarpium[cut into shreds]; Chuanxiong Rhizoma; Aucklandiae Radix; Glycyrrhizae Radix et Rhizoma; Zingiberis Rhizoma Recens[thick slices]; Curcumae Rhizoma Praeparatum[thick slices, boiling with vinegar]; Atractylodis Rhizoma Praeparatum[thick slices, stir-frying with bran]; Cyperi Rhizoma[thick slices or]; Citri Reticulatae Pericarpium Viride Furfuritus[thick slices or cut into shreds, stir-frying with bran]; Arecae Semen[thin slices]
1063	Phlegm-dispelling Formula	Dampness-drying and Phlegm-resolving Formula	0601610103	Hardness-Transforming Two Old Ingredients Pill	Golden Mirror of the Medical Ancestors	Citri Reticulatae Pericarpium (06157040400306004), Pinelliae Rhizoma Praeparatum cum Zingibere et Alumine (06191610600200729), Poria (06400210100403009), Glycyrrhizae Radix et Rhizoma (06156310300203002), Bombyx Batryticatus Praeparatum (06210910100100210), Coptidis Rhizoma (06153710500302001), Nelumbinis Folium (06153220700106007)	Pinelliae Rhizoma Praeparatum cum Zingibere et Alumine[processing with ginger and alum]; Bombyx Batryticatus Praeparatum[stir-frying with bran]; Poria[broken into pieces or thick slices]; Citri Reticulatae Pericarpium; Nelumbinis Folium[cut into shreds]; Glycyrrhizae Radix et Rhizoma[thick slices]; Coptidis Rhizoma[thin slices]
1064	Phlegm-dispelling Formula	Dampness-drying and Phlegm-resolving Formula	0601610110	Panting-Arresting Phlegm-Transforming Decoction	Supplement to Dan Xilegm-Transforming Decoc	Arisaematis Rhizoma Praeparatum (06191610600100722), Pinelliae Rhizoma Praeparatum (06191610600200712), Glycyrrhizae Radix et Rhizoma Praeparata cum Melle (06156310300203354), Citri Reticulatae Pericarpium (06157040400306004), Armeniacae Semen Amarum Aquosus (06156140600100820), Farfarae Flos (06174430300100005), Schisandrae Chinensis Fructus (06154140200200007), Ginseng Radix et Rhizoma (06164210300102000)	Schisandrae Chinensis Fructus; Armeniacae Semen Amarum Aquosus[soaking in boiling soup to remove seed coats]; Pinelliae Rhizoma Praeparatum[processing with licorice and limewater]; Arisaematis Rhizoma Praeparatum[processing with ginger and alum]; Farfarae Flos[removing stems]; Citri Reticulatae Pericarpium[cut into shreds]; Glycyrrhizae Radix et Rhizoma Praeparata cum Melle[thick slices,stir-frying with honey]; Ginseng Radix et Rhizoma[thin slices]

Continued the table

No.	Main Category	Sub-category	Code of Formula	Name of Formula	Source of Formula	Components and Codes	Specifications and Requirements for Delivering
1065	Phlegm-dispelling Formula	Dampness-drying and Phlegm-resolving Formula	0601610127	Supplemented Magnetite and Cinnabar Pill	Effective Prescriptions Handed Down for Generations of Physicians	Massa Medicata Fermentata (06199990800300873), Cinnabaris (06310210100107851), Magnetitum Praeparatus (06314410100107523)	Massa Medicata Fermentata[fermenting]; Magnetitum Praeparatus[Powder, calcining and quenching]; Cinnabaris[Powder, Ground with water]
1066	Phlegm-dispelling Formula	Dampness-drying and Phlegm-resolving Formula	0601610134	Supplemented Gallbladder-Warming Decoction	Pocket Prescriptions	Aurantii Fructus Immaturus Preparatus (06157040100102210), Pinelliae Rhizoma Praeparatum (06191610600200712), Bambusae Caulis in Taenia (06191220900104001), Citri Exocarpium Rubrum (06157040400507005), Poria (06400210100403009), Glycyrrhizae Radix et Rhizoma Praeparata cum Melle (06156310300203354), Cyperi Rhizoma (06191310500103006), Ginseng Radix et Rhizoma (06164210300102000), Bupleuri Radix (06164310101003008), Ophiopogonis Radix (06192910400300001), Platycodonis Radix (06174110100303003)	Ophiopogonis Radix; Pinelliae Rhizoma Praeparatum[processing with licorice and limewater]; Poria[broken into pieces or thick slices]; Citri Exocarpium Rubrum[break to pieces]; Bambusae Caulis in Taenia[cutting into segments or]; Bupleuri Radix; Platycodonis Radix[thick slices]; Glycyrrhizae Radix et Rhizoma Praeparata cum Melle[thick slices,stir-frying with honey]; Cyperi Rhizoma[thick slices or]; Ginseng Radix et Rhizoma[thin slices]; Aurantii Fructus Immaturus Preparatus[thin slices, stir-frying with bran]
1067	Phlegm-dispelling Formula	Dampness-drying and Phlegm-resolving Formula	0601610141	Six Gentlemen Metal and Water Decoction	Jing-yue's Collected Works	Angelicae Sinensis Radix (06164310100302003), Rehmanniae Radix Praeparata (06172410400103610), Citri Reticulatae Pericarpium (06157040400306004), Pinelliae Rhizoma Praeparatum (06191610600200712), Poria (06400210100403009), Glycyrrhizae Radix et Rhizoma Praeparata cum Melle (06156310300203354)	Pinelliae Rhizoma Praeparatum[processing with licorice and limewater]; Poria[broken into pieces or thick slices]; Citri Reticulatae Pericarpium[cut into shreds]; Rehmanniae Radix Praeparata[thick slices, stewing or steaming with wine]; Glycyrrhizae Radix et Rhizoma Praeparata cum Melle[thick slices,stir-frying with honey]; Angelicae Sinensis Radix[thin slices]

Continued the table

No.	Main Category	Sub-category	Code of Formula	Name of Formula	Source of Formula	Components and Codes	Specifications and Requirements for Delivering
1068	Phlegm-dispelling Formula	Dampness-drying and Phlegm-resolving Formula	0601610158	Schizonepeta and Perilla Decoction	Effective Recipes from Renzhai House	Schizonepetae Herba (06172250500404008), Perillae Folium (06172220700107009), Akebiae Caulis (06153820100203001), Citri Exocarpium Rubrum (06157040400507005), Angelicae Sinensis Radix (06164310100302003), Cinnamomi Ramulus (06154520200103001), Acori Tatarinowii Rhizoma (06191610500203004)	Citri Exocarpium Rubrum[break to pieces]; Perillae Folium[fragmenting]; Akebiae Caulis[pieces]; Schizonepetae Herba[cutting into segments]; Cinnamomi Ramulus; Acori Tatarinowii Rhizoma[thick slices]; Angelicae Sinensis Radix[thin slices]
1069	Phlegm-dispelling Formula	Dampness-drying and Phlegm-resolving Formula	0601610165	Qi-Opening Phlegm-Eliminating Decoction	Mirror for Medicine From Ancient to Modern	Citri Reticulatae Pericarpium (06157040400306004), Pinelliae Rhizoma Praeparatum (06191610600200712), Scutellariae Radix (06172210100102605), Peucedani Radix (06164310100702001), Platycodonis Radix (06174110100303003), Aurantii Fructus (06157040100202002), Aurantii Fructus Immaturus (06157040100102005), Cyperi Rhizoma (06191310500103006), Aucklandiae Radix (06174410100303004), Bombyx Batryticatus (06210910100100005), Notopterygii Rhizoma et Radix (06164310300103004), Schizonepetae Herba (06172250500404008), Arecae Semen (06191440600102002), Belamcandae Rhizoma (06193310500202004), Clematidis Radix et Rhizoma (06153710300104003), Glycyrrhizae Radix et Rhizoma (06156310300203002)	Bombyx Batryticatus; Pinelliae Rhizoma Praeparatum[processing with licorice and limewater]; Schizonepetae Herba; Clematidis Radix et Rhizoma[cutting into segments]; Citri Reticulatae Pericarpium[cut into shreds]; Platycodonis Radix; Aucklandiae Radix; Notopterygii Rhizoma et Radix; Glycyrrhizae Radix et Rhizoma[thick slices]; Cyperi Rhizoma[thick slices or]; Peucedani Radix; Aurantii Fructus; Aurantii Fructus Immaturus; Arecae Semen; Belamcandae Rhizoma[thin slices]; Scutellariae Radix[thin slices, decocting]
1070	Phlegm-dispelling Formula	Dampness-drying and Phlegm-resolving Formula	0601610172	Stomach-Calming and Two Old Ingredients Decoction	Introduction on Medicine	Atractylodis Rhizoma (06174410500303000), Pinelliae Rhizoma Praeparatum (06191610600200712), Glycyrrhizae Radix et Rhizoma (06156310300203002), Magnoliae Officinalis Cortex (06154120500206008), Citri Reticulatae Pericarpium (06157040400306004), Poria (06400210100403009)	Pinelliae Rhizoma Praeparatum[processing with licorice and limewater]; Poria[broken into pieces or thick slices]; Magnoliae Officinalis Cortex; Citri Reticulatae Pericarpium[cut into shreds]; Atractylodis Rhizoma; Glycyrrhizae Radix et Rhizoma[thick slices]

Continued the table

No.	Main Category	Sub-category	Code of Formula	Name of Formula	Source of Formula	Components and Codes	Specifications and Requirements for Delivering
1071	Phlegm-dispelling Formula	Dampness-drying and Phlegm-resolving Formula	0601610189	Vertigo-Clearing Phlegm-Transforming Decoction	Restoration of Health from the Myraid Diseases	Citri Reticulatae Pericarpium (06157040400306004), Pinelliae Rhizoma Praeparatum cum Zingibere et Alumine (06191610600200729), Poria (06400210100403009), Glycyrrhizae Radix et Rhizoma (06156310300203002), Chuanxiong Rhizoma (06164310500103002), Angelicae Dahuricae Radix (06164310100203003), Notopterygii Rhizoma et Radix (06164310300103004), Aurantii Fructus Immaturus Preparatus (06157040100102210), Arisaematis Rhizoma Praeparatum (06191610600100722), Saposhnikoviae Radix (06164310100503004), Asari Radix et Rhizoma (06152010300104005), Scutellariae Radix Praeparata (06172210100102315)	Pinelliae Rhizoma Praeparatum cum Zingibere et Alumine; Arisaematis Rhizoma Praeparatum[processing with ginger and alum]; Poria[broken into pieces or thick slices]; Asari Radix et Rhizoma[cutting into segments]; Citri Reticulatae Pericarpium[cut into shreds]; Glycyrrhizae Radix et Rhizoma; Chuanxiong Rhizoma; Angelicae Dahuricae Radix; Notopterygii Rhizoma et Radix; Saposhnikoviae Radix[thick slices]; Aurantii Fructus Immaturus Preparatus[thin slices, stir-frying with bran]; Scutellariae Radix Praeparata[thin slices, stir-frying with wine]
1072	Phlegm-dispelling Formula	Dampness-drying and Phlegm-resolving Formula	0601610196	Four Animal Decoction	Treatise on Diseases, Patterns, and Prescriptions Related to Unification of the Three Etiologies	Pinelliae Rhizoma Praeparatum cum Zingibere et Alumine (06191610600200729), Poria (06400210100403009), Ginseng Radix et Rhizoma (06164210300102000), Tsaoko Fructus (06193540200400008), Citri Reticulatae Pericarpium (06157040400306004), Glycyrrhizae Radix et Rhizoma (06156310300203002), Mume Fructus (06156140200200609), Atractylodis Macrocephalae Rhizoma (06174410500203003), Zingiberis Rhizoma Recens (06193510500403009), Jujubae Fructus (06159640200100000)	Tsaoko Fructus; Pinelliae Rhizoma Praeparatum cum Zingibere et Alumine[processing with ginger and alum]; Mume Fructus[steaming to soft then removing core]; Poria[broken into pieces or thick slices]; Citri Reticulatae Pericarpium[cut into shreds]; Jujubae Fructus[splitting or removing cores]; Glycyrrhizae Radix et Rhizoma; Atractylodis Macrocephalae Rhizoma; Zingiberis Rhizoma Recens[thick slices]; Ginseng Radix et Rhizoma[thin slices]

Continued the table

No.	Main Category	Sub-category	Code of Formula	Name of Formula	Source of Formula	Components and Codes	Specifications and Requirements for Delivering
1073	Phlegm-dispelling Formula	Dampness-drying and Phlegm-resolving Formula	0601610202	Immature Orange Fruit and Amomum Fructus Decoction of Two Old Ingredients	Restoration of Health from the Myraid Diseases	Aurantii Fructus Immaturus Preparatus (06157040100102210), Amomi Fructus (06193540200300001), Poria (06400210100403009), Fritillariae Thunbergii Bulbus (06192910700603000), Citri Reticulatae Pericarpium (06157040400306004), Perillae Fructus Praeparatus (06172240200200116), Trichosanthis Semen (06174040600200000), Magnoliae Officinalis Cortex Zingibere (06154120500206343), Cyperi Rhizoma (06191310500103006), Chuanxiong Rhizoma (06164310500103002), Aucklandiae Radix (06174410100303004), Aquilariae Lignum Resinatum (06162320400105008), Glycyrrhizae Radix et Rhizoma (06156310300203002)	Amomi Fructus; Perillae Fructus Praeparatus[stir-frying until yellow]; Poria[broken into pieces or thick slices]; Trichosanthis Semen[removing withered seeds]; Citri Reticulatae Pericarpium[cut into shreds]; Magnoliae Officinalis Cortex Zingibere[cut into shreds,stir-frying with ginger juice]; Aquilariae Lignum Resinatum[chopping into fragmenting]; Chuanxiong Rhizoma; Aucklandiae Radix; Glycyrrhizae Radix et Rhizoma[thick slices]; Cyperi Rhizoma[thick slices or]; Fritillariae Thunbergii Bulbus[thick slices or fragmenting]; Aurantii Fructus Immaturus Preparatus[thin slices, stir-frying with bran]
1074	Phlegm-dispelling Formula	Dampness-drying and Phlegm-resolving Formula	0601610219	Thousand Money-Cross Decoction	Effective Prescriptions for Women	Pinelliae Praeparatum Rhizoma (06191610600200712), Gleditsiae Sinensis Fructus (06156340200407002), Glycyrrhizae Radix et Rhizoma Praeparata cum Melle (06156310300203354), Zingiberis Rhizoma Recens (06193510500403009)	Pinelliae Praeparatum Rhizoma[processing with licorice and limewater]; Gleditsiae Sinensis Fructus[pounding to pieces]; Zingiberis Rhizoma Recens[thick slices]; Glycyrrhizae Radix et Rhizoma Praeparata cum Melle[thick slices,stir-frying with honey]
1075	Phlegm-dispelling Formula	Heat-clearing and Phlegm-resolving Formula	0601620010	Qi-Clearing Phlegm-Transforming Pill	Investigations of Medical Prescriptions	Citri Reticulatae Pericarpium (06157040400306004), Armeniacae Semen Amarum Aquosus (06156140600100820), Aurantii Fructus Immaturus Preparatus (06157040100102210), Scutellariae Radix Praeparata (06172210100102315), Trichosanthis Semen (06174040600200000), Poria (06400210100403009), Arisaema Cum Bile (06191610600100999), Pinelliae Rhizoma Praeparatum (06191610600200712), Zingiberis Rhizoma Recens (06193510500403009)	Armeniacae Semen Amarum Aquosus[soaking in boiling soup to remove seed coats]; Pinelliae Rhizoma Praeparatum[processing with licorice and limewater]; Arisaema Cum Bile[processing with bile]; Poria[broken into pieces or thick slices]; Trichosanthis Semen[removing withered seeds]; Citri Reticulatae Pericarpium[cut into shreds]; Zingiberis Rhizoma Recens[thick slices]; Aurantii Fructus Immaturus Preparatus[thin slices, stir-frying with bran]; Scutellariae Radix Praeparata[thin slices, stir-frying with wine]

Continued the table

No.	Main Category	Sub-category	Code of Formula	Name of Formula	Source of Formula	Components and Codes	Specifications and Requirements for Delivering
1076	Phlegm-dispelling Formula	Heat-clearing and Phlegm-resolving Formula	0601620027	Minor Chest Bind Decoction	Treatise on Cold Damage	Coptidis Rhizoma (06153710500302001), Pinelliae Rhizoma Praeparatum (06191610600200712), Trichosanthis Fructus (06174040200105002)	Pinelliae Rhizoma Praeparatum[processing with licorice and limewater]; Trichosanthis Fructus[cut into shreds or broken into pieces]; Coptidis Rhizoma[thin slices]
1077	Phlegm-dispelling Formula	Heat-clearing and Phlegm-resolving Formula	0601620034	Chlorite Phlegm-Rolling Pill	Subtle Meaning of the Jade Swivel	Rhei Radix et Rhizoma Vinatus (06152310300103313), Scutellariae Radix Praeparata (06172210100102315), Chloriti Lapis Ustum (06337110100305516), Aquilariae Lignum Resinatum (06162320400105008)	Aquilariae Lignum Resinatum[chopping into fragmenting]; Chloriti Lapis Ustum[chopping into fragmenting,-calcining openly]; Rhei Radix et Rhizoma Vinatus[thick slices or broken into pieces, stir-frying with wine]; Scutellariae Radix Praeparata[thin slices, stir-frying with wine]
1078	Phlegm-dispelling Formula	Heat-clearing and Phlegm-resolving Formula	0601620041	Supplemented Decoction of Two Old Ingredients	Orthodox Manual of External Medicine	Pinelliae Rhizoma Praeparatum cum Zingibere et Alumine (06191610600200729), Citri Reticulatae Pericarpium (06157040400306004), Poria (06400210100403009), Glycyrrhizae Radix et Rhizoma (06156310300203002), Scutellariae Radix (06172210100102605), Coptidis Rhizoma (06153710500302001), Menthae Haplocalycis Herba (06172250500704009), Zingiberis Rhizoma Recens (06193510500403009)	Pinelliae Rhizoma Praeparatum cum Zingibere et Alumine[processing with ginger and alum]; Poria[broken into pieces or thick slices]; Menthae Haplocalycis Herba[Short cutting into segments]; Citri Reticulatae Pericarpium[cut into shreds]; Glycyrrhizae Radix et Rhizoma; Zingiberis Rhizoma Recens[thick slices]; Coptidis Rhizoma[thin slices]; Scutellariae Radix[thin slices, decocting]
1079	Phlegm-dispelling Formula	Heat-clearing and Phlegm-resolving Formula	0601620058	Indigo and Clamshell Powder	Medical Theory	Indigo Naturalis (06199990800100879), Meretricis Concha Cyclinae Concha Ustus (06205220300107512)	Indigo Naturalis; Meretricis Concha Cyclinae Concha Ustus[fragmenting,-calcining openly]

Continued the table

No.	Main Category	Sub-category	Code of Formula	Name of Formula	Source of Formula	Components and Codes	Specifications and Requirements for Delivering
1080	Phlegm-dispelling Formula	Heat-clearing and Phlegm-resolving Formula	0601620072	Pig Iron Flakes Decoction	Comprehension of Medicine	Asparagi Radix (06192910400202008), Ophiopogonis Radix (06192910400300001), Fritillariae Thunbergii Bulbus (06192910700603000), Arisaema Cum Bile (06191610600100999), Citri Exocarpium Rubrum (06157040400507005), Polygalae Radix Praeparatum cum Succo Glycyrrhizae (06157510100104717), Acori Tatarinowii Rhizoma (06191610500203004), Forsythiae Fructus (06171240200200001), Poria (06400210100403009), Poria cum Pini Radix (06400210100505000), Scrophulariae Radix (06172410100102005), Uncariae Ramulus cum Uncis (06173520200104003), Salviae Miltiorrhizae Radix et Rhizoma (06172210300103006), Cinnabaris (06310210100107851), Ferri Pulvis (06300110100100001)	Ophiopogonis Radix; Forsythiae Fructus; Ferri Pulvis; Arisaema Cum Bile[processing with bile]; Poria cum Pini Radix[broken into pieces]; Poria[broken into pieces or thick slices]; Citri Exocarpium Rubrum[break to pieces]; Cinnabaris[Powder, Ground with water]; Uncariae Ramulus cum Uncis[cutting into segments]; Polygalae Radix Praeparatum cum Succo Glycyrrhizae[cutting into segments, decocting with licorice juice]; Acori Tatarinowii Rhizoma; Salviae Miltiorrhizae Radix et Rhizoma[thick slices]; Fritillariae Thunbergii Bulbus[thick slices or fragmenting]; Asparagi Radix; Scrophulariae Radix[thin slices]
1081	Phlegm-dispelling Formula	Heat-clearing and Phlegm-resolving Formula	0601620089	Mulberry Root Bark Decoction	Medical Complete Books, Ancient and Modern	Mori Cortex (06151220600106000), Pinelliae Rhizoma Praeparatum cum Zingibere et Alumine (06191610600200729), Perillae Fructus (06172240200200000), Armeniacae Semen Amarum (06156140600100004), Fritillariae Thunbergii Bulbus (06192910700603000), Scutellariae Radix (06172210100102605), Coptidis Rhizoma (06153710500302001), Gardeniae Fructus (06173540200107002), Zingiberis Rhizoma Recens (06193510500403009)	Perillae Fructus; Armeniacae Semen Amarum; Pinelliae Rhizoma Praeparatum cum Zingibere et Alumine[processing with ginger and alum]; Gardeniae Fructus[rubbed into bits]; Mori Cortex[cut into shreds]; Zingiberis Rhizoma Recens[thick slices]; Fritillariae Thunbergii Bulbus[thick slices or fragmenting]; Coptidis Rhizoma[thin slices]; Scutellariae Radix[thin slices, decocting]

Continued the table

No.	Main Category	Sub-category	Code of Formula	Name of Formula	Source of Formula	Components and Codes	Specifications and Requirements for Delivering
1082	Phlegm-dispelling Formula	Heat-clearing and Phlegm-resolving Formula	0601620096	Waken Decoction For Demented and Nightmare	Correction on Errors in Medical Works	Persicae Semen (06156140600300008), Bupleuri Radix (06164310101003008), Cyperi Rhizoma (06191310500103006), Akebiae Caulis (06153820100203001), Paeoniae Radix Rubra (06153710100303002), Pinelliae Rhizoma Praeparatum cum Zingibere et Alumine (06191610600200729), Arecae Pericarpium (06191440400204005), Citri Reticulatae Pericarpium Viride (06157040400406001), Citri Reticulatae Pericarpium (06157040400306004), Mori Cortex (06151220600106000), Perillae Fructus (06172240200200000), Glycyrrhizae Radix et Rhizoma (06156310300203002)	Persicae Semen; Perillae Fructus; Pinelliae Rhizoma Praeparatum cum Zingibere et Alumine[processing with ginger and alum]; Akebiae Caulis[pieces]; Arecae Pericarpium[cutting into segments]; Citri Reticulatae Pericarpium; Mori Cortex[cut into shreds]; Bupleuri Radix; Paeoniae Radix Rubra; Glycyrrhizae Radix et Rhizoma[thick slices]; Cyperi Rhizoma[thick slices or]; Citri Reticulatae Pericarpium Viride[thick slices or cut into shreds]
1083	Phlegm-dispelling Formula	Heat-clearing and Phlegm-resolving Formula	0601620102	General Pain-Relieving Pill	Precious Book of Ophthalmology	Scutellariae Radix (06172210100102605), Bombyx Batryticatus (06210910100100005), Citri Reticulatae Pericarpium (06157040400306004), Gastrodiae Rhizoma (06193910600102008), Platycodonis Radix (06174110100303003), Chloriti Lapis (06337110100305004), Angelicae Dahuricae Radix (06164310100203003), Menthae Haplocalycis Herba (06172250500704009), Rhei Radix et Rhizoma Cocta Vinata (06152310300103610), Pinelliae Rhizoma Praeparatum cum Zingibere et Alumine (06191610600200729)	Bombyx Batryticatus; Pinelliae Rhizoma Praeparatum cum Zingibere et Alumine[processing with ginger and alum]; Menthae Haplocalycis Herba[Short cutting into segments]; Citri Reticulatae Pericarpium[cut into shreds]; Chloriti Lapis[chopping into fragmenting]; Platycodonis Radix; Angelicae Dahuricae Radix[thick slices]; Rhei Radix et Rhizoma Cocta Vinata[thick slices or broken into pieces, stewing or steaming with wine]; Gastrodiae Rhizoma[thin slices]; Scutellariae Radix[thin slices, decocting]
1084	Phlegm-dispelling Formula	Heat-clearing and Phlegm-resolving Formula	0601620119	Bamboo Shavings Decoction	Experiential Prescription for Universal Relief	Puerariae Lobatae Radix (06156310100803006), Glycyrrhizae Radix et Rhizoma Praeparata cum Melle (06156310300203354), Pinelliae Rhizoma Praeparatum cum Zingibere et Alumine (06191610600200729)	Pinelliae Rhizoma Praeparatum cum Zingibere et Alumine[processing with ginger and alum]; Puerariae Lobatae Radix[thick slices]; Glycyrrhizae Radix et Rhizoma Praeparata cum Melle[thick slices,stir-frying with honey]

Continued the table

No.	Main Category	Sub-category	Code of Formula	Name of Formula	Source of Formula	Components and Codes	Specifications and Requirements for Delivering
1085	Phlegm-dispelling Formula	Heat-clearing and Phlegm-resolving Formula	0601620126	Bamboo Shavings Decoction	Arcane Essentials from the Imperial Library	Bambusae Caulis in Taenia (06191220900104001), Citri Reticulatae Pericarpium (06157040400306004), Zingiberis Rhizoma Recens (06193510500403009), Poria (06400210100403009), Pinelliae Rhizoma Praeparatum cum Zingibere et Alumine (06191610600200729)	Pinelliae Rhizoma Praeparatum cum Zingibere et Alumine[processing with ginger and alum]; Poria[broken into pieces or thick slices]; Bambusae Caulis in Taenia[cutting into segments or]; Citri Reticulatae Pericarpium[cut into shreds]; Zingiberis Rhizoma Recens[thick slices]
1086	Phlegm-dispelling Formula	Heat-clearing and Phlegm-resolving Formula	0601620133	Platycodon and Apricot Kernel Decoction	Jing-yue's Collecled Works	Platycodonis Radix (06174110100303003), Armeniacae Semen Amarum (06156140600100004), Glycyrrhizae Radix et Rhizoma (06156310300203002), Asini Corii Colla (06220340200100969), Lonicerae Japonicae Flos (06173630200200008), Ophiopogonis Radix (06192910400300001), Lilii Bulbus (06192910700500002), Prunellae Spica (06172240200300007), Forsythiae Fructus (06171240200200001), Fritillariae Thunbergii Bulbus (06192910700603000), Aurantii Fructus (06157040100202002), Sargentodoxae Caulis (06153820100103004)	Armeniacae Semen Amarum; Lonicerae Japonicae Flos; Ophiopogonis Radix; Lilii Bulbus; Prunellae Spica; Forsythiae Fructus; Asini Corii Colla[processing into glue]; Platycodonis Radix; Glycyrrhizae Radix et Rhizoma; Sargentodoxae Caulis[thick slices]; Fritillariae Thunbergii Bulbus[thick slices or fragmenting]; Aurantii Fructus[thin slices]
1087	Phlegm-dispelling Formula	Heat-clearing and Phlegm-resolving Formula	0601620140	Clear and Quiet Powder	Effective Recipes from Renzhai House of Children's Disease	Mori Cortex (06151220600106000), Descurainiae Semen Praeparatum/ Lepidii Semen Praeparatum (06154940600300112), Poria (06400210100403009), Plantaginis Semen (06173440600100002), Gardeniae Fructus (06173540200107002), Glycyrrhizae Radix et Rhizoma Praeparata cum Melle (06156310300203354)	Plantaginis Semen; Descurainiae Semen Praeparatum/ Lepidii Semen Praeparatum[stir-frying until yellow]; Poria[broken into pieces or thick slices]; Gardeniae Fructus[rubbed into bits]; Mori Cortex[cut into shreds]; Glycyrrhizae Radix et Rhizoma Praeparata cum Melle[thick slices,stir-frying with honey]

Continued the table

No.	Main Category	Sub-category	Code of Formula	Name of Formula	Source of Formula	Components and Codes	Specifications and Requirements for Delivering
1088	Phlegm-dispelling Formula	Heat-clearing and Phlegm-resolving Formula	0601620157	Pinellia Decoction	Comprehensive Recording of Sage-like Benefit	Pinelliae Rhizoma Praeparatum (06191610600200712), Ephedrae Herba (06141021000104008), Asari Forbesii Herba (06152010500104003), Paeoniae Radix Alba (06153710100202008), Aurantii Fructus Immaturus Preparatus (06157040100102210), Asari Radix et Rhizoma (06152010300104005), Armeniacae Semen Amarum Praeparatum (06156140600100110), Mume Fructus Carbonatus (06156140200200418), Usneae Lichen (06500210100100006), Lophatheri Herba (06191221200104005)	Usneae Lichen; Pinelliae Rhizoma Praeparatum[processing with licorice and limewater]; Mume Fructus Carbonatus[carbonizing by stir-frying]; Armeniacae Semen Amarum Praeparatum[stir-frying until yellow]; Ephedrae Herba; Asari Forbesii Herba; Asari Radix et Rhizoma; Lophatheri Herba[cutting into segments]; Paeoniae Radix Alba[thin slices]; Aurantii Fructus Immaturus Preparatus[thin slices, stir-frying with bran]
1089	Phlegm-dispelling Formula	Heat-clearing and Phlegm-resolving Formula	0601620164	Bitter Wine Decoction	Treatise on Cold Damage	Pinelliae Rhizoma (06191610600200002), Ovi Album (06224140100100009), Acetum	Pinelliae Rhizoma; Ovi Album; Acetum
1090	Phlegm-dispelling Formula	Heat-clearing and Phlegm-resolving Formula	0601620171	Platycodon Decoction	Treatise on Cold Damage	Platycodonis Radix (06174110100303003), Glycyrrhizae Radix et Rhizoma (06156310300203002)	Platycodonis Radix; Glycyrrhizae Radix et Rhizoma[thick slices]
1091	Phlegm-dispelling Formula	Heat-clearing and Phlegm-resolving Formula	0601620188	Pus-Expelling Powder	Synopsis of the Golden Chamber	Aurantii Fructus Immaturus (06157040100102005), Paeoniae Radix Rubra (06153710100303002), Platycodonis Radix (06174110100303003), Vitellus	Vitellus; Paeoniae Radix Rubra; Platycodonis Radix[thick slices]; Aurantii Fructus Immaturus[thin slices]

Continued the table

No.	Main Category	Sub-category	Code of Formula	Name of Formula	Source of Formula	Components and Codes	Specifications and Requirements for Delivering
1092	Phlegm-dispelling Formula	Heat-clearing and Phlegm-resolving Formula	0601620195	Lung-Clearing Decoction	Restoration of Health from the Myraid Diseases	Scutellariae Radix (06172210100102605), Platycodonis Radix (06174110100303003), Poria (06400210100403009), Citri Reticulatae Pericarpium (06157040400306004), Fritillariae Thunbergii Bulbus (06192910700603000), Mori Cortex (06151220600106000), Angelicae Sinensis Radix (06164310100302003), Asparagi Radix (06192910400202008), Gardeniae Fructus (06173540200107002), Armeniacae Semen Amarum Aquosus (06156140600100820), Ophiopogonis Radix (06192910400300001), Schisandrae Chinensis Fructus (06154140200200007), Glycyrrhizae Radix et Rhizoma (06156310300203002), Zingiberis Rhizoma Recens (06193510500403009), Bambusae Succus (06191290900208009)	Ophiopogonis Radix; Schisandrae Chinensis Fructus; Armeniacae Semen Amarum Aquosus[soaking in boiling soup to remove seed coats]; Poria[broken into pieces or thick slices]; Gardeniae Fructus[rubbed into bits]; Citri Reticulatae Pericarpium; Mori Cortex[cut into shreds]; Platycodonis Radix; Glycyrrhizae Radix et Rhizoma; Zingiberis Rhizoma Recens[thick slices]; Fritillariae Thunbergii Bulbus[thick slices or fragmenting]; Angelicae Sinensis Radix; Asparagi Radix[thin slices]; Scutellariae Radix[thin slices, decocting]; Bambusae Succus[using fresh herb]
1093	Phlegm-dispelling Formula	Heat-clearing and Phlegm-resolving Formula	0601620201	Pinellia, Skullcap and Atractylodes Decoction	Danxi's Experiential Therapy	Atractylodis Rhizoma (06174410500303000), Atractylodis Macrocephalae Rhizoma (06174410500203003), Pinelliae Rhizoma Praeparatum (06191610600200712), Arisaematis Rhizoma Praeparatum (06191610600100722), Scutellariae Radix Praeparata (06172210100102315), Cyperi Rhizoma (06191310500103006), Citri Reticulatae Pericarpium (06157040400306004), Poria (06400210100403009), Clematidis Radix et Rhizoma (06153710300104003), Glycyrrhizae Radix et Rhizoma (06156310300203002)	Pinelliae Rhizoma Praeparatum[processing with licorice and limewater]; Arisaematis Rhizoma Praeparatum[processing with ginger and alum]; Poria[broken into pieces or thick slices]; Clematidis Radix et Rhizoma[cutting into segments]; Citri Reticulatae Pericarpium[cut into shreds]; Atractylodis Rhizoma; Atractylodis Macrocephalae Rhizoma; Glycyrrhizae Radix et Rhizoma[thick slices]; Cyperi Rhizoma[thick slices or]; Scutellariae Radix Praeparata[thin slices, stir-frying with wine]

Continued the table

No.	Main Category	Sub-category	Code of Formula	Name of Formula	Source of Formula	Components and Codes	Specifications and Requirements for Delivering
1094	Phlegm-dispelling Formula	Heat-clearing and Phlegm-resolving Formula	0601620218	Trichosanthes and Immature Orange FruitDecoction	Restoration of Health from the Myraid Diseases	Trichosanthis Fructus (06174040200105002), Aurantii Fructus Immaturus Preparatus (06157040100102210), Platycodonis Radix (06174110100303003), Poria (06400210100403009), Fritillariae Thunbergii Bulbus (06192910700603000), Citri Reticulatae Pericarpium (06157040400306004), Scutellariae Radix (06172210100102605), Gardeniae Fructus (06173540200107002), Angelicae Sinensis Radix (06164310100302003), Amomi Fructus (06193540200300001), Aucklandiae Radix (06174410100303004), Glycyrrhizae Radix et Rhizoma (06156310300203002)	Amomi Fructus; Poria[broken into pieces or thick slices]; Gardeniae Fructus[rubbed into bits]; Citri Reticulatae Pericarpium[cut into shreds]; Trichosanthis Fructus[cut into shreds or broken into pieces]; Platycodonis Radix; Aucklandiae Radix; Glycyrrhizae Radix et Rhizoma[thick slices]; Fritillariae Thunbergii Bulbus[thick slices or fragmenting]; Angelicae Sinensis Radix[thin slices]; Scutellariae Radix[thin slices, decocting]; Aurantii Fructus Immaturus Preparatus[thin slices, stir-frying with bran]
1095	Phlegm-dispelling Formula	Heat-clearing and Phlegm-resolving Formula	0601620225	Metal-Clearing Fire-Reducing Decoction	Mirror for Medicine From Ancient to Modern	Citri Reticulatae Pericarpium (06157040400306004), Pinelliae Rhizoma Praeparatum (06191610600200712), Poria (06400210100403009), Platycodonis Radix (06174110100303003), Aurantii Fructus Praeparatus (06157040100202217), Fritillariae Thunbergii Bulbus (06192910700603000), Peucedani Radix (06164310100702001), Armeniacae Semen Amarum Aquosus (06156140600100820), Scutellariae Radix Tostus (06172210100102117), Gypsum Fibrosum (06326110100107008), Trichosanthis Semen (06174040600200000), Glycyrrhizae Radix et Rhizoma Praeparata cum Melle (06156310300203354)	Armeniacae Semen Amarum Aquosus[soaking in boiling soup to remove seed coats]; Pinelliae Rhizoma Praeparatum[processing with licorice and limewater]; Poria[broken into pieces or thick slices]; Gypsum Fibrosum[coarse powder]; Trichosanthis Semen[removing withered seeds]; Citri Reticulatae Pericarpium[cut into shreds]; Platycodonis Radix[thick slices]; Glycyrrhizae Radix et Rhizoma Praeparata cum Melle[thick slices,stir-frying with honey]; Fritillariae Thunbergii Bulbus[thick slices or fragmenting]; Peucedani Radix[thin slices]; Scutellariae Radix Tostus[thin slices,stir-frying until yellow]; Aurantii Fructus Praeparatus[thin slices, stir-frying with bran]

Continued the table

No.	Main Category	Sub-category	Code of Formula	Name of Formula	Source of Formula	Components and Codes	Specifications and Requirements for Delivering
1096	Phlegm-dispelling Formula	Heat-clearing and Phlegm-resolving Formula	0601620232	Upper-Body-Clearing Lower-Body-Tonifying Pill	Longevity and Life Preservation	Rehmanniae Radix Praeparata (06172410400103610), Jujubae Fructus (06159640200100000), Dioscoreae Rhizoma (06193210500103007), Poria (06400210100403009), Moutan Cortex (06153720600102005), Alismatis Rhizoma (06190810600103001), Schisandrae Chinensis Fructus (06154140200200007), Asparagi Radix (06192910400202008), Aurantii Fructus Immaturus Preparatus (06157040100102210), Fritillariae Cirrhosae Bulbus (06192910700200001), Ophiopogonis Radix (06192910400300001), Platycodonis Radix (06174110100303003), Coptidis Rhizoma Praeparatum Cum Succo Zingiberis (06153710500302346), Armeniacae Semen Amarum Aquosus (06156140600100820), Pinelliae Rhizoma Praeparatum cum Zingibere et Alumine (06191610600200729), Trichosanthis Semen (06174040600200000), Scutellariae Radix Praeparata (06172210100102315), Glycyrrhizae Radix et Rhizoma (06156310300203002)	Schisandrae Chinensis Fructus; Fritillariae Cirrhosae Bulbus; Ophiopogonis Radix; Armeniacae Semen Amarum Aquosus[soaking in boiling soup to remove seed coats]; Pinelliae Rhizoma Praeparatum cum Zingibere et Alumine[processing with ginger and alum]; Poria[broken into pieces or thick slices]; Trichosanthis Semen[removing withered seeds]; Jujubae Fructus[splitting or removing cores]; Dioscoreae Rhizoma; Alismatis Rhizoma; Platycodonis Radix; Glycyrrhizae Radix et Rhizoma[thick slices]; Rehmanniae Radix Praeparata[thick slices, stewing or steaming with wine]; Moutan Cortex; Asparagi Radix[thin slices]; Aurantii Fructus Immaturus Preparatus[thin slices, stir-frying with bran]; Coptidis Rhizoma Praeparatum Cum Succo Zingiberis[thin slices,stir-frying with ginger juice]; Scutellariae Radix Praeparata[thin slices, stir-frying with wine]
1097	Phlegm-dispelling Formula	Heat-clearing and Phlegm-resolving Formula	0601620249	Heart-Clearing Phlegm-Rolling Pill	Restoration of Health from the Myraid Diseases	Rhei Radix et Rhizoma Vinatus (06152310300103313), Scutellariae Radix (06172210100102605), Chloriti Lapis Ustum (06337110100305516), Aquilariae Lignum Resinatum (06162320400105008), Bubali Cornu (06220220200103002), Gleditsiae Sinensis Fructus (06156340200407002), Moschus (06220640100100008), Cinnabaris (06310210100107851)	Moschus; Bubali Cornu[pieces]; Gleditsiae Sinensis Fructus[pounding to pieces]; Cinnabaris[Powder, Ground with water]; Aquilariae Lignum Resinatum[chopping into fragmenting]; Chloriti Lapis Ustum[chopping into fragmenting,calcining openly]; Rhei Radix et Rhizoma Vinatus[thick slices or broken into pieces, stir-frying with wine]; Scutellariae Radix[thin slices, decocting]

Continued the table

No.	Main Category	Sub-category	Code of Formula	Name of Formula	Source of Formula	Components and Codes	Specifications and Requirements for Delivering
1098	Phlegm-dispelling Formula	Heat-clearing and Phlegm-resolving Formula	0601620256	Minor Middle-Regulating Decoction	Introduction on Medicine	Coptidis Rhizoma (06153710500302001), Glycyrrhizae Radix et Rhizoma (06156310300203002), Trichosanthis Semen (06174040600200000), Pinelliae Rhizoma Praeparatum cum Zingibere et Alumine (06191610600200729)	Pinelliae Rhizoma Praeparatum cum Zingibere et Alumine[processing with ginger and alum]; Trichosanthis Semen[removing withered seeds]; Glycyrrhizae Radix et Rhizoma[thick slices]; Coptidis Rhizoma[thin slices]
1099	Phlegm-dispelling Formula	Heat-clearing and Phlegm-resolving Formula	0601620263	Dahurian and Fritillary Powder	Introduction on Medicine	Angelicae Dahuricae Radix (06164310100203003), Fritillariae Thunbergii Bulbus (06192910700603000)	Angelicae Dahuricae Radix[thick slices]; Fritillariae Thunbergii Bulbus[thick slices or fragmenting]
1100	Phlegm-dispelling Formula	Heat-clearing and Phlegm-resolving Formula	0601620270	Supplemented-Ingredient Decoction of Two Old Ingredients	Collected Synopsis of Prescriptions	Pinelliae Praeparatum Rhizoma (06191610600200712), Citri Reticulatae Pericarpium (06157040400306004), Poria (06400210100403009), Gardeniae Fructus Praeparatus (06173540200107118), Coptidis Rhizoma Vinatus, Cyperi Rhizoma (06191310500103006), Aurantii Fructus Immaturus (06157040100102005), Chuanxiong Rhizoma (06164310500103002), Atractylodis Rhizoma (06174410500303000), Paeoniae Radix Alba (06153710100202008), Massa Medicata Fermentata Tostus (06199990800300118), Glycyrrhizae Radix et Rhizoma (06156310300203002)	Coptidis Rhizoma Vinatus; Pinelliae Praeparatum Rhizoma[processing with licorice and limewater]; Massa Medicata Fermentata Tostus[stir-frying]; Poria[broken into pieces or thick slices]; Gardeniae Fructus Praeparatus[rubbed into bits,stir-frying until yellow]; Citri Reticulatae Pericarpium[cut into shreds]; Chuanxiong Rhizoma; Atractylodis Rhizoma; Glycyrrhizae Radix et Rhizoma[thick slices]; Cyperi Rhizoma[thick slices or]; Aurantii Fructus Immaturus; Paeoniae Radix Alba[thin slices]
1101	Phlegm-dispelling Formula	Heat-clearing and Phlegm-resolving Formula	0601620287	Bamboo Juice Phlegm-Eliminating Pill	Wonderful Prescriptions of Conserving Health	Pinelliae Rhizoma Praeparatum cum Zingibere et Alumine (06191610600200729), Ginseng Radix et Rhizoma (06164210300102000), Poria (06400210100403009), Citri Reticulatae Pericarpium (06157040400306004), Glycyrrhizae Radix et Rhizoma Praeparata cum Melle (06156310300203354), Atractylodis Macrocephalae Rhizoma (06174410500203003), Rhei Radix et Rhizoma Vinatus (06152310300103313), Scutellariae Radix Praeparata (06172210100102315), Aquilariae Lignum Resinatum (06162320400105008), Chloriti Lapis (06337110100305004)	Pinelliae Rhizoma Praeparatum cum Zingibere et Alumine[processing with ginger and alum]; Poria[broken into pieces or thick slices]; Citri Reticulatae Pericarpium[cut into shreds]; Aquilariae Lignum Resinatum; Chloriti Lapis[chopping into fragmenting]; Atractylodis Macrocephalae Rhizoma[thick slices]; Glycyrrhizae Radix et Rhizoma Praeparata cum Melle[thick slices,stir-frying with honey]; Rhei Radix et Rhizoma Vinatus[thick slices or broken into pieces, stir-frying with wine]; Ginseng Radix et Rhizoma[thin slices]; Scutellariae Radix Praeparata[thin slices, stir-frying with wine]

Continued the table

No.	Main Category	Sub-category	Code of Formula	Name of Formula	Source of Formula	Components and Codes	Specifications and Requirements for Delivering
1102	Phlegm-dispelling Formula	Heat-clearing and Phlegm-resolving Formula	0601620294	Bamboo Juice Decoction	Classified Materia Medica	Bambusae Succus, Poria (06400210100403009)	Bambusae Succus; Poria[broken into pieces or thick slices]
1103	Phlegm-dispelling Formula	Dryness-moistening and Phlegm-resolving Formula	0601630019	Fritillaria and Trichosanthes Powder	Comprehension of Medicine	Fritillariae Cirrhosae Bulbus (06192910700200001), Trichosanthis Fructus (06174040200105002), Trichosanthis Radix (06174010100103002), Poria (06400210100403009), Citri Exocarpium Rubrum (06157040400507005), Platycodonis Radix (06174110100303003)	Fritillariae Cirrhosae Bulbus; Poria[broken into pieces or thick slices]; Citri Exocarpium Rubrum[break to pieces]; Trichosanthis Fructus[cut into shreds or broken into pieces]; Trichosanthis Radix; Platycodonis Radix[thick slices]
1104	Phlegm-dispelling Formula	Dryness-moistening and Phlegm-resolving Formula	0601630026	Ginseng and Lily Bulb Decoction	Danxi's Experiential Therapy	Ginseng Radix et Rhizoma (06164210300102000), Atractylodis Macrocephalae Rhizoma (06174410500203003), Poria (06400210100403009), Lilii Bulbus (06192910700500002), Carthami Flos (06174430200100006), Asari Radix et Rhizoma (06152010300104005), Schisandrae Chinensis Fructus (06154140200200007), Cinnamomi Cortex (06154520500100007), Asini Corii Colla (06220340200100969), Astragali Radix (06156310100603002), Pinelliae Rhizoma Praeparatum cum Zingibere et Alumine (06191610600200729), Armeniacae Semen Amarum (06156140600100004), Glycyrrhizae Radix et Rhizoma (06156310300203002), Paeoniae Radix Alba (06153710100202008), Asparagi Radix (06192910400202008)	Lilii Bulbus; Carthami Flos; Schisandrae Chinensis Fructus; Armeniacae Semen Amarum; Asini Corii Colla[processing into glue]; Pinelliae Rhizoma Praeparatum cum Zingibere et Alumine[processing with ginger and alum]; Poria[broken into pieces or thick slices]; Cinnamomi Cortex-[removing rough barks]; Asari Radix et Rhizoma[cutting into segments]; Atractylodis Macrocephalae Rhizoma; Astragali Radix; Glycyrrhizae Radix et Rhizoma[thick slices]; Ginseng Radix et Rhizoma; Paeoniae Radix Alba; Asparagi Radix[thin slices]
1105	Phlegm-dispelling Formula	Cold-phlegm Warming and Resolving Formula	0601640018	Poria, Licorice, Schisandra, Ginger, and Asarum Decoction	Synopsis of the Golden Chamber	Poria (06400210100403009), Glycyrrhizae Radix et Rhizoma (06156310300203002), Schisandrae Chinensis Fructus (06154140200200007), Zingiberis Rhizoma (06193510500203005), Asari Radix et Rhizoma (06152010300104005)	Schisandrae Chinensis Fructus; Poria[broken into pieces or thick slices]; Asari Radix et Rhizoma[cutting into segments]; Glycyrrhizae Radix et Rhizoma[thick slices]; Zingiberis Rhizoma[thick slices or broken into pieces]

Continued the table

No.	Main Category	Sub-category	Code of Formula	Name of Formula	Source of Formula	Components and Codes	Specifications and Requirements for Delivering
1106	Phlegm-dispelling Formula	Cold-phlegm Warming and Resolving Formula	0601640025	Three-Seed Filial Devotion Decoction	Comprehensive Medicine According to Master Han	Perillae Fructus (06172240200200000), Sinapis Semen (06154940600100002), Raphani Semen (06154940600200009)	Perillae Fructus[stir-frying, pounding to pieces]; Sinapis Semen[stir-frying, pounding to pieces]; Raphani Semen[stir-frying, pounding to pieces]
1107	Phlegm-dispelling Formula	Cold-phlegm Warming and Resolving Formula	0601640032	Pinellia Powder and Decoction	Treatise on Cold Damage	Pinelliae Rhizoma Praeparatum (06191610600200712), Cinnamomi Ramulus (06154520200103001), Glycyrrhizae Radix et Rhizoma Praeparata cum Melle (06156310300203354)	Pinelliae Rhizoma Praeparatum[processing with licorice and limewater]; Cinnamomi Ramulus[thick slices]; Glycyrrhizae Radix et Rhizoma Praeparata cum Melle[thick slices,stir-frying with honey]
1108	Phlegm-dispelling Formula	Cold-phlegm Warming and Resolving Formula	0601640049	Cinnamon Twig, Poria, Schisandra and Licorice Decoction Minus Cinnamon Twig Plus Dried Ginger, Asarum and Pinellia	Synopsis of the Golden Chamber	Poria (06400210100403009), Glycyrrhizae Radix et Rhizoma (06156310300203002), Schisandrae Chinensis Fructus (06154140200200007), Zingiberis Rhizoma (06193510500203005), Asari Radix et Rhizoma (06152010300104005), Pinelliae Rhizoma Praeparatum (06191610600200712)	Schisandrae Chinensis Fructus; Pinelliae Rhizoma Praeparatum[processing with licorice and limewater]; Poria[broken into pieces or thick slices]; Asari Radix et Rhizoma[cutting into segments]; Glycyrrhizae Radix et Rhizoma[thick slices]; Zingiberis Rhizoma[thick slices or broken into pieces]
1109	Phlegm-dispelling Formula	Cold-phlegm Warming and Resolving Formula	0601640056	Poria, Licorice and Schisandra Decoction Plus Ginger, Asarum, Pinellia and Apricot Seed	Synopsis of the Golden Chamber	Poria (06400210100403009), Glycyrrhizae Radix et Rhizoma (06156310300203002), Schisandrae Chinensis Fructus (06154140200200007), Zingiberis Rhizoma (06193510500203005), Asari Radix et Rhizoma (06152010300104005), Pinelliae Rhizoma Praeparatum (06191610600200712), Armeniacae Semen Amarum Aquosus (06156140600100820)	Schisandrae Chinensis Fructus; Armeniacae Semen Amarum Aquosus[soaking in boiling soup to remove seed coats]; Pinelliae Rhizoma Praeparatum[processing with licorice and limewater]; Poria[broken into pieces or thick slices]; Asari Radix et Rhizoma[cutting into segments]; Glycyrrhizae Radix et Rhizoma[thick slices]; Zingiberis Rhizoma[thick slices or broken into pieces]

Continued the table

No.	Main Category	Sub-category	Code of Formula	Name of Formula	Source of Formula	Components and Codes	Specifications and Requirements for Delivering
1110	Phlegm-dispelling Formula	Cold-phlegm Warming and Resolving Formula	0601640063	Poria, Licorice and Schisandra Decoction Plus Ginger, Asarum, Pinellia, Apricot Seed and Rhubarb	Synopsis of the Golden Chamber	Poria (06400210100403009), Glycyrrhizae Radix et Rhizoma (06156310300203002), Schisandrae Chinensis Fructus (06154140200200007), Zingiberis Rhizoma (06193510500203005), Asari Radix et Rhizoma (06152010300104005), Pinelliae Rhizoma Praeparatum (06191610600200712), Armeniacae Semen Amarum Aquosus (06156140600100820), Rhei Radix et Rhizoma (06152310300103009)	Schisandrae Chinensis Fructus; Armeniacae Semen Amarum Aquosus[soaking in boiling soup to remove seed coats]; Pinelliae Rhizoma Praeparatum[processing with licorice and limewater]; Poria[broken into pieces or thick slices]; Asari Radix et Rhizoma[cutting into segments]; Glycyrrhizae Radix et Rhizoma[thick slices]; Zingiberis Rhizoma; Rhei Radix et Rhizoma[thick slices or broken into pieces]
1111	Phlegm-dispelling Formula	Cold-phlegm Warming and Resolving Formula	0601640070	Cinnamon Twig Decoction Minus Peony Plus Gleditsia	Important Prescriptions Worth a Thousand Gold for Emergency	Cinnamomi Ramulus (06154520200103001), Zingiberis Rhizoma Recens (06193510500403009), Glycyrrhizae Radix et Rhizoma (06156310300203002), Jujubae Fructus (06159640200100000), Gleditsiae Sinensis Fructus (06156340200407002)	Gleditsiae Sinensis Fructus[pounding to pieces]; Jujubae Fructus[splitting or removing cores]; Cinnamomi Ramulus; Zingiberis Rhizoma Recens; Glycyrrhizae Radix et Rhizoma[thick slices]
1112	Phlegm-dispelling Formula	Cold-phlegm Warming and Resolving Formula	0601640094	Gleditsiae Pill	Synopsis of the Golden Chamber	Gleditsiae Sinensis Fructus (06156340200407002), Jujubae Fructus (06159640200100000)	Gleditsiae Sinensis Fructus[pounding to pieces]; Jujubae Fructus[splitting or removing cores]
1113	Phlegm-dispelling Formula	Cold-phlegm Warming and Resolving Formula	0601640100	Pinellia Lung-Warming Decoction	Elucidation of Medicine	Asari Radix et Rhizoma (06152010300104005), Citri Reticulatae Pericarpium (06157040400306004), Cinnamomi Cortex (06154520500100007), Ginseng Radix et Rhizoma (06164210300102000), Inulae Flos (06174430100100007), Glycyrrhizae Radix et Rhizoma (06156310300203002), Platycodonis Radix (06174110100303003), Paeoniae Radix Alba (06153710100202008), Pinelliae Rhizoma Praeparatum (06191610600200712), Poria (06400210100403009), Zingiberis Rhizoma Recens (06193510500403009)	Pinelliae Rhizoma Praeparatum[processing with licorice and limewater]; Poria[broken into pieces or thick slices]; Cinnamomi Cortex[removing rough barks]; Inulae Flos[removing stems and leaf]; Asari Radix et Rhizoma[cutting into segments]; Citri Reticulatae Pericarpium[cut into shreds]; Glycyrrhizae Radix et Rhizoma; Platycodonis Radix; Zingiberis Rhizoma Recens[thick slices]; Ginseng Radix et Rhizoma; Paeoniae Radix Alba[thin slices]

Continued the table

No.	Main Category	Sub-category	Code of Formula	Name of Formula	Source of Formula	Components and Codes	Specifications and Requirements for Delivering
1114	Phlegm-dispelling Formula	Cold-phlegm Warming and Resolving Formula	0601640117	Open-air Fresh Ginger Decoction	Southern and Northern Empirical Recipes	Zingiberis Rhizoma Recens (06193510500403009)	Zingiberis Rhizoma Recens[thick slices]
1115	Phlegm-dispelling Formula	Phlegm-resolving and Wind-extinguishing Formula	0601650017	Pinellia, White Atractylodes, and Gastrodia Decoction	Comprehension of Medicine	Pinelliae Rhizoma Praeparatum (06191610600200712), Atractylodis Macrocephalae Rhizoma (06174410500203003), Gastrodiae Rhizoma (06193910600102008), Poria (06400210100403009), Citri Exocarpium Rubrum (06157040400507005), Glycyrrhizae Radix et Rhizoma (06156310300203002), Zingiberis Rhizoma Recens (06193510500403009), Jujubae Fructus (06159640200100000)	Pinelliae Rhizoma Praeparatum[processing with licorice and limewater]; Poria[broken into pieces or thick slices]; Citri Exocarpium Rubrum[break to pieces]; Jujubae Fructus[splitting or removing cores]; Atractylodis Macrocephalae Rhizoma; Glycyrrhizae Radix et Rhizoma; Zingiberis Rhizoma Recens[thick slices]; Gastrodiae Rhizoma[thin slices]
1116	Phlegm-dispelling Formula	Phlegm-resolving and Wind-extinguishing Formula	0601650024	Epilepsy-Stabilizing Pill	Comprehension of Medicine	Gastrodiae Rhizoma (06193910600102008), Fritillariae Cirrhosae Bulbus (06192910700200001), Arisaema Cum Bile (06191610600100999), Pinelliae Rhizoma Praeparatum cum Zingibere et Alumine (06191610600200729), Citri Reticulatae Pericarpium (06157040400306004), Poria (06400210100403009), Poria cum Radix Pini Praeparata (06400210100505604), Acori Tatarinowii Rhizoma (06191610500203004), Scorpio (06215110100100004), Bombyx Batryticatus Praeparatum (06210910100100210), Polygalae Radix Praeparatum cum Succo Glycyrrhizae (06157510100104717), Salviae Miltiorrhizae Radix et Rhizoma Vinatus (06172210300103310), Ophiopogonis Radix (06192910400300001), Cinnabaris (06310210100107851), Succinum (06338110100400005), Bambusae Succus (06191290900208009), Zingiberis Rhizoma Recens (06193510500403009), Glycyrrhizae Radix et Rhizoma (06156310300203002)	Fritillariae Cirrhosae Bulbus; Scorpio; Ophiopogonis Radix; Succinum; Arisaema Cum Bile[processing with bile]; Pinelliae Rhizoma Praeparatum cum Zingibere et Alumine[processing with ginger and alum]; Bombyx Batryticatus Praeparatum[stir-frying with bran]; Poria cum Radix Pini Praeparata[broken into pieces, steaming]; Poria[broken into pieces or thick slices]; Cinnabaris[Powder, Ground with water]; Polygalae Radix Praeparatum cum Succo Glycyrrhizae[cutting into segments, decocting with licorice juice]; Citri Reticulatae Pericarpium[-cut into shreds]; Acori Tatarinowii Rhizoma; Zingiberis Rhizoma Recens; Glycyrrhizae Radix et Rhizoma[thick slices]; Salviae Miltiorrhizae Radix et Rhizoma Vinatus[thick slices, stir-frying with wine]; Gastrodiae Rhizoma[thin slices]; Bambusae Succus[using fresh herb]

Continued the table

No.	Main Category	Sub-category	Code of Formula	Name of Formula	Source of Formula	Components and Codes	Specifications and Requirements for Delivering
1117	Phlegm-dispelling Formula	Phlegm-resolving and Wind-extinguishing Formula	0601650048	Heart-Washing Decoction	Records for Pattern Identification	Ginseng Radix et Rhizoma (06164210300102000), Glycyrrhizae Radix et Rhizoma (06156310300203002), Pinelliae Rhizoma Praeparatum cum Alumine (06191610600200736), Citri Reticulatae Pericarpium (06157040400306004), Aconiti Lateralis Radix Praeparata (06153710400303009), Poria cum Pini Radix (06400210100505000), Ziziphi Spinosae Semen (06159640600100006), Massa Medicata Fermentata (06199990800300873), Acori Tatarinowii Rhizoma (06191610500203004)	Massa Medicata Fermentata[fermenting]; Pinelliae Rhizoma Praeparatum cum Alumine[processing with alum]; Poria cum Pini Radix[broken into pieces]; Aconiti Lateralis Radix Praeparata[pieces]; Ziziphi Spinosae Semen[Remove residual shell nuclei and mash when used]; Citri Reticulatae Pericarpium[cut into shreds]; Glycyrrhizae Radix et Rhizoma; Acori Tatarinowii Rhizoma[thick slices]; Ginseng Radix et Rhizoma[thin slices]
1118	Phlegm-dispelling Formula	Phlegm-resolving and Wind-extinguishing Formula	0601650055	Qi-Normalizing Phlegm-Abducting Decoction	Li's Mirror for Medicine	Citri Exocarpium Rubrum (06157040400507005), Poria (06400210100403009), Pinelliae Rhizoma Praeparatum cum Zingibere et Alumine (06191610600200729), Glycyrrhizae Radix et Rhizoma (06156310300203002), Arisaema Cum Bile (06191610600100999), Aucklandiae Radix (06174410100303004), Cyperi Rhizoma (06191310500103006), Aurantii Fructus Immaturus (06157040100102005)	Arisaema Cum Bile[processing with bile]; Pinelliae Rhizoma Praeparatum cum Zingibere et Alumine[processing with ginger and alum]; Poria[broken into pieces or thick slices]; Citri Exocarpium Rubrum[break to pieces]; Glycyrrhizae Radix et Rhizoma; Aucklandiae Radix[thick slices]; Cyperi Rhizoma[thick slices or]; Aurantii Fructus Immaturus[thin slices]
1119	Phlegm-dispelling Formula	Phlegm-resolving and Wind-extinguishing Formula	0601650062	Wind-Chasing Phlegm-Expelling	Wonderful Prescriptions of Conserving Health	Saposhnikoviae Radix (06164310100503004), Gastrodiae Rhizoma (06193910600102008), Bombyx Batryticatus (06210910100100005), Typhonii Rhizoma (06191610600300009), Scorpio (06215110100100004), Aucklandiae Radix (06174410100303004), Cinnabaris (06310210100107851), Gleditsiae Fructus Abnormaliz Tostus (06156340200100118), Alumen (06326310100100003), Pinelliae Rhizoma Praeparatum cum Alumine (06191610600200736)	Bombyx Batryticatus; Typhonii Rhizoma; Scorpio; Alumen; Pinelliae Rhizoma Praeparatum cum Alumine[processing with alum]; Gleditsiae Fructus Abnormaliz Tostus[stir-frying until yellow]; Cinnabaris[Powder, Ground with water]; Saposhnikoviae Radix; Aucklandiae Radix[thick slices]; Gastrodiae Rhizoma[thin slices]

Continued the table

No.	Main Category	Sub-category	Code of Formula	Name of Formula	Source of Formula	Components and Codes	Specifications and Requirements for Delivering
1120	Digestant Formula	Digestion-promoting and Stagnation-resolving Formula	0601710018	Harmony-Preserving Pill	Danxi's Experiential Therapy	Crataegi Fructus (06156140200100008), Massa Medicata Fermentata (06199990800300873), Pinelliae Rhizoma Praeparatum cum Zingibere et Alumine (06191610600200729), Poria (06400210100403009), Citri Reticulatae Pericarpium (06157040400306004), Forsythiae Fructus (06171240200200001), Raphani Semen (06154940600200009); stir-frying Germinated Barley(06191290800200110)	Forsythiae Fructus; Raphani Semen; Massa Medicata Fermentata[fermenting]; Pinelliae Rhizoma Praeparatum cum Zingibere et Alumine[processing with ginger and alum]; Poria[broken into pieces or thick slices]; Crataegi Fructus[Remove kernel]; Citri Reticulatae Pericarpium[cut into shreds]; stir-frying Germinated Barley
1121	Digestant Formula	Digestion-promoting and Stagnation-resolving Formula	0601710025	Immature Orange Fruit Stagnation-Abducting Fill	Clarifying Doubts about Damage from Internal and External Causes	Rhei Radix et Rhizoma (06152310300103009), Aurantii Fructus Immaturus Preparatus (06157040100102210), Massa Medicata Fermentata Tostus (06199990800300118), Poria (06400210100403009), Scutellariae Radix (06172210100102605), Alismatis Rhizoma (06190810600103001), Coptidis Rhizoma (06153710500302001), Atractylodis Macrocephalae Rhizoma (06174410500203003)	Massa Medicata Fermentata Tostus[stir-frying]; Poria[broken into pieces or thick slices]; Alismatis Rhizoma; Atractylodis Macrocephalae Rhizoma[thick slices]; Rhei Radix et Rhizoma[thick slices or broken into pieces]; Coptidis Rhizoma[thin slices]; Scutellariae Radix[thin slices, decocting]; Aurantii Fructus Immaturus Preparatus[thin slices, stir-frying with bran]
1122	Digestant Formula	Digestion-promoting and Stagnation-resolving Formula	0601710032	Great Tranquility Pill	Dan XiTranquility Pilld stagn	Crataegi Fructus (06156140200100008), Massa Medicata Fermentata Tostus (06199990800300118), Pinelliae Rhizoma Praeparatum (06191610600200712), Poria (06400210100403009), Citri Reticulatae Pericarpium (06157040400306004), Raphani Semen (06154940600200009), Forsythiae Fructus (06171240200200001), Atractylodis Macrocephalae Rhizoma (06174410500203003)	Raphani Semen; Forsythiae Fructus; Pinelliae Rhizoma Praeparatum[processing with licorice and limewater]; Massa Medicata Fermentata Tostus[stir-frying]; Poria[broken into pieces or thick slices]; Crataegi Fructus[Remove kernel]; Citri Reticulatae Pericarpium[cut into shreds]; Atractylodis Macrocephalae Rhizoma[thick slices]

Continued the table

No.	Main Category	Sub-category	Code of Formula	Name of Formula	Source of Formula	Components and Codes	Specifications and Requirements for Delivering
1123	Digestant Formula	Digestion-promoting and Stagnation-resolving Formula	0601710049	Milk-Dispersing Pill	A Hundred Questions About Infants and Children	Cyperi Rhizoma Praeparatum (06191310500103327), Massa Medicata Fermentata Tostus (06199990800300118), Hordei Fructus Germinatus Tostus (06191290800200110), Citri Reticulatae Pericarpium (06157040400306004), Amomi Fructus (06193540200300001), Glycyrrhizae Radix et Rhizoma Praeparata cum Melle (06156310300203354), Zingiberis Rhizoma Recens (06193510500403009)	Amomi Fructus; Massa Medicata Fermentata Tostus[stir-frying]; Hordei Fructus Germinatus Tostus[stir-frying until yellow]; Citri Reticulatae Pericarpium[cut into shreds]; Zingiberis Rhizoma Recens[thick slices]; Glycyrrhizae Radix et Rhizoma Praeparata cum Melle[thick slices,stir-frying with honey]; Cyperi Rhizoma Praeparatum[thick slices or,stir-frying with vinegar]
1124	Digestant Formula	Digestion-promoting and Stagnation-resolving Formula	0601710056	Costusroot and Areca Pill	Confucians' Duties to Parents	Aucklandiae Radix (06174410100303004), Arecae Semen (06191440600102002), Citri Reticulatae Pericarpium Viride (06157040400406001), Citri Reticulatae Pericarpium (06157040400306004), Curcumae Rhizoma Praeparatum (06193510500703796), Coptidis Rhizoma, Phellodendri Chinensis Cortex (06157020500206008), Rhei Radix et Rhizoma (06152310300103009), Cyperi Rhizoma (06191310500103006), Pharbitidis Semen (06171740600100005), Zingiberis Rhizoma Recens (06193510500403009)	Coptidis Rhizoma; Pharbitidis Semen; Citri Reticulatae Pericarpium; Phellodendri Chinensis Cortex[cut into shreds]; Aucklandiae Radix; Zingiberis Rhizoma Recens[thick slices]; Curcumae Rhizoma Praeparatum[thick slices, boiling with vinegar]; Cyperi Rhizoma[thick slices or]; Rhei Radix et Rhizoma[thick slices or broken into pieces]; Citri Reticulatae Pericarpium Viride[thick slices or cut into shreds]; Arecae Semen[thin slices]
1125	Digestant Formula	Digestion-promoting and Stagnation-resolving Formula	0601710063	Cardamom Powder	Effective Prescriptions	Amomi Rotundus Fructus (06193540200200004), Myristicae Semen (06154440500100008), Alpiniae Officinarum Rhizoma (06193510500602006), Aucklandiae Radix (06174410100303004), Cinnamomi Cortex (06154520500100007), Aconiti Lateralis Radix Tostus (06153710400303221), Aurantii Fructus Praeparatus (06157040100202217), Citri Reticulatae Pericarpium (06157040400306004), Ginseng Radix et Rhizoma (06164210300102000), Caryophylli Flos (06163430300100009), Glycyrrhizae Radix et Rhizoma Praeparata cum Melle (06156310300203354)	Amomi Rotundus Fructus; Myristicae Semen; Caryophylli Flos; Aconiti Lateralis Radix Tostus[pieces, stir-frying with sand]; Cinnamomi Cortex[removing rough barks]; Citri Reticulatae Pericarpium[cut into shreds]; Aucklandiae Radix[thick slices]; Glycyrrhizae Radix et Rhizoma Praeparata cum Melle[thick slices,stir-frying with honey]; Alpiniae Officinarum Rhizoma; Ginseng Radix et Rhizoma[thin slices]; Aurantii Fructus Praeparatus[thin slices, stir-frying with bran]

Continued the table

No.	Main Category	Sub-category	Code of Formula	Name of Formula	Source of Formula	Components and Codes	Specifications and Requirements for Delivering
1126	Digestant Formula	Digestion-promoting and Stagnation-resolving Formula	0601710070	Asafetida Pill	Formulary of Indiscriminate Relief	Ferulae Resina (06164390200100006), Angelicae Sinensis Radix Tostus (06164310100302119), Cinnamomi Cortex (06154520500100007), Citri Reticulatae Pericarpium Acetatus (06157040400306325), Bletillae Rhizoma (06193910600202005), Angelicae Dahuricae Radix (06164310100203003), Curcumae Rhizoma (06193510500703000), Corydalis Rhizoma Praeparatum (06154710600103323), Aucklandiae Radix (06174410100303004), Chuanxiong Rhizoma (06164310500103002), Euodiae Fructus Acetatus (06157040200300325), Aconiti Lateralis Radix Tostus (06153710400303221), Zingiberis Rhizoma Praeparatum (06193510500203227), Myristicae Semen (06154440500100008), Cinnabaris (06310210100107851)	Ferulae Resina; Myristicae Semen; Euodiae Fructus Acetatus[stir-frying with vinegar]; Aconiti Lateralis Radix Tostus[pieces, stir-frying with sand]; Cinnabaris[Powder, Ground with water]; Cinnamomi Cortex[removing rough barks]; Citri Reticulatae Pericarpium Acetatus[cut into shreds,stir-frying with vinegar]; Angelicae Dahuricae Radix; Curcumae Rhizoma; Aucklandiae Radix; Chuanxiong Rhizoma[thick slices]; Corydalis Rhizoma Praeparatum[thick slices, stir-frying or boiling with vinegar]; Zingiberis Rhizoma Praeparatum[thick slices or broken into pieces, stir-frying with sand]; Bletillae Rhizoma[thin slices]; Angelicae Sinensis Radix Tostus[thin slices, stir-frying]
1127	Digestant Formula	Digestion-promoting and Stagnation-resolving Formula	0601710087	Gan-Dispersing Spleen-Rectifying Decoction	Golden Mirror of the Medical Ancestors	Ulmi Pasta (06151090800100005), Sparganii Rhizoma (06190310600102009), Curcumae Rhizoma (06193510500703000), Citri Reticulatae Pericarpium Viride Furfuritus (06157040400406216), Citri Reticulatae Pericarpium (06157040400306004), Aloe (06192990800105000), Arecae Semen (06191440600102002), Quisqualis Fructus (06163340200400003), Glycyrrhizae Radix et Rhizoma (06156310300203002), Coptidis Rhizoma (06153710500302001), Picrorhizae Rhizoma (06172410500102001), Hordei Fructus Germinatus Tostus (06191290800200110), Massa Medicata Fermentata Tostus (06199990800200111)	Ulmi Pasta; Quisqualis Fructus; Hordei Fructus Germinatus Tostus; Massa Medicata Fermentata Tostus[stir-frying until yellow]; Citri Reticulatae Pericarpium[cut into shreds]; Aloe[chopping into fragmenting]; Curcumae Rhizoma; Glycyrrhizae Radix et Rhizoma[thick slices]; Citri Reticulatae Pericarpium Viride Furfuritus[thick slices or cut into shreds, stir-frying with bran]; Sparganii Rhizoma; Arecae Semen; Coptidis Rhizoma; Picrorhizae Rhizoma[thin slices]

Continued the table

No.	Main Category	Sub-category	Code of Formula	Name of Formula	Source of Formula	Components and Codes	Specifications and Requirements for Delivering
1128	Digestant Formula	Spleen-fortifying and Digestion-promoting Formula	0601720031	Pueraria Flower wine-Releasing Decoction	Clarifying Doubts about Damage from Internal and External Causes	Aucklandiae Radix (06174410100303004), Poria (06400210100403009), Citri Reticulatae Pericarpium (06157040400306004), Atractylodis Macrocephalae Rhizoma (06174410500203003), Zingiberis Rhizoma Recens (06193510500403009), Alismatis Rhizoma (06190810600103001), Massa Medicata Fermentata Praeparatus (06199990800300125), Citri Reticulatae Pericarpium Viride (06157040400406001), Amomi Fructus (06193540200300001), Amomi Rotundus Fructus (06193540200200004), Puerariae Flos (06156330100100004), Ginseng Radix et Rhizoma (06164210300102000), Polyporus (06400210100203005)	Amomi Fructus; Amomi Rotundus Fructus; Puerariae Flos; Massa Medicata Fermentata Praeparatus[stir-frying until brown]; Poria[broken into pieces or thick slices]; Citri Reticulatae Pericarpium[cut into shreds]; Aucklandiae Radix; Atractylodis Macrocephalae Rhizoma; Zingiberis Rhizoma Recens; Alismatis Rhizoma; Polyporus[thick slices]; Citri Reticulatae Pericarpium Viride[thick slices or cut into shreds]; Ginseng Radix et Rhizoma[thin slices]
1129	Digestant Formula	Spleen-fortifying and Digestion-promoting Formula	0601720048	Immature Orange, Atractylodes Pill	Clarifying Doubts about Damage from Internal and External Causes	Atractylodis Macrocephalae Rhizoma (06174410500203003), Aurantii Fructus Immaturus Preparatus (06157040100102210)	Atractylodis Macrocephalae Rhizoma[thick slices]; Aurantii Fructus Immaturus Preparatus[thin slices, stir-frying with bran]

Continued the table

No.	Main Category	Sub-category	Code of Formula	Name of Formula	Source of Formula	Components and Codes	Specifications and Requirements for Delivering
1130	Digestant Formula	Spleen-fortifying and Digestion-promoting Formula	0601720055	Life-Promoting Pill	Xian-Xing-Zhai's Medical Expanded Essay	Ginseng Radix et Rhizoma (06164210300102000), Atractylodis Macrocephalae Rhizoma (06174410500203003), Poria Praeparata (06400210100403696), Citri Reticulatae Pericarpium (06157040400306004), Crataegi Fructus (06156140200100008), Glycyrrhizae Radix et Rhizoma Praeparata cum Melle (06156310300203354), Dioscoreae Rhizoma Tostus (06193210500103113), Coptidis Rhizoma (06153710500302001), Coicis Semen (06191240500100005), Lablab Semen Album Praeparatum (06156340600400115), Amomi Rotundus Fructus (06193540200200004), Pogostemonis Herba (06172250500104007), Nelumbinis Semen (06153240600200001), Alismatis Rhizoma (06190810600103001), Platycodonis Radix (06174110100303003), Euryales Semen (06153240500100005), Hordei Fructus Germinatus Tostus (06191290800200110)	Coicis Semen; Amomi Rotundus Fructus; Euryales Semen; Lablab Semen Album Praeparatum; Hordei Fructus Germinatus Tostus[stir-frying until yellow]; Poria Praeparata[broken into pieces or thick slices, steaming with milk]; Nelumbinis Semen[Cut and removing cores]; Crataegi Fructus[Remove kernel]; Pogostemonis Herba[cutting into segments]; Citri Reticulatae Pericarpium[cut into shreds]; Atractylodis Macrocephalae Rhizoma; Alismatis Rhizoma; Platycodonis Radix[thick slices]; Dioscoreae Rhizoma Tostus[thick slices, stir-frying]; Glycyrrhizae Radix et Rhizoma Praeparata cum Melle[thick slices,stir-frying with honey]; Ginseng Radix et Rhizoma; Coptidis Rhizoma[thin slices]
1131	Digestant Formula	Spleen-fortifying and Digestion-promoting Formula	0601720062	Spleen-Arousing Powder	Wonderful Prescriptions of Conserving Health	Ginseng Radix et Rhizoma (06164210300102000), Atractylodis Macrocephalae Rhizoma Tostus (06174410500203263), Poria (06400210100403009), Dioscoreae Rhizoma (06193210500103007), Nelumbinis Semen (06153240600200001), Crataegi Fructus (06156140200100008), Citri Reticulatae Pericarpium (06157040400306004), Alismatis Rhizoma (06190810600103001), Glycyrrhizae Radix et Rhizoma Praeparata cum Melle (06156310300203354)	Poria[broken into pieces or thick slices]; Nelumbinis Semen[Cut and removing cores]; Crataegi Fructus[Remove kernel]; Citri Reticulatae Pericarpium[cut into shreds]; Dioscoreae Rhizoma; Alismatis Rhizoma[thick slices]; Atractylodis Macrocephalae Rhizoma Tostus[thick slices, stir-frying with earth]; Glycyrrhizae Radix et Rhizoma Praeparata cum Melle[thick slices,stir-frying with honey]; Ginseng Radix et Rhizoma[thin slices]

Continued the table

No.	Main Category	Sub-category	Code of Formula	Name of Formula	Source of Formula	Components and Codes	Specifications and Requirements for Delivering
1132	Digestant Formula	Spleen-fortifying and Digestion-promoting Formula	0601720079	Chubby Child Pill	Mirror for Medicine From Ancient to Modern	Ginseng Radix et Rhizoma (06164210300102000), Atractylodis Macrocephalae Rhizoma (06174410500203003), Poria (06400210100403009), Coptidis Rhizoma Praeparatum Cum Succo Zingiberis (06153710500302346), Picrorhizae Rhizoma (06172410500102001), Quisqualis Fructus (06163340200400003), Massa Medicata Fermentata Tostus (06199990800300118), Hordei Fructus Germinatus Tostus (06191290800200110), Crataegi Fructus (06156140200100008), Glycyrrhizae Radix et Rhizoma Praeparata cum Melle (06156310300203354), Aloe (06192990800105000)	Quisqualis Fructus; Massa Medicata Fermentata Tostus[stir-frying]; Hordei Fructus Germinatus Tostus[stir-frying until yellow]; Poria[broken into pieces or thick slices]; Crataegi Fructus[Remove kernel]; Aloe[chopping into fragmenting]; Atractylodis Macrocephalae Rhizoma[thick slices]; Glycyrrhizae Radix et Rhizoma Praeparata cum Melle[thick slices,stir-frying with honey]; Ginseng Radix et Rhizoma; Picrorhizae Rhizoma[thin slices]; Coptidis Rhizoma Praeparatum Cum Succo Zingiberis[thin slices,stir-frying with ginger juice]
1133	Digestant Formula	Spleen-fortifying and Digestion-promoting Formula	0601720086	Orthodox Tradition Supplemented Decoction of Two Old Ingredients	The Orthodox Tradition of Medicine	Citri Exocarpium Rubrum (06157040400507005), Poria (06400210100403009), Pinelliae Rhizoma Praeparatum (06191610600200712), Glycyrrhizae Radix et Rhizoma Praeparata cum Melle (06156310300203354), Chuanxiong Rhizoma (06164310500103002), Atractylodis Rhizoma (06174410500303000), Atractylodis Macrocephalae Rhizoma (06174410500203003), Crataegi Fructus (06156140200100008), Amomi Fructus (06193540200300001), Massa Medicata Fermentata Tostus (06199990800300118), Cyperi Rhizoma (06191310500103006), Hordei Fructus Germinatus Tostus (06191290800200110)	Amomi Fructus; Pinelliae Rhizoma Praeparatum[processing with licorice and limewater]; Massa Medicata Fermentata Tostus[stir-frying]; Hordei Fructus Germinatus Tostus[stir-frying until yellow]; Poria[broken into pieces or thick slices]; Citri Exocarpium Rubrum[break to pieces]; Crataegi Fructus[Remove kernel]; Chuanxiong Rhizoma; Atractylodis Rhizoma; Atractylodis Macrocephalae Rhizoma[thick slices]; Glycyrrhizae Radix et Rhizoma Praeparata cum Melle[thick slices,stir-frying with honey]; Cyperi Rhizoma[thick slices or]

Continued the table

No.	Main Category	Sub-category	Code of Formula	Name of Formula	Source of Formula	Components and Codes	Specifications and Requirements for Delivering
1134	Digestant Formula	Spleen-fortifying and Digestion-promoting Formula	0601720093	Costusroot and Amomum Stomach-Calming Powder	Restoration of Health from the Myraid Diseases	Cyperi Rhizoma (06191310500103006), Amomi Fructus (06193540200300001), Atractylodis Rhizoma (06174410500303000), Citri Reticulatae Pericarpium (06157040400306004), Glycyrrhizae Radix et Rhizoma (06156310300203002), Aurantii Fructus Immaturus Preparatus (06157040100102210), Aucklandiae Radix (06174410100303004), Pogostemonis Herba (06172250500104007), Magnoliae Officinalis Cortex (06154120500206008), Zingiberis Rhizoma Recens (06193510500403009)	Amomi Fructus; Pogostemonis Herba[cutting into segments]; Citri Reticulatae Pericarpium; Magnoliae Officinalis Cortex[cut into shreds]; Atractylodis Rhizoma; Glycyrrhizae Radix et Rhizoma; Aucklandiae Radix; Zingiberis Rhizoma Recens[thick slic-es]; Cyperi Rhizoma[thick slices or]; Aurantii Fructus Immaturus Prepara-tus[thin slices, stir-frying with bran]
1135	Worm-expelling Formula	Worm-expelling Formula	0601810015	Mume Pill	Treatise on Cold Damage	Mume Fructus (06156140200200005), Asari Radix et Rhizoma (06152010300104005), Zingiberis Rhizoma (06193510500203005), Coptidis Rhizoma (06153710500302001), Angelicae Sinensis Radix (06164310100302003), Aconiti Lateralis Radix Praeparata (06153710400303009), Zanthoxyli Pericarpium (06157040400200005), Cinnamomi Ramulus (06154520200103001), Ginseng Radix et Rhizoma (06164210300102000), Phellodendri Chinensis Cortex (06157020500206008)	Mume Fructus; Aconiti Lateralis Radix Praeparata[pieces]; Zanthoxyli Pericarpium[Remove capsicum and fruit handle]; Asari Radix et Rhizom-a[cutting into segments]; Phello-dendri Chinensis Cortex[cut into shreds]; Cinnamomi Ramulus[thick slices]; Zingiberis Rhizoma[thick slices or broken into pieces]; Coptidis Rhizoma; Angelicae Sinensis Radix; Ginseng Radix et Rhizoma[thin slices]
1136	Worm-expelling Formula	Worm-expelling Formula	0601810022	Middle-Regulating Roundworm-Quieting Decoction	Life-Saving Manual of Cold Damage	Ginseng Radix et Rhizoma (06164210300102000), Atractylodis Macrocephalae Rhizoma (06174410500203003), Poria (06400210100403009), Zingiberis Rhizoma (06193510500203005), Zanthoxyli Pericarpium (06157040400200005), Mume Fructus (06156140200200005)	Mume Fructus; Poria[broken into pieces or thick slices]; Zanthoxyli Pericarpium[Remove capsicum and fruit handle]; Atractylodis Macro-cephalae Rhizoma[thick slices]; Zingiberis Rhizoma[thick slices or broken into pieces]; Ginseng Radix et Rhizoma[thin slices]
1137	Worm-expelling Formula	Worm-expelling Formula	0601810039	Picrorhiza and Mume Roundworm-Quieting Decoction	Revised Popular Guide to Discussion of Cold Damage	Picrorhizae Rhizoma (06172410500102001), Zanthoxyli Pericarpium (06157040400200005), Omphalia (06400410100107000), Mume Fructus (06156140200200005), Phellodendri Chinensis Cortex (06157020500206008), Arecae Semen (06191440600102002)	Mume Fructus; Omphalia[Powder]; Zanthoxyli Pericarpium[Remove capsicum and fruit handle]; Phel-lodendri Chinensis Cortex[cut into shreds]; Picrorhizae Rhizoma; Arecae Semen[thin slices]

Continued the table

No.	Main Category	Sub-category	Code of Formula	Name of Formula	Source of Formula	Components and Codes	Specifications and Requirements for Delivering
1138	Worm-expelling Formula	Worm-expelling Formula	0601810046	Decoction for Gallbladder Ascaris	Clinical Case Records and Medical Prescriptions	Arecae Semen (06191440600102002), Meliae Cortex (06157320500106002), Quisqualis Fructus Tostus (06163340200500116), Torreyae Semen Tostus (06140940600100115), Mume Fructus (06156140200200005), Aucklandiae Radix (06174410100303004), Aurantii Fructus Praeparatus (06157040100202217)	Mume Fructus; Quisqualis Fructus Tostus[stir-frying until yellow]; Torreyae Semen Tostus[removing shells and taking kernel,stir-frying until yellow]; Meliae Cortex[cut into shreds]; Aucklandiae Radix[thick slices]; Arecae Semen[thin slices]; Aurantii Fructus Praeparatus[thin slices, stir-frying with bran]
1139	Worm-expelling Formula	Worm-expelling Formula	0601810053	Licorice and Honey Decoction	Synopsis of the Golden Chamber	Glycyrrhizae Radix et Rhizoma (06156310300203002), Oryzae Semen Pulvis, Mel (06210740100200005)	Oryzae Semen Pulvis; Mel; Glycyrrhizae Radix et Rhizoma[thick slices]
1140	Worm-expelling Formula	Worm-expelling Formula	0601810060	Decoction for Infantile Malnutrition, Worm and Ulcerative Gingivitis	Synopsis of the Golden Chamber	Realgar (06310310100107858), Descurainiae Semen/ Lepidii Semen (06154940600300006)	Descurainiae Semen/ Lepidii Semen; Realgar[Powder, Ground with water]
1141	Worm-expelling Formula	Worm-expelling Formula	0601810077	Zang Organ-Warming Pill	Jing-yue's Collecled Works	Ginseng Radix et Rhizoma (06164210300102000), Atractylodis Macrocephalae Rhizoma Praeparatum (06174410500203218), Angelicae Sinensis Radix (06164310100302003), Paeoniae Radix Alba Vinatus (06153710100202312), Poria (06400210100403009), Zanthoxyli Pericarpium Tostus (06157040400200111), Torreyae Semen (06140940600100009), Quisqualis Fructus (06163340200400003), Arecae Semen (06191440600102002), Zingiberis Rhizoma Praeparatum (06193510500203227), Euodiae Fructus Tostus (06157040200300110)	Quisqualis Fructus; Zanthoxyli Pericarpium Tostus; Euodiae Fructus Tostus[stir-frying until yellow]; Poria[broken into pieces or thick slices]; Torreyae Semen[removing shells and taking kernel]; Atractylodis Macrocephalae Rhizoma Praeparatum[thick slices,stir-frying with honey then stir-frying with bran]; Zingiberis Rhizoma Praeparatum[thick slices or broken into pieces, stir-frying with sand]; Ginseng Radix et Rhizoma; Angelicae Sinensis Radix; Arecae Semen[thin slices]; Paeoniae Radix Alba Vinatus[thin slices, stir-frying with wine]

Continued the table

No.	Main Category	Sub-category	Code of Formula	Name of Formula	Source of Formula	Components and Codes	Specifications and Requirements for Delivering
1142	Worm-expelling Formula	Worm-expelling Formula	0601810084	Sichuan Chinaberry Bark and Dried Tangerine Peel Decoction	Longevity and Life Preservation	Meliae Cortex (06157320500106002), Citri Reticulatae Pericarpium (06157040400306004), Pinelliae Rhizoma Praeparatum cum Zingibere et Alumine (06191610600200729), Poria (06400210100403009), Glycyrrhizae Radix et Rhizoma (06156310300203002)	Pinelliae Rhizoma Praeparatum cum Zingibere et Alumine[processing with ginger and alum]; Poria[broken into pieces or thick slices]; Meliae Cortex; Citri Reticulatae Pericarpium[cut into shreds]; Glycyrrhizae Radix et Rhizoma[thick slices]
1143	Emetic Formula	Emetic Formula	0601910012	Melon Stalk Powder	Treatise on Cold Damage	Melo Pedicellus (06174040500500002), Vignae Semen (06156340600100008)	Melo Pedicellus; Vignae Semen
1144	Emetic Formula	Emetic Formula	0601910029	Emergency Drool-Thinning Powder	Handbook of Prescriptions for Emergency	Gleditsiae Sinensis Fructus (06156340200407002), Alumen (06326310100100003)	Alumen; Gleditsiae Sinensis Fructus[-pounding to pieces]
1145	Formula for Treating Abscess and Ulcer	Formula of Oral Administration	0602010018	Divine Pain-Relief Decoction	Exploration of Secrets of External Medicine	Angelicae Sinensis Radix (06164310100402000), Phellodendri Chinensis Cortex (06157020500206008), Persicae Semen (06156140600300008), Arecae Semen (06191440600102002), Gleditsiae Sinensis Fructus (06156340200407002), Saposhnikoviae Radix (06164310100503004), Atractylodis Rhizoma (06174410500303000), Gentianae Macrophyllae Radix (06171410100103003), Alismatis Rhizoma (06190810600103001), Rhei Radix et Rhizoma Cocta Vinata (06152310300103610)	Persicae Semen; Gleditsiae Sinensis Fructus[pounding to pieces]; Phellodendri Chinensis Cortex[cut into shreds]; Saposhnikoviae Radix; Atractylodis Rhizoma; Gentianae Macrophyllae Radix; Alismatis Rhizoma[thick slices]; Rhei Radix et Rhizoma Cocta Vinata[thick slices or broken into pieces, stewing or steaming with wine]; Angelicae Sinensis Radix; Arecae Semen[thin slices]
1146	Formula for Treating Abscess and Ulcer	Formula of Oral Administration	0602010025	Forsythia Toxin-Vanquishing Powder	Collected Exegesis of Prescriptions	Bupleuri Radix (06164310101003008), Peucedani Radix (06164310100702001), Aurantii Fructus (06157040100202002), Platycodonis Radix (06174110100303003), Notopterygii Rhizoma et Radix (06164310300103004), Angelicae Pubescentis Radix (06164310100802008), Poria (06400210100403009), Chuanxiong Rhizoma (06164310500103002), Glycyrrhizae Radix et Rhizoma (06156310300203002), Forsythiae Fructus (06171240200200001), Lonicerae Japonicae Flos (06173630200200008)	Forsythiae Fructus; Lonicerae Japonicae Flos; Poria[broken into pieces or thick slices]; Bupleuri Radix; Platycodonis Radix; Notopterygii Rhizoma et Radix; Chuanxiong Rhizoma; Glycyrrhizae Radix et Rhizoma[thick slices]; Peucedani Radix; Aurantii Fructus; Angelicae Pubescentis Radix[thin slices]

Continued the table

No.	Main Category	Sub-category	Code of Formula	Name of Formula	Source of Formula	Components and Codes	Specifications and Requirements for Delivering
1147	Formula for Treating Abscess and Ulcer	Formula of Oral Administration	0602010032	Conglomeration-Dispersing Decoction	Records for Pattern Identification	Paeoniae Radix Alba (06153710100202008), Atractylodis Macrocephalae Rhizoma (06174410500203003), Trionycis Carapax (06225620300100003), Glycyrrhizae Radix et Rhizoma (06156310300203002), Curcumae Radix (06193510400102002), Aurantii Fructus (06157040100202002), Trichosanthis Radix (06174010100103002), Moutan Cortex (06153720600102005), Cyperi Rhizoma (06191310500103006), Poria (06400210100403009), Morindae Officinalis Radix (06173510100100007), Amomi Rotundus Fructus (06193540200200004), Aucklandiae Radix (06174410100303004)	Morindae Officinalis Radix; Amomi Rotundus Fructus; Poria[broken into pieces or thick slices]; Trionycis Carapax[boiled and removed skin and flesh]; Atractylodis Macrocephalae Rhizoma; Glycyrrhizae Radix et Rhizoma; Trichosanthis Radix; Aucklandiae Radix[thick slices]; Cyperi Rhizoma[thick slices or]; Paeoniae Radix Alba; Curcumae Radix; Aurantii Fructus; Moutan Cortex[thin slices]
1148	Formula for Treating Abscess and Ulcer	Formula of Oral Administration	0602010049	Goiter-Dispersing Powder	Criterion for Pattern Identification and Treatment	Sargassum (06600110100104006), Laminariae Thallus/ Eckloniae Thallus (06600410100106001), Hippocampus (06227110200100008), Meretricis Concha Cyclinae Concha Ustus (06205220300107512), Cyrtiospiriferis Fossilia Ustus (06338110100305515), Sepiae Endoconcha (06207130100105008)	Hippocampus; Cyrtiospiriferis Fossilia Ustus[broken into pieces,calcining openly]; Meretricis Concha Cyclinae Concha Ustus[fragmenting,calcining openly]; Sargassum[cutting into segments]; Laminariae Thallus/ Eckloniae Thallus[cut into shreds]; Sepiae Endoconcha[chopping into fragmenting]
1149	Formula for Treating Abscess and Ulcer	Formula of Oral Administration	0602010063	Three Kernels Paste	New Edition on Universal Relief	Ricini Semen (06157740600200002), Cannabis Fructus (06151240200300004), Armeniacae Semen Amarum (06156140600100004)	Cannabis Fructus; Armeniacae Semen Amarum; Ricini Semen[Strip the shuck when used]

Continued the table

No.	Main Category	Sub-category	Code of Formula	Name of Formula	Source of Formula	Components and Codes	Specifications and Requirements for Delivering
1150	Formula for Treating Abscess and Ulcer	Formula of Oral Administration	0602010087	Nutrient-Defensive Soul-Returning Decoction	Clustering of Immortal-Imparted Empirical Prescriptions of External Medicine	Polygoni Multiflori Radix (06152310400103008), Angelicae Sinensis Radix (06164310100302003), Akebiae Caulis (06153820100203001), Paeoniae Radix Rubra Tostus (06153710100303118), Angelicae Dahuricae Radix (06164310100203003), Foeniculi Fructus (06164340200100001), Scolopia Herba, Aurantii Fructus Praeparatus (06157040100202217), Glycyrrhizae Radix et Rhizoma (06156310300203002)	Foeniculi Fructus; Scolopia Herba; Akebiae Caulis[pieces]; Angelicae Dahuricae Radix; Glycyrrhizae Radix et Rhizoma[thick slices]; Paeoniae Radix Rubra Tostus[thick slices,stir-frying until yellow]; Polygoni Multiflori Radix[thick slices or broken into pieces]; Angelicae Sinensis Radix[thin slices]; Aurantii Fructus Praeparatus[thin slices, stir-frying with bran]
1151	Formula for Treating Abscess and Ulcer	Formula of Oral Administration	0602010094	Common Selfheal Fruit-Spike Powder	Introduction on Medicine	Prunellae Spica (06172240200300007), Glycyrrhizae Radix et Rhizoma (06156310300203002)	Prunellae Spica; Glycyrrhizae Radix et Rhizoma[thick slices]
1152	Formula for Treating Abscess and Ulcer	Formula of Oral Administration	0602010100	Snakegourd Fruit Powder	Clustering of Empirical Prescriptions for Carbuncle of back	Trichosanthis Fructus (06174040200105002), Angelicae Sinensis Radix (06164310100302003), Glycyrrhizae Radix et Rhizoma (06156310300203002), Myrrha (06157290200100009), Olibanum (06157290200200006)	Myrrha; Olibanum; Trichosanthis Fructus[cut into shreds or broken into pieces]; Glycyrrhizae Radix et Rhizoma[thick slices]; Angelicae Sinensis Radix[thin slices]
1153	Formula for Treating Abscess and Ulcer	Formula of External Application	0602020017	Nine-To-One Pill	Golden Mirror of the Medical Ancestors	Hydrargyri Oxydum Rubrum (06314610100107008), Gypsum Ustum (06326110100107510)	Hydrargyri Oxydum Rubrum[Powder]; Gypsum Ustum[Powder,calcining openly]

Continued the table

No.	Main Category	Sub-category	Code of Formula	Name of Formula	Source of Formula	Components and Codes	Specifications and Requirements for Delivering
1154	Formula for Treating Abscess and Ulcer	Formula of External Application	0602020024	Ten Thousand Spirit Paste	Fine Prescriptions for Mankind Relief of Wan's	Angelicae Sinensis Radix (06164310100402000), Carthami Flos (06174430200100006), Rhei Radix et Rhizoma (06152310300103009), Sappan Lignum (06156320400103003), Persicae Semen (06156140600300008), Armeniacae Semen Amarum (06156140600100004), Sparganii Rhizoma (06190310600102009), Curcumae Rhizoma (06193510500703000), Aurantii Fructus (06157040100202002), Aurantii Fructus Immaturus (06157040100102005), Atractylodis Rhizoma (06174410500303000), Magnoliae Officinalis Cortex (06154120500206008), Arecae Semen (06191440600102002), Citri Reticulatae Pericarpium Viride (06157040400406001), Sinapis Semen (06154940600100002), Cyperi Rhizoma (06191310500103006), Aucklandiae Radix (06174410100303004), Linderae Radix (06154510400102003), Polygoni Hydropiperis Herba (06152350100204001), Boehmeriae Radix (06151310300100009), Rehmanniae Radix (06172410400103009), Zanthoxyli Pericarpium (06157040400200005), Cinnamomi Cortex (06154520500100007), Toxicodendri Resina (06158390200100418), Gleditsiae Sinensis Fructus (06156340200407002), Corydalis Rhizoma (06154710600103002), Angelicae Dahuricae Radix (06164310100203003), Epimedii Folium (06153920700206003), Arisaematis Rhizoma (06191610600100005), Pinelliae Rhizoma (06191610600200002), Saposhnikoviae Radix (06164310100503004), Schizonepetae Herba (06172250500404008), Notopterygii Rhizoma et Radix (06164310300103004), Angelicae Pubescentis Radix (06164310100802008), Perillae Folium (06172220700107009), Crotonis Fructus (06157740200100009), Ephedrae Herba (06141021000104008), Gentianae Macrophyllae Radix (06171410100103003), Paeoniae Radix Rubra (06153710100303002), Chaulmoogratree(06161540600100004), Manis Squama (06220420300100004), Typhonii Rhizoma (06191610600300009), Alpiniae Of icinarum Rhizoma (06193510500602006), Piperis Kadsurae Caulis(06150320100103002), Stephaniae Tetrandrae Radix (06154010100103008), Chuanxiong Rhizoma (06164310500103002), Vespae Nidus(06210640900105008), Momordicae Semen (06174040600107002)	Carthami Flos; Persicae Semen; Armeniacae Semen Amarum; Sinapis Semen; Boehmeriae Radix; Arisaematis Rhizoma; Pinelliae Rhizoma; Hydnocarpi Semen; Manis Squama; Typhonii Rhizoma; Toxicodendri Resina[carbonizing by stir-frying]; Vespae Nidus[broken into pieces]; Perillae Folium[fragmenting]; Gleditsiae Sinensis Fructus[pounding to pieces]; Zanthoxyli Pericarpium[Remove capsicum and fruit handle]; Cinnamomi Cortex[removing rough barks]; Momordicae Semen[removing shells and taking kernel then break in pieces]; Crotonis Fructus[removing testa and taking kernel]; Polygoni Hydropiperis Herba; Schizonepetae Herba; Ephedrae Herba[cutting into segments]; Magnoliae Officinalis Cortex; Epimedii Folium[cut into shreds]; Curcumae Rhizoma; Atractylodis Rhizoma; Aucklandiae Radix; Rehmanniae Radix; Corydalis Rhizoma; Angelicae Dahuricae Radix; Saposhnikoviae Radix; Notopterygii Rhizoma et Radix; Gentianae Macrophyllae Radix; Paeoniae Radix Rubra; Paeoniae Radix Rubra; Piperis Kadsurae Caulis; Stephaniae Tetrandrae Radix; Chuanxiong Rhizoma[thick slices]; Cyperi Rhizoma[Thic

Continued the table

No.	Main Category	Sub-category	Code of Formula	Name of Formula	Source of Formula	Components and Codes	Specifications and Requirements for Delivering
1155	Formula for Treating Abscess and Ulcer	Formula of External Application	0602020031	Eight-Jewel Pill	Compendium of Sore and Wound Doctors	Bovis Calculus (06220240100100000), Succinum (06338110100400005), Margarita (06299940100100009), Borneolum Syntheticum (06160890800100009), Draconis Os Ustus (06338110100105511), Calomelas (06332210100107006), Calamina Ustum (06326610100107942), Elephatis Corium (06221220100100001)	Bovis Calculus; Succinum; Margarita; Borneolum Syntheticum; Elephatis Corium; Draconis Os Ustus[broken into pieces,calcining openly]; Calomelas[Powder]; Calamina Ustum[Powder,calcining openly then ground with water]
1156	Formula for Treating Abscess and Ulcer	Formula of External Application	0602020048	Three-Ingredient Nailing Strip	Orthodox Manual of External Medicine	Alumen (06326310100100003), Arsenolite (06314510100100002), Realgar (06310310100107858), Olibanum (06157290200200006)	Alumen; Arsenolite; Olibanum; Realgar[Powder, Ground with water]
1157	Formula for Treating Abscess and Ulcer	Formula of External Application	0602020055	Thousand Gold pieces Powder	Zhe Renkang's Clinical Erperience Collection	Olibanum (06157290200200006), Myrrha (06157290200100009), Calomelas (06332210100107006), Cinnabaris (06310210100107851), Arsenolite (06314510100100002), Halloysitum Rubrum (06322310100107006), Galla Chinensis (06158390900100008), Realgar (06310310100107858), Limonitum Globulof0Rme (06317110100200008)	Olibanum; Myrrha; Arsenolite; Galla Chinensis; Limonitum Globulof0Rme; Halloysitum Rubrum[fragmenting or fine powder]; Calomelas[Powder]; Cinnabaris; Realgar[Powder, Ground with water]
1158	Formula for Treating Abscess and Ulcer	Formula of External Application	0602020062	Tai Yi Plaster	Orthodox Manual of External Medicine	Scrophulariae Radix (06172410100102005), Angelicae Dahuricae Radix (06164310100203003), Angelicae Sinensis Radix (06164310100302003), Paeoniae Radix Rubra (06153710100303002), Rhei Radix et Rhizoma (06152310300103009), Rehmanniae Radix (06172410400103009), Strychni Semen (06171340600100007), Ferulae Resina (06164390200100006), Salicis Ramulus (06150520200103005), Sophorae Ramulus (06156320200103005), Crinis Carbonisatus (06220140900100425), Plumbum Rubrum (06310110100200005), Olibanum (06157290200200006), Myrrha (06157290200100009), Sesame Oil (06172690800100000)	Strychni Semen; Ferulae Resina; Plumbum Rubrum; Olibanum; Myrrha; Sesame Oil; Crinis Carbonisatus[carbonizing by calcining]; Salicis Ramulus; Sophorae Ramulus[pieces]; Angelicae Dahuricae Radix; Paeoniae Radix Rubra; Rehmanniae Radix[thick slices]; Rhei Radix et Rhizoma[thick slices or broken into pieces]; Scrophulariae Radix; Angelicae Sinensis Radix[thin slices]

Continued the table

No.	Main Category	Sub-category	Code of Formula	Name of Formula	Source of Formula	Components and Codes	Specifications and Requirements for Delivering
1159	Formula for Treating Abscess and Ulcer	Formula of External Application	0602020079	Four Yellow Paste	Zhe Renkang's Clinical Erperience Collection	Coptidis Rhizoma (06153710500302001), Scutellariae Radix (06172210100102605), Rhei Radix et Rhizoma (06152310300103009), Phellodendri Chinensis Cortex (06157020500206008), Hibisci Mutabilis Folium (06160020700106003), Lycopi Herba (06172250500304001)	Lycopi Herba[cutting into segments]; Phellodendri Chinensis Cortex; Hibisci Mutabilis Folium[cut into shreds]; Rhei Radix et Rhizoma[thick slices or broken into pieces]; Coptidis Rhizoma[thin slices]; Scutellariae Radix[thin slices, decocting]
1160	Formula for Treating Abscess and Ulcer	Formula of External Application	0602020086	Granulation-Promoting Jade and Red Paste	Orthodox Manual of External Medicine	Angelicae Dahuricae Radix (06164310100203003), Glycyrrhizae Radix et Rhizoma (06156310300203002), Angelicae Sinensis Radix (06164310100302003), Draconis Sanguis (06191490200107006), Calomelas (06332210100107006), Cera Chinensis (06210340100100000), Arnebiae Radix (06172010100102007), Sesame Oil (06172690800100000)	Cera Chinensis; Sesame Oil; Draconis Sanguis[fragmenting or powder]; Calomelas[Powder]; Angelicae Dahuricae Radix; Glycyrrhizae Radix et Rhizoma[thick slices]; Angelicae Sinensis Radix; Arnebiae Radix[thin slices]
1161	Formula for Treating Abscess and Ulcer	Formula of External Application	0602020093	White Downborne Pill	Golden Mirror of the Medical Ancestors	Cinnabaris (06310210100107851), Realgar (06310310100107858), Hydrargyrum (06310210100200002), Borax (06324110100100001), Nitrum (06328110100100007), Halitium, Alumen (06326310100100003), Melanteritum (06326210100107005)	Hydrargyrum; Borax; Nitrum; Halitium; Alumen; Melanteritum[fragmenting]; Cinnabaris; Realgar[Powder, Ground with water]
1162	Formula for Treating Abscess and Ulcer	Formula of External Application	0602020109	Yang-Returning Jade Dragon Paste	Clustering of Immortal-Imparted Empirical Prescriptions of External Medicine	Acontiti Kusnezoffii Radix Cocta (06153710400500705), Arisaematis Rhizoma Praeparatum (06191610600100722), Zingiberis Rhizoma Torrefactus (06193510500403801), Angelicae Dahuricae Radix (06164310100203003), Paeoniae Radix Rubra (06153710100303002), Cinnamomi Cortex (06154520500100007)	Acontiti Kusnezoffii Radix Cocta[decocting]; Arisaematis Rhizoma Praeparatum[processing with ginger and alum]; Cinnamomi Cortex[removing rough barks]; Angelicae Dahuricae Radix; Paeoniae Radix Rubra[thick slices]; Zingiberis Rhizoma Torrefactus[thick slices or broken into pieces, Roasting]

Continued the table

No.	Main Category	Sub-category	Code of Formula	Name of Formula	Source of Formula	Components and Codes	Specifications and Requirements for Delivering
1163	Formula for Treating Abscess and Ulcer	Formula of External Application	0602020116	Red Spirit Pill	Chinese External Medicine	Realgar (06310310100107858), Olibanum (06157290200200006), Borax (06324110100100001), Chloriti Lapis (06337110100305004), Myrrha (06157290200100009), Borneolum Syntheticum (06160890800100009), Nitrum (06328110100100007), Cinnabaris (06310210100107851), Moschus (06220640100100008)	Olibanum; Borax; Myrrha; Borneolum Syntheticum; Nitrum; Moschus; Realgar; Cinnabaris[Powder, Ground with water]; Chloriti Lapis[chopping into fragmenting]
1164	Formula for Treating Abscess and Ulcer	Formula of External Application	0602020123	Harmonious Yang Decongealing Paste	Life-Saving Manual of Diagnosis and Treatment of External Disease	Arctii Fructus (06174440200200002), Viciae Herba (06156350500204003), Aconiti Lateralis Radix Praeparata (06153710400303009), Cinnamomi Ramulus (06154520200103001), Rhei Radix et Rhizoma (06152310300103009), Angelicae Sinensis Radix (06164310100302003), Cinnamomi Cortex (06154520500100007), Aconiti Kusnezoffii Radix (06153710400400005), Aconiti Radix (06153710400100004), Pheretima (06203110200104006), Bombyx Batryticatus (06210910100100005), Paeoniae Radix Rubra (06153710100303002), Angelicae Dahuricae Radix (06164310100203003), Ampelopsis Radix (06159710400103009), Bletillae Rhizoma (06193910600202005), Chuanxiong Rhizoma (06164310500103002), Dipsaci Radix (06173910100103006), Saposhnikoviae Radix (06164310100503004), Schizonepetae Herba (06172250500404008), Trogopteri Faeces (06221040100100005), Aucklandiae Radix (06174410100303004), Citri Fructus (06157040200105005), Citri Reticulatae Pericarpium (06157040400306004), Olibanum (06157290200200006), Myrrha (06157290200100009), Styrax (06155890200100003), Mosc	Arctii Fructus; Aconiti Kusnezoffii Radix; Aconiti Radix; Bombyx Batryticatus; Trogopteri Faeces; Olibanum; Myrrha; Styrax; Moschus; Aconiti Lateralis Radix Praeparata[pieces]; Cinnamomi Cortex[removing rough barks]; Viciae Herba; Pheretima; Schizonepetae Herba[cutting into segments]; Citri Reticulatae Pericarpium[cut into shreds]; Citri Fructus[chopping into fragmenting or cut into shreds]; Cinnamomi Ramulus; Paeoniae Radix Rubra; Angelicae Dahuricae Radix; Ampelopsis Radix; Chuanxiong Rhizoma; Dipsaci Radix; Saposhnikoviae Radix; Aucklandiae Radix[thick slices]; Rhei Radix et Rhizoma[thick slices or broken into pieces]; Angelicae Sinensis Radix; Bletillae Rhizoma[thin slices]

Continued the table

No.	Main Category	Sub-category	Code of Formula	Name of Formula	Source of Formula	Components and Codes	Specifications and Requirements for Delivering
1165	Formula for Treating Abscess and Ulcer	Formula of External Application	0602020130	Yang toxin Internal Dispersion Powder	Orthodox Manual of External Medicine	Moschus (06220640100100008), Borneolum (d-Borneolum) (06154590800100007), Bletillae Rhizoma (06193910600202005), Arisaematis Rhizoma (06191610600100005), Curcumae Longae Rhizoma (06193510500503006), Testudinis Carapax et Plastrum (06225220300100005), Calomelas (06332210100107006), Chalcanthitum (06326510100100007), Malachitum (06326710100100001), Indigo Naturalis (06199990800100879), Camphora (06154590800205009)	Moschus; Borneolum (d-Borneolum); Arisaematis Rhizoma; Chalcanthitum; Malachitum; Indigo Naturalis; Testudinis Carapax et Plastrum[boiled and removed skin and flesh]; Camphora[-fragmenting or crystalline particles]; Calomelas[Powder]; Curcumae Longae Rhizoma[thick slices]; Bletillae Rhizoma[thin slices]
1166	Formula for Treating Abscess and Ulcer	Formula of External Application	0602020147	Litharge Paste	Golden Mirror of the Medical Ancestors	Lithargyrum (06310110100100008), Paeoniae Radix Rubra (06153710100303002), Angelicae Sinensis Radix (06164310100302003), Olibanum (06157290200200006), Myrrha (06157290200100009), Halloysitum Rubrum (06322310100107006), Sophorae Flavescentis Radix (06156310100303001), Fuligo E Herbis (06199990900100007), Vernicae Fordii Oleum (06157790800100008), Sesame Oil (06172690800100000), Draconis Sanguis (06191490200107006), Catechu (06156390800100001), Rhei Radix et Rhizoma (06152310300103009)	Lithargyrum; Olibanum; Myrrha; Fuligo E Herbis; Vernicae Fordii Oleum; Sesame Oil; Catechu; Halloysitum Rubrum[fragmenting or fine powder]; Draconis Sanguis[fragmenting or powder]; Paeoniae Radix Rubra; Sophorae Flavescentis Radix[thick slices]; Rhei Radix et Rhizoma[thick slices or broken into pieces]; Angelicae Sinensis Radix[thin slices]
1167	Formula for Treating Abscess and Ulcer	Formula of External Application	0602020154	Cinnamon Twig and Musk Powder	Arcane Medicine Chest	Ephedrae Herba (06141021000104008), Asari Radix et Rhizoma (06152010300104005), Cinnamomi Cortex (06154520500100007), Gleditsiae Fructus Abnormaliz (06156340200100002), Pinelliae Rhizoma (06191610600200002), Caryophylli Flos (06163430300100009), Arisaematis Rhizoma (06191610600100005), Moschus (06220640100100008), Borneolum Syntheticum (06160890800100009)	Gleditsiae Fructus Abnormaliz; Pinelliae Rhizoma; Caryophylli Flos; Arisaematis Rhizoma; Moschus; Borneolum Syntheticum; Cinnamomi Cortex[removing rough barks]; Ephedrae Herba; Asari Radix et Rhizoma[cutting into segments]

Continued the table

No.	Main Category	Sub-category	Code of Formula	Name of Formula	Source of Formula	Components and Codes	Specifications and Requirements for Delivering
1168	Formula for Treating Abscess and Ulcer	Formula of External Application	0602020161	Hide Paste	Supplemented Essential of Chinese osteo-traumatology	Rhei Radix et Rhizoma (06152310300103009), Chuanxiong Rhizoma (06164310500103002), Angelicae Sinensis Radix (06164310100302003), Rehmanniae Radix (06172410400103009), Carthami Flos (06174430200100006), Coptidis Rhizoma (06153710500302001), Glycyrrhizae Radix et Rhizoma (06156310300203002), Schizonepetae Herba (06172250500404008), Cinnamomi Cortex (06154520500100007), Bletillae Rhizoma (06193910600202005), Ampelopsis Radix (06159710400103009)	Carthami Flos; Cinnamomi Cortex-[removing rough barks]; Schizonepetae Herba[cutting into segments]; Chuanxiong Rhizoma; Rehmanniae Radix; Glycyrrhizae Radix et Rhizoma; Ampelopsis Radix[thick slices]; Rhei Radix et Rhizoma[thick slices or broken into pieces]; Angelicae Sinensis Radix; Coptidis Rhizoma; Bletillae Rhizoma[thin slices]
1169	Formula for Treating Abscess and Ulcer	Formula of External Application	0602020178	Coptis Paste	Golden Mirror of the Medical Ancestors	Coptidis Rhizoma (06153710500302001), Angelicae Sinensis Radix (06164310100402000), Phellodendri Chinensis Cortex (06157020500206008), Rehmanniae Radix (06172410400103009), Curcumae Longae Rhizoma (06193510500503006), Sesame Oil (06172690800100000), Cera Flava (06210740100300002)	Sesame Oil; Cera Flava[Remove foreign matter]; Phellodendri Chinensis Cortex[cut into shreds]; Rehmanniae Radix; Curcumae Longae Rhizoma[thick slices]; Coptidis Rhizoma; Angelicae Sinensis Radix[thin slices]
1170	Formula for Treating Abscess and Ulcer	Formula of External Application	0602020185	Phellodendron, Chinese Arborvitae Twig and Leaf	Lecture Notes for Chinese Traumatology	Rhei Radix et Rhizoma (06152310300103009), Phellodendri Chinensis Cortex (06157020500206008), Platycladi Cacumen (06140621200100001), Lycopi Herba (06172250500304001), Menthae Haplocalycis Herba (06172250500704009)	Platycladi Cacumen[removing hard stems]; Lycopi Herba[cutting into segments]; Menthae Haplocalycis Herba[Short cutting into segments]; Phellodendri Chinensis Cortex[cut into shreds]; Rhei Radix et Rhizoma[thick slices or broken into pieces]
1171	Formula for Treating Abscess and Ulcer	Formula of External Application	0602020192	Skin-Moistening Paste	Orthodox Manual of External Medicine	Sesame Oil (06172690800100000), Angelicae Sinensis Radix (06164310100302003), Arnebiae Radix (06172010100102007), Cera Flava (06210740100300002)	Sesame Oil; Cera Flava[Remove foreign matter]; Angelicae Sinensis Radix; Arnebiae Radix[thin slices]
1172	Formula for Treating Abscess and Ulcer	Formula of External Application	0602020208	Green-Robe Powder	Introduction on Medicine	Phellodendri Chinensis Cortex (06157020500206008), Menthae Haplocalycis Herba (06172250500704009), Natrii Sulfas (06326410100100000), Indigo Naturalis (06199990800100879)	Natrii Sulfas; Indigo Naturalis; Menthae Haplocalycis Herba[Short cutting into segments]; Phellodendri Chinensis Cortex[cut into shreds]

Continued the table

No.	Main Category	Sub-category	Code of Formula	Name of Formula	Source of Formula	Components and Codes	Specifications and Requirements for Delivering
1173	Formula for Treating Abscess and Ulcer	Formula of External Application	0602020215	Indigo Powder	Pocket Prescriptions for Childrenulcerae Hap	Coptidis Rhizoma (06153710500302001), Phellodendri Chinensis Cortex (06157020500206008), Indigo Naturalis (06199990800100879), Natrii Sulfas (06326410100100000), Cinnabaris (06310210100107851), Realgar (06310310100107858), Bovis Calculus (06220240100100000), Borax (06324110100100001), Borneolum Syntheticum (06160890800100009)	Indigo Naturalis; Natrii Sulfas; Bovis Calculus; Borax; Borneolum Syntheticum; Cinnabaris; Realgar[Powder, Ground with water]; Phellodendri Chinensis Cortex[cut into shreds]; Coptidis Rhizoma[thin slices]
1174	Purgative Formula	Lubricant Laxative Formula	0600235017	Blood-Moistening Decoction	Compilation of Prescriptions and Drug	Achyranthis Bidentatae Radix Vinatus (06152510100204313), Cistanches Herba (06172821100103006), Angelicae Sinensis Radix (06164310100302003), Aurantii Fructus (06157040100202002), Pruni Semen (06156140600200001), Cimicifugae Rhizoma Vinatus	Pruni Semen; Cimicifugae Rhizoma Vinatus; Achyranthis Bidentatae Radix Vinatus[cutting into segments, stir-frying with wine]; Cistanches Herba[thick slices]; Angelicae Sinensis Radix; Aurantii Fructus[thin slices]
1175	Heat-clearing Formula	Heat-clearing and Detoxicating Formula	0600435011	Harmonizing Decoction	Compilation of Prescriptions and Drug	Tritici Fructus (06191240200200005), Lonicerae Japonicae Flos (06173630200200008), Castaneae Semen, Zingiberis Rhizoma Recens (06193510500403009)	Tritici Fructus; Lonicerae Japonicae Flos; Castaneae Semen; Zingiberis Rhizoma Recens[thick slices]
1176	Interior-warming Formula	Middle-warming and Cold-dispelling Formula	0600615017	Centre Fortifying and Regulating Decoction	Compilation of Prescriptions and Drug	Ginseng Radix et Rhizoma, Zingiberis Rhizoma (06193510500203005), Cinnamomi Ramulus (06154520200103001), Atractylodis Macrocephalae Rhizoma (06174410500203003), Paeoniae Radix Alba Tostus (06153710100202114), Glycyrrhizae Radix et Rhizoma Praeparata cum Melle (06156310300203354)	Ginseng Radix et Rhizoma; Cinnamomi Ramulus; Atractylodis Macrocephalae Rhizoma[thick slices]; Glycyrrhizae Radix et Rhizoma Praeparata cum Melle[thick slices,stir-frying with honey]; Zingiberis Rhizoma[thick slices or broken into pieces]; Paeoniae Radix Alba Tostus[thin slices,stir-frying until yellow]
1177	Tonifying and Replenishing Formula	Qi-tonifying Formula	0600715014	Five-Fruits Tea	Compilation of Prescriptions and Drug	Juglandis Fructus, Ginkgo Semen (06140240500100001), Jujubae Fructus (06159640200100000), Castaneae Semen, Zingiberis Rhizoma Recens (06193510500403009)	Juglandis Fructus; Castaneae Semen; Ginkgo Semen[removing shells]; Jujubae Fructus[splitting or removing cores]; Zingiberis Rhizoma Recens[thick slices]

Continued the table

No.	Main Category	Sub-category	Code of Formula	Name of Formula	Source of Formula	Components and Codes	Specifications and Requirements for Delivering
1178	Tonifying and Replenishing Formula	Qi-tonifying Formula	0600715021	Ginseng and White Atractylodes Spleen-Invigorating Decoction	Compilation of Prescriptions and Drug	Ginseng Radix et Rhizoma (06164210300102000), Atractylodis Macrocephalae Rhizoma (06174410500203003), Poria (06400210100403009), Magnoliae Officinalis Cortex (06154120500206008), Citri Reticulatae Pericarpium (06157040400306004), Crataegi Fructus (06156140200100008), Aurantii Fructus Immaturus (06157040100102005), Paeoniae Radix Alba (06153710100202008), Amomi Fructus (06193540200300001), Massa Medicata Fermentata (06199990800300873), Hordei Fructus Germinatus (06191290800200868), Glycyrrhizae Radix et Rhizoma (06156310300203002)	Amomi Fructus; Massa Medicata Fermentata[fermenting]; Hordei Fructus Germinatus[sprouting]; Poria[broken into pieces or thick slices]; Crataegi Fructus[Remove kernel]; Magnoliae Officinalis Cortex; Citri Reticulatae Pericarpium[cut into shreds]; Atractylodis Macrocephalae Rhizoma; Glycyrrhizae Radix et Rhizoma[thick slices]; Ginseng Radix et Rhizoma; Aurantii Fructus Immaturus; Paeoniae Radix Alba[thin slices]
1179	Phlegm-dispelling Formula	Dampness-drying and Phlegm-resolving Formula	0601615016	Exterior-Releasing Decoction of Two Old Ingredients	Compilation of Prescriptions and Drug	Pinelliae Rhizoma Praeparatum cum Zingibere et Alumine (06191610600200729), Citri Reticulatae Pericarpium (06157040400306004), Poria (06400210100403009), Glycyrrhizae Radix et Rhizoma Praeparata cum Melle (06156310300203354), Perillae Folium (06172220700107009), Ephedrae Herba (06141021000104008), Armeniacae Semen Amarum (06156140600100004), Mori Cortex (06151220600106000), Asteris Radix et Rhizoma (06174410300103008), Fritillariae Thunbergii Bulbus (06192910700603000), Platycodonis Radix (06174110100303003)	Armeniacae Semen Amarum; Pinelliae Rhizoma Praeparatum cum Zingibere et Alumine[processing with ginger and alum]; Poria[broken into pieces or thick slices]; Perillae Folium[fragmenting]; Ephedrae Herba[cutting into segments]; Citri Reticulatae Pericarpium; Mori Cortex[cut into shreds]; Platycodonis Radix-[thick slices]; Glycyrrhizae Radix et Rhizoma Praeparata cum Melle[thick slices,stir-frying with honey]; Fritillariae Thunbergii Bulbus[thick slices or fragmenting]; Asteris Radix et Rhizoma[thick slices or cutting into segments]
1180	Phlegm-dispelling Formula	Heat-clearing and Phlegm-resolving Formula	0601625015	Pear and Borax Paste	Compilation of Prescriptions and Drug	Pyris Fructus, Borax (06324110100100001)	Pyris Fructus; Borax

Continued the table

No.	Main Category	Sub-category	Code of Formula	Name of Formula	Source of Formula	Components and Codes	Specifications and Requirements for Delivering
1181	Worm-expelling Formula	Worm-expelling Formula	0601815010	Ginseng and Longan Aril Decoction	Compilation of Prescriptions and Drug	Ginseng Radix et Rhizoma (06164210300102000), Longan Arillus (06159340800100003), Citri Reticulatae Pericarpium (06157040400306004)	Longan Arillus; Citri Reticulatae Pericarpium[cut into shreds]; Ginseng Radix et Rhizoma[thin slices]
1182	Formula for Treating Abscess and Ulcer	Formula of Oral Administration	0602015013	Minium Pill	Compilation of Prescriptions and Drug	Calomelas (06332210100107006), Plumbum Rubrum (06310110100200005), Realgar (06310310100107858), Stalactitum (06326610100205006), Succinum (06338110100400005), Olibanum (06157290200200006), Alumen Ustum (06326310100100515)	Plumbum Rubrum; Succinum; Olibanum; Alumen Ustum[calcining openly]; Calomelas[Powder]; Realgar[Powder, Ground with water]; Stalactitum[chopping into fragmenting]
1183	Formula for Treating Abscess and Ulcer	Formula of External Application	0602025012	Holy Cake	Compilation of Prescriptions and Drug	Angelicae Sinensis Radix (06164310100302003), Angelicae Dahuricae Radix (06164310100203003), Calamina (06326610100107003), Olibanum (06157290200200006), Myrrha (06157290200100009), Realgar (06310310100107858), Ursi Fel, Borax (06324110100100001), Sepiae Endoconcha (06207130100105008), Calomelas (06332210100107006), Crotonis Semen Pulveratum (06157740200100832), Moschus (06220640100100008), Cinnabaris (06310210100107851), Populus Resina	Olibanum; Myrrha; Ursi Fel; Borax; Moschus; Populus Resina; Crotonis Semen Pulveratum[Crystallizing or beating into powder]; Calamina[rubbed into bits]; Calomelas[Powder]; Realgar; Cinnabaris[Powder, Ground with water]; Sepiae Endoconcha[chopping into fragmenting]; Angelicae Dahuricae Radix[thick slices]; Angelicae Sinensis Radix[thin slices]
1184	Lesser Yin Person Formula	Formula for Exterior Febrile Disease	0604110013	Astragalus, Cinnamon Twig and Aconite Decoction	Longevity and Life Preservation of Oriental Medicine	Cinnamomi Ramulus (06154520200103001), Astragali Radix (06156310100603002), Paeoniae Radix Alba (06153710100202008), Angelicae Sinensis Radix (06164310100302003), Glycyrrhizae Radix et Rhizoma Praeparata cum Melle (06156310300203354), Aconiti Lateralis Radix Tostus (06153710400303221), Zingiberis Rhizoma Recens (06193510500403009), Jujubae Fructus (06159640200100000)	Aconiti Lateralis Radix Tostus[pieces, stir-frying with sand]; Jujubae Fructus[splitting or removing cores]; Cinnamomi Ramulus; Astragali Radix; Zingiberis Rhizoma Recens[thick slices]; Glycyrrhizae Radix et Rhizoma Praeparata cum Melle[thick slices,stir-frying with honey]; Paeoniae Radix Alba; Angelicae Sinensis Radix[thin slices]

Continued the table

No.	Main Category	Sub-category	Code of Formula	Name of Formula	Source of Formula	Components and Codes	Specifications and Requirements for Delivering
1185	Lesser Yin Person Formula	Formula for Exterior Febrile Disease	0604110020	Ginseng, Cinnamon Twig and Aconite Decoction	Longevity and Life Preservation of Oriental Medicine	Ginseng Radix et Rhizoma (06164210300102000), Cinnamomi Ramulus (06154520200103001), Paeoniae Radix Alba (06153710100202008), Astragali Radix (06156310100603002), Angelicae Sinensis Radix (06164310100302003), Glycyrrhizae Radix et Rhizoma Praeparata cum Melle (06156310300203354), Aconiti Lateralis Radix Tostus (06153710400303221), Zingiberis Rhizoma Recens (06193510500403009), Jujubae Fructus (06159640200100000)	Aconiti Lateralis Radix Tostus[pieces, stir-frying with sand]; Jujubae Fructus[splitting or removing cores]; Cinnamomi Ramulus; Astragali Radix; Zingiberis Rhizoma Recens[thick slices]; Glycyrrhizae Radix et Rhizoma Praeparata cum Melle[thick slices,stir-frying with honey]; Ginseng Radix et Rhizoma; Paeoniae Radix Alba; Angelicae Sinensis Radix[thin slices]
1186	Lesser Yin Person Formula	Formula for Exterior Febrile Disease	0604110037	Yang-Raising Qi-Replenishing Aconite Decoction	Longevity and Life Preservation of Oriental Medicine	Ginseng Radix et Rhizoma (06164210300102000), Cinnamomi Ramulus (06154520200103001), Paeoniae Radix Alba (06153710100202008), Astragali Radix (06156310100603002), Cynanchi Wilfordii Radix, Cinnamomi Cortex (06154520500100007), Angelicae Sinensis Radix (06164310100302003), Glycyrrhizae Radix et Rhizoma Praeparata cum Melle (06156310300203354), Aconiti Lateralis Radix Tostus (06153710400303221), Zingiberis Rhizoma Recens (06193510500403009), Jujubae Fructus (06159640200100000)	Cynanchi Wilfordii Radix; Aconiti Lateralis Radix Tostus[pieces, stir-frying with sand]; Cinnamomi Cortex-[removing rough barks]; Jujubae Fructus[splitting or removing cores]; Cinnamomi Ramulus; Astragali Radix; Zingiberis Rhizoma Recens[thick slices]; Glycyrrhizae Radix et Rhizoma Praeparata cum Melle[thick slices,stir-frying with honey]; Ginseng Radix et Rhizoma; Paeoniae Radix Alba; Angelicae Sinensis Radix[thin slices]
1187	Lesser Yin Person Formula	Formula for Exterior Febrile Disease	0604110044	Ginseng, Cinnamon Bark and Aconite Decoction	Longevity and Life Preservation of Oriental Medicine	Ginseng Radix et Rhizoma (06164210300102000), Cinnamomi Cortex (06154520500100007), Astragali Radix (06156310100603002), Paeoniae Radix Alba (06153710100202008), Angelicae Sinensis Radix (06164310100302003), Glycyrrhizae Radix et Rhizoma Praeparata cum Melle (06156310300203354), Aconiti Lateralis Radix Tostus (06153710400303221), Zingiberis Rhizoma Recens (06193510500403009), Jujubae Fructus (06159640200100000)	Aconiti Lateralis Radix Tostus[pieces, stir-frying with sand]; Cinnamomi Cortex[removing rough barks]; Jujubae Fructus[splitting or removing cores]; Astragali Radix; Zingiberis Rhizoma Recens[thick slices]; Glycyrrhizae Radix et Rhizoma Praeparata cum Melle[thick slices,stir-frying with honey]; Ginseng Radix et Rhizoma; Paeoniae Radix Alba; Angelicae Sinensis Radix[thin slices]

Continued the table

No.	Main Category	Sub-category	Code of Formula	Name of Formula	Source of Formula	Components and Codes	Specifications and Requirements for Delivering
1188	Lesser Yin Person Formula	Formula for Exterior Febrile Disease	0604110051	Astragalus and Cinnamon Twig Decoction	Longevity and Life Preservation of Oriental Medicine	Cinnamomi Ramulus (06154520200103001), Paeoniae Radix Alba (06153710100202008), Astragali Radix (06156310100603002), Cynanchi Wilfordii Radix, Angelicae Sinensis Radix (06164310100302003), Glycyrrhizae Radix et Rhizoma Praeparata cum Melle (06156310300203354), Zingiberis Rhizoma Recens (06193510500403009), Jujubae Fructus (06159640200100000)	Cynanchi Wilfordii Radix; Jujubae Fructus[splitting or removing cores]; Cinnamomi Ramulus; Astragali Radix; Zingiberis Rhizoma Recens[thick slices]; Glycyrrhizae Radix et Rhizoma Praeparata cum Melle[thick slices,stir-frying with honey]; Paeoniae Radix Alba; Angelicae Sinensis Radix[thin slices]
1189	Lesser Yin Person Formula	Formula for Exterior Febrile Disease	0604110068	Ligusticum and Cinnamon Twig Decoction	Longevity and Life Preservation of Oriental Medicine	Cinnamomi Ramulus (06154520200103001), Paeoniae Radix Alba (06153710100202008), Chuanxiong Rhizoma (06164310500103002), Atractylodis Rhizoma (06174410500303000), Citri Reticulatae Pericarpium (06157040400306004), Glycyrrhizae Radix et Rhizoma Praeparata cum Melle (06156310300203354), Zingiberis Rhizoma Recens (06193510500403009), Jujubae Fructus (06159640200100000)	Citri Reticulatae Pericarpium[cut into shreds]; Jujubae Fructus[splitting or removing cores]; Cinnamomi Ramulus; Chuanxiong Rhizoma; Atractylodis Rhizoma; Zingiberis Rhizoma Recens[thick slices]; Glycyrrhizae Radix et Rhizoma Praeparata cum Melle[thick slices,stir-frying with honey]; Paeoniae Radix Alba[thin slices]
1190	Lesser Yin Person Formula	Formula for Exterior Febrile Disease	0604110075	Ligusticum, Angelica, Cyperus and Perilla Powder	Longevity and Life Preservation of Oriental Medicine	Cyperi Rhizoma (06191310500103006), Perillae Folium (06172220700107009), Chuanxiong Rhizoma (06164310500103002), Angelicae Sinensis Radix (06164310100302003), Atractylodis Rhizoma (06174410500303000), Citri Reticulatae Pericarpium (06157040400306004), Glycyrrhizae Radix et Rhizoma Praeparata cum Melle (06156310300203354), Allium Fistulosum Bulbus (06192910701000006), Zingiberis Rhizoma Recens (06193510500403009), Jujubae Fructus (06159640200100000)	Allium Fistulosum Bulbus; Perillae Folium[fragmenting]; Citri Reticulatae Pericarpium[cut into shreds]; Jujubae Fructus[splitting or removing cores]; Chuanxiong Rhizoma; Atractylodis Rhizoma; Zingiberis Rhizoma Recens[thick slices]; Glycyrrhizae Radix et Rhizoma Praeparata cum Melle[thick slices,stir-frying with honey]; Cyperi Rhizoma[thick slices or]; Angelicae Sinensis Radix[thin slices]

Continued the table

No.	Main Category	Sub-category	Code of Formula	Name of Formula	Source of Formula	Components and Codes	Specifications and Requirements for Delivering
1191	Lesser Yin Person Formula	Formula for Exterior Febrile Disease	0604110082	Eight Ingredient Gentlemen Decoction	Longevity and Life Preservation of Oriental Medicine	Ginseng Radix et Rhizoma (06164210300102000), Astragali Radix (06156310100603002), Atractylodis Macrocephalae Rhizoma (06174410500203003), Paeoniae Radix Alba (06153710100202008), Angelicae Sinensis Radix (06164310100302003), Chuanxiong Rhizoma (06164310500103002), Citri Reticulatae Pericarpium (06157040400306004), Glycyrrhizae Radix et Rhizoma Praeparata cum Melle (06156310300203354), Zingiberis Rhizoma Recens (06193510500403009), Jujubae Fructus (06159640200100000)	Citri Reticulatae Pericarpium[cut into shreds]; Jujubae Fructus[splitting or removing cores]; Astragali Radix; Atractylodis Macrocephalae Rhizoma; Chuanxiong Rhizoma; Zingiberis Rhizoma Recens[thick slices]; Glycyrrhizae Radix et Rhizoma Praeparata cum Melle[thick slices,stir-frying with honey]; Ginseng Radix et Rhizoma; Paeoniae Radix Alba; Angelicae Sinensis Radix[thin slices]
1192	Lesser Yin Person Formula	Formula for Exterior Febrile Disease	0604110099	Cyperus Eight Ingredients Decoction	Longevity and Life Preservation of Oriental Medicine	Cyperi Rhizoma (06191310500103006), Angelicae Sinensis Radix (06164310100302003), Paeoniae Radix Alba (06153710100202008), Atractylodis Macrocephalae Rhizoma (06174410500203003), Cynanchi Wilfordii Radix, Chuanxiong Rhizoma (06164310500103002), Citri Reticulatae Pericarpium (06157040400306004), Glycyrrhizae Radix et Rhizoma Praeparata cum Melle (06156310300203354), Zingiberis Rhizoma Recens (06193510500403009), Jujubae Fructus (06159640200100000)	Cynanchi Wilfordii Radix; Citri Reticulatae Pericarpium[cut into shreds]; Jujubae Fructus[splitting or removing cores]; Atractylodis Macrocephalae Rhizoma; Chuanxiong Rhizoma; Zingiberis Rhizoma Recens[thick slices]; Glycyrrhizae Radix et Rhizoma Praeparata cum Melle[thick slices,stir-frying with honey]; Cyperi Rhizoma[thick slices or]; Angelicae Sinensis Radix; Paeoniae Radix Alba[thin slices]
1193	Lesser Yin Person Formula	Formula for Interior Cold Disease	0604120012	Cinnamon Twig, Pinellia and Fresh Ginger Decoction	Longevity and Life Preservation of Oriental Medicine	Zingiberis Rhizoma Recens (06193510500403009), Cinnamomi Ramulus (06154520200103001), Pinelliae Rhizoma Praeparatum cum Zingibere et Alumine (06191610600200729), Paeoniae Radix Alba (06153710100202008), Atractylodis Macrocephalae Rhizoma (06174410500203003), Citri Reticulatae Pericarpium (06157040400306004), Glycyrrhizae Radix et Rhizoma Praeparata cum Melle (06156310300203354)	Pinelliae Rhizoma Praeparatum cum Zingibere et Alumine[processing with ginger and alum]; Citri Reticulatae Pericarpium[cut into shreds]; Zingiberis Rhizoma Recens; Cinnamomi Ramulus; Atractylodis Macrocephalae Rhizoma[thick slices]; Glycyrrhizae Radix et Rhizoma Praeparata cum Melle[thick slices,stir-frying with honey]; Paeoniae Radix Alba[thin slices]

Continued the table

No.	Main Category	Sub-category	Code of Formula	Name of Formula	Source of Formula	Components and Codes	Specifications and Requirements for Delivering
1194	Lesser Yin Person Formula	Formula for Interior Cold Disease	0604120029	Fleeceflower and Cynanchum Middle-Smoothing Decoction	Longevity and Life Preservation of Oriental Medicine	Cynanchi Wilfordii Radix, Polygoni Multiflori Radix (06152310400103008), Alpiniae Officinarum Rhizoma (06193510500602006), Zingiberis Rhizoma (06193510500203005), Citri Reticulatae Pericarpium Viride (06157040400406001), Citri Reticulatae Pericarpium (06157040400306004), Cyperi Rhizoma (06191310500103006), Alpiniae Oxyphyllae Fructus (06193540200500005), Jujubae Fructus (06159640200100000)	Cynanchi Wilfordii Radix; Alpiniae Oxyphyllae Fructus[removing shells]; Citri Reticulatae Pericarpium[cut into shreds]; Jujubae Fructus[splitting or removing cores]; Cyperi Rhizoma[thick slices or]; Polygoni Multiflori Radix; Zingiberis Rhizoma[thick slices or broken into pieces]; Citri Reticulatae Pericarpium Viride[thick slices or cut into shreds]; Alpiniae Officinarum Rhizoma[thin slices]
1195	Lesser Yin Person Formula	Formula for Interior Cold Disease	0604120036	Garlic and Honey Decoction	Longevity and Life Preservation of Oriental Medicine	Cynanchi Wilfordii Radix, Atractylodis Macrocephalae Rhizoma (06174410500203003), Paeoniae Radix Alba (06153710100202008), Cinnamomi Ramulus (06154520200103001), Artemisiae Scopariae Herba (06174450500707002), Leonuri Herba (06172250500604002), Halloysitum Rubrum (06322310100107006), Papaveris Pericarpium (06154740400106002), Zingiberis Rhizoma Recens (06193510500403009), Jujubae Fructus (06159640200100000), Allii Sativi Bulbus (06192910700100004), Mel (06210740100200005)	Cynanchi Wilfordii Radix; Allii Sativi Bulbus; Mel; Artemisiae Scopariae Herba[break or cut into fragmenting]; Halloysitum Rubrum[fragmenting or fine powder]; Leonuri Herba[cutting into segments]; Papaveris Pericarpium[cut into shreds]; Jujubae Fructus[splitting or removing cores]; Atractylodis Macrocephalae Rhizoma; Cinnamomi Ramulus; Zingiberis Rhizoma Recens[thick slices]; Paeoniae Radix Alba[thin slices]
1196	Lesser Yin Person Formula	Formula for Interior Cold Disease	0604120043	Chicken and Ginseng Paste	Longevity and Life Preservation of Oriental Medicine	Ginseng Radix et Rhizoma (06164210300102000), Cinnamomi Cortex (06154520500100007), Gallus (06224110200100001)	Gallus; Cinnamomi Cortex[removing rough barks]; Ginseng Radix et Rhizoma[thin slices]
1197	Lesser Yin Person Formula	Formula for Interior Cold Disease	0604120050	Croton Fruit Pill	Longevity and Life Preservation of Oriental Medicine	Crotonis Fructus (06157740200100009)	Crotonis Fructus[removing testa and taking kernel]

Continued the table

No.	Main Category	Sub-category	Code of Formula	Name of Formula	Source of Formula	Components and Codes	Specifications and Requirements for Delivering
1198	Lesser Yin Person Formula	Formula for Interior Cold Disease	0604120067	Ginseng Decoction of Two Old Ingredients	Longevity and Life Preservation of Oriental Medicine	Ginseng Radix et Rhizoma (06164210300102000), Zingiberis Rhizoma Recens (06193510500403009), Amomi Fructus (06193540200300001), Citri Reticulatae Pericarpium (06157040400306004), Jujubae Fructus (06159640200100000)	Amomi Fructus; Citri Reticulatae Pericarpium[cut into shreds]; Jujubae Fructus[splitting or removing cores]; Zingiberis Rhizoma Recens[thick slices]; Ginseng Radix et Rhizoma[thin slices]
1199	Lesser Yin Person Formula	Formula for Interior Cold Disease	0604120074	Ginseng and Evodia Decoction	Longevity and Life Preservation of Oriental Medicine	Ginseng Radix et Rhizoma (06164210300102000), Euodiae Fructus (06157040200300004), Zingiberis Rhizoma Recens (06193510500403009), Paeoniae Radix Alba (06153710100202008), Angelicae Sinensis Radix (06164310100302003), Cinnamomi Cortex (06154520500100007)	Euodiae Fructus; Cinnamomi Cortex[removing rough barks]; Zingiberis Rhizoma Recens[thick slices]; Ginseng Radix et Rhizoma; Paeoniae Radix Alba; Angelicae Sinensis Radix-[thin slices]
1200	Lesser Yin Person Formula	Formula for Interior Cold Disease	0604120081	Cinnamon Bark and Aconite Middle-Regulating Decoction	Longevity and Life Preservation of Oriental Medicine	Ginseng Radix et Rhizoma (06164210300102000), Atractylodis Macrocephalae Rhizoma (06174410500203003), Zingiberis Rhizoma Praeparatum (06193510500203227), Cinnamomi Cortex (06154520500100007), Paeoniae Radix Alba (06153710100202008), Citri Reticulatae Pericarpium (06157040400306004), Glycyrrhizae Radix et Rhizoma Praeparata cum Melle (06156310300203354), Aconiti Lateralis Radix Tostus (06153710400303221)	Aconiti Lateralis Radix Tostus[pieces, stir-frying with sand]; Cinnamomi Cortex[removing rough barks]; Citri Reticulatae Pericarpium[cut into shreds]; Atractylodis Macrocephalae Rhizoma[thick slices]; Glycyrrhizae Radix et Rhizoma Praeparata cum Melle[thick slices,stir-frying with honey]; Zingiberis Rhizoma Praeparatum[thick slices or broken into pieces, stir-frying with sand]; Ginseng Radix et Rhizoma; Paeoniae Radix Alba[thin slices]
1201	Lesser Yin Person Formula	Formula for Interior Cold Disease	0604120098	Evodia and Aconite Middle-Regulating Decoction	Longevity and Life Preservation of Oriental Medicine	Ginseng Radix et Rhizoma (06164210300102000), Atractylodis Macrocephalae Rhizoma (06174410500203003), Zingiberis Rhizoma Praeparatum (06193510500203227), Cinnamomi Cortex (06154520500100007), Paeoniae Radix Alba (06153710100202008), Citri Reticulatae Pericarpium (06157040400306004), Glycyrrhizae Radix et Rhizoma Praeparata cum Melle (06156310300203354), Euodiae Fructus (06157040200300004), Foeniculi Fructus (06164340200100001), Psoraleae Fructus (06156340200200009), Aconiti Lateralis Radix Tostus (06153710400303221)	Euodiae Fructus; Foeniculi Fructus; Psoraleae Fructus; Aconiti Lateralis Radix Tostus[pieces, stir-frying with sand]; Cinnamomi Cortex[removing rough barks]; Citri Reticulatae Pericarpium[cut into shreds]; Atractylodis Macrocephalae Rhizoma[thick slices]; Glycyrrhizae Radix et Rhizoma Praeparata cum Melle[thick slices,stir-frying with honey]; Zingiberis Rhizoma Praeparatum[thick slices or broken into pieces, stir-frying with sand]; Ginseng Radix et Rhizoma; Paeoniae Radix Alba[thin slices]

Continued the table

No.	Main Category	Sub-category	Code of Formula	Name of Formula	Source of Formula	Components and Codes	Specifications and Requirements for Delivering
1202	Lesser Yin Person Formula	Formula for Interior Cold Disease	0604120104	Cynanchum and Aconite Middle-Regulating Decoction	Longevity and Life Preservation of Oriental Medicine	Cynanchi Wilfordii Radix, Atractylodis Macrocephalae Rhizoma Praeparatum (06174410500203218), Paeoniae Radix Alba (06153710100202008), Cinnamomi Ramulus (06154520200103001), Zingiberis Rhizoma Praeparatum (06193510500203227), Citri Reticulatae Pericarpium (06157040400306004), Glycyrrhizae Radix et Rhizoma Praeparata cum Melle (06156310300203354), Aconiti Lateralis Radix Tostus (06153710400303221)	Cynanchi Wilfordii Radix; Aconiti Lateralis Radix Tostus[pieces, stir-frying with sand]; Citri Reticulatae Pericarpium[cut into shreds]; Cinnamomi Ramulus[thick slices]; Glycyrrhizae Radix et Rhizoma Praeparata cum Melle[thick slices,stir-frying with honey]; Atractylodis Macrocephalae Rhizoma Praeparatum[thick slices,stir-frying with honey then stir-frying with bran]; Zingiberis Rhizoma Praeparatum[thick slices or broken into pieces, stir-frying with sand]; Paeoniae Radix Alba[thin slices]
1203	Lesser Yin Person Formula	Formula for Interior Cold Disease	0604120111	Cynanchum Middle-Regulating Decoction	Longevity and Life Preservation of Oriental Medicine	Cynanchi Wilfordii Radix, Atractylodis Macrocephalae Rhizoma (06174410500203003), Paeoniae Radix Alba (06153710100202008), Cinnamomi Ramulus (06154520200103001), Zingiberis Rhizoma Praeparatum (06193510500203227), Citri Reticulatae Pericarpium (06157040400306004), Glycyrrhizae Radix et Rhizoma Praeparata cum Melle (06156310300203354)	Cynanchi Wilfordii Radix; Citri Reticulatae Pericarpium[cut into shreds]; Atractylodis Macrocephalae Rhizoma; Cinnamomi Ramulus[thick slices]; Glycyrrhizae Radix et Rhizoma Praeparata cum Melle[thick slices,stir-frying with honey]; Zingiberis Rhizoma Praeparatum[thick slices or broken into pieces, stir-frying with sand]; Paeoniae Radix Alba[thin slices]
1204	Lesser Yang Person Formula	Formula for Exterior Cold Disease	0604210010	Schizonepetae Spica and Saposhnikoviae Radix Red-Conducting Powder	Longevity and Life Preservation of Oriental Medicine	Rehmanniae Radix (06172410400103009), Akebiae Caulis (06153820100203001), Scrophulariae Radix (06172410100102005), Trichosanthis Semen (06174040600200000), Peucedani Radix (06164310100702001), Notopterygii Rhizoma et Radix (06164310300103004), Angelicae Pubescentis Radix (06164310100802008), Schizonepetae Herba (06172250500404008), Saposhnikoviae Radix (06164310100503004)	Akebiae Caulis[pieces]; Trichosanthis Semen[removing withered seeds]; Schizonepetae Herba[cutting into segments]; Rehmanniae Radix; Notopterygii Rhizoma et Radix; Saposhnikoviae Radix[thick slices]; Scrophulariae Radix; Peucedani Radix; Angelicae Pubescentis Radix[thin slices]

Continued the table

No.	Main Category	Sub-category	Code of Formula	Name of Formula	Source of Formula	Components and Codes	Specifications and Requirements for Delivering
1205	Lesser Yang Person Formula	Formula for Exterior Cold Disease	0604210027	Polyporus and Plantaginis Semen Decoction	Longevity and Life Preservation of Oriental Medicine	Poria (06400210100403009), Alismatis Rhizoma (06190810600103001), Polyporus (06400210100203005), Plantaginis Semen (06173440600100002), Anemarrhenae Rhizoma (06192910500303001), Gypsum Fibrosum (06326110100107008), Notopterygii Rhizoma et Radix (06164310300103004), Angelicae Pubescentis Radix (06164310100802008), Schizonepetae Herba (06172250500404008), Saposhnikoviae Radix (06164310100503004)	Plantaginis Semen; Poria[broken into pieces or thick slices]; Gypsum Fibrosum[coarse powder]; Schizonepetae Herba[cutting into segments]; Alismatis Rhizoma; Polyporus; Anemarrhenae Rhizoma; Notopterygii Rhizoma et Radix; Saposhnikoviae Radix[thick slices]; Angelicae Pubescentis Radix[thin slices]
1206	Lesser Yang Person Formula	Formula for Exterior Cold Disease	0604210034	Armand Clematis Great Tranquility Decoction	Longevity and Life Preservation of Oriental Medicine	Akebiae Caulis (06153820100203001), Rehmanniae Radix (06172410400103009), Poria (06400210100403009), Alismatis Rhizoma (06190810600103001), Plantaginis Semen (06173440600100002), Coptidis Rhizoma (06153710500302001), Notopterygii Rhizoma et Radix (06164310300103004), Saposhnikoviae Radix (06164310100503004), Schizonepetae Herba (06172250500404008)	Plantaginis Semen; Poria[broken into pieces or thick slices]; Akebiae Caulis[pieces]; Schizonepetae Herba[cutting into segments]; Rehmanniae Radix; Alismatis Rhizoma; Notopterygii Rhizoma et Radix; Saposhnikoviae Radix[thick slices]; Coptidis Rhizoma[thin slices]
1207	Lesser Yang Person Formula	Formula for Exterior Cold Disease	0604210041	Coptis Intestine-Clearing Decoction	Longevity and Life Preservation of Oriental Medicine	Rehmanniae Radix (06172410400103009), Akebiae Caulis (06153820100203001), Poria (06400210100403009), Alismatis Rhizoma (06190810600103001), Polyporus (06400210100203005), Plantaginis Semen (06173440600100002), Coptidis Rhizoma (06153710500302001), Notopterygii Rhizoma et Radix (06164310300103004), Saposhnikoviae Radix (06164310100503004)	Plantaginis Semen; Poria[broken into pieces or thick slices]; Akebiae Caulis[pieces]; Rehmanniae Radix; Alismatis Rhizoma; Polyporus; Notopterygii Rhizoma et Radix; Saposhnikoviae Radix[thick slices]; Coptidis Rhizoma[thin slices]
1208	Lesser Yang Person Formula	Formula for Exterior Cold Disease	0604210058	Gansui Root Tian Yi Pill	Longevity and Life Preservation of Oriental Medicine	Kansui Radix (06157710400100000), Calomelas (06332210100107006)	Kansui Radix; Calomelas[Powder]

Continued the table

No.	Main Category	Sub-category	Code of Formula	Name of Formula	Source of Formula	Components and Codes	Specifications and Requirements for Delivering
1209	Lesser Yang Person Formula	Formula for Interior Febrile Disease	0604220019	Talcum and Sophorae Radix Decoction	Longevity and Life Preservation of Oriental Medicine	Poria (06400210100403009), Alismatis Rhizoma (06190810600103001), Talcum (06322110100107002), Sophorae Flavescentis Radix (06156310100303001), Coptidis Rhizoma (06153710500302001), Phellodendri Chinensis Cortex (06157020500206008), Notopterygii Rhizoma et Radix (06164310300103004), Angelicae Pubescentis Radix (06164310100802008), Schizonepetae Herba (06172250500404008), Saposhnikoviae Radix (06164310100503004)	Poria[broken into pieces or thick slices]; Talcum[fragmenting or fine powder]; Schizonepetae Herba[cutting into segments]; Phellodendri Chinensis Cortex[cut into shreds]; Alismatis Rhizoma; Sophorae Flavescentis Radix; Notopterygii Rhizoma et Radix; Saposhnikoviae Radix[thick slices]; Coptidis Rhizoma; Angelicae Pubescentis Radix[thin slices]
1210	Lesser Yang Person Formula	Formula for Interior Febrile Disease	0604220026	Angelicae Pubescentis Radix and Rehmanniae Radix Preparata Decoction	Longevity and Life Preservation of Oriental Medicine	Rehmanniae Radix Praeparata (06172410400103610), Corni Fructus (06164440400100006), Poria (06400210100403009), Alismatis Rhizoma (06190810600103001), Moutan Cortex (06153720600102005), Saposhnikoviae Radix (06164310100503004), Angelicae Pubescentis Radix (06164310100802008)	Poria[broken into pieces or thick slices]; Corni Fructus[Remove kernel]; Alismatis Rhizoma; Saposhnikoviae Radix[thick slices]; Rehmanniae Radix Praeparata[thick slices, stewing or steaming with wine]; Moutan Cortex; Angelicae Pubescentis Radix[thin slices]
1211	Lesser Yang Person Formula	Formula for Interior Febrile Disease	0604220033	Twelve-Ingredient Rehmannia Decoction	Longevity and Life Preservation of Oriental Medicine	Rehmanniae Radix Praeparata (06172410400103610), Corni Fructus (06164440400100006), Poria (06400210100403009), Alismatis Rhizoma (06190810600103001), Moutan Cortex (06153720600102005), Lycii Cortex (06172320600100008), Scrophulariae Radix (06172410100102005), Lycii Fructus (06172340200200007), Rubi Fructus (06156140200800007), Plantaginis Semen (06173440600100002), Schizonepetae Herba (06172250500404008), Saposhnikoviae Radix (06164310100503004)	Lycii Fructus; Rubi Fructus; Plantaginis Semen; Poria[broken into pieces or thick slices]; Corni Fructus[Remove kernel]; Lycii Cortex[removing wooden cores]; Schizonepetae Herba[cutting into segments]; Alismatis Rhizoma; Saposhnikoviae Radix[thick slices]; Rehmanniae Radix Praeparata[thick slices, stewing or steaming with wine]; Moutan Cortex; Scrophulariae Radix[thin slices]
1212	Lesser Yang Person Formula	Formula for Interior Febrile Disease	0604220040	Rehmannia White Tiger Decoction	Longevity and Life Preservation of Oriental Medicine	Gypsum Fibrosum (06326110100107008), Rehmanniae Radix (06172410400103009), Anemarrhenae Rhizoma (06192910500303001), Saposhnikoviae Radix (06164310100503004), Angelicae Pubescentis Radix (06164310100802008)	Gypsum Fibrosum[coarse powder]; Rehmanniae Radix; Anemarrhenae Rhizoma; Saposhnikoviae Radix[thick slices]; Angelicae Pubescentis Radix-[thin slices]

Continued the table

No.	Main Category	Sub-category	Code of Formula	Name of Formula	Source of Formula	Components and Codes	Specifications and Requirements for Delivering
1213	Lesser Yang Person Formula	Formula for Interior Febrile Disease	0604220057	Yang-Toxin White Tiger Decoction	Longevity and Life Preservation of Oriental Medicine	Gypsum Fibrosum (06326110100107008), Rehmanniae Radix (06172410400103009), Anemarrhenae Rhizoma (06192910500303001), Schizonepetae Herba (06172250500404008), Saposhnikoviae Radix (06164310100503004), Arctii Fructus (06174440200200002)	Arctii Fructus; Gypsum Fibrosum[-coarse powder]; Schizonepetae Herba[cutting into segments]; Rehmanniae Radix; Anemarrhenae Rhizoma; Saposhnikoviae Radix[thick slices]
1214	Lesser Yang Person Formula	Formula for Interior Febrile Disease	0604220064	Diaphragm-Cooling Fire-Dissipating Decoction	Longevity and Life Preservation of Oriental Medicine	Rehmanniae Radix (06172410400103009), Lonicerae Japonicae Caulis (06173620200204007), Forsythiae Fructus (06171240200200001), Gardeniae Fructus (06173540200107002), Menthae Haplocalycis Herba (06172250500704009), Anemarrhenae Rhizoma (06192910500303001), Gypsum Fibrosum (06326110100107008), Saposhnikoviae Radix (06164310100503004), Schizonepetae Herba (06172250500404008)	Forsythiae Fructus; Gardeniae Fructus[rubbed into bits]; Gypsum Fibrosum[coarse powder]; Lonicerae Japonicae Caulis; Schizonepetae Herba[cutting into segments]; Menthae Haplocalycis Herba[Short cutting into segments]; Rehmanniae Radix; Anemarrhenae Rhizoma; Saposhnikoviae Radix[thick slices]
1215	Lesser Yang Person Formula	Formula for Interior Febrile Disease	0604220071	Honeysuckle Stem and Wolfberry Root-bark Decoction	Longevity and Life Preservation of Oriental Medicine	Lonicerae Japonicae Caulis (06173620200204007), Corni Fructus (06164440400100006), Lycii Cortex (06172320600100008), Coptidis Rhizoma (06153710500302001), Phellodendri Chinensis Cortex (06157020500206008), Scrophulariae Radix (06172410100102005), Sophorae Flavescentis Radix (06156310100303001), Rehmanniae Radix (06172410400103009), Anemarrhenae Rhizoma (06192910500303001), Gardeniae Fructus (06173540200107002), Lycii Fructus (06172340200200007), Rubi Fructus (06156140200800007), Schizonepetae Herba (06172250500404008), Saposhnikoviae Radix (06164310100503004), Lonicerae Japonicae Flos (06173630200200008)	Lycii Fructus; Rubi Fructus; Lonicerae Japonicae Flos; Gardeniae Fructus[rubbed into bits]; Corni Fructus[Remove kernel]; Lycii Cortex-[removing wooden cores]; Lonicerae Japonicae Caulis; Schizonepetae Herba[cutting into segments]; Phellodendri Chinensis Cortex[cut into shreds]; Sophorae Flavescentis Radix; Rehmanniae Radix; Anemarrhenae Rhizoma; Saposhnikoviae Radix[thick slices]; Coptidis Rhizoma; Scrophulariae Radix[thin slices]

Continued the table

No.	Main Category	Sub-category	Code of Formula	Name of Formula	Source of Formula	Components and Codes	Specifications and Requirements for Delivering
1216	Lesser Yang Person Formula	Formula for Interior Febrile Disease	0604220088	Cooked Rehmannia Flavescent Sophora Decoction	Longevity and Life Preservation of Oriental Medicine	Rehmanniae Radix Praeparata (06172410400103610), Corni Fructus (06164440400100006), Poria (06400210100403009), Alismatis Rhizoma (06190810600103001), Anemarrhenae Rhizoma (06192910500303001), Phellodendri Chinensis Cortex (06157020500206008), Sophorae Flavescentis Radix (06156310100303001)	Alismatis Rhizoma; Anemarrhenae Rhizoma; Sophorae Flavescentis Radix[thick slices]; Rehmanniae Radix Praeparata[thick slices, stewing orsteaming with wine]; Poria[breaking into pieces or thick slices]; Corni Fructus[remove kernel]; Phellodendri Chinensis Cortex[cutting into shreds]
1217	Greater Yin Person Formula	Formula for Exterior Cold Disease	0604310017	Greater Yin Stomach-Regulating Decoction	Longevity and Life Preservation of Oriental Medicine	Coicis Semen (06191240500100005), Castaneae Semen, Raphani Semen (06154940600200009), Schisandrae Chinensis Fructus (06154140200200007), Ophiopogonis Radix (06192910400300001), Acori Tatarinowii Rhizoma (06191610500203004), Platycodonis Radix (06174110100303003), Ephedrae Herba (06141021000104008)	Coicis Semen; Castaneae Semen; Raphani Semen; Schisandrae Chinensis Fructus; Ophiopogonis Radix; Ephedrae Herba[cutting into segments]; Acori Tatarinowii Rhizoma; Platycodonis Radix[thick slices]
1218	Greater Yin Person Formula	Formula for Exterior Cold Disease	0604310024	Stomach-Regulating Lucidity-Rising Decoction	Longevity and Life Preservation of Oriental Medicine	Coicis Semen (06191240500100005), Castaneae Semen, Raphani Semen (06154940600200009), Ephedrae Herba (06141021000104008), Platycodonis Radix (06174110100303003), Ophiopogonis Radix (06192910400300001), Schisandrae Chinensis Fructus (06154140200200007), Acori Tatarinowii Rhizoma (06191610500203004), Polygalae Radix (06157510100104007), Asparagi Radix (06192910400202008), Ziziphi Spinosae Semen (06159640600100006), Longan Arillus (06159340800100003)	Coicis Semen; Castaneae Semen; Raphani Semen; Ophiopogonis Radix; Schisandrae Chinensis Fructus; Longan Arillus; Ziziphi Spinosae Semen[Remove residual shell nuclei and mash when used]; Ephedrae Herba; Polygalae Radix[cutting into segments]; Platycodonis Radix; Acori Tatarinowii Rhizoma[thick slices]; Asparagi Radix[thin slices]

Continued the table

No.	Main Category	Sub-category	Code of Formula	Name of Formula	Source of Formula	Components and Codes	Specifications and Requirements for Delivering
1219	Greater Yin Person Formula	Formula for Exterior Cold Disease	0604310031	Ephedra Pain-Relieving Decoction	Longevity and Life Preservation of Oriental Medicine	Coicis Semen (06191240500100005), Ephedrae Herba (06141021000104008), Raphani Semen (06154940600200009), Armeniacae Semen Amarum (06156140600100004), Acori Tatarinowii Rhizoma (06191610500203004), Platycodonis Radix (06174110100303003), Ophiopogonis Radix (06192910400300001), Schisandrae Chinensis Fructus (06154140200200007), Quisqualis Fructus (06163340200400003), Longan Arillus (06159340800100003), Platycladi Semen (06140640500100009), Castaneae Semen	Coicis Semen; Raphani Semen; Armeniacae Semen Amarum; Ophiopogonis Radix; Schisandrae Chinensis Fructus; Quisqualis Fructus; Longan Arillus; Castaneae Semen; Platycladi Semen[removing residual testa]; Ephedrae Herba[cutting into segments]; Acori Tatarinowii Rhizoma; Platycodonis Radix[thick slices]
1220	Greater Yin Person Formula	Formula for Exterior Cold Disease	0604310048	Cold-Excess and Heat-Deficiency Decoction	Longevity and Life Preservation of Oriental Medicine	Coicis Semen (06191240500100005), Raphani Semen (06154940600200009), Ophiopogonis Radix (06192910400300001), Platycodonis Radix (06174110100303003), Scutellariae Radix (06172210100102605), Armeniacae Semen Amarum (06156140600100004), Ephedrae Herba (06141021000104008), Castaneae Semen	Coicis Semen; Raphani Semen; Ophiopogonis Radix; Armeniacae Semen Amarum; Castaneae Semen; Ephedrae Herba[cutting into segments]; Platycodonis Radix[thick slices]; Scutellariae Radix[thin slices, decocting]
1221	Greater Yin Person Formula	Formula for Exterior Cold Disease	0604310055	Lung-Origin Regulating Decoction	Longevity and Life Preservation of Oriental Medicine	Ophiopogonis Radix (06192910400300001), Platycodonis Radix (06174110100303003), Coicis Semen (06191240500100005), Scutellariae Radix (06172210100102605), Ephedrae Herba (06141021000104008), Raphani Semen (06154940600200009)	Ophiopogonis Radix; Coicis Semen; Raphani Semen; Ephedrae Herba[cutting into segments]; Platycodonis Radix[thick slices]; Scutellariae Radix[thin slices, decocting]
1222	Greater Yin Person Formula	Formula for Exterior Cold Disease	0604310062	Lung-Origin Tonifying Decoction	Longevity and Life Preservation of Oriental Medicine	Ophiopogonis Radix (06192910400300001), Platycodonis Radix (06174110100303003), Schisandrae Chinensis Fructus (06154140200200007)	Ophiopogonis Radix; Schisandrae Chinensis Fructus; Platycodonis Radix[thick slices]
1223	Greater Yin Person Formula	Formula for Exterior Cold Disease	0604310079	Dried Chestnut Grub Decoction	Longevity and Life Preservation of Oriental Medicine	Castaneae Semen, Holotrichiae Larva (06211410100100009)	Castaneae Semen; Holotrichiae Larva

Continued the table

No.	Main Category	Sub-category	Code of Formula	Name of Formula	Source of Formula	Components and Codes	Specifications and Requirements for Delivering
1224	Greater Yin Person Formula	Formula for Exterior Cold Disease	0604310086	Dried Chestnut Tree-of-Heaven Bark Decoction	Longevity and Life Preservation of Oriental Medicine	Castaneae Semen, Ailanthi Cortex (06157120600106007)	Castaneae Semen; Ailanthi Cortex[cut into shreds or cutting into segments]
1225	Greater Yin Person Formula	Formula for Exterior Cold Disease	0604310093	Liriopis Tuber and Polygalae Radix Powder	Longevity and Life Preservation of Oriental Medicine	Ophiopogonis Radix (06192910400300001), Polygalae Radix (06157510100104007), Acori Tatarinowii Rhizoma (06191610500203004), Schisandrae Chinensis Fructus (06154140200200007)	Ophiopogonis Radix; Schisandrae Chinensis Fructus; Polygalae Radix[cutting into segments]; Acori Tatarinowii Rhizoma[thick slices]
1226	Greater Yin Person Formula	Formula for Interior Febrile Disease	0604320016	Lotus Seed Decoction for Heart-Clearing	Longevity and Life Preservation of Oriental Medicine	Nelumbinis Semen (06153240600200001), Dioscoreae Rhizoma (06193210500103007), Asparagi Radix (06192910400202008), Ophiopogonis Radix (06192910400300001), Polygalae Radix (06157510100104007), Acori Tatarinowii Rhizoma (06191610500203004), Ziziphi Spinosae Semen (06159640600100006), Longan Arillus (06159340800100003), Platycladi Semen (06140640500100009), Scutellariae Radix (06172210100102605), Raphani Semen (06154940 600200009), Chrysanthemi Flos (06174430100200004)	Ophiopogonis Radix; Longan Arillus; Raphani Semen; Chrysanthemi Flos; Nelumbinis Semen[Cut and removing cores]; Ziziphi Spinosae Semen[Remove residual shell nuclei and mash when used]; Platycladi Semen[removing residual testa]; Polygalae Radix[cutting into segments]; Dioscoreae Rhizoma; Acori Tatarinowii Rhizoma[thick slices]; Asparagi Radix[thin slices]; Scutellariae Radix[thin slices, decocting]
1227	Greater Yin Person Formula	Formula for Interior Febrile Disease	0604320023	Heat-Excess and Cold-Deficiency Decoction	Longevity and Life Preservation of Oriental Medicine	Puerariae Lobatae Radix (06156310100803006), Scutellariae Radix (06172210100102605), Ligustici Rhizoma et Radix (06164310300203001), Raphani Semen (06154940600200009), Platycodonis Radix (06174110100303003), Cimicifugae Rhizoma (06153710500103004), Angelicae Dahuricae Radix (06164310100203003)	Raphani Semen; Puerariae Lobatae Radix; Ligustici Rhizoma et Radix; Platycodonis Radix; Cimicifugae Rhizoma; Angelicae Dahuricae Radix[thick slices]; Scutellariae Radix[thin slices, decocting]
1228	Greater Yin Person Formula	Formula for Interior Febrile Disease	0604320030	Pueraria Purgative Decoction	Longevity and Life Preservation of Oriental Medicine	Puerariae Lobatae Radix (06156310100803006), Scutellariae Radix (06172210100102605), Rhei Radix et Rhizoma (06152310300103009), Platycodonis Radix (06174110100303003), Cimicifugae Rhizoma (06153710500103004), Angelicae Dahuricae Radix (06164310100203003)	Puerariae Lobatae Radix; Platycodonis Radix; Cimicifugae Rhizoma; Angelicae Dahuricae Radix[thick slices]; Rhei Radix et Rhizoma[thick slices or broken into pieces]; Scutellariae Radix[thin slices, decocting]

Continued the table

No.	Main Category	Sub-category	Code of Formula	Name of Formula	Source of Formula	Components and Codes	Specifications and Requirements for Delivering
1229	Greater Yin Person Formula	Formula for Interior Febrile Disease	0604320047	Star-Surround Black Orgin Pill	Longevity and Life Preservation of Oriental Medicine	Cervi Cornu Pantotrichum (06220620200201003), Dioscoreae Rhizoma (06193210500103007), Asparagi Radix (06192910400202008), Holotrichiae Larva (06211410100100009), Moschus (06220640100100008)	Holotrichiae Larva; Moschus; Cervi Cornu Pantotrichum[Extremely thin slices]; Dioscoreae Rhizoma[thick slices]; Asparagi Radix[thin slices]
1230	Greater Yin Person Formula	Formula for Interior Febrile Disease	0604320054	Honeylocust and Rhubarb Decoction	Longevity and Life Preservation of Oriental Medicine	Cimicifugae Rhizoma (06153710500103004), Puerariae Lobatae Radix (06156310100803006), Rhei Radix et Rhizoma (06152310300103009), Gleditsiae Sinensis Fructus (06156340200407002)	Gleditsiae Sinensis Fructus[pounding to pieces]; Cimicifugae Rhizoma; Puerariae Lobatae Radix[thick slices]; Rhei Radix et Rhizoma[thick slices or broken into pieces]
1231	Greater Yin Person Formula	Formula for Interior Febrile Disease	0604320061	Pueraria and Common Ducksmeat Decoction	Longevity and Life Preservation of Oriental Medicine	Puerariae Lobatae Radix (06156310100803006), Raphani Semen (06154940600200009), Scutellariae Radix (06172210100102605), Spirodelae Herba (06191750100100003), Rhei Radix et Rhizoma (06152310300103009), Holotrichiae Larva (06211410100100009)	Raphani Semen; Spirodelae Herba; Holotrichiae Larva; Puerariae Lobatae Radix[thick slices]; Rhei Radix et Rhizoma[thick slices or broken into pieces]; Scutellariae Radix[thin slices, decocting]
1232	Greater Yang Person Formula	Formula for Lumbar Verebrae Disease	0604410014	Slenderstyle Acanthopanax Bark Spine-Strengthening Decoction	Longevity and Life Preservation of Oriental Medicine	Acanthopanacis Cortex (06164220600103003), Chaenomelis Fructus (06156140200302006), Pini Lignum Nodi (06140420400105003), Vitis Radix, Phragmitis Rhizoma (06191210500204003), Pseudocerasi Fructus, Fagopyri Semen (06152340600100002)	Vitis Radix; Pseudocerasi Fructus; Fagopyri Semen; Phragmitis Rhizoma[cutting into segments]; Acanthopanacis Cortex[thick slices]; Chaenomelis Fructus[thin slices]; Pini Lignum Nodi[thin slices or chopping into fragmenting]
1233	Greater Yang Person Formula	Formula for Small Intestine Disease	0604420013	Kiwi Stem Intestine-Plant Decoction	Longevity and Life Preservation of Oriental Medicine	Actinidiae Chinensis Fructus, Chaenomelis Fructus (06156140200302006), Vitis Radix, Phragmitis Rhizoma (06191210500204003), Pseudocerasi Fructus, Acanthopanacis Cortex (06164220600103003), Pini Flos, Oryzae Testa	Actinidiae Chinensis Fructus; Vitis Radix; Pseudocerasi Fructus; Pini Flos; Oryzae Testa; Phragmitis Rhizoma[cutting into segments]; Acanthopanacis Cortex[thick slices]; Chaenomelis Fructus[thin slices]

Table 2. Components Delivery of Decoction Pieces

No.	Name of Decoction pieces	Code of Decoction Pieces	Specifications and Requirements of Delivery
20001	Lycopodii Herba	06130250100104005	cutting into segments
20002	Selaginellae Herba	06130350100104002	cutting into segments
20003	Selaginellae Herba Tamariscinae	06130350100104415	cutting into segments,carbonizing by stir-frying
20004	Equiseti Hiemalis Herba	06130550500104002	cutting into segments
20005	Osmundae Rhizoma	06131310500103004	slicing
20006	Lygodii Spora	06131790100100007	cleaning
20007	Cibotii Rhizoma	06131910500103006	cutting into thick slices
20008	Cibotii Rhizoma Aquosus	06131910500103228	cutting into thick slices,heated with sand
20009	Dryopteridis Crassirhizomatis Rhizoma	06134510500103005	cutting into thick slices
20010	Dryopteridis Crassirhizomatis Rhizoma Carbonisatum	06134510500103418	cutting into thick slices,carbonizing by stir-frying
20011	Drynariae Rhizoma	06135610500103001	cutting into thick slices
20012	Drynariae Rhizoma Praeparatum	06135610500103223	cutting into thick slices,heated with sand
20013	Pyrrosiae Folium	06135620700104005	cutting into segments
20014	Ginkgo Folium	06140220700100001	cleaning
20015	Ginkgo Semen	06140240500100001	removing shells
20016	Ginkgo Semen Tostus	06140240500100117	removing shells,stir-frying until yellow
20017	Pini Lignum Nodi	06140420400105003	cutting into thin slices or pounding to small fragmenting
20018	Pseudolaricis Cortex	06140420600106008	cutting into shreds
20019	Pini Pollen	06140430500100006	cleaning
20020	Platycladi Cacumen	06140621200100001	removing hard stems
20021	Platycladi Cacumen Carbonisatum	06140621200100414	removing hard stems,carbonizing by stir-frying
20022	Platycladi Semen	06140640500100009	removing residual testa
20023	Platycladi Semen Pulveratum	06140640500100832	making frost-like powder
20024	Torreyae Semen	06140940600100009	removing shells and taking kernel
20025	Ephedrae Radix et Rhizoma	06141010300103002	cutting into thick slices
20026	Ephedrae Herba	06141021000104008	cutting into segments
20027	Ephedrae Herba Mellitus	06141021000104350	cutting into segments,stir-frying with honey
20028	Saurui Herba	06150250500104005	cutting into segments
20029	Houttuyniae Herba	06150250500204002	cutting into segments
20030	Houttuyniae Herba Recens	06150250500208000	using fresh herb
20031	Piperis Kadsurae Caulis	06150320100103002	cutting into thick slices

Continued the table

No.	Name of Decoction pieces	Code of Decoction Pieces	Specifications and Requirements of Delivery
20032	Piperis Fructus	06150340200100008	cleaning
20033	Piperis Longui Fructus	06150340200200005	cleaning
20034	Sarcandrae Herba	06150450100104003	cutting into segments
20035	Juglandis Semen	06150740600100002	cleaning
20036	Mori Ramulus	06151220200103003	cutting into thick slices
20037	Mori Ramulus Tostus	06151220200103119	cutting into thick slices,stir-frying until yellow
20038	Mori Cortex	06151220600106000	cutting into shreds
20039	Mori Cortex Mellitus	06151220600106352	cutting into shreds,stir-frying with honey
20040	Mori Folium	06151220700107006	rubbing into bits
20041	Mori Fructus	06151240200100000	cleaning
20042	Broussonetiae Fructus	06151240200200007	cleaning
20043	Cannabis Fructus	06151240200300004	cleaning
20044	Cannabis Semen Tostus	06151240200300110	stir-frying until yellow
20045	Santali Albi Lignum	06151820400107001	chopping into fragmenting
20046	Taxilli Herba	06151921200103009	cutting into thick slices， cutting into segments
20047	Visci Herba	06151921200203006	cutting into thick slices
20048	Asari Radix et Rhizoma	06152010300104005	cutting into segments
20049	Aristolochiae Fructus	06152040200107004	rubbing into bits
20050	Aristolochiae Fructus Mellitus	06152040200107356	cutting into fragmenting,stir-frying with honey
20051	Aristolochiae Herba	06152050500104009	cutting into segments
20052	Rhei Radix et Rhizoma	06152310300103009	cutting into thick slices or cutting into chunks
20053	Rhei Radix et Rhizoma Vinatus	06152310300103313	cutting into thick slices or cutting into chunks, stir-frying with wine
20054	Rhei Radix et Rhizoma Carbonisata	06152310300103412	cutting into thick slices or cutting into chunks, carbonizing by stir-frying
20055	Rhei Radix et Rhizoma Cocta Vinata	06152310300103610	cutting into thick slices or cutting into chunks, stewing orsteaming with wine
20056	Polygoni Cuspidati Rhizoma et Radix	06152310300203006	cutting into thick slices
20057	Polygoni Multiflori Radix	06152310400103008	cutting into thick slices or cutting into chunks
20058	Polygoni Multiflori Radix Praeparata	06152310400103695	cutting into thick slices or cutting into chunks, stewing or steaming with black bean juice
20059	Bistortae Rhizoma	06152310500102000	cutting into thin slices
20060	Fagopyri Dibotrydis Rhizoma	06152310500203004	cutting into thick slices
20061	Polygoni Multiflori Caulis	06152320100104007	cutting into segments
20062	Polygoni Tinctorii Folium	06152320700100003	cleaning

Continued the table

No.	Name of Decoction pieces	Code of Decoction Pieces	Specifications and Requirements of Delivery
20063	Polygni Orientalis Fructus	06152340200100006	cleaning
20064	Polygni Avicularis Herba	06152350500104000	cutting into segments
20065	Polygni Perfoliati Herba	06152350500204007	cutting into segments
20066	Kochiae Fructus	06152440200100003	cleaning
20067	Cyathulae Radix	06152510100102008	cutting into thin slices
20068	Cyathulae Radix Vinatus	06152510100102312	cutting into thin slices, stir-frying with wine
20069	Achyranthis Bidentatae Radix	06152510100204009	cutting into segments
20070	Achyranthis Bidentatae Radix Vinatus	06152510100204313	cutting into segments, stir-frying with wine
20071	Celosiae Cristatae Flos	06152530100104000	cutting into segments
20072	Celosiae Cristatae Flos Carbonisata	06152530100104413	cutting into segments,carbonizing by stir-frying
20073	Celosiae Semen	06152540600100006	cleaning
20074	Phytolaccae Radix	06152710100103009	cutting into thick slices or cutting into chunks
20075	Phytolaccae Radix Acetatus	06152710100103320	cutting into thick slices or cutting into chunks,stir-frying with vinegar
20076	Portulacae Herba	06152950500104002	cutting into segments
20077	Stellariae Radix	06153110100103006	cutting into thick slices
20078	Psammosilenes Radix	06153110100200002	cleaning
20079	Pseudostellariae Radix	06153110400100002	cleaning
20080	Vaccariae Semen	06153140600100007	cleaning
20081	Vaccariae Semen Tostus	06153140600100113	plain-frying
20082	Dianthi Herba	06153150500104005	cutting into segments
20083	Nelumbinis Rhizomatis Nodus	06153210500100008	cleaning
20084	Nelumbinis Rhizomatis Nodus Carbonisatus	06153210500100411	carbonizing by stir-frying
20085	Nelumbinis Folium	06153220700106007	cutting into shreds
20086	Nelumbinis Folium Carbonisatum	06153220700107424	cutting into shreds,carbonizing by calcining
20087	Nelumbinis Receptaculum	06153230400107006	breaking into pieces
20088	Nelumbinis Receptaculum Carbonatus	06153230400107419	breaking into pieces,carbonizing by stir-frying
20089	Nelumbinis Stamen	06153230500100006	cleaning
20090	Euryales Semen	06153240500100005	cleaning
20091	Euryales Semen Furfuritus	06153240500100210	stir-frying with bran
20092	Nelumbinis Semen	06153240600200001	Cut and removing cores
20093	Nelumbinis Plumula	06153240900100001	cleaning
20094	Pulsatillae Radix	06153710100102001	cutting into thin slices

Continued the table

No.	Name of Decoction pieces	Code of Decoction Pieces	Specifications and Requirements of Delivery
20095	Paeoniae Radix Alba	06153710100202008	cutting into thin slices
20096	Paeoniae Radix Alba Tostus	06153710100202114	cutting into thin slices,stir-frying until yellow
20097	Paeoniae Radix Alba Vinatus	06153710100202312	cutting into thin slices, stir-frying with wine
20098	Paeoniae Radix Rubra	06153710100303002	cutting into thick slices
20099	Clematidis Radix et Rhizoma	06153710300104003	cutting into segments
20100	Aconiti Radix	06153710400100004	cleaning
20101	Acontiti Radix Cocta	06153710400103708	slicing, boiling
20102	Semiaquilegiae Radix	06153710400200001	cleaning
20103	Aconiti Lateralis Radix Praeparata	06153710400303009	slicing
20104	Aconiti Lateralis Radix Tostus	06153710400303221	slicing,heated with sand
20105	Aconiti Lateralis Radix Praeparata	06153710400303719	slicing, processing with licorice or black bean
20106	Aconiti Kusnezoffii Radix	06153710400400005	cleaning
20107	Acontiti Kusnezoffii Radix Cocta	06153710400500705	boiling
20108	Ranunculi Ternati Radix	06153710400600009	cleaning
20109	Cimicifugae Rhizoma	06153710500103004	cutting into thick slices
20110	Anemones Raddeanae Rhizoma	06153710500200000	cleaning
20111	Coptidis Rhizoma	06153710500302001	cutting into thin slices
20112	Coptidis Rhizoma Vinatus	06153710500302315	cutting into thin slices, stir-frying with wine
20113	Coptidis Rhizoma Praeparatum Cum Succo Zingiberis	06153710500302346	cutting into thin slices,stir-frying with ginger juice
20114	Coptidis Rhizoma	06153710500302384	cutting into thin slices, stir-frying with Wuzhuyuzhi(evodia fruit juice)
20115	Clematidis Armandii Caulis	06153720100103007	cutting into thick slices
20116	Moutan Cortex	06153720600102005	cutting into thin slices
20117	Aconiti Kusnezoffii Folium	06153720700100000	cleaning
20118	Nigellae Semen	06153740600100009	cleaning
20119	Sargentodoxae Caulis	06153820100103004	cutting into thick slices
20120	Akebiae Caulis	06153820100203001	slicing
20121	Stauntoniae Caulis et Folium	06153821200100009	cleaning
20122	Akebiae Fructus	06153840200100000	cleaning
20123	Berberidis Radix	06153910100103002	slicing
20124	Epimedii Folium	06153920700206003	cutting into shreds
20125	Epimedii Folium Praeparata	06153920700206362	cutting into shreds, stir-frying with sheep oil

Continued the table

No.	Name of Decoction pieces	Code of Decoction Pieces	Specifications and Requirements of Delivery
20126	Epimedii Wushanensis Folium	06153920700306000	cutting into shreds
20127	Epimedii Wushanensis Folium Praeparata	06153920700306369	cutting into shreds, stir-frying with sheep oil
20128	Mahoniae Caulis	06153920900105007	cutting into chunks or cutting into thick slices
20129	Sinopodophylli Fructus	06153940200100007	cleaning
20130	Stephaniae Tetrandrae Radix	06154010100103008	cutting into thick slices
20131	Tinosporae Radix	06154010400203002	cutting into thick slices
20132	Menispermi Rhizoma	06154010500103004	cutting into thick slices
20133	Sinomenii Caulis	06154020100103007	cutting into thick slices
20134	Fibraureae Caulis	06154020100204001	cutting into segments
20135	Cissampelotis Herba	06154050100100003	cleaning
20136	Kadsurae Caulis	06154120100200000	cleaning
20137	Illicii Cortex	06154120500107008	breaking into pieces
20138	Magnoliae Officinalis Cortex	06154120500206008	cutting into shreds
20139	Magnoliae Officinalis Cortex Zingibere	06154120500206343	cutting into shreds,stir-frying with ginger juice
20140	Magnoliae Flos	06154130300100000	cleaning
20141	Magnoliae Officinalis Flos	06154130300200007	cleaning
20142	Anisi Stellati Fructus	06154140200100000	cleaning
20143	Schisandrae Chinensis Fructus	06154140200200007	cleaning
20144	Schisandrae Chinensis Fructus Praeparatus	06154140200200625	steaming with vinegar
20145	Schisandrae Sphenantherae Fructus	06154140200300004	cleaning
20146	Schisandrae Sphenantherae Fructus Acetatus	06154140200300325	stir-frying with vinegar
20147	Myristicae Semen	06154440500100008	cleaning
20148	Myristicae Semen Torrefactus	06154440500100800	roasting with bran
20149	Linderae Radix	06154510400102003	cutting into thin slices
20150	Cinnamomi Ramulus	06154520200103001	cutting into thick slices
20151	Cinnamomi Cortex	06154520500100007	removing rough barks
20152	Litseae Fructus	06154540200100008	cleaning
20153	Borneolum(d-Borneolum)	06154590800100007	cleaning
20154	Corydalis Rhizoma	06154710600103002	cutting into thick slices
20155	Corydalis Rhizoma Praeparatum	06154710600103323	cutting into thick slices, stir-frying or boiling with vinegar
20156	Corydalis Decumbentis Rhizoma	06154710600200008	cleaning

Continued the table

No.	Name of Decoction pieces	Code of Decoction Pieces	Specifications and Requirements of Delivery
20157	Papaveris Pericarpium	06154740400106002	cutting into shreds
20158	Papaveris Pericarpium Praeparatus Cum Melle	06154740400106354	cutting into shreds,stir-frying with honey
20159	Corydalis Bungeanae Herba	06154750100104000	cutting into segments
20160	Chelidonii Herba	06154750100204007	cutting into segments
20161	Isatidis Radix	06154910100103001	cutting into thick slices
20162	Pegaeophyti Radix et Rhizoma	06154910300100008	cleaning
20163	Isatidis Folium	06154920700107002	cutting into fragmenting
20164	Sinapis Semen	06154940600100002	cleaning
20165	Sinapis Semen Tostus	06154940600100118	stir-frying until yellow
20166	Raphani Semen	06154940600200009	cleaning
20167	Raphani Semen Praeparatum	06154940600200115	stir-frying until yellow
20168	Descurainiea Semen/Lepidii Semen	06154940600300006	cleaning
20169	Descurainiae Semen Praeparatum/ Lepidii Semen Praeparatum	06154940600300112	stir-frying until yellow
20170	Thlaspi Herba	06154950500104000	cutting into segments
20171	Rhodiolae Crenulatae Radix et Rhizoma	06155510300103000	slicing
20172	Sedi Herba	06155550100104005	cutting into segments
20173	Orostachyis Fimbriati Herba	06155550500104001	cutting into segments
20174	Dichroae Radix	06155610100102002	cutting into thin slices
20175	Dichroae Radix Tostus	06155610100102118	cutting into thin slices,stir-frying until yellow
20176	Bergeniae Rhizoma	06155610500100004	cleaning
20177	Liquidambaris Fructus	06155840200100008	cleaning
20178	Styrax	06155890200100003	cleaning
20179	Liquidambaris Resina	06155890200200000	cleaning
20180	Eucommiae Cortex	06155920500106006	cutting into chunks or cutting into shreds
20181	Eucommiae Cortex Praeparatus	06155920500106334	cutting into chunks or cutting into shreds, stir-frying with salt
20182	Eucommiae Folium	06155920700100002	cleaning
20183	Sanguisorbae Radix	06156110100103003	cutting into thick slices
20184	Sanguisorbae Radix Carbonisata	06156110100103416	cutting into thick slices,carbonizing by stir-frying
20185	Persicae Ramulus	06156120200104008	cutting into segments
20186	Crataegi Folium	06156120700100005	cleaning
20187	Eriobotryae Folium	06156120700206004	cutting into shreds

Continued the table

No.	Name of Decoction pieces	Code of Decoction Pieces	Specifications and Requirements of Delivery
20188	Eriobotryae Folium Praeparatum	06156120700206356	cutting into shreds,stir-frying with honey
20189	Rosae Chinensis Flos	06156130200100009	cleaning
20190	Rosae Rugosae Flos	06156130300100008	cleaning
20191	Mume Flos	06156130300200005	cleaning
20192	Crataegi Fructus	06156140200100008	removing cores
20193	Crataegi Fructus Tostus	06156140200100114	removing cores,stir-frying until yellow
20194	Crataegi Fructus Praeparatus	06156140200100121	removing cores,stir-frying until brown
20195	Mume Fructus	06156140200200005	cleaning
20196	Mume Fructus Carbonatus	06156140200200418	carbonizing by stir-frying
20197	Mume Fructus	06156140200200609	steaming to soft, removing cores
20198	Chaenomelis Fructus	06156140200302006	cutting into thin slices
20199	Rosae Laevigatae Fructus	06156140200400009	cleaning
20200	Rosae Laevigatae Fructus	06156140200500006	cutting longitudinally into two valves, removing cores and hair
20201	Prinsepiae Nux	06156140200700000	cleaning
20202	Rubi Fructus	06156140200800007	cleaning
20203	Armeniacae Semen Amarum	06156140600100004	cleaning
20204	Armeniacae Semen Amarum Praeparatum	06156140600100110	stir-frying until yellow
20205	Armeniacae Semen Amarum Aquosus	06156140600100820	soaking in boiling soup to remove seed coats
20206	Pruni Semen	06156140600200001	cleaning
20207	Persicae Semen	06156140600300008	cleaning
20208	Persicae Semen Praeparatum	06156140600300114	stir-frying until yellow
20209	Persicae Semen Aquosus	06156140600300824	soaking in boiling soup to remove seed coats
20210	Potentillae Chinensis Herba	06156150100204003	cutting into segments
20211	Gei Herba	06156150100304000	cutting into segments
20212	Potentillae Discoloris Herba	06156150100404007	cutting into segments
20213	Agrimoniae Herba	06156150500104002	cutting into segments
20214	Hedysari Radix	06156310100103007	cutting into thick slices
20215	Hedysari Radix Praeparata Cum Melle	06156310100103359	cutting into thick slices,stir-frying with honey
20216	Sophorae Flavescentis Radix	06156310100303001	cutting into thick slices
20217	Astragali Radix	06156310100603002	cutting into thick slices
20218	Astragali Radix Praeparata cum Melle	06156310100603354	cutting into thick slices,stir-frying with honey

Continued the table

No.	Name of Decoction pieces	Code of Decoction Pieces	Specifications and Requirements of Delivery
20219	Puerariae Thomsonii Radix	06156310100703009	cutting into thick slices or cutting into chunks
20220	Puerariae Lobatae Radix	06156310100803006	cutting into thick slices
20221	Sophorae Tonkinensis Radix et Rhizoma	06156310300103005	cutting into thick slices
20222	Glycyrrhizae Radix et Rhizoma	06156310300203002	cutting into thick slices
20223	Glycyrrhizae Radix et Rhizoma Praeparata cum Melle	06156310300203354	cutting into thick slices,stir-frying with honey
20224	Spatholobi Caulis	06156320100103006	slicing
20225	Gleditsiae Spina	06156320300103004	cutting into thick slices
20226	Sappan Lignum	06156320400103003	slicing or making it into fine powder
20227	Dalbergiae Odoriferae Lignum	06156320400205004	cutting into small pieces, grinding into fine powder or thin slices made with a flaker
20228	Albiziae Cortex	06156320500106003	cutting into shreds or cutting into chunks
20229	Sennae Folium	06156320700100009	cleaning
20230	Sophorae Flos	06156330200100003	cleaning
20231	Sophorae Flos Tostus	06156330200100119	stir-frying until yellow
20232	Sophorae Flos Carbonatus	06156330200100416	carbonizing by stir-frying
20233	Albiziae Flos	06156330300100002	cleaning
20234	Gleditsiae Fructus Abnormalis	06156340200100002	cleaning
20235	Psoraleae Fructus	06156340200200009	cleaning
20236	Psoraleae Fructus Praeparatus	06156340200200337	stir-frying with salt
20237	Sophorae Fructus	06156340200300006	cleaning
20238	Sophorae Fructus Praeparatus Cum Melle	06156340200300358	stir-frying with honey
20239	Gleditsiae Sinensis Fructus	06156340200407002	pounding to pieces
20240	Vignae Semen	06156340600100008	cleaning
20241	Entadae Semen	06156340600200005	cleaning
20242	Canavaliae Semen	06156340600300002	cleaning
20243	Lablab Semen Album	06156340600400009	cleaning
20244	Lablab Semen Album Praeparatum	06156340600400115	stir-frying until yellow
20245	Cassiae Semen	06156340600500006	cleaning
20246	Cassiae Semen Praeparatum	06156340600500112	stir-frying until yellow
20247	Astragali Complanati Semen	06156340600600003	cleaning
20248	Astragali Complanati Semen Salatus	06156340600600331	stir-frying with salt
20249	Trigonellae Semen	06156340600700000	cleaning

Continued the table

No.	Name of Decoction pieces	Code of Decoction Pieces	Specifications and Requirements of Delivery
20250	Trigonellae Semen Salatus	06156340600700338	stir-frying with salt
20251	Sojae Semen Nigrum	06156340600800007	cleaning
20252	Abri Herba	06156350100104000	cutting into segments
20253	Desmodii Styracifolii Herba	06156350500104006	cutting into segments
20254	Catechu	06156390800100001	cleaning
20255	Sojae Semen Germinatum	06156390800200862	sprouting
20256	Sojae Semen Praeparatum	06156390800300876	fermenting
20257	Erodii Herba/Geranii Herba	06156550500104000	cutting into segments
20258	Lini Semen	06156740600100006	cleaning
20259	Tribuli Fructus	06156940200100004	cleaning
20260	Tribuli Fructus Tostus	06156940200100110	stir-frying until yellow
20261	Zanthoxyli Radix	06157010100103005	slicing or cutting into segments
20262	Phellodendri Amurensis Cortex		cutting into shreds
20263	Phellodendri Amurensis Cortex Salatus	06157020500106339	cutting into shreds, stir-frying with salt
20264	Phellodendri Amurensis Cortex Carbonatus	06157020500106414	cutting into shreds,carbonizing by stir-frying
20265	Phellodendri Chinensis Cortex	06157020500206008	cutting into shreds
20266	Phellodendri Chinensis Cortex Praeparatus	06157020500206336	cutting into shreds,stir-frying with brine
20267	Phellodendri Chinensis Cortex Carbonatus	06157020500206411	cutting into shreds,carbonizing by stir-frying
20268	Dictamni Cortex	06157020600103009	cutting into thick slices
20269	Murrayae Folium et Cacumen	06157021200207005	cutting into pieces
20270	Aurantii Fructus Immaturus	06157040100102005	cutting into thin slices
20271	Aurantii Fructus Immaturus Preparatus	06157040100102210	cutting into thin slices, stir-frying with bran
20272	Aurantii Fructus	06157040100202002	cutting into thin slices
20273	Aurantii Fructus Praeparatus	06157040100202217	cutting into thin slices, stir-frying with bran
20274	Citri Fructus	06157040200105005	cutting into small pieces or cutting into shreds
20275	Citri Sarcodactylis Fructus	06157040200202001	cutting into thin slices
20276	Euodiae Fructus	06157040200300004	cleaning
20277	Euodiae Fructus Praeparatus	06157040200300370	stir-frying with licorice juice
20278	Citri Grandis Exocarpium	06157040400106000	cutting into shreds or cutting into chunks
20279	Zanthoxyli Pericarpium	06157040400200005	Remove capsicum and fruit handle

Continued the table

No.	Name of Decoction pieces	Code of Decoction Pieces	Specifications and Requirements of Delivery
20280	Zanthoxyli Pericarpium Tostus	06157040400200111	stir-frying until yellow
20281	Citri Reticulatae Pericarpium	06157040400306004	cutting into shreds
20282	Citri Reticulatae Pericarpium Viride	06157040400406001	cutting into thick slices or cutting into shreds
20283	Citri Reticulatae Pericarpium Viride Praeparatum	06157040400406322	cutting into thick slices or cutting into shreds,stir-frying with vinegar
20284	Citri Exocarpium Rubrum	06157040400507005	breaking into pieces
20285	Citri Reticulatae Semen	06157040600100006	cleaning
20286	Citri Reticulatae Semen Praeparatum	06157040600100334	stir-frying with brine
20287	Ailanthi Cortex	06157120600106007	cutting into shreds or cutting into segments
20288	Ailanthi Cortex Furfuritus	06157120600106212	cutting into shreds or cutting into segments, stir-frying with bran
20289	Picrasmae Ramulus et Folium	06157121200103007	cutting branches into pieces, cutting leaves into shreds
20290	Bruceae Fructus	06157140200100007	removing shells
20291	Canarii Fructus	06157240200100004	cleaning
20292	Myrrha	06157290200100009	cleaning
20293	Myrrha Praeparata	06157290200100320	stir-frying with vinegar
20294	Olibanum	06157290200200006	cleaning
20295	Olibanum Praeparatum	06157290200200327	stir-frying with vinegar
20296	Meliae Cortex	06157320500106002	cutting into shreds
20297	Toosendan Fructus	06157340200100001	cleaning
20298	Toosendan Fructus Praeparatus	06157340200100117	stir-frying until yellow
20299	Polygalae Radix	06157510100104007	cutting into segments
20300	Polygalae Radix Praeparatum cum Succo Glycyrrhizae	06157510100104717	cutting into segments,boiling licorice into water
20301	Polygalae Japonicae Herba	06157550100104003	cutting into segments
20302	Euphorbiae Pekinensis Radix	06157710100103004	cutting into thick slices
20303	Euphorbiae Pekinensis Radix Acetatus	06157710100103325	cutting into thick slices,stir-frying with vinegar
20304	Euphorbiae Ebracteolatae Radix	06157710100203001	slicing
20305	Euphorbiae Ebracteolatae Radix Acetatus	06157710100203322	slicing,stir-frying with vinegar
20306	Kansui Radix	06157710400100000	cleaning
20307	Kansui Radix Acetatus	06157710400100321	stir-frying with vinegar
20308	Sauropi Folium	06157720700100006	cleaning
20309	Crotonis Fructus	06157740200100009	removing testa and taking kernels

Continued the table

No.	Name of Decoction pieces	Code of Decoction Pieces	Specifications and Requirements of Delivery
20310	Crotonis Semen Pulveratum	06157740200100832	making frost-like powder or taking kernels and grinding it into fine powder, adding the right amount of starch to make the fatty oil content meet the requirements
20311	Phyllanthi Fructus	06157740200200006	cleaning
20312	Euphorbiae Semen	06157740600100005	cleaning
20313	Euphorbiae Semen Pulveratum	06157740600100838	making frostlike powder
20314	Ricini Semen	06157740600200002	removing shells, pounding to pieces
20315	Euphorbiae Humifusae Herba	06157750100104007	cutting into segments
20316	Euphorbiae Hirtae Herba	06157750100504005	cutting into segments
20317	Choerospondiatis Fructus	06158340200100000	cleaning
20318	Toxicodendri Resina	06158390200100418	carbonizing by stir-frying
20319	Galla Chinensis	06158390900100008	cleaning
20320	Ilicis Rotundae Cortex	06158520500103004	slicing
20321	Ilicis Chinensis Folium	06158520700100001	cleaning
20322	Ilicis Cornutae Folium	06158520700200008	cleaning
20323	Turpiniae Folium	06158920700106001	cutting into shreds
20324	Aesculi Semen	06159240600100008	removing shells
20325	Litchi Semen	06159340600100005	cleaning
20326	Litchi Semen Praeparatum	06159340600100333	stir-frying with brine
20327	Longan Arillus	06159340800100003	cleaning
20328	Impatientis Semen	06159540600100009	cleaning
20329	Jujubae Fructus	06159640200100000	splitting or removing cores
20330	Ziziphi Spinosae Semen	06159640600100006	removing residual putamen and mashing when used
20331	Ziziphi Spinosae Semen Praeparatum	06159640600100112	stir-frying until yellow
20332	Ampelopsis Radix	06159710400103009	cutting into thick slices
20333	Microctis Folium	06159920700100008	cleaning
20334	Hibisci Mutabilis Folium	06160020700106003	cutting into shreds
20335	Abelmoschi Corolla	06160030100100006	cleaning
20336	Malvae Fructus	06160040200100004	cleaning
20337	Abutili Semen	06160040600100000	cleaning
20338	Gossampini Flos	06160130200100002	cleaning
20339	Sterculiae Lychnophorae Semen	06160240600100004	cleaning
20340	Hyperici Perforati Herba	06160750500100009	cleaning

Continued the table

No.	Name of Decoction pieces	Code of Decoction Pieces	Specifications and Requirements of Delivery
20341	Borneolum Syntheticum	06160890800100009	cleaning
20342	Tamaricis Cacumen	06161121200104007	cutting into segments
20343	Violae Herba	06161450100107000	rubbing into bits
20344	Stachyuri Medulla/Helwingiae Medulla	06161620300104004	cutting into segments
20345	Aquilariae Lignum Resinatum	06162320400105008	pounding to small fragmenting
20346	Genkwa Flos	06162330300100003	cleaning
20347	Genkwa Flos Acetatus	06162330300100324	stir-frying with vinegar
20348	Hippophae Fructus	06162440200100000	cleaning
20349	Granati Pericarpium	06162840400105001	cutting into chunks
20350	Granati Pericarpium Carbonatus	06162840400105414	cutting into chunks,carbonizing by stir-frying
20351	Chebulae Fructus Immaturus	06163340100100003	cleaning
20352	Terminaliae Belliricae Fructus	06163340200100002	cleaning
20353	Chebulae Fructus	06163340200200009	cleaning
20354	Chebulae Fructus	06163340200300006	removing cores
20355	Quisqualis Fructus	06163340200400003	cleaning
20356	Quisqualis Fructus	06163340200500000	removing shells
20357	Quisqualis Fructus Praeparatum	06163340200500116	stir-frying until yellow
20358	Caryophylli Flos	06163430300100009	cleaning
20359	Caryophylli Fructus	06163440200100009	cleaning
20360	Cynomorii Herba	06164121100102001	cutting into thin slices
20361	Panacis Quinquefolii Radix		cutting into thin slices
20362	Ginseng Radix et Rhizoma	06164210300102000	cutting into thin slices
20363	Ginseng Radix et Rhizoma Rubra	06164210300102604	cutting into thin slices,steaming
20364	Notoginseng Radix et Rhizoma	06164210300207002	beating into fine powder
20365	Acanthopanacis Senticosi Radix Et Rhizoma Seu Caulis	06164210300300000	cleaning
20366	Panacis Japonici Rhizoma	06164210500100004	cleaning
20367	Panacis Majoris Rhizoma	06164210500200001	cleaning
20368	Tetrapanacis Medulla	06164220300103006	cutting into thick slices
20369	Acanthopanacis Cortex	06164220600103003	cutting into thick slices
20370	Ginseng Folium	06164220700100001	cleaning
20371	Glehniae Radix	06164310100104003	cutting into segments
20372	Angelicae Dahuricae Radix	06164310100203003	cutting into thick slices

Continued the table

No.	Name of Decoction pieces	Code of Decoction Pieces	Specifications and Requirements of Delivery
20373	Angelicae Sinensis Radix	06164310100302003	cutting into thin slices
20374	Angelicae Sinensis Radix Vinatus	06164310100302317	cutting into thin slices, stir-frying with wine
20375	Saposhnikoviae Radix	06164310100503004	cutting into thick slices
20376	Changii Radix	06164310100603001	cutting into thick slices
20377	Peucedani Radix	06164310100702001	cutting into thin slices
20378	Peucedani Radix Praeparatus cum Melle	06164310100702353	cutting into thin slices,stir-frying with honey
20379	Angelicae Pubescentis Radix	06164310100802008	cutting into thin slices
20380	Bupleuri Scorzonerifolii Radix	06164310100903002	cutting into thick slices
20381	Bupleuri Scorzonerifolii Radix Acetatus	06164310100903323	cutting into thick slices,stir-frying with vinegar
20382	Bupleuri Radix	06164310101003008	cutting into thick slices
20383	Bupleuri Radix Acetatus	06164310101003329	cutting into thick slices,stir-frying with vinegar
20384	Peucedani Decursivi Radix	06164310101102008	cutting into thin slices
20385	Notopterygii Rhizoma et Radix	06164310300103004	cutting into thick slices
20386	Ligustici Rhizoma et Radix	06164310300203001	cutting into thick slices
20387	Chuanxiong Rhizoma	06164310500103002	cutting into thick slices
20388	Foeniculi Fructus	06164340200100001	cleaning
20389	Foeniculi Fructus Praeparatus	06164340200100339	stir-frying with brine
20390	Carotae Fructus	06164340200203009	slicing
20391	Cnidii Fructus	06164340200300005	cleaning
20392	Centellae Herba	06164350100104009	cutting into segments
20393	Ferulae Resina	06164390200100006	cleaning
20394	Corni Fructus	06164440400100006	removing cores
20395	Corni Fructus Praeparatus	06164440400100617	stewing orsteaming with wine
20396	Pyrolae Herba	06170350100104000	cutting into segments
20397	Rhododendri Daurici Folium	06170420700100006	cleaning
20398	Rhododendri Mollis Flos	06170430200100000	cleaning
20399	Ardisiae Crenatae Radix	06170510200104007	cutting into segments
20400	Ardisiae Japonicae Herba	06170550100104004	cutting into segments
20401	Lysimachiae Herba	06170650100104001	cutting into segments
20402	Kaki Calyx	06170930800100009	cleaning
20403	Benzoinum	06171190200100002	cleaning
20404	Fraxini Cortex	06171220500106005	cutting into shreds

Continued the table

No.	Name of Decoction pieces	Code of Decoction Pieces	Specifications and Requirements of Delivery
20405	Syringae Cortex	06171220500206002	cutting into shreds
20406	Ligustri Lucidi Fructus	06171240200100004	cleaning
20407	Ligustri Lucidi Fructus Praeparatus	06171240200100615	stewing orsteaming with wine
20408	Forsythiae Fructus	06171240200200001	cleaning
20409	Buddlejae Flos	06171330300100001	cleaning
20410	Strychni Semen Pulveratum	06171340600107006	grinding into fine powder, adding the right amount of starch to make the fatty oil content meet the requirements
20411	Strychni Semen	06171340600100007	cleaning
20412	Strychni Semen Praeparatum	06171340600100229	heated with sand
20413	Gentianae Macrophyllae Radix	06171410100103003	cutting into thick slices
20414	Gentianae Radix et Rhizoma	06171410300104008	cutting into segments
20415	Gentianae Radix et Rhizoma	06171410300204005	cutting into segments
20416	Swertiae Mileensis Herba	06171450100104006	cutting into segments
20417	Swertiae Herba	06171450100204003	cutting into segments
20418	Gentianae Rhodanthae Herba	06171450100304000	cutting into segments
20419	Apocyni Veneti Folium	06171520700100002	cleaning
20420	Trachelospermi Caulis et Folium	06171521200104002	cutting into segments
20421	Cynanchi Stauntonii Rhizoma et Radix	06171610300104002	cutting into segments
20422	Cynanchi Stauntonii Rhizoma et Radix Praeparata cum Melle	06171610300104354	cutting into segments,stir-frying with honey
20423	Cynanchi Atrati Radix et Rhizoma	06171610300204009	cutting into segments
20424	Cynanchi Paniculati Radix et Rhizoma	06171610300304006	cutting into segments
20425	Marsdeniae Tenacissimae Caulis	06171620100103006	slicing
20426	Periplocae Cortex	06171620600103001	cutting into thick slices
20427	Erycibes Caulis	06171720100103003	slicing
20428	Pharbitidis Semen	06171740600100005	cleaning
20429	Pharbitidis Semen Praeparatum	06171740600100111	stir-frying until yellow
20430	Cuscutae Semen	06171740600200002	cleaning
20431	Cuscutae Semen Salsa	06171740600200330	stir-frying with salt
20432	Arnebiae Radix	06172010100102007	cutting into thin slices
20433	Viticis Negundo Folium	06172120700300007	cleaning
20434	Callicarpae Formosanae Folium	06172120700404002	cutting into segments
20435	Callicarpae Macrophyllae Folium	06172121200104003	cutting into segments

Continued the table

No.	Name of Decoction pieces	Code of Decoction Pieces	Specifications and Requirements of Delivery
20436	Callicarpae Caulis et Folium	06172121200204000	cutting into segments
20437	Viticis Fructus	06172140200100006	cleaning
20438	Viticis Fructus Praeparatus	06172140200100112	plain-frying
20439	Verbenae Herba	06172150500104000	cutting into segments
20440	Scutellariae Radix Praeparata	06172210100102315	cutting into thin slices, stir-frying with wine
20441	Scutellariae Radix	06172210100102605	cutting into thin slices, boiling
20442	Salviae Miltiorrhizae Radix et Rhizoma	06172210300103006	cutting into thick slices
20443	Salviae Miltiorrhizae Radix et Rhizoma Vinatus	06172210300103310	cutting into thick slices, stir-frying with wine
20444	Perillae Folium	06172220700107009	breaking into pieces
20445	Perillae Caulis	06172220900103009	cutting into thick slices
20446	Schizonepetae Spica	06172230700100009	cleaning
20447	Schizonepetae Spica Carbonisata	06172230700100412	carbonizing by stir-frying
20448	Leonuri Fructus	06172240200100003	cleaning
20449	Leonuri Fructus Praeparatus	06172240200100119	plain-frying
20450	Perillae Fructus	06172240200200000	cleaning
20451	Perillae Fructus Praeparatus	06172240200200116	stir-frying until yellow
20452	Prunellae Spica	06172240200300007	cleaning
20453	Scutellariae Barbatae Herba	06172250100104001	cutting into segments
20454	Ajugae Herba	06172250100204008	cutting into segments
20455	Pogostemonis Herba	06172250500104007	cutting into segments
20456	Glechomae Herba	06172250500204004	cutting into segments
20457	Lycopi Herba	06172250500304001	cutting into segments
20458	Schizonepetae Herba	06172250500404008	cutting into segments
20459	Schizonepetae Herba Carbonisatum	06172250500404411	cutting into segments,carbonizing by stir-frying
20460	Moslae Herba	06172250500504005	cutting into segments
20461	Leonuri Herba	06172250500604002	cutting into segments
20462	Leonuri Herba Recens	06172250500608000	using fresh herb
20463	Menthae Haplocalycis Herba	06172250500704009	cutting into segments
20464	Rabdosiae Rubescentis Herba	06172250500804006	cutting into segments
20465	Lamiophlomis Herba	06172250500907004	breaking into pieces
20466	Clinopodii Herba	06172250501004009	cutting into segments
20467	l-Menthol	06172290800100002	cleaning

Continued the table

No.	Name of Decoction pieces	Code of Decoction Pieces	Specifications and Requirements of Delivery
20468	Physochlainae Radix	06172310100100004	cleaning
20469	Lycii Cortex	06172320600100008	removing wooden cores
20470	Daturae Flos	06172330200100001	cleaning
20471	Physalis Calyx Seu Fructus	06172330800100005	cleaning
20472	Lycii Fructus	06172340200200007	cleaning
20473	Capsici Fructus	06172340200300004	cleaning
20474	Hyoscyami Semen	06172340600100006	cleaning
20475	Belladonnae Herba	06172350100100000	cleaning
20476	Scrophulariae Radix	06172410100102005	cutting into thin slices
20477	Rehmanniae Radix	06172410400103009	cutting into thick slices
20478	Rehmanniae Radix Praeparata	06172410400103610	cutting into thick slices, steaming or stewing with wine
20479	Picrorhizae Rhizoma	06172410500102001	cutting into thin slices
20480	Picriae Herba	06172450100100007	cleaning
20481	Lagotidis Herba	06172450100200004	cleaning
20482	Siphonostegiae Herba	06172450100304009	cutting into segments
20483	Campsis Flos	06172530200100005	cleaning
20484	Oroxyli Semen	06172540600100000	cleaning
20485	Sesami Semen Nigrum	06172640600200004	cleaning
20486	Sesami Semen Nigrum Tostus	06172640600200110	stir-frying until yellow
20487	Sesame Oil	06172690800100000	cleaning
20488	Cistanches Herba	06172821100103006	cutting into thick slices
20489	Cistanches Herba Vinatus	06172821100103310	cutting into thick slices, stir-frying with wine
20490	Lysionoti Herba	06172950500104006	cutting into segments
20491	Baphicacanthis Cusiae Rhizoma et Radix	06173110300103008	cutting into thick slices
20492	Andrographis Herba	06173150500104009	cutting into segments
20493	Gendarussae Herba	06173150500204006	cutting into segments
20494	Plantaginis Semen	06173440600100002	cleaning
20495	Plantaginis Semen Salatus	06173440600100330	stir-frying with salt
20496	Plantaginis Herba	06173450100104004	cutting into segments
20497	Morindae Officinalis Radix	06173510100100007	cleaning
20498	Morindae Officinalis Radix	06173510100104609	cutting into segments, steaming, removing wooden cores
20499	Morindae Officinalis Radix Salatus	06173510100104630	cutting into segments, steaming with salt

Continued the table

No.	Name of Decoction pieces	Code of Decoction Pieces	Specifications and Requirements of Delivery
20500	Morindae Officinalis Radix Praeparatus	06173510100104715	cutting into segments, boiling with licorice juice
20501	Rubiae Radix et Rhizoma	06173510300103006	cutting into thick slices or segments
20502	Rubiae Radix et Rhizoma Carbonisatum	06173510300103419	cutting into thick slices or segments,carbonizing by stir-frying
20503	Knoxiae Radix	06173510400103005	cutting into thick slices
20504	Uncariae Ramulus cum Uncis	06173520200104003	cutting into segments
20505	Gardeniae Fructus	06173540200107002	rubbing into bits
20506	Gardeniae Fructus Praeparatus	06173540200107118	rubbing into bits,stir-frying until yellow
20507	Gardeniae Fructus Praeparatus	06173540200107125	rubbing into bits,stir-frying until brown
20508	Lonicerae Japonicae Caulis	06173620200204007	cutting into segments
20509	Lonicerae Flos	06173630200100001	cleaning
20510	Lonicerae Japonicae Flos	06173630200200008	cleaning
20511	Nardostachyos Radix et Rhizoma	06173810300103007	slicing
20512	Valerianae Jatamansi Rhizoma et Radix	06173810300203004	slicing
20513	Dipsaci Radix	06173910100103006	cutting into thick slices
20514	Dipsaci Radix Vinatus	06173910100103310	cutting into thick slices, stir-frying with wine
20515	Dipsaci Radix Salatus	06173910100103334	cutting into thick slices, stir-frying with salt
20516	Pterocephali Herba	06173950100104009	cutting into segments
20517	Trichosanthis Radix	06174010100103002	cutting into thick slices
20518	Bolbostemmatis Rhizoma	06174010600100006	cleaning
20519	Trichosanthis Fructus	06174040200105002	cutting into shreds or cutting into chunks
20520	Siraitiae Fructus	06174040200200004	cleaning
20521	Luffae Fructus Retinervus	06174040400104003	cutting into segments
20522	Benincasae Exocarpium	06174040400205007	cutting into chunks or cutting into shreds
20523	Trichosanthis Pericarpium	06174040400306001	cutting into shreds
20524	Momordicae Semen	06174040600107002	removing shells and taking kernel,pounding to pieces
20525	Momordicae Semen Pulveratum	06174040600100836	making frostlike powder
20526	Trichosanthis Semen	06174040600200000	removing withered seeds
20527	Trichosanthis Semen Tostum	06174040600200116	removing withered seeds,stir-frying until yellow
20528	Melo Semen	06174040600300007	cleaning
20529	Mirabilitum Praeparatum	06174090800100839	making frost-like powder
20530	Adenophorae Radix	06174110100103009	cutting into thick slices

Continued the table

No.	Name of Decoction pieces	Code of Decoction Pieces	Specifications and Requirements of Delivery
20531	Codonopsis Radix	06174110100203006	cutting into thick slices
20532	Codonopsis Radix Tostus	06174110100203259	cutting into thick slices,stir-frying with rice
20533	Platycodonis Radix	06174110100303003	cutting into thick slices
20534	Lobeliae Chinensis Herba	06174150100104002	cutting into segments
20535	Inulae Radix	06174410100103000	slicing
20536	Vladimiriae Radix	06174410100203007	cutting into thick slices
20537	Vladimiriae Radix Torrefactus	06174410100203809	cutting into thick slices,simmering
20538	Aucklandiae Radix	06174410100303004	cutting into thick slices
20539	Aucklandiae Radix Torrefactus	06174410100303806	cutting into thick slices,simmering
20540	Echinopsis Radix	06174410100403001	cutting into thick slices
20541	Rhapontici Radix	06174410100503008	cutting into thick slices
20542	Asteris Radix et Rhizoma	06174410300103008	cutting into thick slices or segments
20543	Asteris Radix et Rhizoma Praeparata cum Melle	06174410300103350	cutting into thick slices or segments,stir-frying with honey
20544	Atractylodis Macrocephalae Rhizoma	06174410500203003	cutting into thick slices
20545	Atractylodis Macrocephalae Rhizoma Praeparatum	06174410500203218	cutting into thick slices,stir-frying with honey then stir-frying with bran
20546	Atractylodis Rhizoma	06174410500303000	cutting into thick slices
20547	Atractylodis Rhizoma Praeparatum	06174410500303215	cutting into thick slices, stir-frying with bran
20548	Artemisiae Argyi Folium	06174420700100002	removing stems
20549	Artemisiae Argyi Folium Carbonisatum	06174420700100941	removing stems,carbonizing by stir-frying Spray with vinegar
20550	Inulae Flos	06174430100100007	removing stems and leaf
20551	Inulae Flos Praeparata cum Melle	06174430100100359	removing stems and leaf,stir-frying with honey
20552	Chrysanthemi Flos	06174430100200004	cleaning
20553	Chrysanthemi Indici Flos	06174430100300001	cleaning
20554	Carthami Flos	06174430200100006	cleaning
20555	Farfarae Flos	06174430300100005	removing stems
20556	Farfarae Flos Praeparata cum Melle	06174430300100357	removing stems,stir-frying with honey
20557	Silybi Fructus	06174440200100005	cleaning
20558	Arctii Fructus	06174440200200002	cleaning
20559	Arctii Fructus Praeparatus	06174440200200118	stir-frying until yellow
20560	Xanthii Fructus	06174440200300009	cleaning
20561	Xanthii Fructus Praeparatus	06174440200300115	stir-frying until yellow,removing thorns

Continued the table

No.	Name of Decoction pieces	Code of Decoction Pieces	Specifications and Requirements of Delivery
20562	Carpesii Fructus	06174440200400006	cleaning
20563	Solidaginis Herba	06174450100104003	cutting into segments
20564	Erigerontis Herba	06174450100200002	cleaning
20565	Centipeda Herba	06174450100304007	cutting into segments
20566	Taraxaci Herba	06174450100404004	cutting into segments
20567	Cirsii Japonici Herba	06174450500104009	cutting into segments
20568	Cirsii Japonici Herba Carbonisatus	06174450500104412	cutting into segments,carbonizing by stir-frying
20569	Cirsii Herba	06174450500204006	cutting into segments
20570	Cirsii Herba Carbonisata	06174450500204419	cutting into segments,carbonizing by stir-frying
20571	Saussureae Involucratae Herba	06174450500300005	cleaning
20572	Eupatorii Herba	06174450500404000	cutting into segments
20573	Inulae Herba	06174450500504007	cutting into segments
20574	Artemisiae Annuae Herba	06174450500604004	cutting into segments
20575	Artemisiae Scopariae Herba	06174450500707002	rubbing into bits or powder
20576	Cichorii Herba	06174450500804008	cutting into segments
20577	Siegesbeckiae Herba	06174450500904005	cutting into segments
20578	Siegesbeckiae Herba Vinatus	06174450500904616	cutting into segments,steaming with wine
20579	Ecliptae Herba	06174450501004001	cutting into segments
20580	Senecionis Scandentis Hebra	06174450501100000	cleaning
20581	Conyzae Herba	06174450501204005	cutting into segments
20582	Laggerae Herba	06174450501300004	cleaning
20583	Eupatorii Lindleyani Herba	06174450501404009	cutting into segments
20584	Achilleae Herba	06174450501500008	cleaning
20585	l-Borneolum	06174490800100004	cleaning
20586	Typhae Pollen	06190130500100000	cleaning
20587	Typhae Pollen Carbonisatum	06190130500100413	carbonizing by stir-frying
20588	Sparganii Rhizoma	06190310600102009	cutting into thin slices
20589	Sparganii Rhizoma Praeparatum	06190310600102320	cutting into thin slices,stir-frying with vinegar
20590	Alismatis Rhizoma	06190810600103001	cutting into thick slices
20591	Alismatis Rhizoma Salatus	06190810600103339	cutting into thick slices, stir-frying with salt
20592	Imperatae Rhizoma	06191210500104006	cutting into segments
20593	Imperatae Rhizoma Carbonisatum	06191210500104419	cutting into segments,carbonizing by stir-frying

Continued the table

No.	Name of Decoction pieces	Code of Decoction Pieces	Specifications and Requirements of Delivery
20594	Phragmitis Rhizoma	06191210500204003	cutting into segments
20595	Phragmitis Rhizoma Recens	06191210500208001	using fresh herb
20596	Bambusae Caulis in Taenia	06191220900104001	cutting into segments or small clots
20597	Bambusae Caulis in Taenias Praeparatus cum Succo Zingiberis	06191220900104346	cutting into segments or small clots,stir-frying with ginger
20598	Lophatheri Herba	06191221200104005	cutting into segments
20599	Coicis Semen	06191240500100005	cleaning
20600	Coicis Semen Praeparatum	06191240500100210	stir-frying with bran
20601	Setariae Fructus Germinatus Praeparatus	06191290800100113	stir-frying until yellow
20602	Setariae Fructus Germinatus	06191290800100120	stir-frying until brown
20603	Setariae Fructus Germinatus	06191290800100861	sprouting
20604	Hordei Fructus Germinatus Tostus	06191290800200110	stir-frying until yellow
20605	Hordei Fructus Germinatus Pyromaculatus	06191290800200127	stir-frying until brown
20606	Hordei Fructus Germinatus	06191290800200868	sprouting
20607	Oryzae Fructus Germinatus Tostus	06191290800300117	stir-frying until yellow
20608	Oryzae Fructus Germinatus Pyromaculatus	06191290800300124	stir-frying until brown
20609	Oryzae Fructus Germinatus	06191290800300865	sprouting
20610	Bambusae Concretio Silicea	06191290900100006	cleaning
20611	Cyperi Rhizoma	06191310500103006	cutting into thick slices or rubbing into bits
20612	Cyperi Rhizoma Praeparatum	06191310500103327	cutting into thick slices or rubbing into bits,stir-frying with vinegar
20613	Trachycarpi Petiolus	06191420800100008	cleaning
20614	Trachycarpi Petiolus Carbonisatus	06191420800100428	carbonizing by calcining
20615	Arecae Pericarpium	06191440400100000	cleaning
20616	Arecae Pericarpium	06191440400204005	cutting into segments
20617	Arecae Semen	06191440600102002	cutting into thin slices
20618	Arecae Semen Praeparatum	06191440600102118	cutting into thin slices,stir-frying until yellow
20619	Arecae Semen Tostum	06191440600102125	cutting into thin slices,stir-frying until brown
20620	Draconis Sanguis	06191490200107006	breaking into particles or fine powder
20621	Homalomenae Rhizoma	06191610500103007	slicing
20622	Acori Tatarinowii Rhizoma	06191610500203004	cutting into thick slices
20623	Acori Calami Rhizoma	06191610500303001	slicing

Continued the table

No.	Name of Decoction pieces	Code of Decoction Pieces	Specifications and Requirements of Delivery
20624	Arisaematis Rhizoma	06191610600100005	cleaning
20625	Arisaematis Rhizoma Praeparatum	06191610600100722	processing with ginger and alum
20626	Arisaema Cum Bile	06191610600100999	processing with bile
20627	Pinelliae Rhizoma	06191610600200002	cleaning
20628	Pinelliae Rhizoma Praeparatum	06191610600200712	processing with licorice and limewater
20629	Pinelliae Rhizoma Praeparatum cum Zingibere et Alumine	06191610600200729	processing with ginger and alum
20630	Pinelliae Rhizoma Praeparatum cum Alumine	06191610600200736	processing with alum
20631	Typhonii Rhizoma	06191610600300009	cleaning
20632	Typhonii Rhizoma Praeparatum	06191610600302720	cutting into thin slices, processing with ginger and alum
20633	Spirodelae Herba	06191750100100003	cleaning
20634	Eriocauli Flos	06192230100104007	cutting into segments
20635	Commelinae Herba	06192450500104005	cutting into segments
20636	Junci Medulla	06192720300104001	cutting into segments
20637	Junci Medulla Carbonatus	06192720300104421	cutting into segments,carbonizing by calcining
20638	Stemonae Radix	06192810400103001	cutting into thick slices
20639	Stemonae Radix Praeparata	06192810400103353	cutting into thick slices,stir-frying with honey
20640	Liriopes Radix	06192910400100007	cleaning
20641	Asparagi Radix	06192910400202008	cutting into thin slices
20642	Ophiopogonis Radix	06192910400300001	cleaning
20643	Smilacis Glabrae Rhizoma	06192910500102000	cutting into thin slices
20644	Polygonati Odorati Rhizoma	06192910500203004	cutting into thick slices or segments
20645	Anemarrhenae Rhizoma	06192910500303001	cutting into thick slices
20646	Anemarrhenae Rhizoma Praeparatum	06192910500303339	cutting into thick slices,stir-frying with brine
20647	Paridis Rhizoma	06192910500402001	cutting into thin slices
20648	Smilacis Chinae Rhizoma	06192910500503005	slicing
20649	Polygonati Rhizoma	06192910500603002	cutting into thick slices
20650	Polygonati Rhizoma Vinatus	06192910500603613	cutting into thick slices,stewing or steaming with wine
20651	Allii Sativi Bulbus	06192910700100004	cleaning
20652	Fritillariae Cirrhosae Bulbus	06192910700200001	cleaning
20653	Fritillariae Ussuriensis Bulbus	06192910700300008	cleaning
20654	Fritillariae Pallidiflorae Bulbus	06192910700400005	cleaning
20655	Lilii Bulbus	06192910700500002	cleaning

Continued the table

No.	Name of Decoction pieces	Code of Decoction Pieces	Specifications and Requirements of Delivery
20656	Lilii Bulbus Praeparatus	06192910700500354	stir-frying with honey
20657	Fritillariae Thunbergii Bulbus	06192910700603000	cutting into thick slices or breaking into pieces
20658	Fritillariae Hupehensis Bulbus	06192910700700006	cleaning
20659	Allii Macrostemonis Bulbus	06192910700800003	cleaning
20660	Allii Tuberosi Semen	06192940600100002	cleaning
20661	Allii Tuberosi Semen Salatus	06192940600100330	stir-frying with salt
20662	Aloe	06192990800105000	pounding to small fragmenting
20663	Curculiginis Rhizoma	06193010500104000	cutting into segments
20664	Dioscoreae Rhizoma	06193210500103007	cutting into thick slices
20665	Dioscoreae Rhizoma Praeparatum	06193210500103212	cutting into thick slices, stir-frying with bran
20666	Dioscoreae Nipponicae Rhizoma	06193210500203004	cutting into thick slices
20667	Dioscoreae Hypoglaucae Rhizoma	06193210500303001	slicing
20668	Dioscoreae Spongiosae Rhizoma	06193210500403008	slicing
20669	Dioscoreae Panthaicae Rhizoma	06193210500503005	slicing
20670	Iridis Tectori Rhizoma	06193310500102007	cutting into thin slices
20671	Belamcandae Rhizoma	06193310500202004	cutting into thin slices
20672	Croci Stigma	06193330600100000	cleaning
20673	Curcumae Radix	06193510400102002	cutting into thin slices
20674	Kaempferiae Rhizoma	06193510500103008	slicing
20675	Zingiberis Rhizoma	06193510500203005	cutting into thick slices or cutting into chunks
20676	Zingiberis Rhizoma Praeparatum	06193510500203227	cutting into thick slices or cutting into chunks,heated with sand
20677	Zingiberis Rhizoma Carbonisatum	06193510500203418	cutting into thick slices or cutting into chunks,carbonizing by stir-frying
20678	Wenyujin Rhizoma Concisum	06193510500303002	cutting into thick slices
20679	Zingiberis Rhizoma Recens	06193510500403009	cutting into thick slices
20680	Curcumae Longae Rhizoma	06193510500503006	cutting into thick slices
20681	Alpiniae Officinarum Rhizoma	06193510500602006	cutting into thin slices
20682	Curcumae Rhizoma	06193510500703000	cutting into thick slices
20683	Curcumae Rhizoma Praeparatum	06193510500703796	cutting into thick slices, boiling with vinegar
20684	Zingiberis Rhizoma Cortex	06193520600100005	peeling off skin
20685	Galangae Fructus	06193540200100007	cleaning
20686	Amomi Rotundus Fructus	06193540200200004	cleaning
20687	Amomi Fructus	06193540200300001	cleaning

Continued the table

No.	Name of Decoction pieces	Code of Decoction Pieces	Specifications and Requirements of Delivery
20688	Tsaoko Fructus	06193540200400008	cleaning
20689	Tsaoko Fructus	06193540200400114	plain-frying,removing shells and taking kernels
20690	Tsaoko Fructus Praeparatum cum Succo Zingiberis	06193540200400343	stir-frying with ginger
20691	Alpiniae Oxyphyllae Fructus	06193540200500005	removing shells
20692	Alpiniae Oxyphyllae Semen Praeparatum	06193540200500333	removing shells,stir-frying with brine
20693	Alpiniae Katsumadai Semen	06193540600100003	cleaning
20694	Gastrodiae Rhizoma	06193910600102008	cutting into thin slices
20695	Bletillae Rhizoma	06193910600202005	cutting into thin slices
20696	Cremastrae Pseudobulbus /Pleiones Pseudobulbus	06193910800102006	cutting into thin slices
20697	Dendrobii Caulis	06193920900104008	cutting into segments
20698	Dendrobii Caulis Recens	06193920900108006	using fresh herbs
20699	Dendrobii Officinalis Caulis	06193920900200007	cleaning
20700	Indigo Naturalis	06199990800100879	cleaning
20701	Pheretima	06203110200104006	cutting into segments
20702	Hirudo	06204110100104006	cutting into segments
20703	Hirudo Aquosus	06204110100104242	cutting into segments, scalding with talc powder
20704	Ostreae Concha	06205120300107003	rubbing into bits
20705	Ostreae Concha Praeparata	06205120300107515	rubbing into bits,calcining openly
20706	Meretricis Concha/ Cyclinae Concha	06205220300107000	rubbing into bits
20707	Meretricis Concha/ Cyclinae Concha Ustus	06205220300107512	rubbing into bits,calcining openly
20708	Arcae Concha	06205320300107007	rubbing into bits
20709	Arcae Concha Praeparata	06205320300107519	cutting into fragmenting,calcining openly
20710	Haliotidis Concha	06206120300207009	rubbing into bits
20711	Haliotidis Concha Ustum	06206120300207511	breaking into pieces,calcining openly
20712	Sepiae Endoconcha	06207130100105008	pounding to small fragmenting
20713	Scolopendra	06208110100104002	cutting into segments
20714	Aspongopus	06210110100100009	cleaning
20715	Aspongopus Tostus	06210110100100115	stir-frying until yellow
20716	Eupolyphaga/ Steleophaga	06210210100100006	cleaning
20717	Cera Chinensis	06210340100100000	cleaning
20718	Mantidis Oötheca	06210440100100601	steaming

Continued the table

No.	Name of Decoction pieces	Code of Decoction Pieces	Specifications and Requirements of Delivery
20719	Mylabris	06210510100100007	cleaning
20720	Mylabris Oryzitus	06210510100100250	stir-frying with rice,removing heads, wings and feet
20721	Vespae Nidus	06210640900105008	cutting into chunks
20722	Propolis Praeparata cum Vino	06210740100101913	breaking into pieces,dissolving with ethanol, recycle ethanol, and wash with wine
20723	Mel	06210740100200005	cleaning
20724	Cera Flava	06210740100300002	cleaning
20725	Cicadae Periostracum	06210820100100007	cleaning
20726	Bombyx Batryticatus	06210910100100005	cleaning
20727	Bombyx Batryticatus Praeparatum	06210910100100210	stir-frying with bran
20728	Scorpio	06215110100100004	cleaning
20729	Hominis Placenta	06220140100105008	cutting into small pieces or beating into fine powder
20730	Crinis Carbonisatus	06220140900100425	carbonizing by calcining
20731	Bubali Cornu	06220220200103002	slicing
20732	Bubali Cornu Pulveratus	06220220200107000	grinding into coarse powder
20733	Saigae Tataricae Cornu	06220220200203009	slicing
20734	Saigae Tataricae Cornu Pulveratus	06220220200207007	beating into fine powder
20735	Bovis Calculus	06220240100100000	cleaning
20736	Asini Corii Colla Tostus	06220340200100945	processing into glue, stir-frying with clamshell powder
20737	Asini Corii Colla	06220340200100969	processing into glue
20738	Manis Squama	06220420300100004	cleaning
20739	Manis Squama Praeparata	06220420300100226	heated with sand
20740	Manis Squama Acetatus	06220420300100325	heated with sand, quenching in vinegar
20741	Suis Fellis Pulvis	06220530200100001	cleaning
20742	Cervi Cornu	06220620200103000	slicing or coarse powder
20743	Cervi Cornu Pantotrichum Pulvis	06220620200207005	beating into fine powder
20744	Cervi Cornu Pantotrichum Secta	06220620200201003	cutting into extremely thin slices（thinner than 0.5mm）
20745	Moschus	06220640100100008	cleaning
20746	Cervi Cornu Degelatinatum	06220640200100830	making frost-like powder
20747	Cervi Cornus Colla	06220640200100960	processing into glue
20748	Ranae Oviductus	06223130200100000	cleaning
20749	Bufonis Venenum	06223240100107006	grinding into powder
20750	Galli Gigerii Endothelium Corneum	06224140900100001	cleaning

Continued the table

No.	Name of Decoction pieces	Code of Decoction Pieces	Specifications and Requirements of Delivery
20751	Galli Gigerii Endothelium Corneum	06224140900100223	cleaning,plain-frying or scalding
20752	Galli Gigerii Endothelium Corneum Praeparata	06224140900100322	cleaning,stir-frying, quenching in vinegar
20753	Zaocys	06225110200104008	cutting into segments
20754	Zaocys	06225110200100000	removing heads,scales and skin
20755	Zaocys Vinatus	06225110200104312	cutting into segments,stir-frying with wine
20756	Serpentis Periostracum	06225120100104008	cutting into segments
20757	Serpentis Periostracum Vinatus	06225120100104312	cutting into segments,stir-frying with wine
20758	Testudinis Carapax et Plastrum	06225220300100005	boiling, removing skin and flesh
20759	Testudinis Carapax et Plastrum Praeparatum	06225220300100326	heated with sand,quenching in vinegar
20760	Testudinis Carapax et Plastrum Colla	06225240200100967	processing into glue
20761	Bungarus Parvus	06225310200104002	cutting into segments
20762	Gecko	06225410200105006	removing heads,scales and feet,cut into chopping into fragmenting
20763	Gecko Vinatus	06225410200105914	removing heads,scales and feet,cut into chopping into fragmenting, wine-processed
20764	Agkistrodon	06225510200104006	removing heads and scales, cutting into segments
20765	Agkistrodon	06225510200100008	removing heads,scales and bone, wine-processed
20766	Agkistrodon Praeparatus	06225510200104310	cutting into segments,stir-frying with wine
20767	Trionycis Carapax	06225620300100003	boiling,removing skin and flesh
20768	Trionycis Carapax Praeparatum	06225620300100324	heated with sand,quenching in vinegar
20769	Hippocampus	06227110200100008	cleaning
20770	Syngnathus	06227110200200005	cleaning
20771	Margaritifera Concha	06299920300107008	breaking into pieces
20772	Margaritifera Concha Ustus	06299920300107510	breaking into pieces,calcining openly
20773	Margarita	06299940100100009	cleaning
20774	Pulvis Concha Margaritifera Usta	06299940100107855	grinding into fine powder, and then using water-grinding method to make it into extremely fine powder
20775	Bovis Calculus Artifactus	06299940200100008	cleaning
20776	Bovis Calculus Sativus	06299940200200005	cleaning
20777	Sulfur	06303110100107007	fragmenting
20778	Sulfur Praeparatus	06303110100107793	fragmenting, boiling with bean curd
20779	Cinnabaris	06310210100107851	beating into powder, grinding with water
20780	Realgar	06310310100107858	beating into powder, grinding with water

Continued the table

No.	Name of Decoction pieces	Code of Decoction Pieces	Specifications and Requirements of Delivery
20781	Pyritum	06312110100107005	rubbing into bits
20782	Pyritum Praeparatum	06312110100107524	rubbing into bits, calcining and quenching
20783	Haematitum	06314110100107003	breaking into pieces
20784	Haematitum Ustum	06314110100107515	breaking into pieces,calcining openly
20785	Magnetitum	06314410100107004	breaking into pieces
20786	Magnetitum Praeparatus	06314410100107523	beating into powder, calcining and quenching
20787	Hydrargyri Oxydum Rubrum	06314610100107008	precipitating into powder
20788	Limonitum	06317110100100001	removing miscellaneous stones
20789	Limonitum Ustum	06317110100107529	beating into powder, calcining and quenching
20790	Talcum	06322110100107002	rubbing into bits or beating into fine powder
20791	Talcum Pulvis	06322110100107859	beating into powder, grinding with water
20792	Halloysitum Rubrum	06322310100107006	breaking into pieces or beating into fine powder
20793	Halloysitum Rubrum Ustum	06322310100107518	breaking into pieces,calcining openly
20794	Gypsum Fibrosum	06326110100107008	beating into coarse powder
20795	Gypsum Ustum	06326110100107510	beating into powder,calcining openly
20796	Melanteritum	06326210100107005	rubbing into bits
20797	Melanteritum Ustum	06326210100107517	breaking into pieces,calcining openly
20798	Alumen	06326310100100003	cleaning
20799	Alumen Ustum	06326310100100515	calcining openly
20800	Natrii Sulfas	06326410100100000	cleaning
20801	Natrii Sulfas Exsiccatus	06326410100200007	cleaning
20802	Calamina	06326610100107003	breaking into pieces
20803	Calamina Ustum	06326610100107942	beating into powder calcining openly then grinding with water
20804	Stalactitum	06326610100205006	pounding to small fragmenting
20805	Stalactitum Ustum	06326610100207512	breaking into pieces,calcining openly
20806	Fluoritum	06330110100107001	rubbing into bits
20807	Fluoritum Praeparatus	06330110100107520	breaking into pieces, calcining and quenching
20808	Halitum	06332110100100000	cleaning
20809	Calomelas	06332210100107006	beating into powder
20810	Ophicalcitum	06337110100107004	breaking into pieces
20811	Ophicalcitum Ustum	06337110100107516	breaking into pieces,calcining openly
20812	Micae Lapis Aureus	06337110100200002	cleaning

Continued the table

No.	Name of Decoction pieces	Code of Decoction Pieces	Specifications and Requirements of Delivery
20813	Micae Lapis Aureus Ustum	06337110100200514	calcining openly
20814	Chloriti Lapis	06337110100305004	pounding to small fragmenting
20815	Chloriti Lapis Ustum	06337110100305516	pounding to small fragmenting,calcining openly
20816	Lasiosphaera/ Calvatia	06400120100105004	pounding to small fragmenting
20817	Polyporus	06400210100203005	cutting into thick slices
20818	Poriae Cutis	06400210100300001	cleaning
20819	Poria	06400210100403009	cutting into chunks or cutting into thick slices
20820	Coriolus	06400220100100006	cleaning
20821	Ganoderma	06400220100200003	cleaning
20822	Omphalia	06400410100107000	beating into powder
20823	Sargassum	06600110100104006	cutting into segments
20824	Laminariae Thallus/ Eckloniae Thallus	06600410100106001	cutting into wide shreds
20825	Cordyceps	06700310100100001	cleaning
20826	Selaginellae Doederleinii Herba	06130350100300008	cleaning
20827	Selaginllae Moellendorfii Herba	06130350100400005	cleaning
20828	Selaginellae Uncinatae Herba	06130350100504000	cutting into segments
20829	Equiseti Arvensis Herba	06130550500204009	cutting into segments
20830	Scepteridii Herba	06130850100104007	cutting into segments
20831	Lygodii Herba	06131750500104005	cutting into segments
20832	Lygodii Caulis	06131750500204002	cutting into segments
20833	Cibotii Rhizoma Carbonisatus	06131910500103419	cutting into thick slices,carbonizing by stir-frying
20834	Cibotii Rhizoma Praeparata	06131910500103600	cutting into thick slices, steaming
20835	Alsophiae Spinulosae Caulis	06132030100103004	cutting into thick slices
20836	Sphenomeris Chinensis Herba seu Rhizoma	06132320700104007	cutting into segments
20837	Aleuritopteris Herba	06132650100100003	cleaning
20838	Pteridis Multifidae Herba	06132750100104008	cutting into segments
20839	Pteridis Semipinnatae Herba	06132750100204005	cutting into segments
20840	Braineae Insignis Rhizoma	06134310500103001	cutting into thick slices
20841	Braineae Insignis Rhizoma Carbonisatum	06134310500103414	cutting into thick slices,carbonizing by stir-frying
20842	Blechni Orientalis Rhizoma	06134310500200007	cleaning
20843	Marsileae Herba	06136150100100004	cleaning
20844	Pini Massonianae Folium	06140420700104003	cutting into segments

Continued the table

No.	Name of Decoction pieces	Code of Decoction Pieces	Specifications and Requirements of Delivery
20845	Pini Koraiensis Folium	06140420700207001	making into bits
20846	Pini Koraiensis Semen	06140440500200002	cleaning
20847	Colophonium	06140490200100003	cleaning
20848	Colophonium Praeparatum	06140490200100997	processing with onion juice
20849	Lignum Pini Nodi	06140490900107005	making into bits
20850	Cunninghamiae Fructus	06140540100100006	cleaning
20851	Platycladi Semen Tostus	06140640500100115	removing residual testa,stir-frying until yellow
20852	Taxus Cortex	06140921200104000	cutting into segments
20853	Torreyae Semen Tostus	06140940600100115	removing shells and taking kernel,stir-frying until yellow
20854	Fibra Herbae Ephedrae Praeparata	06141021000100840	making herbs into wool
20855	Fibra Herbae Ephedrae Praeparata Cum Melle	06141021000100949	making herbs into wool
20856	Piperis Herba	06150321200104005	cutting into segments
20857	Salicis Babylonicae Ramulus	06150520200103005	slicing
20858	Castanea Involucrum	06150930100100002	cleaning
20859	Ulmi Pumilae Cortex	06151020500106007	cutting into shreds
20860	Ulmi Macrocarpae Preparatus Fructus	06151090800100005	cleaning
20861	Cudraniae Cochinchinensis Radix	06151210100103005	cutting into thick slices
20862	Fici Microcarpae Aerla Radix	06151210100304006	cutting into segments
20863	Cudraniae Tricuspidatae Radix Et Caulis	06151210300103003	cutting into thick slices
20864	Mori Folium Mellitus	06151220700107358	rubbing into bits,stir-frying with honey
20865	Fici Microcarpae Folium	06151220700200004	cleaning
20866	Fici Pumilae Receptaculum	06151230400103000	cutting into thick slices
20867	Fici Fructus	06151230400200006	cleaning
20868	Mori Fructus Praeparatus	06151240200100604	steaming
20869	Fici Simplicissimae Radix	06151250100103001	cutting into thick slices
20870	Humuli Scandentis Herba	06151250500104004	cutting into segments
20871	Boehmeriae Radix	06151310300100009	cleaning
20872	Boehmeriae Radix Carbonisatus	06151310300100412	carbonizing by stir-frying
20873	Asari Forbesii Herba	06152010500104003	cutting into segments
20874	Aristolochiae Mollissimae Herba	06152050100104003	cutting into segments
20875	Rumicis Obtusifolii Radix	06152310100203008	cutting into thick slices

Continued the table

No.	Name of Decoction pieces	Code of Decoction Pieces	Specifications and Requirements of Delivery
20876	Rhei Radix et Rhizoma Vinatus	06152310300103917	cutting into thick slices or cutting into chunks, washing with wine
20877	Polygoni Multiflori Radix Torrefactus	06152310400103817	cutting into thick slices or breaking into pieces, roasting
20878	Polygni Orientalis Fructus Tostus	06152340200100112	stir-frying until yellow
20879	Fagopyri Semen	06152340600100002	cleaning
20880	Polygoni Chinensis Herba	06152350100104004	cutting into segments
20881	Polygoni Hydropiperis Herba	06152350100204001	cutting into segments
20882	Cyathulae Radix Salatus	06152510100102336	cutting into thin slices, stir-frying with salt
20883	Achyranthis Bidentatae Radix Tostus	06152510100204115	cutting into segments, plain-frying
20884	Achyranthis Bidentatae Radix Salatus	06152510100204337	cutting into segments, stir-frying with salt
20885	Achyranthis Radix et Rhizoma	06152510300104000	cutting into segments
20886	Gomphrenae Globosae Flos	06152530100200009	cleaning
20887	Celosiae Semen Tostus	06152540600100112	stir-frying until yellow
20888	Achyranthis Asperae Herba	06152550100104008	cutting into segments
20889	Amaranthi Spinosi Radix seu Herba	06152550100204005	cutting into segments
20890	Talini Paniculati Radix	06152910100104000	cutting into segments
20891	Polycarpaeae Corymbosae Herba	06153150100104009	cutting into segments
20892	Nelumbinis Pedicellus	06153220700200002	cleaning
20893	Nelumbinis Petiolus	06153220800100004	cleaning
20894	Nelumbinis Fructus	06153240200100008	cleaning
20895	Euryales Semen Tostus	06153240500100111	plain-frying
20896	Paeoniae Radix Alba Fulongganitus	06153710100202268	cutting into thin slices, stir-frying with earth
20897	Paeoniae Radix Alba Acetatus	06153710100202329	cutting into thin slices,stir-frying with vinegar
20898	Paeoniae Radix Alba Carbonisatus	06153710100202411	cutting into thin slices,carbonizing by stir-frying
20899	Paeoniae Radix Rubra Tostus	06153710100303118	cutting into thick slices,stir-frying until yellow
20900	Paeoniae Radix Rubra Vinatus	06153710100303316	cutting into thick slices, stir-frying with wine
20901	Coptidis Radix	06153710200100006	cleaning
20902	Clematidis Radix et Rhizoma Vinatus	06153710300104317	cutting into segments, stir-frying with wine
20903	Aconiti Lateralis Radix Tostus	06153710400303696	slicing, rinsing with rice water then steaming
20904	Aconiti Lateralis Radix Torrefactus	06153710400303801	slicing, roasting
20905	Aconiti Brachypodi Radix	06153710400700006	cleaning
20906	Aconiti Coreani Radix	06153710400800003	cleaning
20907	Aconiti Coreani Radix Praeparatus	06153710400800720	processing with ginger and alum

Continued the table

No.	Name of Decoction pieces	Code of Decoction Pieces	Specifications and Requirements of Delivery
20908	Cimicifugae Rhizoma Furfuritus	06153710500103219	cutting into thick slices, stir-frying with bran
20909	Cimicifugae Rhizoma Vinatus	06153710500103318	cutting into thick slices, stir-frying with wine
20910	Cimicifugae Rhizoma Mellitus	06153710500103356	cutting into thick slices,stir-frying with honey
20911	Cimicifugae Rhizoma Carbonisatus	06153710500103417	cutting into thick slices,carbonizing by stir-frying
20912	Anemones Altaicae Rhizoma	06153710500400004	cleaning
20913	Moutan Cortex Tostus	06153720600100117	stir-frying until yellow
20914	Moutan Cortex Vinatus	06153720600102319	cutting into thin slices, stir-frying with wine
20915	Moutan Cortex Carbonisatum	06153720600102418	cutting into thin slices,carbonizing by stir-frying
20916	Clematidis Filamentosae Folium	06153720700200007	cleaning
20917	Trollii Flos	06153730200100004	cleaning
20918	Mahoniae Folium	06153920700106006	cutting into shreds
20919	Stephaniae Cepharanthae Radix	06154010400100004	cleaning
20920	Tinosporae Sinensis Caulis	06154020100304008	cutting into segments
20921	Kadsurae Coccineae Radix	06154110100104002	cutting into segments
20922	Kadsurae Longipedunculatae Radix	06154110100204009	cutting into segments
20923	Kadsurae Heteroclitae Caulis	06154120100103004	cutting into thick slices
20924	Magnoliae Flos Tostus	06154130300100116	plain-frying
20925	Magnoliae Flos Praeparata cum Melle	06154130300100352	stir-frying with honey
20926	Schisandrae Chinensis Fructus Tostus	06154140200200113	stir-frying
20927	Schisandrae Chinensis Fructus Vinatus	06154140200200311	stir-frying with wine
20928	Schisandrae Chinensis Fructus Praeparata cum Melle	06154140200200359	stir-frying with honey
20929	Chimonanthi Praecocis Flos	06154230300100007	cleaning
20930	Fissistigmatis Oldhami Radix seu Caulis	06154310100203006	cutting into thick slices
20931	Fissistigmatis Glaucescentis Radix	06154320100103008	cutting into thick slices
20932	Annonae Semen	06154340200100004	cleaning
20933	Litseae Rotundifoliae Radix et Caulis	06154510100303007	cutting into thick slices or segments
20934	Litseae Radix	06154510300103001	cutting into thick slices
20935	Linderae Radix Salatus	06154510400202338	cutting into thin slices, stir-frying with salt
20936	Cinnamomi Fructus	06154540100100009	cleaning
20937	Cinnamomi Camphorae Fructus	06154540200200005	cleaning
20938	Camphora	06154590800205009	Hard block, crystalline particle
20939	Corydalis Rhizoma Tostus	06154710600103118	cutting into thick slices, plain-frying

Continued the table

No.	Name of Decoction pieces	Code of Decoction Pieces	Specifications and Requirements of Delivery
20940	Corydalis Rhizoma Vinatus	06154710600103316	cutting into thick slices, stir-frying with wine
20941	Corydalis Rhizoma Carbonisatus	06154710600103415	cutting into thick slices,carbonizing by stir-frying
20942	Capparis Membraceae Radix	06154810100103004	cutting into thick slices or segments
20943	Brassicae Campestris Semen	06154940600400003	cleaning
20944	Capsellae Herba	06154950100104004	cutting into segments
20945	Rorippae Herba	06154950100204001	cutting into segments
20946	Nepenthis Mirabilis Herba	06155350100100003	cleaning
20947	Droserae Burmannii Herba	06155450100104008	cutting into segments
20948	Sedi Aizoon Herba	06155550100204002	cutting into segments
20949	Dichroae Folium	06155621200104001	cutting into segments
20950	Saxifragae Herba	06155650100104002	cutting into segments
20951	Pittospori Illicioidis Radix Seu Cortex	06155710100103006	cutting into thick slices
20952	Liquidambaris Fructus Tostus	06155840200100114	stir-frying until yellow
20953	Eucommiae Cortex Vinatus	06155920500106310	cutting into chunks or cutting into shreds, stir-frying with wine
20954	Eucommiae Cortex Praeparatum cum Succo Zingiberis	06155920500106341	cutting into chunks or cutting into shreds,stir-frying with ginger
20955	Eucommiae Cortex Carbonisatus	06155920500106419	cutting into chunks or cutting into shreds,carbonizing by stir-frying
20956	Sanguisorbae Radix Tostus	06156110100103119	cutting into thick slices,stir-frying until yellow
20957	Rosae Laevigatae Radix	06156110100203000	cutting into thick slices
20958	Rubi Parvifolii Radix	06156110100304004	cutting into segments or cutting into chunks
20959	Pruni Cortex	06156120600106008	cutting into shreds
20960	Photiniae Folium	06156120700300009	cleaning
20961	Pruni Persicae Folium	06156120700400006	cleaning
20962	Rosae Multiflorae Flos	06156130200200006	cleaning
20963	Crataegi Fructus Carbonisatus	06156140200100411	carbonizing by stir-frying
20964	Mume Fructus Acetatus	06156140200200326	stir-frying with vinegar
20965	Rosae Laevigatae Fructus Mellitus	06156140200400351	stir-frying with honey
20966	Prinsepiae Nux Pulveratum	06156140200700833	making frost-like powder
20967	Rubi Fructus Salatus	06156140200800335	stir-frying with salt
20968	Rosae Davuricae Fructus	06156140200900004	cleaning
20969	Pyrus	06156140201000000	cutting into thick slices
20970	Crataegi Cuneatae Fructus	06156140201100007	removing cores

Continued the table

No.	Name of Decoction pieces	Code of Decoction Pieces	Specifications and Requirements of Delivery
20971	Crataegi Cuneatae Fructus Tostus	06156140201100113	removing cores,stir-frying until yellow
20972	Crataegi Cuneatae Fructus Praepartus Bruněus	06156140201100120	removing cores,stir-frying until brown
20973	Pyrus Exocarpium	06156140400100006	cleaning
20974	Armeniacae Semen Amarum Pulveratum	06156140600100837	making frost-like powder
20975	Pruni Semen Tostus	06156140600200117	stir-frying until yellow
20976	Persicae Semen Pulveratum	06156140600300831	making frost-like powder
20977	Persicae Semen Vinatus	06156140600300947	scalding with boiling water,processing with wine
20978	Armenlacae Semen	06156140600400005	cleaning
20979	Pruni Pseudocerasi Nux	06156140600500002	cleaning
20980	Duchesneae Indicae Herba	06156150100100008	cleaning
20981	Agrimoniae Herba Carbonisatus	06156150500104415	cutting into segments,carbonizing by stir-frying
20982	Flemingiae Philippinensis Radix	06156310100203004	cutting into thick slices
20983	Sophorae Flavescentis Radix Carbonisatus	06156310100303414	cutting into thick slices,carbonizing by stir-frying
20984	Millettiae Speciosae Radix	06156310100403008	cutting into thick slices
20985	Puerariae Thomsonii Radix Torrefactus	06156310100703801	cutting into thick slices or breaking into pieces, roasting
20986	Puerariae Lobatae Radix Torrefactus	06156310100803808	cutting into thick slices, roasting
20987	Glycyrrhizae Radix et Rhizoma Tostus	06156310300203118	cutting into thick slices,stir-frying until yellow
20988	Glycyrrhizae Praeparatus Pulvis	06156310300203996	cutting into thick slices
20989	Phyllodii Pulchelli Radix	06156310300304006	cutting into segments
20990	Entadae Caulis	06156320100304007	cutting into segments
20991	Bauhiniae Caulis	06156320100403007	cutting into thick slices
20992	Sophorae Ramulus	06156320200103005	slicing
20993	Gleditsiae Spina Tostus	06156320300103110	cutting into thick slices,stir-frying until yellow
20994	Cercis Chinensis Cortex	06156320500205003	cutting into chunks
20995	Erythrinae Cortex	06156320500306007	cutting into chunks or cutting into shreds
20996	Cajam Folium	06156320700200006	cleaning
20997	Abri Precatorii Cacumen et Folium	06156321200104009	cutting into segments
20998	Archidendri Clypeariae Folium	06156321200200008	cleaning
20999	Puerariae Flos	06156330100100004	cleaning
21000	Dolichoris Flos	06156330200200000	cleaning
21001	Gleditsiae Fructus Abnormaliz Tostus	06156340200100118	stir-frying until yellow

Continued the table

No.	Name of Decoction pieces	Code of Decoction Pieces	Specifications and Requirements of Delivery
21002	Psoraleae Fructus Praeparata	06156340200200993	Black Sesame-fried
21003	Sophorae Fructus Tostus	06156340200300112	stir-frying until yellow
21004	Sophorae Fructus Carbonisatus	06156340200300419	carbonizing by stir-frying
21005	Canavaliae Gladiatae Pericarpium	06156340200500000	cleaning
21006	Lablab Semen Album Furfuritus	06156340600400214	stir-frying with bran
21007	Lablab Semen Album Fulongganitus	06156340600400269	stir-frying with earth
21008	Cassiae Semen Salatus	06156340600500334	stir-frying with salt
21009	Trigonellae Semen Tostus	06156340600700116	stir-frying until yellow
21010	Phaseoli Radiati Semen	06156340600900004	cleaning
21011	Caesalpiniae Minacis Semen	06156340601000000	cleaning
21012	Phaseoli Radiati Testa	06156340700200004	cleaning
21013	Glycinis Testa	06156340700300001	cleaning
21014	Dolichoris Testa	06156340700400008	cleaning
21015	Arachidis Testa	06156340700500005	cleaning
21016	Tadehagi Triquetri Herba	06156350100204007	cutting into segments
21017	Kummerowiae Striatae Herba	06156350100304004	cutting into segments
21018	Abri Mollis Herba	06156350100404001	cutting into segments
21019	Shuteriae Herba	06156350100504008	cutting into segments
21020	Crotalariae Herba	06156350100604005	cutting into segments
21021	Viciae Herba	06156350500204003	cutting into segments
21022	Lespedezae Cuneatae Herba	06156350500304000	cutting into segments
21023	Sojae Semen Praeparatum Tostus	06156390800300111	stir-frying until yellow
21024	Tribuli Fructus Salatus	06156940200100332	stir-frying with salt
21025	Araliae Armatae Radix	06157010100203002	cutting into thick slices
21026	Phellodendri Amurensis Cortex Tostus	06157020500106124	cutting into shreds,stir-frying until brown
21027	Phellodendri Chinensis Cortex Vinatus	06157020500206312	cutting into shreds, stir-frying with wine
21028	Citri Reticulatae Folium	06157020700206006	cutting into shreds
21029	Evodiae Leptae Folium Et Ramulus Seu Radix	06157021200104007	cutting into segments
21030	Citri Sarcodactylis Flos	06157030200100001	cleaning
21031	Citri Aurantii Flos	06157030300100000	cleaning
21032	Aurantii Fructus Immaturus Aquosus	06157040100202224	cutting into thin slices,heated with sand
21033	Citri Grandis Fructus Immaturus	06157040100302009	cutting into thin slices

Continued the table

No.	Name of Decoction pieces	Code of Decoction Pieces	Specifications and Requirements of Delivery
21034	Euodiae Fructus Tostus	06157040200300110	stir-frying until yellow
21035	Euodiae Fructus Vinatus	06157040200300318	stir-frying with wine
21036	Euodiae Fructus Acetatus	06157040200300325	stir-frying with vinegar
21037	Euodiae Fructus Salatus	06157040200300332	stir-frying with salt
21038	Euodiae Fructus Praeparatum cum Zingibere	06157040200300349	processing with ginger juice
21039	Evodiae Fructus Praeparatus cum Coptis	06157040200300394	stir-frying with gold-thread
21040	Zanthoxylum Simulans Fructus	06157040200400001	cleaning
21041	Citri Reticulatae Pericarpium Acetatus	06157040400306325	cutting into shreds,stir-frying with vinegar
21042	Citri Reticulatae Pericarpium Carbonisatus	06157040400306417	cutting into shreds,carbonizing by stir-frying
21043	Citri Reticulatae Pericarpium Praeparata	06157040400306608	cutting into shreds, steaming
21044	Citri Reticulatae Pericarpium Viride Furfuritus	06157040400406216	cutting into thick slices or cutting into shreds, stir-frying with bran
21045	Citri Sinensis Pericarpium	06157040400603004	cutting into thick slices
21046	Zanthoxyli Semen	06157040600200003	cleaning
21047	Citri Grandis Semen	06157040600300000	cleaning
21048	Clausenae Semen	06157040600400007	cleaning
21049	Retinervus Fructus Citri Reticulatae	06157040900106005	cutting into shreds
21050	Atalantiae Buxifoliae Radix et Folium	06157050100103001	cutting into thick slices
21051	Ailanthi Fructus	06157140200200004	cleaning
21052	Toosendan Fructus Acetatus	06157340200100322	stir-frying with vinegar
21053	Toosendan Fructus Salatus	06157340200100339	stir-frying with salt
21054	Polygalae Radix Mellitus	06157510100104359	cutting into segments,stir-frying with honey
21055	Polygalae Radix Coctus	06157510100104816	cutting into segments, simmering/braising
21056	Polygalae Radix Praeparatum cum Cinnabaris	06157510100104885	cutting into segments, stirring and mixing with Cinnabar
21057	Crotonis Crassifolii Radix	06157710100304005	cutting into segments
21058	Ricini Radix Rubra	06157710100404002	cutting into segments
21059	Malloti Apeltae Radix et Rhizoma	06157710300103002	cutting into thick slices
21060	Sapii Radicis Cortex	06157720500106000	cutting into shreds
21061	Phyllanthi Emblicae Cortex	06157720500203006	cutting into thick slices
21062	Euphorbiae Helioscopiae Herba	06157750100204004	cutting into segments

Continued the table

No.	Name of Decoction pieces	Code of Decoction Pieces	Specifications and Requirements of Delivery
21063	Speranskiae Herba	06157750100304001	cutting into segments
21064	Phyllanthi Urinariae Herba	06157750100404008	cutting into segments
21065	Breyniae Fruticosae Ramulus et Folium	06157750100603005	cutting into thick slices
21066	Vernicae Fordii Oleum	06157790800100008	cleaning
21067	Daphniphylli Herba	06157821200104003	cutting into segments
21068	Toxicodendri Sylvestris Radix	06158310100104002	cutting into segments
21069	Rhi Chinensis Radix et Caulis	06158310300104000	cutting into segments or cutting into chunks
21070	Mangiferae Folium	06158320700100007	cleaning
21071	Mangiferae Semen	06158340600100006	cleaning
21072	ILicis Pubescentis Radix	06158510100103009	cutting into thick slices
21073	Ilicis Asprellae Radix	06158510100203006	cutting into thick slices
21074	Ilicis Kaushue Folium	06158520700300005	cleaning
21075	Tripterygii Hypoglauci Radix et Rhizoma	06158610100203003	cutting into thick slices
21076	Tripterygii Radix et Rhizoma	06158610300103004	cutting into thick slices
21077	Euonymi Fortunei Caulis et Folis	06158650500103008	cutting into thick slices
21078	Euonymi Alati Ramulus et Folium	06158690900100009	cleaning
21079	Mori Germinatus Carbonisatus	06159120700100422	carbonizing by calcining
21080	Aceris Fabri Fructus	06159140200100005	cleaning
21081	Sapindi Saponariae Radix	06159310100103004	cutting into thick slices or segments
21082	Longan Arillus Nux	06159340600200002	cleaning
21083	Sabiae Schumannianae Radix	06159410100103001	cutting into thick slices
21084	Impatiensis Balsaminae Caulis	06159520900104006	cutting into segments
21085	Berchemiae Lineatae Radix seu Caulis	06159610100104002	cutting into segments
21086	Ventilaginis Leiocarpae Radix	06159610100203002	cutting into thick slices or segments
21087	Ventilaginis Leiocarpae Caulis	06159620900103006	cutting into thick slices
21088	Jujubae Fructus Praeparata cum Melle	06159640200100352	splitting or removing cores,stir-frying with honey
21089	Hoveniae Semen	06159640600200003	cleaning
21090	Ampelopsis Radix et Rhizoma	06159710300103000	cutting into thick slices
21091	Cissi Caulis	06159720100103001	cutting into thick slices
21092	Vitis Adstrictae Caulis et Folium	06159721200104004	cutting into segments
21093	Tetrastigmae Herba	06159750100103008	cutting root-tubers into pieces,cutting stems and leaves into segments

Continued the table

No.	Name of Decoction pieces	Code of Decoction Pieces	Specifications and Requirements of Delivery
21094	Hibisci Syriaci Cortex	06160020500100003	cleaning
21095	Hibiscus Mutabilis Flos	06160030200100005	cleaning
21096	Hibisci Syriaci Flos	06160030200200002	cleaning
21097	Sidae Rhombifoliae Herba	06160050100104002	cutting into segments
21098	Abutili Indici Herba	06160050100204009	cutting into segments
21099	Urenae Lobatae Radix	06160050500104008	cutting into segments
21100	Bombacis Cortex	06160120500103001	cutting into thick slices
21101	Pterospermi Heterophylli Radix seu Caulis	06160210100103003	cutting into thick slices
21102	Helicteris Radix	06160240200103009	cutting into thick slices
21103	Actinidiae Chinensis Radix	06160410100203004	cutting into thick slices
21104	Actinidiae Valvatae Radix	06160410300103005	cutting into thick slices
21105	Camelliae Folium	06160620700100003	cleaning
21106	Camelliae Nitidissimae Folium	06160620700300007	cleaning
21107	Hyperici Japonici Herba	06160750100104001	cutting into segments
21108	Hyperici Herba	06160750500204004	cutting into segments
21109	Garciniae Resina	06160790200100008	cleaning
21110	Garciniae Resina Praeparatus	06160790200107991	rubbing into bits
21111	Hydnocarpi Semen	06161540500100005	cleaning
21112	Hydnocarpi Semen	06161540600100004	cleaning
21113	Begoniae Fimbristipulatae Rhizoma	06162010800200006	cleaning
21114	Wikstroemiae Indicae Radix	06162310100103008	cutting into thick slices
21115	Daphnes Cortex	06162320600104009	cutting into segments
21116	Elaeagni Radix	06162410100103005	cutting into thick slices
21117	Elaeagni Folium	06162420700100007	cleaning
21118	Camptothecae Acuminatae Fructus	06163140200100008	cleaning
21119	Alangii Radix	06163210200104006	cutting into segments
21120	Chebulae Fructus Tostus	06163340200300112	removing cores,stir-frying until yellow
21121	Chebulae Fructus Torrefactus	06163340200300808	removing cores, roasting
21122	Rhodomyrti Radix	06163410100104001	cutting into segments
21123	Cleistocalycis Operculati Cortex	06163420500100008	cleaning
21124	Psidii Guajavae Folium	06163420700100006	cleaning
21125	Eucalypti Robustae Folium	06163420700204001	cutting into segments

Continued the table

No.	Name of Decoction pieces	Code of Decoction Pieces	Specifications and Requirements of Delivery
21126	Eucalypti Maideni Folium et Cacumen	06163421200304000	cutting into segments
21127	Cleistocalycis Flos	06163430300200006	cleaning
21128	Psidii Guajavae Fructus	06163440100100000	cleaning
21129	Rhodomyrti Fructus	06163440200200006	cleaning
21130	Melastomatis Candidi Radix	06163510100204005	cutting into segments
21131	Melastomatis Dodecandri Herba	06163550100104004	cutting into segments
21132	Osbeckiae Herba	06163550100204001	cutting into segments
21133	Water-dragon	06163750100104008	cutting into segments
21134	Ginseng Radix Et Rhizoma Rubra Fibroa	06164210100300606	cleaning
21135	Notoginseng Radix et Rhizoma Pantotrichum	06164210300202007	cutting into thin slices
21136	Dendropanacis Radix et Caulis	06164210300404005	cutting into segments
21137	Schefflerae Cortex	06164220500106005	cutting into shreds
21138	Acanthopanax Giraldii Cortex	06164220500206002	cutting into chunks or cutting into shreds
21139	Araliae Chinensis Radicis Cortex	06164220600203000	cutting into thick slices
21140	Schefflerae Kwangsiensis Herba	06164221200104001	cutting into segments
21141	Notoginseng Flos	06164230200100005	cleaning
21142	Glehniae Radix Praeparatus	06164310100104607	cutting into segments, steaming
21143	Angelicae Sinensis Radix Tostus	06164310100302119	cutting into thin slices, plain-frying
21144	Angelicae Sinensis Radix Tostus	06164310100302263	cutting into thin slices, stir-frying with earth
21145	Angelicae Sinensis Radix Carbonisatus	06164310100302416	cutting into thin slices,carbonizing by stir-frying
21146	Angelicae Sinensis Radix Praeparatum cum Vino	06164310100302911	cutting into thin slices, washing with wine
21147	Angelicae Sinensis Radix	06164310100402000	cutting into thin slices
21148	Saposhnikoviae Radix Carbonisatus	06164310100503417	cutting into thick slices,carbonizing by stir-frying
21149	Bupleuri Radix Vinatus	06164310100903316	cutting into thick slices, stir-frying with wine
21150	Bupleuri Radix Praepartum cum Sanguǐne	06164310100903392	cutting into thick slices, soft-shelled Turtle Blood-processed
21151	Angelicae Citriodorae Radix	06164310101203002	cutting into thick slices
21152	Bupleuri Marginati Herba	06164310101303009	cutting into thick slices
21153	Angelicae Sinensis Radix	06164310101402009	cutting into thin slices
21154	Chuanxiong Rhizoma Vinatus	06164310500103316	cutting into thick slices, stir-frying with wine
21155	Apii Graveolentis Fructus	06164340200400002	cleaning
21156	Coriandri Herba	06164350100204006	cutting into segments

Continued the table

No.	Name of Decoction pieces	Code of Decoction Pieces	Specifications and Requirements of Delivery
21157	Corni Fructus Tostus	06164440400100112	stir-frying until yellow
21158	Cinnamomi Camphori Radix	06170510100103001	cutting into thick slices
21159	Ardisiae Punctatae Radix	06170510100203008	cutting into thick slices or segments
21160	Ardisiae Mamillatae Herba	06170550100204001	cutting into segments
21161	Kaki Folium	06170920700107000	making into bits
21162	Kaki Mannosum	06170990800100003	cleaning
21163	Benzoinum Vinatus	06171190200100316	stir-frying with wine
21164	Jasmini Elongati Cacumen et Folium	06171221200104001	cutting into segments
21165	Jasmini Sambacis Flos	06171230200100005	cleaning
21166	Jasmini Grandiflori Flos	06171230300100004	cleaning
21167	Ligustri Lucidi Fructus Salatus	06171240200100332	stir-frying with salt
21168	Forsythiae Fructus	06171240600100000	cleaning
21169	Gelsemii Radix et Rhizoma	06171310100100005	cleaning
21170	Strychni Semen Praepartum cum Oleum	06171340600100366	stir-frying with soil
21171	Strychni Semen Praeparatm cum Urina	06171340600100991	stir-frying with urine
21172	Gentianae Radix et Rhizoma Vinatus	06171410300104312	cutting into segments, stir-frying with wine
21173	Tripterospermi Herba	06171450100404007	cutting into segments
21174	Strophanthi Div Aricati Radix et Caulis	06171510300100007	cleaning
21175	Nerii Oleandri Folium	06171520700207008	making into bits
21176	Plumeriae Acutifoliae Flos	06171530200100006	cleaning
21177	Alyxiae Caulis	06171550100104003	cutting into segments
21178	Cynanchi Stauntonii Rhizoma et Radix Tostus	06171610300104118	cutting into segments, plain-frying
21179	Cynanchi Auriculati Radix	06171610400103004	cutting into thick slices
21180	Metaplexis Japonicae Pericarpium	06171640400100000	cleaning
21181	Cuscutae Semen Tostus	06171740600200118	stir-frying until yellow
21182	Cuscutae Semen Vinatus	06171740600200613	steaming with wine
21183	Cuscutae Herba	06171750500104003	cutting into segments
21184	Onosmae Paniculatae Cortex	06172020600102001	cutting into thin slices
21185	Callicarpae Nudiflorae Folium	06172120700507000	making into bits
21186	Viticis Negundo Fructus	06172140200200003	cleaning
21187	Viticis Negundinis Fructus	06172140200300000	cleaning

Continued the table

No.	Name of Decoction pieces	Code of Decoction Pieces	Specifications and Requirements of Delivery
21188	Viticis Negundo Herba	06172150100104004	cutting into segments
21189	Caryopteris Incanae Herba	06172150100204001	cutting into segments
21190	Clerodendri Fortunati Radix Seu Herba	06172150100304008	cutting into segments
21191	Callicarpae Folium	06172150500204007	cutting into segments
21192	Scutellariae Radix Tostus	06172210100102117	cutting into thin slices,stir-frying until yellow
21193	Scutellariae Radix Carbonisatus	06172210100102414	cutting into thin slices,carbonizing by stir-frying
21194	Salviae Miltiorrhizae Radix et Rhizoma Tostus	06172210300103112	cutting into thick slices,stir-frying until yellow
21195	Salviae Miltiorrhizae Radix cum Suis Sanguine	06172210300103990	cutting into thick slices, mix with pig' blood
21196	Perillae Fructus Mellitus	06172240200200352	stir-frying with honey
21197	Perillae Fructus Pulveratum	06172240200200833	making frost-like powder
21198	Origani Herba	06172250100504009	cutting into segments
21199	Scutellariae Indicae Herba	06172250100604006	cutting into segments
21200	Mesonae Chinensis Herba	06172250100704003	cutting into segments
21201	Schizonepetae Herba Tostus	06172250500404114	cutting into segments,stir-frying until yellow
21202	Leonuri Herba Vinatus	06172250500604316	cutting into segments, stir-frying with wine
21203	Leonuri Herba Acetatus	06172250500604323	cutting into segments,stir-frying with vinegar
21204	Rabdoslae Herba	06172250501100008	cleaning
21205	Salviae Chinensis Herba	06172250501204003	cutting into segments
21206	Clerodendranthi Spicati Herba	06172250501504004	cutting into segments
21207	Solani Radix	06172310300100002	cleaning
21208	Solani Radix Et Caulis	06172310300203000	cutting into thick slices
21209	Lycii Fructus Tostus	06172340200200113	stir-frying until yellow
21210	Lycii Fructus Vinatus	06172340200200618	steaming with wine
21211	Solani Nigri Fructus	06172340200400001	cleaning
21212	Solani Lyrati Herba	06172350100204005	cutting into segments
21213	Solani Nigri Herba	06172350500104004	cutting into segments
21214	Scrophulariae Radix Salatus	06172410100102333	cutting into thin slices, stir-frying with salt
21215	Rehmanniae Radix Vinatus	06172410400103313	cutting into thick slices, stir-frying with wine
21216	Rehmanniae Radix Carbonisatus	06172410400103412	cutting into thick slices,carbonizing by stir-frying
21217	Rehmanniae Radix Coctus	06172410400103818	cutting into thick slices, simmering/braising
21218	Rehmanniae Radix Praeparata Carbonisatus	06172410400103948	cutting into thick slices, stewing thencarbonizing by stir-frying

Continued the table

No.	Name of Decoction pieces	Code of Decoction Pieces	Specifications and Requirements of Delivery
21219	Strigae Asiaticae Herba	06172450100404006	cutting into segments
21220	Buchnerae Cruciatae Herba	06172450100504003	cutting into segments
21221	Adenosmae Glutinosi Herba	06172450100604000	cutting into segments
21222	Limnophilae Aromaticae Herba	06172450100704007	cutting into segments
21223	Scopariae Herba	06172450100804004	cutting into segments
21224	Monochasmae Herba	06172450100904001	cutting into segments
21225	Andrographitis Folium	06173120700104000	cutting into segments
21226	Baphicacanthis Cusiae Folium	06173120700204007	cutting into segments
21227	Diclipterae Herba	06173150100104003	cutting into segments
21228	Rostellulariae Procumbentis Herba	06173150100204000	cutting into segments
21229	Justiciae Ventricosae Herba	06173150500304003	cutting into segments
21230	Plantaginis Semen Tostus	06173440600100118	stir-frying until yellow
21231	Plantaginis Semen Vinatus	06173440600100316	stir-frying with wine
21232	Morindae Officinalis Radix Praepartum cum Vino	06173510100104319	cutting into segments, stir-frying with wine
21233	Adinae Rubellae Radix	06173510100203005	cutting into thick slices or segments
21234	Naucleae Lignum et Radix	06173510300203003	cutting into thick slices
21235	Knoxiae Radix Praepartum cum Acěto	06173510400103326	cutting into thick slices,stir-frying with vinegar
21236	Morindae Umbellatae Radix et Caulis	06173510500100003	cleaning
21237	Psychotriae Asiaticae Folium	06173521200207008	making into bits
21238	Psychotriae Serpentis Herba	06173521200304004	cutting into segments
21239	Gardeniae Fructus Praeparatum cum Zingibere	06173540200107347	rubbing into bits,stir-frying with ginger
21240	Gardeniae Fructus Carbonisatum	06173540200107415	rubbing into bits,carbonizing by stir-frying
21241	Hedydtis Corymbosae Herba	06173550100100003	cleaning
21242	Hedyotidis Herba	06173550100204008	cutting into segments
21243	Galii Hebra	06173550100304005	cutting into segments
21244	Serissae Herba	06173550100403005	cutting into thick slices
21245	Damnacanthis Indici Herba	06173550100504009	cutting into segments
21246	Hedyotidis Chrysotrichae Herba	06173550100604006	cutting into segments
21247	Hedyotidis Caulis	06173550100703006	cutting into thick slices or segments
21248	Paederiae Herba	06173550500104007	cutting into segments
21249	Sambucus Caulis	06173620200103003	cutting into thick slices
21250	Lonicerae Japonicae Folium	06173620700100007	cleaning

Continued the table

No.	Name of Decoction pieces	Code of Decoction Pieces	Specifications and Requirements of Delivery
21251	Lonicerae Flos Carbonisatus	06173630200100414	carbonizing by stir-frying
21252	Lonicerae Japonicae Flos Praeparata cum Melle	06173630200200350	stir-frying with honey
21253	Lonicerae Japonicae Flos Carbonisatus	06173630200200411	carbonizing by stir-frying
21254	Sambuci Chinensis Herba	06173650100104008	cutting into segments
21255	Patriniae Radix Et Rhizoma	06173810100103009	slicing
21256	Patriniae Herba	06173850100104002	cutting into segments
21257	Trichosanthis Semen Praeparata cum Melle	06174040200105354	cutting into shreds or cutting into chunks,stir-frying with honey
21258	Momordicae Charantiae Herba	06174040200400008	cleaning
21259	Luffae Fructus	06174040200704007	cutting into segments
21260	Citrulli Exocarpium	06174040400405001	cutting into chunks
21261	Lagenariae Depressae Pericarpium	06174040400502007	cutting into thin slices
21262	Luffae Pericarpium	06174040400604008	cutting into segments
21263	Melo Pedicellus	06174040500500002	cleaning
21264	Trichosanthis Semen Praeparata cum Melle	06174040600200352	stir-frying with honey
21265	Trichosanthis Semen Pulveratum	06174040600200833	making frost-like powder
21266	Benincasae Semen	06174040600400004	cleaning
21267	Benincasae Semen Tostus	06174040600400110	stir-frying until yellow
21268	Cucurbitae Semen	06174040600500001	cleaning
21269	Gynostemmatis Herba	06174050500104001	cutting into segments
21270	Codonopsis Radix Praeparata cum Melle	06174110100203358	cutting into thick slices,stir-frying with honey
21271	Codonopsis Lanceolatae Radix	06174110100403000	cutting into thick slices
21272	Wahlenbergiae Herba	06174150100204009	cutting into segments
21273	Aucklandiae Radix Praeparatum cum Vino	06174410100303912	slicing, washing with wine
21274	Chinensis Eupatorii Radix Seu Herba	06174410100604002	cutting into segments
21275	Cirsii Japonici Radix	06174410100703002	cutting into thick slices
21276	Kalimeris Indicae Rhizoma	06174410300207003	making into bits
21277	Serratulae Chinensis Radix	06174410400100006	cleaning
21278	Atractylodis Macrocephalae Rhizoma Praepartus Bruněus	06174410500203126	cutting into thick slices,stir-frying until brown
21279	Atractylodis Macrocephalae Rhizoma Tostus	06174410500203263	cutting into thick slices, stir-frying with earth

Continued the table

No.	Name of Decoction pieces	Code of Decoction Pieces	Specifications and Requirements of Delivery
21280	Atractylodis Macrocephalae Rhizoma Carbonisatus	06174410500203416	cutting into thick slices,carbonizing by stir-frying
21281	Atractylodis Macrocephalae Rhizoma Praeparatus	06174410500203607	cutting into thick slices, steaming
21282	Atractylodis Macrocephalae Rhizoma Praeparatum	06174410500203904	cutting into thick slices, rinsing with rice water
21283	Atractylodis Rhizoma Tostus	06174410500303116	cutting into thick slices,stir-frying until yellow
21284	Atractylodis Rhizoma Praeparatum	06174410500303901	cutting into thick slices, rinsing with rice water
21285	Artemisiae Argyi Folium Tostus	06174420700100118	removing stems,stir-frying until yellow
21286	Artemisiae Argyi Folium Acetatus	06174420700100323	removing stems,stir-frying with vinegar
21287	Artemisiae Argyi Folium Carbonisatum	06174420700100415	removing stems,carbonizing by stir-frying
21288	Steviae Rebaudianae Folium	06174420700300006	cleaning
21289	Blumeae Balsamiferae Folium Et Cacumen	06174421200204009	cutting into segments
21290	Chrysanthemi Flos Carbonisatus	06174430100200417	carbonizing by stir-frying
21291	Anisopappi Chinensis Flos	06174430100400008	cleaning
21292	Saussureae Herba	06174430200200003	cleaning
21293	Gerberae Piloselloidis Herba	06174450100504001	cutting into segments
21294	Gnaphalii Affinis Herba	06174450100604008	cutting into segments
21295	Bidentis Biternatae Herba	06174450100704005	cutting into segments
21296	Asteris Sampsonii Herba	06174450100804002	cutting into segments
21297	Emiliae Herba	06174450100904009	cutting into segments
21298	Elephantopi Herba	06174450101104002	cutting into segments
21299	Kalimeris Hebra	06174450101204009	cutting into segments
21300	Vernoniae Cinereae Herba	06174450101304006	cutting into segments
21301	Glossogynes Tenuifoliae Herba	06174450101404003	cutting into segments
21302	Arctii Lappae Herba Recens	06174450101908006	using fresh herb
21303	Bidentis Bipinnatae Herba	06174450501604003	cutting into segments
21304	Artemisiae Selengensis Herba	06174450501704000	cutting into segments
21305	Artemisiae Indicae Herba	06174450501804007	cutting into segments
21306	Xanthii Herba	06174450501904004	cutting into segments
21307	Laggerae Alatae Herba	06174450502004000	cutting into segments
21308	Typhae Pollen Tostus	06190130500100116	stir-frying until yellow
21309	Bohlozbya	06190210300104009	cutting into segments or cutting into chunks

Continued the table

No.	Name of Decoction pieces	Code of Decoction Pieces	Specifications and Requirements of Delivery
21310	Sparganii Rhizoma Vinatus	06190310600102313	cutting into thin slices, stir-frying with wine
21311	Alismatis Rhizoma Furfuritus	06190810600103216	cutting into thick slices, stir-frying with bran
21312	Oryzae Glutinosae Radix	06191210100103003	cutting into thick slices
21313	Imperatae Rhizoma Tostus	06191210500104112	cutting into segments, plain-frying
21314	Bambusae Pervariabilis Folium Juvenile	06191220700200002	cleaning
21315	Pleiobiastas Folium	06191220700300009	cleaning
21316	Bambusae Caulis in Taenia Furfuritus	06191220900104216	cutting into segments or small clots, stir-frying with bran
21317	Phragmitis Rhizoma	06191220900204008	cutting into segments
21318	Maydis Stigma	06191230100100000	cleaning
21319	Imperatae Flos	06191230700100004	cleaning
21320	Tritici Levis Fructus	06191240200100008	cleaning
21321	Tritici Levis Fructus Tostus	06191240200100114	stir-frying until yellow
21322	Tritici Fructus	06191240200200005	cleaning
21323	Zea Maydis Semen	06191240200303003	cutting into thick slices
21324	Hordimi Fructus	06191240200400009	cleaning
21325	Coicis Semen Tostus	06191240500100111	stir-frying until yellow
21326	Coicis Semen Fulongganitus	06191240500100265	stir-frying with earth
21327	Oryzae Semen	06191240500200002	cleaning
21328	Oryzae Glutinosae Semen	06191240500500003	cleaning
21329	Oryzae Glutinosae Semen Tostus	06191240500500119	stir-frying until yellow
21330	Oryzae Semen	06191240600100004	cleaning
21331	Eleusinis Indicae Herba	06191250100107007	making into bits
21332	Cymbopogon Citratus Herba	06191250500104002	cutting into segments
21333	Hordei Fructus Germinatus Carbonisatus	06191290800200417	carbonizing by stir-frying
21334	Hordei Fructus Germinatus Fermentata	06191290800200875	fermenting
21335	Hordei Fructus Germinatus Furfuritus	06191290800200943	sprouting,stir-frying with bran
21336	Sacchari Caulis	06191290800400008	cleaning
21337	Bambusae Succus	06191290900208009	using fresh herb
21338	Cyperi Rhizoma Vinatus	06191310500103310	cutting into thick slices or rubbing into bits, stir-frying with wine
21339	Cyperi Rhizoma Carbonisatus	06191310500103419	cutting into thick slices or rubbing into bits,carbonizing by stir-frying

Continued the table

No.	Name of Decoction pieces	Code of Decoction Pieces	Specifications and Requirements of Delivery
21340	Cyperi Rhizoma Praeparatum cum Quattuor Condimentum	06191310500103990	cutting into thick slices or rubbing into bits,processing with ginger juice, salt water, wine, vinegar
21341	Livistonae Fructus	06191440200102006	cleaning
21342	Acori Tatarinowii Rhizoma Furfuritus	06191610500203219	cutting into thick slices, stir-frying with bran
21343	Acori Tatarinowii Rhizoma cum Zingibere	06191610500203349	cutting into thick slices,stir-frying with ginger
21344	Pinelliae Rhizoma Praeparatum cum Glycyrrhizae	06191610600200927	Processed
21345	Pinelliae Rhizoma Praeparatum cum Succus Bambusae	06191610600200934	Bamboo juice processed
21346	Typhonii Flagelliformis Rhizoma	06191610600402000	cutting into thin slices
21347	Typhonii Flagelliformis Rhizoma Praeparatum cum Zingibere et Alumine	06191610600402727	cutting into thin slices, processing with ginger and alum
21348	Amorphalli Rhizoma	06191610600500003	cleaning
21349	Amorphophalli Virosi Rhizoma	06191610600603001	cutting into thick slices
21350	Pothi Chinensis Herba	06191650100104004	cutting into segments
21351	Pistiae Stratiotis Herba	06191650100204001	cutting into segments
21352	Murdanniae Bracteatae Herba	06192450100100001	cleaning
21353	Junci Medulla Praeparatum cum Cinnabaris	06192720300104889	cutting into segments, stirring and mixing with Cinnabar
21354	Junci Medulla Praeparatum cum Indigo Naturalis	06192720300104896	cutting into segments, natural indigo-processed
21355	Stemonae Radix Tostus	06192810400103117	cutting into thick slices, plain-frying
21356	Stemonae Radix Praeparata	06192810400103605	cutting into thick slices, steamed
21357	Veratri Radix et Rhizoma	06192910100203008	cutting into thick slices
21358	Smilacis Radix Et Rhiizoma	06192910300100008	cleaning
21359	Smilacis Radix Et Rhiizoma Praeparatum cum Vino	06192910300103313	cutting into thick slices, stir-frying with wine
21360	Hemerocallis Fulva Radix Et Rhizoma	06192910300202009	cutting into thin slices
21361	Asparagi Radix Praeparata	06192910400202602	cutting into thin slices, steamed
21362	Ophiopogonis Radix Praeparata	06192910400300605	Steamed
21363	Ophiopogonis Radix Praeparatum cum Cinnabaris	06192910400300889	stirring and mixing with Zhusha(Cinnabar)
21364	Ophiopogonis Radix Praeparatum cum Indigo Naturalis	06192910400300896	mixing medicines with indigo
21365	Polygonati Odorati Rhizoma Praeparatum cum Vino	06192910500203318	cutting into thick slices or segments, stir-frying with wine
21366	Polygonati Odorati Rhizoma Praeparatum cum Melle	06192910500203356	cutting into thick slices or segments,stir-frying with honey

Continued the table

No.	Name of Decoction pieces	Code of Decoction Pieces	Specifications and Requirements of Delivery
21367	Anemarrhenae Rhizoma Vinatus	06192910500303315	cutting into thick slices, stir-frying with wine
21368	Polygonati Rhizoma Coctus	06192910500603811	cutting into thick slices, simmered
21369	Fritillariae Cirrhosae Bulbus Praeparata	06192910700200605	Steamed
21370	Allium Fistulosum Bulbus	06192910701000006	cleaning
21371	Tulipae Bulbus	06192910701100003	cleaning
21372	Allii Ascalonici Bulbus	06192910701200000	cleaning
21373	Aletridis Herba	06192950100204001	cutting into segments
21374	Curculiginis Rhizoma Praeparatum cum Vino	06193010500104314	cutting into segments, stir-frying with wine
21375	Dioscoreae Rhizoma Tostus	06193210500103113	cutting into thick slices, plain-frying
21376	Dioscoreae Rhizoma Fulongganitus	06193210500103267	cutting into thick slices, stir-frying with earth
21377	Dioscoreae Rhizoma cum Lactum	06193210500103694	cutting into thick slices, steaming with milk
21378	Dioscoreae Rhizoma	06193210500603002	cutting into thick slices
21379	Dioscoreae Bulbiferae Rhizoma	06193210600103006	cutting into thick slices
21380	Dioscoreae Cirrhosae Rhizoma	06193210600203003	cutting into thick slices
21381	Iridis Semen	06193340600100009	cleaning
21382	Curcumae Radix Tostus	06193510400102118	cutting into thin slices,stir-frying until yellow
21383	Curcumae Radix Vinatus	06193510400102316	cutting into thin slices, stir-frying with wine
21384	Curcumae Radix Acetatus	06193510400102323	cutting into thin slices,stir-frying with vinegar
21385	Zingiberis Rhizoma Tostus	06193510500203111	cutting into thick slices or cutting into chunks,stir-frying until yellow
21386	Zingiberis Rhizoma Torrefactus	06193510500403801	cutting into thick slices or cutting into chunks, roasting
21387	Curcumae Rhizoma Furfuritus	06193510500703215	cutting into thick slices, stir-frying with bran
21388	Stahlianthi Rhizoma	06193510600100006	cleaning
21389	Amomi Fructus Tostus	06193540200300117	stir-frying until yellow
21390	Amomi Fructu Salatus	06193540200300339	stir-frying with salt
21391	Amomi Fructu Praeparatum cum Zingibere	06193540200300346	stir-frying with ginger
21392	Alpiniae Oxyphyllae Fructus Tostus	06193540200500111	removing shells, plain-frying
21393	Gastrodiae Rhizoma Praeparatum cum Zingibere	06193910600102343	cutting into thin slices, Repeat processing with ginger
21394	Nerviliae Fordii Herba Seu Rhizoma	06193950100100005	cleaning
21395	Pholidotae Chinensis Herba	06193950100204000	cutting into segments
21396	Flickingeriae Caulis	06193950100304007	cutting into segments

Continued the table

No.	Name of Decoction pieces	Code of Decoction Pieces	Specifications and Requirements of Delivery
21397	Liparis Nervosae Herba	06193950100404004	cutting into segments
21398	Cycatis Revolutae Folium	06194020700106000	cutting into shreds
21399	Dranaenae Cochinchinensis Resina	06194090200105001	cutting into chunks
21400	Massa Medicata Fermentata Tostus	06199990800200111	stir-frying until yellow
21401	Massa Medicata Fermentata	06199990800200876	fermenting
21402	Massa Medicata Fermentata Tostus	06199990800300118	plain-frying
21403	Massa Medicata Fermentata Praeparatus	06199990800300125	stir-frying until brown
21404	Massa Medicata Fermentata Furfuritus	06199990800300217	stir-frying with bran
21405	Massa Medicata Fermentata	06199990800300873	fermenting
21406	Pinelliae Rhizoma Fermentata Tostus	06199990800500112	cleaning
21407	Pinelliae Rhizoma Fermentata	06199990800500877	fermenting
21408	Crystalli Saccharo	06199990800800007	cleaning
21409	Fuligo E Herbis	06199990900100007	cleaning
21410	Spongilla	06200110100100002	cleaning
21411	Corallii Rubra	06202130100100008	cleaning
21412	Balanophylliae Os	06202230100100005	cleaning
21413	Balanophylliae Os Ustus	06202230100100517	calcining
21414	Pheretima Vinatus	06203110200104310	cutting into segments, processing with wine
21415	Pheretima Preparetum cum Succo Glycyrrhizae	06203110200104716	cutting into segments, soak with licorice root.
21416	Eisenia	06203210100200003	cleaning
21417	Ostreae Carnis	06205110200100006	cleaning
21418	Ostreae Concha Acetatus	06205120300107324	breaking into pieces,stir-frying with vinegar
21419	Ostreae Concha Salatus	06205120300107331	breaking into pieces, stir-frying with salt
21420	Haliotidis Concha Ustum with Salt	06206120300207535	beating into powder or breaking into pieces, salt-calcined
21421	Concha Mauritiae	06206220300100000	cleaning
21422	Concha Mauritiae Ustus	06206220300100512	calcining openly
21423	Sepiae Endoconcha Tostus	06207130100105114	cutting into small pieces,stir-frying until yellow
21424	Eriocheiris concha	06209120300100000	cleaning
21425	Penaei Orientalis Carapax	06209220300100007	cleaning
21426	Macrobrachi Nipponense Carapax	06209320300100004	cleaning
21427	Mantis Ootheca Salatus	06210440100100335	stir-frying with salt

Continued the table

No.	Name of Decoction pieces	Code of Decoction Pieces	Specifications and Requirements of Delivery
21428	Lytta	06210510100200004	cleaning
21429	Lytta Tostus cum Oryza	06210510100200257	stir-frying with rice
21430	Nidus Vespae Processus	06210640900105114	cutting into chunks,stir-frying until yellow
21431	Xylocopa	06210710100100001	cleaning
21432	Huechys	06210810100100008	cleaning
21433	Huechys Tostus cum Oryza	06210810100100251	stir-frying with rice
21434	Bombyx Batryticatus Praeparatum cum Zingibere	06210910100100340	Repeat processing with ginger
21435	Bombyx Masculus	06210910100200002	cleaning
21436	Pupa Bombycis	06210920300100002	cleaning
21437	Feculae Bombycis	06210940100100002	cleaning
21438	Serica Gluma	06210940900100004	cleaning
21439	Serica Gluma Carbonisatum	06210940900100417	carbonizing by stir-frying
21440	Lacca	06211040100100008	cleaning
21441	Gryllotalpa	06211110100100008	cleaning
21442	Gryllotalpa Torrefactus	06211110100100800	Baked
21443	Galla Turcica	06211210100100005	cleaning
21444	Tabanus	06211310100100002	cleaning
21445	Tabanus Tostus cum Oryza	06211310100100255	stir-frying with rice
21446	Tabanus Tostus	06211310100200115	stir-frying until yellow
21447	Potosia	06211410100100009	cleaning
21448	Potosia Tostus	06211410100100115	stir-frying until yellow
21449	Catharsius Molossus	06211410100200006	cleaning
21450	Scapipedus	06211510100100006	cleaning
21451	Polyrhachis	06211610100100003	cleaning
21452	Polyrhachis Rufa Corpora	06211610100200000	cleaning
21453	Eurolei Sinici Larvae	06211710100100000	cleaning
21454	Armadillidium	06211810100100007	cleaning
21455	Musca Domestica Vicina	06211910100100004	cleaning
21456	Musca Domestica Vicina Tostus	06211910100100110	stir-frying until yellow
21457	Opisthoplatia	06212010100100000	cleaning
21458	Apostichopus	06217110100100002	cleaning
21459	Craspidaster	06217210100100009	cleaning

Continued the table

No.	Name of Decoction pieces	Code of Decoction Pieces	Specifications and Requirements of Delivery
21460	Costaziae Os	06218130100105004	breaking into pieces
21461	Costaziae Os Ustus	06218130100100511	calcining openly
21462	Hominis Urinae	06220140100200000	cleaning
21463	Hominis Praecipitatum Urinarium	06220140900205007	cutting into chunks
21464	Hominis Praecipitatum Urinarium Ustus	06220140900205519	cutting into chunks,calcining openly
21465	Caprae Seu Ovis Carnis	06220210200105007	cutting into chunks
21466	Bubali Cornus Pulvis	06220220200100001	cleaning
21467	Antelopis Os	06220220200402006	cutting into thin slices
21468	Bovis Os	06220230100100001	cleaning
21469	Caprae Seu Ovis Jecur	06220230200308000	using fresh herb
21470	Caprae Bloodes	06220240100200007	cleaning
21471	Capae seu oviris Rumenolithus	06220240100300004	cleaning
21472	Bovis Rumenolithus	06220240100400001	cleaning
21473	Bovis Seu Bubali Ossis Colla	06220240200100009	cleaning
21474	Equi Calculus	06220340100100007	cleaning
21475	Colla Corii Asini Praeparatum cum Pollen Typhae	06220340200100273	stir-frying with cattail pollen
21476	Suis Medulla Spinalis	06220530100100002	cleaning
21477	Sus Domestica Ren	06220530200200008	cleaning
21478	Suis Medullae Pulvis	06220530200300005	cleaning
21479	Sus Sanguis Pulvertum	06220540100107000	Powder
21480	Suis Fellis	06220540100200008	cleaning
21481	Cervi Ligamentum	06220610200103001	cutting into thick slices
21482	Cervi Cauda	06220610200200007	cleaning
21483	Cervi Penis et Testis	06220630200103009	cutting into thick slices
21484	Cervi Sanguis	06220640100200005	cleaning
21485	CerviCornus Colla Tostus	06220640200100236	stir-frying with clamshell powder
21486	Vespertilionis Faeces	06220740100100005	cleaning
21487	Lutrae Jecur	06220830200100002	cleaning
21488	Canis Os	06220930100100000	cleaning
21489	Canis Os Praeparata	06220930100100314	stir-frying with wine
21490	Penis et Testis Canis	06220930200100009	cleaning
21491	Trogopteri Faeces	06221040100100005	cleaning

Continued the table

No.	Name of Decoction pieces	Code of Decoction Pieces	Specifications and Requirements of Delivery
21492	Trogopteri Faeces Tostus	06221040100100111	stir-frying until yellow
21493	Trogopteri Faeces Vinatus	06221040100100319	stir-frying with wine
21494	Trogopteri Faeces Acetatus	06221040100100326	stir-frying with vinegar
21495	Callorhini Testis Et Penis	06221130200100002	cleaning
21496	Callorhini Testis Et Penis Praeparatus	06221130200100248	Scalding with talc powder
21497	Elephantis Corium	06221220100100001	cleaning
21498	Elephantis Corium Praeparatus	06221220100100247	stir-frying with talc powder
21499	Elephatis Dens	06221240900100001	cleaning
21500	Erinacei Corium	06221320100106000	cutting into shreds
21501	Macacae Os	06221430100100004	cleaning
21502	Calcalus Gasteris Macacae	06221440100100003	cleaning
21503	Ahbera Grisea	06221540100107009	breaking into pieces
21504	Lepi Faeces	06221740100100004	cleaning
21505	Rana Chensinensis David	06223110100100003	cleaning
21506	Siccus Bufo	06223210100100000	cleaning
21507	Bufonis Corium	06223220100105226	cutting into chunks, stir-frying with sand(scalding)
21508	Gallus Nigrus	06224110100100002	cleaning
21509	Gallus	06224110200100001	cleaning
21510	Galli Testis	06224130200100009	cleaning
21511	Ovi Album	06224140100100009	cleaning
21512	Membrana Follicularis Ovi	06224140100200006	cleaning
21513	Pulvis Fellis Anseris	06224240100100006	cleaning
21514	Centropus	06224310100100006	cleaning
21515	Collocaliae Nidus	06224440900100002	cleaning
21516	Serpentis Oleum	06225140100100008	cleaning
21517	Chinemys Reevesii Corpus	06225210200100007	cleaning
21518	Testudinis Carapax et Plastrum Colla Tostus	06225240200100233	stir-frying with clamshell powder
21519	Serpentis Fel	06225340100100002	cleaning
21520	Gekko Swinhoanis	06225410100100002	cleaning
21521	Colla Carapax Trionycis	06225620300100966	boiling, removing skin and flesh, processing into glue
21522	Carapax Eretmochelydis	06225720300100000	cleaning
21523	Lapemis	06225810200100009	cleaning

Continued the table

No.	Name of Decoction pieces	Code of Decoction Pieces	Specifications and Requirements of Delivery
21524	Calotes	06225910200104004	cutting into segments
21525	Ophisaurus	06226010100100003	cleaning
21526	Hippocampus Praeparatus	06227110200100244	stir-frying with talc powder
21527	Pseudosciaenae Asteriscus	06227230100100004	cleaning
21528	Pseudosciaenae Ichthyocolla	06227230200100003	cleaning
21529	Pseudosciaenae Ichthyocolla Praeparatus	06227230200100232	stir-frying with clamshell powder or stir-frying with talc powder
21530	Pegasus	06227410100100000	cleaning
21531	Musteli Grisei Musculi	06227510200100006	cleaning
21532	Musteli Grisei Cartilagineum	06227530100100005	cleaning
21533	Ferri Pulvis	06300110100100001	cleaning
21534	Ferri Pulvis Praeparata cum Aqua Terminaliae Chebulae	06300110100100995	processed with terminalia fruit
21535	Pulvis Aci	06308110100107002	making into bits
21536	Lithargyrum	06310110100100008	cleaning
21537	Minium	06310110100200005	cleaning
21538	Hydrargyrum	06310210100200002	cleaning
21539	Pyrolusitum	06314210100100001	cleaning
21540	Achatum	06314310100100008	cleaning
21541	Quartz Album	06314310100207004	breaking into pieces
21542	Quartz Album Acetatus	06314310100207325	breaking into pieces, processing with vinegar
21543	Arsenolite	06314510100100002	cleaning
21544	Arsenicum	06314510100200009	cleaning
21545	Hydrargyri Oxydum Rubrum	06314610100200006	cleaning
21546	Limonitum Acetatus	06317110100107321	stir-frying with vinegar
21547	Limonitum Globul Oforme	06317110100200008	cleaning
21548	Limonitum Globul Oforme Ustus	06317110100200510	calcining
21549	Tremolitum	06320110100100005	cleaning
21550	Tremolitum Praeparatum Cum Vino Acetum	06320110100100326	processing with vinegar
21551	Tremolitum Ustionis	06320110100100517	calcining openly
21552	Actinolitum	06320110100200002	cleaning
21553	Actinolitum Praeparatum Cum Vino Frumenti	06320110100200316	stir-frying with wine
21554	Muscovitum	06322210100100000	cleaning

Continued the table

No.	Name of Decoction pieces	Code of Decoction Pieces	Specifications and Requirements of Delivery
21555	Halloysitum Album	06322310100200004	cleaning
21556	Halloysitum Album Acetatus	06322310100200325	processing with vinegar
21557	Halloysitum Album Ustus	06322310100200516	calcining openly
21558	Vermiculitum	06322410100100004	cleaning
21559	Vermiculitum Ustus	06322410100100516	calcining
21560	Borax	06324110100100001	cleaning
21561	Gypsum Praeparata cum Melle	06326110100107350	powder,stir-frying with honey
21562	Selenitum	06326110100200006	cleaning
21563	Chalcanthitum	06326510100100007	cleaning
21564	Calamina Praeparatus	06326610100107997	beating into powder, processed with Coptis decoction or Sanhuang decoction
21565	Calcitum	06326610100305003	breaking into pieces
21566	Mineralium Virigianum Seu Malachitum	06326710100100001	cleaning
21567	Nitrum	06328110100100007	cleaning
21568	Copydalis Rhizoma	06332110100200007	cleaning
21569	Hydrargyrum ChloratumCompos Tum	06332210100200004	cleaning
21570	Sal Ammoniac	06333310100100003	cleaning
21571	Sal Ammoniac Acetatus	06333310100100324	processing with vinegar
21572	Maifanitum	06336110100100006	cleaning
21573	Pumex	06336110100200003	cleaning
21574	Draconis Os	06338110100105009	breaking into pieces
21575	Draconis Os Ustus	06338110100105511	breaking into pieces,calcining openly
21576	Draconis Dens	06338110100205006	breaking into pieces
21577	Draconis Dens Ustus	06338110100205518	cutting into chunks,calcining openly
21578	Fossilia Cyrtiospiriferis	06338110100305003	cutting into chunks
21579	Fossilia Cyrtiospiriferis Acetatus	06338110100305324	cutting into chunks,stir-frying with vinegar
21580	Fossilia Cyrtiospiriferis Ustus	06338110100305515	breaking into pieces,calcining openly
21581	Succinum	06338110100400005	cleaning
21582	Fossilia Brachyurae	06338110100505007	breaking into pieces
21583	Fossilia Brachyurae Acetatus	06338110100505328	cutting into chunks,stir-frying with vinegar
21584	Terra Flava Usta	06399910100100001	cleaning
21585	Cryptopori Sinensis Pulvis	06400210100107006	Powder

Continued the table

No.	Name of Decoction pieces	Code of Decoction Pieces	Specifications and Requirements of Delivery
21586	Poria Praeparata	06400210100403696	cutting into chunks or cutting into thick slices, steaming with milk
21587	Poria Praeparatum cum Cinnabaris	06400210100403887	cutting into chunks or cutting into thick slices, stirring and mixing with Cinnabar
21588	Poria cum Pini Radix	06400210100505000	cutting into chunks
21589	Poria cum Radix Pini Praeparata	06400210100505604	cutting into chunks, steaming
21590	Poria Cum Radix Pini Praeparata cum Cinnabaris	06400210100505888	cutting into chunks, stirring and mixing with Cinnabar
21591	Poriae Lignum	06400290100100009	cleaning
21592	Ganoderma Lucidum	06400290100200006	cleaning
21593	Cordyceps Sobolifera	06400310100100004	cleaning
21594	Auricularia	06400520100100007	cleaning
21595	Auricularia Carbonisatum	06400520100100410	carbonizing by stir-frying
21596	Lentinus Edodes	06400620100100004	cleaning
21597	Fructificatio Hericii	06400720100103002	cutting into thick slices
21598	Semen Oryzae Cum Monasco	06400810100100009	cleaning
21599	Tremella	06400920100100005	cleaning
21600	Lichen Umbilicariae Esculentae	06500120100100008	cleaning
21601	Usnea	06500210100100006	cleaning
21602	Spirulinae Platensis Herba	06600210100100005	cleaning
21603	Caloglossae Leprieurii Frons	06600310100100002	cleaning